骨格筋の形と触察法

編集者

河上　敬介　　大分大学 福祉健康科学部 理学療法コース
磯貝　　香　　常葉大学 保健医療学部 理学療法学科

執筆者 (五十音順)

青野　正宏　　アオノ治療院
縣　　信秀　　常葉大学 保健医療学部 理学療法学科
磯貝　　香　　常葉大学 保健医療学部 理学療法学科
伊東　佑太　　名古屋学院大学 リハビリテーション学部 理学療法学科
祝　　広孝　　曽我病院 リハビリテーション診療部
岩川　貞美　　西春日井福祉会
岡部　孝生　　土佐リハビリテーションカレッジ 理学療法学科
乙戸　崇寛　　埼玉医科大学 保健医療学部 理学療法学科
筧　　重和　　あいち福祉医療専門学校 理学療法学科
加藤　真弓　　愛知医療学院短期大学 リハビリテーション学科 理学療法学専攻
蒲生　浩一　　むかいやま鍼灸整骨院
河上　敬介　　大分大学 福祉健康科学部 理学療法コース
木村　菜穂子　愛知医療学院短期大学 リハビリテーション学科 理学療法学専攻
清島　大資　　愛知医療学院短期大学 リハビリテーション学科 理学療法学専攻
栗田　和泉　　愛生訪問看護ステーション
坂本　浩樹　　国立病院機構長崎医療センター リハビリテーション科
柴本　圭悟　　上飯田第一病院 リハビリテーション科
菅原　　仁　　東京工科大学 医療保健学部 理学療法学科
田中　　誠　　御幸病院 リハビリテーション部
壇　　順司　　帝京大学 福岡医療技術学部 理学療法学科
富永　敬三　　中部大学 生命健康科学部 理学療法学科
長山　　幹　　フードパルデイサービスセンター天草
藤岡　　聡　　桜ヶ丘治療院 Fujioka
堀　　智秋　　伊賀接骨院
三浦　達浩　　植草学園大学 保健医療学部 理学療法学科
宮守　龍一　　京塚クリニック
明瀬　敬二　　熊本総合医療リハビリテーション学院 理学療法学科

改訂第2版の序

　医療制度の多様化に伴い，我々の勤務形態も大きく変化しつつある．例えば，理学療法士や作業療法士が精度の高い評価機器のない在宅やデイケア施設で，たった1人で評価や治療を行う場面が増えつつある．一方，近年の医療界全域にわたって，エビデンスに基づいた治療が求められてきている．このような状況の中，体表から見えないからだの中の構造を的確に把握し，その問題点を正確に評価する能力が求められている．そのために必要な最低限の知識と技術が，緻密で幅広い解剖学的・体表解剖学的知識と，それに基づく精度の高い触察能力である．

　本書の初版が発刊されて約15年が経過した．我々は，発刊とほぼ同時に熊本の杉村病院で体表解剖セミナーを始めることとなった．このセミナーをきっかけに，（社）体表解剖学研究会を発足させ，現在では九州（熊本），中部（愛知），関東（東京），四国（香川）にて定期的な研修会を開催させていただいている．指導させていただく講師も全国に70名を超えた．講師は，訪問看護施設やデイケア施設から総合病院の臨床家，専門学校や大学・大学院の教員と多岐にわたる．セレクションコースとして，全国各地で解剖学–体表解剖学–臨床の評価・治療を縦断する研修会も立ち上げつつある．この間，大学院生，研究生，研修生として解剖学を学ぶ仲間も増えてきた．河上も解剖学教室の御指導のもと死体解剖資格を取得するとともに，学生の解剖実習等を介して，一般的な解剖書に記載のない，または記載とは異なる様々な事実を確認し記録に留めてきた．

　このような様々な立場から体表解剖学や解剖学を学ぶ仲間たちともに，総勢27名での大改訂となった．結果，対象筋は，初版にはなかった手部，足部，頚部前面の筋も含めて，93筋から152筋へと大幅に増えた．起始や停止等の構造学的な情報も，1900年前後の論文にまでさかのぼり，解剖実習にて検証し，その事実を筋の基本事項に反映させた．それに伴い，様々な視点から撮影した筋の構造学的特徴の写真や絵も266点から752点へと大幅に増えた．触察法には，筋の位置を体表上に投影した完成写真，触察方法の写真，収縮による視察方法の写真を新たに525点加えた．また，筋を触察するときのランドマークとなる骨の触察法75部位を，写真148点とともに加えた．さらに，初めて体表解剖学を学ぶ学生に配慮して，各論に「学生のための触察ポイント」を追加し，基本的な検査・測定に必要な最低限の到達目標として提示した．臨床家の厳しい要求に耐えうる，かつ学生教育にも配慮できるものとなったと考える．私が学生時代，3巻からなる解剖書を「授業で全部教えることはできないが，PTとして働く限り一生使える本である」と，教科書として恩師から手渡された．確かにその3巻は今でも私の傍らで最も多く開く書である．末永く，本書がそのような書のすぐ横に加えていただければ幸いである．

　最後に，本書の改訂につながる恵まれた環境を与えていただいた，（公社）不老会やそのご家族の皆様がた，および解剖学教室の先生方に改めて感謝いたします．

2013.3　著者

初版　編集にあたって

　医療機関の現場で働く理学療法士から，本物の人体解剖を見たい，触りたいという希望をよく聞く．これはきわめて当然のことで，日頃患者の皮膚に触れ，筋や関節の異常に対処する理学療法士はもちろんのこと，患者の生命と健康を守るための職業に携わる医療人が，本物の骨，筋，心臓および脳などの器官を見たことも触ったこともないとしたら，患者は安心して身をまかせられるだろうか．

　幸い名古屋大学医学部保健学科の理学療法学専攻・作業療法学専攻では，その前身である医療技術短期大学部が発足した 1984 年から，医学部解剖学教室の理解を得て，学生，卒業生および教官が人体解剖実習を行う機会に恵まれてきた．この中で，実習参加者は，五感を総動員して，人体の内部構造の配置はもちろん，各臓器の形や硬さ，弾力性や滑らかさなどを学びとっている．さらに，医学のために自ら献体すると決意された故人の遺志を知るとき，自己の使命を死体から学び，実習が解剖学の理解にとどまらず医療に取り組む決意を固める機会にもなっている．

　言うまでもなく人体解剖は，献体された方があってはじめて成り立つ．このような機会に恵まれた者にとって，ここで知り得た知識を多くの医療人と共有し，患者に還元されるようにすることが遺体を提供された故人や遺族への責務であると考え，本書の編集に取り組んだ．

　十数年にわたる実習の機会に撮影した写真を河上がまとめ，これに磯貝が分かりやすい図と触察法を加えて，本書ができた．理学療法士が臨床上の疑問から出発して，自らの手で剖出し，自らの目で見，作ったはじめての解剖書である．学生はもとより，臨床に携わる理学療法士をはじめ多くの医療関係者の方々に読まれ，骨格筋の理解を深めるために役立てば幸いである．

　このように本を作ることが可能になったのは，何よりも名古屋大学医学部解剖学教室と，献体団体である不老会のご理解によるものであり，ここに深く感謝する．

　写真や図で表現できるのは人体解剖実習から学んだことのごく一部である．どんなに立派な写真集やアトラスも，人体解剖実習・見学に置き替わるものではない．直接ご遺体に触れることのできる機会がもっと広く保障されることを希望するものである．医学・医療における人体解剖実習の必要性，特にコ・メディカル養成での人体解剖実習の必要性については，拙著「医療技術者養成における人体解剖実習の重要性とその条件整備への提言－医療技術者教育にルネッサンスを－」（日本解剖学会機関誌「解剖学雑誌」第 73 巻，275-280 頁（1998））を参照されたい．

　　　　　　　　　　　　　　　　　　　　　　　　　　　　1998.7　小林邦彦，河上敬介

初版の序

　医師が手術や投薬の対象となる器官を充分に理解したうえで最善の治療を行うのと同様に，理学療法士，作業療法士，柔道整復師および鍼師などのコ・メディカルも，業務の対象となる器官を充分に理解したうえで治療を行うべきである．我々の業務の対象となる器官は多種にわたるが，筋力増強訓練，関節可動域訓練，ストレッチングおよびマッサージはもちろん，中枢神経疾患に対するファシリテーションテクニックの場合でも，刺激を入力する直接な対象は，筋あるいは筋中に存在する感覚神経であることが多い．よって，我々は筋の構造を充分に理解し，これを体表から触察する能力を必要とする．

　一方，西洋解剖学の基礎となったベサリウス解剖書が出版されて約四世紀半が経過し，その間，多くの解剖書により，ヒトの体をできる限り詳細に，そして立体的に表現しようと努力がなされてきた．しかし，こと筋に関しては，上述した多様な訓練や治療およびそれに必要な評価を満足させるための，充分な情報が与えられているとは言い難い状況である．また，個々の筋を体表から触察する方法を詳細に記載した書物は存在しない．

　そこで本書は，筋を三次元的な視野で理解できるように，複数方向からの筋標本の写真を多数取り入れ，臨床で必要な筋の形や走行方向などを記載するとともに，主に体表から触知しやすい骨の隆起を指標にして，個々の筋をできるだけ多くの人が簡単に起始から停止まで触察できる方法を紹介した．本書が，これから解剖学（体表解剖学）を学ぶ学生はもとより，様々な臨床や研究の場で活躍しておられる先生方のお役にたてれば幸である．

　なお，本書に使用した筋標本は，名古屋大学医学部のものである．標本作製や写真撮影にあたって献身的に協力していただいた，竹下美紀，柴田恵，裏川輝樹，大川あゆみ，丸山千晴，松原貴子，野口裕美，上田八重，庄田好孝，田口崇，片上智江，村岡史江，松村香代子，尾関真妃，長谷川仁郎，疋田桂子，横山麻美および神谷昌孝の諸君に対して感謝する．また，臨床観点から貴重なご助言をいただいた，牟田口和久，大谷直寛，中島猛，小澤明人，白坂嘉康，清水英樹および石田和人氏に深謝する．さらに，犠牲的ご好意を示されたサンカラー当事者諸氏に対して謝意を表する．

1998.7　河上敬介，磯貝 香

目　次

第Ⅰ章　総論

1. はじめに ……………………………………………………………………………… 2
2. 本書で用いる解剖学用語 …………………………………………………………… 4
    1）解剖学的姿勢　2）人体の区分　3）面，線，位置　4）方向　5）点，部位，領域
    6）距離（長さ，幅，厚さ）
3. 触察に用いる基本的手技 …………………………………………………………… 9
    1）圧迫　2）つまみ　3）さすり
4. 触察に用いる指標 …………………………………………………………………… 12
    1）骨　2）筋　3）腱　4）窩，三角　5）線　6）その他
5. 各論の構成 …………………………………………………………………………… 13
    1）骨格筋の形と位置 ……………………………………………………………… 13
        ① 起始と停止，作用，神経支配　② 構造の特徴　③ 筋連結
    2）触察法 …………………………………………………………………………… 18
        ① 骨指標と筋の投影図　② 骨指標の触察手順　③ 筋の触察手順
    3）骨指標の触察法 ………………………………………………………………… 19

第Ⅱ章　体幹の筋

1. 僧帽筋 ………………………………………………………………………………… 22
2. 肩甲挙筋 ……………………………………………………………………………… 29
3. 小菱形筋，大菱形筋 ………………………………………………………………… 37
4. 広背筋 ………………………………………………………………………………… 41
5. 上後鋸筋，下後鋸筋 ………………………………………………………………… 47
6. 頭板状筋，頚板状筋 ………………………………………………………………… 51
7. 腸肋筋，最長筋，棘筋，半棘筋，多裂筋，回旋筋，肋骨挙筋 ………………… 58
8. 腰方形筋 ……………………………………………………………………………… 73
9. 大後頭直筋，小後頭直筋，上頭斜筋，下頭斜筋 ………………………………… 76
10. 咬筋，側頭筋，外側翼突筋，内側翼突筋 ……………………………………… 81
11. 広頚筋 ……………………………………………………………………………… 88
12. 胸鎖乳突筋 ………………………………………………………………………… 91
13. 前斜角筋，中斜角筋，後斜角筋 ………………………………………………… 95
14. 顎二腹筋，茎突舌骨筋，顎舌骨筋，オトガイ舌骨筋 ………………………… 100
15. 胸骨舌骨筋，胸骨甲状筋，肩甲舌骨筋，甲状舌骨筋，輪状甲状筋 ………… 105
16. 頭長筋，頚長筋，前頭直筋，外側頭直筋 ……………………………………… 112
17. 大胸筋 ……………………………………………………………………………… 116
18. 小胸筋，鎖骨下筋 ………………………………………………………………… 122
19. 前鋸筋 ……………………………………………………………………………… 128
20. 外肋間筋，内肋間筋，最内肋間筋，肋下筋，胸横筋 ………………………… 134
21. 腹直筋，錐体筋 …………………………………………………………………… 139
22. 外腹斜筋，内腹斜筋，腹横筋 …………………………………………………… 143

第Ⅲ章　上肢の筋

1. 三角筋 ………………………………………………………………………………… 156
2. 棘上筋 ………………………………………………………………………………… 164
3. 棘下筋，小円筋 ……………………………………………………………………… 168

4. 大円筋 …………………………………………………………………………………… 173
5. 肩甲下筋 ………………………………………………………………………………… 176
6. 上腕二頭筋，烏口腕筋 ………………………………………………………………… 178
7. 上腕筋 …………………………………………………………………………………… 189
8. 上腕三頭筋，肘筋（骨格筋の形と位置） …………………………………………… 195
9. 円回内筋，橈側手根屈筋，長掌筋，尺側手根屈筋 ………………………………… 205
10. 浅指屈筋，深指屈筋，長母指屈筋，方形回内筋 …………………………………… 213
11. 腕橈骨筋 ………………………………………………………………………………… 221
12. 長橈側手根伸筋，短橈側手根伸筋 …………………………………………………… 227
13. 肘筋（触察法），尺側手根伸筋，小指伸筋，総指伸筋 …………………………… 235
14. 回外筋 …………………………………………………………………………………… 241
15. 長母指外転筋，短母指伸筋，長母指伸筋，示指伸筋 ……………………………… 246
16. 短母指外転筋，短母指屈筋，母指対立筋，母指内転筋 …………………………… 252
17. 短掌筋，小指外転筋，短小指屈筋，小指対立筋 …………………………………… 260
18. 手の虫様筋，掌側骨間筋，手の背側骨間筋 ………………………………………… 267

第Ⅳ章　下肢の筋

1. 腸骨筋，大腰筋，小腰筋 ……………………………………………………………… 276
2. 大殿筋 …………………………………………………………………………………… 284
3. 中殿筋，小殿筋 ………………………………………………………………………… 289
4. 梨状筋，内閉鎖筋，上双子筋，下双子筋，大腿方形筋，外閉鎖筋 ……………… 296
5. 大腿筋膜張筋 …………………………………………………………………………… 305
6. 縫工筋 …………………………………………………………………………………… 311
7. 大腿四頭筋（大腿直筋，内側広筋，中間広筋，外側広筋），膝関節筋 ………… 316
8. 大腿二頭筋，半腱様筋，半膜様筋 …………………………………………………… 331
9. 恥骨筋，薄筋，長内転筋，短内転筋，大内転筋，小内転筋 ……………………… 339
10. 前脛骨筋，長趾伸筋，第三腓骨筋，長母趾伸筋 …………………………………… 349
11. 長腓骨筋，短腓骨筋 …………………………………………………………………… 357
12. 下腿三頭筋（腓腹筋，ヒラメ筋），足底筋，膝窩筋 ……………………………… 365
13. 長趾屈筋，長母趾屈筋，後脛骨筋 …………………………………………………… 380
14. 短母趾伸筋，短趾伸筋，足の背側骨間筋 …………………………………………… 386
15. 母趾外転筋，短母趾屈筋，母趾内転筋（骨格筋の形と位置） …………………… 392
16. 小趾外転筋，短小趾屈筋，小趾対立筋 ……………………………………………… 399
17. 短趾屈筋，足の虫様筋，足底方形筋，底側骨間筋，母趾内転筋（触察法） …… 403

第Ⅴ章　骨指標の触察法

1. 頭部 ……………………………………………………………………………………… 412
   1）後頭骨の外後頭隆起，後頭骨の上項線　2）側頭骨の乳様突起　3）下顎骨
   4）頬骨弓，頬骨の前頭突起，前頭骨の頬骨突起，側頭線，下側頭線，頬骨の前外側下端

2. 前頸部 …………………………………………………………………………………… 415
   1）舌骨，甲状軟骨，輪状軟骨

3. 頸部，背部，腰部 ……………………………………………………………………… 416
   1）第1頸椎の後結節，頸椎の棘突起，胸椎の棘突起，腰椎の棘突起　2）頸椎の横突起

4. 胸部，腹部 ……………………………………………………………………………… 418
   1）胸骨柄の上縁（頸切痕），胸骨角，胸骨体の下端　2）肋骨，肋骨弓　3）恥骨の恥骨結節

5. 殿部 ……………………………………………………………………………………… 421
   1）腸骨の上前腸骨棘，腸骨の下前腸骨棘　2）腸骨の上後腸骨棘，腸骨の下後腸骨棘
   3）腸骨の腸骨稜　4）坐骨の坐骨結節，尾骨　5）大腿骨の大転子，大腿骨の転子間稜

6. 肩部 ··· 425
   1) 鎖骨　2) 胸鎖関節　3) 肩鎖関節　4) 肩甲骨の肩甲棘，肩甲骨の肩峰角，肩甲骨の肩峰
   5) 肩甲骨の下角，肩甲骨の内側縁，肩甲骨の上角，肩甲骨の外側縁
   6) 肩甲骨の烏口突起，上腕骨の大結節，上腕骨の小結節

7. 肘部 ··· 430
   1) 上腕骨の内側上顆　2) 上腕骨の外側上顆　3) 尺骨の肘頭，尺骨の後縁

8. 手部 ··· 432
   1) 橈骨の背側結節（解剖学用語にはないが，リスター結節とも呼ぶ），橈側結節（解剖学用語にはないが，本書では橈骨の遠位骨端部の橈側縁に位置する小隆起を橈側結節とする），掌側結節（解剖学用語にはないが，本書では橈骨の遠位骨端部の前橈側縁に位置する小隆起を掌側結節とする）
   2) 尺骨の尺骨頭，尺骨の茎状突起　3) 豆状骨　4) 第1中手骨の種子骨
   5) 第2中手骨の底，第3中手骨の底，第5中手骨の底

9. 膝部 ··· 435
   1) 大腿骨の内側上顆，大腿骨の外側上顆　2) 膝蓋骨，脛骨の脛骨粗面
   3) 脛骨の後内側縁，脛骨の内側顆の後遠位縁
   4) 脛骨の前縁の中央1/3の領域，脛骨の脛骨粗面の外側縁，脛骨の外側顆の遠位縁
   5) 腓骨の腓骨頭

10. 足部 ··· 439
    1) 脛骨の内果　2) 腓骨の外果，腓骨の前縁の遠位1/3の領域　3) 第5中足骨の底
    4) 第1中足骨の種子骨

【索引】 ·· 441

執筆者担当項目

		総論	河上・磯貝								
		骨格筋の形と位置	触察法		Ⅲ-1	河上・岩川	磯貝・木村・加藤		Ⅳ-7	河上・岩川	磯貝・藤岡・清島
	Ⅱ-1	河上・柴本	磯貝・明瀬・田中		Ⅲ-2	河上・堀	磯貝・明瀬・田中		Ⅳ-8	河上・岩川	磯貝・藤岡・清島
	Ⅱ-2	河上・柴本	磯貝・筧・堀		Ⅲ-3	河上・堀	磯貝・明瀬・田中		Ⅳ-9	河上・岩川	磯貝・藤岡・清島
	Ⅱ-3	河上・柴本	磯貝・明瀬・田中		Ⅲ-4	河上・堀	磯貝・明瀬・田中	Ⅳ下肢の筋	Ⅳ-10	河上・柴本	磯貝・筧・富永
	Ⅱ-4	河上・筧	磯貝・明瀬・田中		Ⅲ-5	河上・堀	磯貝・坂本・岡部		Ⅳ-11	河上・柴本	磯貝・筧・富永
	Ⅱ-5	河上・筧	磯貝・壇・宮守		Ⅲ-6	河上・岩川	磯貝・木村・加藤		Ⅳ-12	河上・柴本	磯貝・筧・富永
	Ⅱ-6	河上・筧	磯貝・筧・堀		Ⅲ-7	河上・岩川	磯貝・木村・加藤		Ⅳ-13	河上・岩川	磯貝・筧・富永
	Ⅱ-7	河上・筧	磯貝・壇・宮守	Ⅲ上肢の筋	Ⅲ-8	河上・岩川	磯貝・木村・加藤		Ⅳ-14	河上・岩川	磯貝・縣・伊東
	Ⅱ-8	河上・筧	磯貝・壇・宮守		Ⅲ-9	河上・堀	磯貝・縣・伊東		Ⅳ-15	河上・岩川	磯貝・縣・伊東
	Ⅱ-9	河上・筧	磯貝・壇・宮守		Ⅲ-10	河上・堀	磯貝・縣・伊東		Ⅳ-16	河上・岩川	磯貝・縣・伊東
Ⅱ体幹の筋	Ⅱ-10	河上・栗田	磯貝・祝・長山		Ⅲ-11	河上・堀	磯貝・木村・加藤		Ⅳ-17	河上・岩川	磯貝・縣・伊東
	Ⅱ-11	河上・栗田	磯貝・祝・長山		Ⅲ-12	河上・堀	磯貝・木村・加藤				触察法
	Ⅱ-12	河上・栗田	磯貝・祝・長山		Ⅲ-13	河上・堀	磯貝・木村・加藤		Ⅴ-1		磯貝・乙戸・筧
	Ⅱ-13	河上・栗田	磯貝・祝・長山		Ⅲ-14	河上・堀	磯貝・木村・加藤		Ⅴ-2		磯貝・乙戸・堀
	Ⅱ-14	河上・栗田	磯貝・祝・長山		Ⅲ-15	河上・堀	磯貝・木村・加藤		Ⅴ-3		磯貝・乙戸・柴本
	Ⅱ-15	河上・栗田	磯貝・祝・長山		Ⅲ-16	河上・柴本	磯貝・縣・伊東		Ⅴ-4		磯貝・乙戸・青野
	Ⅱ-16	河上・栗田	磯貝・祝・長山		Ⅲ-17	河上・柴本	磯貝・縣・伊東	Ⅴ骨の触察法	Ⅴ-5		磯貝・乙戸・菅原・三浦
	Ⅱ-17	河上・栗田	磯貝・坂本・岡部		Ⅲ-18	河上・柴本	磯貝・縣・伊東		Ⅴ-6		磯貝・乙戸・菅原・三浦
	Ⅱ-18	河上・栗田	磯貝・坂本・岡部		Ⅳ-1	河上・栗田	磯貝・坂本・岡部		Ⅴ-7		磯貝・乙戸・菅原・蒲生
	Ⅱ-19	河上・筧	磯貝・坂本・岡部	Ⅳ下肢の筋	Ⅳ-2	河上・柴本	磯貝・藤岡・清島		Ⅴ-8		磯貝・乙戸・蒲生
	Ⅱ-20	河上・栗田	磯貝・坂本・岡部		Ⅳ-3	河上・柴本	磯貝・藤岡・清島		Ⅴ-9		磯貝・乙戸・青野・三浦
	Ⅱ-21	河上・栗田	磯貝・坂本・岡部		Ⅳ-4	河上・岩川	磯貝・藤岡・清島		Ⅴ-10		磯貝・乙戸・青野
	Ⅱ-22	河上・栗田	磯貝・坂本・岡部		Ⅳ-5	河上・柴本	磯貝・藤岡・清島				
					Ⅳ-6	河上・岩川	磯貝・藤岡・清島				

第Ⅰ章
総論

1 はじめに

　筋力増強トレーニング，ストレッチングおよびマッサージをはじめとして，理学療法や作業療法などを行う者にとって，その対象が筋である場合は多い．よって我々は，筋の構造を充分に知っておく必要がある．ただ，我々は筋の構造を知っておくだけでは不充分であり，対象となる筋を的確に触察する必要がある．また，筋電計や超音波画像診断装置を用いた検査や研究においても，あらかじめ対象となる筋の厚さを知ったうえで，これを触察できることが必要である．さらに，筋中に存在する筋の病変（筋硬結など）に対して徒手療法を施行する場合，筋の構造を充分に知ったうえで筋腹を起始から停止まで触察できるか否かが，評価能力や治療効果の差につながる．そこで本書は，以上の要求を満たすために，個々の筋ごとに構造の特徴を説明し，その触察の方法を解説する．

　なお，国内外を問わず，体表解剖学に関する書は多い．各々の書で著された目的や対象とする読者は異なり，それらに応じたこだわりがみて取れる．我々も同様に，コンセプトやこだわりを持っている．それらを以下に示す．

用語の統一

　全ての医学的知識の土台となるのは当然解剖学である．我が国にも多くの解剖学書が存在するが，その代表的な2書を開いても全て共通の用語で著されているわけではない[1,2]．日本解剖学会が監修した「解剖学用語[3]」に記載されていない用語も多数見受けられる．そこで，本書では「解剖学用語[3]」に記載されている用語をできるだけ忠実に用いて著する．ただ，臨床家にも抵抗なく読んでいただけるように，我々が日ごろ共通の用語として用いている運動学用語や整形外科学用語については追記する．なお，筋の作用等の運動学用語については，一般の解剖学書では共通の用語を使用する以前に不明瞭な記述が多い．そこで，日本整形外科学会および日本リハビリテーション医学会の定める「関節可動域表示ならびに測定法」に準拠する．

個体差をできるだけ紹介する

　自分の周りの人たちの顔形や背格好が異なることに疑問を持つ人はいない．ところが，筋腹の数や付く位置が異なっていると不思議に思う人が多い．学生はたまに，自分が剖出し，みている実物の筋の起始が教科書と異なるのに驚き，「こんなことってあるのですか？」とあたかも幻をみているような質問をしてくる．当然個体や左右で筋の付く位置や形は異なる．そこで本書では，できるだけ多くの個体による違いを示す写真を掲載する．また，これまで多くの肉眼解剖学の研究者が多くの事実を論文として残してきた．そこで，起始停止などの基本事項の表には注釈をつけ，その論文の情報を記載する．なお，1900年前後の当該論文までを取り寄せて引用するにあたり「日本人のからだ[4]」は大いに参考になった．

筋の輪郭を触る

　我々が約15年前に本書の第1版を刊行して以来，主に理学療法の分野を中心に同様な本が数多く出版された．我々は当初から，筋全体を触察することにこだわってきたが，同様なこだわりが感じられる他書は見当たらない．確かに，筋の一部が触察できれば事足りるケースもある．しかし，臨床で患者が訴える疼痛の部位が，一見して何筋であるかを判定できる部位ばかりであるとは限らない．臨床での必要性を突き詰めていくと，表層から深層に至る筋の重なり合いを含めた，各々の筋の輪郭を知る必要があることは明白である．そこで本書では，個々の筋の輪郭を可能な限り起始から停止まで触察する方法を示す．触察は，その対象筋の存在を感じ取れることが望ましい．しかし

筋によっては著者らがいまだに触知できていないものや，触知が不可能と思われるものがある．このような場合も，肉眼解剖学的情報や超音波画像診断装置を用いて検証した情報をもとに，筋が存在すると想定される位置を確認する方法を示す．この情報は，筋に対する直接的な機械刺激を与える徒手療法等を施行される方々に役立てていただきたい．

なお本書では，筋の輪郭の位置を皮膚上に描いた図（筋マップ）を多く掲載する．これらは，読者が本書を読み進めるにあたって参考になるであろうと考えてのことである．しかし，できることならば，本書を参考にして読者自身が実際にこれらの図を皮膚上に描いて（筋マッピング）みることを強く薦める．筋マップは，特別な説明のない限り体表面上に垂直に投影してある．よって，体幹に比べ四肢に位置する筋ほど，また浅層に比べて深層に位置する筋ほど解剖学的な実際のサイズよりも大きく投影される．筋マッピングを行うことにより，多くの発見があり，必ずや読者の筋の構造に関する三次元的理解につながるものと考える．

触察法の変遷

本書の第1版が刊行されたころから，著者らは多くのセミナーを開催する機会に恵まれ，多大な経験を重ねることができた．その中で，受講者が苦手とする部分や受講者が触察し間違える傾向などを知ることができた．この経験をもとに，受講者に分かりやすく伝える方法を吟味してきた．一方，肉眼解剖学的検証に加え，超音波画像診断装置を用いて触察の正確さを追及することで，肉眼解剖学的検証では得られない生体のみでわかる事実をリアルタイムに得ることができた．その結果，触察方法の修正や新たに触察可能な部位の発見を体験することができた．まだまだ改善の余地はあるであろうが，本書の内容が著者らの考える今ある最高の触察法であると自負している．

「触察」へのこだわり（触診と触察）

本書では「触診」ではなく「触察」という用語を用いている．その理由を述べる．

国内外を問わず，体表解剖学に関する書籍は多い．一般に国内では，この種の書籍に「触診」を用いており，海外の和訳書でも palpation を「触診」と訳しているようである．しかし，「触診」を web 上で検索すると，「乳房触診」，「直腸触診」といった，乳癌や大腸癌，前立腺肥大などの病的状態に対して手指により触って評価する場合に用いられることが多い．当然「触診」は「解剖学用語[3]」には記載されてはいない．

「触察」も「触診」と同様に解剖学用語には記載されていない．しかし，日本人体解剖学[2]の体表解剖学の章には，「触察」が「視察」や「投影」とともに定義されている．これによると「触察」は palpation の日本語訳とされ，「表在性のものだけでなく，深在性で見えないものを指先で触知することによって，その固さ・大きさ・移動性その他の性状を知る」こととされている．本書は正に後者の情報，即ち筋の位置や形を触知するための方法を，解剖学的情報をもとに習得していただくために作成した．筋の病態評価である「触診」のためには，精度の高い「触察」技術は不可欠である．本書を用いて「触察」技術を十分に習得していただきたい．

2 本書で用いる解剖学用語

人体の位置や方向は，解剖学書を読み進めるにあたって，厳密に定義づけられていなければならない．しかし，これらの記述は解剖学書によって異なる部分も多く，統一された定義は見いだせない．そこで本書では，「解剖学用語[3]」に準じ，以下のように定義する．

1 解剖学的姿勢

解剖学的姿勢とは，頭部と足趾を正面に向けて直立し，手掌を正面に向けた上肢を体側に下垂した姿勢である（図 I-1）．人体の面や方向はすべて解剖学的姿勢を基準とする．

2 人体の区分

本書では人体の区分について，体表から観察できる指標に基づき，以下の用語を用いる（図 I-1）．

頭　　部：下顎骨の下縁，後縁，外耳孔，後頭骨の上項線および外後頭隆起を通る線より頭方の領域．

頸　　部：頭部より尾方で，胸骨の上端，鎖骨の上縁，肩峰，第7頸椎の棘突起を通る線より頭方の領域．

胸　　部：頸部より尾方で，肋骨弓より頭方の領域のうち，三角筋の前縁，腋窩，肩甲骨の外側縁を通り，肩甲骨の下角から尾方に引いた線より前方の領域．

腹　　部：胸部より尾方で，鼠径靱帯と腸骨稜を通る線より頭方，肩甲骨の下角から尾方に引いた線より前方の領域．なお，腹部のうち，腹直筋の外側縁付近より後方の領域を側腹部という．また，鼠径靱帯の頭方の小さな領域を鼠径部という．

背　　部：頸部より尾方で，第12肋骨より頭方の領域のうち，三角筋の後縁，肩甲骨の外側縁を通り，肩甲骨の下角から尾方に引いた線より内側方の領域．なお，背部のうち，肩甲骨が存在する領域を肩甲部という．

腰　　部：背部より尾方で，腸骨稜，仙骨外側縁および尾骨を通る線より頭方，肩甲骨の下角から尾方に引いた線より内側方の領域．

殿　　部：腰部，腹部より尾方で，殿溝より頭方の領域．

三角筋部：鎖骨の外側1/3の領域，肩峰および肩甲棘より尾方で，三角筋の前縁と後縁に挟まれる領域．

上　腕　部：三角筋部と腋窩より遠位方で，腕橈関節の裂隙と腕尺関節の裂隙を結ぶ線より近位方の領域．

肘　　部：腕橈関節の裂隙と腕尺関節の裂隙を結ぶ線から3横指近位方までの領域と，3横指遠位方までの領域．

前　腕　部：腕橈関節の裂隙と腕尺関節の裂隙を結ぶ線より遠位方で，橈骨手根関節の裂隙より近位方の領域．

手　根　部：橈骨手根関節の裂隙から2横指遠位方までの領域．

手　　部：手根部より遠位方の領域．前面を手掌，後面を手背という．

大　腿　部：鼠径靱帯と殿部より遠位方で，膝関節の裂隙より近位方の領域．

膝　　部：膝関節の裂隙から3横指近位方までの領域と，3横指遠位方までの領域．

下　腿　部：膝関節の裂隙より遠位方で，脛骨の内果と腓骨の外果の近位端を通る線より近位方の領域．

足　　部：脛骨の内果と腓骨の外果の近位端を通る線より遠位方の領域．下面を足底，上面を足背という．

体　　幹：胸部，腹部，背部，腰部および殿部を合わせた領域．

上　　肢：三角筋部，上腕部，前腕部，手根部，手部を合わせた領域．

下　　肢：大腿部，下腿部，足部を合わせた領域．

4 | 骨格筋の形と触察法

◎ 備考
・部位の表現は可能なかぎり上記に従うが，前記の区分で表現しきれない場合には，便宜上「肩部」，「足関節部」などの一般用語を用いた．
・本書の各論は，「体幹の筋」，「上肢の筋」，「下肢の筋」の3部構成とする．便宜上，頭部および頚部の筋は「体幹の筋」の項に，肩甲部の筋は「上肢の筋」の項に，殿部の筋は「下肢の筋」の項に掲載する．

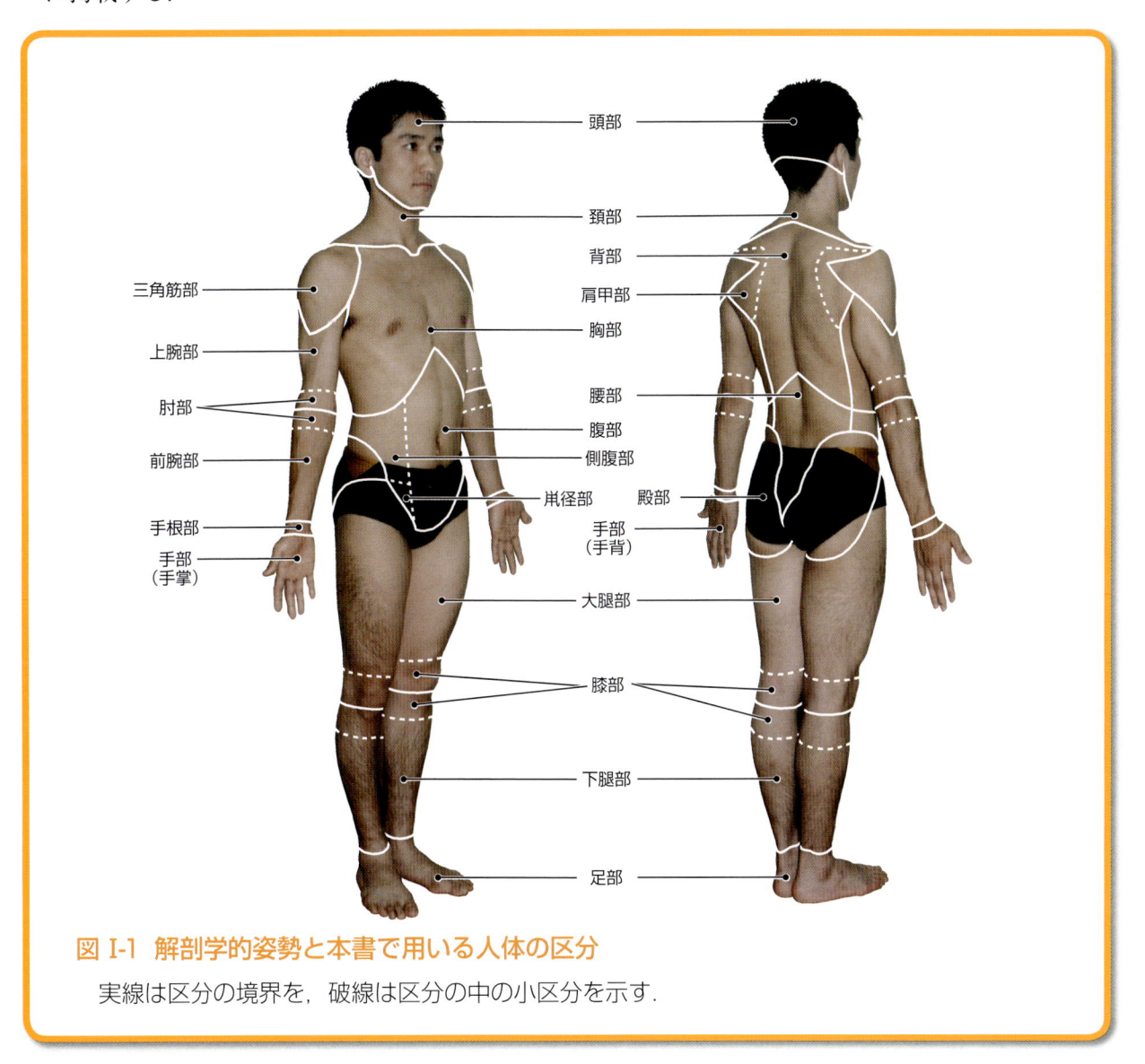

図 I-1 解剖学的姿勢と本書で用いる人体の区分
　実線は区分の境界を，破線は区分の中の小区分を示す．

3 面，線，位置

本書では，人体における面，線および位置について，以下の用語を用いる（図 I-2）．

❶ 面
矢 状 面：身体を左右に分ける面．身体を左右に等分する面を正中面という．
前 頭 面：身体を前後に分ける面．
水 平 面：身体を上下に分ける面．

❷ 線
前正中線：正中面と，頭部・頚部・体幹部の前面とが接してできる線．
後正中線：正中面と，頭部・頚部・体幹部の後面とが接してできる線．
(中)腋窩線：腋窩の中央部を通る前頭面と，体幹の外面とが接してできる線．

第Ⅰ章　総論

鎖骨中線：鎖骨の長軸長の中央部を通る矢状面と，体幹の前面とが接してできる線．乳頭を通る矢
(乳頭線)　　状面と，体幹の前面とが接してできる乳頭線と同じ．

❸ 位置

頭　と　尾：体幹において，より頭頂に近い位置が頭，より頭頂から遠い位置が尾．なお，解剖学
　　　　　　的名称の場合，「上」と「下」を用いる場合がある．
近位と遠位：体肢において，より体幹への付着部に近い位置が近位，より体幹への付着から遠い位
　　　　　　置が遠位．
前　と　後：より腹側表面に近い位置が前，より背側表面に近い位置が後．
内側と外側：より正中面に近い位置が内側，より正中面から遠い位置が外側．
尺側と橈側：前腕部において，より尺骨側表面に近い位置が尺側，より橈骨側表面に近い位置が橈側．
掌側と背側：手部において，より手掌表面に近い位置が掌側，より手背表面に近い位置が背側．
底側と背側：足部において，より足底表面に近い位置が底側，より足背表面に近い位置が背側．
内(深)と外(浅)：より体幹や四肢の中心を通る軸に近い位置が内（深），より体幹や四肢の中心を通る軸
　　　　　　から遠い位置が外（浅）．

◎ 備考

・筋の触察は，臥位で行うことが多いため，混乱を避けるために，「上」と「下」という表現を避け
て，体幹においては「頭」と「尾」を用い，体肢においては「近位」と「遠位」を用いる．また，
手部においては，前腕の肢位の影響を受けるため，「前」と「後」を避けて「掌側」と「背側」を
用いる．また，足部においては，足関節の肢位の影響を受けるため，「近位」と「遠位」を避けて「背側」
と「底側」を用い，より趾尖に近い位置を「前」，より趾尖から遠い位置を「後」と表現する．ま
た，前腕部においては，前腕が回内位にあると高さによって尺骨と橈骨の位置関係が変わるため，
「内側」と「外側」を避けて「尺側」と「橈側」を用いる．
・位置に用いる言葉の後に，「〜方」，「〜部」，「〜端」，「〜縁」，「〜面」をつけて用いる．例えば，「頭
方」，「上部」，「近位端」，「外側縁」，「橈側面」などのように表現する．なお，本書で多用する「〜
方」については，別項をもうけて厳密に規定する．
・2つまたは3つの位置が複合する場合，「上腕骨の前外側面」，「大殿筋の前外側上縁」などのよう
に表現する．

❹ 方　向

本書では，人体における方向について以下の用語を用いる（図Ⅰ-2）．

頭方と尾方：矢状面と前頭面とが交わってできる線上で，頭頂に近づく方向が頭方，頭頂から遠ざ
　　　　　　かる方向が尾方．
前方と後方：矢状面と水平面とが交わってできる線上で，腹側表面に近づく方向が前方，背側表面
　　　　　　に近づく方向が後方．
内側方と外側方：前頭面と水平面とが交わってできる線上で，正中面に近づく方向が内側方，正中面か
　　　　　　ら遠ざかる方向が外側方．
遠位方と近位方：体肢において，体幹への付着部に近づく方向が近位方，体幹への付着部から遠ざかる
　　　　　　方向が遠位方．
尺側方と橈側方：前腕部において，前腕部の中心を通る軸上で，尺骨側表面に近づく方向が尺側方，橈
　　　　　　骨側表面に近づく方向が橈側方．
掌側方と背側方：手部において，矢状面と水平面とが交わってできる線上で，手掌表面に近づく方向が
　　　　　　掌側方，手背表面に近づく方向が背側方．
底側方と背側方：足部において，矢状面と前頭面とが交わってできる線上で，足底表面に近づく方向が
　　　　　　底側方，足背表面に近づく方向が背側方．

6 ｜骨格筋の形と触察法

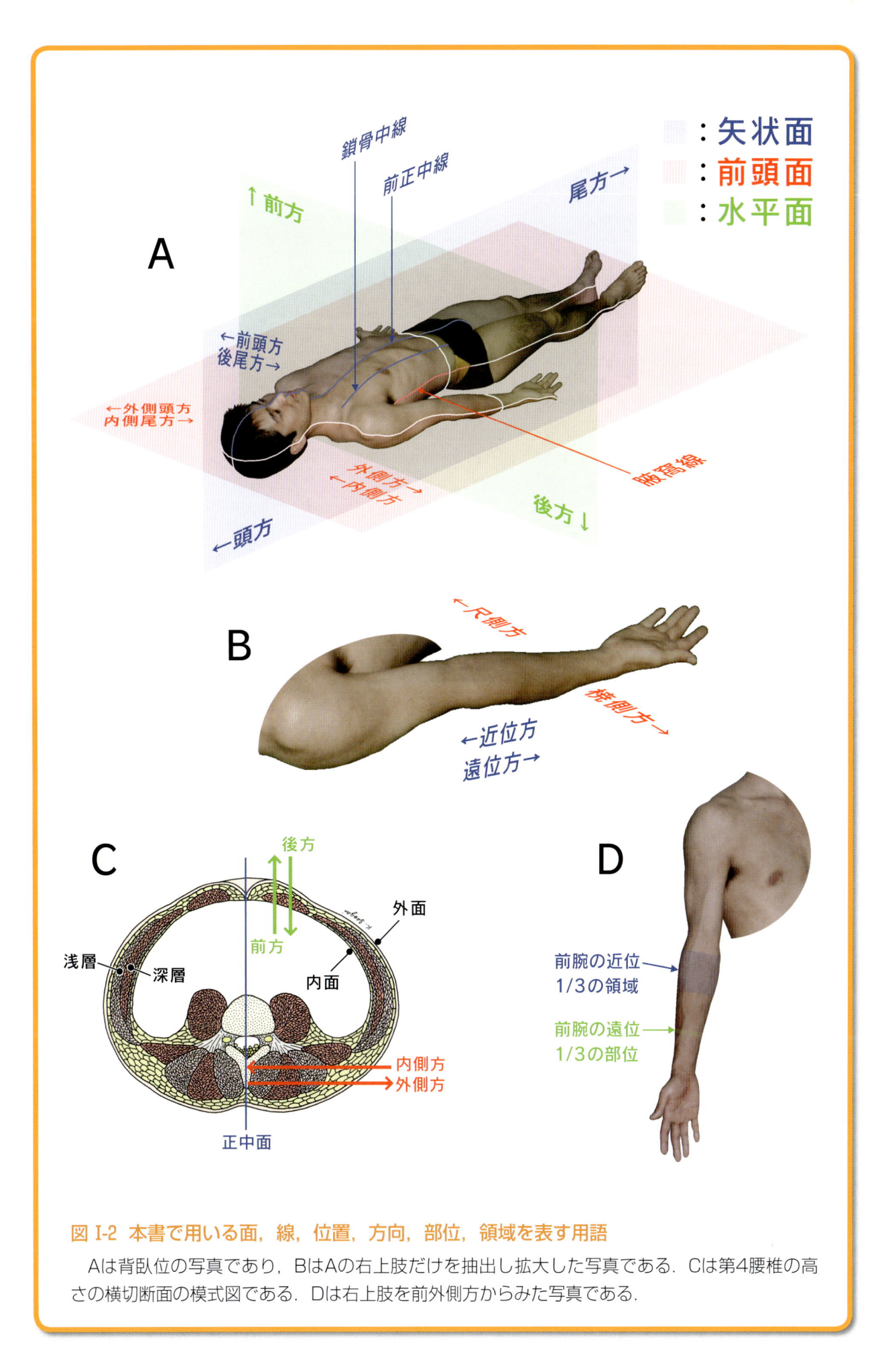

図 I-2 本書で用いる面，線，位置，方向，部位，領域を表す用語

Aは背臥位の写真であり，BはAの右上肢だけを抽出し拡大した写真である．Cは第4腰椎の高さの横切断面の模式図である．Dは右上肢を前外側方からみた写真である．

骨格筋の形と触察法 | 7

5 点，部位，領域

本書では，人体の中のある一部分を表現するために「点」，「部位」，「領域」を用いる（図Ⅰ-2）．

1 点，部位，領域とは

人体の中の点状または面状の部分を示すときは「点」または「部位」を，ある範囲を有する部分を示すときは「領域」を用いる．

2 点，部位の表現のしかた

人体のある部分を基準に「点」や「部位」を表現する場合は，「上前腸骨棘と恥骨結節との中点」，「外後頭隆起から2横指外側方の部位」，「鎖骨中線と第5肋骨との交点から1横指外側方の部位」などと表現する．

人体のある範囲を基準に「点」や「部位」を表現する場合は，分数を用いて「橈骨の橈側縁の近位1/3の部位を前方に投影した点」，「前腕部の遠位1/3の部位」などと表現する．なお，「前腕部の遠位1/3の部位」とは，前腕部の遠位端から前腕部の長軸長の1/3の長さ分だけ近位方に位置する水平面のことである（図Ⅰ-2 D）．

3 領域の表現のしかた

人体のある部分を基準に「領域」を表現する場合は，「第5肋骨より尾方の領域」，「大腿部の長軸長の中央部より遠位方の領域」などと表現する．

人体のある範囲を基準に「領域」を表現する場合は，分数を用いて「前腕部の近位1/3の領域」などと表現する．すなわち「前腕部の近位1/3の領域」とは，前腕部の近位端から前腕部の長軸長の1/3の長さ分だけ遠位方までの範囲のことである（図Ⅰ-2 D）．

◎ 備考

・「部位」や「領域」を厳密に規定しない場合は「－の〜部」，「－の〜方」と表現する．この場合，「－の〜部」は人体のある範囲の中を示し，「－の〜方」は人体のある範囲の外を示す．例えば，「鎖骨の外側部」とは鎖骨の外側端より内側方の部分（鎖骨の一部）を示し，「鎖骨の外側方」とは鎖骨の外側端よりも外側方の部分を示す．

6 距離（長さ，幅，厚さ）

臨床での使いやすさを考慮して，主に触察法のなかで用いる距離は，「1横指」，「3横指」などのように横に並べた指の数で表現する．1横指の距離は被検者の指の幅を基準とし，被検者の体格に応じて変化させる．1横指は1.5〜2.0cmの場合が多い．

3 触察に用いる基本的手技

指の動かし方の基本となる3つの方法について説明する．

1 圧 迫

「圧迫」は，主に母指または4指（示指〜小指）を用いて，筋を押すことによりその存在を感じ取る方法である（図I-3）．触察する筋によっては，手掌や手根，肘などを用いることもある．「圧迫」は筋を単純に押すだけではなく，押した状態を保ったまま，指を皮膚とともに筋の表面上で滑らせながら移動させることが一般的である．このとき，筋腹の走行方向に対して直行する方向に指を移動させると，筋腹の存在を感じ取りやすい．

押す強さは，やや強めの方が筋の存在を感じ取りやすい．特に，深部に存在する筋は，ある程度強く押さないと筋の存在を感じ取れない．しかし，強く押すと筋腹が大きく変形・移動し，本来の筋の位置からずれて感じ取れることになる．よって，一旦筋の存在を感じ取れたら，徐々に押す力を弱くして，再度筋の位置を確認することが重要である．

一般的に，筋は骨に押し当てると感じ取りやすい．また，押し当てた力を少し抜き，筋が元の位置に戻ると同時に筋腹を乗り越えるように指を動かすと感じ取りやすい（図I-4）．

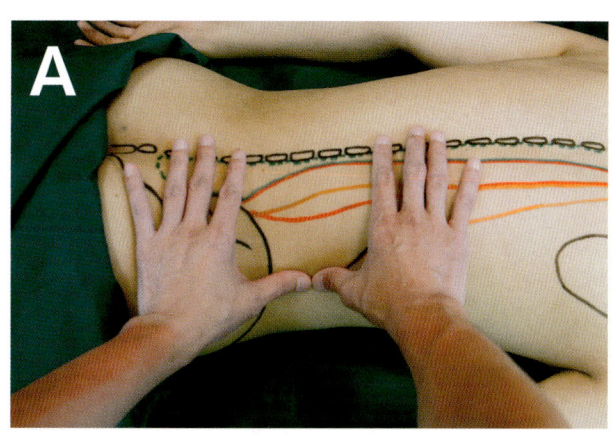

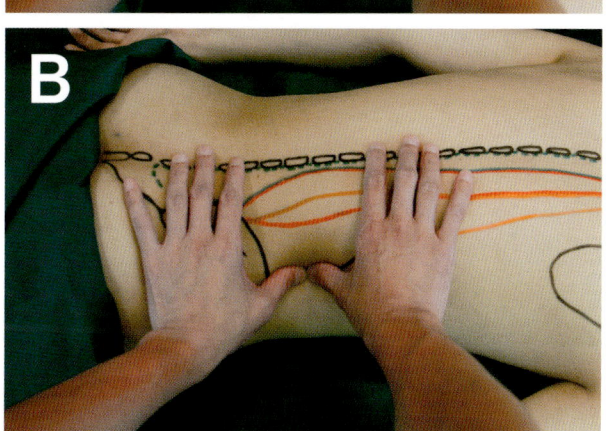

図 I-3 「圧迫」を用いた腸肋筋の前外側縁の触察
右の腰部の後外側面（腸肋筋の前外側縁の投影位置）に指を置き（A），前内側方に押している（B）．

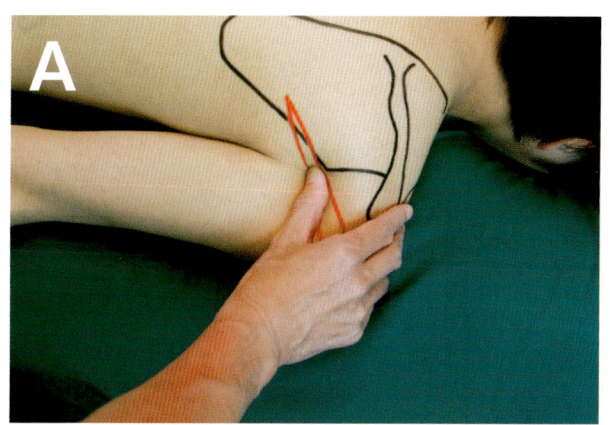

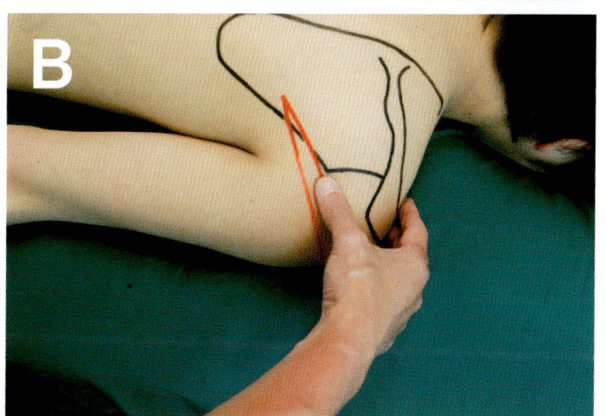

図 I-4 「圧迫」を用いた小円筋の触察
小円筋は赤線で示してある．小円筋を押した状態から（A），押した力をわずかに抜きながら小円筋を乗り越えるように指を移動させている（B）．

2 つまみ

「つまみ」は，筋を皮膚とともに手指で挟むことによりその存在を感じ取る方法である（図Ⅰ-5）．「つまみ」には，挟んだ筋腹の表面上で皮膚を滑らせながら，筋腹を移動させることも含まれる．胸鎖乳突筋のような浅層に位置する筋を触察するときに有効な手技である．また，浅層に位置する筋の起始と停止は狭い場合が多く，その間に存在する筋腹が比較的自由に移動できるのに対し，深層に位置する筋は広い範囲で骨に密着していることが多い．よって，上腕二頭筋のような浅層に位置する筋は，筋腹を挟んで骨から引き離すように前方へ牽引すると，そのすぐ深層に位置する上腕筋と区別することができる．

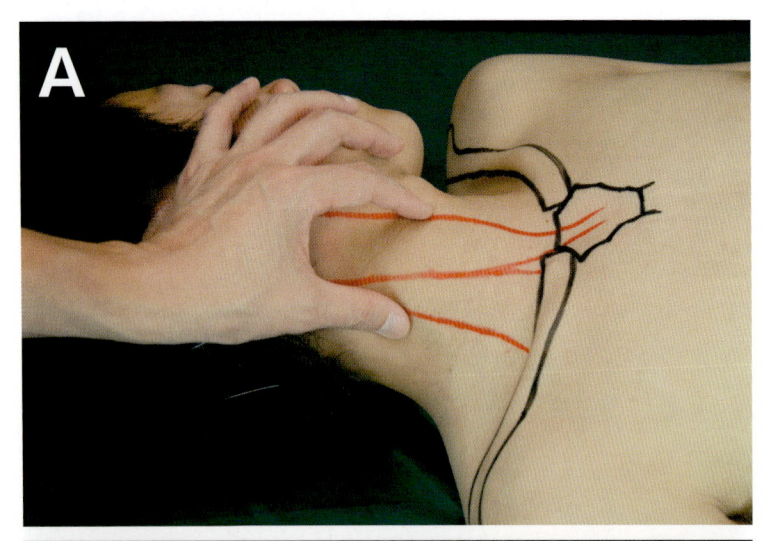

図Ⅰ-5 「つまみ」を用いた胸鎖乳突筋の触察

胸鎖乳突筋は赤線で示してある．胸鎖乳突筋の前縁と後縁に指を置き（A），筋腹を挟んだまま（B），指を前方へ移動させている（C）．

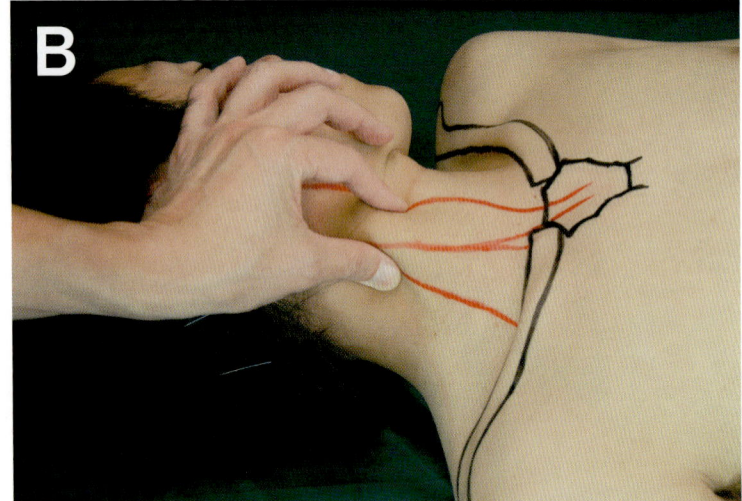

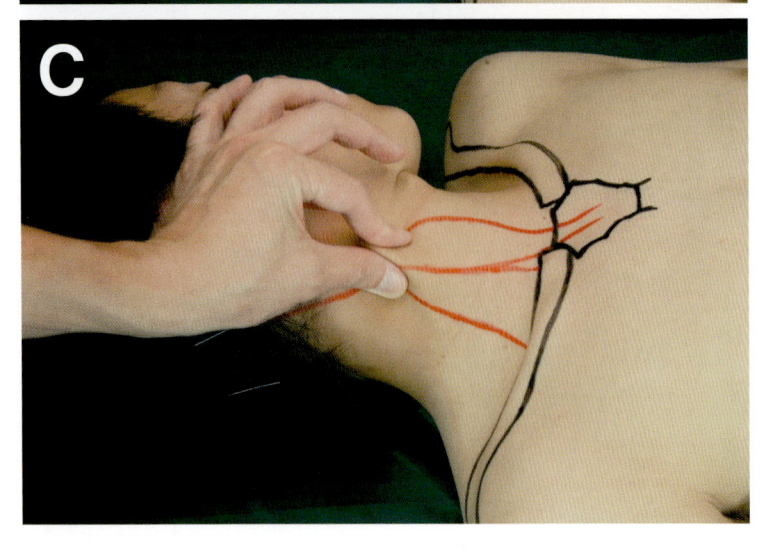

3 さすり

　「さすり」は，皮膚の表面上で指腹や手掌などを滑らせながら移動させて，皮下に存在する筋の膨隆やくぼみを感じ取る方法である（図Ⅰ-6）．腓腹筋の遠位縁や上腕三頭筋の筋腱移行部のように，浅層に位置し，かつ「圧迫」や「つまみ」では感じ取ることの難しい部分を触察するときに有効な手技である．「さすり」は，筋を弱い力で押しながら指を移動させる手技であり，指と皮膚が密着したまま一緒に移動する「圧迫」に対して，指が皮膚面上を滑走していることが特徴である．押す力が最も弱い手技であり，本来の筋の形や位置を最も正確に確認できる手技であるともいえる．

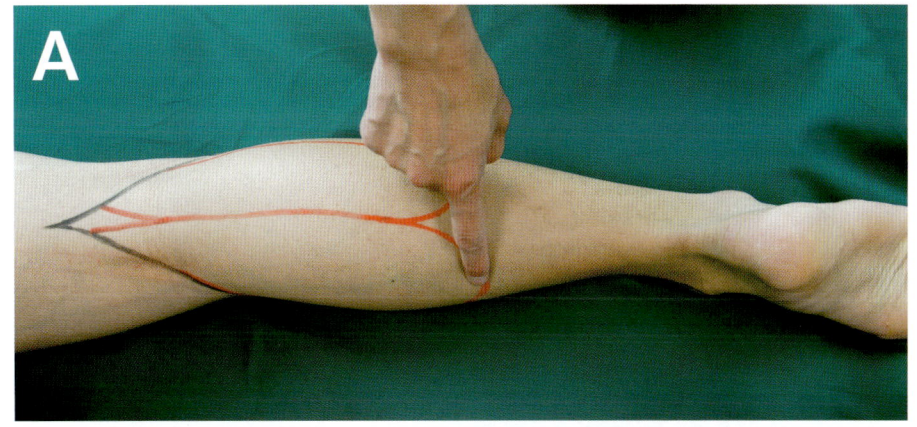

図Ⅰ-6 「さすり」を用いた腓腹筋の内側頭の遠位縁の触察

　腓腹筋は赤線で示してある．下腿部の後内側面の中央部付近に指を置き（A），皮膚上を滑らせながら指を近位方（B）および遠位方（C）に移動させている．

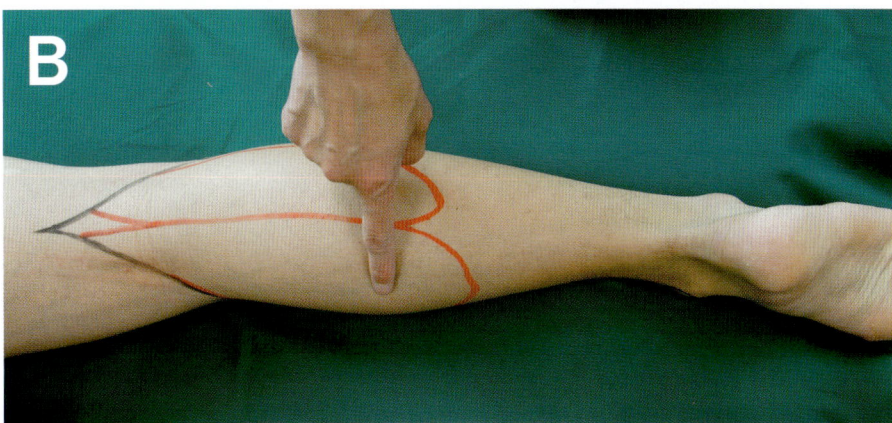

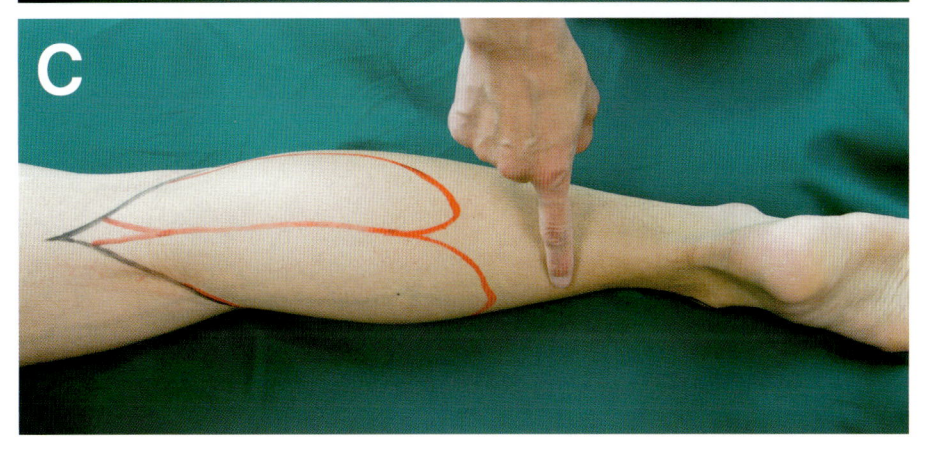

骨格筋の形と触察法 | 11

4 触察に用いる指標

　筋の輪郭を効率的に触察するためには，最初に指を置く位置を規定することが効果的である．そのためには，体表から位置を特定できる指標が必要となる．指標は硬さの違いで特定できるもの，体表面上の凹凸として視覚的に特定できるもの，人為的に体表面上につくりだされたものの3種に大別できる．この指標には，「骨」，「筋」，「腱」，「窩」，「線」などがある．

1 骨

　骨は，硬さの違いで特定できる指標の代表的なものである．また，一部の骨指標は視覚的にも容易に特定できる．「隆起」，「突起」，「上顆」，「果」，「結節」，「棘」，「稜」，「角」などが指標となりうる．また，長管骨の「体」は多方向から触察できるが，投影する方向を一方向に規定することで，四肢の深層で骨に密着して存在する筋の有用な指標となる．

　本指標は，最も多用する重要な指標であるため，個々の指標の触察法を第Ⅴ章にまとめて掲載する．

2 筋

　筋を触察するにあたって，筋そのものの膨隆は視覚的に特定できる効果的な指標となりうる．筋は収縮することにより形と硬さを変化させるため，これを利用することで，視覚的指標としての効果を増すとともに，硬さの違いで特定できる指標ともなる．上腕二頭筋の収縮による「力こぶ」の形成や停止腱の緊張は代表的な例である（図Ⅲ-56）．

3 腱

　腱は体肢の各関節付近で視覚的に特定できる場合が多い．また，筋腹より硬く，さらに筋を収縮させることにより緊張度を増すため，硬さの違いによる同定も容易である．多くの筋で，まず腱を確認し，次にそれを筋腹方向へたどる手順をとる．

4 窩，三角

　体表には，容易に視覚的に特定できるいくつかのくぼみが存在する．多くのくぼみは，筋や骨によって形成されているため，くぼみの位置が筋の輪郭の一部に相当することが多い．小鎖骨上窩，肘窩，三角筋胸筋三角，聴診三角などがこれにあたる．

5 線

　前正中線や鎖骨中線などのように，人為的に体表面上につくりだされた線は，その線からの距離を指定したり，その線と他の部位との交点を指定したりすることで有効な指標となる．また本書では，2つの指標を指定し，それらを結ぶ人為的な仮想線（想定線）を指標に用いる．

6 その他

　神経は，個体により多様な形態を呈する血管と比較して，筋との位置関係がどの個体においても比較的一定に保たれている．よって，神経を指標にして筋を特定することもできる．また，乳頭や臍，外耳孔などは体表上の明確な指標である．

5 各論の構成

　各論の第Ⅱ章から第Ⅳ章に掲載する筋は，主に体幹に筋腹がある筋57筋，主に上肢に筋腹がある筋41筋，主に下肢に筋腹がある筋54筋の合計152筋である．以上の筋を各章に分けて掲載する．個々の筋の構造の特徴と触察法を効率的に習得できるように，「骨格筋の形と位置」と「触察法」の2部構成とする．また，第Ⅴ章に「骨指標の触察法」を掲載する．

1 骨格筋の形と位置

❶起始と停止，作用，神経支配，❷構造の特徴，❸筋連結の順に記載する．

❶ 起始と停止，作用，神経支配

　起始とは，筋の両端が付着する骨領域のうち，運動時に動かないか，動くことが少ないほうの骨領域をいい，多く動くほうの骨領域を停止という．しかし，運動は相対的なものであり，動く程度により起始と停止を区別できないことも多い．そこで，体幹の内外側方向に走行する筋では正中面に近いほう，頭尾方向に走行する筋では骨盤に近いほう，体肢の筋では体幹に近いほうの骨領域を起始とし，その反対側の骨領域を停止とする．なお，本書に記載した起始と停止は，主に分担解剖学[1]と日本人体解剖学[2]を参考にした．ただ，これまでに多くの研究者が筋の起始や停止に関する報告をしている．また，我々も解剖実習において繰り返し検証し，記録にとどめてきた．その結果，参考とした書と明らかに異なる場合は，表の中に記載し（＊）をつけ，表の下に根拠となる論文の内容や出典を記載する．また，「1.はじめに」でも述べたように，個体によるバリエーションが報告されている筋についても同様にその内容や出典を記載する．

　筋は，関節を動かす動作筋としての役割とともに，関節を安定させる固定筋としての役割も持つ．また，運動の方向は運動を開始する肢位により異なる場合も多い．よって，本書における作用は，単純に該当筋のみの収縮により，解剖学的肢位から運動学的に変化する関節の動きを限定して記載する．また，「1.はじめに」でも述べたように，一般の解剖学書に記載されている作用には，運動学的に理解できない表現が散在する．またその表現方法も書により異なる．そこで，本書では，日本整形外科学会および日本リハビリテーション医学会の定める「関節可動域表示ならびに測定法」の運動方向の記述を参考に，表現方法を統一する．なお，頚部の動き（伸展や回旋）は頚椎の椎体間の動きに加え，環椎と後頭骨（環椎後頭関節）の動きも含まれる．よって本書では，頭頚部の動き（頭頚部の伸展，回旋）という表現を用いる．

　本書に記載した神経支配は，分担解剖学[1]を参考にした．

❷ 構造の特徴

　筋を触察するためには，あらかじめ大まかな筋の位置と形を知る必要がある．また，隣接する筋や骨との位置関係について知ることも重要である．そこで，これらのことについて，主に対象となる筋を強調した模式図や写真を交えて説明する．また，筋を触察するためには，三次元的な視野で筋の位置を理解しておく必要があり，一方向からのみの情報では不充分である．そこで本書では，複数の方向からの写真を多く掲載して，その位置を説明する．

　筋の構造を知るためには，表面から観察した情報のみでは不充分なことが多い．例えば上腕二頭筋や前脛骨筋のように，外面（皮膚側面）からは腱しかみえない部位でも，その裏に筋腹が存在する場合は多い（図Ⅲ-51，図Ⅲ-82）．逆に棘上筋のように外面からは筋腹しかみえない部位でも，深部に腱が存在する場合も多い（図Ⅲ-19）．また，このような筋腹と腱の関係は，筋線維の走行方向を複雑なものにしている．筋腹の長軸方向への一般的なストレッチングを行う場合，腹直筋の筋線維のように，筋腹の長軸と平行に走行する筋線維（図Ⅱ-198）と，ひらめ筋の筋線維

のように，筋腹の長軸とほぼ垂直方向に走行する筋線維（図Ⅳ-169）とでは，効果が異なることが予測される．また，筋に対する徒手療法の治療対象であるいわゆる筋硬結は，筋線維の走行方向に対して直交する方向に指を動かすことで，硬いバンド状の正常とは異なる線維を検出する[5]．よって，筋腹と腱の位置関係や筋線維の走行方向を知る必要がある．そこで本書は，筋腹を反転した写真や，切断面の写真を掲載して，筋腹と腱の位置や筋線維の走行方向を説明する．

❸ 筋連結

　筋の起始や停止を詳しく観察すると，筋線維の始まりや終わりが骨（骨膜）のみではなく，隣接する筋の筋膜や腱にもあることが多い．例えば，前腕筋膜や下腿筋膜を近位方へたどると，筋腹中央付近の筋膜に比べて丈夫で厚い膜に移行する（図Ⅲ-98）．この厚い膜の内面を観察すると，その膜から始まる筋束が確認できる．すなわち，筋膜は徐々に筋束が始まる起始腱膜に移行しており，この腱膜が集まって骨膜と融合し骨につながっている．この起始腱膜は隣接する筋と筋との間にも，筋間中隔のように存在し，その両面から異なる筋の筋束が始まる．このように，隣接する2つの骨格筋において，それぞれの筋線維の先端同士が，腱，各種の筋膜[注]，筋間中隔，骨間膜，関節包，靱帯を介して接続することを，我々は筋連結と呼んでいる[6,7]．筋連結は，このようにほぼ並列に隣り合う筋間以外に，ほぼ直列に位置する筋間にも存在する．例えば大殿筋の停止は腸脛靱帯や殿筋粗面以外に大腿四頭筋の外面を覆う起始腱膜にも終わる．我々は，大殿筋の収縮がこの筋連結を介して大腿四頭筋を牽引することを報告した[7]．この中で，大殿筋が膝伸展の作用に多少なりとも関与していること，またこの連結部に付く大殿筋の筋束を伸張させるためには，大腿四頭筋の伸張も同時に加える必要があることを示した（図Ⅰ-7）．よって，筋連結は我々にとって重要な解剖学的情報となる．このような筋連結は，ごく一般的に全身の筋の至る所で観察できる（図Ⅰ-8，図Ⅰ-9，図Ⅰ-10）．そこで本書は，現在までに我々が確認した全ての筋連結を本文中に列挙し，可能な限りその写真も掲載する．

　なお電子顕微鏡で観察すると，筋膜はコラーゲン線維が網の目状に入り組んだ形で存在しており，まるで綿菓子のような構造を呈する．よって人体解剖実習時，ピンセットやメスを使わずに隣接する筋を引き離そうとすると強いひも状の構造（綿菓子が引き伸ばされたような形状の構造）が両筋を引き離すのを妨げ，あたかも生体で力学的影響を及ぼしあっているように感じる場合があるが，これを筋連結もしくは筋膜連結とは呼ばない．

注）ここでいう「各種の筋膜」は，前腕筋膜や殿筋膜などの筋膜のうち，筋束の端が始まる領域（腱膜）のことを示す．

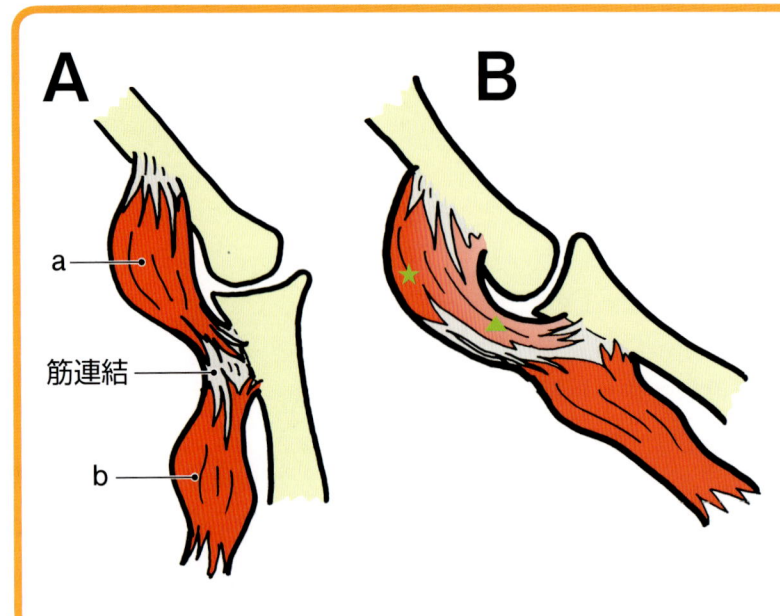

図Ⅰ-7　筋連結とストレッチング

　筋aと筋bとの間には筋連結がある．筋aに対して，一般的な関節運動学的ストレッチングを行う前（A）と後（B）とを示す．筋aに対して，関節運動学的ストレッチングを行うと，▲の部分は十分に伸張されるが，★の部分は筋bの移動により十分に伸張されない可能性がある．よって，★の部分を十分に伸張させるためには同時に筋bをストレッチングさせる必要がある．

図 I-8 体幹の筋連結

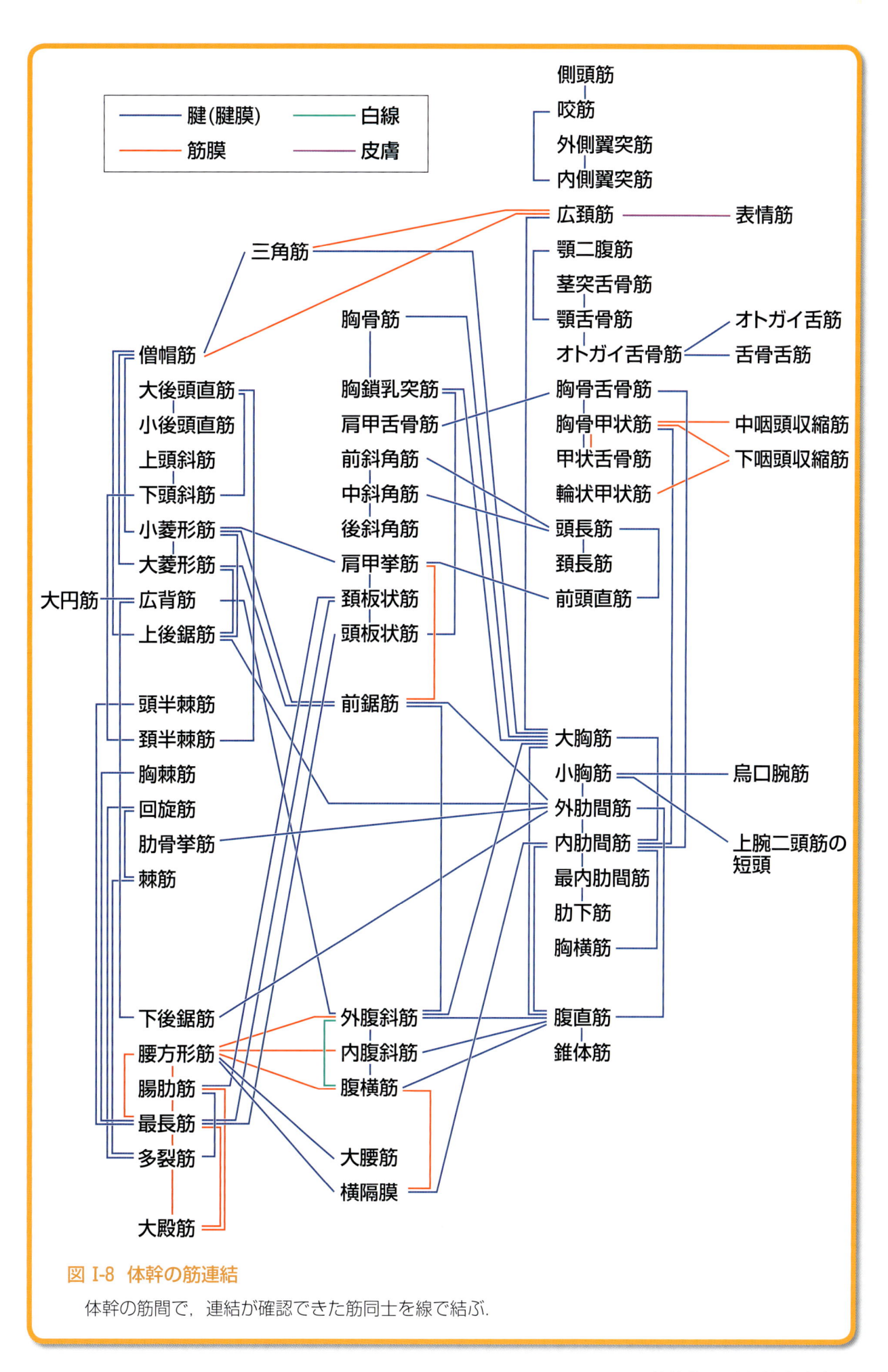

体幹の筋間で，連結が確認できた筋同士を線で結ぶ．

骨格筋の形と触察法 | 15

図 I-9 上肢の筋連結

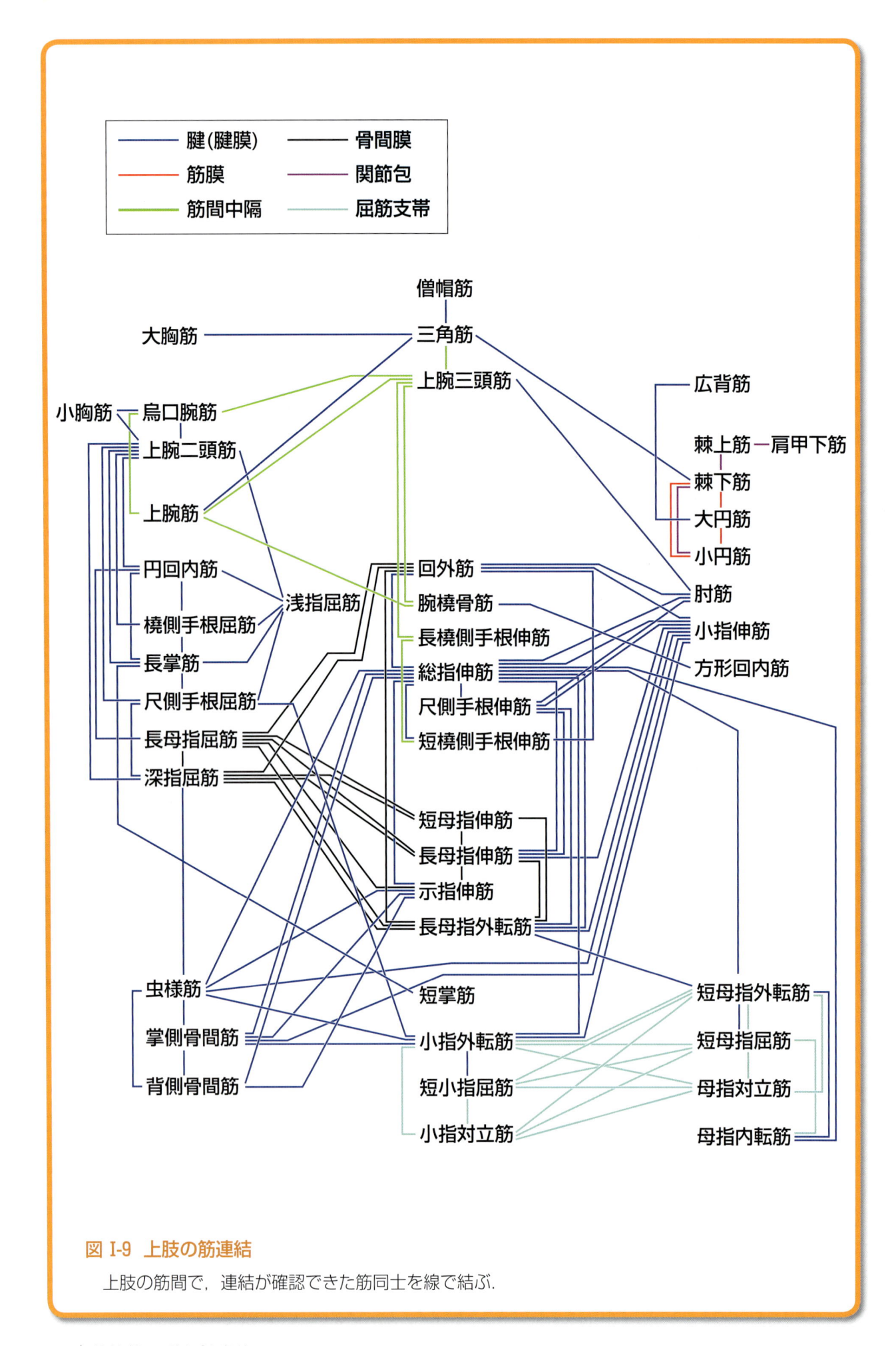

上肢の筋間で，連結が確認できた筋同士を線で結ぶ．

図 I-10 下肢の筋連結

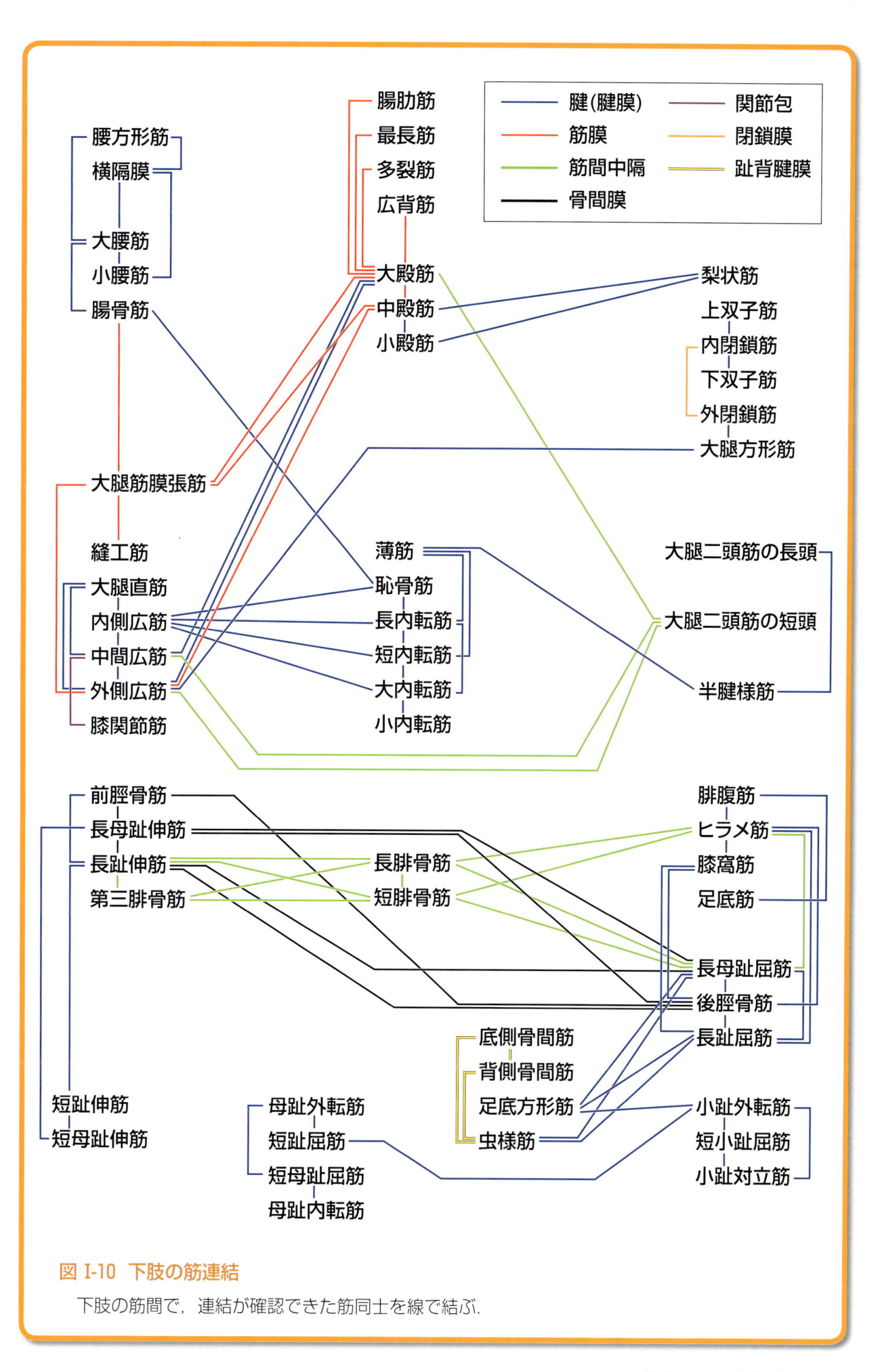

下肢の筋間で，連結が確認できた筋同士を線で結ぶ．

骨格筋の形と触察法 | 17

2 触察法

　個々の筋の輪郭を起始から停止まで触察する方法を説明する．また，一部については，それらが存在すると想定される位置を確認する方法を説明する．なお，本項で多用する用語を以下に説明する．

「投影図」：骨や神経などの指標や筋の輪郭を体表面に垂直に投影した位置を，皮膚上に描いた図．特別に体表面に垂直に投影しない場合は，その方向を明記する．

「想定線」：体表面上のある2点を最短距離で結ぶ仮想の線．筋を触察するための指標の線となる．「弓状に結ぶ」と記述し曲線で結ぶ場合もある．

「想定位置」：体表上から触知できない筋の位置を，指標をもとに体表面上に投影した位置．

「触　知」：筋の存在を感じ取ること．筋を「触知」することに加えて，想定位置を確認する一連の行為を示す「触察」と使い分ける．

1 骨指標と筋の投影図

　筋を触察するにあたっては，あらかじめ触察対象筋の位置や形を知り，指を置く位置や圧迫する方向，指を移動させる方向を正しく理解していることが重要である．しかし，平面的な解剖書で学んだ知識をもって，その輪郭の位置を体表面上に垂直に投影したイメージを構築することは難しい．また生体の場合，重力の影響により，解剖書に掲載されている図や写真と筋の位置が大きく異なることも少なくない．そこで項目ごとに，筋を触察するのに有効な骨や神経などの指標と，筋の輪郭を体表面に垂直に投影した位置を皮膚上に描いた写真を掲載する．また，一部の項目においては，触察対象筋を覆う筋や触察対象筋と隣接する筋の投影図，触知できない筋の想定位置の投影図，複雑で理解しにくい指標の位置などを記述する．

2 骨指標の触察手順

　筋の触察に必要となる骨指標を，筋の触察手順に沿って列記する．なお，複数の筋で同一の骨指標を用いることが多いため，具体的な触察法については第Ⅴ章にまとめて掲載する．

3 筋の触察手順

触察手順のアウトライン

　一つの筋を触察する場合の大まかな手順，あるいは複数の筋を触察する場合の順番について列記する．

被検者の体位と触察者の位置

　筋を触察する時，被検者は脱力し，かつ安定していることが望ましい．そこで，被検者の体位は，背臥位または腹臥位を基本とし，各項目に応じて最適な姿勢を選択する．被検者の体位は，「骨指標と筋の投影図」および「筋の触察手順」にある写真で示し，文章による記述は省略する．ただし三角筋などのように，単一の体位では全領域を触察できない場合にのみ，触察手順に応じてすべての体位を記述する．また上腕三頭筋などのように，体肢の体位を規定する場合も記述する．触察者の位置は，触察者が最も触察しやすいであろう触察部位に対する位置を記述する．

触察手順

　被検者の体位と触察者の位置に続いて，指標などをもとに指を置く位置を規定し，圧迫する方向および指を移動させる方向を説明する．触知できない筋の想定位置については，指標をもとに確認する手順を説明する．また，各手順において参考となる情報を，※印をつけて加える．なお，各手順において参考となる図の番号を付す．図は「骨格筋の形と位置」，「触察法」，「骨指標の触察法」の各項から取り入れるため，それぞれ「えんじ」，「緑」，「青」で色分けする．

　被検者の体位と触察者の位置，指標，指を置く位置，圧迫する方向などの理解を促すために，触察時の様子を示す写真（触察写真）を掲載する．これらの写真で，指のあて方，保持や固定

の仕方，指の沈み込み具合など，文章では表現しきれないニュアンスの理解を促す．なお，触察写真には，指を移動させる方向あるいは圧迫する方向を「➡」で示す．また，一部の項目においては，指標を「★，★，★・・・」で，筋腹の膨隆を「➤，➤，➤」で，運動方向を「⇨」で示す．

学生のための触察ポイント

本書は，臨床のあらゆる疑問に応えることのできる解剖学・体表解剖学的情報を有すると考える．しかし，体表解剖学を必要とする学生が，定められた単位数の授業の中で，本書の触察法を全て学習するのは困難かと考える．そこで，徒手筋力検査等の理学的検査に必要となる，最小限学ぶべき触察手順を「学生のための触察ポイント」として示す．

3 骨指標の触察法

筋を触察するために有用である骨指標の触察法を，第Ⅴ章にまとめて掲載する．

はじめに骨指標となる部分の位置や形の特徴について示し，その特徴をもとに骨指標の同定手順を説明する．なお，骨指標となる部分の特徴を視覚的にとらえられるように骨模型の写真を，また，触察手順を素早く理解できるように触察写真を多く掲載する．触察写真には，指を移動させる方向あるいは圧迫する方向を「➡」で示す．

【参考文献】
1) 森於菟，小川鼎三，大内弘 他（1982）筋学．分担解剖学 第1巻．金原出版．東京
2) 金子丑之助，金子勝治，穐田真澄（2000）筋系．日本人体解剖学 上巻．南山堂．東京
3) 解剖学用語委員会（編集）（2007）解剖学用語 改定13版（社団法人日本解剖学会監修）．医学書院．東京
4) 佐藤達夫，秋田恵一 他（2000）日本人のからだ―解剖学的変異の考察―．東京大学出版会．東京
5) Travell JG, Simons DG（1983）Myofascial pain and dysfunction - The trigger point manual - . Williams & Wilkins. Baltimore
6) 野村嶬（2001）4. 異なる筋間の相互作用，標準理学療法学・作業療法学専門基礎分野解剖学．医学書院．東京
7) 河上敬介（1999）筋のかたちとストレッチング．理学療法学 26（3）：85-89

第Ⅱ章
体幹の筋

第Ⅱ章　体幹の筋

1 僧帽筋

骨格筋の形と位置

筋　名	起　始	停　止	作　用	神　経
僧帽筋 Trapezius	後頭骨の上項線と外後頭隆起，項靱帯，第7頸椎～第12胸椎の棘突起と棘上靱帯． *1	肩甲骨の肩甲棘と肩峰，鎖骨の外側1/3の領域．	全体：肩甲骨の内転． 下行部：肩甲骨の挙上，上方回旋（肩甲骨と鎖骨の肩峰端を内側頭方へ上げる）．*2 横行部：肩甲骨の内転． 上行部：肩甲骨の内転，下制，上方回旋．	副神経の外枝 External branch of accessory nerve 頸神経叢の筋枝 Muscular branches of cervical plexus (C2～C4)

＊1：起始の下端は個体や左右により異なり，第8胸椎～第1腰椎にわたるが，第11胸椎または第12胸椎の棘突起の高さまでの者が多い[1]．図Ⅱ-4 Aの僧帽筋下端は左が第12胸椎の棘突起，右が第11胸椎の棘突起の高さである．

＊2：上肢帯が固定されているときは，片側が働くと頸部を同側へ側屈し，かつ反対側へ回旋する．両側が働くと頸部が伸展する．

構造の特徴

・僧帽筋は，頸背部に位置する三角形の筋である（図Ⅱ-1，図Ⅱ-4）．

・筋腹は，下行部，横行部および上行部の3部により構成されている（図Ⅱ-1，図Ⅱ-2，図Ⅱ-4）．

・僧帽筋の前縁，鎖骨の上縁および胸鎖乳突筋の鎖骨頭で囲まれた大きな三角形のくぼみを外側頸三角部（後頸三角）と呼ぶ（図Ⅱ-5 A）．

・下行部の筋腹は，一般に鎖骨の外側1/3の領域に終わる（図Ⅱ-5 A）．しかし，鎖骨の外側1/3の部位より内側の領域に停止する場合もある（図Ⅱ-5 B）．このような場合，外側頸三角部（後頸三角）の領域は狭くなる．

・横行部は，肩峰と肩甲棘の上縁に終わる（図Ⅱ-4）．

・上行部は，肩甲棘の内側端からやや外側の領域の下縁に終わる（図Ⅱ-4）．

・僧帽筋の第7頸椎棘突起付近，下位胸椎の棘突起付近および上行部の停止で肩甲棘の下縁付近では，膜様の腱のみで構成されており，筋束は存在しない（図Ⅱ-4）．なお，第7頸椎の棘突起付近の腱膜は，左右の腱膜を合わせると菱型で，腱鏡（peculum rhomboideum）という．

・下行部と横行部の移行部で停止付近の筋腹は厚い（図Ⅱ-6 A，C）．一方，下行部の筋腹で特に後頭骨と上位頸椎の棘突起付近の筋腹，および上行部の筋腹は薄い（図Ⅱ-4，図Ⅱ-6 A，B）．

・僧帽筋の外側下縁と広背筋の上縁と大菱形筋の内側下縁で囲まれる三角形を聴診三角と呼ぶ（図Ⅱ-4の△）．

筋　連　結

・僧帽筋は，小菱形筋（腱，図Ⅱ-29 E），大菱形筋（腱，図Ⅱ-29 E），上後鋸筋（腱，図Ⅱ-29 E），三角筋（腱）および広背筋（筋膜）と連結している．

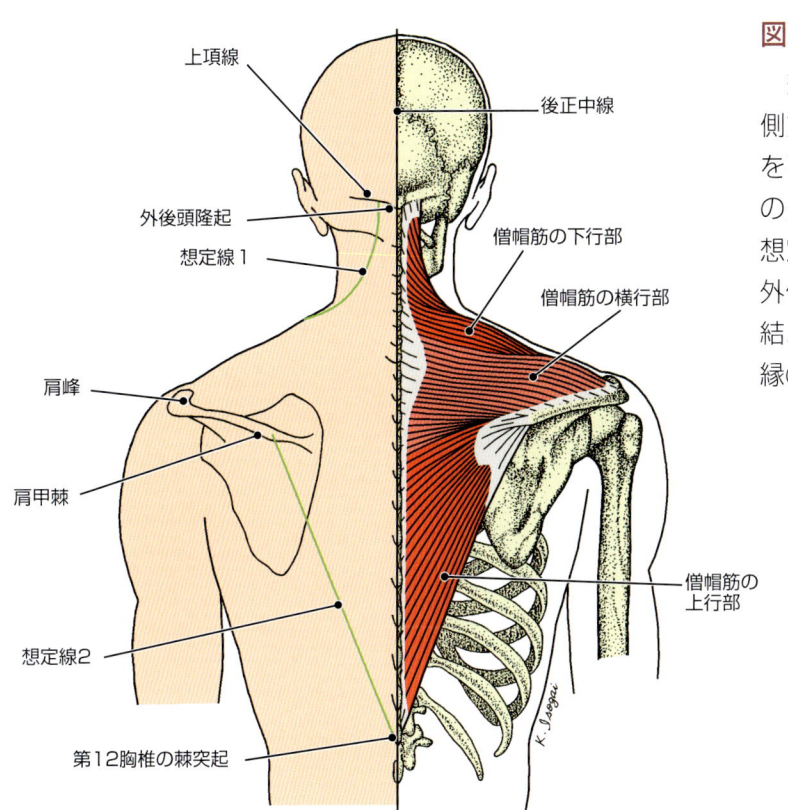

図 Ⅱ-1 後方からみた僧帽筋の模式図

想定線1は，外後頭隆起から2横指外側方の部位と，鎖骨の外側1/3の部位とを弓状に結ぶ線であり，僧帽筋の下行部の外側上縁の位置を想定した線である．想定線2は，肩甲棘の内側端から3横指外側方の部位と，第12胸椎の棘突起とを結ぶ線であり，僧帽筋の上行部の外側下縁の位置を想定した線である．

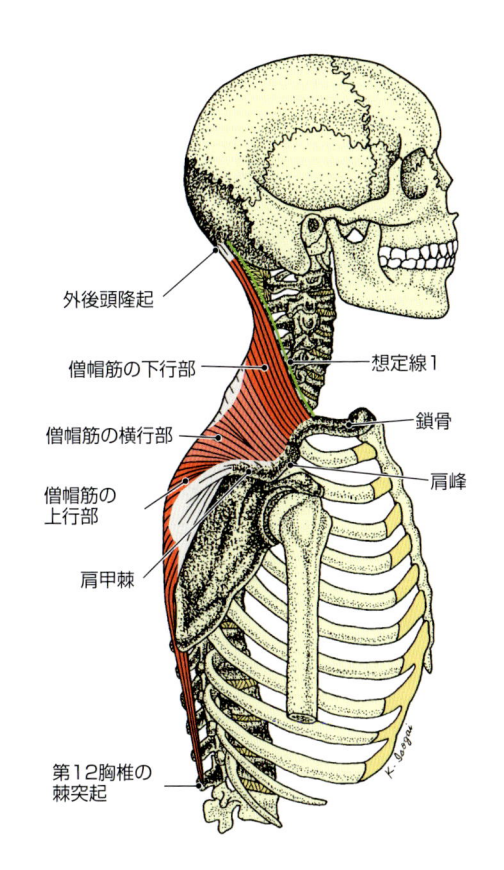

図 Ⅱ-2 外側方からみた僧帽筋の模式図

想定線1は，外後頭隆起から2横指外側方の部位と，鎖骨の外側1/3の部位とを弓状に結ぶ線であり，僧帽筋の下行部の外側上縁の位置を想定した線である．

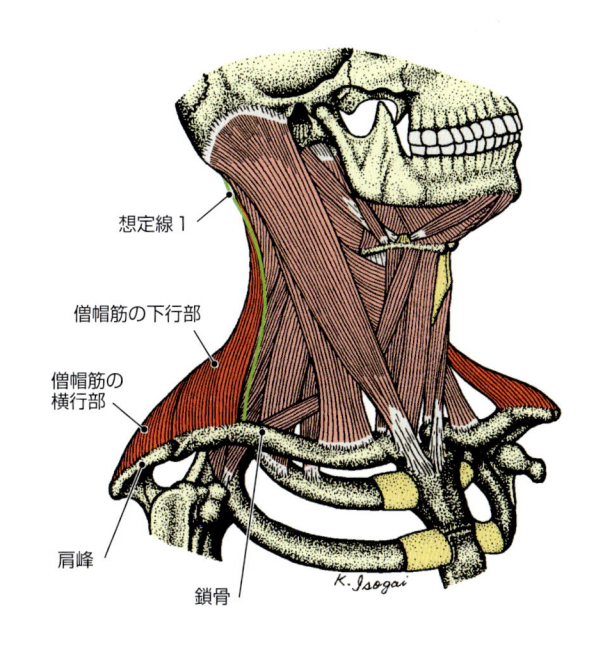

図 Ⅱ-3 前外側方からみた僧帽筋などの模式図

想定線1は，外後頭隆起から2横指外側方の部位と，鎖骨の外側1/3の部位とを弓状に結ぶ線であり，僧帽筋の下行部の外側上縁の位置を想定した線である．

第Ⅱ章　体幹の筋

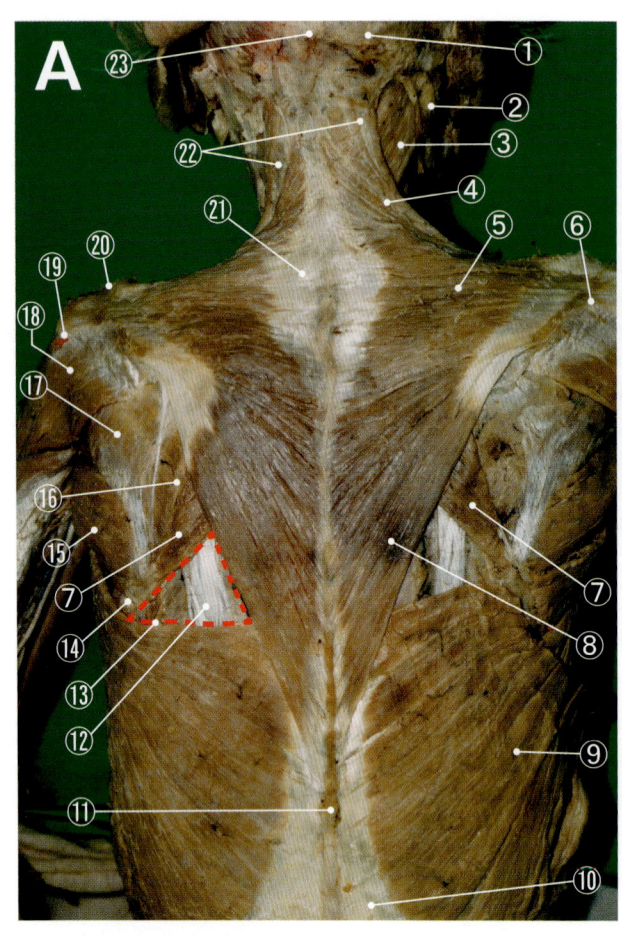

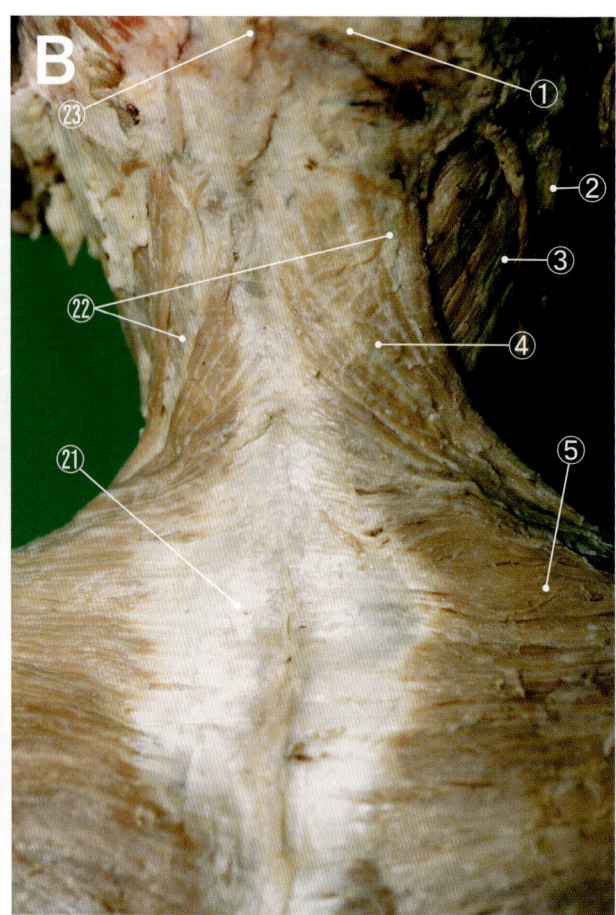

図 Ⅱ-4　僧帽筋を後方からみる

Aは頚背部を後方からみた写真である．BはAの頚部付近を拡大してある．本標本の後頭骨と上位頚椎から起こる僧帽筋の筋腹は薄く，筋束の欠損部がある（A，B）．僧帽筋の下端は，左側が右側に比べて1椎尾方の棘突起である(A)．

① 後頭骨の上項線の位置　② 側頭骨の乳様突起　③ 頭板状筋　④ 僧帽筋の下行部　⑤ 僧帽筋の横行部
⑥ 肩甲棘　⑦ 大菱形筋　⑧ 僧帽筋の上行部　⑨ 広背筋　⑩ 胸腰筋膜　⑪ 第12胸椎の棘突起
⑫ 胸腸肋筋の停止腱　⑬ 聴診三角(△)　⑭ 肩甲骨の下角　⑮ 大円筋　⑯ 肩甲骨の内側縁の位置
⑰ 棘下筋　⑱ 三角筋の肩甲棘部　⑲ 肩峰角　⑳ 肩鎖関節　㉑ 腱鏡　㉒ 僧帽筋の筋束の欠損部
㉓ 後頭骨の外後頭隆起の位置

24 ｜骨格筋の形と触察法

1. 僧帽筋

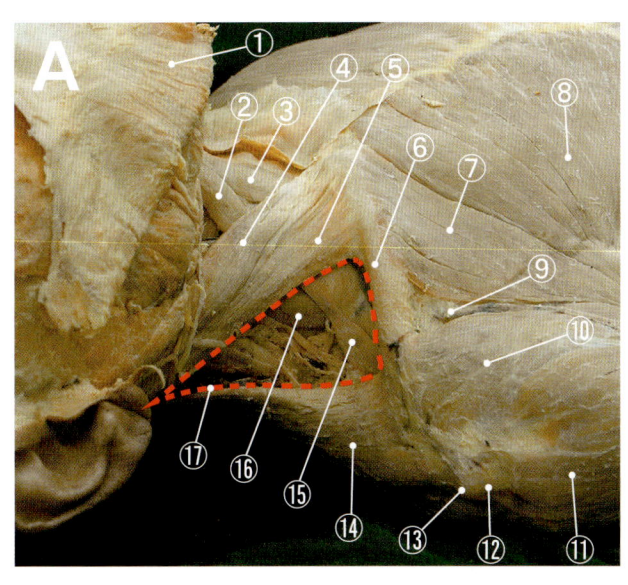

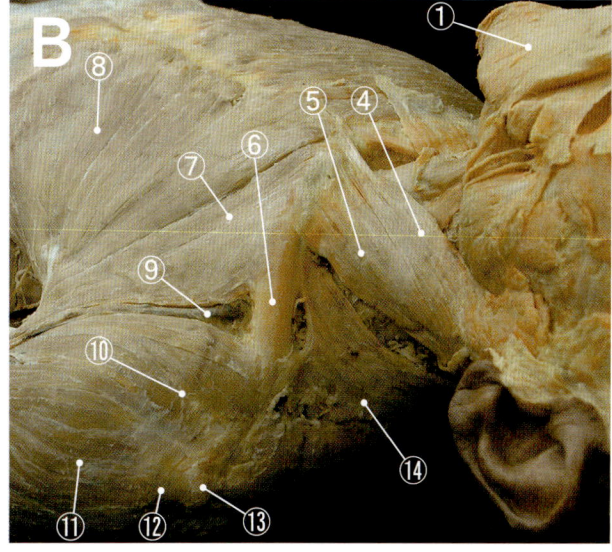

図 II-5 僧帽筋の鎖骨部の停止付近の筋腹とそのバリエーションをみる

Aは右頚胸部を，Bは左頚胸部を前外側頭方からみた写真である．広頚筋は，頭方へ反転してある．右の僧帽筋は，鎖骨の外側1/3の領域に停止する（一般的な構造，A）．しかし，左の僧帽筋は鎖骨の外側2/3以上の領域に停止しており，筋腹の縁は胸鎖乳突筋の鎖骨頭の外側下縁と隣接している（B）．

① 広頚筋　② 肩甲舌骨筋の上腹　③ 胸骨舌骨筋　④ 胸鎖乳突筋の胸骨頭　⑤ 胸鎖乳突筋の鎖骨頭　⑥ 鎖骨
⑦ 大胸筋の鎖骨部　⑧ 大胸筋の胸肋部　⑨ 橈側皮静脈　⑩ 三角筋の鎖骨部　⑪ 三角筋の肩峰部　⑫ 肩峰
⑬ 肩鎖関節　⑭ 僧帽筋の下行部　⑮ 肩甲舌骨筋の下腹　⑯ 中斜角筋　⑰ 外側頚三角部（後頚三角，△）

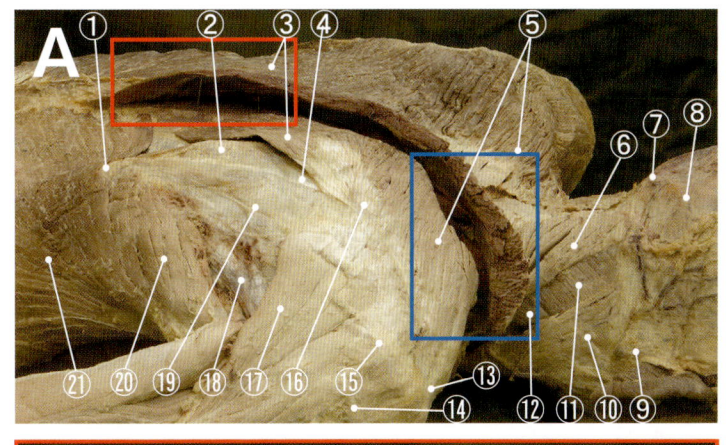

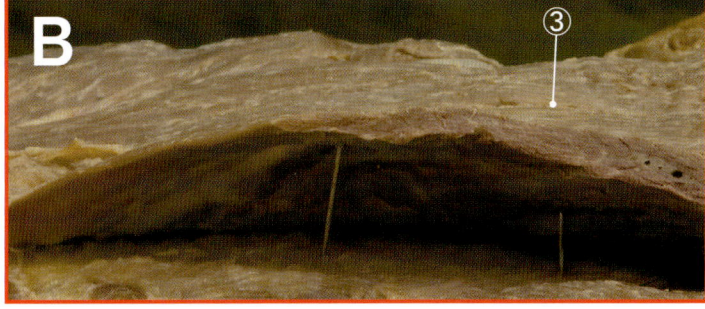

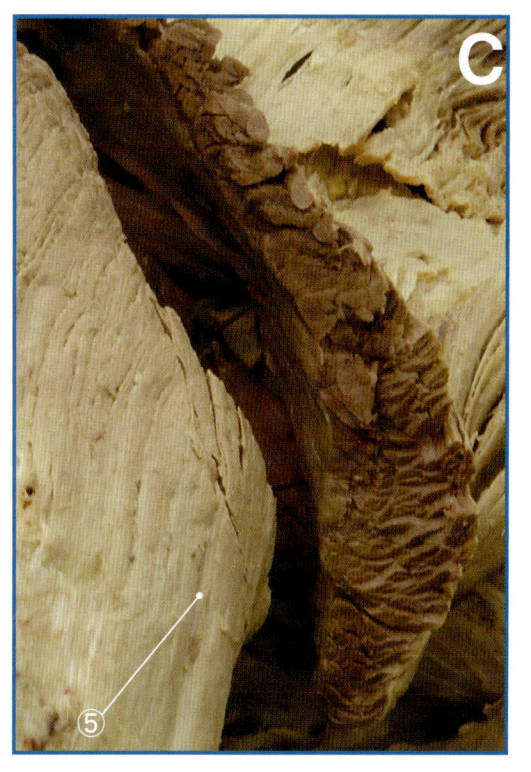

図 II-6 僧帽筋の厚さをみる

Aは右の頚背部を後外側頭方からみた写真である．右の僧帽筋は筋腹の中央部付近で筋束の走行方向に対して横切断し，切断面を外側方からみている．BはAの□を，CはAの□を拡大してある．

① 肩甲骨の下角　② 大菱形筋　③ 僧帽筋の上行部　④ 肩甲骨の内側縁　⑤ 僧帽筋の横行部
⑥ 僧帽筋の下行部　⑦ 後頭骨の外後頭隆起　⑧ 後頭骨の上項線　⑨ 側頭骨の乳様突起の位置
⑩ 胸鎖乳突筋　⑪ 頭板状筋　⑫ 頚板状筋　⑬ 肩鎖関節　⑭ 三角筋の肩峰部　⑮ 肩峰角
⑯ 肩甲棘三角の位置　⑰ 三角筋の肩甲棘部　⑱ 小円筋　⑲ 棘下筋　⑳ 大円筋　㉑ 広背筋

骨格筋の形と触察法 | 25

第Ⅱ章 体幹の筋

触察法

骨指標と筋の投影図

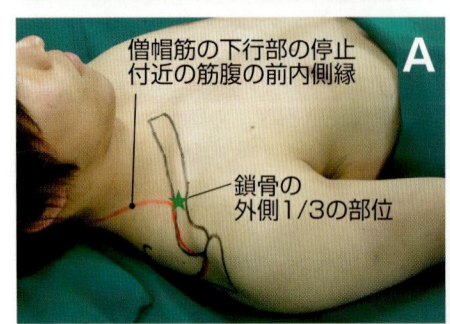

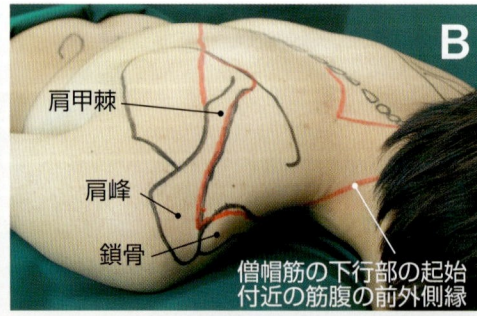

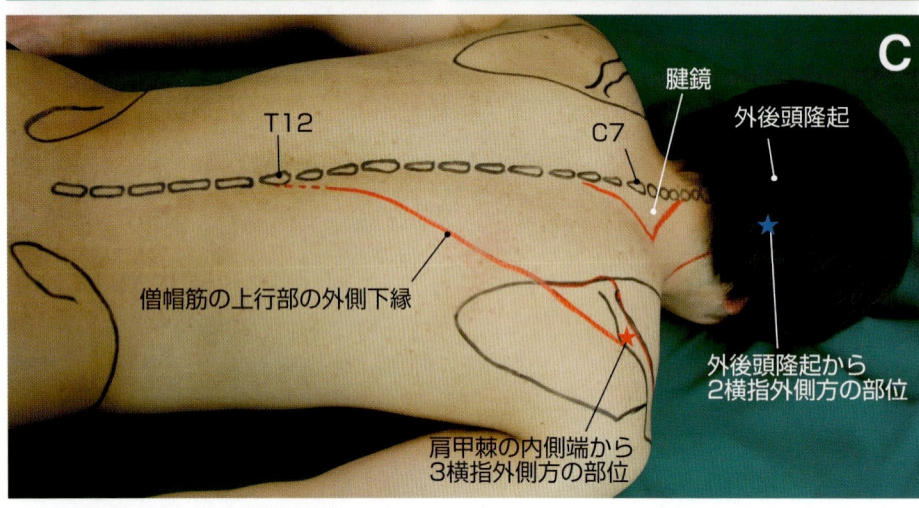

図Ⅱ-7 骨指標と僧帽筋の投影図
　Aは頚部を前外側頭方から，Bは頚背部を後外側頭方から，Cは頚背部を後外側方からみた写真である．

A：僧帽筋の下行部の停止付近の筋腹の前内側縁／鎖骨の外側1/3の部位
B：肩甲棘／肩峰／鎖骨／僧帽筋の下行部の起始付近の筋腹の前外側縁
C：T12／C7／腱鏡／外後頭隆起／僧帽筋の上行部の外側下縁／外後頭隆起から2横指外側方の部位／肩甲棘の内側端から3横指外側方の部位

骨指標の触察手順

　筋の触察に必要な骨指標の触察手順は，**V-1.1** 後頭骨の外後頭隆起，**V-6.1** 鎖骨，**V-6.4** 肩甲骨の肩甲棘，**V-3.1** 頚椎の棘突起，胸椎の棘突起を参照．

筋の触察手順

　1. 僧帽筋の下行部の停止付近の筋腹の前内側縁と僧帽筋の起始付近の筋腹の前外側縁，2. 僧帽筋の上行部の外側下縁，3. 腱鏡，4. 僧帽筋の下行部，横行部，上行部の膨隆の順に触察する．

1. 僧帽筋の下行部の停止付近の筋腹の前内側縁と僧帽筋の起始付近の筋腹の前外側縁（図Ⅱ-1, 図Ⅱ-2, 図Ⅱ-3, 図Ⅱ-4, 図Ⅱ-5）

① 被検者は背臥位．触察者は触察部位の外側方に位置する．
② 外後頭隆起から2横指外側方の部位（図Ⅱ-7のCの★）と，鎖骨の外側1/3の部位（図Ⅱ-7のAの★）とを弓状に結ぶ線を想定する（図Ⅱ-1・図Ⅱ-2・図Ⅱ-3の想定線1）．

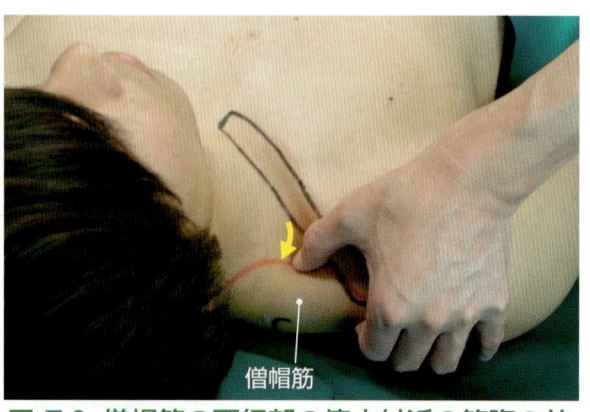

図Ⅱ-8 僧帽筋の下行部の停止付近の筋腹の前内側縁の触察

26 ｜ 骨格筋の形と触察法

③ 鎖骨のすぐ頭方で想定線1に指を置き，後方へ圧迫しながら指を外側頭方へ移動させる（図Ⅱ-8）．

④ ③で確認した筋腹を，想定線1を指標にして内側頭方へたどる．

※ 上肢を前方へ自動突出させると，観察および触知しやすい．

⑤ 被検者は腹臥位．触察者は触察部位の頭方に位置する．

⑥ ③で確認した筋腹を，想定線1を指標にして内側頭方へたどる（図Ⅱ-9）．

※ 僧帽筋の下行部の外側上縁の筋腹をつまんだまま外側頭方へ引っ張ると，筋腹が皮下で元の位置へ戻る様子を触知できる．

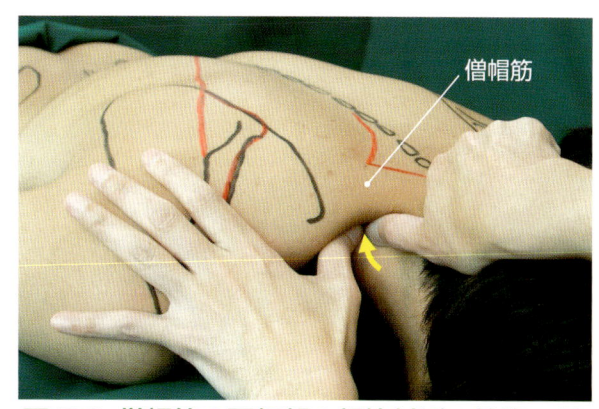

図Ⅱ-9 僧帽筋の下行部の起始付近の筋腹の前外側縁の触察

2. 僧帽筋の上行部の外側下縁（図Ⅱ-1，図Ⅱ-4A）

① 被検者は腹臥位．触察者は触察部位の外側尾方に位置する．

② 肩甲棘の内側端から3横指外側方の部位（図Ⅱ-7Cの★）と，第12胸椎の棘突起とを結ぶ線を想定する（図Ⅱ-1の想定線2）．

③ 想定線2のうち，肩甲骨の下角から1横指頭方の高さの部位（聴診三角を形成する部位）に指を置き，前方へ圧迫しながら指を内側頭方へ移動させる（図Ⅱ-10）．

※ 肩関節90°外転位で肩甲骨を自動内転させると，観察および触知しやすい（図Ⅱ-11）．

※ 想定線2のうち，③で示した部位から2横指内側頭方の部位に指を置き，前方へ圧迫しながら指を外側尾方へ移動させると，僧帽筋の上行部の筋腹が皮下で内側頭方へ移動する様子を触知できる（図Ⅱ-12）．

④ ③で確認した筋腹を，想定線2を指標にして外側頭方，また内側尾方へたどる．

※ 肩甲棘および第12胸椎の棘突起付近は薄い腱のみで構成されており（図Ⅱ-4），触知しにくい．ただ，停止の筋腱移行部は肩甲骨の内側縁に沿って触知できる．

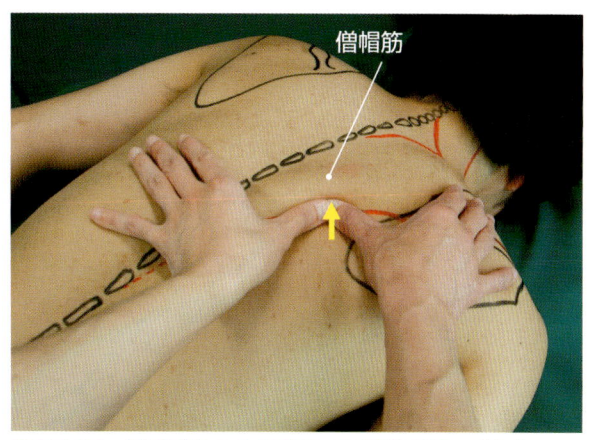

図Ⅱ-10 僧帽筋の上行部の外側下縁の触察1

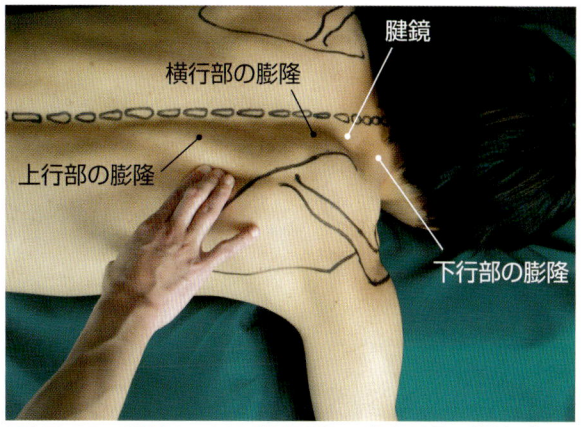

図Ⅱ-11 収縮による僧帽筋の上行部，横行部，下行部の膨隆

肩甲骨を自動内転させている．

第Ⅱ章　体幹の筋

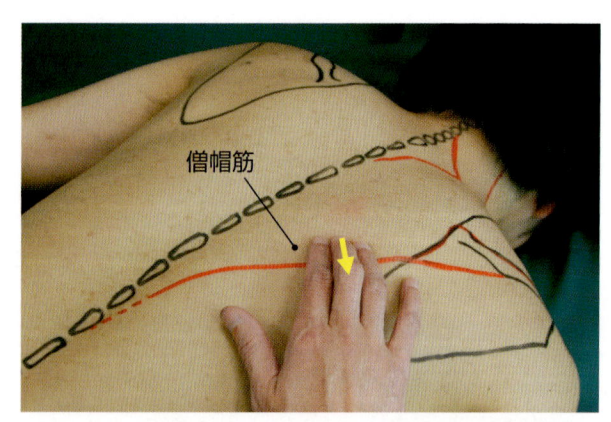

図 Ⅱ-12　僧帽筋の上行部の外側下縁の触察2

3. 腱鏡（図Ⅱ-1, 図Ⅱ-4）

① 触察者は触察部位の外側方に位置する.

② 第7頚椎の棘突起に向かって，外側尾方から内側頭方へさする（図Ⅱ-13）．また，外側頭方から内側尾方へさする.

※ 肩関節90°外転位で肩甲骨を自動内転させると，腱鏡部のくぼみを観察および触知しやすい（図Ⅱ-11）.

4. 僧帽筋の下行部, 横行部, 上行部の膨隆

① 被検者は腹臥位.

② 肩関節90°外転位で肩甲骨を自動内転させると，僧帽筋の下行部，横行部，上行部の膨隆を観察できる（図Ⅱ-11）.

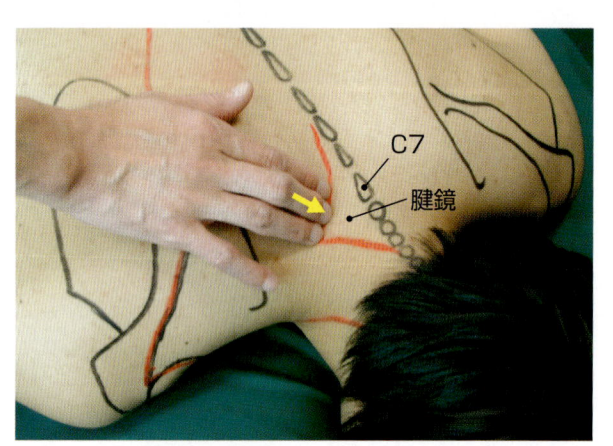

図 Ⅱ-13　腱鏡の触察

> **学生のための触察ポイント**
> ●僧帽筋は，「1. 僧帽筋の下行部の停止付近の筋腹の前内側縁と僧帽筋の起始付近の筋腹の前外側縁　②, ③」の一部を確認し，その外側頭方にある筋腹の膨隆を触察する．また，「2. 僧帽筋の上行部の外側下縁」の一部を確認し，その内側頭方にある筋腹を触察する.

2 肩甲挙筋

骨格筋の形と位置

筋　名	起　始	停　止	作　用	神　経
肩甲挙筋 Levator scapulae	第1～(3)4頚椎の横突起の後結節．＊1	肩甲骨の上角と内側縁の上部．＊2	肩甲骨の挙上．	頚神経叢の筋枝 Muscular branches of cervical plexus 肩甲背神経 Dorsal scapular nerve (C2～C5)＊3

＊1：肩甲挙筋の起始の下端は個体によって異なり，第2頚椎の横突起が8.6%（80/935側），第3が28.8%（269/935側），第4が53.0%（496/935側），第5が9.2%（86/935側），第6が0.4%（4/935側）である[1]．

＊2：肩甲挙筋には背側迷束，腹側迷束といった破格が報告されている．背側迷束は，一般的に第1頚椎から始まる筋腹の一部が分離し，下位頚椎から上位胸椎の棘突起に停止する[2]．腹側迷束は，肩甲挙筋の筋腹の一部が前鋸筋の上縁や内面の筋膜に，または第1・2肋骨に停止する筋腹（図Ⅱ-141）のことで，32.3%（181/560側）に出現する[1,2]．

＊3：加藤らは，肩甲挙筋に対する頚神経の分節を調べたところ，第3・4頚神経は全例（100%，73/73側）に，第5頚神経は19.2%（14/73側）に，第2頚神経は5.5%（4/73側）に支配されていたと報告している[3]．

構造の特徴

・肩甲挙筋は，外側方からみて頚部の前後径の中央部付近を下行し，肩甲骨の上角から内側縁にわたって終わる（図Ⅱ-14，図Ⅱ-15，図Ⅱ-16，図Ⅱ-17，図Ⅱ-18）．

・肩甲挙筋の筋腹は胸鎖乳突筋と僧帽筋の深層に位置しているが，外側方からみると僧帽筋の下行部の前縁と胸鎖乳突筋の鎖骨頭の後縁との間で，他の筋腹に覆われていない領域がある（図Ⅱ-14，図Ⅱ-17，図Ⅱ-18）．

・肩甲挙筋は3～4個の筋腹から構成されている場合が多い（図Ⅱ-15，図Ⅱ-19）．これらの筋腹は，上位頚椎から始まるものほど太い．

・第3・4頚椎から始まる筋腹は，第1・2頚椎から始まる筋腹に覆われている（図Ⅱ-19）．

・第1頚椎から始まる筋束は，停止の領域の下部へ向かう（図Ⅱ-19）．一方，下位頚椎から始まる筋束は，停止の領域の上部へ向かう．

・背部に位置する筋腹は，前頭方から後尾方へ走行する（図Ⅱ-16，図Ⅱ-17，図Ⅱ-18）．よって，表層にある僧帽筋の筋腹の走行とほぼ直行する．なお，肩甲骨の上角付近の筋腹の幅は，尾方へ向かうほど狭い．

筋　連　結

・肩甲挙筋は，頚板状筋（腱，図Ⅱ-20 B），前鋸筋（筋膜，図Ⅱ-21），小菱形筋（腱，図Ⅱ-21）および前頭直筋（腱膜，図Ⅱ-153）と連結している．

第Ⅱ章 体幹の筋

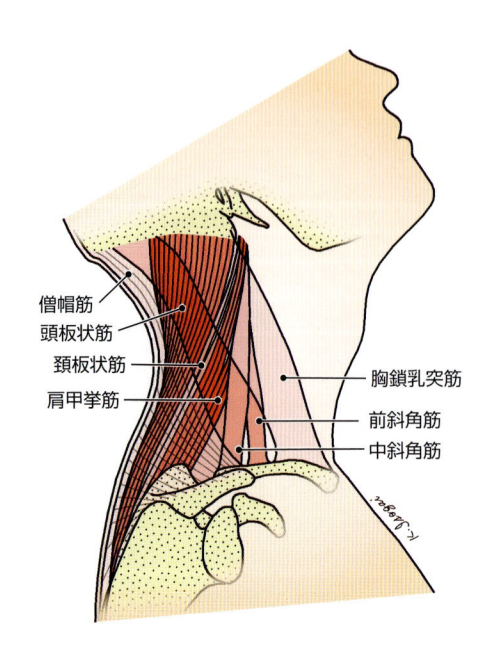

図 Ⅱ-14 外側方からみた肩甲挙筋などの模式図
胸鎖乳突筋と僧帽筋は半透明に示してある．

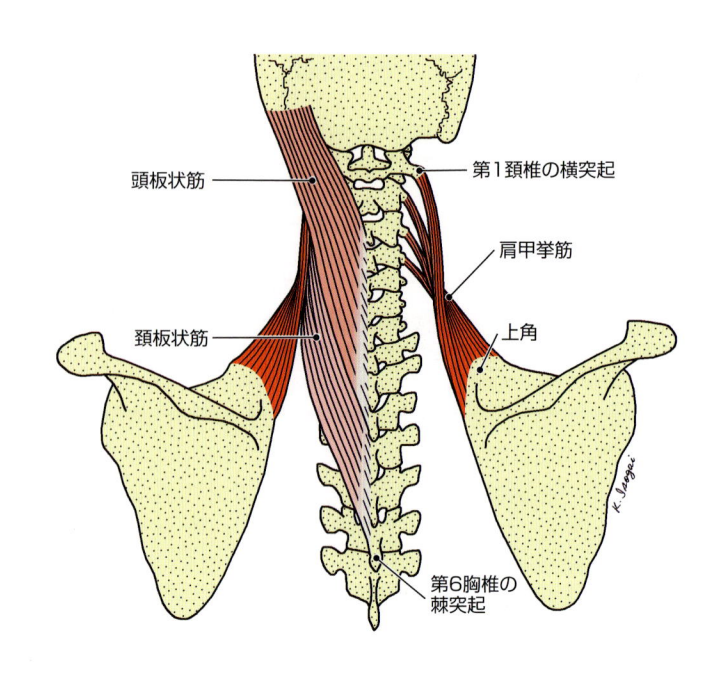

図 Ⅱ-15 後方からみた肩甲挙筋などの模式図
肩甲挙筋は，4〜5個の筋腹で構成される．

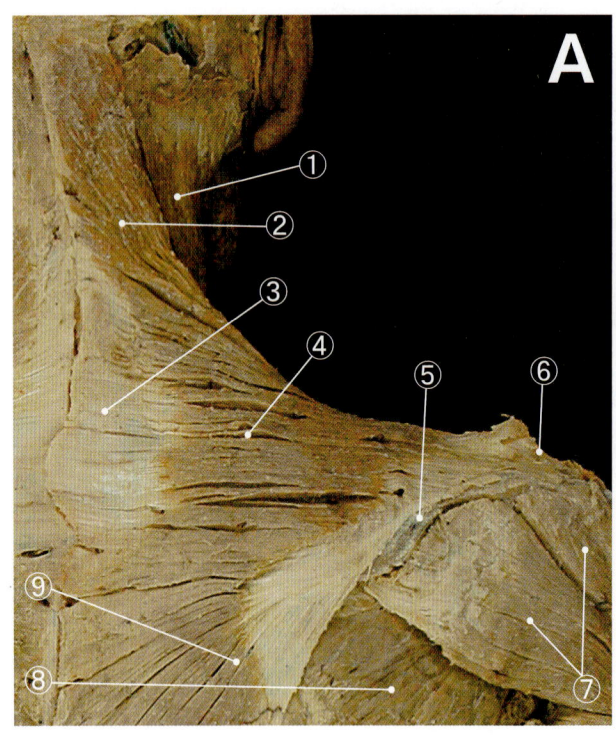

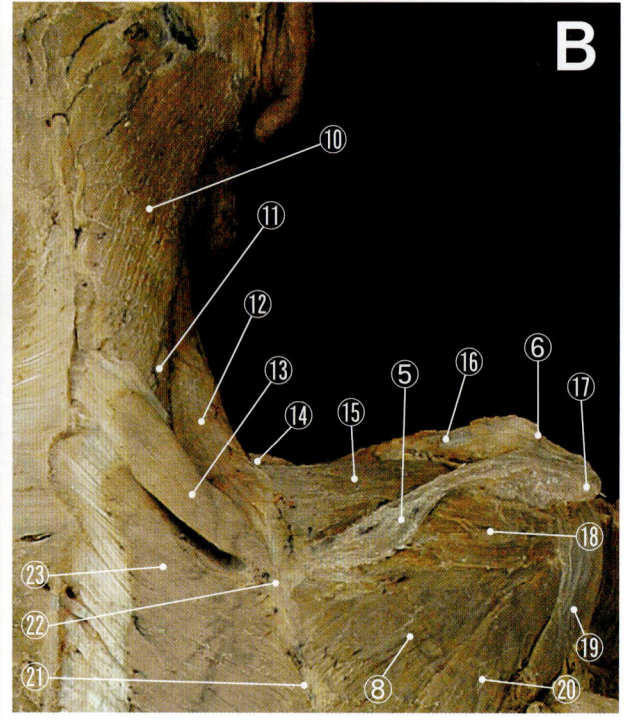

図 Ⅱ-16 肩甲挙筋を後方からみる

Aは右の頚背部を後方からみた写真である．BはAの僧帽筋と胸鎖乳突筋を剥離してある．三角筋は起始から剥離し，外側方へ反転してある．

① 胸鎖乳突筋　② 僧帽筋の下行部　③ 腱鏡　④ 僧帽筋の横行部　⑤ 肩甲棘　⑥ 肩鎖関節　⑦ 三角筋
⑧ 棘下筋の中部　⑨ 僧帽筋の上行部　⑩ 頭板状筋　⑪ 頚板状筋　⑫ 肩甲挙筋　⑬ 小菱形筋
⑭ 肩甲骨の上角　⑮ 棘上筋　⑯ 鎖骨　⑰ 肩峰角　⑱ 棘下筋の上部　⑲ 小円筋　⑳ 棘下筋の下部
㉑ 肩甲骨の内側縁　㉒ 肩甲棘三角　㉓ 大菱形筋

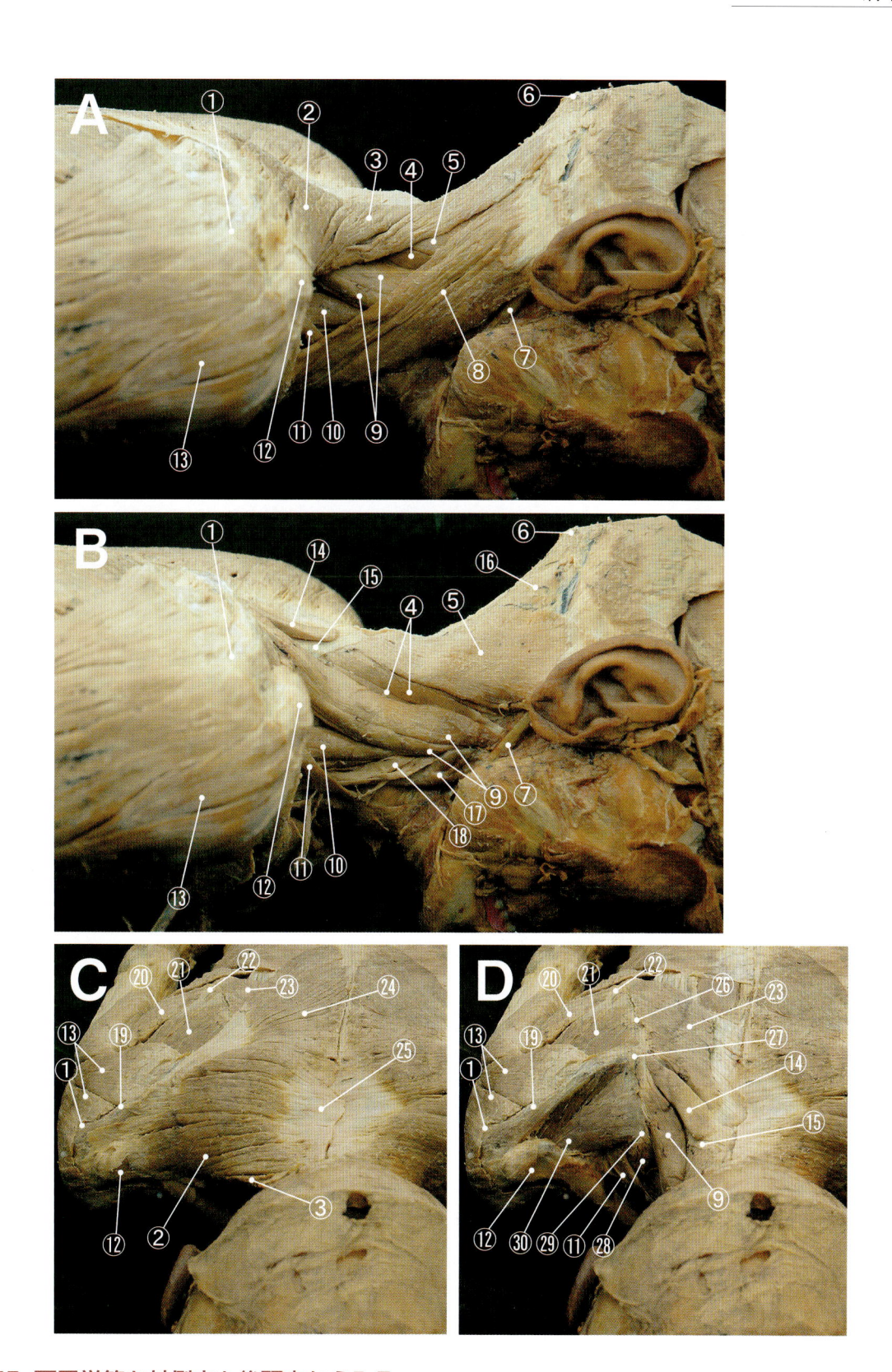

図 Ⅱ-17 肩甲挙筋を外側方と後頭方からみる

Aは右の頚部を外側方からみた写真である．BはAの僧帽筋を剥離してある．胸鎖乳突筋は停止から剥離し前方へ反転してある．CはAを後頭方からみた写真である．DはCの僧帽筋を剥離してある．

① 肩峰角　② 僧帽筋の横行部　③ 僧帽筋の下行部　④ 頚板状筋　⑤ 頭板状筋　⑥ 後頭骨の外後頭隆起
⑦ 顎二腹筋の後腹　⑧ 胸鎖乳突筋　⑨ 肩甲挙筋　⑩ 中斜角筋　⑪ 肩甲舌骨筋　⑫ 鎖骨　⑬ 三角筋
⑭ 小菱形筋　⑮ 上後鋸筋　⑯ 頭半棘筋　⑰ 外頚動脈　⑱ 頚神経叢　⑲ 肩甲棘　⑳ 大円筋　㉑ 棘下筋
㉒ 肩甲骨の下角　㉓ 大菱形筋　㉔ 僧帽筋の上行部　㉕ 腱鏡　㉖ 肩甲骨の内側縁　㉗ 肩甲棘三角
㉘ 前鋸筋　㉙ 肩甲骨の上角　㉚ 棘上筋

骨格筋の形と触察法 | 31

第Ⅱ章　体幹の筋

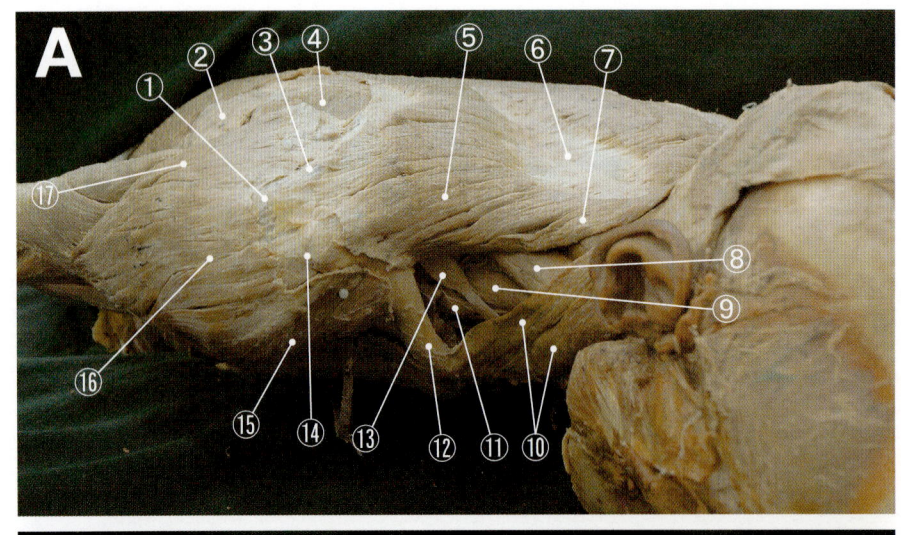

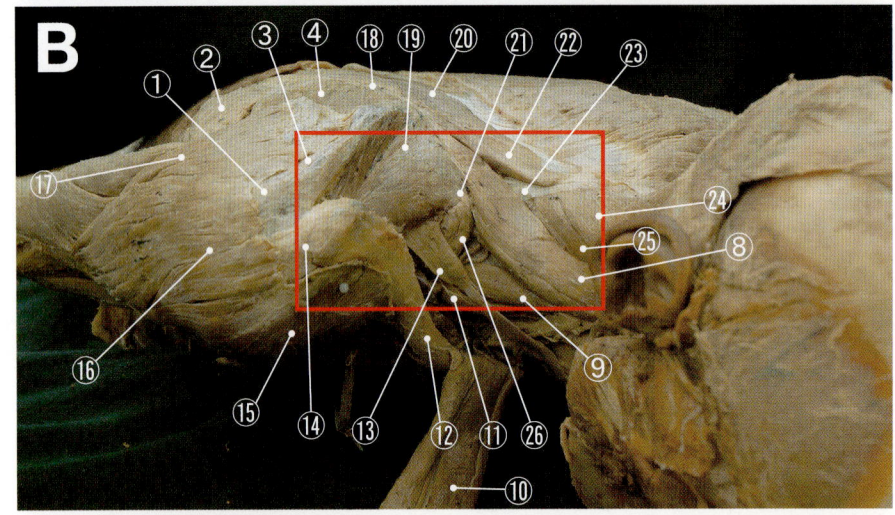

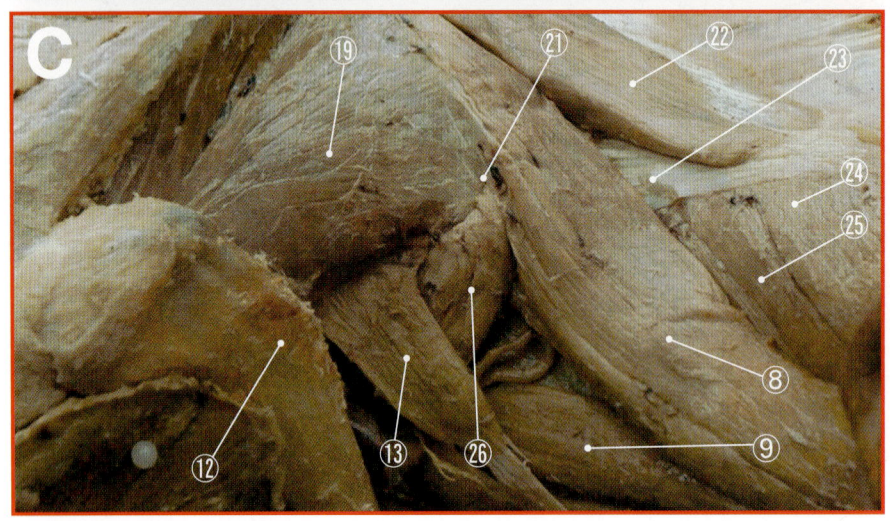

図Ⅱ-18　肩甲挙筋を外側頭方からみる

Aは右の肩部を外側頭方からみた写真である．BはAの胸鎖乳突筋を停止から剥離し，前方へ反転してある．僧帽筋は剥離してある．CはBの□を拡大してある．

① 肩峰角　② 大円筋　③ 肩甲棘　④ 棘下筋　⑤ 僧帽筋の横行部　⑥ 腱鏡　⑦ 僧帽筋の下行部
⑧ 肩甲挙筋　⑨ 中斜角筋　⑩ 胸鎖乳突筋　⑪ 腕神経叢　⑫ 鎖骨　⑬ 肩甲舌骨筋の下腹　⑭ 肩鎖関節
⑮ 三角筋の鎖骨部　⑯ 三角筋の肩峰部　⑰ 三角筋の肩甲棘部　⑱ 肩甲骨の内側縁　⑲ 棘上筋
⑳ 大菱形筋　㉑ 肩甲骨の上角　㉒ 小菱形筋　㉓ 上後鋸筋　㉔ 頭板状筋　㉕ 頸板状筋　㉖ 前鋸筋

32 ｜骨格筋の形と触察法

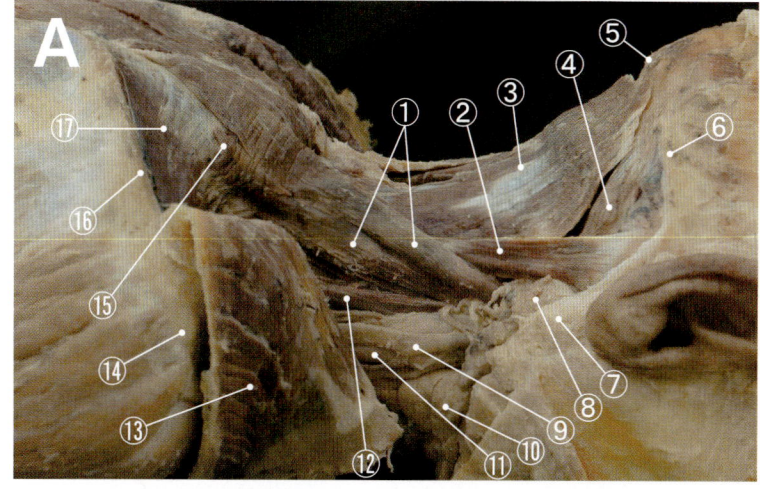

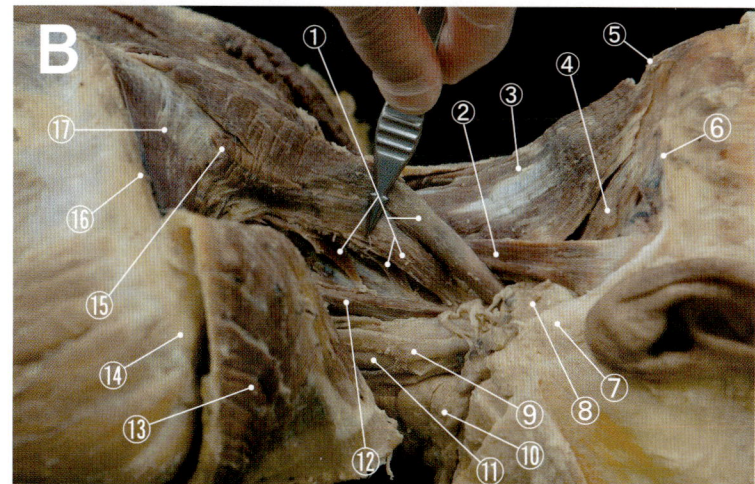

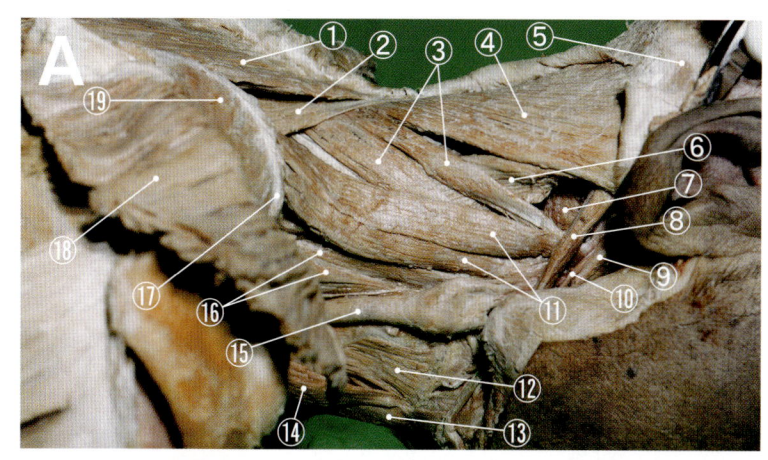

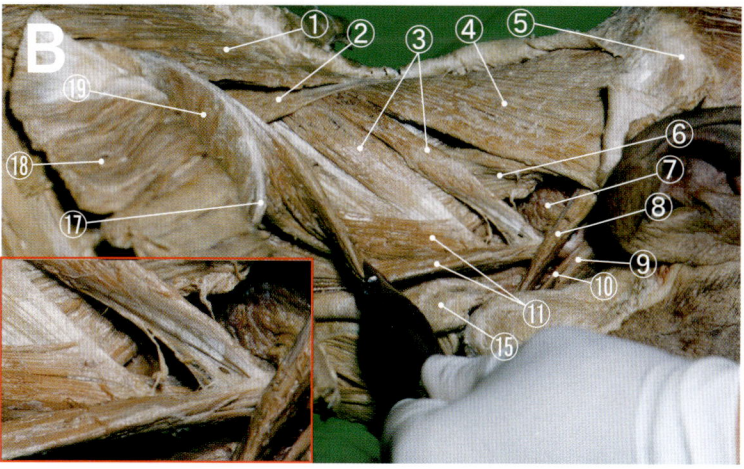

図 II-19 肩甲挙筋の起始付近の筋腹をみる

Aは右の頚部を外側方からみた写真である．僧帽筋は起始から剥離し，外側方へ反転してある．胸鎖乳突筋と頭板状筋は剥離してある．BはAの肩甲挙筋の筋腹をピンセットで後方へ牽引してある．

本標本の肩甲骨は図 II-17 Bに比べて内転している．よって，肩甲挙筋は後尾方へ向かって走行する（A）．第3・4頚椎から起こる肩甲挙筋の筋腹の幅は，第1・2頚椎から起こる筋腹に比べ狭く（B），深層に位置している．よって，皮下では観察できない（A）．

① 肩甲挙筋　② 頭最長筋
③ 頭半棘筋　④ 上頭斜筋
⑤ 後頭骨の外後頭隆起
⑥ 後頭骨の上項線
⑦ 側頭骨の乳様突起　⑧ 耳下腺
⑨ 内頚静脈　⑩ 顎下腺　⑪ 総頚動脈
⑫ 中斜角筋　⑬ 僧帽筋　⑭ 肩峰
⑮ 肩甲骨の上角の位置　⑯ 肩甲棘
⑰ 棘上筋

図 II-20 肩甲挙筋の起始付近の筋連結をみる

Aは右の頚部を外側方からみた写真である．僧帽筋と胸鎖乳突筋の筋腹は，中央部付近で切断し反転してある．BはAの肩甲挙筋をピンセットで前外側方へ牽引してある．左下の□中の写真は，肩甲挙筋の起始付近を拡大してある．肩甲挙筋の上位頚椎から起こる筋線維の多くは，頚板状筋の停止腱から起こる（筋連結，B）．

① 小菱形筋　② 上後鋸筋　③ 頚板状筋
④ 頭板状筋　⑤ 後頭骨の上項線
⑥ 頭最長筋　⑦ 下頭斜筋
⑧ 顎二腹筋の後腹　⑨ 茎突舌筋
⑩ 茎突舌骨筋　⑪ 肩甲挙筋
⑫ 甲状舌骨筋　⑬ 胸骨舌骨筋
⑭ 肩甲舌骨筋の上腹　⑮ 総頚動脈
⑯ 中斜角筋　⑰ 肩甲骨の上角
⑱ 僧帽筋　⑲ 棘上筋

骨格筋の形と触察法 | 33

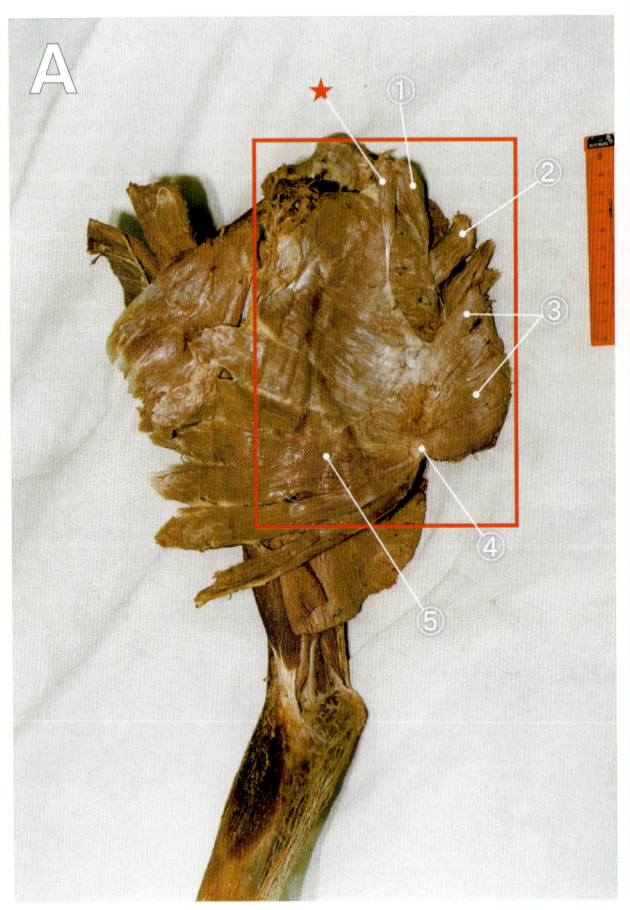

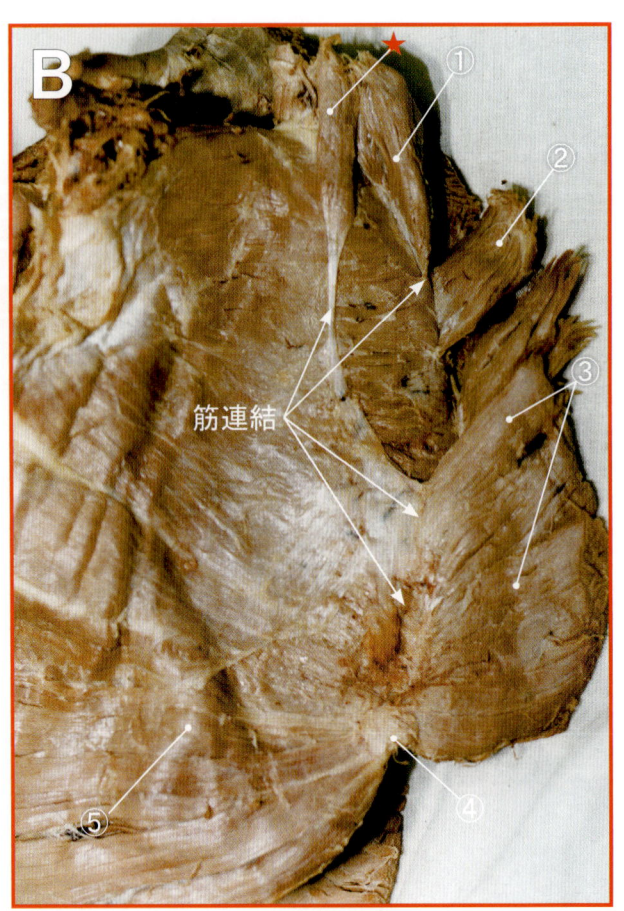

図 Ⅱ-21 肩甲挙筋の停止付近の筋連結をみる

Aは右の肩甲骨付近を前方（肋骨側）からみた写真である．前鋸筋は肋骨から剥離し，その他の肩甲骨と体幹を結ぶ筋は切断して，肩甲骨を体幹から切り離してある．BはAの☐を拡大してある．筋連結を矢印で示してある．本標本の肩甲挙筋は，肩甲骨の内側縁へ向かう筋腹と前鋸筋の前面の筋膜へ向かう筋腹とがある（筋連結，A，B）．肩甲挙筋の肩甲骨の内側縁へ向かう筋腹は，小菱形筋と筋連結をもつ（A，B）．前鋸筋は，大菱形筋や小菱形筋と筋連結をもつ（A，B）．

① 肩甲挙筋　② 小菱形筋　③ 大菱形筋　④ 肩甲骨の下角　⑤ 前鋸筋　★ 肩甲挙筋の腹側迷束

触察法

骨指標と筋の投影図

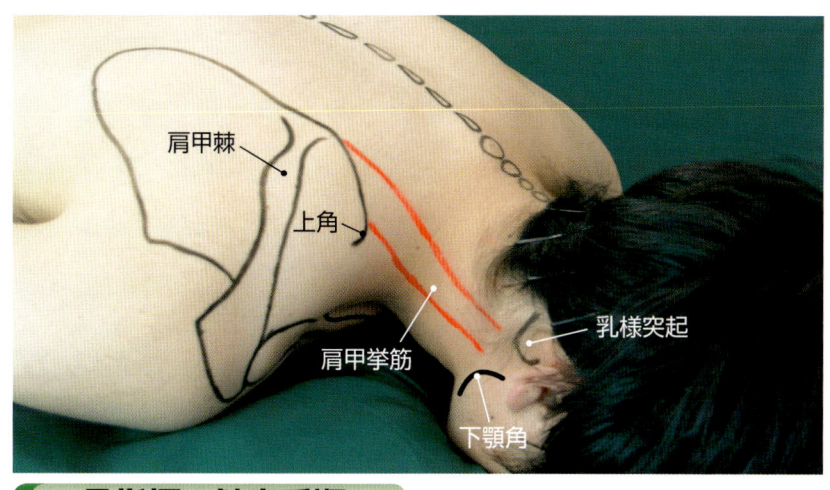

図 Ⅱ-22 骨指標と肩甲挙筋の投影図

頚部を後外側頭方からみた写真である．肩甲挙筋の起始付近の筋腹は外側方へ，中央部付近の筋腹は後外側頭方へ，停止付近の筋腹は後頭方へ投影してある．

骨指標の触察手順

筋の触察に必要な骨指標の触察手順は，Ⅴ-1. **2** 側頭骨の乳様突起，Ⅴ-1. **3** 下顎角，Ⅴ-6. **5** 肩甲骨の上角，Ⅴ-6. **4** 肩甲骨の肩甲棘を参照．

筋の触察手順

1. 肩甲挙筋の起始付近の筋腹，2. 肩甲挙筋の停止付近の筋腹，3. 肩甲挙筋の中央部付近の筋腹，4. 肩甲挙筋の停止付近の筋腹（別法）の順に触察する．

1. 肩甲挙筋の起始付近の筋腹（図Ⅱ-14, 図Ⅱ-15, 図Ⅱ-17, 図Ⅱ-20）

① 触察者は触察部位の外側方に位置する．
② 外側方から頚部の長軸長の中央部かつ頚部の前後径の中央部を確認する．
③ ②で確認した部位に指を置き，内側方へ圧迫しながら指を前方⇔後方に移動させる（図Ⅱ-23）．
※ 多くの場合，2本の筋腹を触知できる（図Ⅱ-19, 図Ⅱ-20）．
※ 抵抗に対し肩関節を自動伸展させると，肩甲挙筋が収縮し，観察および触知しやすい（図Ⅱ-24の▶）．
④ ③で確認した筋腹を側頭骨の乳様突起と下顎骨の下顎角との中点を指標にして頭方へたどる．
※ 頭方に位置する筋腹は，胸鎖乳突筋に覆われている（図Ⅱ-17）．よって，これを前方に押しのけながら触察するが，頭方へ向かうほど触知しにくい．

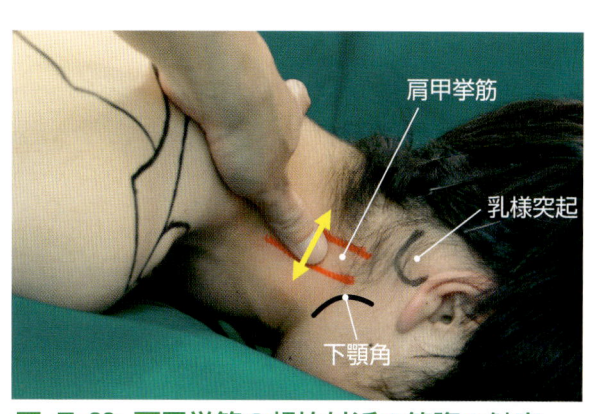

図 Ⅱ-23 肩甲挙筋の起始付近の筋腹の触察

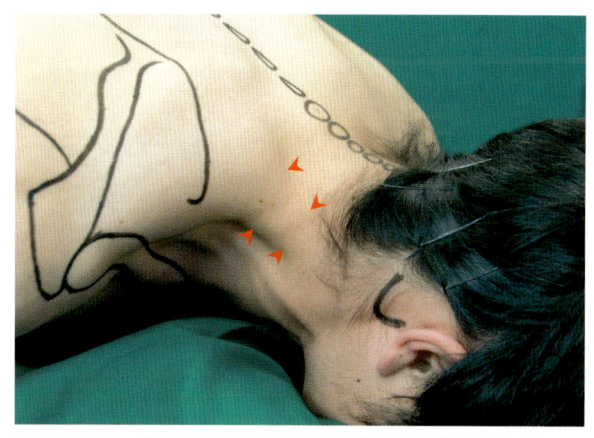

図 Ⅱ-24 筋収縮による肩甲挙筋の膨隆（▶）

抵抗に対し肩関節を自動伸展させている．

骨格筋の形と触察法 | 35

第Ⅱ章　体幹の筋

2. 肩甲挙筋の停止付近の筋腹(図Ⅱ-14, 図Ⅱ-15, 図Ⅱ-17, 図Ⅱ-18)

① 触察者は触察部位の頭方に位置する．
② 肩甲骨の上角の1横指内側方の部位に指を置き，前尾方へ圧迫しながら指を内側方⇔外側方に移動させる（図Ⅱ-25）．
③ ②で確認した筋腹の外側縁は肩甲骨の上角を指標にして，内側縁は肩甲棘の内側端を指標にして尾方へたどる．
※ 尾方に位置する筋腹ほど細くなり（図Ⅱ-17 D，図Ⅱ-18），触知しにくい．

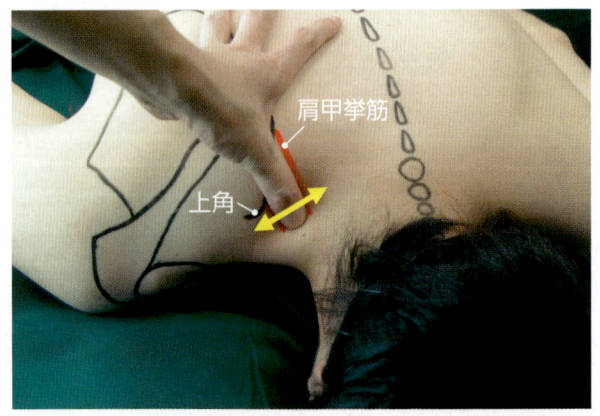

図Ⅱ-25　肩甲挙筋の停止付近の筋腹の触察

3. 肩甲挙筋の中央部付近の筋腹(図Ⅱ-14, 図Ⅱ-15, 図Ⅱ-17, 図Ⅱ-18)

① 触察者は触察部位の外側頭方に位置する．
② 頸部と背部の境界付近で，1.で確認した起始付近の筋腹と，2.で確認した停止付近の筋腹との間に指を置き，前内側尾方へ圧迫しながら指を前外側方⇔後内側方に移動させる（図Ⅱ-26）．

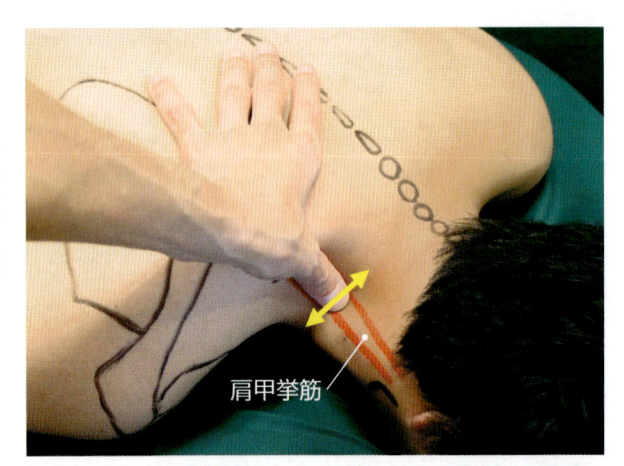

図Ⅱ-26　肩甲挙筋の中央部付近の筋腹の触察

4. 肩甲挙筋の停止付近の筋腹（別法）(図Ⅱ-17, 図Ⅱ-18)

僧帽筋を介さずに肩甲挙筋の停止付近の筋腹を触察する方法．

① 触察者は触察部位の外側頭方に位置する．
② 僧帽筋の筋腹を後方に押しのけながら，前方から肩甲骨の上角を触察する（図Ⅱ-27 左母指）．
③ ②で確認した肩甲骨の上角のすぐ頭方に指を置き，後内側方へ圧迫しながら指を前方⇔後方に移動させる（図Ⅱ-27 右母指）．

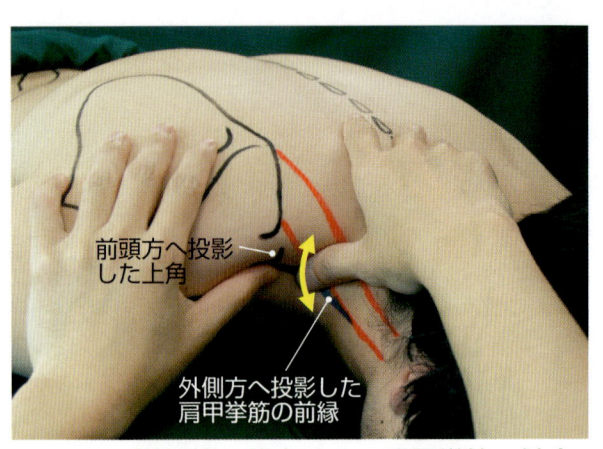

図Ⅱ-27　僧帽筋の前方からの肩甲挙筋の触察

学生のための触察ポイント
● 肩甲挙筋は，他の筋に覆われずに比較的触知しやすい「1. 肩甲挙筋の起始付近の筋腹　②，③」を触察する．

36　骨格筋の形と触察法

3 小菱形筋，大菱形筋

骨格筋の形と位置

筋 名	起 始	停 止	作 用	神 経
小菱形筋 Rhomboid minor	第5～7頚椎の棘突起と項靱帯．*1	肩甲骨の内側縁で肩甲棘の高さ付近．*2	肩甲骨の内転，挙上，下方回旋．	肩甲背神経 Dorsal scapular nerve (C4～C6)
大菱形筋 Rhomboid major	第1～5胸椎の棘突起と棘上靱帯．*3	肩甲骨の内側縁の下2/3の領域．*2	肩甲骨の内転，挙上，下方回旋．	肩甲背神経 Dorsal scapular nerve (C4～C6)

＊1：小菱形筋の起始の上端は個体により異なり，第4頚椎の棘突起が17.3%（164/949側），第5が53.1%（504/949側），第6が26.9%（255/949側），第7が2.7%（26/949側）である[1]．

＊2：小菱形筋と大菱形筋は，前鋸筋との間を埋める壁状の腱にも終わる．

＊3：大菱形筋の起始の下端は個体により異なり，第3胸椎の棘突起が3.1%（29/944側），第4が28.8%（272/944側），第5が51.2%（483/944側），第6が14.7%（139/944側），第7が2.2%（21/944側）である[1]．

構造の特徴

・小菱形筋は背部の頭方に位置する帯状の筋で，大菱形筋はそのすぐ尾方に位置する菱形の筋である（図Ⅱ-28, 図Ⅱ-29 B, E）．

・小菱形筋と大菱形筋は，僧帽筋の深層に位置する（図Ⅱ-29 A, B）．ただ，大菱形筋の一部は，肩甲骨の下角の内側方で僧帽筋に覆われていない領域がある．

・小菱形筋と大菱形筋の起始付近の内側1/4の領域は，膜様の腱のみで構成されている（図Ⅱ-29 B, E）．一方，外側3/4の領域には筋腹があり，外側方へ向かうほど厚い．

・大菱形筋の停止付近の筋腹の一部は，肩甲骨の下角よりも尾方に位置する場合がある．この筋腹は，前鋸筋の内側縁に終わる（図Ⅱ-29 B, 図Ⅱ-184）．

・菱形筋の筋腹には，約9割の頻度で頚横動脈深枝（肩甲背動脈）の枝（貫通枝）を含む結合組織が存在しており，この結合組織により小菱形筋と大菱形筋とが区分されるという報告がある[1]．なお，大菱形筋の筋腹の中にもいくつかの隙間が観察され，複数の筋腹に分かれる場合がある（図Ⅱ-29 E）．

・大菱形筋の内側下縁，僧帽筋の外側下縁および広背筋の上縁で囲まれる三角を，聴診三角と呼ぶ（図Ⅱ-4の△）．

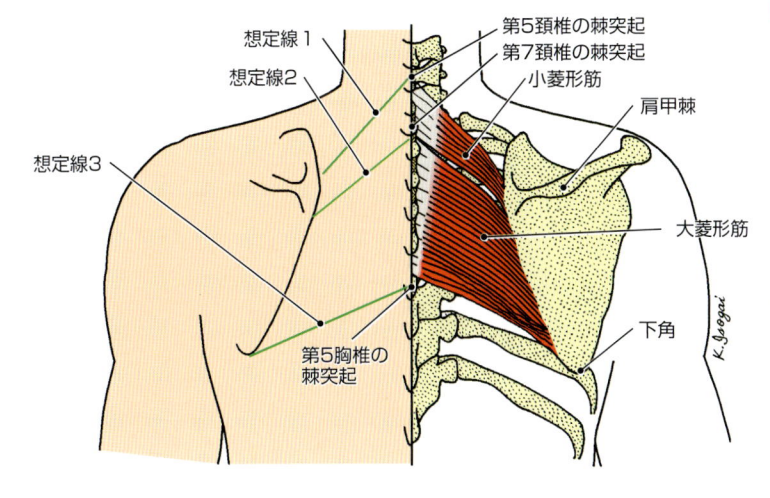

図 Ⅱ-28 後方からみた小菱形筋，大菱形筋の模式図

　腹臥位を想定して，肩甲骨は若干挙上，外転，上方回旋位にある．想定線1は，第5頚椎の棘突起と，肩甲棘の内側端とを結ぶ線であり，小菱形筋の外側上縁の位置を想定した線である．想定線2は，第7頚椎の棘突起と，肩甲棘の内側端から2横指尾方の部位とを結ぶ線であり，小菱形筋と大菱形筋の境の位置を想定した線である．想定線3は，第5胸椎の棘突起と，肩甲骨の下角とを結ぶ線であり，大菱形筋の内側下縁の位置を想定した線である．

第Ⅱ章　体幹の筋

筋連結

- 小菱形筋は，大菱形筋（腱，図Ⅱ-29 B, E），僧帽筋（腱，図Ⅱ-29 E），上後鋸筋（腱），前鋸筋（壁状の腱，図Ⅱ-21，図Ⅱ-184）および肩甲挙筋（腱，図Ⅱ-21）と連結している．
- 大菱形筋は，小菱形筋（腱，図Ⅱ-29 B, E），僧帽筋（腱，図Ⅱ-29 B, E），上後鋸筋（腱）および前鋸筋（壁状の腱，図Ⅱ-21）と連結している．

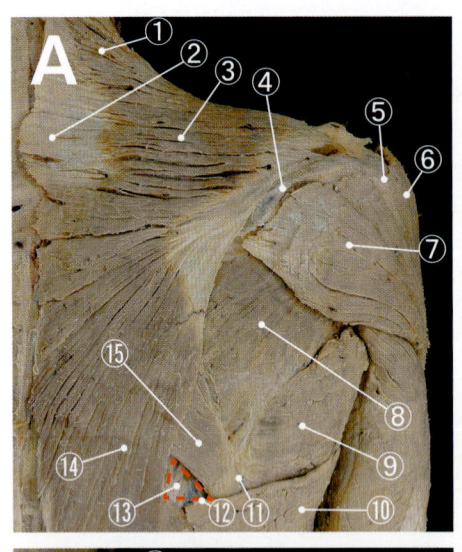

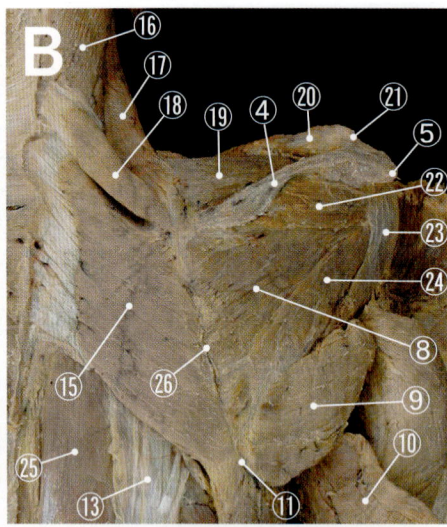

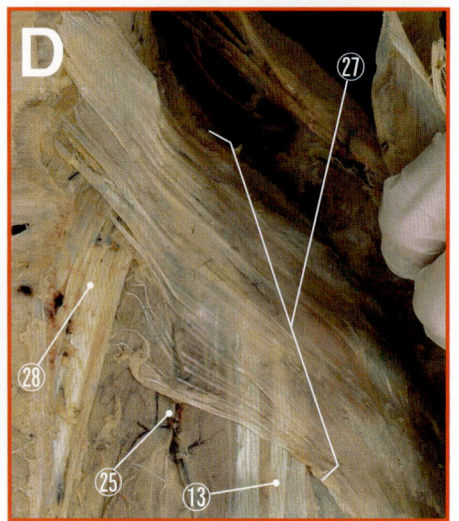

図 Ⅱ-29　小菱形筋，大菱形筋および上後鋸筋を後方からみる

Aは右の頚背部を後方からみた写真である．BはAの僧帽筋を剥離してある．三角筋と広背筋は外側方へ反転してある．CはBの菱形筋を起始から剥離し，肩甲骨の内側縁を後外側方へ牽引してある．DはCの□を拡大してある．Eは別の標本で右頚背部を後方からみた写真である．僧帽筋は中央部付近で切断し，内側の筋腹を内側方へ反転してある．なお，胸鎖乳突筋は頭方へ反転してある．

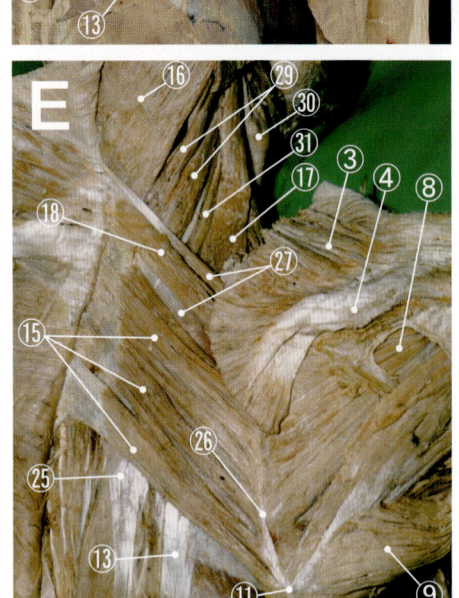

① 僧帽筋の下行部　② 腱鏡　③ 僧帽筋の横行部　④ 肩甲棘
⑤ 肩峰角　⑥ 三角筋の肩峰部　⑦ 三角筋の肩甲棘部
⑧ 棘下筋の中部　⑨ 大円筋　⑩ 広背筋
⑪ 肩甲骨の下角　⑫ 聴診三角（△）　⑬ 胸腸肋筋の停止腱
⑭ 僧帽筋の上行部　⑮ 大菱形筋　⑯ 頭板状筋　⑰ 肩甲挙筋
⑱ 小菱形筋　⑲ 棘上筋　⑳ 鎖骨　㉑ 肩鎖関節
㉒ 棘下筋の上部　㉓ 小円筋　㉔ 棘下筋の下部　㉕ 最長筋
㉖ 肩甲骨の内側縁　㉗ 上後鋸筋　㉘ 頚板状筋の起始腱
㉙ 頚板状筋　㉚ 総頚動脈　㉛ 頭最長筋

触察法

骨指標と筋の投影図

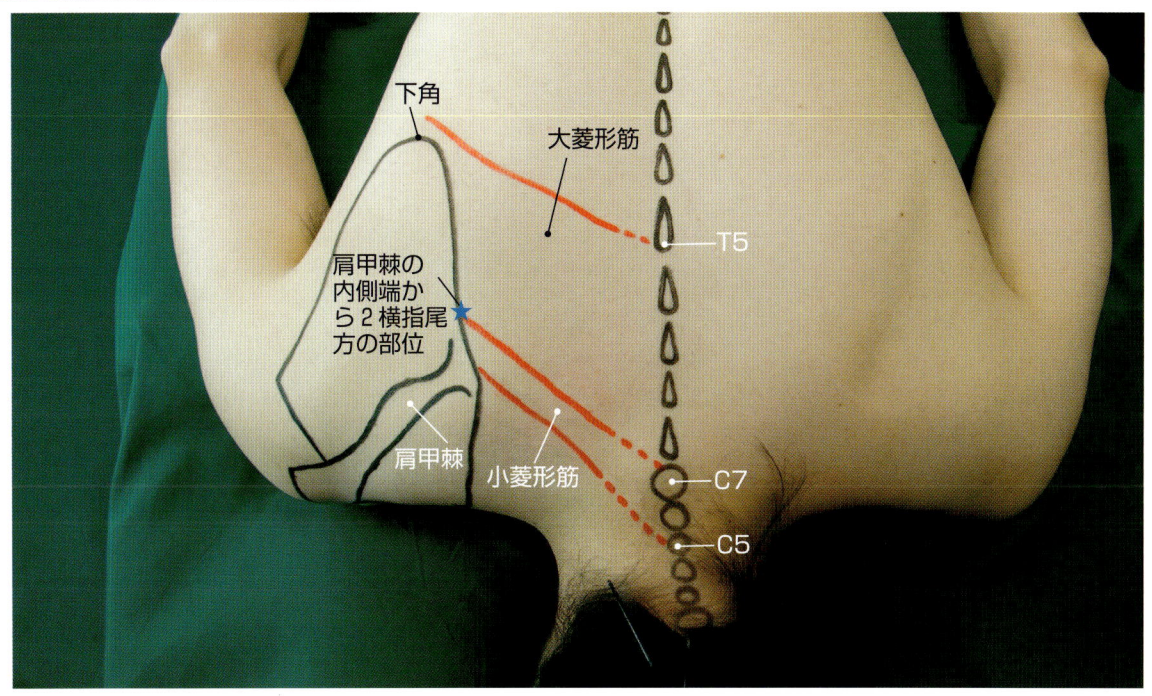

図 Ⅱ-30 骨指標と菱形筋の投影図
背部を後方からみた写真である．

骨指標の触察手順

筋の触察に必要な骨指標の触察手順は，**V-3. 1** 頚椎の棘突起，胸椎の棘突起，**V-6. 4** 肩甲骨の肩甲棘，**V-6. 5** 肩甲骨の下角を参照．

筋の触察手順

1. 小菱形筋，2. 大菱形筋の外側上縁，3. 大菱形筋の内側下縁の順に触察する．

1. 小菱形筋（図Ⅱ-28, 図Ⅱ-29）

① 触察者は触察部位の頭方に位置する．

② 第5頚椎の棘突起と，肩甲棘の内側端とを結ぶ線を想定する（図Ⅱ-28の想定線1）．

③ 第7頚椎の棘突起と，肩甲棘の内側端から2横指尾方の部位（図Ⅱ-30の★）とを結ぶ線を想定する（図Ⅱ-28の想定線2）．

④ 想定線1と想定線2との間に指を置き，前方へ圧迫しながら指を外側頭方⇔内側尾方に移動させる（図Ⅱ-31）．

※ 浅層に位置する僧帽筋と鑑別するには僧帽筋の筋束の走行方向（内側方⇔外側方）へ指を移動させる（僧帽筋の項参照）．

図 Ⅱ-31 小菱形筋の触察

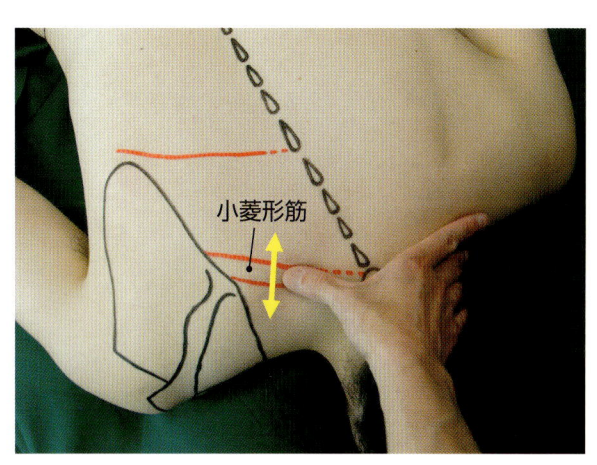

※ 肩関節を自動伸展・内転させると（手を腰の後ろに回し，その手を腰から離させると），小菱形筋が収縮し，観察および触知しやすい（図Ⅱ-32）．

※ 起始付近には筋腹が存在せず（図Ⅱ-29 B, E），触知しにくい．

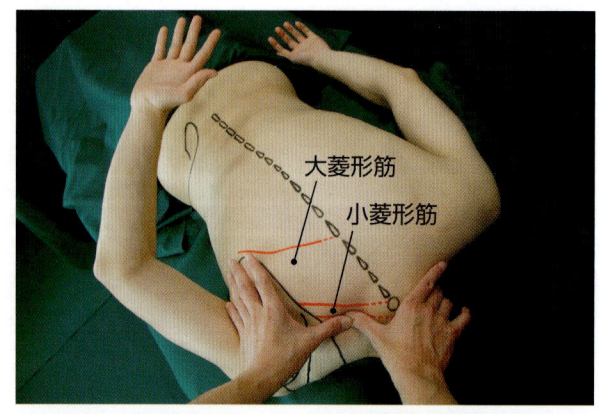

図 Ⅱ-32 収縮を用いた小菱形筋の触察
肩関節を自動伸展・内転させている．

2. 大菱形筋の外側上縁（図Ⅱ-28，図Ⅱ-29）

① 触察者は触察部位の頭方に位置する．

② 第7頸椎の棘突起と肩甲棘の内側端から2横指尾方の部位（図Ⅱ-30の★）を結ぶ線を想定する（図Ⅱ-28の想定線2）．

③ 想定線2に指を置き，前方へ圧迫しながら指を内側尾方へ移動させる（図Ⅱ-33）．

※ 起始付近には筋腹が存在せず（図Ⅱ-29 B, E），触知しにくい．

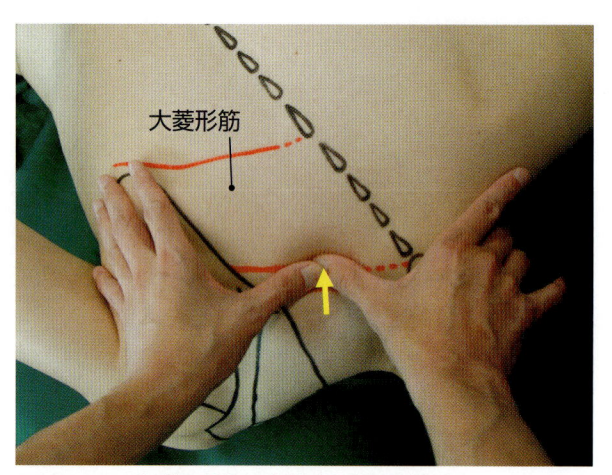

図 Ⅱ-33 大菱形筋の外側上縁の触察

3. 大菱形筋の内側下縁（図Ⅱ-28，図Ⅱ-29）

① 触察者は触察部位の頭方に位置する．

② 第5胸椎の棘突起と，肩甲骨の下角とを結ぶ線を想定する（図Ⅱ-28の想定線3）．

③ 想定線3に指を置き，前方へ圧迫しながら指を外側頭方へ移動させる（図Ⅱ-34）．

※ 肩甲骨の下角のすぐ内側方（聴診三角を形成する部分）では筋腹を触知しやすい（図Ⅱ-4 A）．

※ 起始付近には筋腹が存在せず（図Ⅱ-29 B, E），触知しにくい．

※ 肩関節を自動伸展・内転させると（手を腰の後ろに回し，その手を腰から離させると）大菱形筋が収縮し，観察および触知しやすい（図Ⅱ-32）．

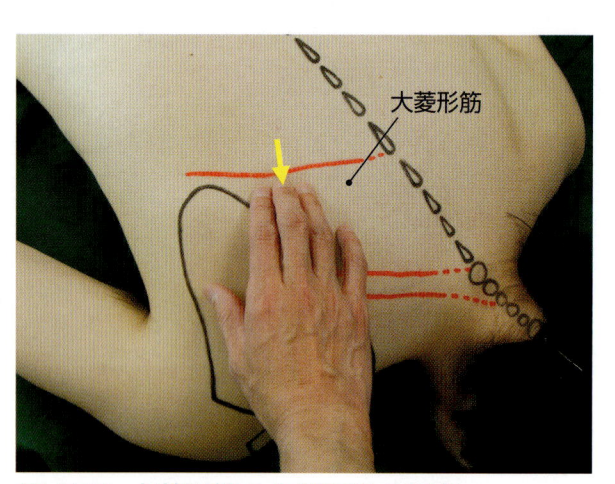

図 Ⅱ-34 大菱形筋の内側下縁の触察

学生のための触察ポイント

● 小菱形筋は，「1. 小菱形筋 ②〜④」のうち，比較的厚い停止付近の筋腹の膨隆を触察する．
● 大菱形筋は，「2. 大菱形筋の外側上縁 ②」と「3. 大菱形筋の内側下縁 ②」の一部を確認し，その間で比較的厚い停止付近の筋腹の膨隆を触察する．

4 広背筋

骨格筋の形と位置

筋 名	起 始	停 止	作 用	神 経
広背筋 Latissimus dorsi	胸腰筋膜を介して第7胸椎～第5腰椎の棘突起，仙骨の正中仙骨稜および腸骨の腸骨稜，第10～12肋骨，肩甲骨の下角．*1	上腕骨の小結節稜．	肩関節の内転，伸展，内旋．	胸背神経 Thoracodorsal nerve ((C6), C7, C8)

＊1：胸椎の棘突起から始まる広背筋の起始の上端は個体により異なり，第5胸椎の棘突起が2.9%（27/947側），第6が25.3%（239/947側），第7が66.2%（67/947側），第8が5.7%（54/947側）である[1]．また，広背筋の肋骨から始まる起始は，第10肋骨以下が60.0%（506/843側），第9肋骨以下が35.9%（303/843側），第11肋骨以下が4.0%（34/843側）である．ただし，第12肋骨から始まる筋腹は38.0%（38/100側）の頻度で欠如する[1]．一方，肩甲骨の下角から始まる筋腹も8.0%（8/100側）の頻度で欠如する[1]．

構造の特徴

- 広背筋は，胸腰部の後面を広く覆う三角形の大きな板状の筋である（図Ⅱ-35，図Ⅱ-37）．
- 筋腹は，椎骨から始まる部分，腸骨から始まる部分，肋骨から始まる部分の3部から構成される（図Ⅱ-35，図Ⅱ-37）．
- 広背筋は大円筋とともに腋窩の後壁を形成しながら上腕三頭筋の前方を通り，上腕骨の前面に終わる（図Ⅱ-36，図Ⅱ-38）．
- 外側方から観察すると，胸腰部の外側面の後方1/2の領域を覆う（図Ⅱ-37 C）．
- 起始付近（棘突起から腸骨稜）は，膜様の起始腱（胸腰筋膜）のみで構成される（図Ⅱ-37）．
- 起始付近の筋腹は薄いが，大円筋と隣接する肩甲骨の下角付近では厚い（図Ⅱ-39 B, C）．
- 停止腱は板状で，大円筋の前下面を覆う（図Ⅱ-38）．この停止腱には大円筋の筋腹も終わる場合が多い（筋連結）．
- 広背筋の上縁，僧帽筋の外側下縁および大菱形筋の内側下縁で囲まれる三角を聴診三角と呼ぶ（図Ⅱ-4の△）．

筋 連 結

- 広背筋は，大円筋（腱，図Ⅱ-38 B），大殿筋（筋膜，図Ⅱ-73），外腹斜筋（腱膜）および下後鋸筋（腱）と連結している．

図 Ⅱ-35 後外側方からみた広背筋の模式図
大円筋は半透明に示してある．

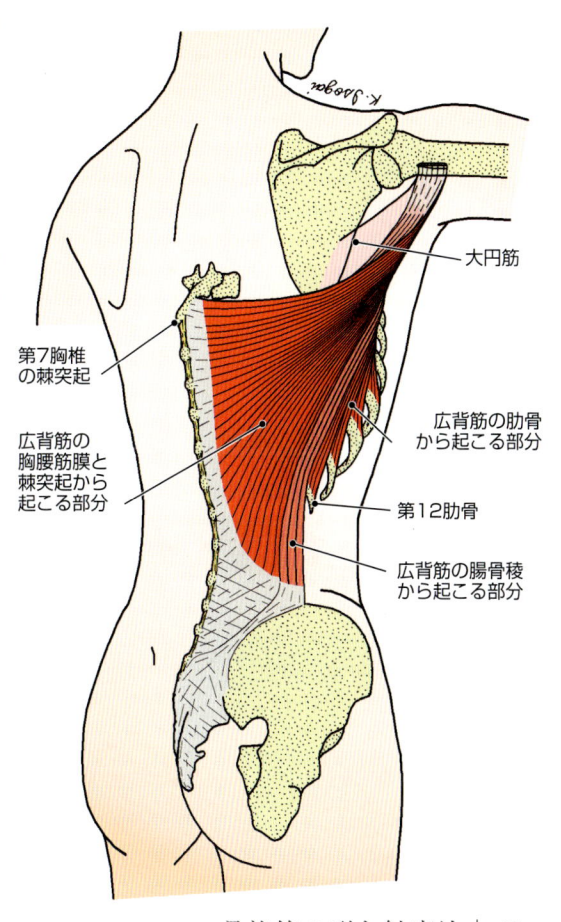

第Ⅱ章　体幹の筋

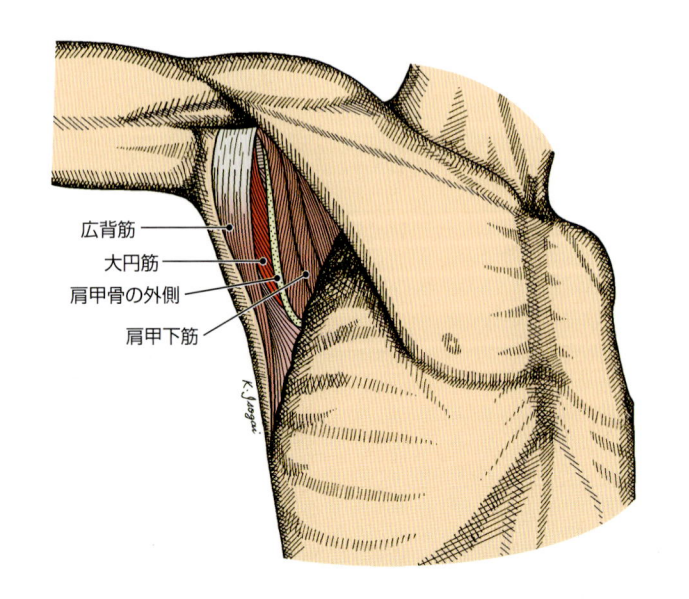

図 Ⅱ-36　右の腋窩部を前外側尾方からみる

大円筋と広背筋は，腋窩の後壁を形成しながら前頭方へ走行し，上腕骨の内側方を通り，その前面に終わる．

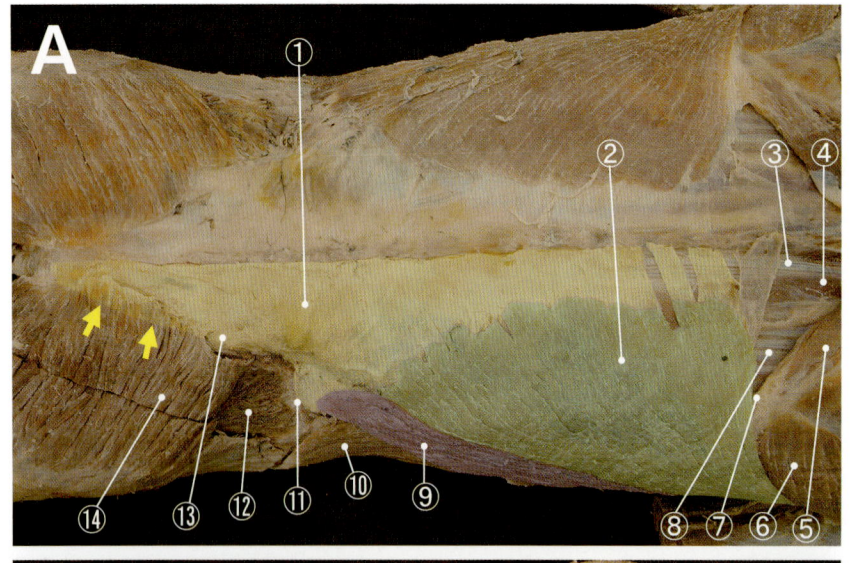

広背筋
大円筋
肩甲骨の外側
肩甲下筋

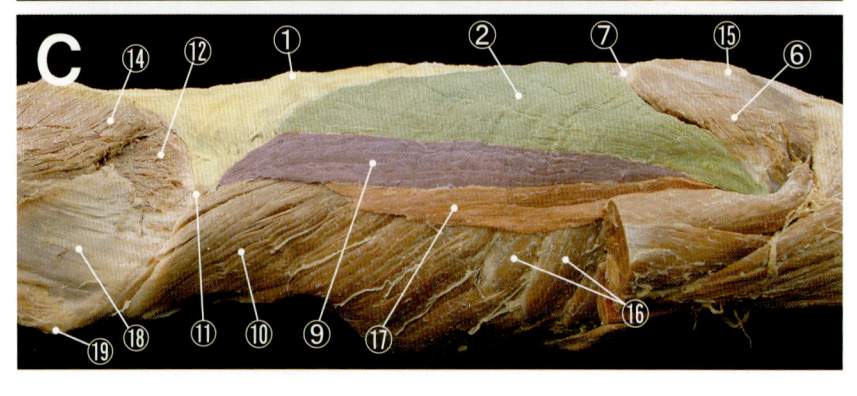

図 Ⅱ-37　広背筋を多方向からみる

Aは右の体幹を後方から，Bは後外側方から，Cは外側方からみた写真である．広背筋の起始腱に相当する胸腰筋膜を黄で，広背筋の筋腹のうち，椎骨から起こる部分を緑に，腸骨から起こる部分を紫に，肋骨から起こる部分を赤に着色してある．なお，⬆の部位には大殿筋の筋腹が観察されるが，その深層には胸腰筋膜が存在し，そこから大殿筋の筋束が始まっている．

① 胸腰筋膜
② 広背筋の椎骨から起こる部分
③ 棘筋　④ 最長筋　⑤ 大菱形筋
⑥ 大円筋　⑦ 肩甲骨の下角
⑧ 腸肋筋
⑨ 広背筋の腸骨から起こる部分
⑩ 外腹斜筋　⑪ 腸骨稜
⑫ 中殿筋　⑬ 上後腸骨棘の位置
⑭ 大殿筋　⑮ 棘下筋　⑯ 前鋸筋
⑰ 広背筋の肋骨から起こる部分
⑱ 殿筋膜　⑲ 上前腸骨棘

42 ｜ 骨格筋の形と触察法

4. 広背筋

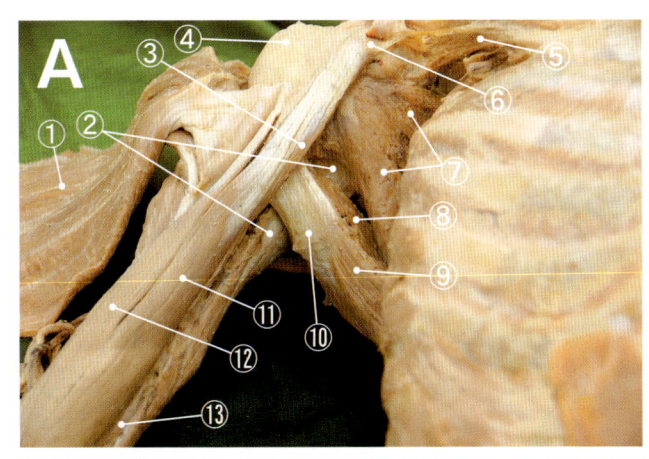

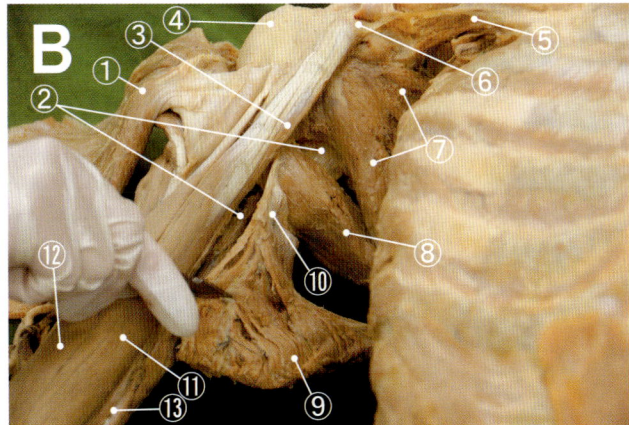

図 II-38 大円筋と広背筋の停止付近の構造をみる

Aは右の肩部を前尾方からみた写真である．大胸筋，小胸筋，三角筋の鎖骨部，肩峰部は起始から剥離し外側方へ反転してある．BはAの広背筋の停止付近の筋腹をピンセットで尾方へ牽引してある．

① 大胸筋　② 上腕三頭筋の長頭　③ 烏口腕筋
④ 上腕骨の大結節　⑤ 鎖骨下筋　⑥ 烏口突起
⑦ 肩甲下筋　⑧ 大円筋　⑨ 広背筋
⑩ 広背筋の停止腱　⑪ 上腕二頭筋の短頭
⑫ 上腕二頭筋の長頭　⑬ 上腕筋

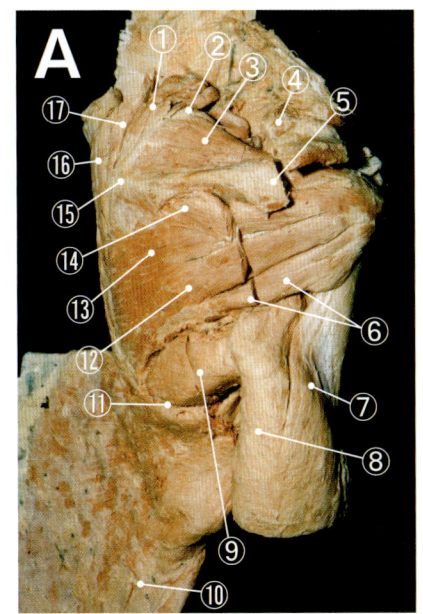

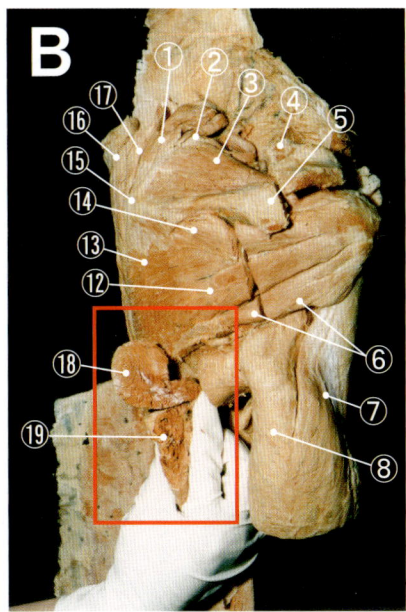

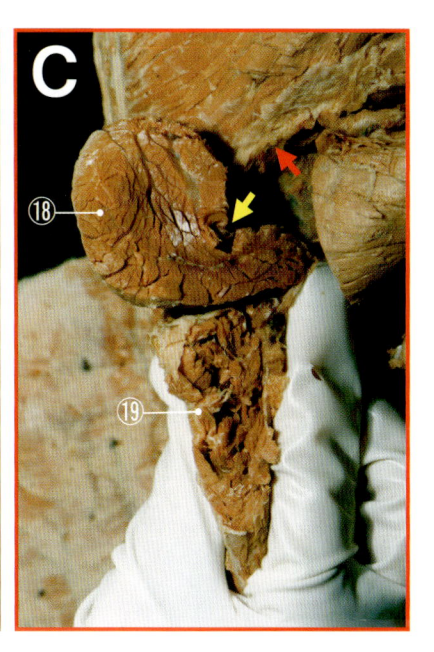

図 II-39 大円筋と広背筋の筋腹の厚さをみる

Aは右の肩甲部を後外側方からみた写真である．肩甲骨を体幹から切り離してある．三角筋は剥離し，肩峰，棘下筋，小円筋は切断してある．BはAの大円筋と広背筋の筋腹を肩甲骨の下角から約6cm外側方の位置で筋束の走行方向に対して横切断し，切断面を正面に向けてある．CはBの□で囲まれた部分を拡大してある．🔺は肩甲骨の外側下縁，🔺は大円筋が肩甲骨の外側下縁に接する位置を示す．大円筋の筋腹は，最も厚い所で4cmほどあり肩甲骨の外側下縁を覆うため切断面はL字状を呈する(🔺，B，C)．

① 肩甲挙筋　② 肩甲骨の上角　③ 棘上筋　④ 鎖骨　⑤ 肩甲棘　⑥ 小円筋　⑦ 上腕三頭筋の外側頭
⑧ 上腕三頭筋の長頭　⑨ 大円筋　⑩ 広背筋　⑪ 肩甲骨の下角の位置　⑫ 棘下筋の下部　⑬ 棘下筋の中部
⑭ 棘下筋の上部　⑮ 肩甲棘三角　⑯ 大菱形筋　⑰ 小菱形筋　⑱ 大円筋の切断面　⑲ 広背筋の切断面

骨格筋の形と触察法 | 43

第Ⅱ章　体幹の筋

触察法

骨指標と筋の投影図

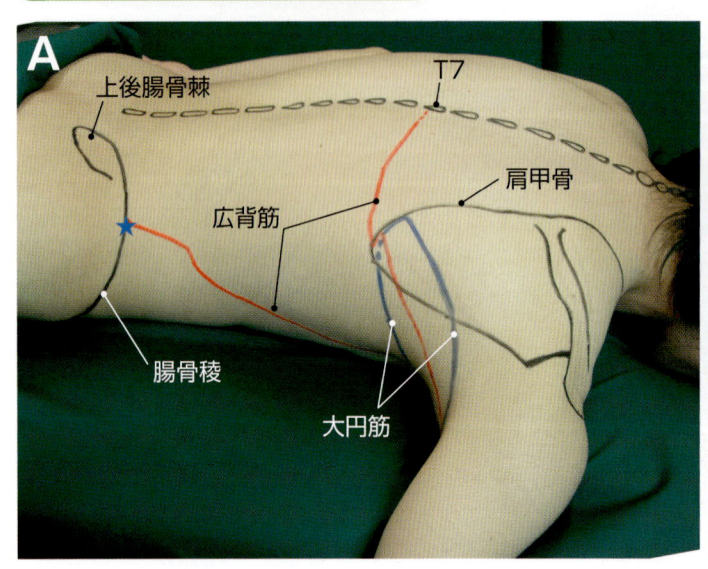

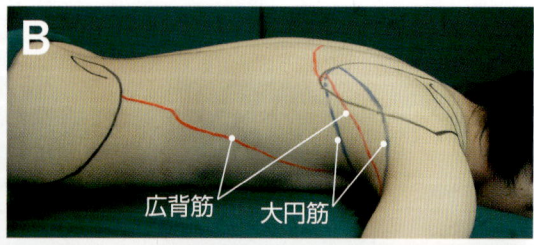

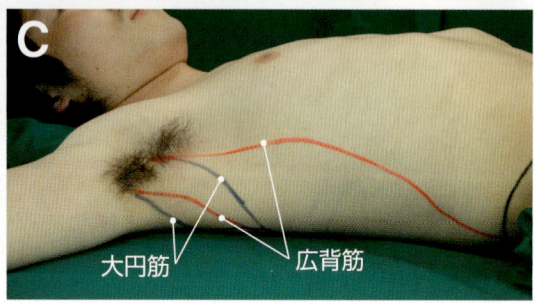

図Ⅱ-40　骨指標と広背筋，大円筋の投影図
Aは体幹を後外側方から，Bは外側方から，Cは前外側方からみた写真である．
★：腸骨稜上で上前腸骨棘と上後腸骨棘の中央部から2横指上後腸骨棘よりの部位．

骨指標の触察手順

筋の触察に必要な骨指標の触察手順は，**V-3.1** 胸椎の棘突起，**V-6.5** 肩甲骨の下角，**V-5.3** 腸骨の腸骨稜，**V-5.1** 腸骨の上前腸骨棘，**V-5.2** 腸骨の上後腸骨棘を参照．

筋の触察手順

1. 広背筋の停止付近の筋腹，2. 広背筋の肩甲骨付近の筋腹，3. 背部に位置する広背筋の上縁，4. 腰部に位置する広背筋の外側縁，5. 胸部に位置する広背筋の前縁の順に触察する．

1. 広背筋の停止付近の筋腹（図Ⅱ-36，図Ⅱ-38）

① 被検者は背臥位．肩関節90°外転位．触察者は触察部位の外側方に位置する．
② 腋窩の後壁を形成する筋腹の中央部に指を置き，内側方へ移動させその内側縁を，外側方へ移動させその外側縁を確認する（図Ⅱ-41）．
③ ②で確認した内側縁と外側縁を頭方へたどる．
※ 腋窩の後壁を形成しているのは，広背筋と大円筋である．
※ 腋窩の後壁を形成している筋腹をつまんだまま前外側方へ引っ張ると，まず大円筋が，そして広背筋が，皮下で元の位置へ戻る様子を触知できる．

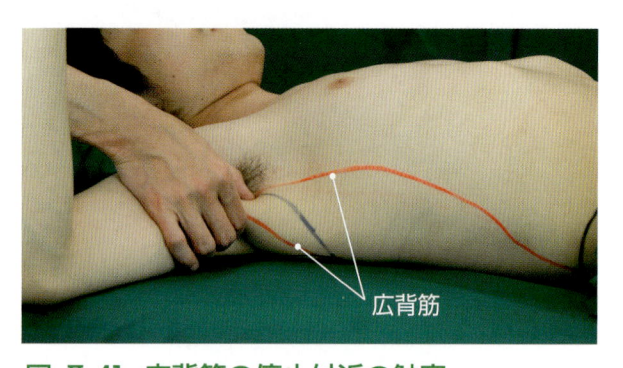

図Ⅱ-41　広背筋の停止付近の触察
母指と示指で広背筋の筋腹をつまんでいる．

44 ｜ 骨格筋の形と触察法

2. 広背筋の肩甲骨付近の筋腹(図Ⅱ-35, 図Ⅱ-37, 図Ⅲ-25)

① 被検者は腹臥位．肩関節90°外転位．触察者は触察部位の外側方に位置する．

② 肩甲骨の外側方で，腋窩の後壁を形成する筋腹をつまむ（図Ⅱ-42 A）．

※ この状態で大円筋と広背筋を把持していることになる．肩関節を内旋し大円筋が，肩関節を外旋し小円筋が収縮するのを確認するとよい．

③ ②でつまんだ筋腹をつまんだまま前外側方へ引っ張ると，まず大円筋が（図Ⅱ-42 B），そして広背筋が（図Ⅱ-42 C），皮下で元の位置へ戻る様子を触知できる．

④ ③で確認した広背筋の上縁を肩甲骨の下角を指標にして内側尾方へたどる．また，1.で確認した広背筋の停止付近の筋腹の外側縁を指標にして前外側方へたどる．

3. 背部に位置する広背筋の上縁(図Ⅱ-35, 図Ⅱ-37)

① 触察者は触察部位の外側方に位置する．

② 第7胸椎の棘突起から肩甲骨の下角を通り，腋窩へ回り込む弓状の線を想定する（図Ⅱ-43の想定線1）．

③ 想定線1に指を置き，前方へ圧迫しながら指を頭方⇔尾方に移動させる（図Ⅱ-44）．

※ 肩甲骨の下角のすぐ内側方（聴診三角を形成する部分）では筋腹を触知しやすい（図Ⅱ-4）．

※ 起始付近の筋腹は薄く，触知しにくい．

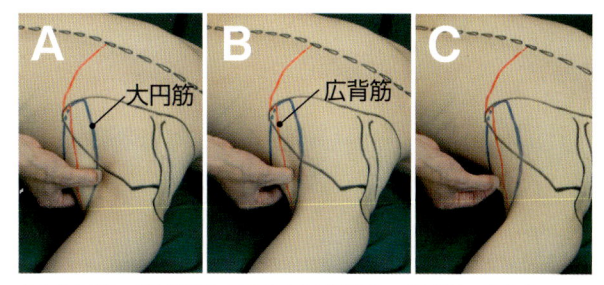

図Ⅱ-42 広背筋の肩甲骨付近の筋腹の触察

Aは母指と示指で広背筋と大円筋を，Bは広背筋のみを，Cは皮膚のみをつまんでいる．

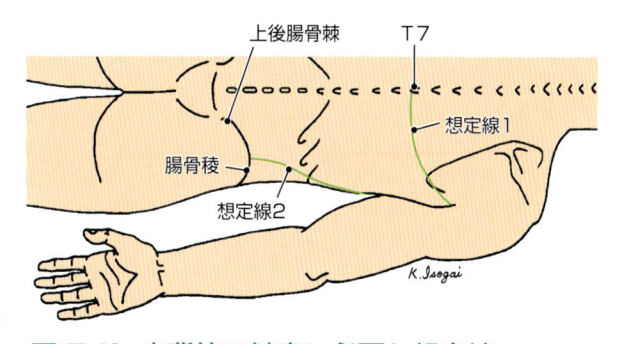

図Ⅱ-43 広背筋の触察に必要な想定線

想定線1は，第7胸椎の棘突起から肩甲骨の下角を通り，腋窩へ回り込む弓状の線であり，背部に位置する広背筋の上縁の位置を想定した線である．想定線2は，腸骨稜上で上前腸骨棘と上後腸骨棘の中央部から2横指上後腸骨棘よりの部位と，腋窩の中央部とを結ぶ線であり，腰部に位置する広背筋の外側縁の位置を想定した線である．

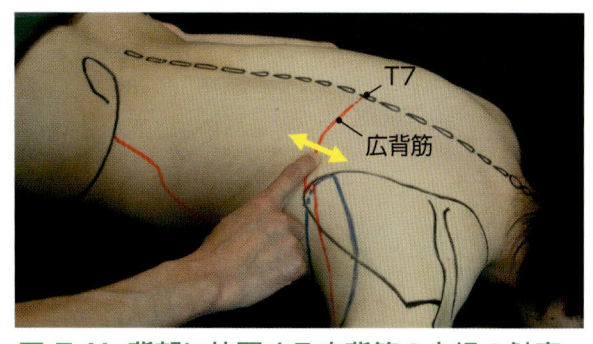

図Ⅱ-44 背部に位置する広背筋の上縁の触察

4. 腰部に位置する広背筋の外側縁(図Ⅱ-35, 図Ⅱ-37, 図Ⅱ-86)

① 触察者は触察部位の外側方に位置する.
② 腸骨稜上で上前腸骨棘と上後腸骨棘の中央部から2横指上後腸骨棘よりの部位（図Ⅱ-40Aの★）と，腋窩の中央部とを結ぶ線を想定する（図Ⅱ-43の想定線2）.
③ 腸骨稜のすぐ頭方で想定線2に指を置き，前内側方へ圧迫しながら指を後内側方へ移動させる（図Ⅱ-45）.

※ 抵抗に対し肩関節を自動内転させると，広背筋が収縮し，触知しやすい.

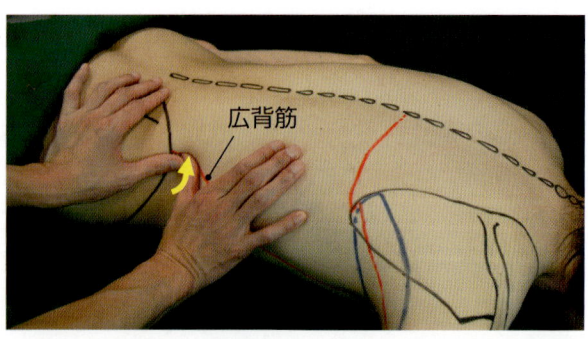

図Ⅱ-45 腰部に位置する広背筋の外側縁の触察

5. 胸部に位置する広背筋の前縁(図Ⅱ-35, 図Ⅱ-37)

① 触察者は触察部位の外側方に位置する.
② 2.で確認した筋腹の内側縁と，4.で確認した筋腹の外側縁とを結ぶ線を想定する（図Ⅱ-43の想定線2と同じ）.
③ ②で想定した線に指を置き，内側方へ圧迫しながら指を後方へ移動させる（図Ⅱ-46 A）.

※ 胸部に位置する広背筋の前縁は，腹臥位では前方へ凸のゆるやかな弧を描く.
※ 胸部に位置する広背筋の前縁はつまんで触察してもよい（図Ⅱ-46 B）.
※ 腰部に位置する広背筋の外側縁は，さすって触察するとよい（図Ⅱ-46 C）. なお，下位肋骨上に指を置き，肋骨を圧迫しながらその長軸方向へ指を移動させると，広背筋の薄い筋腹を横断する様子を触知できる.
※ 抵抗に対し肩関節を自動内転させると，広背筋が収縮し，観察および触知しやすい（図Ⅱ-47の▶）.

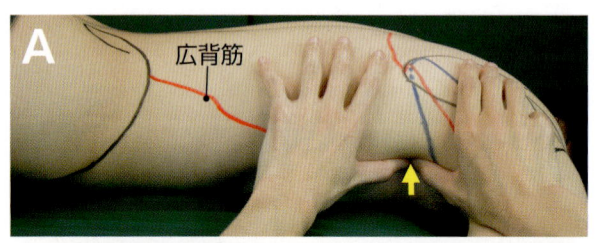

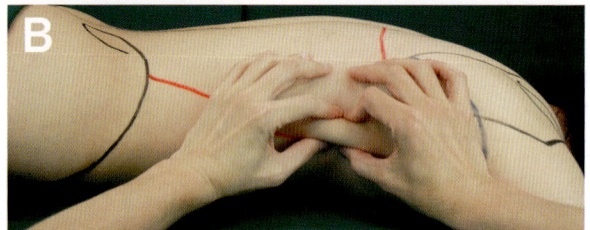

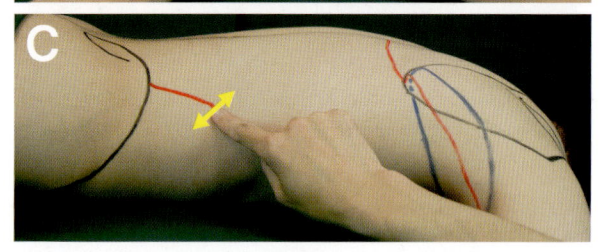

図Ⅱ-46 広背筋の外側縁および前縁の触察
Bは母指と示指で広背筋をつまんでいる.

学生のための触察ポイント

●広背筋は，腋窩の後壁を形成する「2.広背筋の肩甲骨付近の筋腹 ②,③」の一部を触察する．次に，「3.背部に位置する広背筋の上縁 ②,③」の一部を確認し，その尾方にある筋腹を触察する．また，「4.腰部に位置する広背筋の外側縁 ②,③」と「5.胸部に位置する広背筋の前縁 ②,③」との一部を確認し，その内側方または後方にある筋腹を触察する．

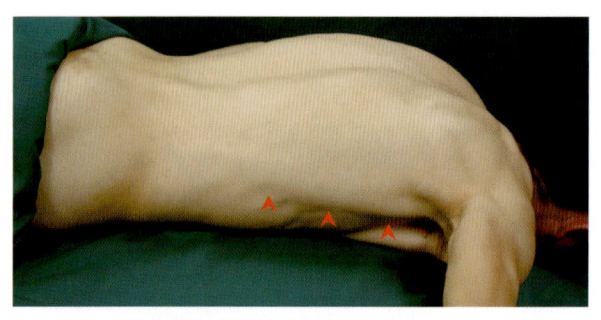

図Ⅱ-47 収縮を用いた胸部に位置する広背筋の前縁の観察（▶）
抵抗に対し，肩関節を自動内転させている．

5 上後鋸筋，下後鋸筋

骨格筋の形と位置

筋 名	起 始	停 止	作 用	神 経
上後鋸筋 Serratus posterior superior	第(4)5頸椎〜第1(2)胸椎までの棘突起と項靱帯.	第2〜5肋骨の肋骨角とその外側部.	第2〜5肋骨の挙上.	第1〜4肋間神経 1st-4th Intercostal nerves ((C8), T1〜T4)
下後鋸筋 Serratus posterior inferior	胸腰筋膜を介して第10胸椎〜第2腰椎の棘突起.	第9〜(11)12肋骨の外側部下縁.	第9〜12肋骨を内側尾方へ引く.	第9〜12肋間神経 9th-12th Intercostal nerves (T9〜T11, (T12))

構造の特徴

・上後鋸筋は，背部の頭方に位置する薄い筋で，筋腹の大部分が菱形筋に覆われる（図Ⅱ-48, 図Ⅱ-29）．

・上後鋸筋の筋腹は，外側約1/2の領域に存在し，内側約1/2の領域は腱膜のみで構成される（図Ⅱ-29 C, D）．

・上後鋸筋の筋束は，菱形筋とほぼ同じ方向に走行する（図Ⅱ-29 B, C）．

・下後鋸筋は，背部の尾方に位置する薄い筋で，広背筋に覆われる（図Ⅱ-49, 図Ⅱ-50）．

・下後鋸筋の筋腹は，その全長の外側約1/2の領域に存在し，内側約1/2の領域は膜様の腱のみで構成される（図Ⅱ-50 B）．この膜様の腱は，広背筋の起始腱である胸腰筋膜に移行するが丁寧に剥離すると分離が可能である．

・下後鋸筋の停止付近の筋束の方向は，一様でない場合が多い（図Ⅱ-73 B）．

筋 連 結

・上後鋸筋は，僧帽筋（腱），小菱形筋（腱），大菱形筋（腱）および外肋間筋（腱，図Ⅱ-55 C, D）と連結している．

・下後鋸筋は，広背筋（腱），外肋間筋（腱）と連結している．

第Ⅱ章　体幹の筋

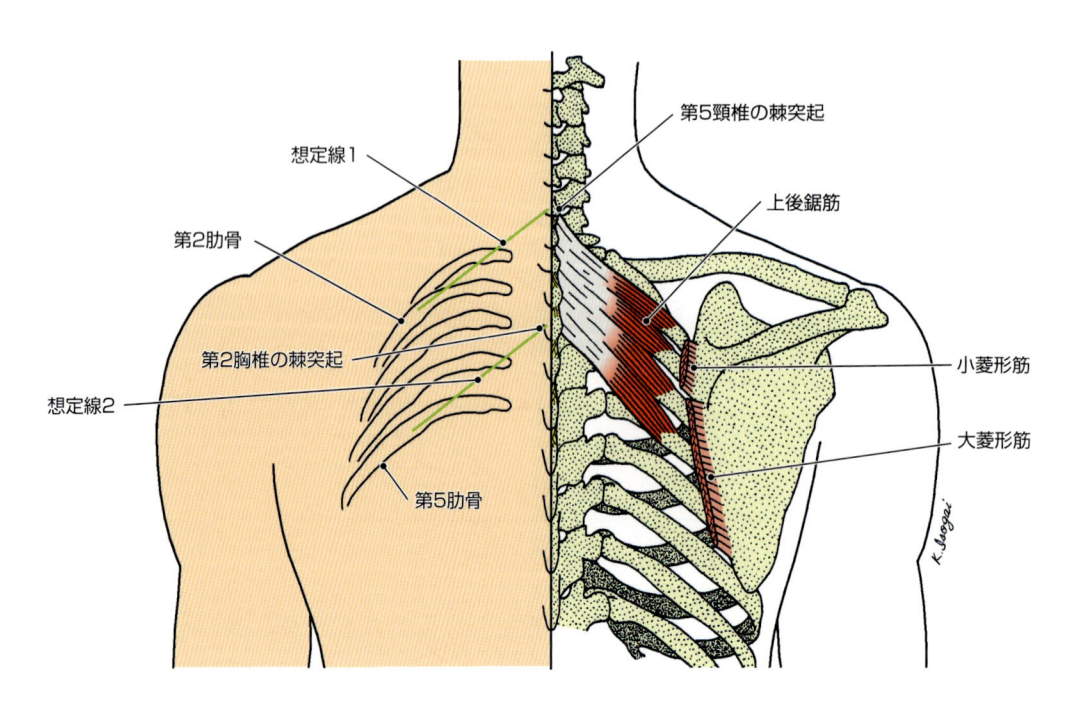

図 Ⅱ-48　後方からみた上後鋸筋の模式図

　肩甲骨は外転位にある．想定線1は，第5頸椎の棘突起と，第2肋骨の肋骨角とを結ぶ線であり，上後鋸筋の外側上縁の位置を想定した線である．想定線2は，第2胸椎の棘突起と，第5肋骨の肋骨角とを結ぶ線であり，上後鋸筋の内側下縁の位置を想定した線である．

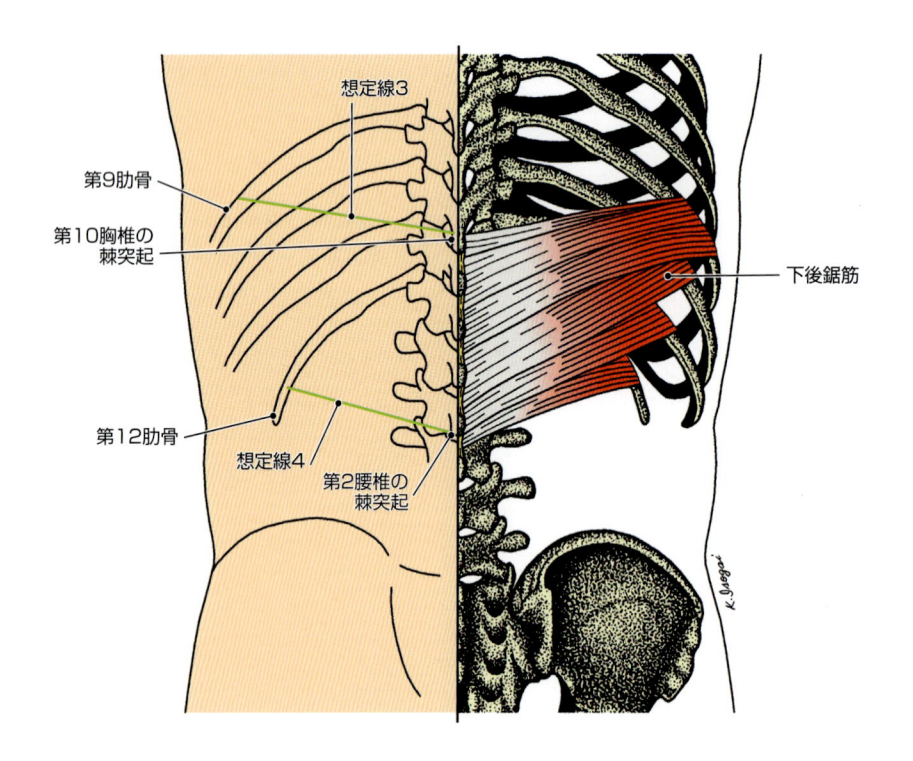

図 Ⅱ-49　後方からみた下後鋸筋の模式図

　想定線3は，第10胸椎の棘突起と，第9肋骨の肋骨角とを結ぶ線であり，下後鋸筋の上縁の位置を想定した線である．想定線4は，第2腰椎の棘突起と，半側骨盤幅の中央部を通る矢状面と第12肋骨の交点とを結ぶ線であり，下後鋸筋の外側下縁の位置を想定した線である．

48 ｜骨格筋の形と触察法

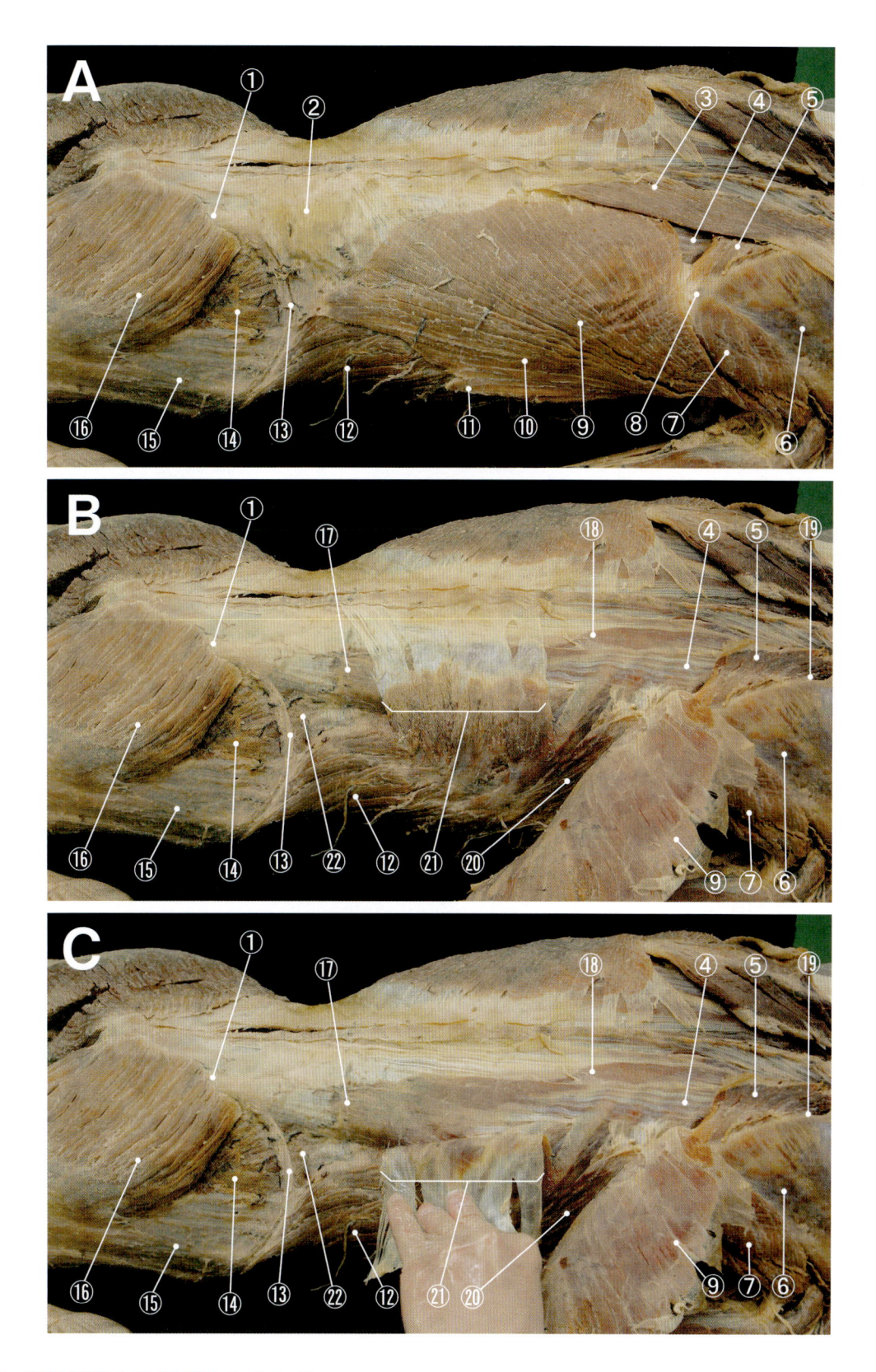

図 Ⅱ-50 下後鋸筋を後外側方からみる

Aは右の腰背部を後外側方からみた写真である．BはAの広背筋，僧帽筋を起始から剥離し外側方へ反転してある．CはBの下後鋸筋を起始から剥離し，外側方へ反転してある．

① 上後腸骨棘 　② 胸腰筋膜 　③ 僧帽筋の上行部 　④ 頚・胸腸肋筋 　⑤ 大菱形筋 　⑥ 棘下筋 　⑦ 大円筋
⑧ 肩甲骨の下角 　⑨ 広背筋の椎骨から起こる筋腹 　⑩ 広背筋の腸骨から起こる筋腹
⑪ 広背筋の肋骨から起こる筋腹 　⑫ 外腹斜筋 　⑬ 腸骨稜 　⑭ 中殿筋 　⑮ 殿筋膜 　⑯ 大殿筋 　⑰ 腰腸肋筋
⑱ 頚・胸最長筋 　⑲ 肩甲骨の内側縁 　⑳ 前鋸筋 　㉑ 下後鋸筋 　㉒ 腰方形筋

第Ⅱ章 体幹の筋

触察法

骨指標と筋の投影図

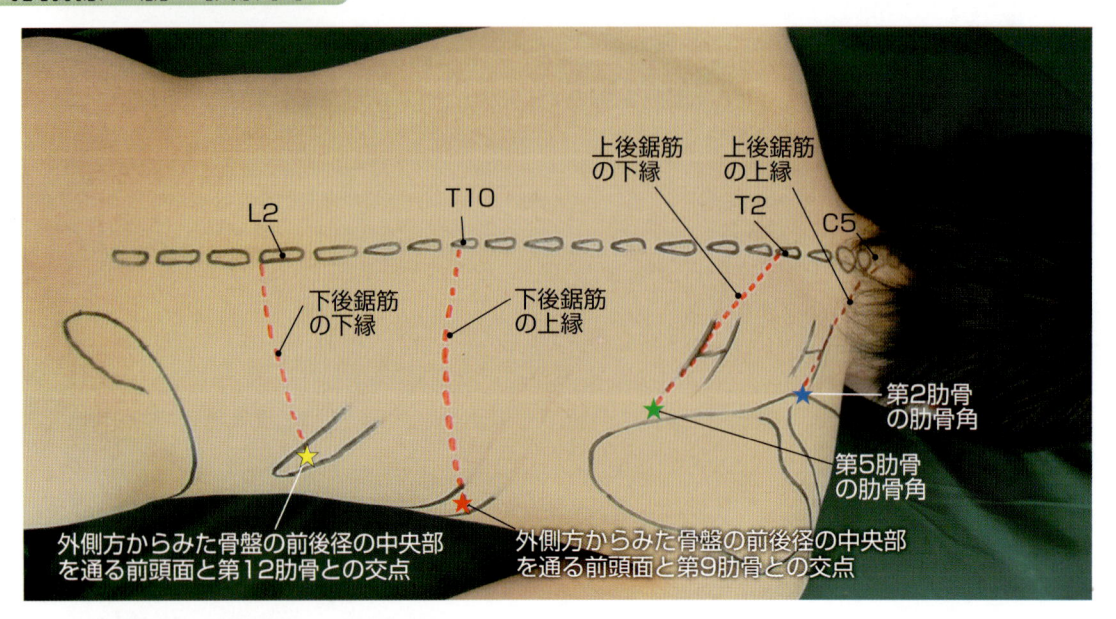

図 Ⅱ-51 上後鋸筋と下後鋸筋の想定位置
背部を後方からみた写真である．

骨指標の触察手順

筋の触察に必要な骨指標の触察手順は，V-3. **1** 頚椎の棘突起，胸椎の棘突起，腰椎の棘突起，V-4. **2** 肋骨を参照．

筋の触察手順

上後鋸筋と下後鋸筋の触知は困難である．よって，1. 上後鋸筋の上縁の想定位置，2. 上後鋸筋の下縁の想定位置，3. 下後鋸筋の上縁の想定位置，4. 下後鋸筋の下縁の想定位置を確認する方法を示す（図Ⅱ-48，図Ⅱ-49，図Ⅱ-29，図Ⅱ-50）．

1. 上後鋸筋の上縁の想定位置

第5頚椎の棘突起と，第2肋骨の肋骨角（図Ⅱ-51の★）とを結ぶ線を確認する（図Ⅱ-48の想定線1）．

2. 上後鋸筋の下縁の想定位置

第2胸椎の棘突起と，第5肋骨の肋骨角（図Ⅱ-51の★）とを結ぶ線を確認する（図Ⅱ-48の想定線2）．

3. 下後鋸筋の上縁の想定位置

外側方からみた骨盤の前後径の中央部を通る前頭面と第9肋骨との交点（図Ⅱ-51の★）と，第10胸椎の棘突起とを結ぶ線を確認する（図Ⅱ-49の想定線3）．

4. 下後鋸筋の下縁の想定位置

外側方からみた骨盤の前後径の中央部を通る前頭面と第12肋骨との交点（図Ⅱ-51の★）と，第2腰椎の棘突起とを結ぶ線を確認する（図Ⅱ-49の想定線4）．

※ 上後鋸筋，下後鋸筋ともに上記想定線より外側方の部位にも筋腹が存在する．

6 頭板状筋，頚板状筋

骨格筋の形と位置

筋　名	起　始	停　止	作　用	神　経
頭板状筋 Splenius capitis	第3〜7頚椎の棘突起，第1〜3胸椎の棘突起．	側頭骨の乳様突起，後頭骨の上項線の外側部．	頭頚部の伸展．片側が働くと，頚部の伸展と同側への回旋．	頚神経の後枝の外側枝 Lateral branch of posterior ramus of cervical nerve （C1〜C5）
頚板状筋 Splenius cervicis	第3〜6胸椎の棘突起．	第1〜3頚椎の横突起の後結節．	頚部の伸展．片側が働くと，頚部の伸展と同側への回旋．	頚神経の後枝の外側枝 Lateral branch of posterior ramus of cervical nerve （C1〜C5）

構造の特徴

・頭板状筋と頚板状筋は，頚部と背部に位置する板状の筋である（図Ⅱ-52，図Ⅱ-53，図Ⅱ-54，図Ⅱ-55）．

・頭板状筋と頚板状筋は，僧帽筋と胸鎖乳突筋の深層に位置している．また起始付近の筋腹は，菱形筋や上後鋸筋の深層に位置している．しかし，外側方からみると僧帽筋の下行部の前縁と胸鎖乳突筋の鎖骨頭の後縁との間で，他の筋に覆われていない領域がある（図Ⅱ-17 A, B，図Ⅱ-55 A）．

・頭板状筋と頚板状筋の起始付近の筋腹の境界は不明瞭である（筋連結，図Ⅱ-54 B, C）．

・頚板状筋の停止は2または3椎の横突起に分かれるため，停止付近の筋腹は2または3本のひも状の筋腹となる（図Ⅱ-72 A, B）．

・頚板状筋の停止付近のひも状の筋腹は，肩甲挙筋のすぐ後方を走行する（図Ⅱ-20 A）．肩甲挙筋の筋腹が頭尾方向に走行しているのに対して，頚板状筋の筋腹は後尾方から前頭方へ走行している．この筋腹は肩甲挙筋に比べて細い．

筋　連　結

・頭板状筋は，頚板状筋（腱，図Ⅱ-54 B, C），胸鎖乳突筋（腱）および最長筋（腱，図Ⅱ-54 C）と連結している．

・頚板状筋は，肩甲挙筋（腱，図Ⅱ-20 B），頭板状筋（腱，図Ⅱ-54 B, C）最長筋（腱，図Ⅱ-55 E）および腸肋筋（腱，図Ⅱ-55 E）と連結している．

第Ⅱ章　体幹の筋

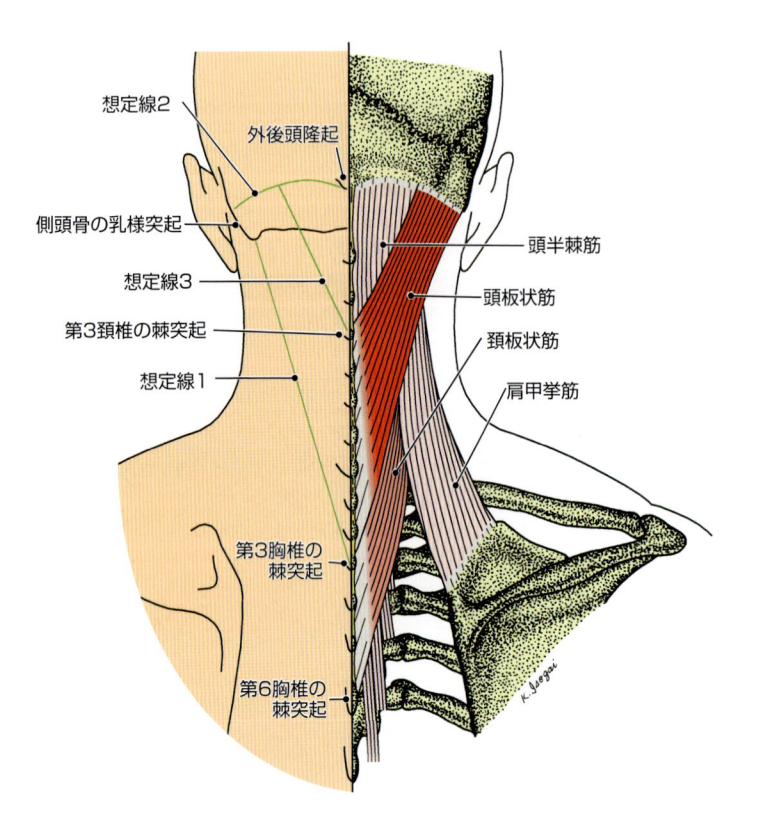

図 Ⅱ-52　後方からみた頭板状筋，頚板状筋などの模式図

　想定線1は，側頭骨の乳様突起の下端と，第3胸椎の棘突起とを結ぶ線であり，頭板状筋の外側下縁の位置を想定した線である．

　想定線2は，側頭骨の乳様突起の下端から3横指頭方の部位と，後頭骨の外後頭隆起とを弓状に結ぶ線であり，後頭骨の上項線の位置を想定した線である．想定線3は，想定線2の中点と第3頚椎の棘突起とを結ぶ線であり，頭板状筋の内側上縁の位置を想定した線である．

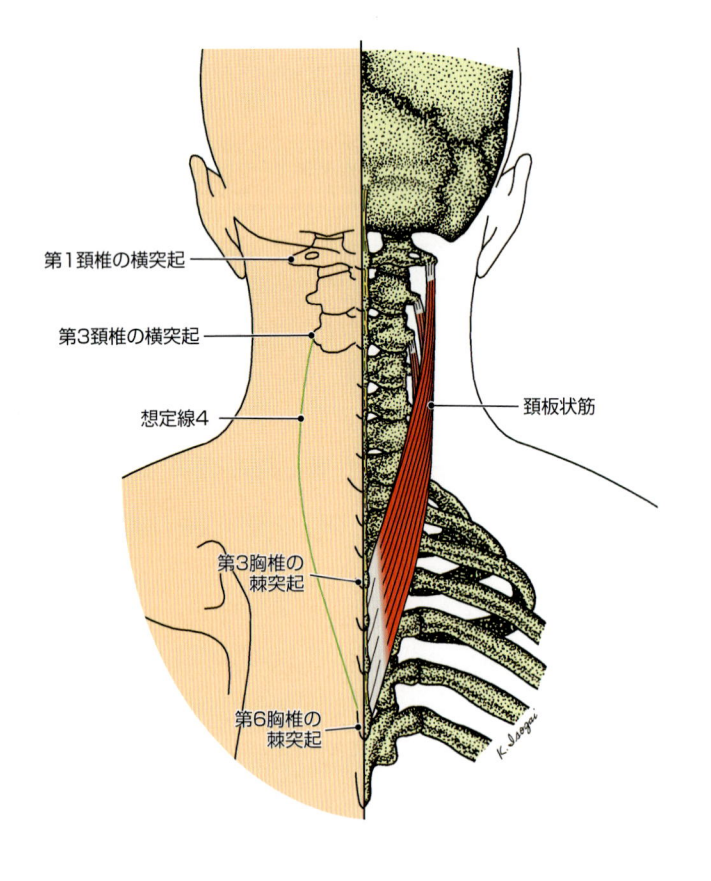

（図ラベル：想定線2，外後頭隆起，側頭骨の乳様突起，想定線3，第3頚椎の棘突起，想定線1，第3胸椎の棘突起，第6胸椎の棘突起，頭半棘筋，頭板状筋，頚板状筋，肩甲挙筋）

図 Ⅱ-53　後方からみた頚板状筋の模式図

　想定線4は，第3頚椎の横突起と第6胸椎の棘突起とを結ぶ線であり，頚板状筋の外側下縁の位置を想定した線である．

（図ラベル：第1頚椎の横突起，第3頚椎の横突起，想定線4，第3胸椎の棘突起，第6胸椎の棘突起，頚板状筋）

6. 頭板状筋，頚板状筋

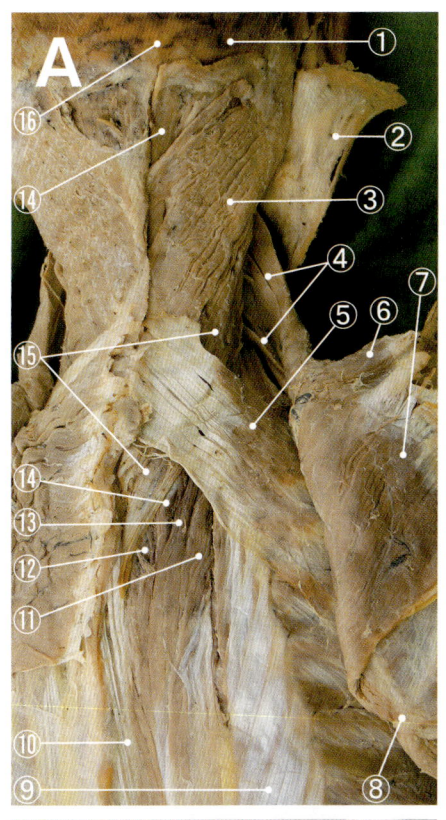

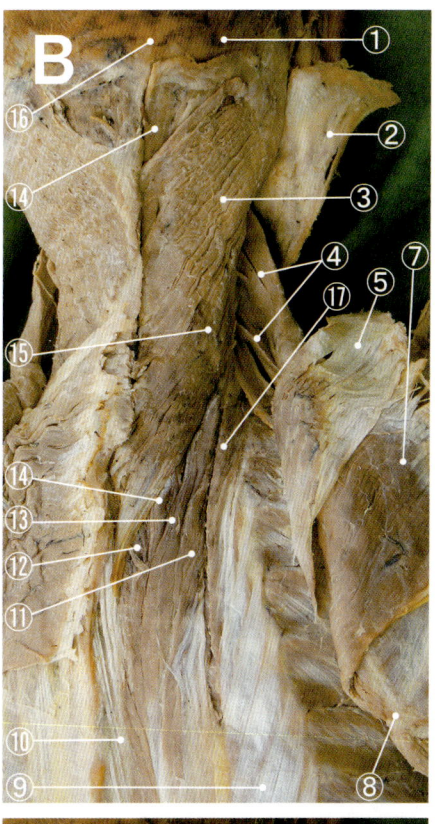

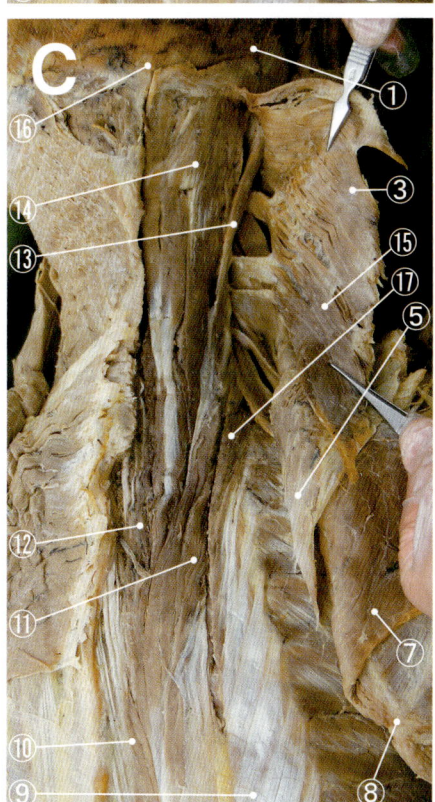

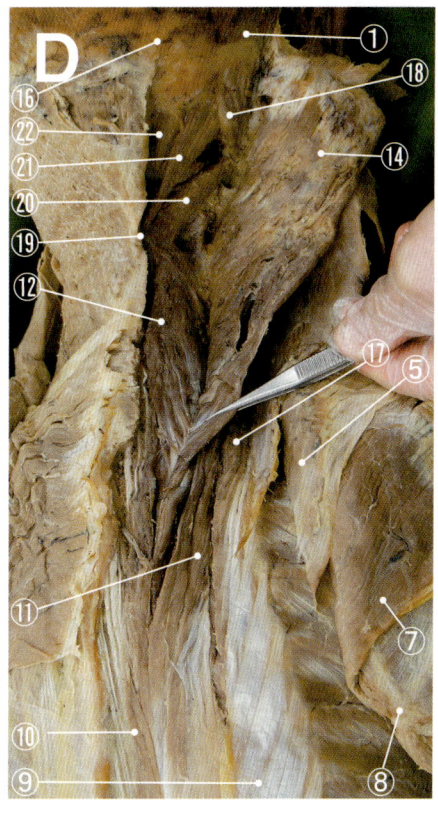

図 II-54
頭・頚板状筋，頭・頚半棘筋を後方からみる

Aは頚部を後方からみた写真である．僧帽筋，胸鎖乳突筋，肩甲挙筋，菱形筋は外側方へ反転してある．BはAの上後鋸筋を起始から剥離し，外側方へ反転してある．CはBの頭・頚板状筋を起始から剥離し，ピンセットで外側方へ反転してある．DはCの頭半棘筋を停止から剥離し，ピンセットで外側方へ反転してある．本標本の頭板状筋の起始の上端は，左右で異なる（A）．

① 後頭骨の上項線
② 胸鎖乳突筋　③ 頭板状筋
④ 肩甲挙筋　⑤ 上後鋸筋
⑥ 小菱形筋　⑦ 大菱形筋
⑧ 肩甲骨の下角
⑨ 胸腸肋筋　⑩ 胸半棘筋
⑪ 頚最長筋　⑫ 頚半棘筋
⑬ 頭最長筋　⑭ 頭半棘筋
⑮ 頚板状筋
⑯ 後頭骨の外後頭隆起
⑰ 頚腸肋筋　⑱ 上頭斜筋
⑲ 第2頚椎の棘突起
⑳ 下頭斜筋　㉑ 大後頭直筋
㉒ 小後頭直筋

骨格筋の形と触察法 | 53

第Ⅱ章　体幹の筋

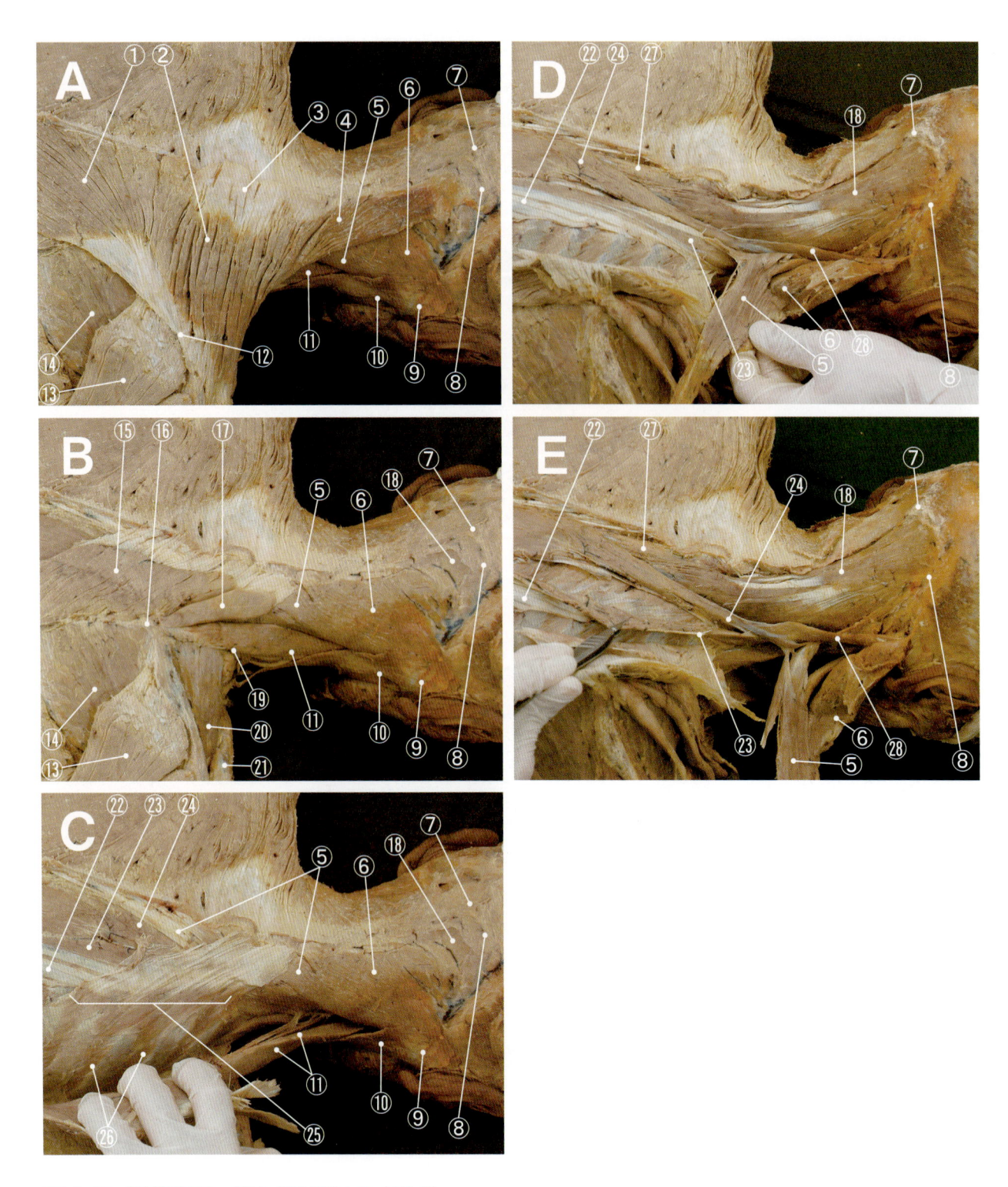

図 Ⅱ-55　頚部後面の筋を後外側方からみる

　Aは頚部を後外側方からみた写真である．BはAの僧帽筋を剥離してある．CはBの大，小菱形筋を起始から剥離し，肩甲骨を外側方へ牽引してある．DはCの上後鋸筋と頭・頚板状筋を起始から剥離し，外側方へ反転してある．EはDの頚腸肋筋をピンセットで外側方へ牽引してある．

① 僧帽筋の上行部　② 僧帽筋の横行部　③ 腱鏡　④ 僧帽筋の下行部　⑤ 頚板状筋　⑥ 頭板状筋
⑦ 後頭骨の外後頭隆起　⑧ 後頭骨の上項線　⑨ 側頭骨の乳様突起　⑩ 胸鎖乳突筋　⑪ 肩甲挙筋
⑫ 肩甲棘　⑬ 三角筋　⑭ 棘下筋　⑮ 大菱形筋　⑯ 肩甲棘三角　⑰ 小菱形筋　⑱ 頭半棘筋
⑲ 肩甲骨の上角　⑳ 棘上筋　㉑ 鎖骨　㉒ 胸腸肋筋　㉓ 頚腸肋筋　㉔ 頚最長筋　㉕ 上後鋸筋
㉖ 外肋間筋　㉗ 頚半棘筋　㉘ 頭最長筋

54 ｜骨格筋の形と触察法

6. 頭板状筋，頚板状筋

触察法

骨指標と筋の投影図

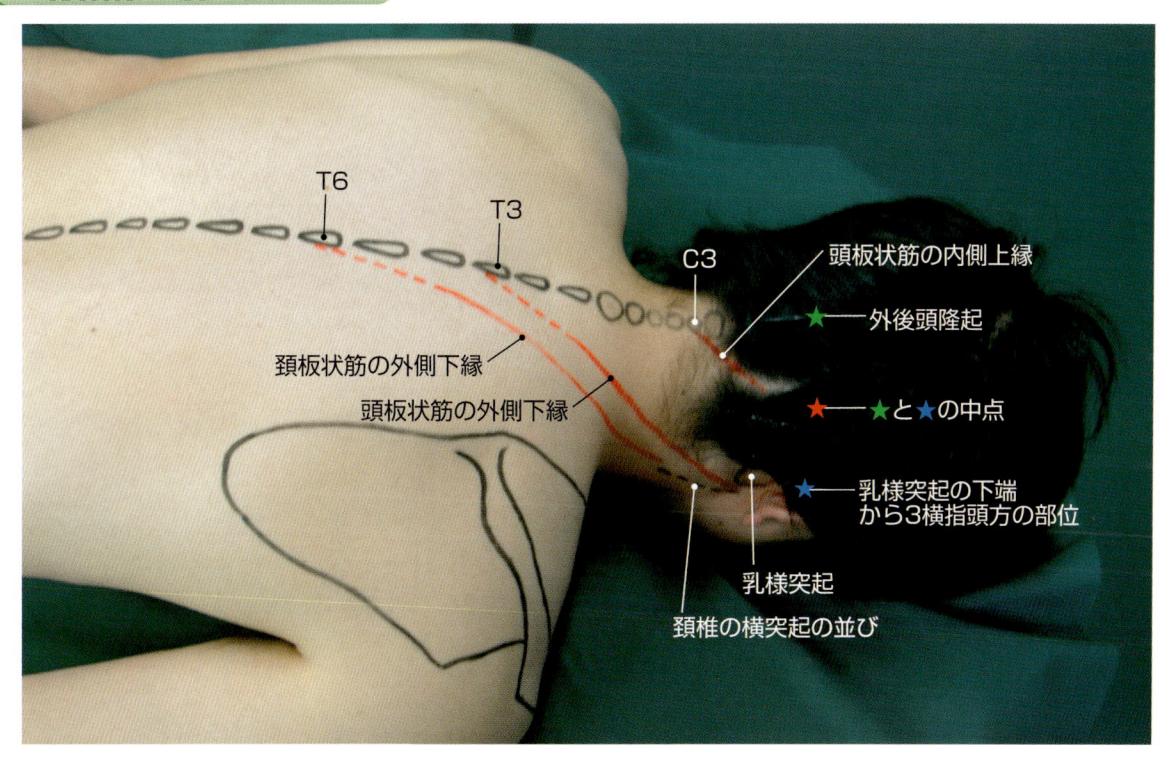

図 Ⅱ-56 骨指標と頭板状筋，頚板状筋の投影図

頚部から背部を後外側方からみた写真である．★，★，★は上項線上に位置する．頚椎の横突起は，頭尾方向に連なる骨の隆起の位置を外側方へ投影してある．

骨指標の触察手順

筋の触察に必要な骨指標の触察手順は**V-1.②側頭骨の乳様突起**，**V-3.②頚椎の横突起**，**V-3.①胸椎の棘突起**，**V-1.①後頭骨の外後頭隆起**を参照．

筋の触察手順

1. 頭板状筋の外側下縁，2. 頭板状筋の内側上縁，3. 頚部に位置する頚板状筋の筋腹，4. 背部に位置する頚板状筋の筋腹の順に触察する．

1. 頭板状筋の外側下縁（図Ⅱ-52，図Ⅱ-17 A，B，図Ⅱ-55）

① 触察者は触察部位の外側尾方に位置する．
② 側頭骨の乳様突起の下端と，第3胸椎の棘突起とを結ぶ線を想定する（図Ⅱ-52の想定線1）．
③ 頚部に位置する頭板状筋の外側下縁を触察するときは，想定線1に指を置き，内側方へ圧迫しながら指を内側頭方へ移動させる（図Ⅱ-57）．

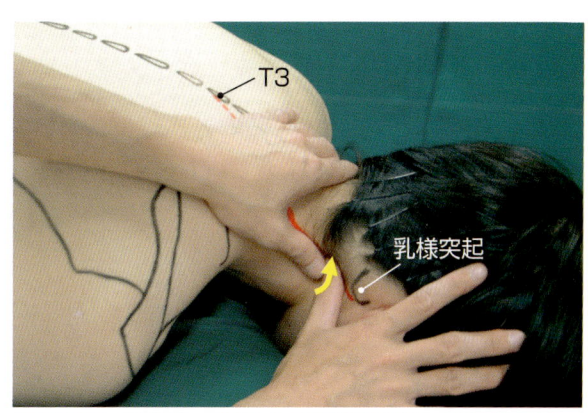

図Ⅱ-57 頚部に位置する頭板状筋の外側下縁の触察

骨格筋の形と触察法 | 55

第Ⅱ章　体幹の筋

※ 筋腹を後方へめくり上げるように触察すると，頭板状筋の外側下縁を触知しやすい．
※ 抵抗に対し頚部を自動側屈させると，頭板状筋が収縮し，観察および触知しやすい（図Ⅱ-58の➤）．
※ 停止付近の筋腹は，胸鎖乳突筋に覆われているため（図Ⅱ-17 A, B），触知しにくい．

④ 背部に位置する頭板状筋の外側下縁を触察するときは，想定線1に指を置き，前方へ圧迫しながら指を内側頭方へ移動させる（図Ⅱ-59）．

※ 起始付近の筋腹は薄く，また僧帽筋，小・大菱形筋，上後鋸筋に覆われているため（図Ⅱ-55），触知しにくい．

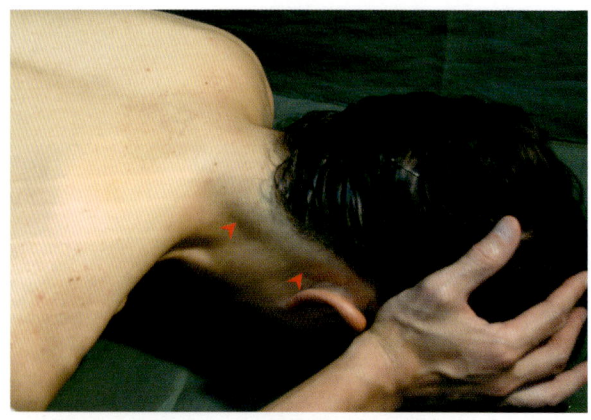

図Ⅱ-58 収縮による頭板状筋の膨隆（➤）
抵抗に対し頚部を自動側屈させている．

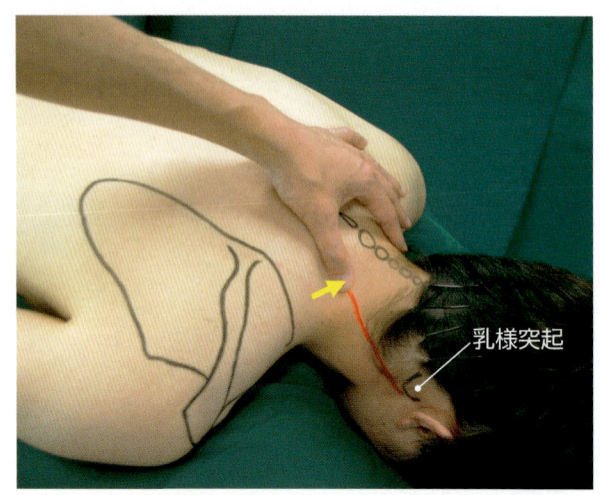

図Ⅱ-59 背部に位置する頭板状筋の外側下縁の触察

2. 頭板状筋の内側上縁（図Ⅱ-52，図Ⅱ-54）

① 触察者は触察部位の反対側の外側頭方に位置する．
② 側頭骨の乳様突起の下端から3横指頭方の部位（図Ⅱ-56の★）と，外後頭隆起（図Ⅱ-56の★）とを弓状に結ぶ線を想定する（図Ⅱ-52の想定線2）．
③ 想定線2の中央部（図Ⅱ-56の★）と第3頚椎の棘突起とを結ぶ線を想定する（図Ⅱ-52の想定線3）．
④ 想定線3に指を置き，前方に圧迫しながら指を外側尾方へ移動させる（図Ⅱ-60）．

※ 頭板状筋の内側上縁の筋腹は薄く，また僧帽筋に覆われているため（図Ⅱ-55），触知しにくい．

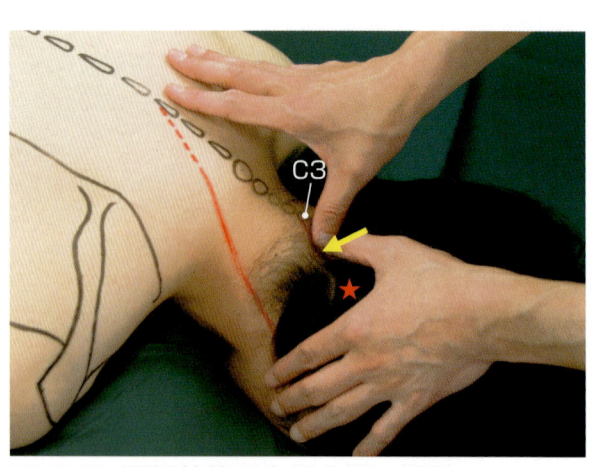

図Ⅱ-60 頭板状筋の内側上縁の触察

3. 頚部に位置する頚板状筋の筋腹（図Ⅱ-53, 図Ⅱ-20, 図Ⅱ-72）

① 触察者は触察部位の外側方に位置する．

② 第3頚椎の横突起と第6胸椎の棘突起とを結ぶ線を想定する（図Ⅱ-53の想定線4）．

※ 第3頚椎の横突起の同定は困難である．よって，頭尾方向に連なる頚椎の横突起の隆起のうち，第3頚椎の棘突起の高さの部位を指標としてもよい．

③ 想定線4のすぐ後頭方に指を置き，内側方へ圧迫しながら指を前尾方⇔後頭方に移動させる（図Ⅱ-61）．

※ 頚部と背部の境界付近は筋腹を触知しやすい．この部位では多くの場合，2本の筋腹を横断するのを触知できる（図Ⅱ-20 A）．

※ 頚部と背部の境界付近では頚板状筋のすぐ前方に肩甲挙筋が存在する．よって，抵抗に対し肩関節を自動伸展させ，肩甲挙筋が収縮するのを確認した後にそのすぐ後内側方の部位をさぐるとよい（肩甲挙筋の項参照）．

※ 停止付近の筋腹は，肩甲挙筋に覆われているため（図Ⅱ-20），触知しにくい．

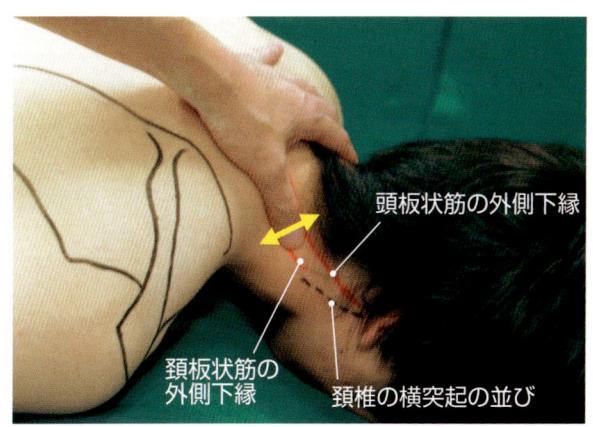

図Ⅱ-61 頚部に位置する頚板状筋の筋腹の触察

4. 背部に位置する頚板状筋の筋腹（図Ⅱ-52, 図Ⅱ-53, 図Ⅱ-54）

① 触察者は触察部位の外側尾方に位置する．

② 第3頚椎の横突起と第6胸椎の棘突起を結ぶ線を想定する（図Ⅱ-53の想定線4）．

③ 想定線4のすぐ内側方に指を置き，前方へ圧迫しながら指を内側頭方⇔外側尾方に移動させる（図Ⅱ-62）．

※ 起始付近の筋腹は薄く，また僧帽筋，小・大菱形筋に覆われているため（図Ⅱ-55），触知しにくい．

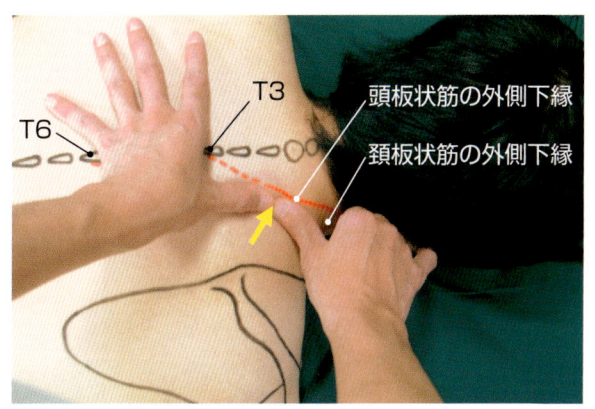

図Ⅱ-62 背部に位置する頚板状筋の外側下縁の触察

学生のための触察ポイント

● 頭板状筋は，「1. 頭板状筋の外側下縁　②, ③」と「2. 頭板状筋の内側上縁　②〜④」との一部を確認し，その間にある筋腹の膨隆を触察する．
● 頚板状筋は，「3. 頚部に位置する頚板状筋の筋腹　②, ③」の一部を確認し，その内側頭方にある筋腹を触察する．

7 腸肋筋, 最長筋, 棘筋, 半棘筋, 多裂筋, 回旋筋, 肋骨挙筋

骨格筋の形と位置

筋 名	起 始	停 止	作 用	神 経
腸肋筋 Iliocostales *1	腰腸肋筋 Iliocostalis lumborum：腸骨の腸骨稜, 仙骨後面. 胸腸肋筋 Iliocostalis thoracis：第7〜12肋骨. 頚腸肋筋 Iliocostalis cervicis：第3〜6肋骨.	腰腸肋筋：第4〜12肋骨の肋骨角. 胸腸肋筋：第1〜6肋骨の肋骨角. 第7頚椎の横突起の後結節. 頚腸肋筋：第4〜6頚椎の横突起の後結節.	頚部と体幹の伸展. 片側が働くと, 頚部と体幹の同側への側屈. 肋骨を引き下げる.	脊髄神経の後枝の外側枝 Lateral branch of posterior ramus of spinal nerves（C8〜L1）
最長筋 Longissimus *1	胸最長筋 Longissimus thoracis：第2〜5腰椎の棘突起, 腸骨の腸骨稜, 仙骨後面. 頚最長筋 Longissimus cervicis：第1〜6胸椎の横突起. 頭最長筋 Longissimus capitis：第4〜7頚椎の関節突起. 第1〜6胸椎の横突起.	胸最長筋：全胸椎の横突起, 第1〜5腰椎の肋骨突起と副突起, 第3〜12肋骨. 頚最長筋：第2〜6頚椎の横突起の後結節. 頭最長筋：側頭骨の乳様突起.	頭頚部と体幹の伸展. 片側が働くと, 頭頚部と体幹の同側への側屈.（胸最長筋は肋骨を引き下げる. 頭・頚最長筋は頚部の同側への回旋.）	脊髄神経の後枝の外側枝 Lateral branch of posterior ramus of spinal nerves（C1〜L5）
棘筋 Spinales *1	胸棘筋 Spinalis thoracis：第11・12胸椎〜第2腰椎の棘突起. 頚棘筋 *2 Spinalis cervicis：第5頚椎の棘突起. 頭棘筋 *2 Spinalis capitis：上部胸椎, 下部頚椎の棘突起.	胸棘筋：第1・2・3胸椎〜第8・9胸椎. 頚棘筋：上方の棘突起. 頭棘筋：頭半棘筋の内側縁.	頚部と体幹の伸展. 片側が働くと頚部と体幹の同側への側屈.	脊髄神経の後枝の内側枝 Medial branch of posterior ramus of spinal nerve（C2〜T12）

7. 腸肋筋, 最長筋, 棘筋, 半棘筋, 多裂筋, 回旋筋, 肋骨挙筋

半棘筋 Semispinales	胸半棘筋 Semispinalis thoracis: 第7～12胸椎の横突起. 頚半棘筋 Semispinalis cervicis: 第1～6胸椎の横突起. 頭半棘筋 Semispinalis capitis: 第3頚椎～第7・8胸椎の横突起.	胸半棘筋：第6頚椎～第4胸椎の棘突起. 頚半棘筋：第2～6頚椎の棘突起. 頭半棘筋：後頭骨の上項線と下項線の間で側頭骨の乳様突起のすぐ内側方.	頭頚部と体幹の伸展．片側が働くと，頭頚部と体幹の反対側への回旋.	胸半棘筋, 頚半棘筋：脊髄神経の後枝の内側枝 Medial branch of posterior ramus of spinal nerve (C1～T7) 頭半棘筋：脊髄神経の後枝の内側枝と外側枝 Medial branch and lateral branch of posterior ramus of spinal nerve (C1～4)
多裂筋 Multifidus	第4(5)～7頚椎の関節突起，全胸椎の横突起，全腰椎の乳頭突起，仙骨の後面.	第2頚椎～第5腰椎の棘突起.	頚部と体幹の伸展．片側が働くと，頚部と体幹の反対側への回旋.	脊髄神経の後枝の内側枝 Medial branch of posterior ramus of spinal nerve (C3～S3)
回旋筋 Rotatores *3	第2～7頚椎の関節突起，全胸椎の横突起上縁，全腰椎の乳頭突起.	1つまたは2つ頭方の椎骨の棘突起．*4	片側が働くと，体幹の反対側への回旋.	脊髄神経の後枝の内側枝 Medial branch of posterior ramus of spinal nerve (C3～S3)
肋骨挙筋 Levatores costarum	第7頚椎～第11胸椎の横突起.	1つ（短肋骨挙筋）または2つ（長肋骨挙筋）尾方の肋骨の上縁で肋骨結節と肋骨角の間の領域.	肋骨を引き上げる.	脊髄神経の後枝の外側枝 Lateral branch of posterior ramus of spinal nerve (C8～T11)

＊1：腸肋筋，最長筋，棘筋を合わせて脊柱起立筋と呼ぶ．
＊2：頚棘筋・頭棘筋は本来の棘筋とは異なり，頚棘筋は棘間筋の長い筋束を持つ部分，頭棘筋は頭半棘筋の筋束の一部といわれる．
＊3：回旋筋は，腰，胸，頚の3部から構成されている．
＊4：1つ頭方の棘突起に付くものを短回旋筋，2つ頭方の棘突起に付くものを長回旋筋と呼ぶ．

構造の特徴

- 腸肋筋と最長筋は，体幹の後面を骨盤から頭蓋骨まで縦走する筋である（図Ⅱ-63, 図Ⅱ-64, 図Ⅱ-70, 図Ⅱ-71）．後方からみた半側体幹幅の内側約1/2の領域に位置し，そのうち外側約1/2の領域を腸肋筋，内側約1/2の領域を最長筋が占める．
- 腸肋筋は，腰腸肋筋，胸腸肋筋および頚腸肋筋の3部から構成されるが，各々の境界は不明瞭である（図Ⅱ-71, 図Ⅱ-72）．また，最長筋も胸最長筋，頚最長筋および頭最長筋の3部から構成されているが，各々の境界は不明瞭である．
- 腸肋筋と最長筋は腰椎や仙骨の後面にある共通の起始腱膜(胸腰筋膜)から始まる(図Ⅱ-70 C)．
- 上位胸椎の高さ付近の腸肋筋と最長筋は，頭方へ向かうにつれて棘突起の列から前外側方へ離れる（図Ⅱ-70 A, B, 図Ⅱ-71 A, B）．
- 胸・頚腸肋筋と頚・頭最長筋は，僧帽筋，板状筋，菱形筋，上後鋸筋の深層に位置する（図Ⅱ-55）．ただ，胸腸肋筋は，肩甲骨の下角のすぐ内側方で，他の筋に覆われていない領域がある（図Ⅱ-4 Aの△）．この領域は，広背筋の上縁，僧帽筋の外側下縁および大菱形筋の内側下縁で囲まれており，聴診三角と呼ぶ．
- 腸肋筋の筋腹は，上位腰椎の高さで最も厚く，頭方へ向かうほど薄い（図Ⅱ-68, 図Ⅱ-74）．上位

胸椎の高さでは細いひも状の腱が複数観察できる（図Ⅱ-70，図Ⅱ-71）．この停止腱の深層には薄い筋腹が存在する（図Ⅱ-71 B, C，図Ⅱ-74 D）．
- 頚腸肋筋の筋腹は，頚最長筋のすぐ前方を走行し頚椎の横突起へ向かう（図Ⅱ-72 C）．
- 最長筋の筋腹は，下位胸椎から上位腰椎付近で厚い（図Ⅱ-74）．
- 頚・頭最長筋は，頚胸椎移行部付近で頚椎の横突起へ向かう筋腹（頚最長筋）と，側頭骨の乳様突起に向かう筋腹（頭最長筋）に分かれる（図Ⅱ-55，図Ⅱ-72）．
- 棘筋は，椎骨の棘突起のすぐ外側方に位置する筋で，椎骨の棘突起から始まり，1から数個頭方の椎骨の棘突起に終わる（図Ⅱ-65，図Ⅱ-70，図Ⅱ-71，図Ⅱ-75）．
- 棘筋は，胸棘筋，頚棘筋および頭棘筋の3部から構成されているが，各々の境界は不明瞭である（図Ⅱ-75 B）．
- 胸棘筋の一部は，胸部の僧帽筋と広背筋とを剥離すると，最長筋と棘突起との間で観察できる（図Ⅱ-70 A）．ただ，棘筋と最長筋の筋腹の境界を正確に区別することが難しい場合がある（図Ⅱ-71）．
- 半棘筋は，棘筋の外側方に位置する筋で，横突起と棘突起または後頭骨とを結ぶ筋である（図Ⅱ-65，図Ⅱ-66，図Ⅱ-75 A，図Ⅱ-72 C）．
- 頭半棘筋の筋腹の多くは頭・頚板状筋に覆われているが，停止付近の筋腹の一部に覆われていない領域がある（図Ⅱ-54 A～C）．
- 頭半棘筋は，板状の筋である（図Ⅱ-54 C, D）．しかし，その深層には上位頚椎の高さで後頭下筋群が，それより尾方では頚半棘筋が存在するため，太い柱状の筋にみえる．なお，頚椎の横突起から始まる筋腹は，前尾方から後頭方へ走行し柱状にみえる筋の外側面を形成する（図Ⅱ-72 C）．また，胸椎から始まる筋腹は，尾方から頭方へ走行し柱状にみえる筋の後面を形成する（図Ⅱ-54 C）．
- 頚椎および胸椎の高さの多裂筋は，半棘筋の深層に位置する（図Ⅱ-67）．下位腰椎および仙骨の高さでは，最長筋と腸肋筋の起始腱膜である胸腰筋膜のすぐ深層に位置する（図Ⅱ-69，図Ⅱ-70 A, C，図Ⅱ-76 A, B）．よって，仙骨の後方では，多裂筋の厚い筋腹のみが存在し，腸肋筋と最長筋の筋腹は存在しない（図Ⅱ-73 B, C，図Ⅱ-74）．
- 回旋筋は，多裂筋の深層に位置する筋で，椎骨の棘突起と横突起の間で最も深層に位置する．（図Ⅱ-67）．
- 肋骨挙筋は，腸肋筋と最長筋の深層に位置する薄い筋である．起始付近の筋腹の表面には，幅の広い起始腱が存在する（図Ⅱ-67，図Ⅱ-75 B）．

筋 連 結

- 腸肋筋は，最長筋（筋膜，図Ⅱ-76 C, D，図Ⅱ-71 B），多裂筋（筋膜，図Ⅱ-76 A, B，図Ⅱ-73 C），腰方形筋（筋膜），頚板状筋（腱，図Ⅱ-55 E）および大殿筋（筋膜，図Ⅱ-73）と連結している．
- 最長筋は，腸肋筋（筋膜，図Ⅱ-76 C, D，図Ⅱ-71 B），多裂筋（筋膜，図Ⅱ-76 A, B，図Ⅱ-73 C），腰方形筋（筋膜），頭半棘筋（腱），頭板状筋（腱，図Ⅱ-54 C），頚板状筋（腱，図Ⅱ-55 E），胸棘筋（腱，図Ⅱ-76 E, F）および大殿筋（筋膜，図Ⅱ-73）と連結している．
- 胸棘筋は，最長筋（腱，図Ⅱ-76 E, F）と連結している．
- 頚半棘筋は，頭半棘筋（腱，図Ⅱ-54 D），下頭斜筋（腱）と連結している．
- 頭半棘筋は，頚半棘筋（腱，図Ⅱ-54 D），最長筋（腱）と連結している．
- 多裂筋は，最長筋（筋膜，図Ⅱ-76 A, B，図Ⅱ-73 C），腸肋筋（筋膜，図Ⅱ-76 A, B，図Ⅱ-73 C），大殿筋（筋膜，図Ⅱ-73 C），回旋筋（腱）および棘筋（腱）と連結している．
- 回旋筋は，多裂筋（腱），棘筋（腱）と連結している．
- 肋骨挙筋は，外肋間筋（腱，図Ⅱ-75 C）と連結している．

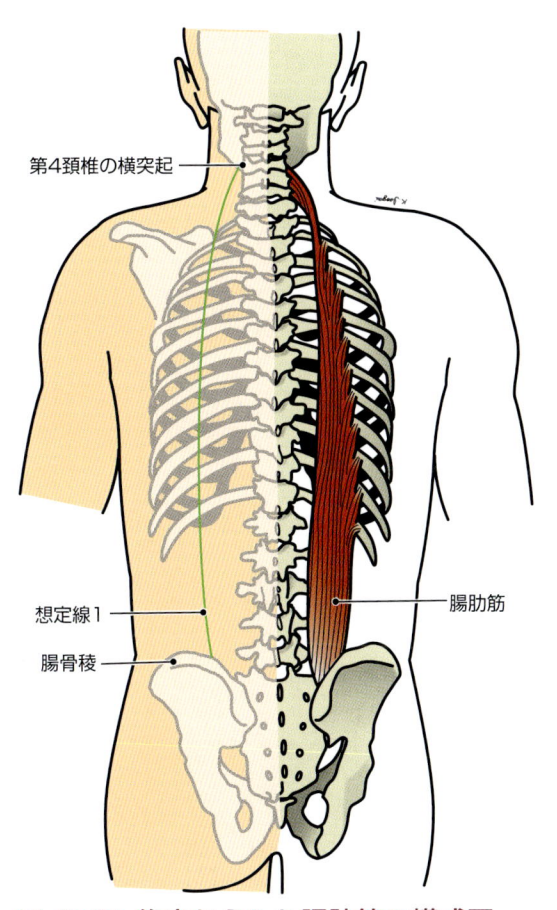

7. 腸肋筋, 最長筋, 棘筋, 半棘筋, 多裂筋, 回旋筋, 肋骨挙筋

図 Ⅱ-63 後方からみた腸肋筋の模式図

想定線1は，後方からみた半側胸郭幅の中央部と，半側骨盤幅の中央部とを通る線であり，腸肋筋の外側縁の位置を想定した線である．

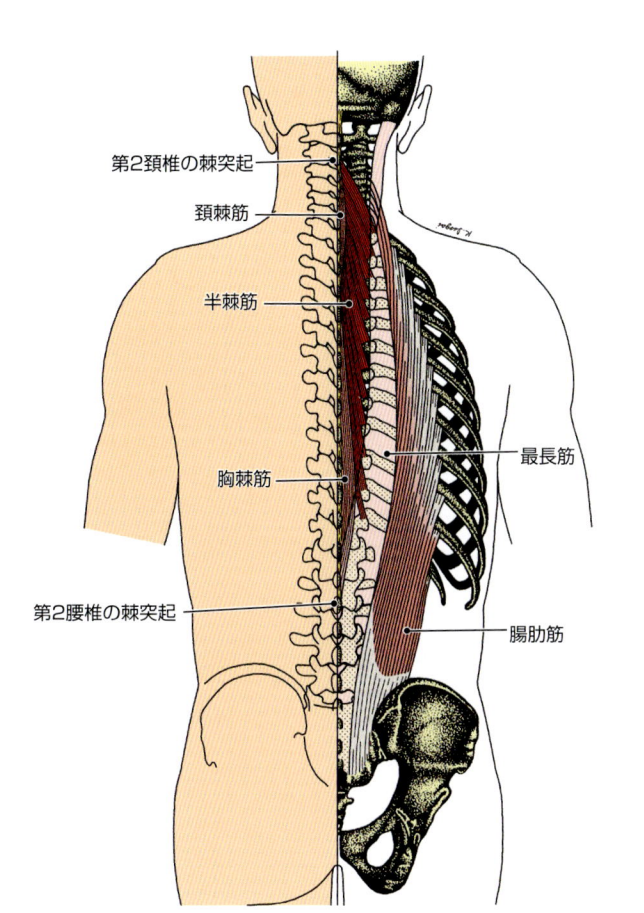

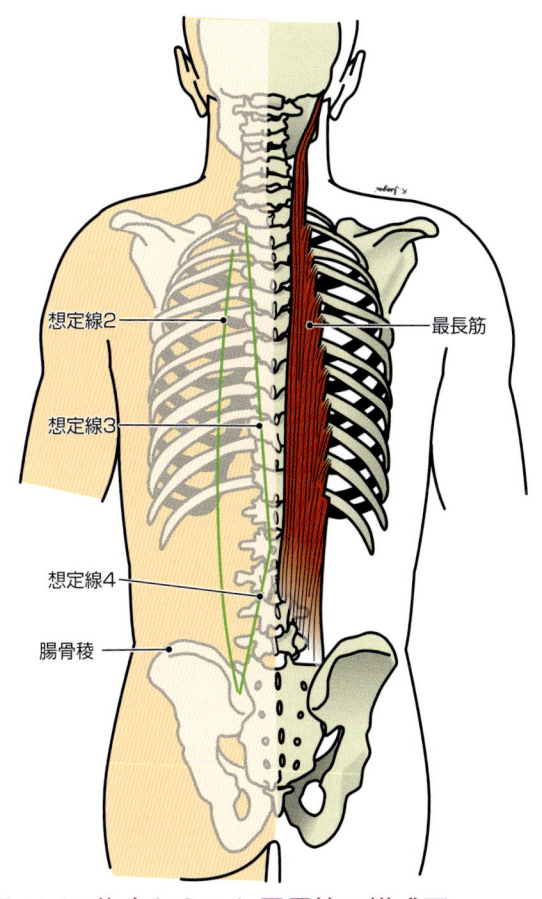

図 Ⅱ-64 後方からみた最長筋の模式図

想定線2は，後正中線から想定線1（図 Ⅱ-63参照）までの幅の外側1/3の部位を通る線であり，最長筋の外側縁の位置を想定した線である．想定線3は，中位胸椎の高さで後正中線から想定線1までの幅の内側1/4の部位と，第2腰椎の棘突起の外側縁とを結ぶ線であり，胸部に位置する最長筋の内側縁の位置を想定した線である．想定線4は，第2腰椎の棘突起の外側縁と，上後腸骨棘とを結ぶ線であり，腰部に位置する最長筋の内側縁の位置を想定した線である．

図 Ⅱ-65 後方からみた棘筋，半棘筋などの模式図

最長筋は半透明に示してある．棘筋と半棘筋は椎骨の棘突起と横突起または肋骨突起の間に位置する．

骨格筋の形と触察法 | 61

第Ⅱ章　体幹の筋

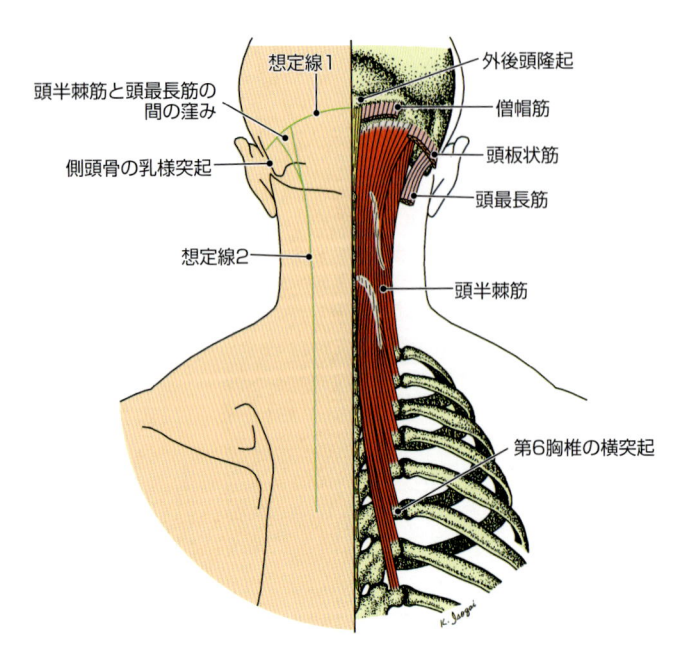

図 Ⅱ-66　後方からみた頭半棘筋の模式図

想定線1は，側頭骨の乳様突起の下端から3横指頭方の部位と後頭骨の外後頭隆起を弓状に結ぶ線であり，後頭骨の上項線の位置を想定した線である．想定線2は，想定線1の外側1/3の部位と第6胸椎の横突起とを結ぶ線であり，頭半棘筋の外側縁の位置を想定した線である．

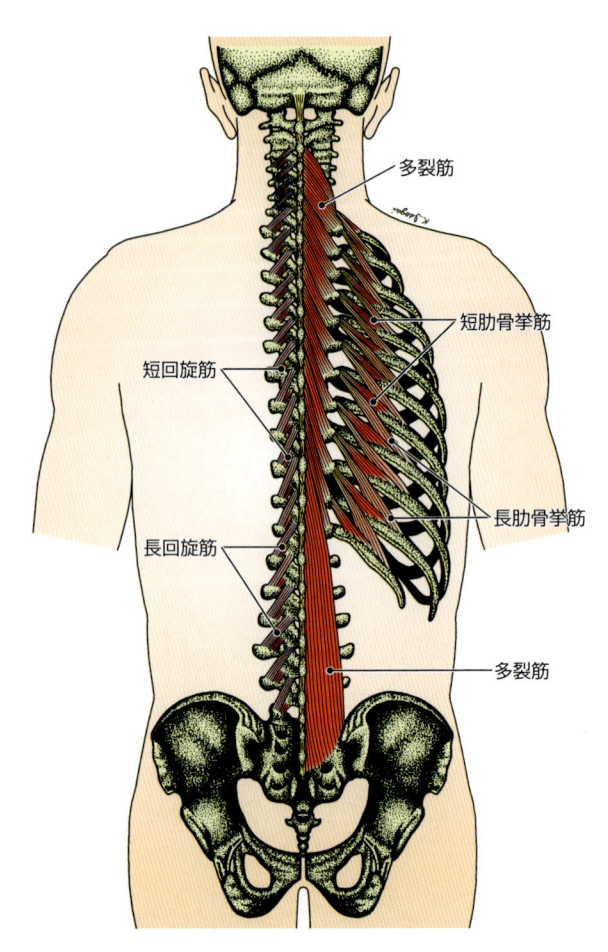

図 Ⅱ-67　頚部と体幹を後方からみる

右半身は腸肋筋，最長筋，棘筋および半棘筋の深層を，左半身は多裂筋の深層を示してある．多裂筋と回旋筋は椎骨の棘突起と横突起または肋骨突起の間に位置する．

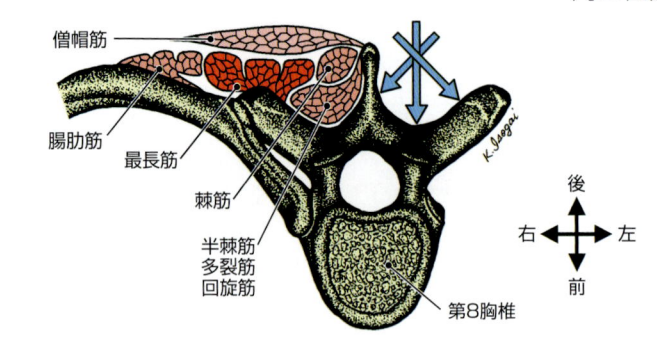

図 Ⅱ-68　第8胸椎の高さでの横切断面を頭方からみた模式図

棘筋，半棘筋，多裂筋および回旋筋を触察する方向を青矢印で示してある．

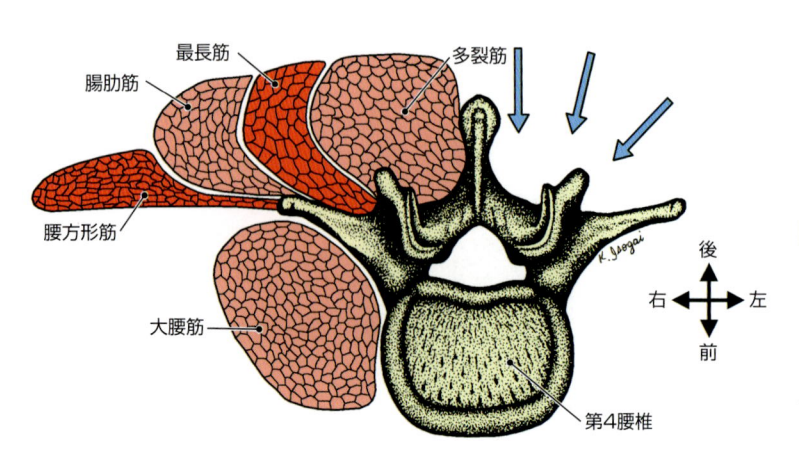

図 Ⅱ-69　第4腰椎の高さでの横切断面を頭方からみた模式図

多裂筋を触察する方向を青矢印で示してある．

62 ｜ 骨格筋の形と触察法

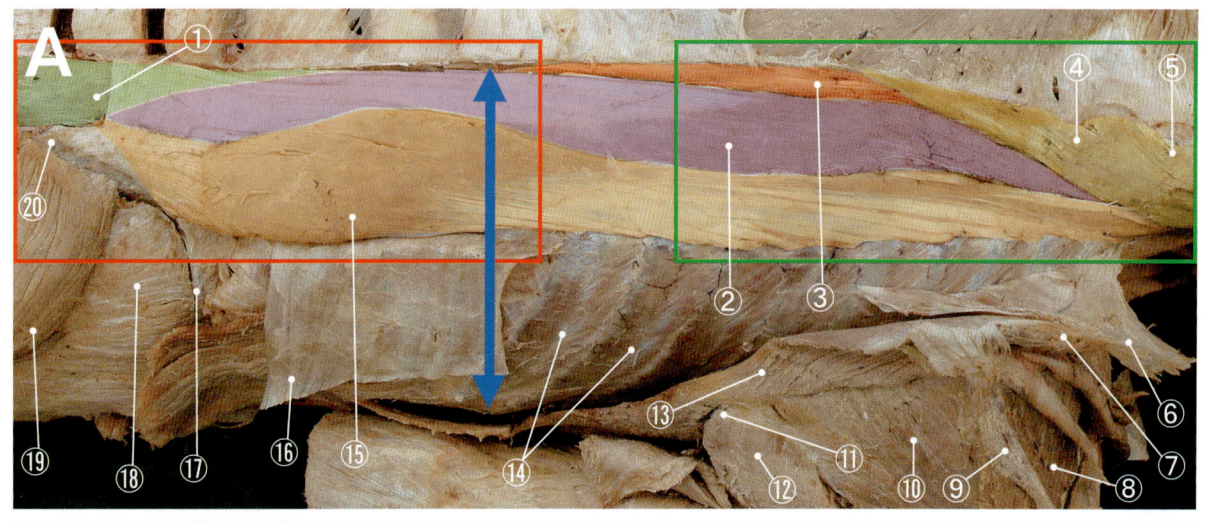

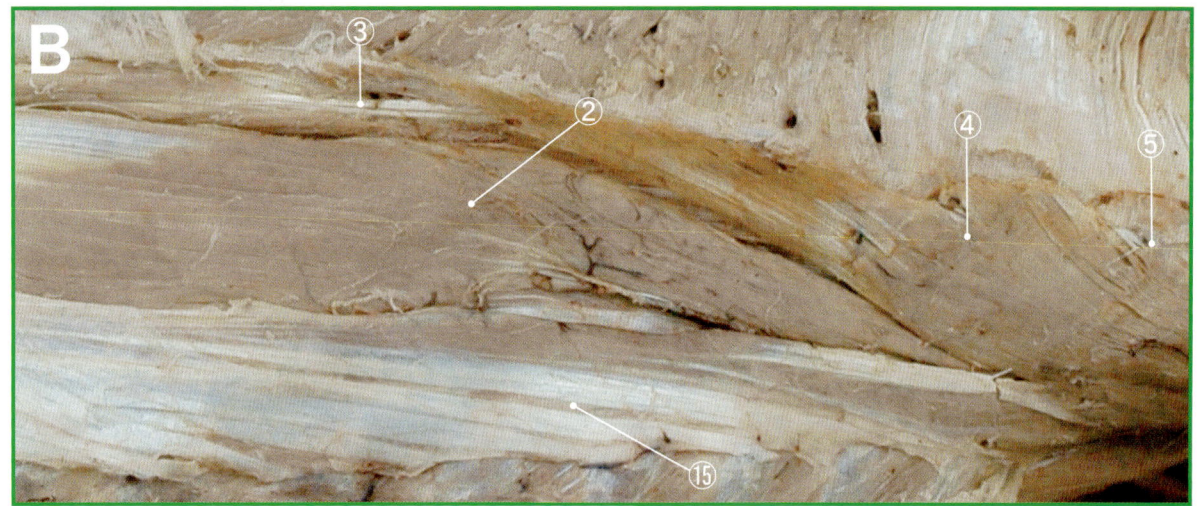

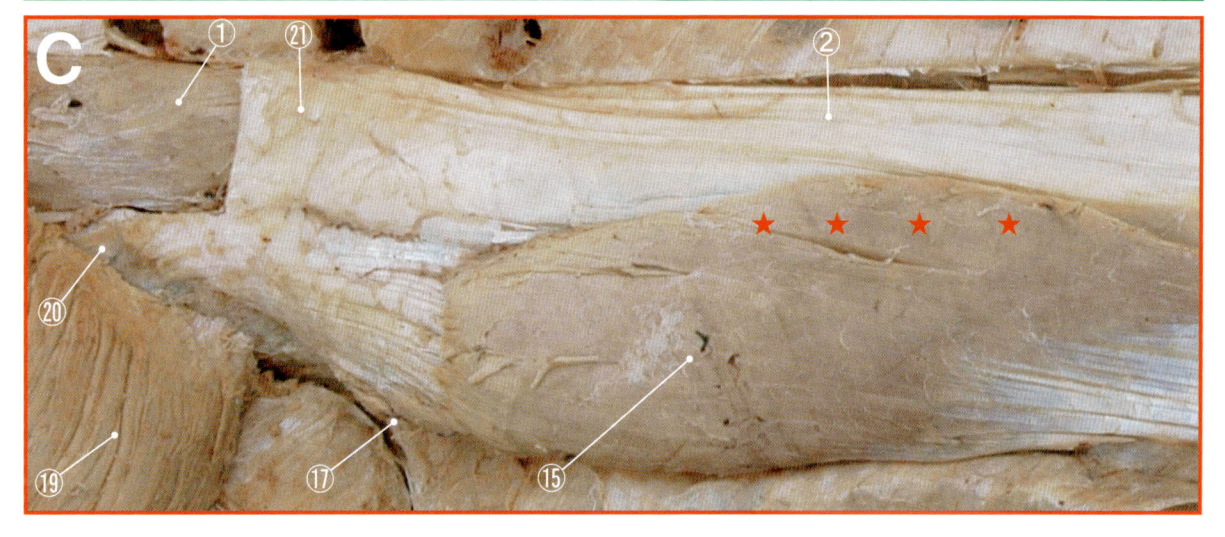

7. 腸肋筋, 最長筋, 棘筋, 半棘筋, 多裂筋, 回旋筋, 肋骨挙筋

図 II-70 最長筋と腸肋筋などを後方からみる

Aは右の体幹を後方からみた写真である．最長筋，腸肋筋，板状筋より表層の筋は反転してある．多裂筋を緑，最長筋を紫，腸肋筋をオレンジ，胸棘筋を赤，板状筋を黄に着色してある．なお，多裂筋の表面を覆っている最長筋の起始腱の一部は切除してある．BはAの□を，CはAの□をそれぞれ拡大してある．↕は体幹の半側幅を示す．Cでは，最長筋の筋腹に腸肋筋の筋腹が覆いかぶさっている領域を★で示す．

① 多裂筋　② 最長筋　③ 胸棘筋　④ 頚板状筋　⑤ 頭板状筋　⑥ 上後鋸筋　⑦ 小菱形筋　⑧ 棘上筋
⑨ 肩甲棘　⑩ 棘下筋　⑪ 肩甲骨の下角　⑫ 大円筋　⑬ 大菱形筋　⑭ 外肋間筋　⑮ 腸肋筋　⑯ 下後鋸筋
⑰ 腸骨稜　⑱ 中殿筋　⑲ 大殿筋　⑳ 上後腸骨棘　㉑ 胸腰筋膜

骨格筋の形と触察法 | 63

第Ⅱ章　体幹の筋

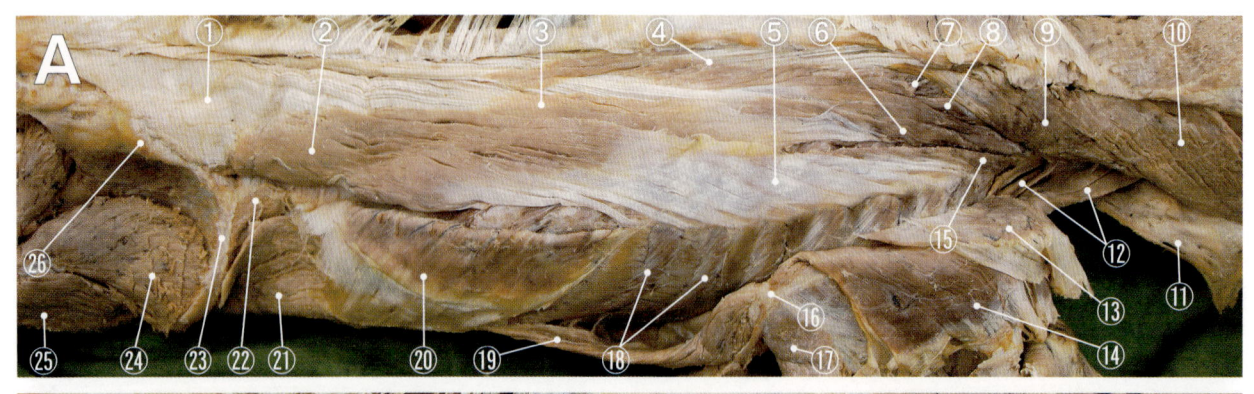

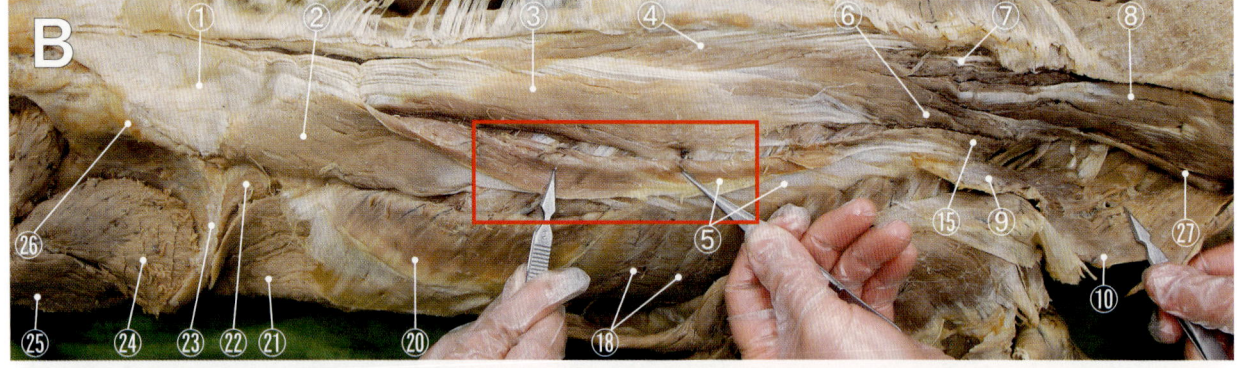

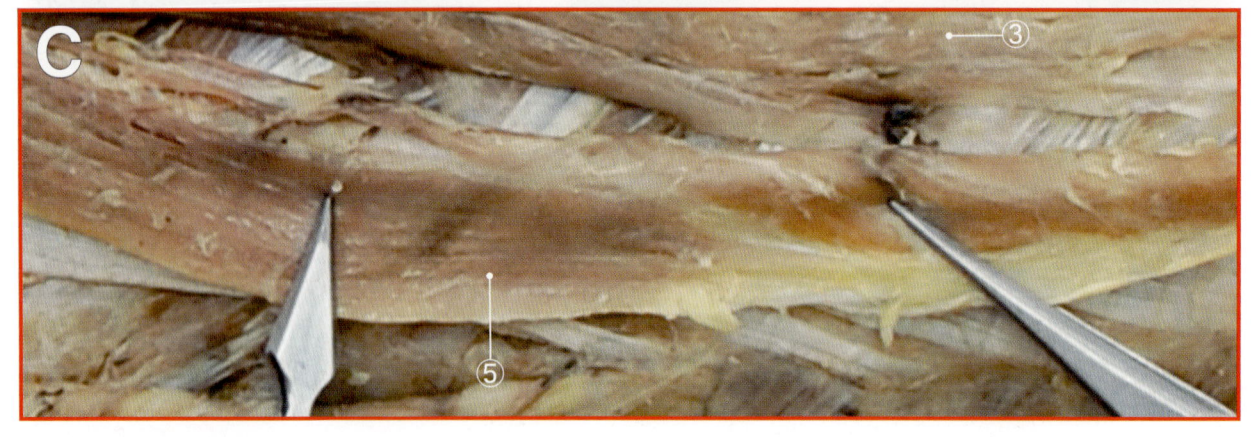

図 Ⅱ-71　胸腸肋筋の構造をみる

　Aは右の体幹を後方からみた写真である．最長筋，腸肋筋，板状筋より表層の筋は反転してある．BはAの胸腸肋筋をピンセットで外側方へ反転して内方（骨側面）をみている．なお，板状筋は起始から剥離しピンセットで外側方へ反転してある．CはBの□を拡大してある．

① 胸腰筋膜　② 腰腸肋筋　③ 胸最長筋　④ 胸棘筋　⑤ 胸腸肋筋　⑥ 頚最長筋　⑦ 頚半棘筋
⑧ 頭半棘筋　⑨ 頚板状筋　⑩ 頭板状筋　⑪ 胸鎖乳突筋　⑫ 肩甲挙筋　⑬ 上後鋸筋　⑭ 大菱形筋
⑮ 頚腸肋筋　⑯ 肩甲骨の下角　⑰ 大円筋　⑱ 外肋間筋　⑲ 前鋸筋　⑳ 下後鋸筋　㉑ 外腹斜筋
㉒ 腰方形筋　㉓ 腸骨稜　㉔ 中殿筋の後部　㉕ 中殿筋の前部　㉖ 上後腸骨棘　㉗ 頭最長筋

64 ｜ 骨格筋の形と触察法

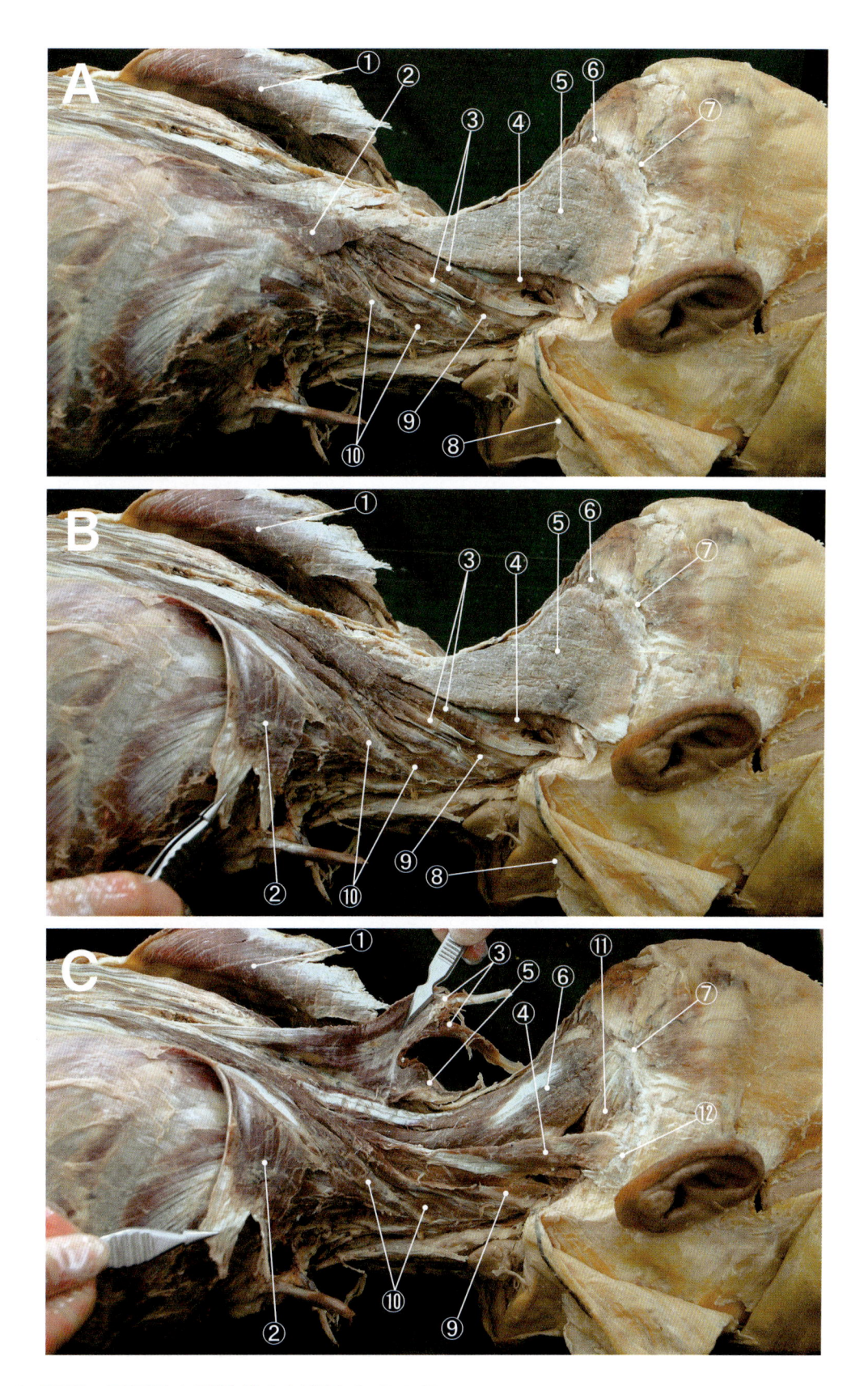

7. 腸肋筋, 最長筋, 棘筋, 半棘筋, 多裂筋, 回旋筋, 肋骨挙筋

図 II-72 頚部の最長筋と腸肋筋を外側方からみる

Aは頚部付近を後外側方からみた写真である．右の上肢は，肩甲骨に付着する筋とともに切除してある．BはAの上後鋸筋を起始から剥離しピンセットで外側方へ反転してある．CはBの頭・頚板状筋を停止から剥離し，ピンセットで後方へ牽引してある．

① 大菱形筋　② 上後鋸筋　③ 頚板状筋　④ 頭最長筋　⑤ 頭板状筋　⑥ 頭半棘筋　⑦ 後頭骨の上項線
⑧ 広頚筋　⑨ 頚最長筋　⑩ 頚腸肋筋　⑪ 上頭斜筋　⑫ 側頭骨の乳様突起

骨格筋の形と触察法 | 65

第Ⅱ章　体幹の筋

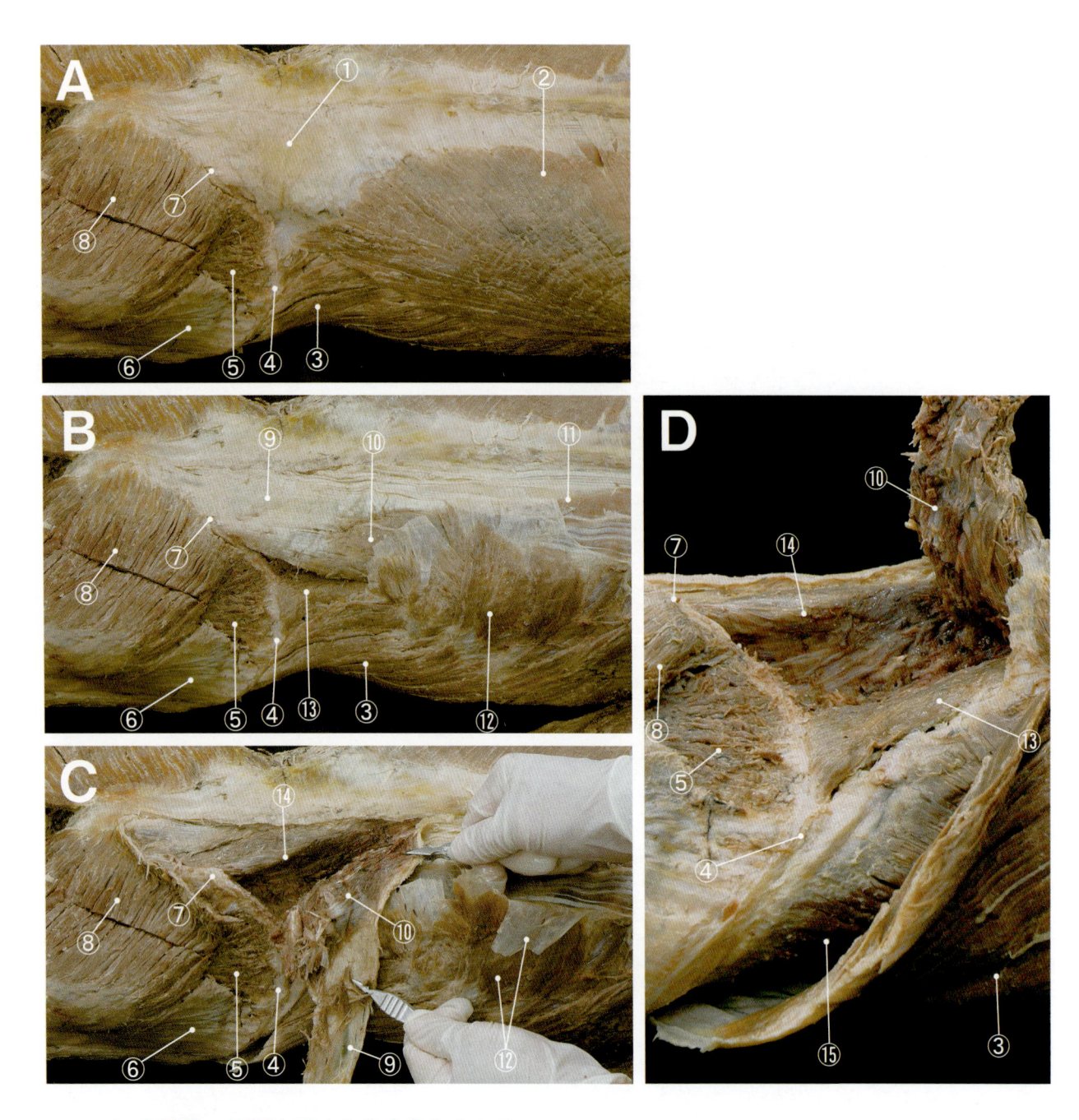

図 Ⅱ-73　多裂筋の位置や厚さを多方向からみる

　Aは右の腰背部を後外側方からみた写真である．BはAの広背筋を起始から剥離し，外側方へ反転してある．CはBの胸腰筋膜を起始から剥離し，ピンセットで外側方へ反転してある．DはCを外側方からみた写真である．最長筋と腸肋筋は頭方へ，外腹斜筋は外側方へ反転してある．下位腰椎付近の厚い胸腰筋膜は，最長筋と腸肋筋の共通の起始腱膜である（A，B）．多裂筋はこの起始腱膜の深層に存在し，筋腹はこの起始腱膜からも起こる（C）．多裂筋の筋腹の厚さは3〜4cmと厚い（D）．

① 胸腰筋膜（広背筋の起始腱膜）　② 広背筋　③ 外腹斜筋　④ 腸骨稜　⑤ 中殿筋　⑥ 殿筋膜
⑦ 上後腸骨棘　⑧ 大殿筋　⑨ 胸腰筋膜（最長筋と腸肋筋の共通の起始腱膜）　⑩ 腰腸肋筋　⑪ 胸最長筋
⑫ 下後鋸筋　⑬ 腰方形筋　⑭ 多裂筋　⑮ 内腹斜筋

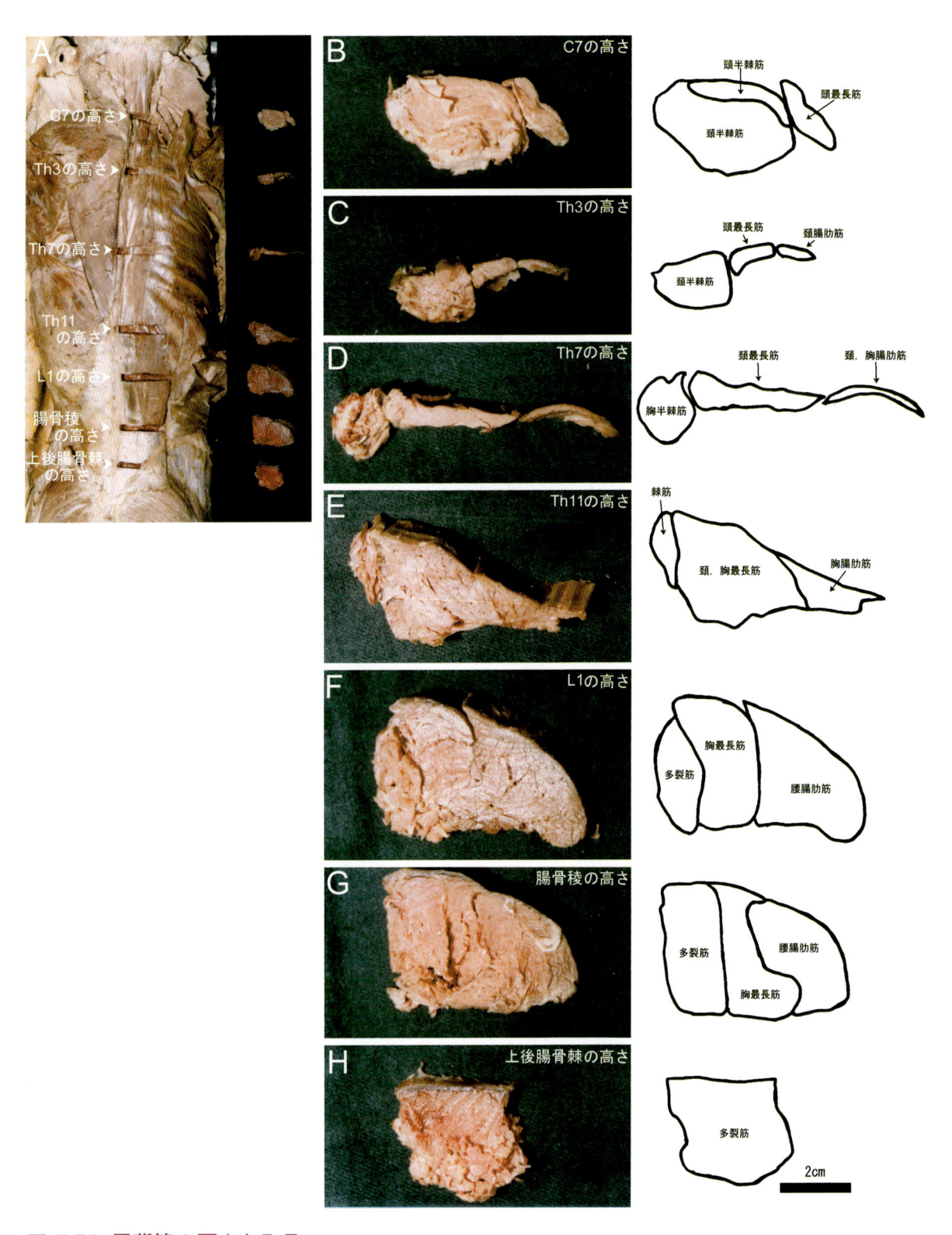

7. 腸肋筋, 最長筋, 棘筋, 半棘筋, 多裂筋, 回旋筋, 肋骨挙筋

図 II-74 長背筋の厚さをみる

Aは頸部と体幹を後方からみた写真である（写真の上が頭方）．右の広背筋は剥離してあり，僧帽筋，頭板状筋，頸板状筋，上後鋸筋および下後鋸筋は切除し反転してある．第7頸椎の棘突起，第3胸椎の棘突起，第7胸椎の棘突起，第11胸椎の棘突起，第1腰椎の棘突起，腸骨稜の上縁および上後腸骨棘の高さで長背筋の横切断切片を作成し，各切片の下面を正面に向けて体幹の右方に並べてある．Bは第7頸椎の棘突起，Cは第3胸椎の棘突起，Dは第7胸椎の棘突起，Eは第11胸椎の棘突起，Fは第1腰椎の棘突起，Gは腸骨稜の上縁，Hは上後腸骨棘の高さでの切片の切断面の写真とその模式図である（写真の上が後方）．模式図の半棘筋には，棘筋，多裂筋，および回旋筋が含まれる（B，C，D）．模式図の棘筋には，半棘筋，多裂筋および回旋筋が含まれる（E）．模式図の多裂筋には，棘筋と回旋筋が含まれる（F，G，H）

骨格筋の形と触察法 | 67

第Ⅱ章　体幹の筋

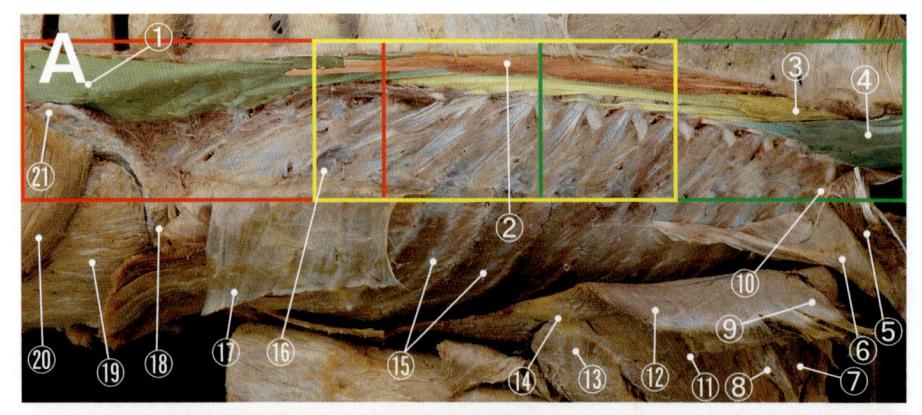

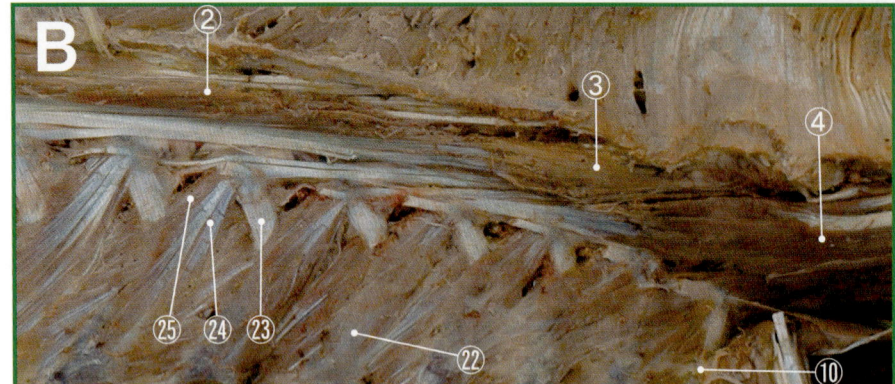

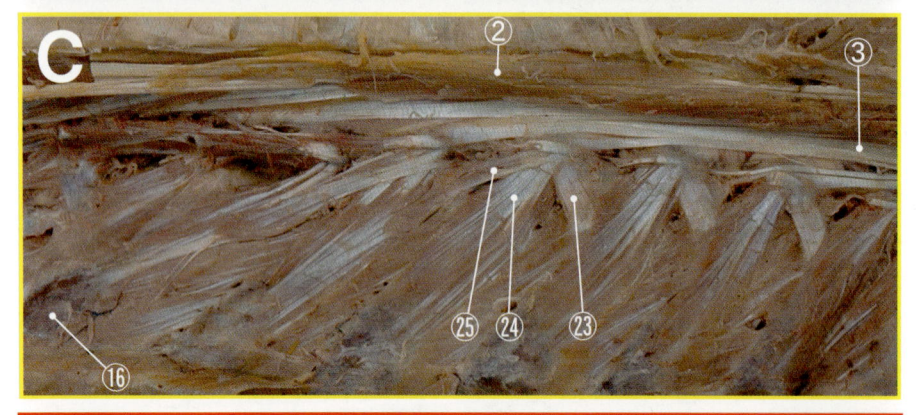

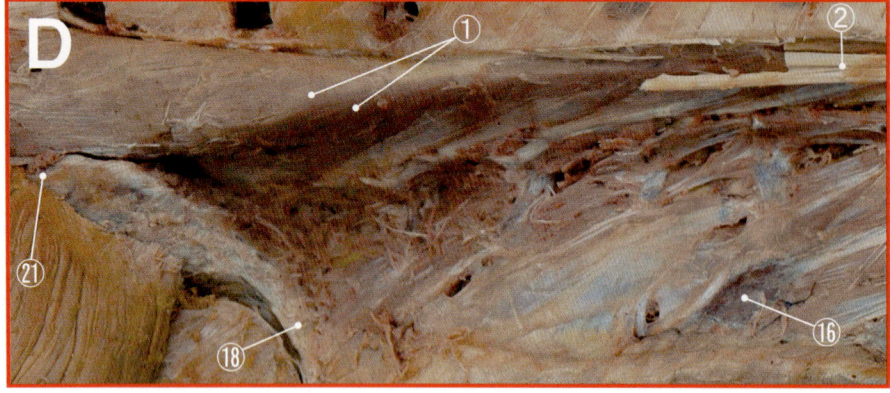

図 Ⅱ-75
多裂筋, 胸棘筋, 半棘筋を後方からみる

Aは右の体幹を後方からみた写真である．多裂筋，棘筋，半棘筋の表層もしくは外側方に位置する筋は切除してある．多裂筋を緑，胸棘筋を赤，頚半棘筋を黄，頭半棘筋を青に着色してある．BはAの□を，Cは□を，Dは□を拡大してある．

① 多裂筋　② 頚・胸棘筋
③ 頚半棘筋　④ 頭半棘筋
⑤ 頚板状筋　⑥ 上後鋸筋
⑦ 棘上筋　⑧ 肩甲棘
⑨ 小菱形筋　⑩ 第2肋骨
⑪ 棘下筋　⑫ 大菱形筋
⑬ 大円筋
⑭ 肩甲骨の下角
⑮ 外肋間筋
⑯ 第12肋骨
⑰ 下後鋸筋　⑱ 腸骨稜
⑲ 中殿筋　⑳ 大殿筋
㉑ 上後腸骨棘
㉒ 第6肋骨
㉓ 外側肋横突靱帯
㉔ 短肋骨挙筋
㉕ 長肋骨挙筋

68 ｜骨格筋の形と触察法

7. 腸肋筋, 最長筋, 棘筋, 半棘筋, 多裂筋, 回旋筋, 肋骨挙筋

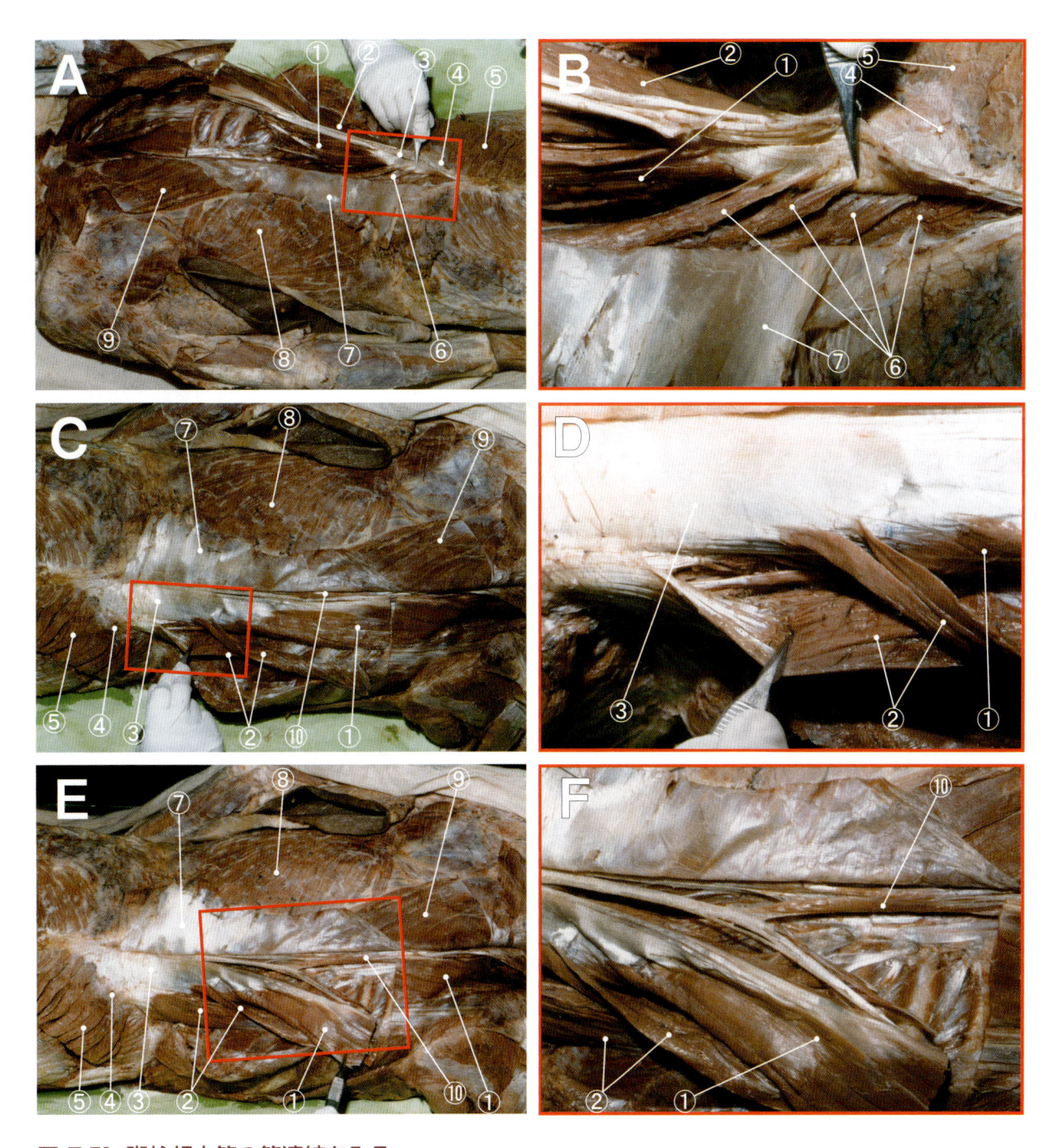

図 II-76 脊柱起立筋の筋連結をみる

Aは右の腰背部を後内側方からみた写真である（写真の右が尾方）．胸腰筋膜を正中断後に棘突起の列から剥離し，外側方へ反転してある．BはAの□を拡大した写真である．Cは腰背部を後方からみた写真である（写真の左が尾方）．腸肋筋の筋腹を外側方へ牽引してある．DはCの□を拡大した写真である．Eは腰背部を後方からみた写真である（写真の左が尾方）．最長筋の筋腹を外側方へ牽引してある．FはEの□を拡大した写真である．

多裂筋の筋束の一部は，最長筋や腸肋筋の起始腱膜（胸腰筋膜）から始まる（B）．最長筋と腸肋筋は，共通の起始腱膜（胸腰筋膜）から始まる（D）．胸棘筋の筋腹の一部は，最長筋の起始腱膜（胸腰筋膜）から始まる（F）．

① 最長筋　② 腸肋筋　③ 胸腰筋膜（最長筋と腸肋筋の共通の起始腱膜）　④ 上後腸骨棘　⑤ 大殿筋
⑥ 多裂筋　⑦ 胸腰筋膜（広背筋の起始腱膜）　⑧ 広背筋　⑨ 僧帽筋　⑩ 胸棘筋

骨格筋の形と触察法 | 69

第Ⅱ章　体幹の筋

触察法

骨指標と筋の投影図

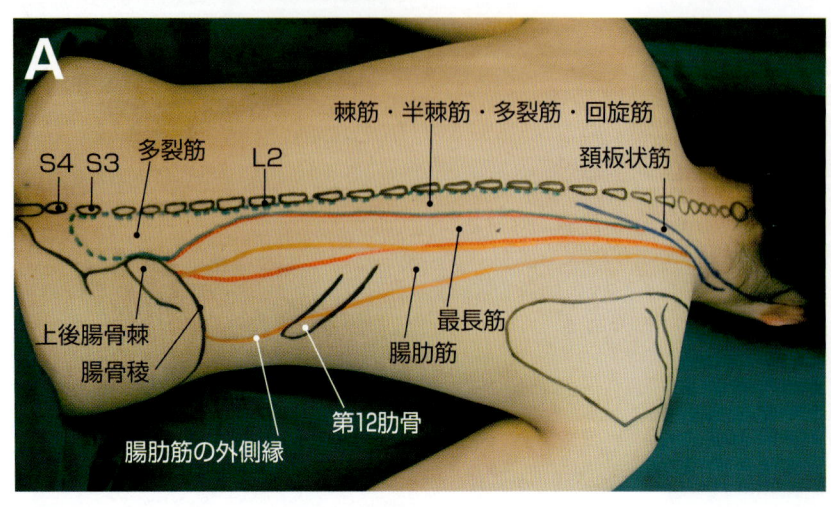

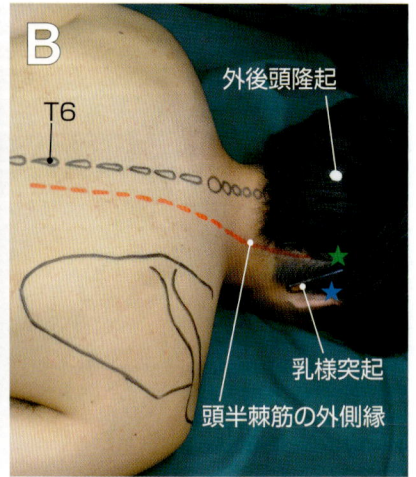

図 Ⅱ-77　骨指標と腸肋筋，最長筋，棘筋，半棘筋，多裂筋，回旋筋などの投影図
Aは体幹を後方から，Bは頚部から背部を後外側方からみた写真である．第12肋骨より尾方の領域では，腸肋筋の外側縁を後外側方へ投影してある．

骨指標の触察手順

筋の触察に必要な骨指標の触察手順は，**Ⅴ-5.❸ 腸骨の腸骨稜**，**Ⅴ-3.❶ 腰椎の棘突起**，**Ⅴ-5.❷ 腸骨の上後腸骨棘**，**Ⅴ-4.❷ 肋骨**を参照．

筋の触察手順

1. 最長筋の外側縁と内側縁，2. 棘筋，半棘筋，多裂筋，回旋筋の筋腹，3. 腸肋筋の外側縁，4. 腸肋筋の内側縁，5. 頭半棘筋の外側縁の順に触察する．

　※ 頚部に位置する腸肋筋，最長筋，棘筋，半棘筋，多裂筋，回旋筋の触知は困難である．
　※ 肋骨挙筋の触知はできない．
　※ 頭半棘筋の内側縁は後正中線の位置とほぼ一致する．

1. 最長筋の外側縁と内側縁（図Ⅱ-64, 図Ⅱ-70, 図Ⅱ-71）

① 触察者は触察部位の外側方に位置する．
② 後方からみた半側胸郭幅の中央部と，半側骨盤幅の中央部とを通る線を想定する（図Ⅱ-63の想定線1）．
③ 中位胸椎の高さで想定線1と後正中線との中点に指を置き，前方へ圧迫しながら内側方⇔外側方に移動させる（図Ⅱ-78）．
　※ この領域の最長筋の筋腹は，腸肋筋や棘筋に比べ硬く膨隆したように触知できる．
④ 後正中線から想定線1までの幅の外側1/3の部位を通る線を想定する（図Ⅱ-64の想定線2）．

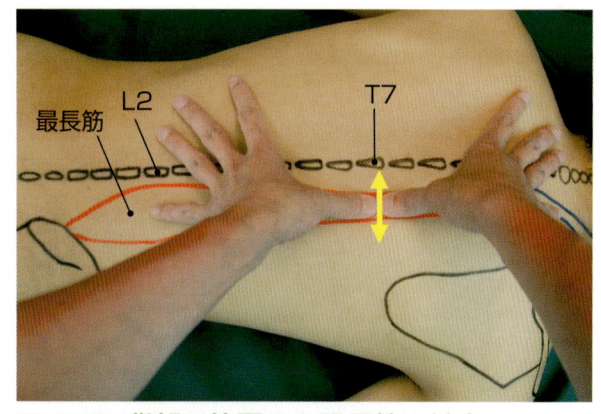

図 Ⅱ-78　背部に位置する最長筋の触察

70　骨格筋の形と触察法

7. 腸肋筋, 最長筋, 棘筋, 半棘筋, 多裂筋, 回旋筋, 肋骨挙筋

⑤ ③で確認した筋腹の外側縁を, 想定線2を指標にして, 頭方は上位胸椎の高さまで, また尾方は腸骨稜までたどる.

⑥ 中位胸椎の高さで後正中線から想定線1までの幅の内側1/4の部位と, 第2腰椎の棘突起の外側縁とを結ぶ線を想定する（図Ⅱ-64の想定線3）.

⑦ ③で確認した筋腹の内側縁を, 想定線3を指標にして, 頭方は上位胸椎の高さまで, また尾方は第2腰椎の棘突起の高さまでたどる.

⑧ 第2腰椎の棘突起の外側縁と, 上後腸骨棘とを結ぶ線を想定する（図Ⅱ-64の想定線4）.

⑨ 想定線4を指標にして, ⑦で確認した筋腹の内側縁を腸骨稜までたどる（図Ⅱ-79）.

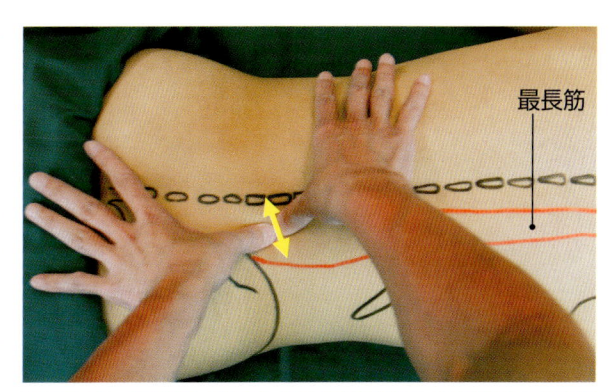

図Ⅱ-79 腰部に位置する最長筋の内側縁の触察

2. 棘筋, 半棘筋, 多裂筋, 回旋筋の筋腹（図Ⅱ-65, 図Ⅱ-70, 図Ⅱ-75, 図Ⅱ-73）

① 触察者は触察部位の外側方に位置する.

② 1.で確認した最長筋の内側縁（図Ⅱ-64の想定線3, 図Ⅱ-64の想定線4）と胸椎および腰椎の棘突起との間に指を置き, 前方へ圧迫しながら胸部では内側方⇔外側方に（図Ⅱ-80）, 腰部では内側尾方⇔外側頭方に（図Ⅱ-81）移動させる.

※ 下位胸椎から第2腰椎までの高さでは, 最長筋の内側縁が棘突起の列に近いため, 指を移動させる距離が短くなり筋腹を触知しにくい（図Ⅱ-70, 図Ⅱ-74）.

※ 第3腰椎から上後腸骨棘までの高さでは, 多裂筋の筋腹は厚くて幅広く, 触知しやすい（図Ⅱ-73, 図Ⅱ-86）.

※ 多裂筋は, 第3正中仙骨稜と第4正中仙骨稜との間の高さ（上後腸骨棘から約3横指尾方の位置）まで存在するが, その下縁の筋腹は薄く, 触知しにくい.

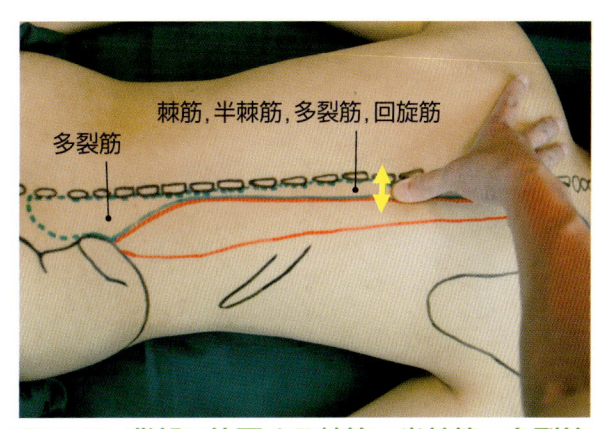

図Ⅱ-80 背部に位置する棘筋, 半棘筋, 多裂筋, 回旋筋の触察

3. 腸肋筋の外側縁（図Ⅱ-63, 図Ⅱ-70, 図Ⅱ-71）

① 触察者は触察部位の外側方に位置する.

② 後方からみた半側胸郭幅の中央部と, 半側骨盤幅の中央部とを通る線を想定する.（図Ⅱ-63の想定線1）.

③ 想定線1に指を置き, 前方へ圧迫しながら指を内側方へ移動させる.

※ 下位肋骨の高さでは, 腸肋筋の筋腹は厚く,（図Ⅱ-71, 図Ⅱ-74）触知しやすい.

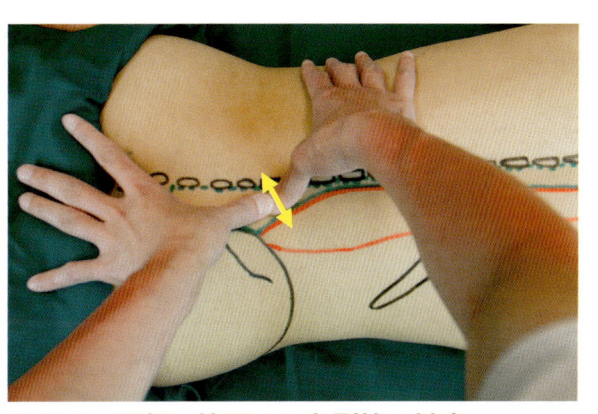

図Ⅱ-81 腰部に位置する多裂筋の触察

第Ⅱ章　体幹の筋

※ 中位および上位肋骨の高さでは，腸肋筋の筋腹は薄く（図Ⅱ-71，図Ⅱ-74），触知しにくい．
※ 第12肋骨と腸骨稜との間では，腸肋筋は前方に位置する腰方形筋と隣接する．よって，想定線1より前外側方に指を置き，前内側方へ圧迫しながら指を後内側方へ移動させる．

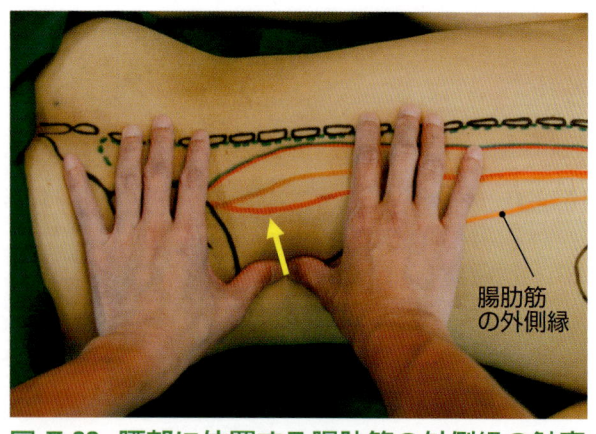

図Ⅱ-82　腰部に位置する腸肋筋の外側縁の触察

4. 腸肋筋の内側縁（図Ⅱ-63，図Ⅱ-70，図Ⅱ-71）

① 触察者は触察部位の外側方に位置する．
② 1.で確認した最長筋の外側縁（図Ⅱ-64の想定線2）に指を置き，前方へ圧迫しながら外側方へ移動させる．

※ 下位胸椎から上位腰椎の高さでは，腸肋筋は最長筋の表層にも存在する（図Ⅱ-70，図Ⅱ-71）．よって，この領域では，最長筋の外側縁（図Ⅱ-64の想定線2）よりも内側方に指を置き，内側方⇔外側方にさすって確認する（図Ⅱ-83）．なお，この筋腹は体幹を自動伸展させると，観察および触知しやすい．

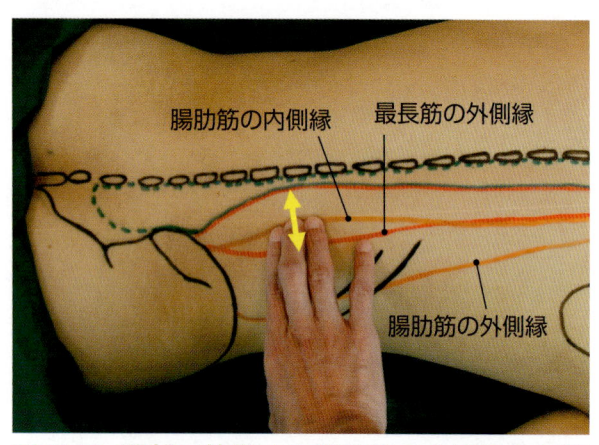

図Ⅱ-83　腰部に位置する腸肋筋の内側縁の触察

5. 頭半棘筋の外側縁（図Ⅱ-66，図Ⅱ-55，図Ⅱ-72）

① 触察者は触察部位の外側方に位置する．
② 側頭骨の乳様突起の下端から3横指頭方の部位（図Ⅱ-77Bの★）と，外後頭隆起とを弓状に結ぶ線を想定する（図Ⅱ-66の想定線1）．
③ 想定線1の外側1/3の部位（図Ⅱ-77Bの★）と第8胸椎の横突起とを結ぶ線を想定する（図Ⅱ-66の想定線2）．

※ 第8胸椎の横突起は第6胸椎の棘突起と第7胸椎の棘突起との間の高さで，後正中線から2横指外側方に位置する．

④ 想定線2の上端付近に指を置き，前内側方へ圧迫しながら指を後内側方へ移動させる（図Ⅱ-84）．
⑤ ④で確認した筋腹の外側縁を，想定線2を指標にして尾方へたどる．

※ 頚部に位置する筋腹は，頚部を自動伸展させると，観察および触知しやすい．
※ 背部に位置する筋腹の同定は困難である．

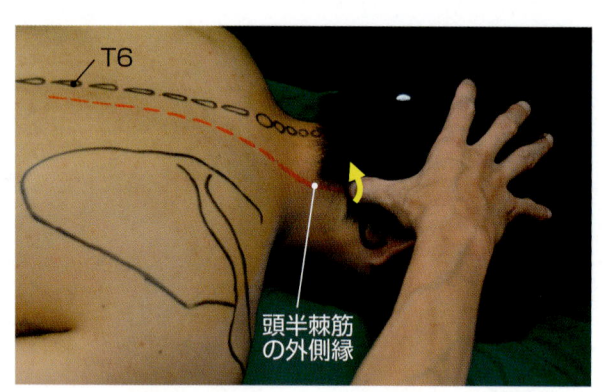

図Ⅱ-84　頚部に位置する頭半棘筋の外側縁の触察

学生のための触察ポイント

● 最長筋は，「1. 最長筋の外側縁と内側縁 ②，③」の一部を確認し，その間にある筋腹の膨隆を触察する．
● 棘筋，半棘筋，多裂筋，回旋筋の筋腹は，「2. 棘筋，半棘筋，多裂筋，回旋筋の筋腹 ②」を参考に，その筋腹の一部を触察する．
● 腸肋筋は，「3. 腸肋筋の外側縁 ②，③」の一部を確認し，その内側方にある筋腹の膨隆を触察する．
● 頭半棘筋は，「5. 頭半棘筋の外側縁 ②〜④」の一部を確認し，その内側方にある筋腹の膨隆を触察する．

8 腰方形筋

骨格筋の形と位置

筋 名	起 始	停 止	作 用	神 経
腰方形筋 Quadratus lumborum	腸骨の腸骨稜と腸腰靱帯，第2(3)～5腰椎の肋骨突起．	腸骨の腸骨稜，腸腰靱帯から始まる筋腹：第1～(3)4腰椎の肋骨突起と第12肋骨． 腰椎の肋骨突起から始まる筋腹：第12肋骨の下縁．	片側が働くと骨盤の挙上または腰部を同側へ側屈． 両側が働くと腰部の伸展．	腰神経叢の筋枝 Muscular branches of lumbar plexus (T12～L3)

構造の特徴

・腰方形筋は，腰椎の外側方で腹腔の後壁をつくる板状の筋である．前方または後方から観察すると台形状を呈する（図Ⅱ-85，図Ⅱ-86 C，図Ⅳ-4 A～C）．

・腰方形筋の内側約2/3の領域の筋腹の後方には，厚い腰腸肋筋と胸最長筋が存在し，これらの筋に覆われていない領域は三角形状にみえる（図Ⅱ-86，図Ⅱ-73，図Ⅱ-211）．

・腰方形筋の起始部の外側端は，上前腸骨棘から上後腸骨棘までの長さの1/2（骨盤の前後径の1/2）の部位にある（図Ⅱ-86，図Ⅱ-211）．

・腰方形筋の前外側縁は，外腹斜筋の後縁に接する（図Ⅱ-86，図Ⅱ-73 B，図Ⅱ-211）．

筋 連 結

・腰方形筋は，大腰筋（腱膜，図Ⅳ-8 G），横隔膜（腱，図Ⅳ-8 F），腸肋筋（筋膜），最長筋（筋膜），外腹斜筋（筋膜），内腹斜筋（筋膜）および腹横筋（筋膜，図Ⅳ-8 F，G）と連結している．

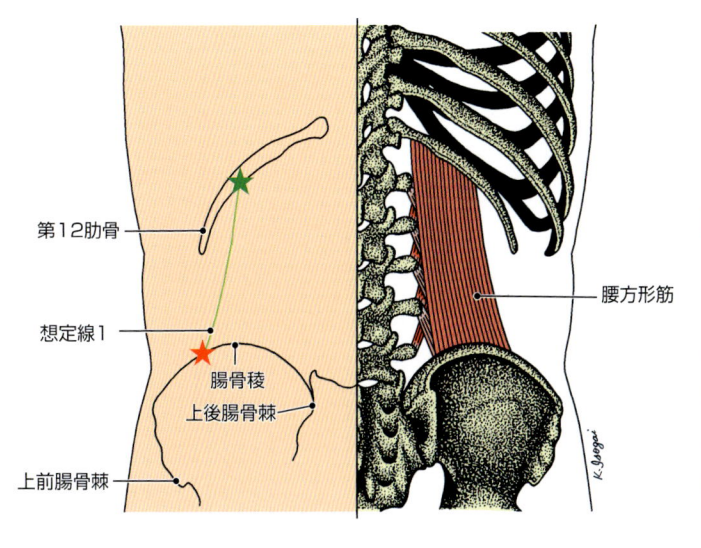

図 Ⅱ-85 後方からみた腰方形筋の模式図

★は，半側骨盤幅の中央部を通る矢状面と第12肋骨との交点である．★は，腸骨稜上で上後腸骨棘の後端と上前腸骨棘の前端との中点の部位である．想定線1は，★と★とを結ぶ線であり，腰方形筋の前外側上縁の位置を想定した線である．

第Ⅱ章　体幹の筋

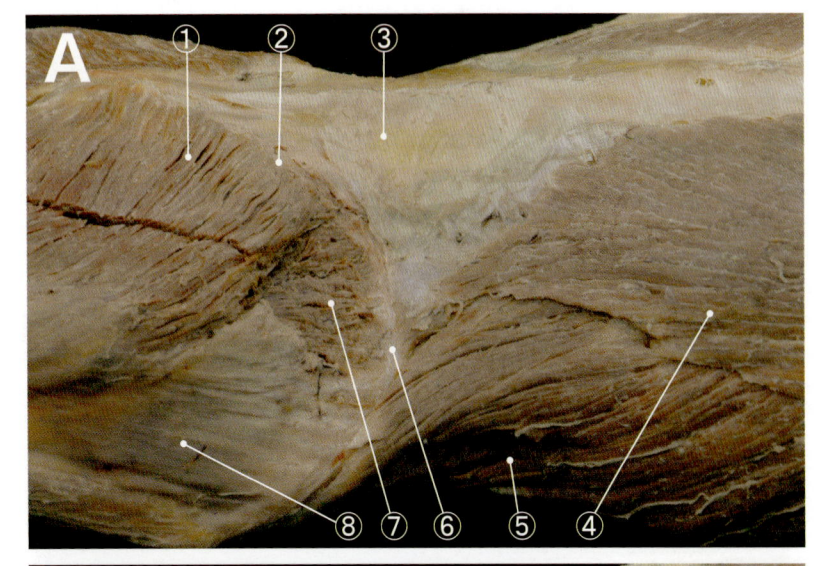

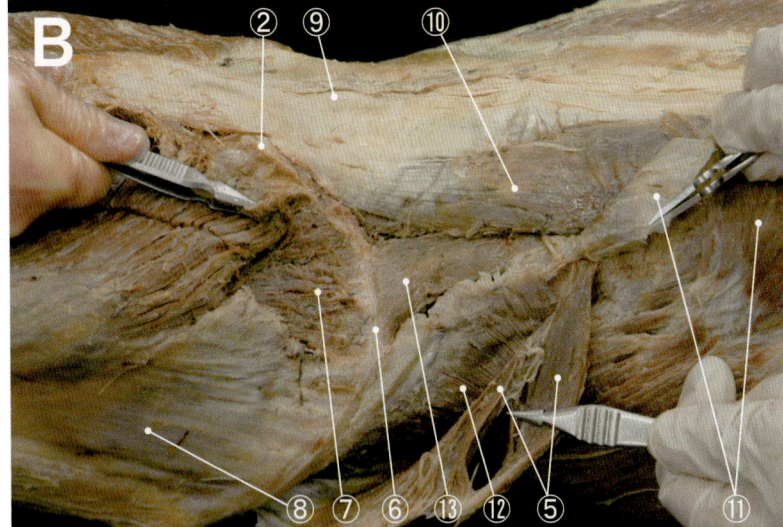

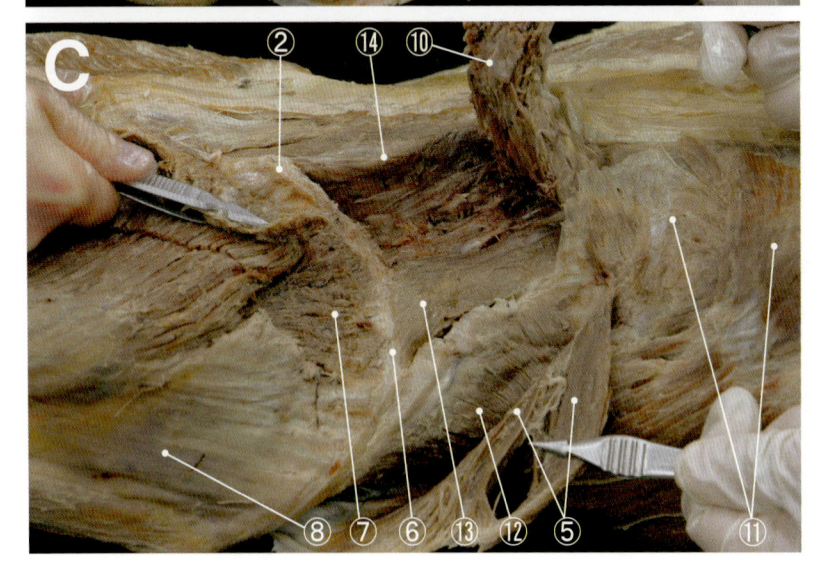

図Ⅱ-86　腰方形筋を後外側方からみる

Aは右の腰部を後外側方からみた写真である．BはAの広背筋を切除し，下後鋸筋と外腹斜筋はピンセットで反転してある．CはBの最長筋と腸肋筋を起始から剥離し，後方へ反転してある．

① 大殿筋　② 上後腸骨棘
③ 胸腰筋膜（広背筋の起始腱膜）
④ 広背筋　⑤ 外腹斜筋　⑥ 腸骨稜
⑦ 中殿筋　⑧ 殿筋膜
⑨ 胸腰筋膜（最長筋と腸肋筋の共通の起始腱膜）　⑩ 腰腸肋筋
⑪ 下後鋸筋　⑫ 内腹斜筋
⑬ 腰方形筋　⑭ 多裂筋

74 ｜ 骨格筋の形と触察法

触察法

骨指標と筋の投影図

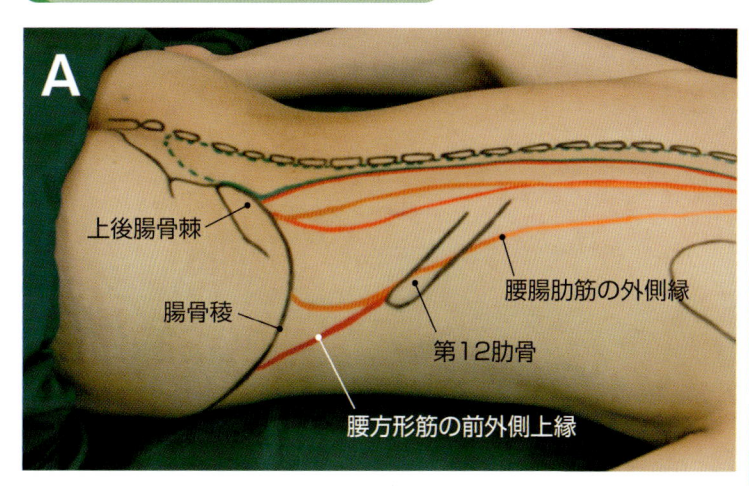

図 Ⅱ-87 骨指標と腰方形筋などの投影図

Aは腰部を後外側方から，Bは後方から，Cは外側方からみた写真である．

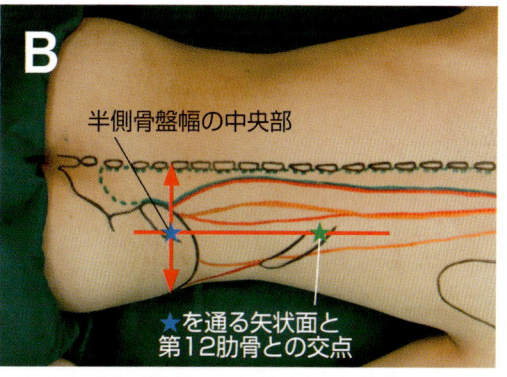

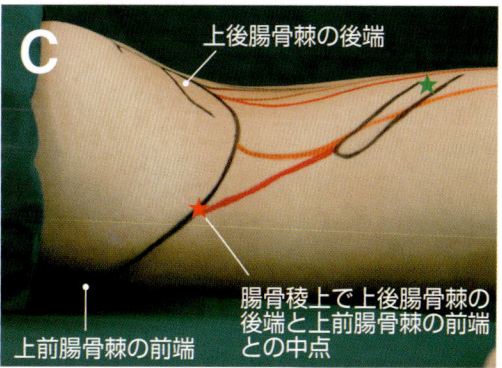

骨指標の触察手順

筋の触察に必要な骨指標の触察手順は，Ⅴ-5.3 腸骨の腸骨稜，Ⅴ-4.2 肋骨，Ⅴ-5.2 腸骨の上後腸骨棘，Ⅴ-5.1 腸骨の上前腸骨棘を参照．

筋の触察手順

1. 腰方形筋の前外側上縁を触察する．（図Ⅱ-85, 図Ⅱ-73, 図Ⅱ-86）

① 触察者は触察部位の外側方に位置する．

② 半側骨盤幅の中央部（図Ⅱ-87Bの★）を通る矢状面と第12肋骨との交点（図Ⅱ-87Bの★）を確認する．

③ 腸骨稜上で上後腸骨棘の後端と上前腸骨棘の前端との中点（図Ⅱ-87Cの★）を確認する．

④ ★と★を結ぶ線を想定する（図Ⅱ-85の想定線1）．

⑤ 想定線1に指を置き，後内側尾方へ圧迫しながら指を前方⇔後方に移動させる（図Ⅱ-88）．

※ 同側の骨盤を自動挙上させると，腰方形筋が収縮し，触知しやすい．

※ 腰方形筋の停止付近の筋腹は，厚い腸肋筋の筋腹に覆われるため（図Ⅱ-73, 図Ⅱ-86），触知しにくい．

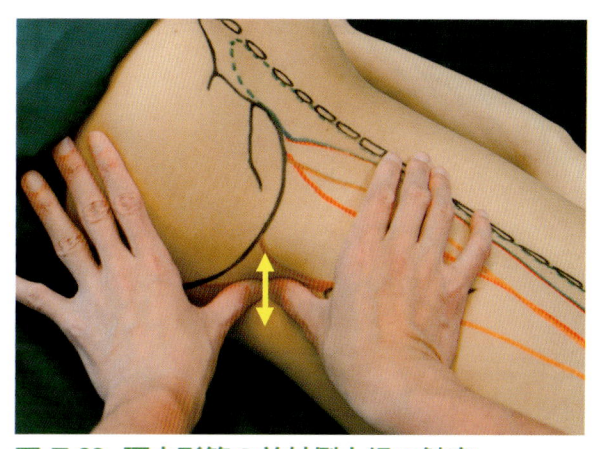

図Ⅱ-88 腰方形筋の前外側上縁の触察

学生のための触察ポイント

● 腰方形筋は，「1. 腰方形筋の前外側上縁 ②〜⑤」の一部を確認し，その内側頭方にある筋腹の膨隆を触察する．

9 大後頭直筋, 小後頭直筋, 上頭斜筋, 下頭斜筋

骨格筋の形と位置

筋 名	起 始	停 止	作 用	神 経
大後頭直筋 Rectus capitis posterior major	第2頸椎の棘突起.	後頭骨の下項線の外側部.	環椎後頭関節と環軸関節の伸展. 片側が働くと, 同関節を同側へ側屈, 回旋.	後頭下神経（C1の後枝）の内側枝 Medial branch of suboccipital nerve (Posterior branch of 1st cervical nerve)
小後頭直筋 Rectus capitis posterior minor	第1頸椎の後結節.	後頭骨の下項線の内側1/3の領域の尾方.	環椎後頭関節の伸展. 片側が働くと, 同関節を同側へ側屈.	後頭下神経（C1の後枝）の内側枝 Medial branch of suboccipital nerve (Posterior branch of 1st cervical nerve)
上頭斜筋 Obliquus capitis superior	第1頸椎の横突起の前部.	後頭骨の下項線の外側部の頭方.	環椎後頭関節を伸展. 片側が働くと, 同関節を同側へ側屈, 反対側へ回旋.	後頭下神経（C1の後枝）の外側枝 Lateral branch of suboccipital nerve (Posterior branch of 1st cervical nerve)
下頭斜筋 Obliquus capitis inferior	第2頸椎の棘突起.	第1頸椎の横突起の後部.	環軸関節の伸展. 片側が働くと, 同関節を同側へ側屈, 同側へ回旋.	後頭下神経（C1の後枝）の内側枝 Medial branch of suboccipital nerve (Posterior branch of 1st cervical nerve) 大後頭神経（C2の後枝）の内側枝 Medial branch of greater occipital nerve (Posterior branch of 2nd cervical nerve)

構造の特徴

- 大後頭直筋, 小後頭直筋, 上頭斜筋および下頭斜筋は, 頸部の後面の頭半棘筋の深層で後頭骨と第1頸椎または第2頸椎との間に存在する小さな筋である（図Ⅱ-89, 図Ⅱ-91）.
- 大後頭直筋は前内側尾方から後外側頭方へ向かう. 小後頭直筋はほぼ前方から後方へ向かう. 下頭斜筋は後内側尾方から前外側頭方へ向かう. 上頭斜筋はほぼ前方から後方へ向かう（図Ⅱ-89, 図Ⅱ-90, 図Ⅱ-91）.
- 大後頭直筋, 上頭斜筋および下頭斜筋に囲まれた三角形の間隙を後頭下三角といい, ここから椎骨動脈と後頭下神経枝が観察できる（図Ⅱ-91Bの△）.

筋 連 結

- 大後頭直筋は, 小後頭直筋（腱）, 下頭斜筋（腱, 図Ⅱ-91）と連結している.
- 小後頭直筋は, 大後頭直筋（腱）と連結している.
- 上頭斜筋は, 下頭斜筋（腱）と連結している.
- 下頭斜筋は, 大後頭直筋（腱, 図Ⅱ-91）, 上頭斜筋（腱）および頸半棘筋（腱, 図Ⅱ-91）と連結している.

9. 大後頭直筋, 小後頭直筋, 上頭斜筋, 下頭斜筋

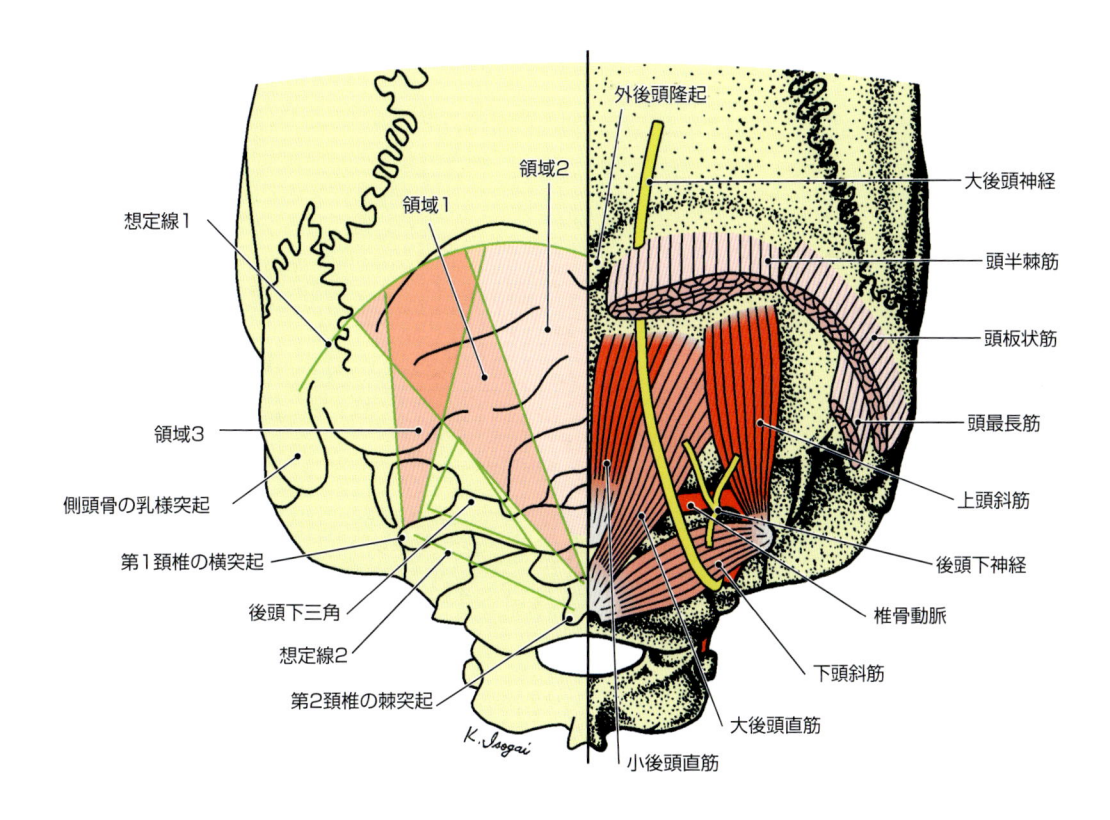

図 II-89 後方からみた後頭下筋群の模式図

　想定線1は，側頭骨の乳様突起の下端から3横指頭方の部位と，外後頭隆起とを弓状に結ぶ線であり，後頭骨の上項線の位置を想定した線である．領域1は，想定線1の内側1/3の部位と外側1/3の部位と第2頚椎の棘突起とに囲まれた領域で，その前内側尾方2/3の領域は大後頭直筋の筋腹の位置を想定した領域である．領域2は，想定線1の内側1/3の部位と外後頭隆起と第1頚椎の後結節とに囲まれた領域で，その前尾方1/2の領域は小後頭直筋の筋腹の位置を想定した領域である．領域3は，想定線1の内側1/3の部位と外側1/3の部位と第1頚椎の横突起とに囲まれた領域で，その前尾方2/3の領域は上頭斜筋の筋腹の位置を想定した領域である．想定線2は，第2頚椎の棘突起と第1頚椎の横突起とを結ぶ線であり，下頭斜筋の長軸を想定した線である．

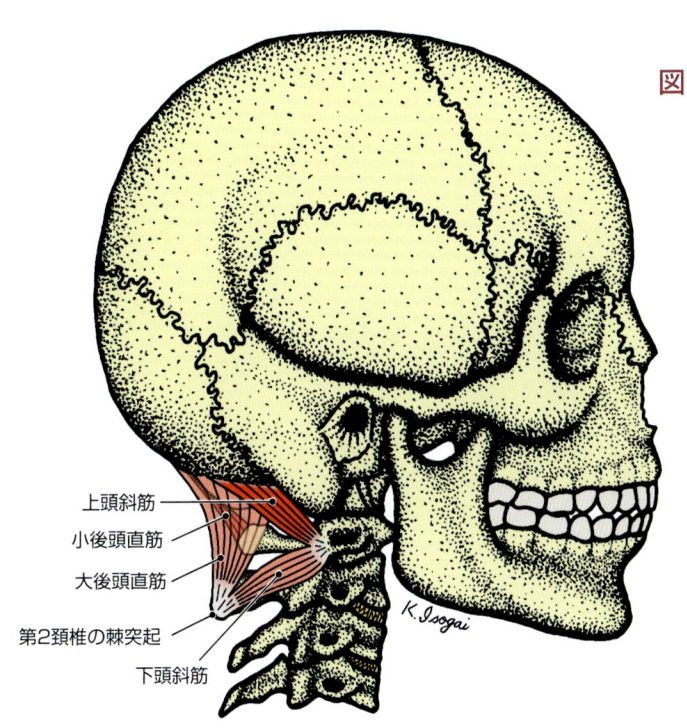

図 II-90 外側方からみた後頭下筋群の模式図

骨格筋の形と触察法 | 77

第Ⅱ章　体幹の筋

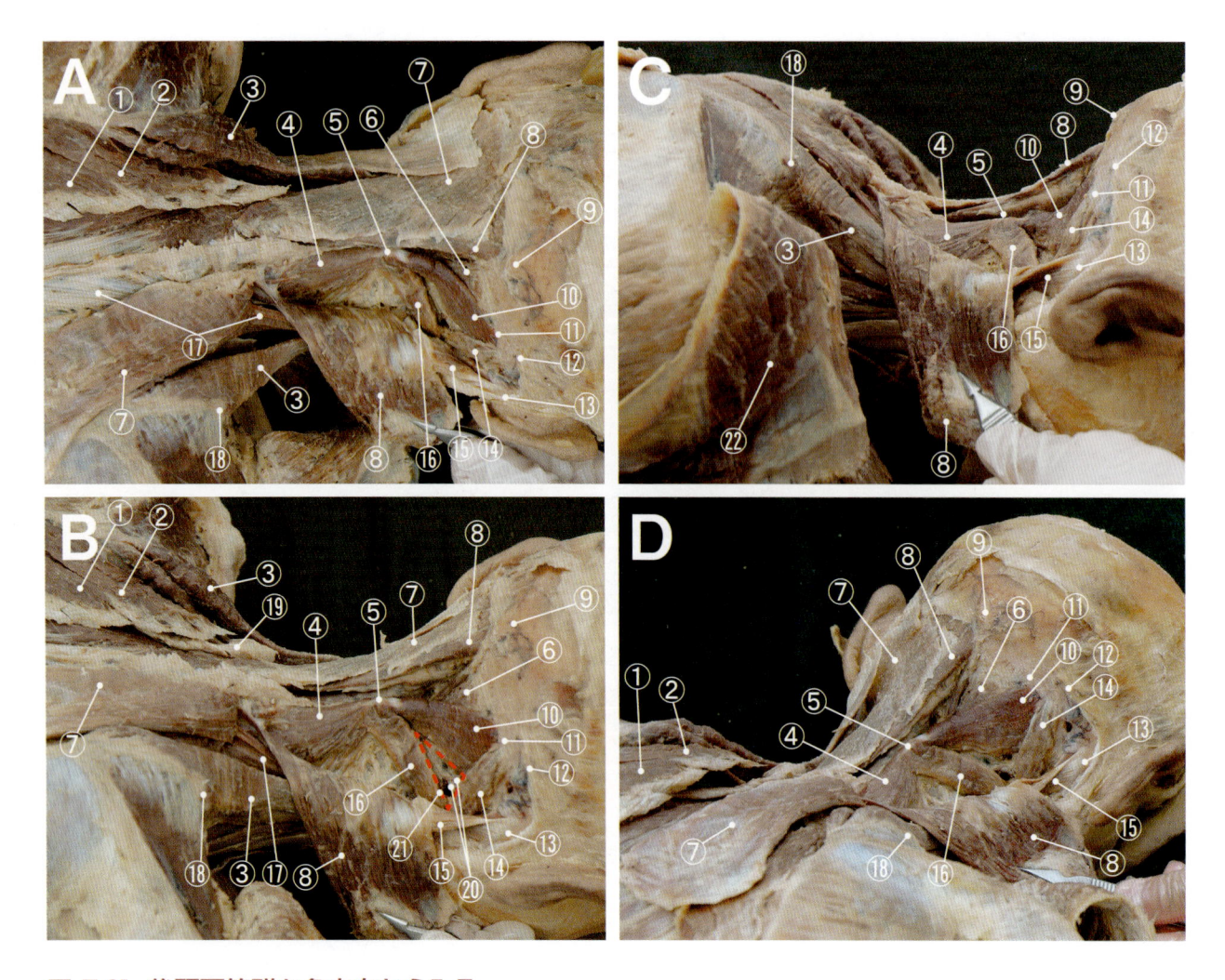

図Ⅱ-91　後頭下筋群を多方向からみる

Aは頚部を後方から，Bは後外側方から，Cは外側方から，Dは後外側尾方からみた写真である．右頚部の筋は後頭下筋群以外の筋を反転してある．左の大・小菱形筋は起始から，胸鎖乳突筋は停止から剥離した後，ほぼ元の位置に戻してある．

① 大菱形筋　② 小菱形筋　③ 肩甲挙筋　④ 頚半棘筋　⑤ 第2頚椎の棘突起　⑥ 小後頭直筋
⑦ 頭板状筋　⑧ 頭半棘筋　⑨ 後頭骨の外後頭隆起　⑩ 大後頭直筋　⑪ 後頭骨の下項線
⑫ 後頭骨の上項線　⑬ 側頭骨の乳様突起　⑭ 上頭斜筋　⑮ 頭最長筋　⑯ 下頭斜筋　⑰ 頚板状筋
⑱ 肩甲骨の上角　⑲ 上後鋸筋　⑳ 後頭下神経　㉑ 後頭下三角(△)　㉒ 僧帽筋

9. 大後頭直筋, 小後頭直筋, 上頭斜筋, 下頭斜筋

触察法

骨指標と筋の投影図

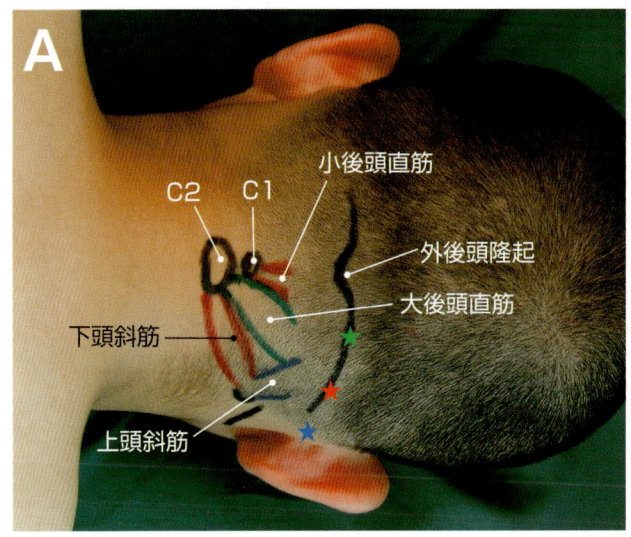

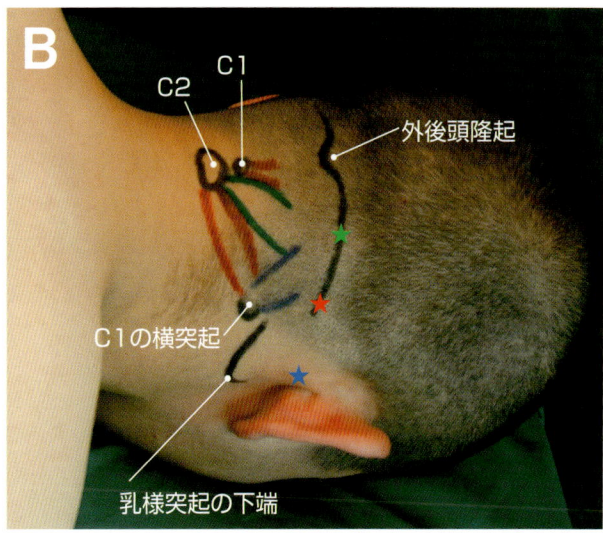

図Ⅱ-92 骨指標と大後頭直筋, 小後頭直筋, 上頭斜筋, 下頭斜筋の投影図
Aは頚頭部を後方から, Bは頚頭部を後外側方からみた写真である. 第1頚椎の横突起は後外側方へ投影してある.

骨指標の触察手順

筋の触察に必要な骨指標の触察手順は, **V-1.2** 側頭骨の乳様突起, **V-1.1** 後頭骨の外後頭隆起, 後頭骨の上項線, **V-3.1** 第1頚椎の後結節, 頚椎の棘突起, **V-3.2** 頚椎の横突起を参照.

筋の触察手順

1. 大後頭直筋, 2. 小後頭直筋, 3. 上頭斜筋, 4. 下頭斜筋の順に触察する.

1. 大後頭直筋(図Ⅱ-89, 図Ⅱ-90, 図Ⅱ-91)

① 触察者は触察部位の外側方に位置する.

② 側頭骨の乳様突起の下端から3横指頭方の部位(図Ⅱ-92 Aの★)と, 外後頭隆起とを弓状に結ぶ線を想定する(図Ⅱ-89の想定線1).

③ 想定線1の内側1/3の部位(図Ⅱ-92の★)と外側1/3の部位(図Ⅱ-92の★)を確認する.

④ ★と★と第2頚椎の棘突起に囲まれた領域を想定する(図Ⅱ-89の領域1).

⑤ 領域1に指を置き, 前頭方へ圧迫しながら指を内側頭方⇔外側尾方に移動させる(図Ⅱ-93). なお, 大後頭直筋は, 領域1のうちの前内側尾方2/3の領域に存在する.

※ 大後頭直筋は, 頭半棘筋や脂肪組織に覆われているため(図Ⅱ-54), その触知は困難である.

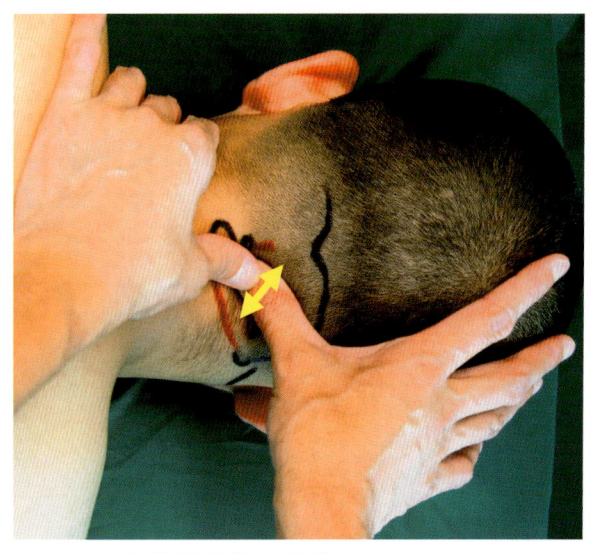

図Ⅱ-93 大後頭直筋の触察

骨格筋の形と触察法 | 79

2. 小後頭直筋(図Ⅱ-89, 図Ⅱ-90, 図Ⅱ-91)

① 触察者は触察部位の外側方に位置する.

② ★と外後頭隆起と第1頚椎の後結節に囲まれた領域を想定する（図Ⅱ-89の領域2）.

③ 領域2に指を置き，前頭方へ圧迫しながら指を内側方⇔外側方に移動させる（図Ⅱ-94）. なお，小後頭直筋は，領域2のうちの前尾方1/2の領域に存在する.

※ 小後頭直筋は，頭半棘筋や脂肪組織に覆われているため（図Ⅱ-54），その触知は困難である.

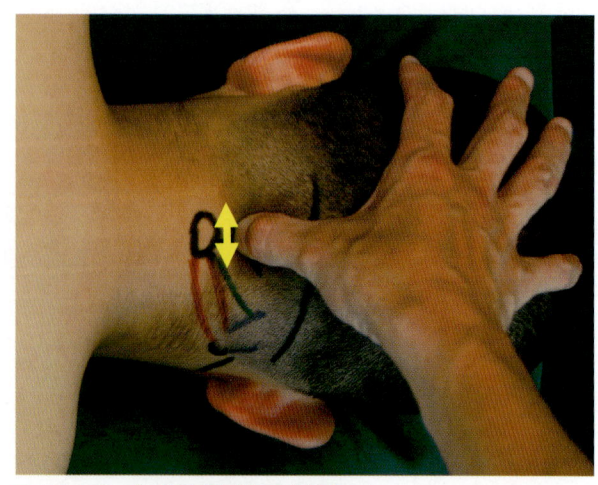

図Ⅱ-94 小後頭直筋の触察

3. 上頭斜筋(図Ⅱ-89, 図Ⅱ-90, 図Ⅱ-91)

① 触察者は触察部位の外側方に位置する.

② ★と★と第1頚椎の横突起に囲まれた領域を想定する（図Ⅱ-89の領域3）.

③ 領域3に囲まれた領域に指を置き，前内側頭方へ圧迫しながら指を内側方⇔外側方に移動させる（図Ⅱ-95）. なお上頭斜筋は，領域3のうちの前尾方2/3の領域に存在する.

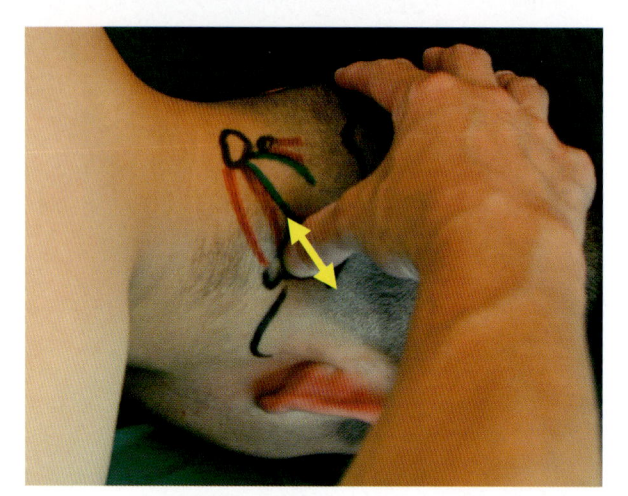

図Ⅱ-95 上頭斜筋の触察

4. 下頭斜筋(図Ⅱ-89, 図Ⅱ-90, 図Ⅱ-91)

① 触察者は触察部位の外側方に位置する.

② 第2頚椎の棘突起と第1頚椎の横突起とを結ぶ線を想定する（図Ⅱ-89の想定線2）.

③ 想定線2に指を置き，前内側方へ圧迫しながら指を内側頭方⇔外側尾方に移動させる（図Ⅱ-96）.

※ 下頭斜筋は，頭半棘筋や脂肪組織に覆われているため（図Ⅱ-54），その触知は困難である.

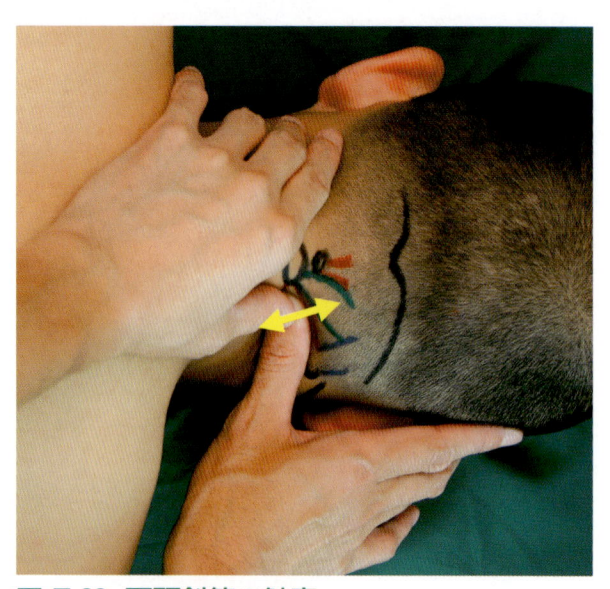

図Ⅱ-96 下頭斜筋の触察

10 咬筋, 側頭筋, 外側翼突筋, 内側翼突筋

骨格筋の形と位置

筋　名	起　始	停　止	作　用	神　経
咬筋 Masseter	浅部：頬骨弓の前方2/3の領域の下縁と内面． 深部：頬骨弓の後方2/3の領域の下縁．一部は側頭筋の停止腱．	下顎骨の下顎角の外面で，浅部は咬筋粗面の下部，深部はその頭方．	下顎骨を引き上げて閉口することで，歯を強く咬み合わせる．	下顎神経 Mandibular nerve （三叉神経第3枝） (The 3rd branch of trigeminal nerve) の咬筋神経 Massetric nerve
側頭筋 Temporalis	側頭窩，側頭筋膜の深葉の内面．	下顎骨の筋突起と下顎枝の内面．	下顎骨を引き上げて閉口することで，歯を強く咬み合わせる．後部は下顎骨を後頭方へ引く．	下顎神経 Mandibular nerve の深側頭神経 Deep temporal nerves
外側翼突筋 Lateral pterygoid	上部：側頭下稜． 下部：翼状突起外側板．	上部：顎関節円板，関節包． 下部：下顎骨の下顎頸の翼突筋窩． *1	下顎頭を前方へ引く．片側が働くと下顎骨の前部を反対側へ動かす．両側が働くと下顎骨全体が前方へ動く．また，開口時に両側が働くと，両側の下顎頭が前方へ動く．	下顎神経 Mandibular nerve の外側翼突筋神経 Nerve to lateral pterygoid
内側翼突筋 Medial pterygoid	蝶形骨の翼突窩と，これに接する上顎骨の一部および翼状突起外側板の下端．	下顎骨の下顎角の内面の翼突筋粗面．	下顎骨を引き上げて閉口することで，歯を強く咬み合わせる．片側が働くと下顎骨が反対側に動く．	下顎神経 Mandibular nerve の内側翼突筋神経 Nerve to medial pterygoid

＊1：外例翼突筋の下部の筋腹の一部は，関節円板や関節包に停止するという報告が多い[4) 5) 6)]．

構造の特徴

- 咬筋は頬骨弓から下顎骨へ向かう筋であり，浅部Pars superficialisと深部Pars profunda から構成されている（図Ⅱ-97，図Ⅱ-99 A，図Ⅱ-100 A）．深部の筋腹の多くは浅部の筋腹に覆われているが，起始付近では浅部の筋腹に覆われていない領域がある．
- 咬筋の浅部の筋腹は後尾方へ，深部の筋腹は尾方へ向かう（図Ⅱ-99 A，図Ⅱ-100 A）．
- 側頭筋は，側頭部から前尾方へ向かって走行する扇状の筋である（図Ⅱ-97，図Ⅱ-99 A, B）．筋腹の尾方の領域は，停止腱膜に覆われる．この停止腱膜は，尾方に向かうほどひも状で厚い（図Ⅱ-100）．
- 外側翼突筋は，内側翼突筋の頭方に位置し，蝶形骨から顎関節付近へ向かう細い筋腹（上部）と，下顎骨に向かう尾側の太い筋腹（下部）から構成される（図Ⅱ-98，図Ⅱ-99 C, D）．ただ，筋腹が1つの場合や3つの場合もある[4) 5) 6) 7)]．
- 内側翼突筋は，外側翼突筋の尾方に位置する太い筋で，蝶形骨から下顎骨へ向かって後外側尾方へ走行する（図Ⅱ-98，図Ⅱ-99 C, D，図Ⅱ-100 C, D）．
- 内側翼突筋の下顎角付近を尾方からみると，下顎骨の内面に終わる筋腹が観察できる（図Ⅱ-101 C, D）．

筋連結

・咬筋は，側頭筋(腱)，内側翼突筋(腱，図Ⅱ-101 D)と連結している．

・側頭筋は，咬筋(腱)と連結している．

・外側翼突筋は，内側翼突筋(腱膜)と連結している．

・内側翼突筋は，咬筋(腱，図Ⅱ-101 D)，外側翼突筋(腱膜)と連結している．

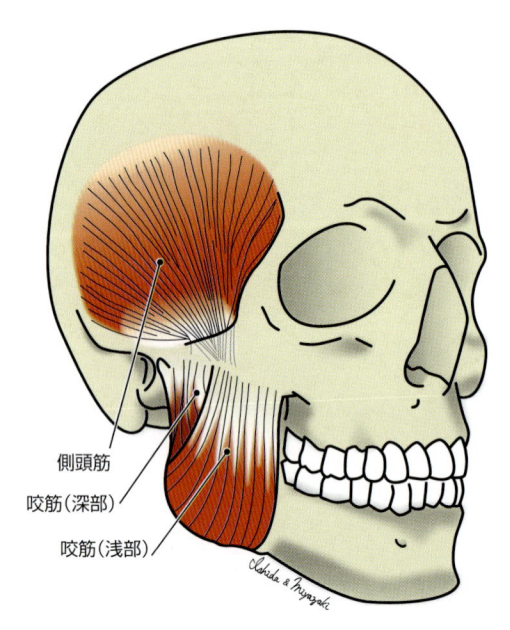

図 Ⅱ-97 前外側方からみた咬筋と側頭筋の模式図

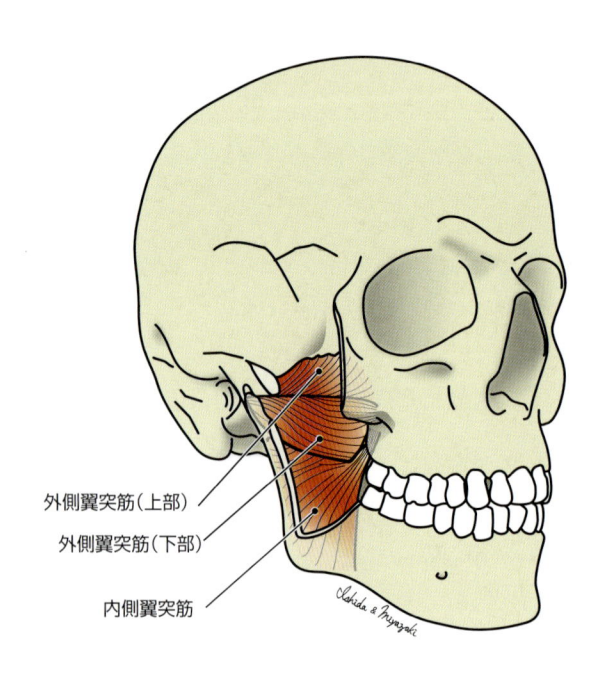

図 Ⅱ-98 前外側方からみた外側翼突筋と内側翼突筋の模式図

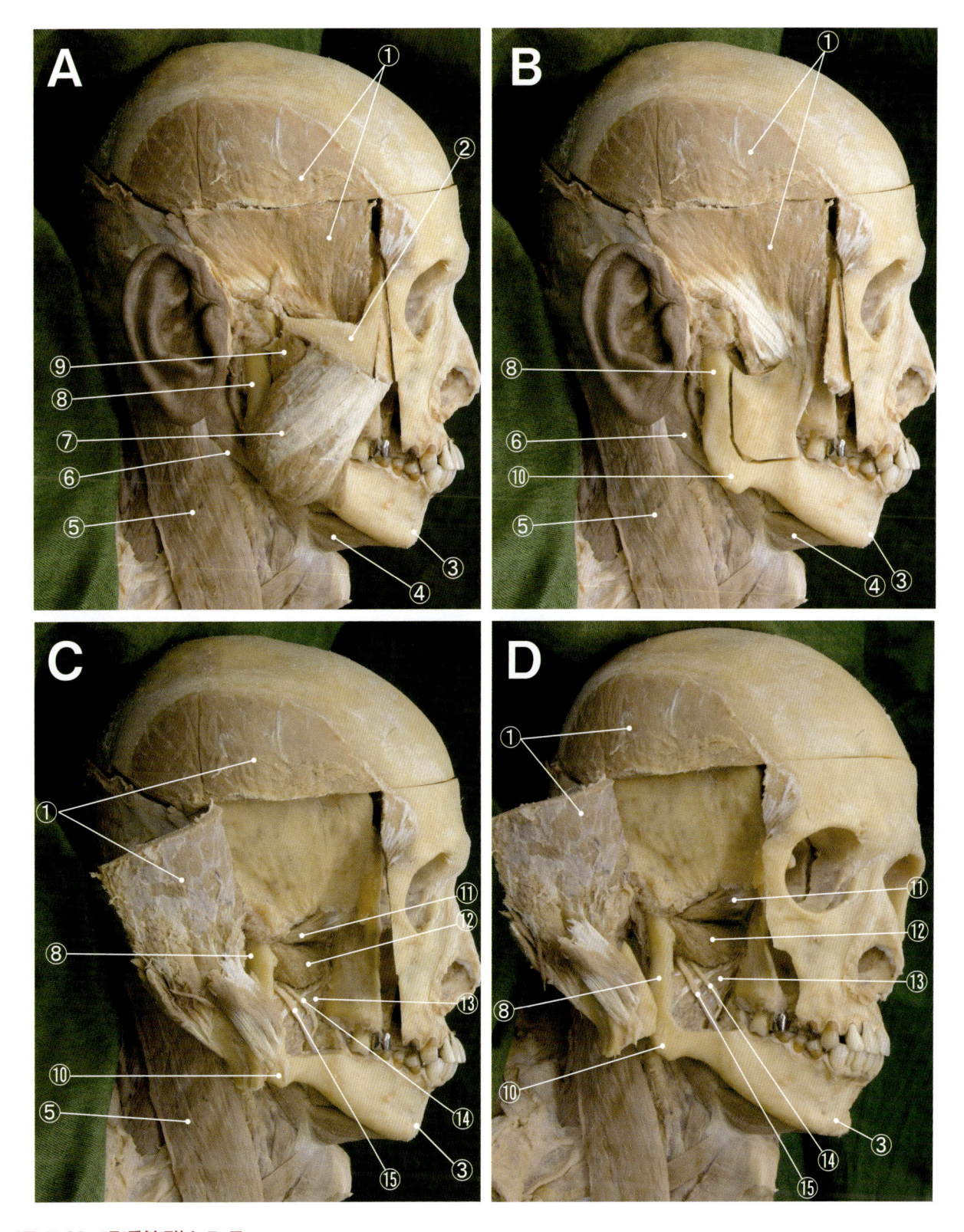

10. 咬筋，側頭筋，外側翼突筋，内側翼突筋

図 II-99 咀嚼筋群をみる

　Aは頭部を外側方からみた写真である．咀嚼筋群の表層に位置する頭部の筋は切除してある．BはAの咬筋を頬骨弓とともに剥離してある．CはBの側頭筋を下顎骨の一部とともに剥離し，後方へ反転してある．DはCを前外側方からみている．

① 側頭筋　② 頬骨弓　③ オトガイ隆起　④ 顎二腹筋の前腹　⑤ 胸鎖乳突筋　⑥ 顎二腹筋の後腹
⑦ 咬筋の浅部　⑧ 下顎枝　⑨ 咬筋の深部　⑩ 下顎角　⑪ 外側翼突筋の上部　⑫ 外側翼突筋の下部
⑬ 内側翼突筋　⑭ 舌神経　⑮ 下歯槽神経

骨格筋の形と触察法 | 83

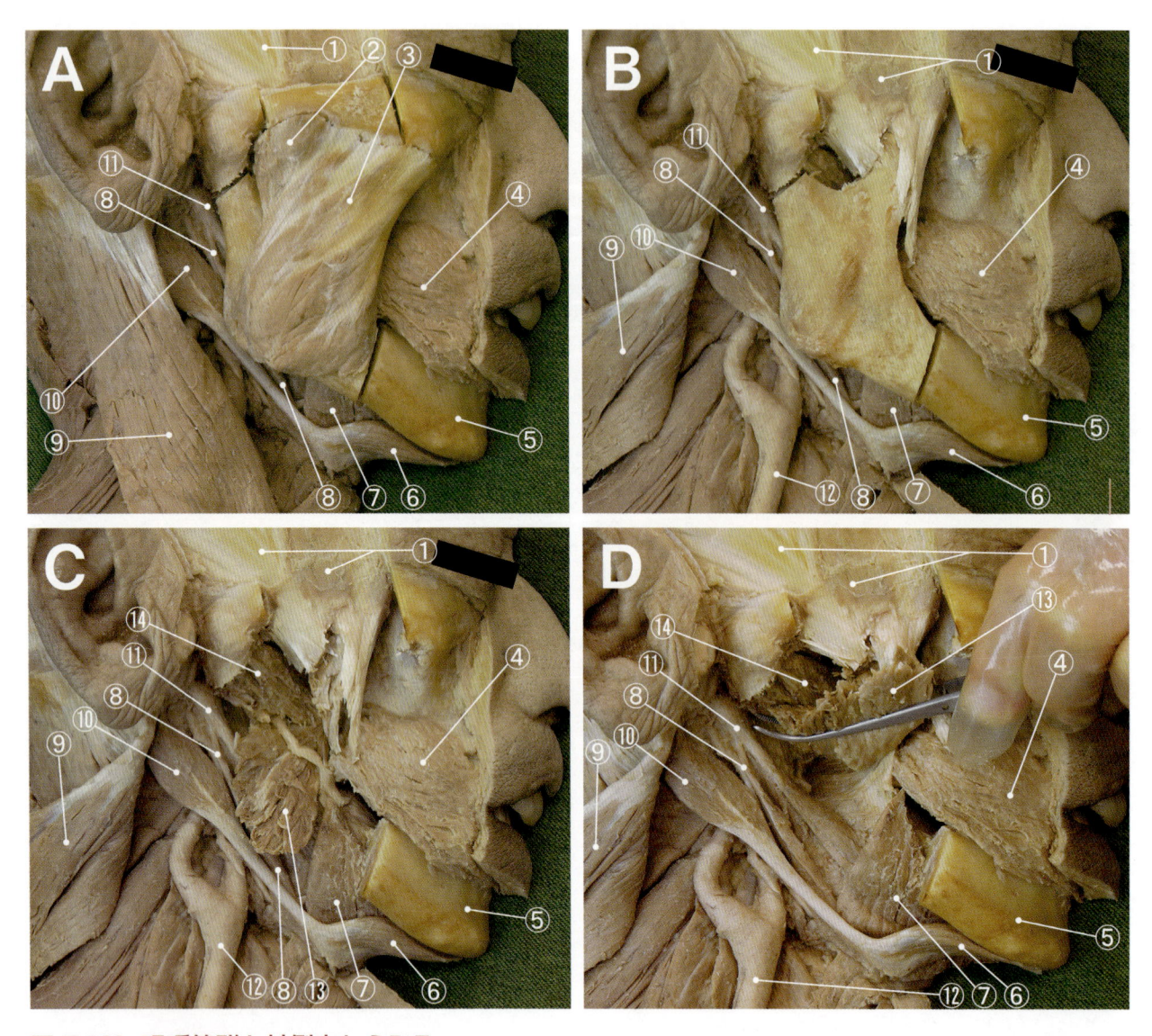

図 Ⅱ-100 咀嚼筋群を外側方からみる

　Aは右の顔面部を外側方からみた写真である．BはAの胸鎖乳突筋を後方へ反転し，咬筋を頬骨弓とともに切除してある．CはBの下顎骨の一部を切除してある．DはCの内側翼突筋をピンセットで外側方へ反転してある．

① 側頭筋　② 咬筋の深部　③ 咬筋の浅部　④ 頬筋　⑤ 下顎骨　⑥ 顎二腹筋の前腹　⑦ 顎舌骨筋
⑧ 茎突舌骨筋　⑨ 胸鎖乳突筋　⑩ 顎二腹筋の後腹　⑪ 茎突舌筋　⑫ 総頸動脈　⑬ 内側翼突筋
⑭ 外側翼突筋

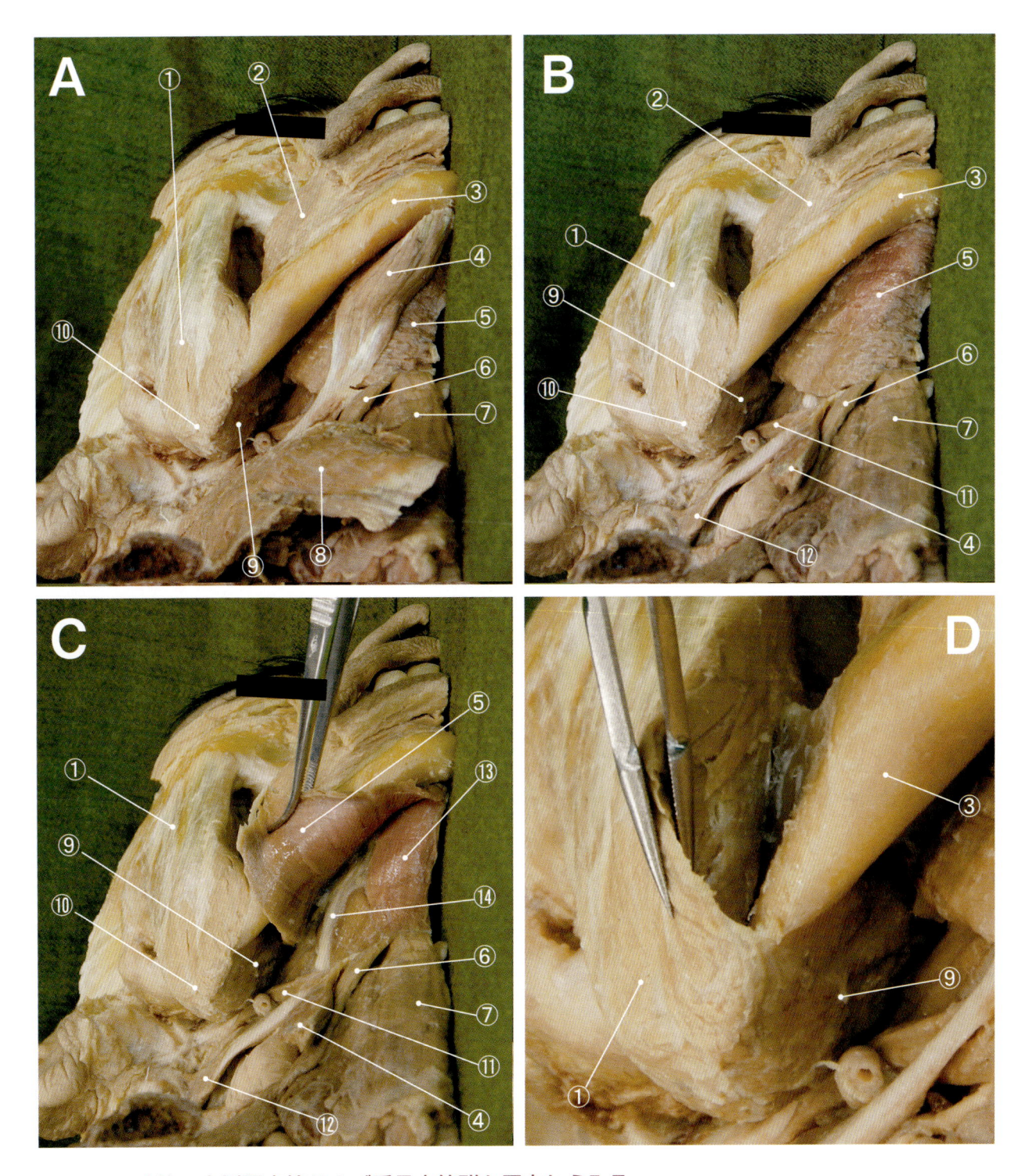

10．咬筋，側頭筋，外側翼突筋，内側翼突筋

図 Ⅱ-101 咬筋，内側翼突筋および舌骨上筋群を尾方からみる

Aは右の頭部を尾方からみた写真である．BはAの胸鎖乳突筋と顎二腹筋の前腹を外側方へ反転してある．CはBの顎舌骨筋をピンセットで外側へ反転してある．DはAの下顎角付近を拡大してある．咬筋はピンセットで外側方へ牽引してある．

① 咬筋　② 頬筋　③ 下顎骨　④ 顎二腹筋の前腹　⑤ 顎舌骨筋　⑥ 肩甲舌骨筋の上腹　⑦ 胸骨舌骨筋　⑧ 胸鎖乳突筋　⑨ 内側翼突筋　⑩ 下顎角の位置　⑪ 茎突舌骨筋　⑫ 顎二腹筋の後腹　⑬ オトガイ舌骨筋　⑭ 舌下神経

骨格筋の形と触察法 | 85

第Ⅱ章　体幹の筋

触察法

骨指標と筋の投影図

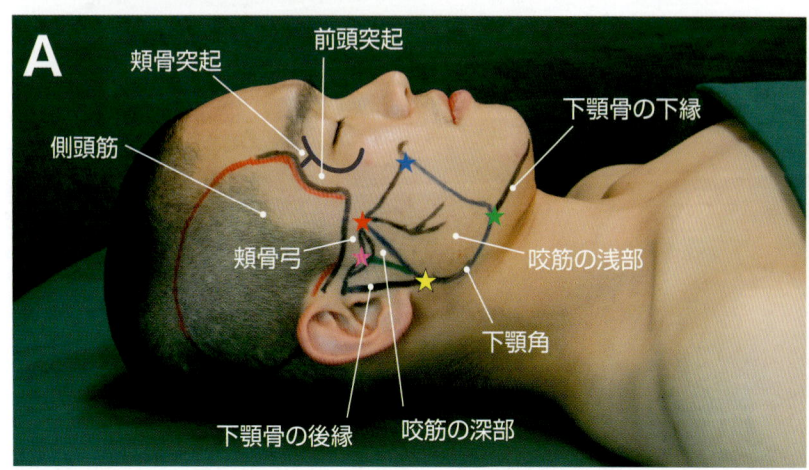

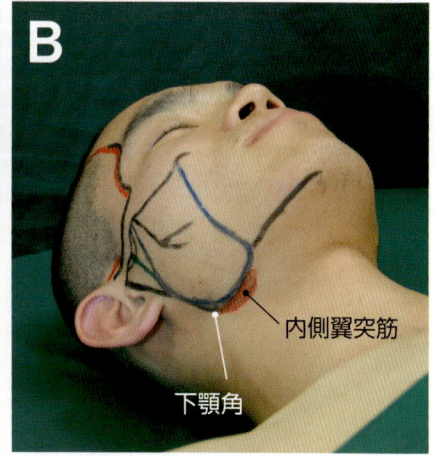

図Ⅱ-102　骨指標と咬筋，側頭筋，内側翼突筋の投影図
Aは頭部を外側方から，Bは外側尾方からみた写真である．
- ★（青）：頬骨の前外側下端の部位．
- ★（緑）：下顎角から下顎骨の下縁に沿って3横指前方の部位．
- ★（赤）：外耳孔から頬骨弓の下縁に沿って3横指前方の部位．
- ★（黄）：下顎角から下顎骨の後縁に沿って2横指頭方の部位．
- ★（桃）：外耳孔から頬骨弓の下縁に沿って2横指前方の部位．

骨指標の触察手順

筋の触察に必要な骨指標の触察手順は，**V-1.4 頬骨弓，頬骨の前頭突起，前頭骨の頬骨突起，側頭線，下側頭線，頬骨の前外側下端，V-1.3 下顎角**を参照．

筋の触察手順

1.咬筋の浅部の前縁．　2.咬筋の浅部の後縁．　3.咬筋の深部の後縁．　4.側頭筋．　5.内側翼突筋の停止付近の筋腹の順に触察する．

※内側翼突筋の起始付近の筋腹と外側翼突筋の触知はできない．

1.咬筋の浅部の前縁（図Ⅱ-97, 図Ⅱ-99, 図Ⅱ-100）

① 触察者は触察部位の外側方に位置する．
② 頬骨の前外側下端（図Ⅱ-102の★）を確認する．
③ 下顎角から下顎骨の下縁に沿って3横指前方の部位（図Ⅱ-102の★）を確認する．
④ ★と★を結ぶ線に指を置き，内側方へ圧迫しながら指を後方へ移動させる（図Ⅱ-103 A）．

※歯を強く嚙み合わせると触知しやすい．

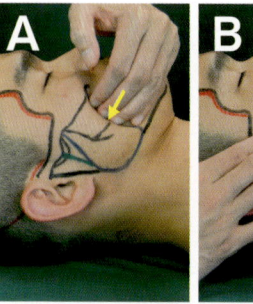

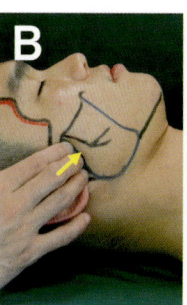

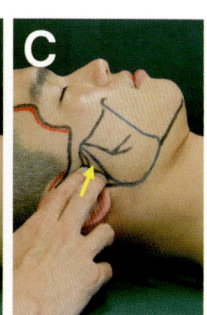

図Ⅱ-103　咬筋の触察
Aは咬筋の浅部の前縁を，Bは咬筋の浅部の後縁を，Cは咬筋の深部の後縁を触察している．

86　骨格筋の形と触察法

10. 咬筋，側頭筋，外側翼突筋，内側翼突筋

2. 咬筋の浅部の後縁（図Ⅱ-97, 図Ⅱ-99, 図Ⅱ-100）

① 触察者は触察部位の外側方に位置する．
② 外耳孔から頬骨弓の下縁に沿って3横指前方の部位（図Ⅱ-102の★）を確認する．
③ 下顎角から下顎骨の後縁に沿って2横指頭方の部位（図Ⅱ-102の☆）を確認する．
④ ★と☆を結ぶ線に指を置き，内側方へ圧迫しながら指を前方へ移動させる（図Ⅱ-103 B）．

※ 歯を強く噛み合わせると触知しやすい．

3. 咬筋の深部の後縁（図Ⅱ-97, 図Ⅱ-99, 図Ⅱ-100）

① 触察者は触察部位の外側方に位置する．
② 外耳孔から頬骨弓の下縁に沿って2横指前方の部位（図Ⅱ-102の★）を確認する．
③ ★と下顎角とを結ぶ線に指を置き，内側方へ圧迫しながら指を前方へ移動させる（図Ⅱ-103 C）

※ 歯を強く噛み合わせると触知しやすい．

4. 側頭筋（図Ⅱ-97, 図Ⅱ-99）

① 触察者は触察部位の外側方に位置する．
② 頬骨弓の上縁，頬骨の前頭突起・頬骨突起の後縁（図Ⅱ-104 A），前頭骨の側頭線の後縁，頭頂骨の下側頭線の下縁（図Ⅱ-104 B）および前縁（図Ⅱ-104 C），側頭骨の側頭線の上縁（図Ⅱ-104 D）に指を置き，内側方へ圧迫しながら指を側頭窩の方向へ移動させる．

※ 歯を強く噛み合わせると側頭筋が収縮する様子を触知できる．

5. 内側翼突筋の停止付近の筋腹（図Ⅱ-98, 図Ⅱ-100）

① 触察者は触察部位の外側方に位置する．
② 下顎角のすぐ内側方の部位に指を置き，頭方へ深く押し込みながら指を前方⇔後方に移動させる（図Ⅱ-105）．

※ 歯を強く噛み合わせると触知しやすい．

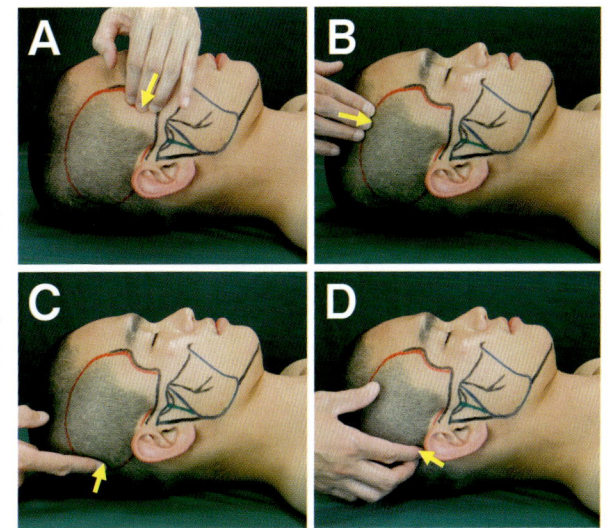

図Ⅱ-104 側頭筋の触察

Aは頬骨の前頭突起の後縁付近の筋腹，Bは頭頂骨の下側頭線の下縁付近の筋腹，Cは頭頂骨の下側頭線の前縁付近の筋腹，Dは側頭骨の側頭線の上縁付近の筋腹を触察している．

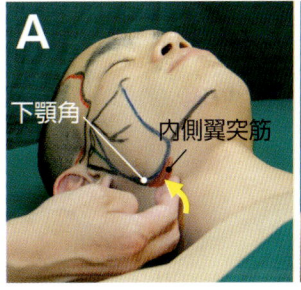

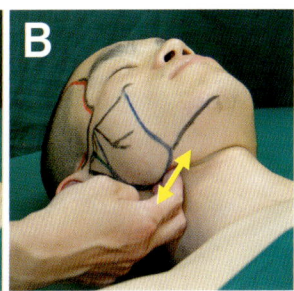

図Ⅱ-105 内側翼突筋の触察

学生のための触察ポイント

- 咬筋は，「1. 咬筋の浅部の前縁 ②，③」，「2. 咬筋の浅部の後縁 ②，③」の一部を確認し，その間にある筋腹の膨隆を触察する．
- 側頭筋は，「4. 側頭筋」を参考に，その筋腹の一部を触察する．
- 内側翼突筋は，「5. 内側翼突筋の停止付近の筋腹」を参考に，その筋腹の一部を触察する．

骨格筋の形と触察法 | 87

11 広頚筋

骨格筋の形と位置

筋 名	起 始	停 止	作 用	神 経
広頚筋 Platysma	肩甲骨の肩峰と第3肋骨胸骨端を結ぶ線付近の胸筋筋膜．	下顎骨の下縁を通り，頬骨弓や下眼瞼に至る（咬筋筋膜，笑筋，口角下制筋，下唇下制筋に移行する）．	頚部の皮膚に皺をつくり，頚筋膜および咬筋筋膜を緊張させ，口角を下方へ引く．	顔面神経の頚枝 Cervical branch of facial nerve

構造の特徴

- 広頚筋は主に頚部前面および外側面を覆う薄い筋であり，筋腹の幅は個体により異なる（図Ⅱ-106, 図Ⅱ-107）．
- 広頚筋は，頚部の筋の中で唯一の皮筋である．
- 鎖骨より尾方から始まり，下顎に位置する表情筋に移行して終わる（図Ⅱ-107）．よって，表情筋と厳密に区別することは難しい．また，オトガイ部での筋束の走行方向は様々であり，左右の筋束が交叉することも多い（図Ⅱ-107 C）[8)9)]．

筋 連 結

- 広頚筋は，大胸筋（筋膜），三角筋（筋膜），僧帽筋（筋膜）および表情筋（皮膚，図Ⅱ-107）と連結している．

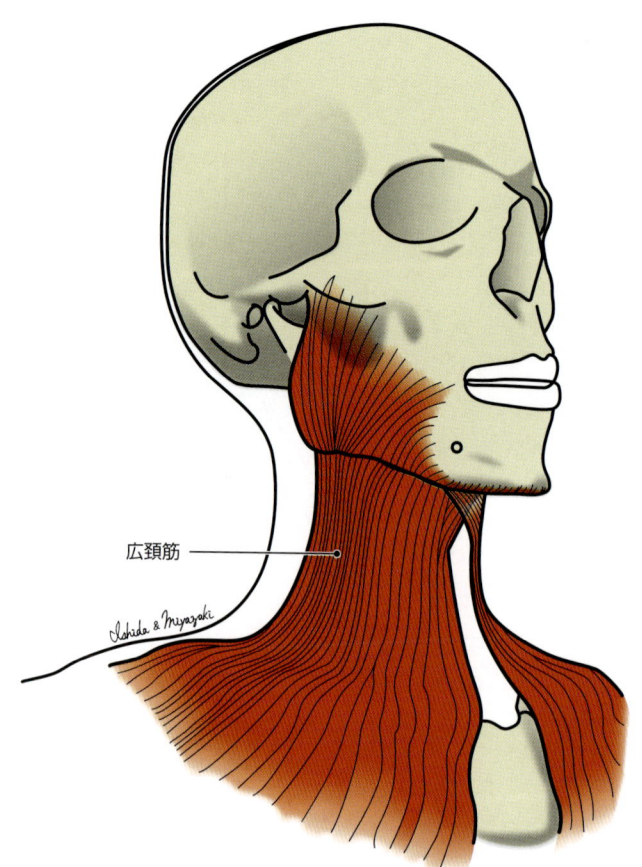

図Ⅱ-106 右前方からみた広頚筋の模式図

11. 広頚筋

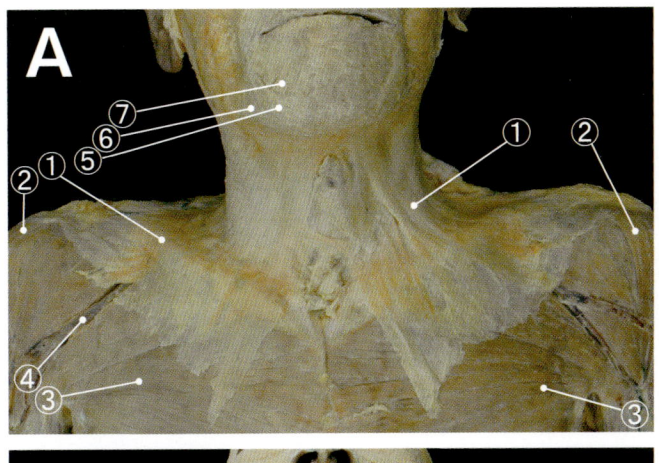

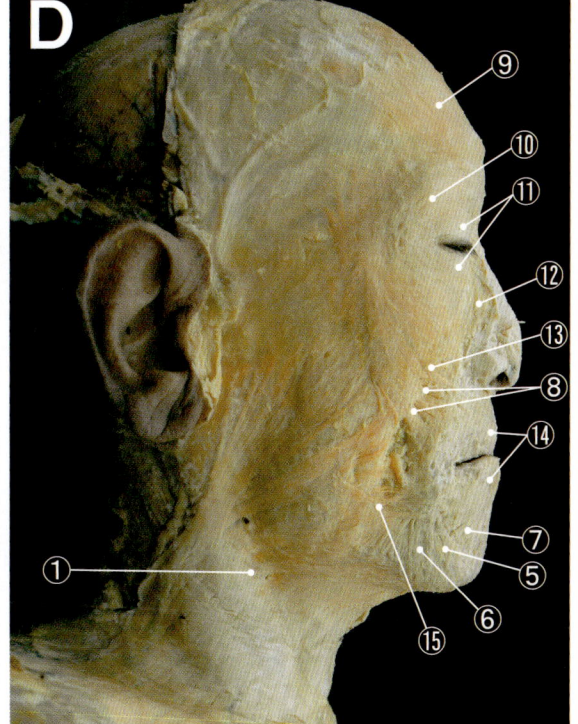

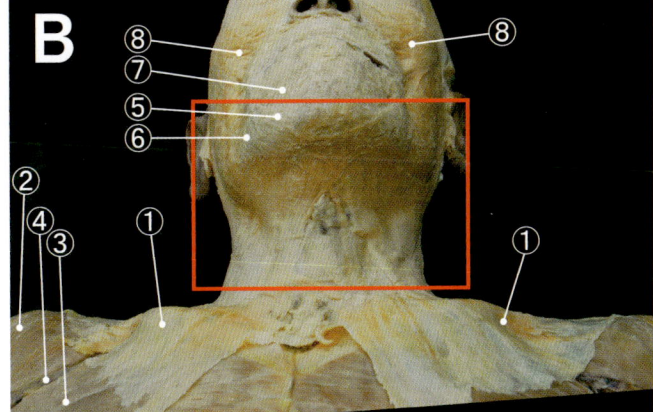

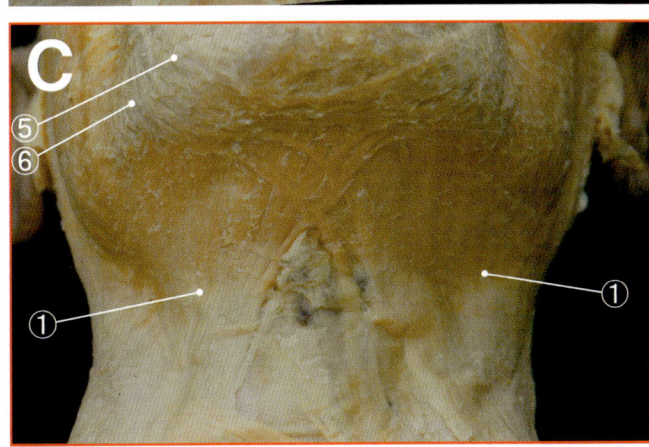

図 II-107 広頚筋を多方向からみる

Aは頚部を前方からみた写真である．BはAを前尾方からみている．CはBの□を拡大してある．Dは頭頚部を外側方からみている．

① 広頚筋　② 三角筋　③ 大胸筋　④ 橈側皮静脈　⑤ オトガイ横筋　⑥ 口角下制筋　⑦ 下唇下制筋
⑧ 大頬骨筋　⑨ 前頭筋　⑩ 眼輪筋の眼窩部　⑪ 眼輪筋の眼瞼部　⑫ 上唇鼻翼挙筋（眼角筋とも呼ぶ）
⑬ 小頬骨筋　⑭ 口輪筋　⑮ 笑筋

骨格筋の形と触察法 | 89

第Ⅱ章 体幹の筋

触察法

骨指標と筋の投影図

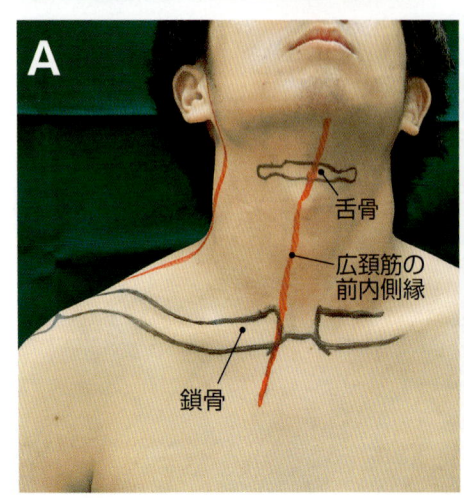

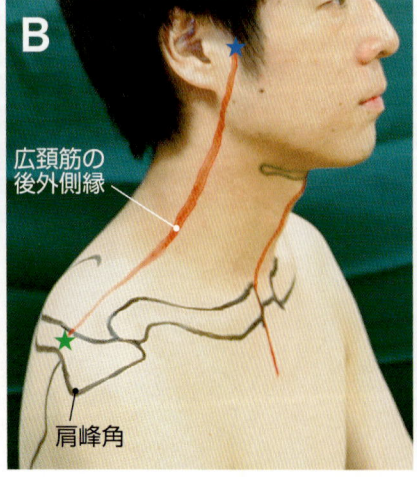

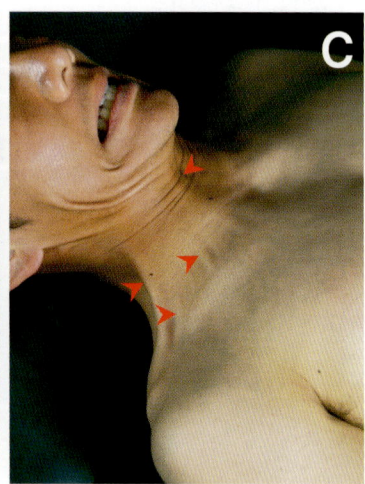

図Ⅱ-108 骨指標と広頚筋の投影図および広頚筋の収縮による頚部の皺（▶）
Aは頚部を前方から，Bは外側方から，Cは前外側方からみた写真である．Cは口角を下制させている．

骨指標の触察手順

筋の触察に必要な骨指標の触察手順は，**V-6. 4 肩甲骨の肩甲棘，肩甲骨の肩峰，V-6. 1 鎖骨，V-2. 1 舌骨**を参照．

筋の触察手順

1. 広頚筋の前内側縁，2. 広頚筋の後外側縁の順に触察する．

1. 広頚筋の前内側縁（図Ⅱ-106, 図Ⅱ-107）

① 触察者は触察部位の外側尾方に位置する．
② 鎖骨の内側端と舌骨の前面中央部とを結ぶ線に指を置き，後方へ圧迫しながら指を外側方へ移動させる（図Ⅱ-109A）．

※ 口角を下制させると広頚筋が収縮し，観察および触知しやすい（図Ⅱ-108C の▶）．
※ 舌骨より頭方の部位では，左右の広頚筋が交叉して反対側の顔面部に至る場合とそうでない場合とがある．

2. 広頚筋の後外側縁（図Ⅱ-106, 図Ⅱ-107）

① 触察者は触察部位の外側方に位置する．
② 外耳孔から2横指前方の部位（図Ⅱ-108B の★）と，肩峰角から3横指内側方の部位（図Ⅱ-108B の★）とを結ぶ線に指を置き，内側方へ圧迫しながら指を前尾方へ移動させる（図Ⅱ-109B）．

※ 頚部の広頚筋は，つまむことにより，触知できる場合がある（図Ⅱ-110）．

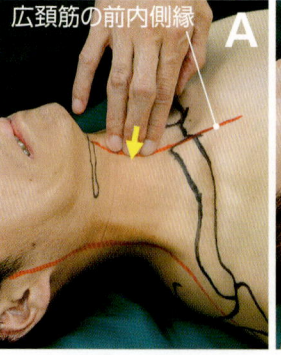

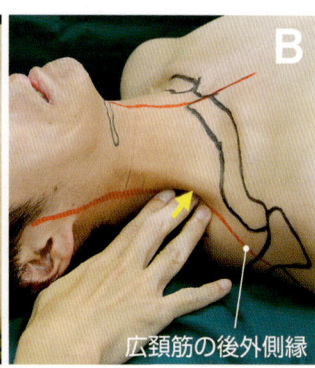

図Ⅱ-109 広頚筋の前内側縁と後外側縁の触察

学生のための触察ポイント

● 広頚筋は，「1. 広頚筋の前内側縁 ②」と「2. 広頚筋の後外側縁 ②」との一部を確認し，その間にある薄い筋腹を確認する．

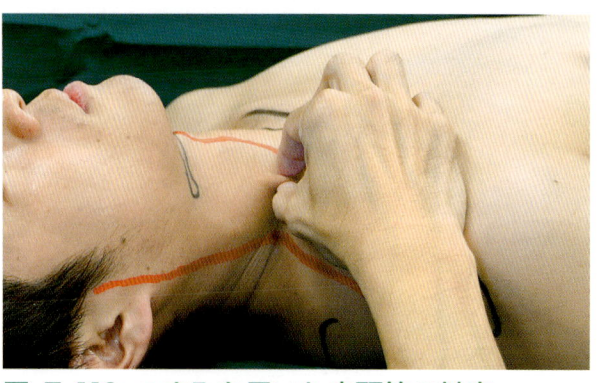

図Ⅱ-110 つまみを用いた広頚筋の触察
母指と示指で広頚筋の筋束をつまんでいる．

12 胸鎖乳突筋

骨格筋の形と位置

筋　名	起　始	停　止	作　用	神　経
胸鎖乳突筋 Sternocleidomastoid	胸骨頭：胸骨の胸骨柄の上縁と前面． 鎖骨頭：鎖骨の内側1/3の領域．	側頭骨の乳様突起，後頭骨の上項線の外側部．	両側が同時に働くと頭・上位頚部を伸展，下位頚部を屈曲する（頚をすくめて顎を突き出す）．片側が働くと，頭頚部を同側へ側屈，反対側へ回旋する．吸息の補助．	副神経の外枝と External branch of accessory nerve 頚神経叢の筋枝 Muscular branches of cervical plexus (C2, C3)

構造の特徴

- 胸鎖乳突筋は，胸骨頭と鎖骨頭の2頭で構成され，頚部の外側面を前尾方から後頭方へ走行する筋である（図Ⅱ-111, 図Ⅱ-112, 図Ⅱ-113, 図Ⅱ-114）．
- 胸骨頭の筋腹の幅は，起始付近に比べて停止付近で広い（図Ⅱ-113, 図Ⅱ-114）．
- 鎖骨頭の筋腹の幅は，起始付近に比べて停止付近で狭くみえる（図Ⅱ-113, Ⅱ-114）．しかし，胸骨頭の深層には広い鎖骨頭の筋腹が存在することが多い（図Ⅱ-114 B）．なお，胸骨頭と鎖骨頭を合わせた筋腹の幅は，起始から停止までほぼ一定である（図Ⅱ-114 A, C）．
- 胸鎖乳突筋の停止は，側頭骨の乳様突起だけではなく，後頭骨上項線にかけて膜状に広がる（図Ⅱ-113 C, 図Ⅱ-114 C）．
- 胸骨頭，鎖骨頭および鎖骨の上縁とで囲まれた小さな三角形のくぼみを小鎖骨上窩と呼ぶ（図Ⅱ-112, 図Ⅱ-5 A, 図Ⅱ-113）．また，鎖骨頭，僧帽筋の前縁および鎖骨の上縁とで囲まれた大きな三角形のくぼみを外側頚三角部（後頚三角）と呼び，その底辺で鎖骨の直上にある深いくぼみを大鎖骨上窩と呼ぶ．

筋連結

- 胸鎖乳突筋は，大胸筋（腱, 図Ⅱ-159 A），胸骨筋（腱, 図Ⅱ-159 E）および頭板状筋（腱）と連結している．

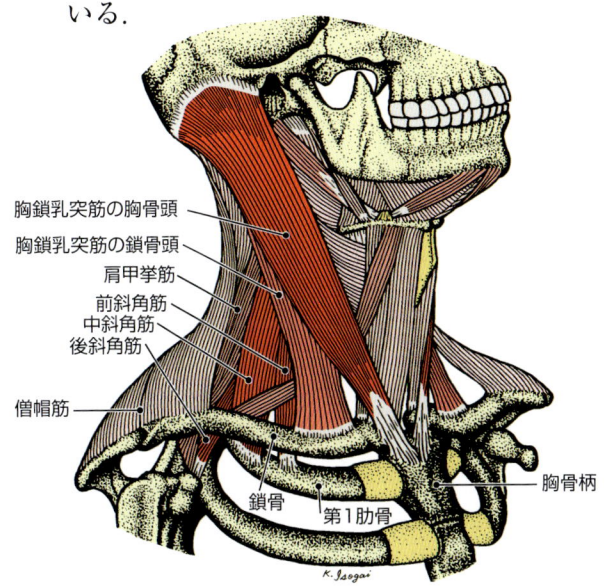

図Ⅱ-111　右前方からみた胸鎖乳突筋，斜角筋などの模式図

胸鎖乳突筋は，頚部の外側面を前尾方から後頭方へ走行する筋である．

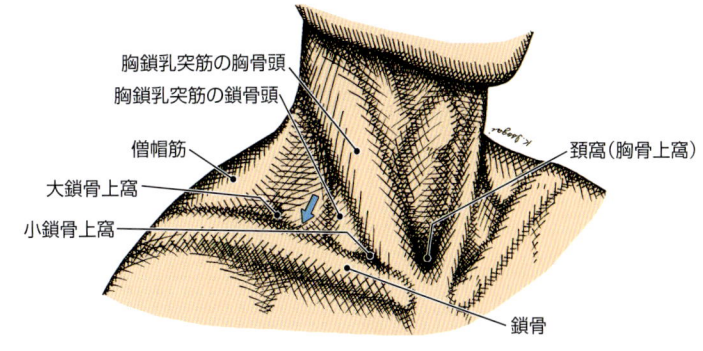

図Ⅱ-112　右前方からみた頚部の模式図

腕神経叢の位置と走行方向を青矢印で示してある．胸骨柄のすぐ頭方のくぼみを頚窩，鎖骨の内側端のすぐ頭方の小さなくぼみを小鎖骨上窩，鎖骨の外側部のすぐ頭方の大きなくぼみを大鎖骨上窩という．

第Ⅱ章　体幹の筋

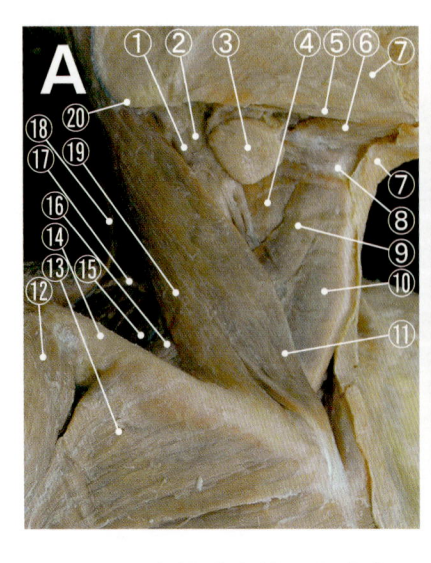

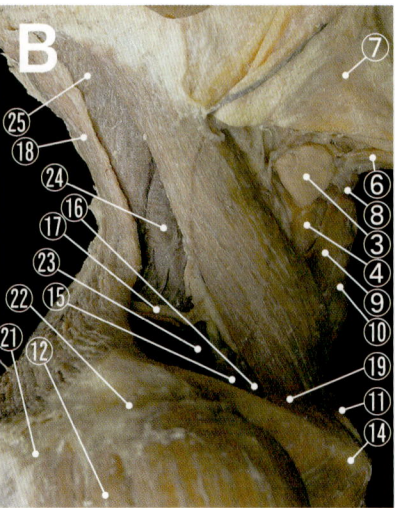

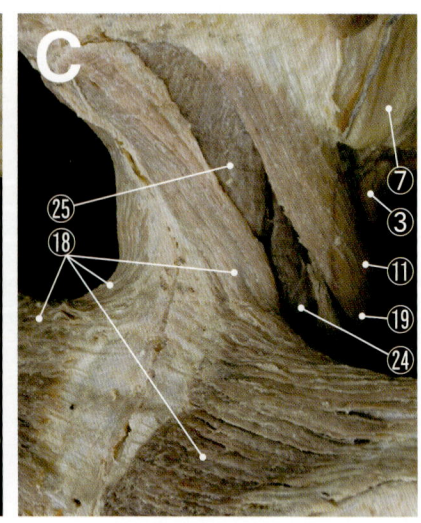

図 Ⅱ-113　胸鎖乳突筋を多方向からみる

Aは右の頚部を前外側方から，Bは外側方から，Cは後外側方からみた写真である．右の広頚筋は起始から剥離し，頭方へ反転してある．

① 内頚動脈　② 外頚動脈　③ 顎下腺　④ 甲状舌骨筋　⑤ 下顎骨（の下顎底）　⑥ 顎二腹筋の前腹
⑦ 広頚筋　⑧ 舌骨　⑨ 肩甲舌骨筋の上腹　⑩ 胸骨舌骨筋　⑪ 胸鎖乳突筋の胸骨頭　⑫ 三角筋
⑬ 大胸筋　⑭ 鎖骨　⑮ 肩甲舌骨筋の下腹　⑯ 腕神経叢　⑰ 浅頚動脈　⑱ 僧帽筋
⑲ 胸鎖乳突筋の鎖骨頭　⑳ 下顎角　㉑ 肩峰角　㉒ 肩峰　㉓ 中斜角筋　㉔ 肩甲挙筋　㉕ 頭板状筋

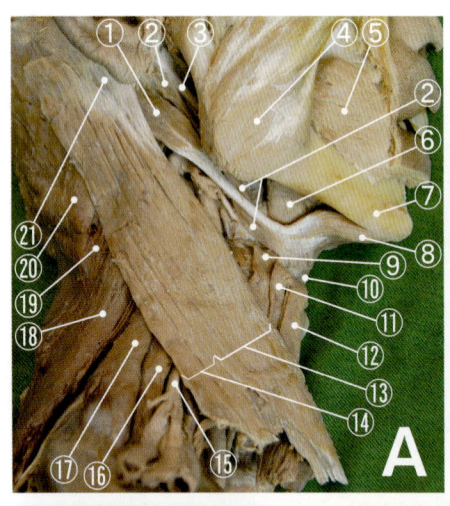

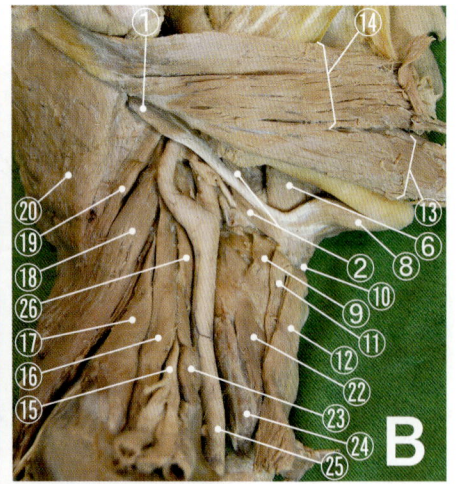

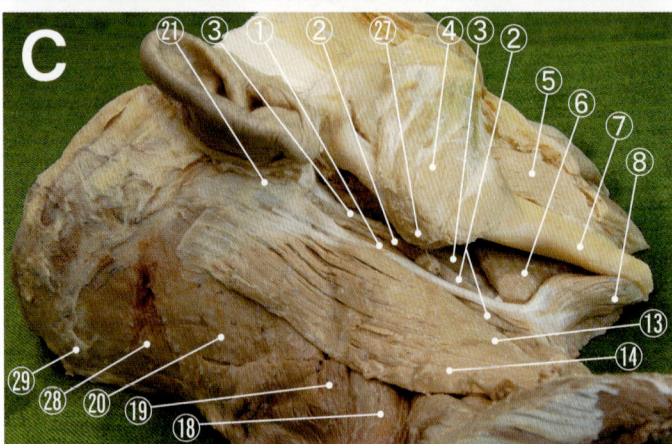

図 Ⅱ-114　胸鎖乳突筋の停止付近の形をみる

Aは右の頚部を外側方からみた写真である．僧帽筋，広頚筋および鎖骨は，切除してある．BはAの胸鎖乳突筋を前方へ反転してある．CはAを後外側尾方からみている．

① 顎二腹筋の後腹
② 茎突舌骨筋
③ 茎突舌筋　④ 咬筋
⑤ 頬筋　⑥ 顎舌骨筋　⑦ 下顎骨
⑧ 顎二腹筋の前腹　⑨ 甲状舌骨筋
⑩ 舌骨　⑪ 肩甲舌骨筋の上腹
⑫ 胸骨舌骨筋　⑬ 胸鎖乳突筋の胸骨頭
⑭ 胸鎖乳突筋の鎖骨頭　⑮ 腕神経叢
⑯ 中斜角筋　⑰ 後斜角筋　⑱ 肩甲挙筋
⑲ 頚板状筋　⑳ 頭板状筋
㉑ 側頭骨の乳様突起の位置　㉒ 胸骨甲状筋
㉓ 前斜角筋　㉔ 甲状腺の右葉
㉕ 総頚動脈　㉖ 頭長筋　㉗ 下顎角
㉘ 頭半棘筋　㉙ 外後頭隆起の位置

12. 胸鎖乳突筋

触察法

骨指標と筋の投影図

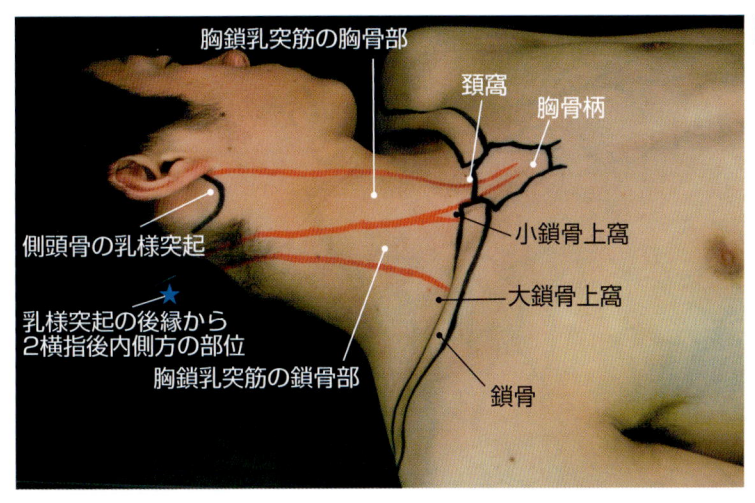

図 Ⅱ-115 骨指標と胸鎖乳突筋の投影図
頸部を前外側頭方からみた写真である．

骨指標の触察手順

筋の触察に必要な骨指標の触察手順は，V-4. **1** 胸骨柄の上縁（頸切痕），V-6. **1** 鎖骨，V-1. **2** 側頭骨の乳様突起を参照．

筋の触察手順

1. 頸窩，大鎖骨上窩，小鎖骨上窩の観察，2. 胸鎖乳突筋の胸骨頭の前縁，3. 胸鎖乳突筋の鎖骨頭の後縁，4. 胸骨頭と鎖骨頭との境界（胸骨頭の後縁）の順に触察する．

1. 頸窩，大鎖骨上窩，小鎖骨上窩の観察（図Ⅱ-112，図Ⅱ-5，図Ⅱ-113）

① 頸窩は，胸骨柄のすぐ頭方に位置する深いくぼみである．大鎖骨上窩は，鎖骨の中央部のすぐ頭方に位置する大きなくぼみである．小鎖骨上窩は，鎖骨内側端のすぐ頭方に位置する小さなくぼみである（図Ⅱ-116）．これらのくぼみは，頸部を自動屈曲させると観察しやすい．

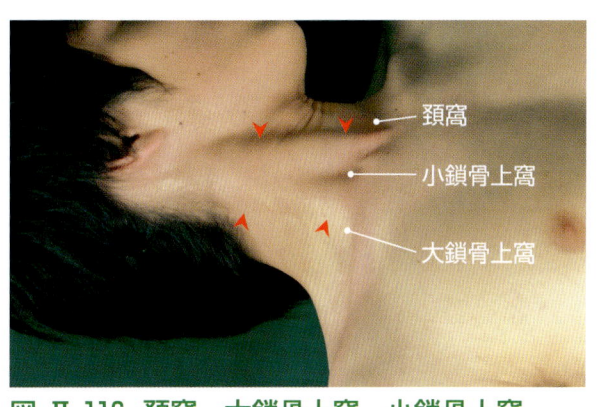

図 Ⅱ-116 頸窩，大鎖骨上窩，小鎖骨上窩
頸部を左回旋した状態で自動屈曲させている．

2. 胸鎖乳突筋の胸骨頭の前縁（図Ⅱ-111，図Ⅱ-113，図Ⅱ-114）

① 被検者は背臥位．頸部は反対側への回旋位．触察者は触察部位の頭方に位置する．
② 頸窩に指を置き，外側方へ圧迫する（図Ⅱ-117）．
③ ②で確認した筋腹の前縁を，側頭骨の乳様突起の前縁を指標にして頭方へたどる．
※ 頸部を自動屈曲させると，観察および触知しやすい（図Ⅱ-116の➤）．

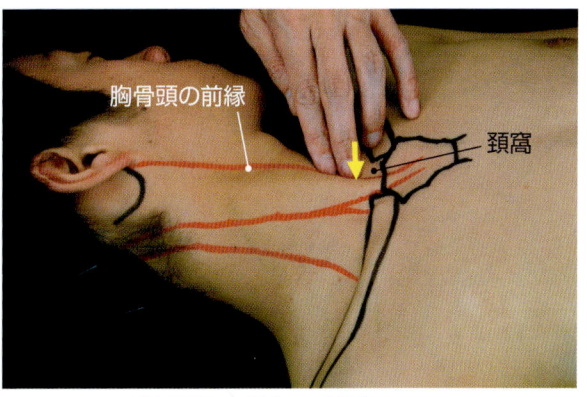

図 Ⅱ-117 胸骨頭の前縁の触察

骨格筋の形と触察法 | 93

第Ⅱ章　体幹の筋

※ 胸鎖乳突筋の胸骨頭の起始腱は，胸骨柄の前面でも確認できる（図Ⅱ-113 A）．

3. 胸鎖乳突筋の鎖骨頭の後縁（図Ⅱ-111，図Ⅱ-113）

① 触察者は触察部位の頭方に位置する．
② 大鎖骨上窩に指を置き，内側方へ圧迫する（図Ⅱ-118）．
③ 側頭骨の乳様突起の後縁から2横指後内側方の部位を確認する（図Ⅱ-115の★）．
④ ②で確認した筋腹の後縁を，★を指標にして頭方へたどる（図Ⅱ-119）．

※ 頚部を自動屈曲させると，観察および触知しやすい（図Ⅱ-116の▶，図Ⅱ-118，図Ⅱ-119）．
※ 胸鎖乳突筋の前縁と後縁は，つまんで触察することができる（図Ⅱ-120）．

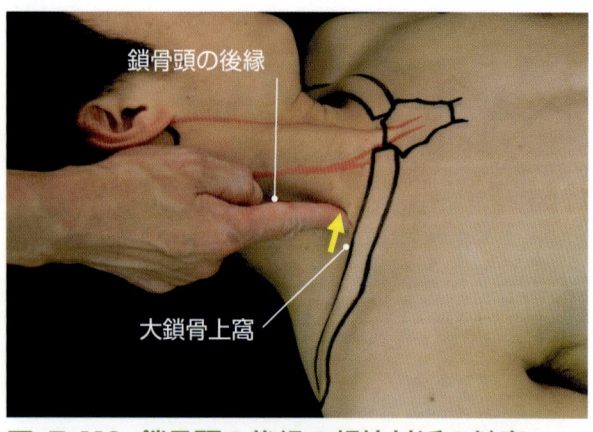

図 Ⅱ-118　鎖骨頭の後縁の起始付近の触察
頚部を左回旋した状態で自動屈曲させている．

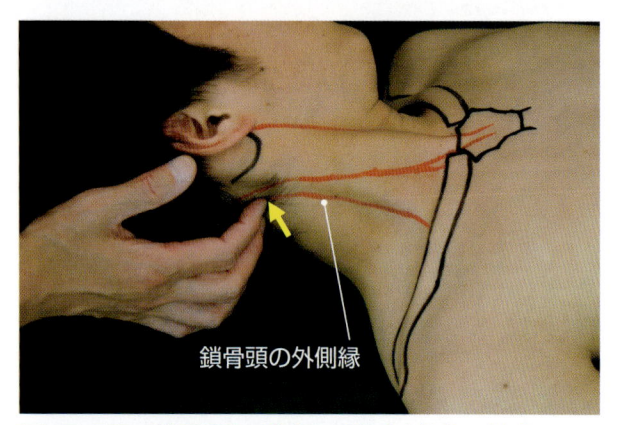

図 Ⅱ-119　鎖骨頭の後縁の停止付近の触察

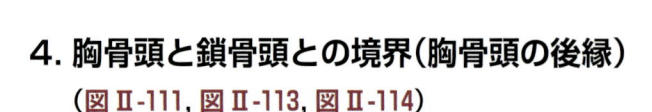

4. 胸骨頭と鎖骨頭との境界（胸骨頭の後縁）
（図Ⅱ-111，図Ⅱ-113，図Ⅱ-114）

① 触察者は触察部位の頭方に位置する．
② 小鎖骨上窩に指を置くと，その内側方で胸骨頭を，その外側方で鎖骨頭を触知できる（図Ⅱ-121）．
③ ②で確認した両頭の境界（胸骨頭の後縁）を頭方へたどる．

※ 鎖骨頭の後縁が停止まで続く場合が多いが（図Ⅱ-114），胸骨頭の深層へ向かう場合もある．

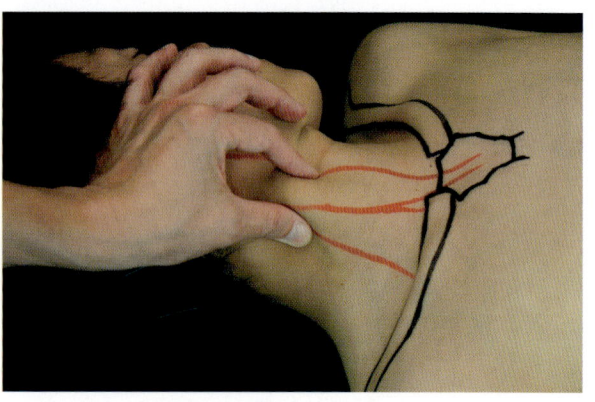

図 Ⅱ-120　つまみを用いた胸鎖乳突筋の触察
母指と示指で胸鎖乳突筋をつまんでいる．

学生のための触察ポイント

● 胸鎖乳突筋は，「1．頚窩，大鎖骨上窩，小鎖骨上窩の観察」を参考に，頚窩と大鎖骨上窩を確認する．次に，「2．胸鎖乳突筋の胸骨頭の前縁　②，③」と「3．胸鎖乳突筋の鎖骨部の後縁　②，③」との一部を確認し，その間にある筋腹の膨隆を触察する．

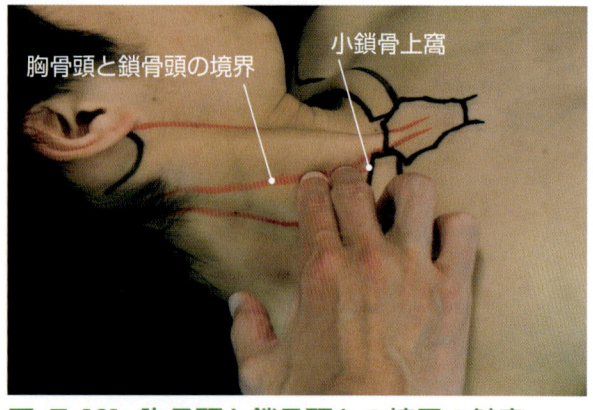

図 Ⅱ-121　胸骨頭と鎖骨頭との境界の触察

13 前斜角筋，中斜角筋，後斜角筋

骨格筋の形と位置

筋名	起始	停止	作用	神経
前斜角筋 Scalenus anterior	第3（4）～6（7）頚椎の横突起の前結節．*1	第1肋骨の前斜角筋結節（リスフラン結節）．	肋骨を引き上げて胸郭を広げる（吸息）．肋骨を固定すると頚部を屈曲，片側が働くと頚部を同側へ側屈．	頚神経の前枝 Anterior rami of cervical nerves (C5～C7)
中斜角筋 Scalenus medius	第2（1）～7頚椎の横突起の後結節．	第1肋骨の鎖骨下動脈溝の後方の隆起．第2，3肋骨の場合もある．	肋骨を引き上げて胸郭を広げる（吸息）．肋骨を固定すると頚部を屈曲，片側が働くと頚部を同側へ側屈．	頚神経の前枝 Anterior rami of cervical nerves (C2～C8)
後斜角筋 Scalenus posterior	第（4）5～7頚椎の横突起の後結節．*2	第2肋骨の外側面．*3	肋骨を引き上げて胸郭を広げる（吸息）．肋骨を固定すると頚部を屈曲，片側が働くと頚部を同側へ側屈．	頚神経の前枝 Anterior rami of cervical nerves ((C7), C8)

* 1：前斜角筋の起始の上端は，第2頚椎～第5頚椎の横突起までと個体により異なり，最も多い例は第4頚椎（51.7％，124/240側[10]，59.0％，59/100側[11]）の横突起である．また，起始の下端も，第5頚椎～第7頚椎の横突起までと個体により異なり，最も多い例は第6頚椎（51.7％，124/240側[10]，80.0％，80/100側[11]）である．
* 2：後斜角筋の起始の上端は，第2頚椎～第6頚椎までと個体により異なり，最も多い例は第5頚椎（37.7％，26/69側），次いで第4頚椎（36.2％，25/69側）である．また，下端も第3頚椎～第7頚椎までとと個体により異なり，最も多い例は第6頚椎（78.3％，54/69側）である[12]．
* 3：後斜角筋の停止の上端は，第1肋骨～第3肋骨までと個体により異なり，最も多い例は第2肋骨（81.2％，56/69側）である[12]．また，下端も第1肋骨～第3肋骨までと個体により異なり，最も多い例は第2肋骨（91.3％，63/69側）である[12]．

構造の特徴

- 前斜角筋，中斜角筋および後斜角筋は，胸鎖乳突筋の深層で，頚部の外側面を頚椎の横突起から肋骨に向かって縦走する筋である（図Ⅱ-122，図Ⅱ-123）．
- 前斜角筋の大部分は，胸鎖乳突筋に覆われている（図Ⅱ-114，図Ⅱ-123）．中斜角筋および後斜角筋も胸鎖乳突筋と僧帽筋の深層に位置するが，胸鎖乳突筋と僧帽筋との間で覆われていない領域がある（図Ⅱ-17 A，図Ⅱ-113，図Ⅱ-114）．
- 前斜角筋は腕神経叢のすぐ前方に，中斜角筋はすぐ後方に位置する．後斜角筋は中斜角筋と肩甲挙筋との間に位置する（図Ⅱ-123 B, C）．
- 中斜角筋の筋腹は，前斜角筋の筋腹よりも大きい．
- 後斜角筋の筋腹は，中斜角筋と同程度の大きさを有する場合もあるが（図Ⅱ-114），欠損している場合が31.0％[13]，32.0％（32/100側）[12]という報告もある（図Ⅱ-123 B, C，図Ⅱ-154 C）．
- 前・中・後斜角筋に加え，第6頚椎または第7頚椎の横突起の前結節から始まり，第1肋骨または胸膜頂に終わる最小斜角筋が出現する場合がある．最小斜角筋は，日本人では32.0％（32/100側）[11]，41.9％（88/210側）[14]の頻度で出現するという報告がある．また，欧州人では30.0％（3/10側），39.0％（39/100側），54.2％（65/120側）の頻度で出現するという報告がある[14]．

筋連結

- 前斜角筋は，中斜角筋(腱)，頭長筋(腱膜)と連結している．
- 中斜角筋は，前斜角筋(腱)，後斜角筋(腱)および頭長筋(腱膜)と連結している．
- 後斜角筋は，中斜角筋(腱)と連結している．

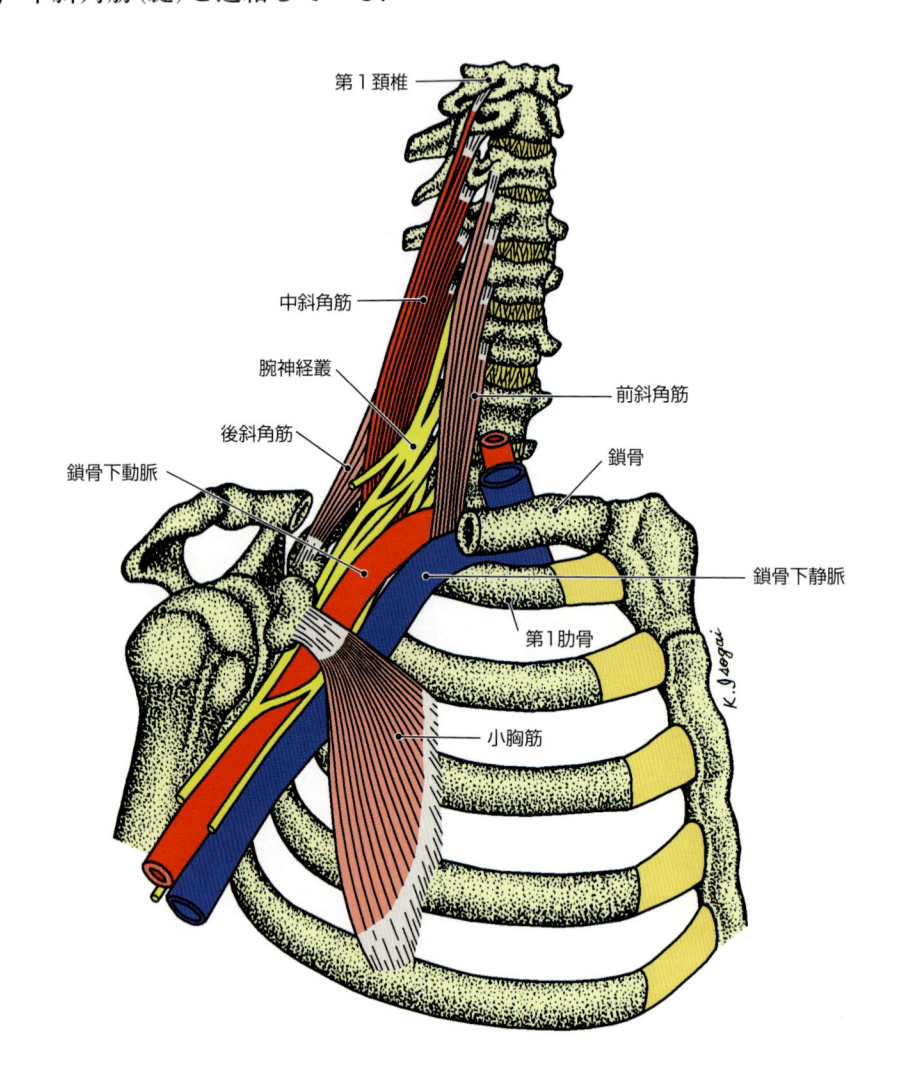

図 Ⅱ-122 右前方からみた斜角筋の模式図

　鎖骨の一部を切除してある．前斜角筋，中斜角筋および後斜角筋は，頸部の外側面を頸椎の横突起から肋骨に向かって縦走する筋である．前斜角筋と中斜角筋の間を腕神経叢が通る．小胸筋の深層を腕神経叢，腋窩動脈および腋窩静脈が通る．

13. 前斜角筋，中斜角筋，後斜角筋

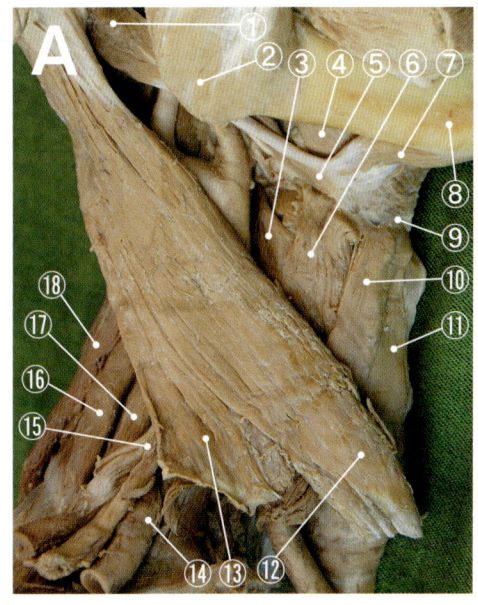

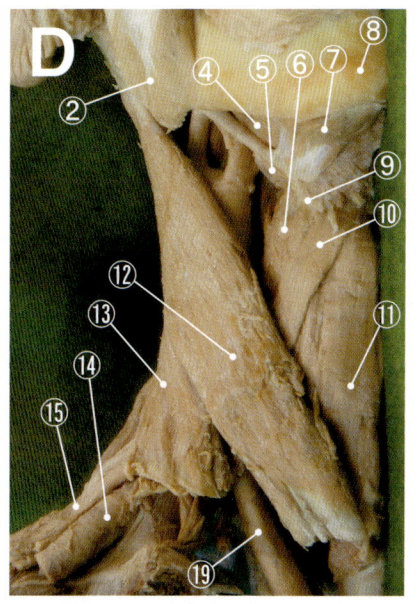

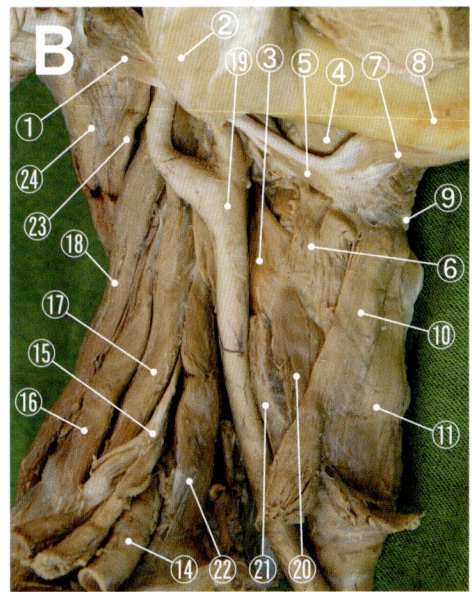

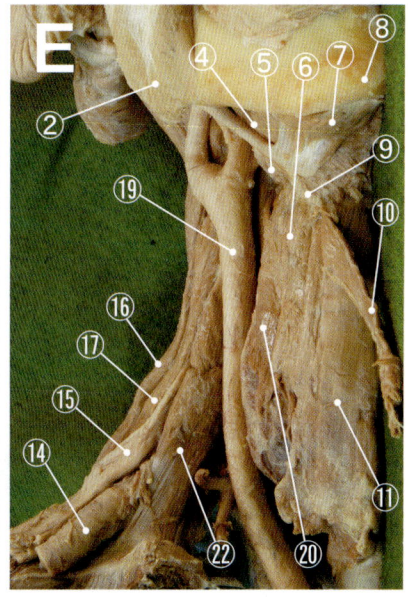

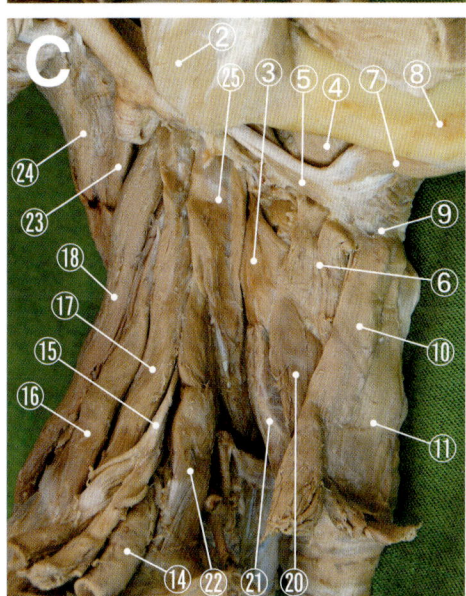

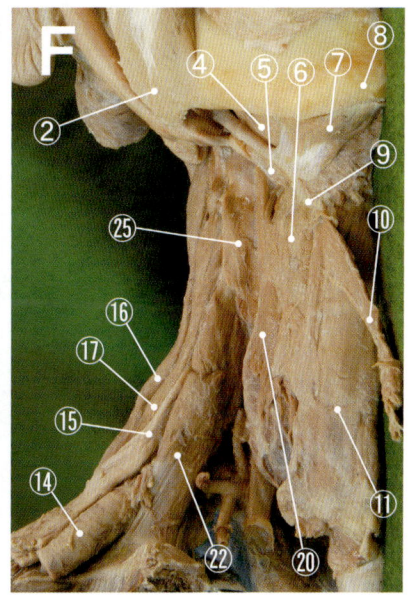

図 II-123 斜角筋を2方向からみる

　Aは右の頸部を前外側方からみた写真である．僧帽筋，広頸筋および鎖骨は切除してある．BはAの胸鎖乳突筋を後頭方へ反転し，CはBの総頸動脈を後頭方へ反転してある．D，E，Fは，それぞれA，B，Cを前方からみている．なお，E，Fは肩甲舌骨筋を内側方へ反転してある．

① 顎二腹筋の後腹　② 咬筋
③ 下咽頭収縮筋
④ 顎舌骨筋　⑤ 茎突舌骨筋
⑥ 甲状舌骨筋
⑦ 顎二腹筋の前腹
⑧ 下顎骨　⑨ 舌骨
⑩ 肩甲舌骨筋の上腹
⑪ 胸骨舌骨筋
⑫ 胸鎖乳突筋の胸骨頭
⑬ 胸鎖乳突筋の鎖骨頭
⑭ 鎖骨下動脈
⑮ 腕神経叢　⑯ 後斜角筋
⑰ 中斜角筋　⑱ 肩甲挙筋
⑲ 総頸動脈　⑳ 胸骨甲状筋
㉑ 甲状腺右葉　㉒ 前斜角筋
㉓ 頸板状筋　㉔ 頭板状筋
㉕ 頭長筋

骨格筋の形と触察法 | 97

触察法

骨指標と筋の投影図

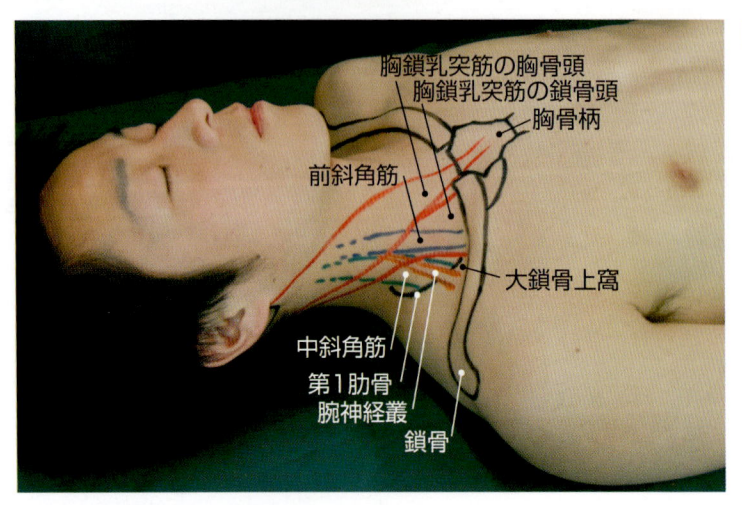

図 Ⅱ-124 骨指標と前斜角筋,中斜角筋,後斜角筋などの投影図
頚部を前外側頭方からみた写真である.

骨指標の触察手順

筋の触察に必要な骨指標の触察手順は，V-6.**1** 鎖骨，V-4.**2** 肋骨を参照.

筋の触察手順

1. 腕神経叢，2. 前斜角筋，3. 中斜角筋，4. 後斜角筋の順に触察する.

1. 腕神経叢（図Ⅱ-112, 図Ⅱ-122, 図Ⅱ-113, 図Ⅱ-141, 図Ⅱ-123）

① 触察者は触察部位の外側尾方に位置する.

② 肩甲帯を下制，肩関節を軽度外転・伸展，肘関節・手関節・手指を伸展した肢位を保持する（図Ⅱ-125A）.

※ この肢位により，腕神経叢が緊張する.
※ 肘関節・手関節・手指を伸展した状態で，上肢を前方へ突出させる方法もある.

③ 鎖骨の中央部のすぐ頭方のくぼみ（大鎖骨上窩）に指を置き，後内側尾方へ圧迫しながら指を前内側方⇔後外側方に移動させる（図Ⅱ-125）.

※ 硬いひも状に触知できることが多い.なお，②で示した肢位を取りやめると，緊張した腕神経叢が緩む様子を触知できる.

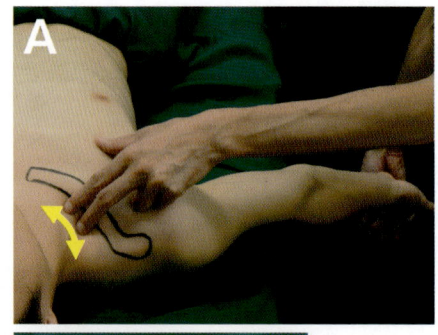

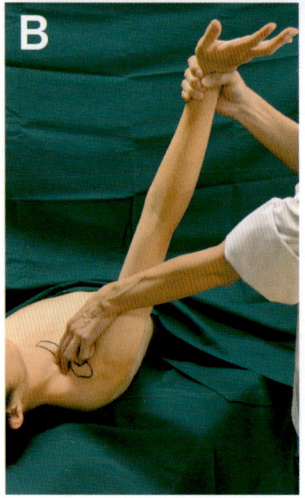

図 Ⅱ-125 腕神経叢の触察
Aは他動的に肩甲帯を下制，肩関節を軽度外転・伸展，肘関節・手関節・手指を伸展させている．Bは手関節・手指を自動伸展させた状態で，他動的に上肢を前外側方へ牽引している．

2. 前斜角筋（図Ⅱ-122, 図Ⅱ-123, 図Ⅱ-141）

① 触察者は触察部位の外側頭方に位置する．

② 鎖骨のすぐ頭方で，腕神経叢のすぐ内側方に指を置き後方へ押し込む（図Ⅱ-126 A）．

※ この状態で外側方に腕神経叢を，内側方に前斜角筋の外側縁を触知できる（図Ⅱ-126 B）．

③ ②の状態で内側方に触知できた筋腹を前方から横断して，その幅を確認する（図Ⅱ-126 B）．

※ 前斜角筋とその前方に位置する胸鎖乳突筋の鎖骨頭の筋腹とを取り間違えやすい．よって，頸部を自動屈曲させ，収縮した胸鎖乳突筋の後方に指が挿入されていることを確認する．

④ ③で確認した筋腹を頭方へたどる．

※ 起始付近の筋腹は，その外側面を胸鎖乳突筋が覆うため（図Ⅱ-114, 図Ⅱ-123），触知しにくい．

⑤ ③で確認した筋腹を第1肋骨まで尾方へたどる．

3. 中斜角筋（図Ⅱ-122, 図Ⅱ-114, 図Ⅱ-123）

① 触察者は触察部位の外側頭方に位置する．

② 腕神経叢に接してすぐ後方に位置する筋腹を，後内側方へ圧迫する（図Ⅱ-127 A）．このとき確認できた筋腹を，内側方へ圧迫しながら指を前方⇔後方に移動させる（図Ⅱ-127 B）．

※ 中斜角筋は外側方からみて，頸部の前後径の中央部を縦走する（図Ⅱ-114 B）．

③ ②で確認した筋腹を頭方へたどる．

※ 起始付近の筋腹は，その外側面を胸鎖乳突筋が覆うため（図Ⅱ-114A,B），触知しにくい．

④ ②で確認した筋腹を第1肋骨まで尾方へたどる．

※ 肩甲挙筋と取り間違えやすいため，頸部を自動側屈させて中斜角筋が，肩関節を自動伸展させて肩甲挙筋が収縮するのを確認する（肩甲挙筋の項参照）．

4. 後斜角筋（図Ⅱ-122, 図Ⅱ-114, 図Ⅱ-123）

① 触察者は触察部位の外側頭方に位置する．

② 中斜角筋のすぐ後方に位置する筋腹を前内側方へ圧迫して確認する．

※ 後斜角筋の筋腹は薄く，また，欠損することもあるため，その同定は困難である．

学生のための触察ポイント

- 筋の触察の前に，「1. 腕神経叢 ②, ③」の一部を触察する．
- 前斜角筋は，「2. 前斜角筋 ②, ③」を参考に，その筋腹の一部を確認する．
- 中斜角筋は，「3. 中斜角筋 ②」を参考に，その筋腹の一部を確認する．

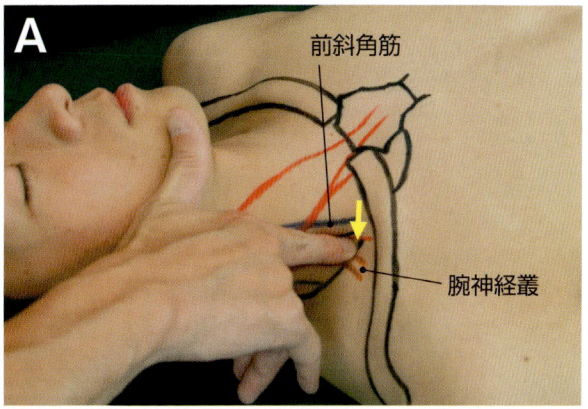

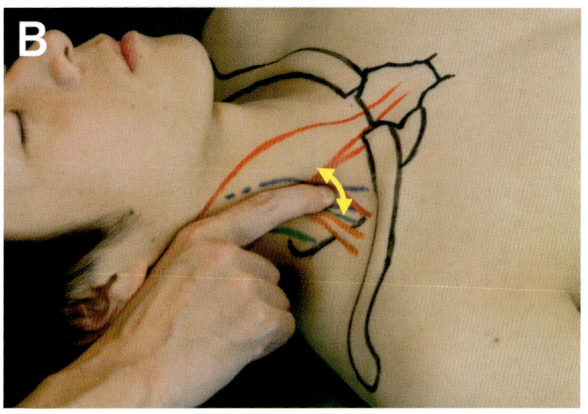

図 Ⅱ-126 前斜角筋の触察

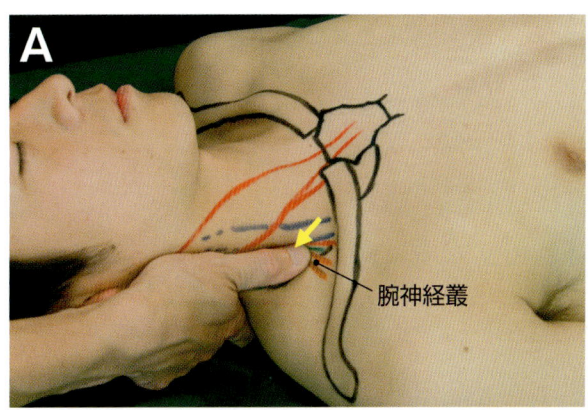

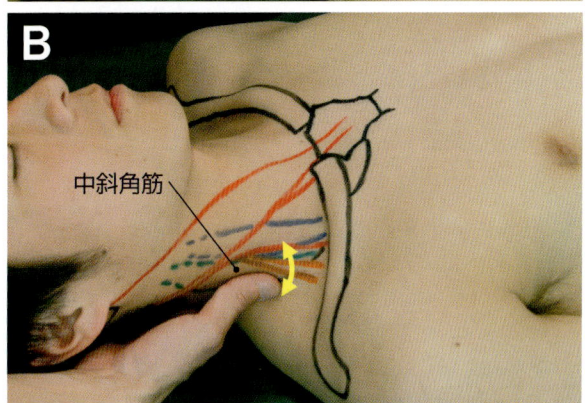

図 Ⅱ-127 中斜角筋の触察

14 顎二腹筋, 茎突舌骨筋, 顎舌骨筋, オトガイ舌骨筋

骨格筋の形と位置

筋 名	起 始	停 止	作 用	神 経
顎二腹筋 Digastricus	前腹：中間腱（線維性膜によって舌骨体に支持される前腹と後腹の間にある腱）. 後腹：側頭骨の乳突切痕.	前腹：下顎骨の二腹筋窩. 後腹：中間腱.	下顎骨を固定すると舌骨を引き上げる. 舌骨を固定すると下顎骨を引き下げ開口する.	前腹：下顎神経 Mandibular nerve の顎舌骨筋神経 Nerve to mylohyoid 後腹：顔面神経 Facial nerve の顎二腹筋枝 Digastric branch
茎突舌骨筋 Stylohyoid	側頭骨の茎状突起の基部後面.	舌骨の大角の基部.	舌骨を後頭方へ引き上げる.	顔面神経 Facial nerve の茎突舌骨筋枝 Stylohyoid branch
顎舌骨筋 Mylohyoid	下顎骨体内面の顎舌骨筋線と舌下腺窩.	舌骨の舌骨体, 縫線（正中線上に位置する, オトガイ棘と舌骨体との間をつなぐ密性結合組織でできた線）.	舌骨を引き上げる. 舌骨を固定すると下顎骨を引き下げる.	下顎神経 Mandibular nerve の顎舌骨筋神経 Nerve to mylohyoid
オトガイ舌骨筋 Geniohyoid	下顎骨のオトガイ棘.	舌骨の舌骨体の前面および上縁.	舌骨を前頭方へ引き上げる. 舌骨を固定すると下顎骨を引き下げる.	舌下神経に伴行する頚神経 Cervical nerves のオトガイ舌骨筋枝 Geniohyoid branches (C1)

構造の特徴

- 顎二腹筋, 茎突舌骨筋, 顎舌骨筋, オトガイ舌骨筋を合わせて舌骨上筋と呼ぶ.
- 顎二腹筋は下顎骨に終わる前腹と, 側頭骨から始まる後腹との2腹から構成される（図Ⅱ-128, 図Ⅱ-100, 図Ⅱ-131）.
- 顎二腹筋の形状は個体により異なる場合が多い（図Ⅱ-101, 図Ⅱ-132）. 特に, 前腹の幅や形は個体により異なる. また, 日本人の50.0％（11/22体）[15], 56.0％（28/50体）[16], 56.0％（14/25体）[17], 65.8％（100/152体）[18]に前腹の異常筋束が出現する.
- 茎突舌骨筋は, 側頭骨の茎状突起から始まり, 舌骨へ向かって前尾方へ走行するひも状の筋である（図Ⅱ-128, 図Ⅱ-100, 図Ⅱ-131）.
- 茎突舌骨筋は, 顎二腹筋の後腹の頭方で, 顎二腹筋と並走する（図Ⅱ-100, 図Ⅱ-131）.
- 一般的な解剖学書には, 茎突舌骨筋の停止腱は二分し, その間を顎二腹筋の中間腱が通るとの記載が多いと報告されている. しかし, このような形態は日本人では少なく（3.8％, 5/130側）, 二分せず顎二腹筋の深層を通る場合が多い（89.2％, 116/130側）（図Ⅱ-100, 図Ⅱ-131）.[19]
- 顎舌骨筋は, 顎二腹筋の前腹のすぐ深層に位置する薄い板状の筋である（図Ⅱ-129, 図Ⅱ-101, 図Ⅱ-131, 図Ⅱ-132）. 筋束は起始から停止へ向かって外側方から内側方へ走行する.
- 顎舌骨筋は, 顎二腹筋の内側方と外側方で顎二腹筋におおわれない領域がある（図Ⅱ-101, 図Ⅱ-131, 図Ⅱ-132）.

14. 顎二腹筋，茎突舌骨筋，顎舌骨筋，オトガイ舌骨筋

- オトガイ舌骨筋は，顎舌骨筋の深層に位置する紡錘状の筋であり，前正中線のすぐ外側方を前後方向に走行する（図Ⅱ-130，図Ⅱ-101，図Ⅱ-131）．
- オトガイ舌骨筋の筋腹は，顎舌骨筋に比べ厚い．

筋 連 結

- 顎二腹筋は，顎舌骨筋（腱膜），茎突舌骨筋（腱，図Ⅱ-131 C）と連結している．
- 茎突舌骨筋は，顎舌骨筋（腱膜），顎二腹筋（腱，図Ⅱ-131 C）と連結している．
- 顎舌骨筋は，顎二腹筋（腱膜），茎突舌骨筋（腱膜）およびオトガイ舌骨筋（腱膜）と連結している．
- オトガイ舌骨筋は，顎舌骨筋（腱膜），オトガイ舌筋（腱膜）および舌骨舌筋（腱膜）と連結している．

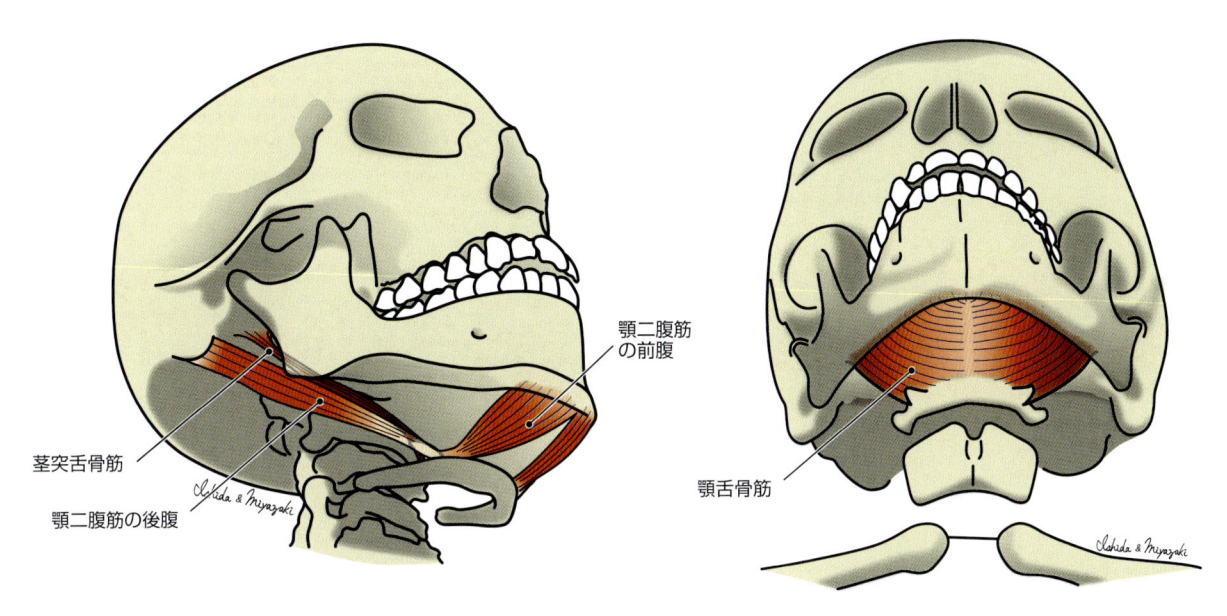

図Ⅱ-128 前外側尾方からみた顎二腹筋と茎突舌骨筋の模式図

図Ⅱ-129 前尾方からみた顎舌骨筋の模式図

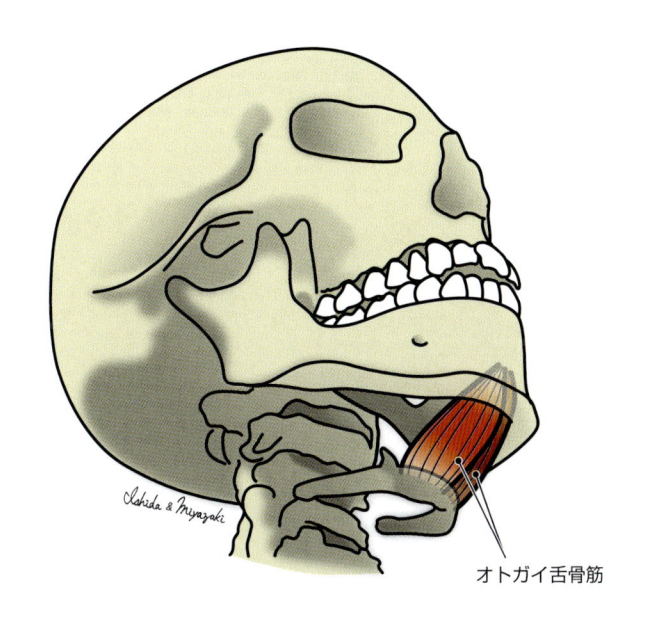

図Ⅱ-130 前外側尾方からみたオトガイ舌骨筋の模式図

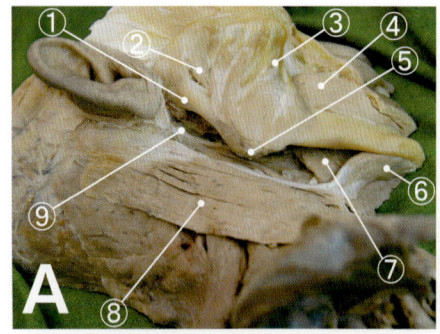

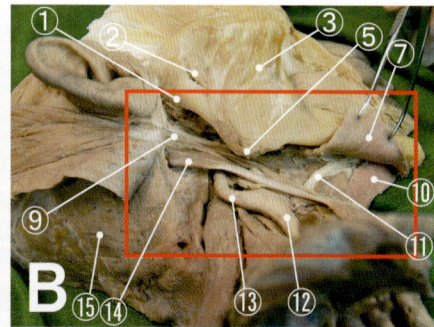

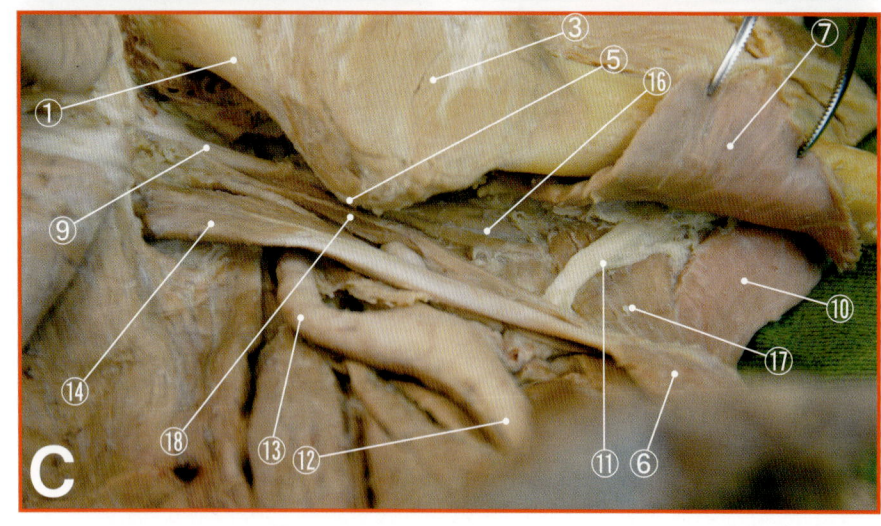

第Ⅱ章 体幹の筋

図 Ⅱ-131
顎二腹筋と茎突舌骨筋などを後外側尾方からみる

　Aは頭頸部を後外側尾方からみた写真である．BはAの胸鎖乳突筋，顎二腹筋（前腹），顎舌骨筋を反転してある．CはBの□を拡大してある．

① 下顎枝　② 咬筋の深部
③ 咬筋の浅部　④ 頬筋
⑤ 下顎角　⑥ 顎二腹筋の前腹
⑦ 顎舌骨筋　⑧ 胸鎖乳突筋
⑨ 側頭骨の茎状突起
⑩ オトガイ舌骨筋
⑪ 舌下神経　⑫ 総頸動脈
⑬ 内頸動脈
⑭ 顎二腹筋の後腹
⑮ 頭板状筋　⑯ 茎突舌筋
⑰ 舌骨舌筋　⑱ 茎突舌骨筋

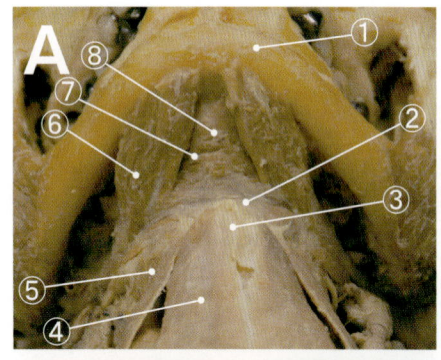

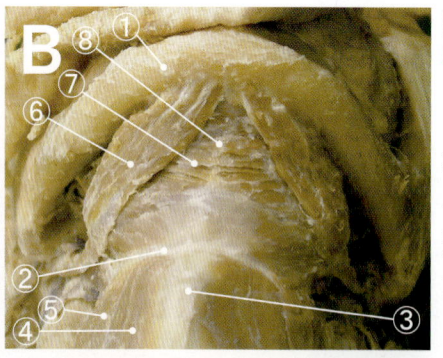

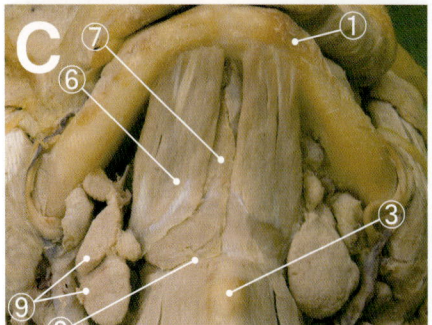

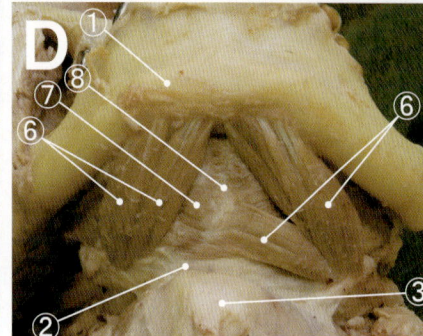

図 Ⅱ-132
顎二腹筋を前尾方からみる

　A～Dは異なる頸部の標本を前尾方からみた写真である．顎二腹筋の前腹の走行や形は個体により異なる．また，左右により異なる場合もある（D）．

① 下顎骨　② 舌骨
③ 喉頭隆起　④ 胸骨舌骨筋
⑤ 肩甲舌骨筋の上腹
⑥ 顎二腹筋の前腹
⑦ 顎舌骨筋　⑧ 縫線
⑨ 顎下腺

14. 顎二腹筋，茎突舌骨筋，顎舌骨筋，オトガイ舌骨筋

触察法

骨指標と筋の投影図

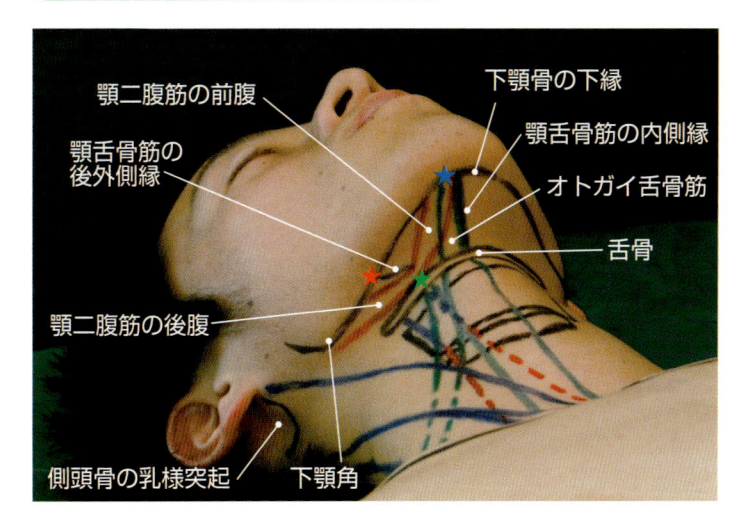

図 Ⅱ-133 骨指標と顎二腹筋，顎舌骨筋，オトガイ舌骨筋などの投影図

頭頸部を外側尾方からみた写真である．
★：下顎骨の下縁中央部から0.5横指外側方の部位．
★：舌骨の前面中央部から2横指外側方の部位．
★：下顎骨の下縁で下顎角から2横指前方の部位．

骨指標の触察手順

筋の触察に必要な骨指標の触察手順は，Ⅴ-1.❸ 下顎骨，Ⅴ-2.❶ 舌骨，Ⅴ-1.❷ 側頭骨の乳様突起を参照．

筋の触察手順

1. 顎二腹筋の前腹，2. 顎二腹筋の後腹，3. 顎舌骨筋の内側縁，4. 顎舌骨筋の後縁，5. オトガイ舌骨筋の筋腹の順に触察する．

※ 茎突舌骨筋の触知は困難である．

1. 顎二腹筋の前腹（図Ⅱ-128, 図Ⅱ-132, 図Ⅱ-101）

① 被検者は背臥位．頸部軽度伸展位．触察者は触察部位の外側頭方に位置する．

② 下顎骨の下縁中央部から0.5横指外側方の部位（図Ⅱ-133の★）と，舌骨の前面中央部から2横指外側方の部位（図Ⅱ-133の★）とを結んだ線を想定する．

③ ②で想定した線に指を置き，頭方へ圧迫しながら指を内側方⇔外側方に移動させる（図Ⅱ-134）．

※ 抵抗に対し自動開口させると，また，さらに頭部を持ち上げさせると，観察および触知しやすい（図Ⅱ-135の➤）．

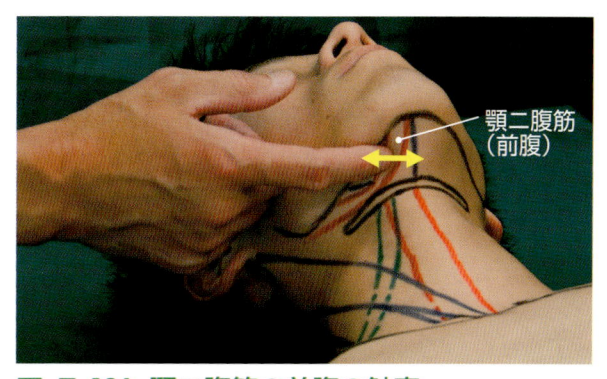

図 Ⅱ-134 顎二腹筋の前腹の触察

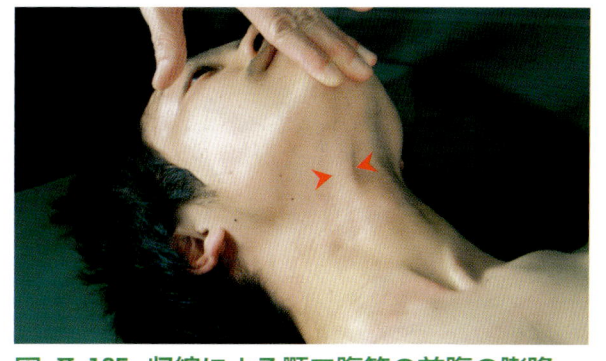

図 Ⅱ-135 収縮による顎二腹筋の前腹の膨隆
（➤）抵抗に対し自動開口させながら頭部を持ち上げさせている．

骨格筋の形と触察法 | 103

2. 顎二腹筋の後腹（図Ⅱ-128, 図Ⅱ-131）

① 被検者は背臥位．頚部軽度伸展位．触察者は触察部位の外側頭方に位置する．

② 舌骨の前面中央部から2横指外側方の部位（図Ⅱ-133の★）と，側頭骨の乳様突起の下端とを結ぶ線を想定する．

③ 下顎角より前方の領域では，②で想定した線に指を置き，頭方へ圧迫しながら指を後内側方⇔前外側方に移動させる（図Ⅱ-136）．

④ 下顎角より後方の領域では，②で想定した線に指を置き，内側方へ圧迫しながら指を頭方⇔尾方に移動させる．

※ 抵抗に対し自動開口させると触知しやすい．

図Ⅱ-136 顎二腹筋の後腹の触察

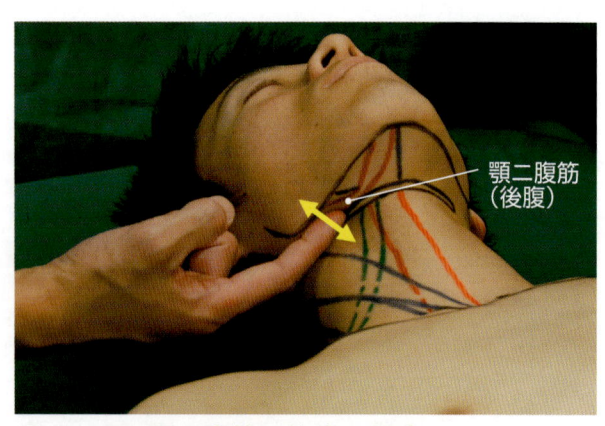

3. 顎舌骨筋の内側縁（図Ⅱ-129, 図Ⅱ-132）

① 被検者は背臥位．頚部軽度伸展位．触察者は触察部位の外側頭方に位置する．

② 下顎骨の下縁中央部と舌骨の前面中央部とを結ぶ線に指を置き，頭方へ圧迫しながら指を外側方へ移動させる（図Ⅱ-137 A）．

※ 顎舌骨筋の内側縁とオトガイ舌骨筋の内側縁は，ほぼ同じ位置にある．弱く圧迫したときに浅層で触知できるのが顎舌骨筋であり，強く圧迫したときに深層で筋腹を横断するように触知できるのがオトガイ舌骨筋である（オトガイ舌骨筋の項参照）．

4. 顎舌骨筋の後縁（図Ⅱ-129, 図Ⅱ-101, 図Ⅱ-131 A）

① 被検者は背臥位．頚部軽度伸展位．触察者は触察部位の外側頭方に位置する．

② 舌骨の前面中央部から2横指外側方の部位（図Ⅱ-133の★）と，下顎骨の下縁で下顎角から2横指前方の部位（図Ⅱ-133の★）とを結ぶ線を想定する．

③ ②で想定した線に指を置き，頭方へ圧迫しながら指を前方へ移動させる（図Ⅱ-137 B）．

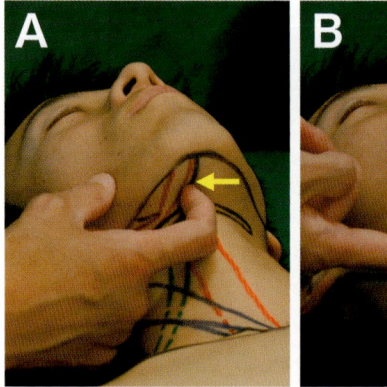

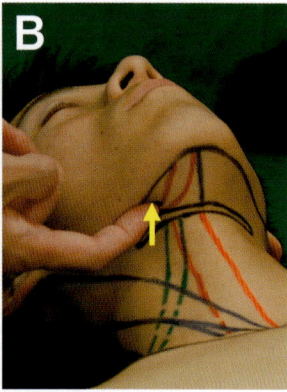

図Ⅱ-137 顎舌骨筋の触察
Aは顎舌骨筋の内側縁を，Bは顎舌骨筋の後縁を触察している．

5. オトガイ舌骨筋の筋腹（図Ⅱ-130, 図Ⅱ-101, 図Ⅱ-131）

① 被検者は背臥位．頚部軽度伸展位．触察者は触察部位の外側頭方に位置する．

② 下顎骨の下縁中央部から0.5横指外側方の部位（図Ⅱ-133の★）と後方に位置する舌骨との間に指を置き，頭方へ圧迫しながら内側方⇔外側方に移動させる（図Ⅱ-138）．

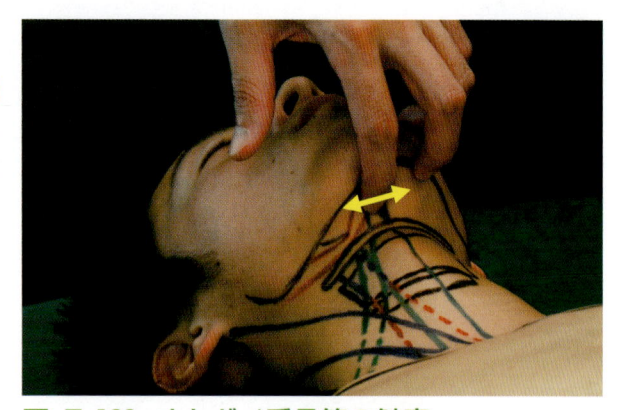

図Ⅱ-138 オトガイ舌骨筋の触察

学生のための触察ポイント

● 顎二腹筋は，「1. 顎二腹筋の前腹」を参考に，その筋腹の一部を触察する．
● 顎舌骨筋は，「3. 顎舌骨筋の内側縁」と「4. 顎舌骨筋の後縁」との一部を確認し，その間にある筋腹を触察する．
● オトガイ舌骨筋は，「5. オトガイ舌骨筋の筋腹」を参考に，その筋腹の一部を触察する．

15 胸骨舌骨筋, 胸骨甲状筋, 肩甲舌骨筋, 甲状舌骨筋, 輪状甲状筋

骨格筋の形と位置

筋 名	起 始	停 止	作 用	神 経
胸骨舌骨筋 Sternohyoid	胸骨の胸骨柄, 胸鎖関節の関節包, 鎖骨の後面. *1	舌骨の舌骨体の下縁の内側部.	舌骨を引き下げる.	頚神経ワナ, 上根 Ansa cervicalis, Superior root（C1, C2）
胸骨甲状筋 Sternothyroid	胸骨の胸骨柄の後面, 第1肋軟骨の後面.	甲状軟骨の斜線. 一部の筋束は甲状舌骨筋に続く.	甲状軟骨を引き下げる.	頚神経ワナ, 上根 Ansa cervicalis, Superior root（C1, C2）
肩甲舌骨筋 Omohyoid	上腹：中間腱（上腹と下腹の間にある腱）. 下腹：肩甲骨の上縁で上角のすぐ外側部と肩甲横靱帯.	上腹：舌骨の舌骨体の下縁の前外側端. 下腹：中間腱.	舌骨を後尾方へ引く.	頚神経ワナ Ansa cerviclis 上腹：上根（C1,C2） 下腹：下根（C2,C3）
甲状舌骨筋 Thyrohyoid	甲状軟骨の斜線. 一部の筋束は胸骨甲状筋に続く.	舌骨の舌骨体と大角の下縁および内面.	舌骨を引き下げる. 舌骨を固定すると甲状軟骨を引き上げる.	舌下神経に伴行する頚神経 Cervical nerves の甲状舌骨筋枝 Thyrohyoid branch（C1）
輪状甲状筋 Cricothyroid	輪状軟骨の輪状軟骨弓の外側下縁.	甲状軟骨の下縁および下角.	甲状軟骨の前端を引き下げる（これにより声帯ヒダの付く披裂軟骨が甲状軟骨から引き離される）. *2	上喉頭神経の外枝 External branch of superior laryngeal nerve

*1：胸骨舌骨筋は, 第1肋骨からも始まることがある[13) 20)].
*2：起始が停止に近付くという筋の作用の原則とは異なり, 輪状軟骨の前端を引き上げるという記載もある[21) 22)].

構造の特徴

- 胸骨舌骨筋は, 頚部の前面で浅層に位置する薄い板状の筋であり, 喉頭隆起のすぐ外側方を縦走する（図Ⅱ-139, 図Ⅱ-140, 図Ⅱ-141A, B, 図Ⅱ-142）.
- 鎖骨のすぐ頭方の筋腹の一部は胸鎖乳突筋に覆われている（図Ⅱ-141A, B）.
- 胸骨舌骨筋の筋腹の下1/3の領域は鎖骨と胸骨の後方に位置する.
- 胸骨舌骨筋には, 中間腱の存在, 反対側の筋束とのアーチの形成, 片側のみの完全欠如の報告がある[23) 24)].
- 胸骨甲状筋は, 胸骨舌骨筋のすぐ深層に位置し, 頭尾方向に走行する薄い板状の筋である（図Ⅱ-140, 図Ⅱ-141 B, C）. また, 鎖骨のすぐ頭方の筋腹は, 胸鎖乳突筋の深層に位置する. ただ, 筋腹の停止付近で外側1/2の領域では, 表層に位置する胸骨舌骨筋や胸鎖乳突筋に覆われていない領域がある.
- 胸骨甲状筋の停止付近の筋腹の幅は, 起始付近に比べて狭い（図Ⅱ-141B, C, 図Ⅱ-142）.
- 胸骨甲状筋の筋腹の下1/2の領域は胸骨の後方に位置する.
- 胸骨甲状筋の左右の筋腹は, 全部または一部で融合することがある[25)].

第Ⅱ章　体幹の筋

- 肩甲舌骨筋は，肩甲骨の上縁と舌骨との間にある薄い板状の筋で，上腹と下腹で構成される．この2腹は中間腱によって結合され，全体的に前内側尾方へ凸の弓状を呈している（図Ⅱ-141, 図Ⅱ-143）．

- 肩甲舌骨筋は胸鎖乳突筋の深層を走行するが，その内側方で上腹が，外側方で中間腱と下腹が観察できる（図Ⅱ-141, 図Ⅱ-113A）．

- 肩甲舌骨筋は異常例の報告が多く，筋の全体もしくは一部の欠如する例，中間腱の欠如する例，筋束が鎖骨より始まる例，胸骨舌骨筋の筋腹に向かう筋腹が存在する例，筋線維が頚筋膜に放散する例などが報告されている．[20) 23)～30)]

- 甲状舌骨筋は胸骨舌骨筋の停止付近の筋腹の外側方に位置し，胸骨舌骨筋に沿って頭尾方向に走行する板状の筋である（図Ⅱ-141, 図Ⅱ-142）．一部の筋腹は胸骨甲状筋の続きとして起こり，頭方へ向かう．

- 甲状舌骨筋の筋腹の多くは，肩甲舌骨筋の上腹に覆われている（図Ⅱ-141, 図Ⅱ-142）．しかし，甲状舌骨筋の一部は，肩甲舌骨筋の外側方で他の筋に覆われていない領域がある．

- 輪状甲状筋は，輪状軟骨弓から始まり後外側頭方へ走行し甲状軟骨に終わる（図Ⅱ-141, 図Ⅱ-142）．筋腹は内側方の直部と外側方の斜部とにより構成される．

筋連結

- 胸骨舌骨筋は，肩甲舌骨筋（腱膜），胸骨甲状筋（腱膜）および内肋間筋（腱膜）と連結している．
- 胸骨甲状筋は，胸骨舌骨筋（腱膜），内肋間筋（腱膜），甲状舌骨筋（腱，筋膜，図Ⅱ-142），中咽頭収縮筋（筋膜）および下咽頭収縮筋（筋膜）と連結している．
- 肩甲舌骨筋は，胸骨舌骨筋（腱膜）と連結している．
- 甲状舌骨筋は，胸骨甲状筋（腱，筋膜，図Ⅱ-142）と連結している．
- 輪状甲状筋は，下咽頭収縮筋（筋膜）と連結している．

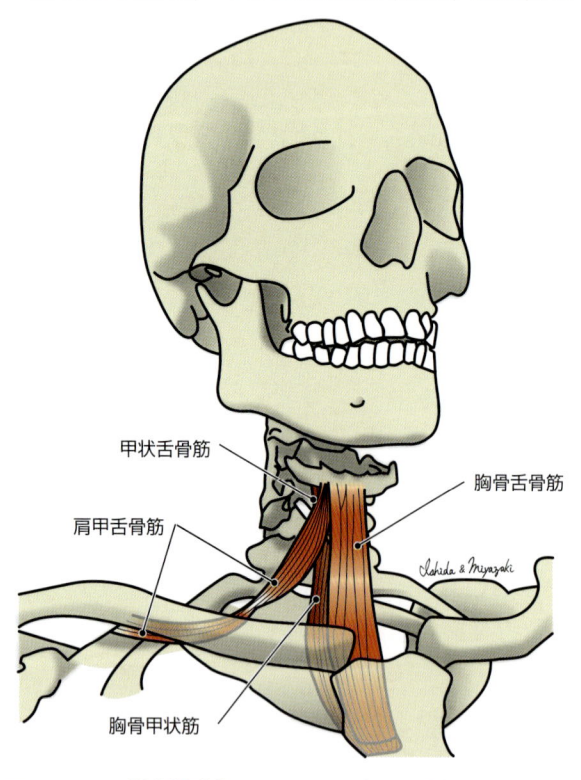

図Ⅱ-139　前外側方からみた舌骨下筋の模式図

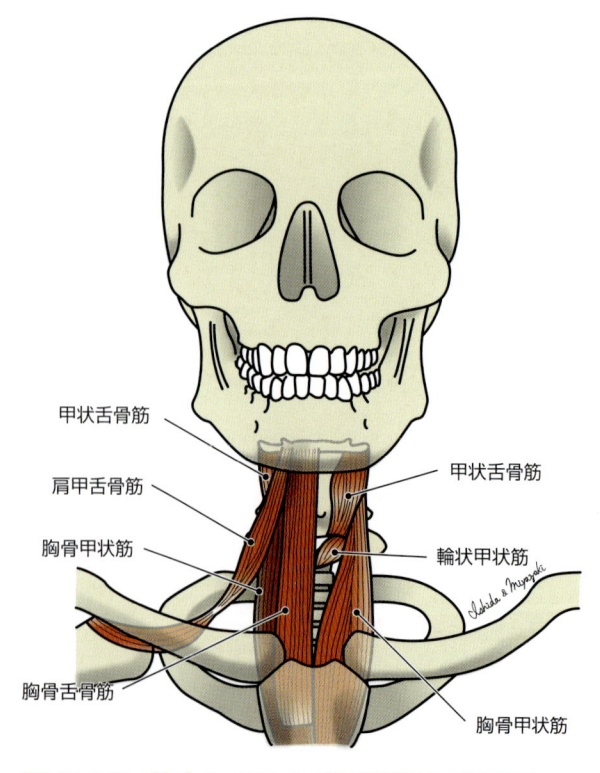

図Ⅱ-140　前方からみた舌骨下筋と輪状甲状筋の模式図

106　骨格筋の形と触察法

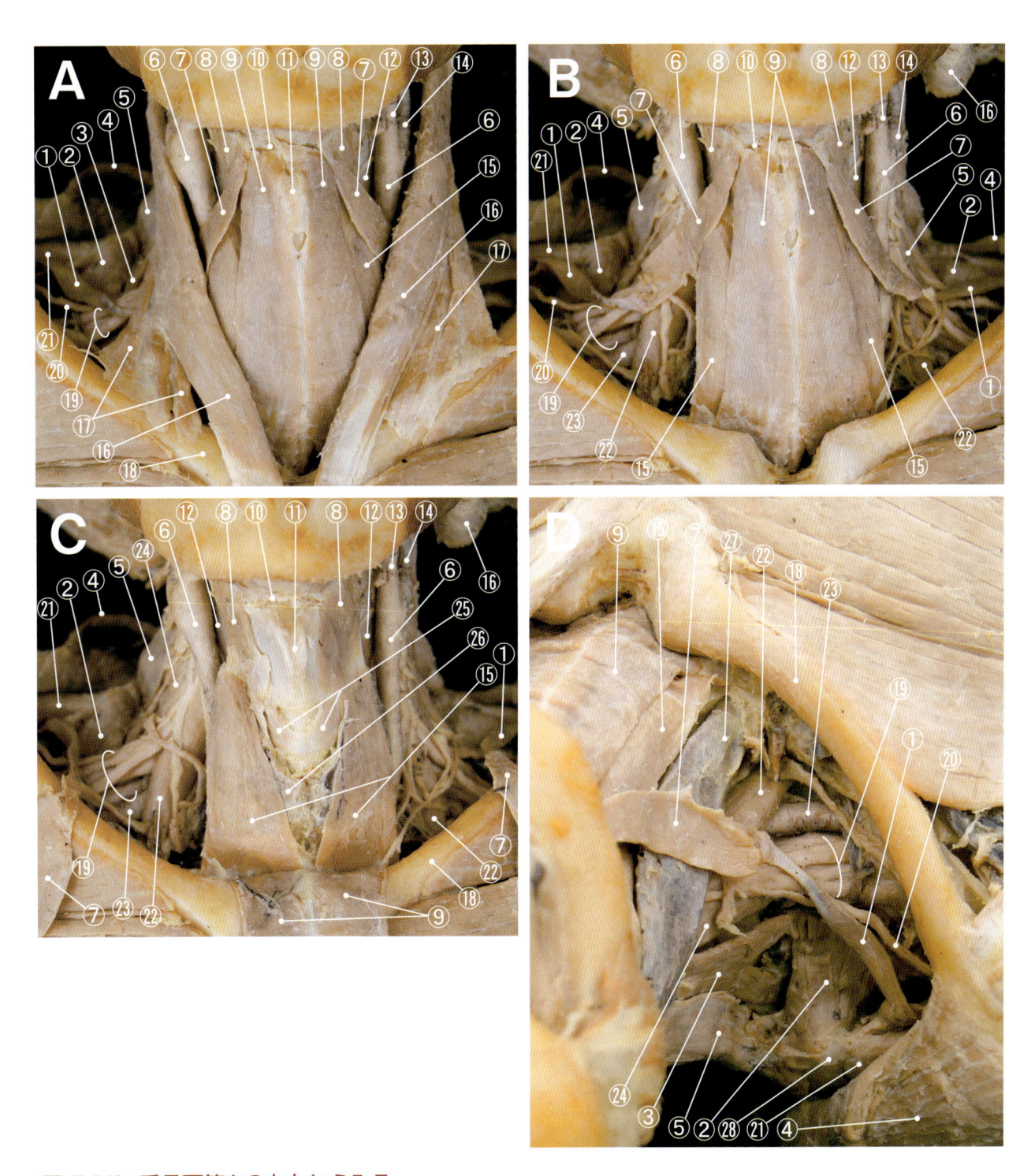

15. 胸骨舌骨筋，胸骨甲状筋，肩甲舌骨筋，甲状舌骨筋，輪状甲状筋

図 II-141 舌骨下筋を2方向からみる

Aは頸部を前方からみた写真である．広頸筋と右の外頸静脈は，切除してある．BはAの胸鎖乳突筋を起始から剥離し，頭方へ反転してある．CはBの肩甲舌骨筋と胸骨舌骨筋を舌骨から剥離し，尾方へ反転してある．DはBを前外側頭方からみている．

① 肩甲舌骨筋の下腹　② 前鋸筋　③ 肩甲挙筋の腹側迷束（II-2．肩甲挙筋を参照）　④ 僧帽筋
⑤ 肩甲挙筋　⑥ 総頸動脈　⑦ 肩甲舌骨筋の上腹　⑧ 甲状舌骨筋　⑨ 胸骨舌骨筋　⑩ 舌骨　⑪ 喉頭隆起
⑫ 頭長筋　⑬ 外頸動脈　⑭ 内頸動脈　⑮ 胸骨甲状筋　⑯ 胸鎖乳突筋の胸骨頭　⑰ 胸鎖乳突筋の鎖骨頭
⑱ 鎖骨　⑲ 腕神経叢　⑳ 肩甲上神経　㉑ 棘上筋　㉒ 前斜角筋　㉓ 鎖骨下動脈　㉔ 中斜角筋
㉕ 輪状甲状筋　㉖ 甲状腺右葉　㉗ 内頸静脈　㉘ 肩甲骨の上角

骨格筋の形と触察法 | 107

第Ⅱ章　体幹の筋

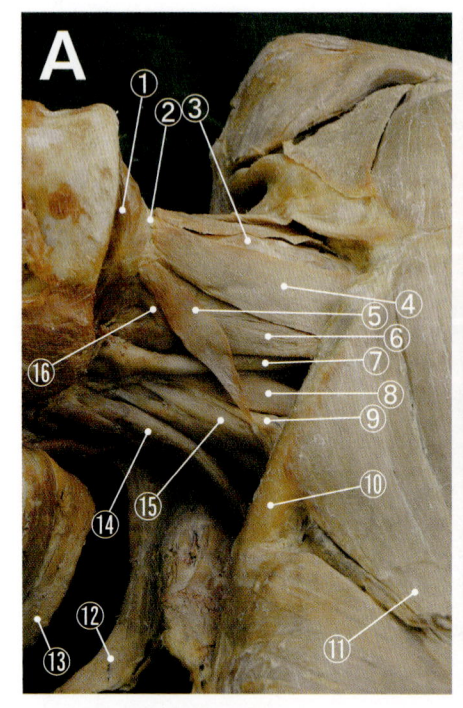

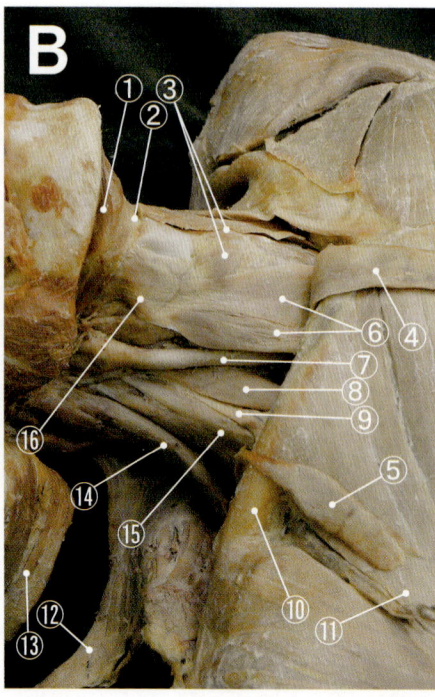

図 Ⅱ-142　舌骨下筋を前外側方からみる

Aは頚部を前外側方からみた写真である．胸鎖乳突筋と僧帽筋は反転してある．BはAの肩甲舌骨筋と胸骨舌骨筋を反転してある．

① 顎二腹筋の前腹　② 舌骨
③ 輪状甲状筋　④ 胸骨舌骨筋
⑤ 肩甲舌骨筋の上腹
⑥ 胸骨甲状筋　⑦ 総頚動脈
⑧ 前斜角筋　⑨ 腕神経叢
⑩ 鎖骨　⑪ 大胸筋
⑫ 僧帽筋　⑬ 胸鎖乳突筋
⑭ 肩甲挙筋　⑮ 中斜角筋
⑯ 甲状舌骨筋

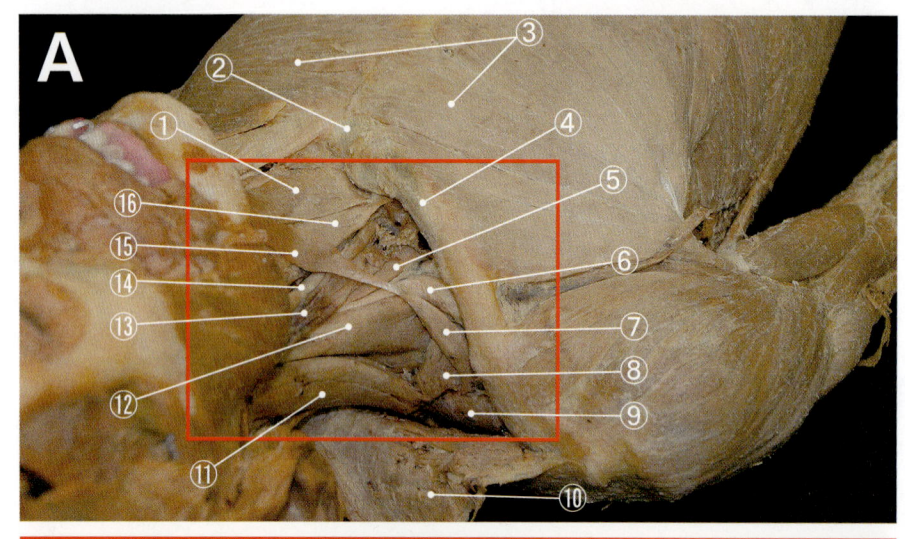

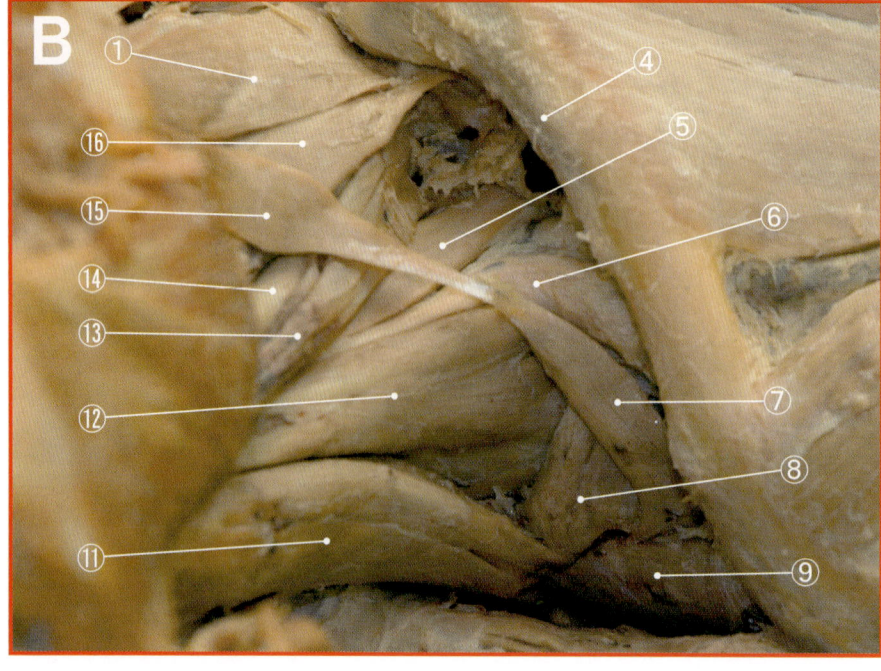

図 Ⅱ-143　肩甲舌骨筋を前外側頭方からみる

Aは頚部を前外側頭方からみた写真である．胸鎖乳突筋と僧帽筋は反転してある．BはAの□を拡大してある．

① 胸骨舌骨筋
② 胸骨柄の頚切痕　③ 大胸筋
④ 鎖骨　⑤ 前斜角筋
⑥ 最小斜角筋
⑦ 肩甲舌骨筋の下腹
⑧ 前鋸筋　⑨ 棘上筋
⑩ 僧帽筋　⑪ 肩甲挙筋
⑫ 中斜角筋　⑬ 内頚静脈
⑭ 総頚動脈
⑮ 肩甲舌骨筋の上腹
⑯ 胸骨甲状筋

108 ｜ 骨格筋の形と触察法

15. 胸骨舌骨筋，胸骨甲状筋，肩甲舌骨筋，甲状舌骨筋，輪状甲状筋

触察法

骨指標と筋の投影図

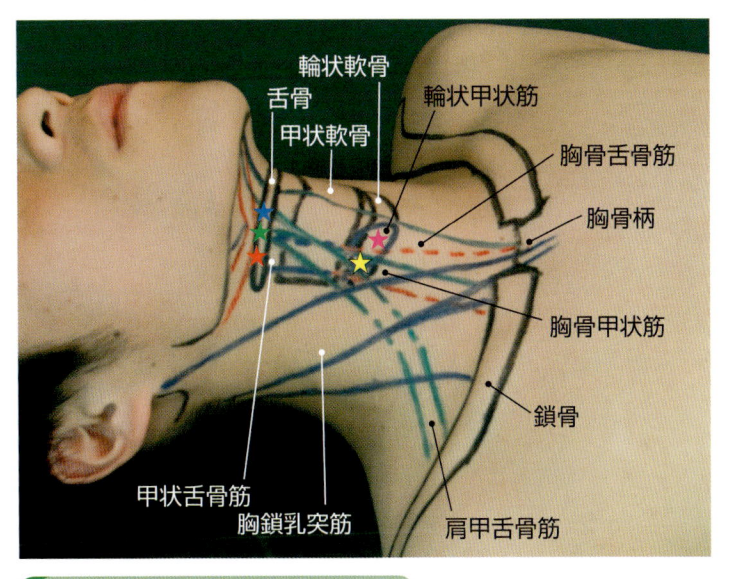

図 Ⅱ-144 骨指標と舌骨下筋群などの投影図

頚部を前外側方からみた写真である．
- ★（青）：舌骨の前面中央部から1横指外側方の部位．
- ★（緑）：舌骨の前面中央部から1.5横指外側方の部位．
- ★（赤）：舌骨の前面中央部から2横指外側方の部位．
- ☆（黄）：は甲状軟骨の前下端から2横指外側方の部位．
- ★（桃）：輪状軟骨の前端から1横指外側頭方の部位．

骨指標の触察手順

筋の触察に必要な骨指標の触察手順は，Ⅴ-2.① 舌骨，甲状軟骨，輪状軟骨，Ⅴ-6.① 鎖骨，Ⅴ-4.① 胸骨柄の上縁（頚切痕）を参照．

筋の触察手順

1. 胸骨舌骨筋，2. 肩甲舌骨筋，3. 甲状舌骨筋，4. 胸骨甲状筋，5. 輪状甲状筋の順に触察する．

1. 胸骨舌骨筋（図Ⅱ-139，図Ⅱ-140，図Ⅱ-141，図Ⅱ-142）

① 被検者は背臥位．頚部軽度伸展位．触察者は触察部位の外側方に位置する．

② 舌骨の前面の中央部から1横指外側方の部位（図Ⅱ-144の★）のすぐ尾方に指を置き，後内側方へ圧迫しながら指を前内側方⇔後外側方に移動させる（図Ⅱ-145A）．

※ 筋腹を甲状軟骨に押しつけると触知しやすい．

③ ②で確認した筋腹を，鎖骨および胸骨柄の上縁に至るまで尾方へたどる．

※ 筋腹をつまんで触察することもできる（図Ⅱ-145B）．

※ 顎を突き出しながら頭部をベッドから持ち上げさせると（図Ⅱ-146），あるいは，抵抗に対し自動開口させると，観察および触知しやすい．

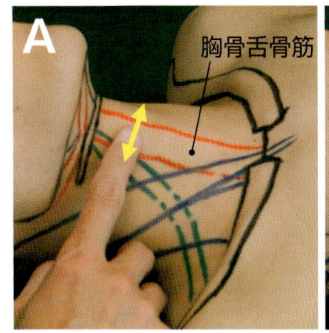

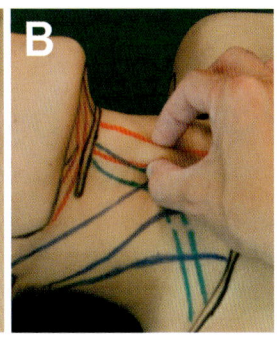

図 Ⅱ-145 胸骨舌骨筋の触察

Bは，母指と示指で筋腹をつまんでいる．

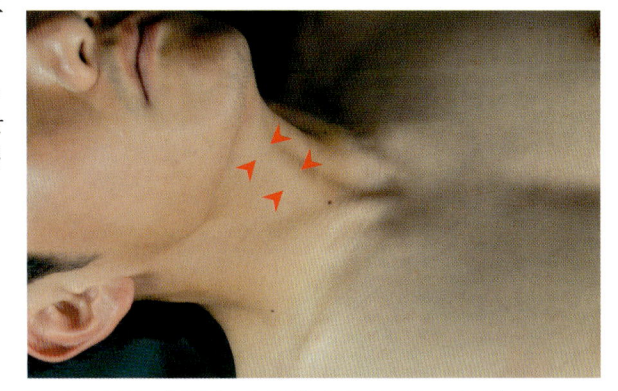

図 Ⅱ-146 収縮による胸骨舌骨筋の膨隆（▶）

顎を突き出しながら頭部をベッドから持ち上げさせている．

骨格筋の形と触察法 | 109

2. 肩甲舌骨筋（図Ⅱ-139, 図Ⅱ-140, 図Ⅱ-141, 図Ⅱ-142）

① 被検者は背臥位．頚部軽度伸展位．触察者は触察部位の外側方に位置する．

② 舌骨の前面の中央部から1.5横指外側方の部位（図Ⅱ-144の★）のすぐ尾方に指を置き，後内側方へ圧迫しながら指を前内側方⇔後外側方に移動させる（図Ⅱ-147 A）．

③ ②で確認した筋腹を，鎖骨に至るまで，後尾方へたどる（図Ⅱ-147 B）．

※ 肩甲舌骨筋の筋腹は，やや前方へ凸の弧状を呈しながら，鎖骨中央部の深層へ向かう（図Ⅱ-141, 図Ⅱ-143）．

※ 抵抗に対し自動開口させると（図Ⅱ-147 B），あるいは，顎を突き出しながら頭部をベッドから持ち上げさせると（図Ⅱ-148），観察および触知しやすい．ただ，肩甲舌骨筋が収縮するとその筋腹はやや後頭方へ移動する．

※ 腕神経叢と交差する部位は，腕神経叢に沿って指を移動させると触知しやすい．

※ 胸鎖乳突筋の深層に位置する筋腹は，やや触知しにくい．

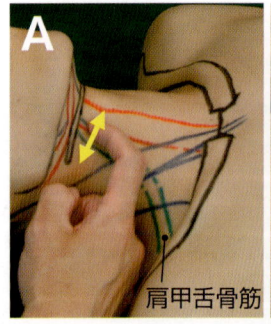

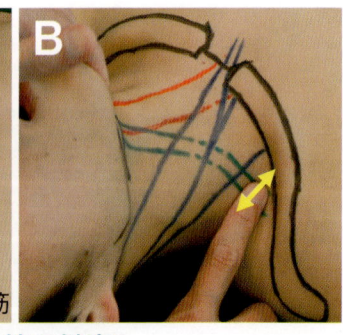

図 Ⅱ-147 肩甲舌骨筋の触察
Bは抵抗に対し自動開口させている．

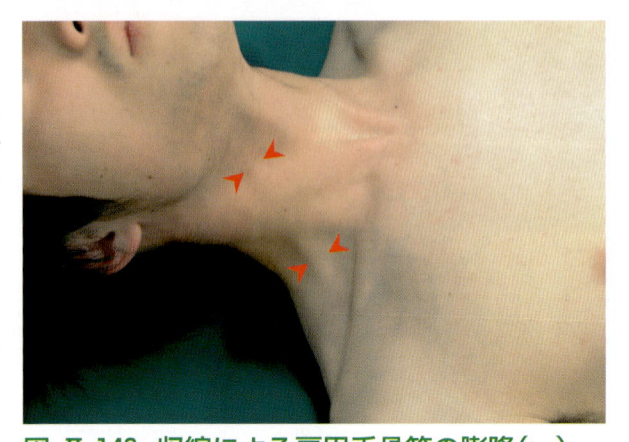

図 Ⅱ-148 収縮による肩甲舌骨筋の膨隆（＞）
顎を突き出しながら頭部をベッドから持ち上げさせている．

3. 甲状舌骨筋（図Ⅱ-139, 図Ⅱ-140, 図Ⅱ-141, 図Ⅱ-142）

① 被検者は背臥位．頚部軽度伸展位．触察者は触察部位の外側方に位置する．

② 舌骨の前面の中央部から2横指外側方の部位（図Ⅱ-144の★）のすぐ尾方に指を置き，後内側方へ圧迫しながら指を前内側方⇔後外側方に移動させる（図Ⅱ-149）．

③ ②で確認した筋腹を，尾方へたどる．

※ 尾方へ向かうほど肩甲舌骨筋に覆われるため（図Ⅱ-142），触知しにくい．

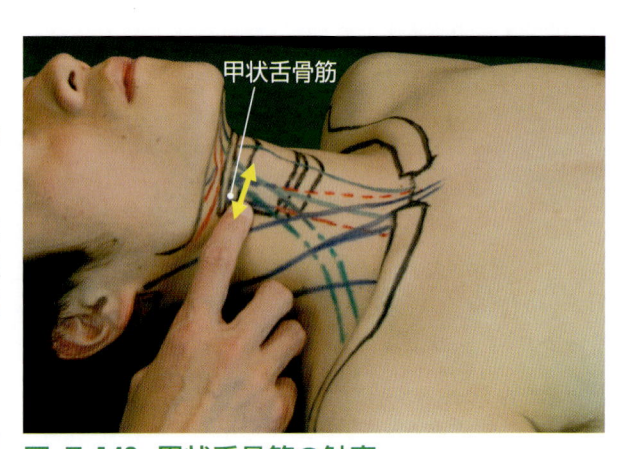

図 Ⅱ-149 甲状舌骨筋の触察

15. 胸骨舌骨筋, 胸骨甲状筋, 肩甲舌骨筋, 甲状舌骨筋, 輪状甲状筋

4. 胸骨甲状筋(図Ⅱ-139, 図Ⅱ-140, 図Ⅱ-141, 図Ⅱ-142)

① 被検者は背臥位．頚部軽度伸展位．触察者は触察部位の外側方に位置する．

② 甲状軟骨の前下端から2横指外側方の部位(図Ⅱ-144の☆)に指を置き，後内側方へ圧迫しながら指を前内側方⇔後外側方に移動させる(図Ⅱ-150)．

③ ②で確認した筋腹を，尾方へたどる．

※ 尾方へ向かうほど胸鎖乳突筋と胸骨舌骨筋に覆われるため(図Ⅱ-141, 図Ⅱ-142)，触知しにくい．

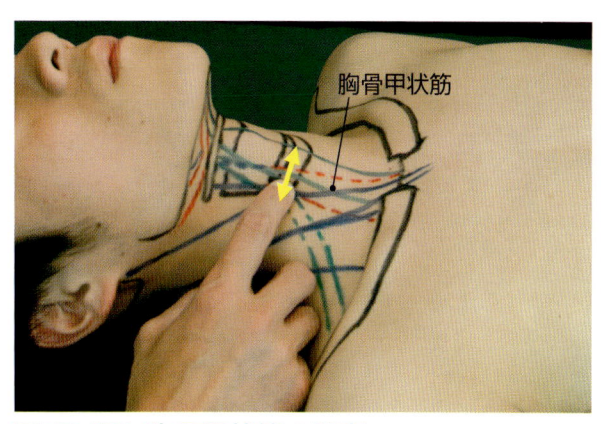

図 Ⅱ-150 胸骨甲状筋の触察

5. 輪状甲状筋(図Ⅱ-140, 図Ⅱ-141, 図Ⅱ-142)

① 被検者は背臥位．頚部軽度伸展位．触察者は触察部位の外側方に位置する．

② 輪状軟骨の前端から1横指外側頭方の部位(図Ⅱ-144の★)に指を置き，後内側方へ圧迫しながら指を前内側頭方⇔後外側尾方に移動させる(図Ⅱ-151)．

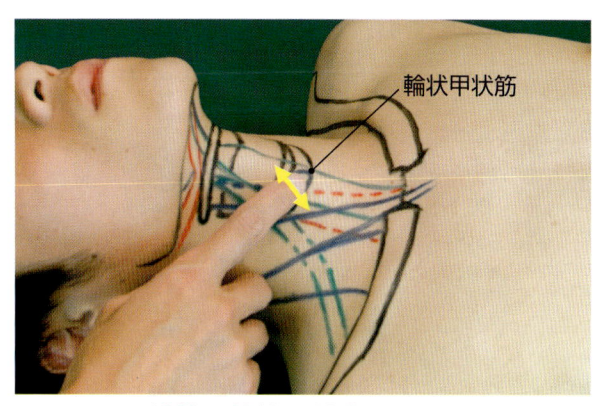

図 Ⅱ-151 輪状甲状筋の触察

学生のための触察ポイント

- 胸骨舌骨筋は，「1. 胸骨舌骨筋 ②」を参考に，その筋腹の一部を触察する．
- 肩甲舌骨筋は，「2. 肩甲舌骨筋 ②」を参考に，その筋腹の一部を触察する．
- 甲状舌骨筋は，「3. 甲状舌骨筋 ②」を参考に，その筋腹の一部を触察する．
- 胸骨甲状筋は，「4. 胸骨甲状筋 ②」を参考に，その筋腹の一部を触察する．
- 輪状甲状筋は，「5. 輪状甲状筋 ②」を参考に，その筋腹の一部を触察する．

骨格筋の形と触察法 | 111

第Ⅱ章 体幹の筋

16 頭長筋，頚長筋，前頭直筋，外側頭直筋

骨格筋の形と位置

筋 名	起 始	停 止	作 用	神 経
頭長筋 Longus capitis	第3～6頚椎の横突起の前結節.	後頭骨の咽頭結節の前外側方.	両側が働くと頭頚部を屈曲，片側が働くと頭頚部を屈曲しながら同側へ側屈.	頚神経の前枝 Anterior rami of cervical nerves (C1～C5)
頚長筋 Longus colli	**垂直部**：第5頚椎～第3胸椎の椎体. **上斜部**：第3～6頚椎の横突起. **下斜部**：第1～(2)3胸椎の椎体.	**垂直部**：第2～4頚椎の椎体. **上斜部**：第1頚椎の前結節. **下斜部**：第5～7頚椎の横突起.	両側が働くと頚胸部を屈曲，片側が働くと頚胸部を屈曲しながら同側へ側屈.	頚神経の前枝 Anterior rami of cervical nerves (C2～C6)
前頭直筋 Rectus capitis anterior	第1頚椎の外側塊の前部.	後頭骨の大後頭孔の前方.	両側が働くと環椎後頭関節を屈曲，片側が働くと頭部を屈曲しながら同側へ側屈.	頚神経の前枝 Anterior rami of cervical nerves (C1)
外側頭直筋 Rectus capitis lateralis	第1頚椎の横突起の前部.	側頭骨の頚静脈窩のすぐ後方で，後頭骨の頚静脈突起の下面.	両側が働くと環椎後頭関節を屈曲，片側が働くと環椎後頭関節を屈曲しながら同側へ側屈.	頚神経の前枝 Anterior rami of cervical nerves (C1)

構造の特徴

- 頭長筋は，頚椎の前方，総頚動脈の後方，頚長筋のすぐ外側方に位置し，頭尾方向に走行する筋である（図Ⅱ-152，図Ⅱ-153，図Ⅱ-154 A, B）．
- 頭長筋の筋腹の幅は，起始付近で狭く停止付近で広い（図Ⅱ-153，図Ⅱ-154 A, B）．
- 頭長筋の前面には停止腱膜が存在するが，停止腱膜の深層には筋腹が存在する．その筋腹は頚長筋に比べて厚い．
- 頚長筋は，第1頚椎～第3胸椎までの間で，椎骨から始まり椎骨に終わる筋である（図Ⅱ-152，図Ⅱ-153）．
- 頚長筋は頚椎の前方で，頭長筋のすぐ内側方を頭尾方向に走行する薄い筋である（図Ⅱ-153，図Ⅱ-154 A, B）．
- 頚長筋は，内側部を縦走する垂直部と，その外側方に位置する上斜部と下斜部との3つの筋腹で構成される（図Ⅱ-152，図Ⅱ-153）[31]．
- 前頭直筋は頭長筋の深層に位置し，頭尾方向に走行する小さな筋である（図Ⅱ-152，図Ⅱ-153）．
- 外側頭直筋は乳様突起の内側方に位置し，頭尾方向に走行する小さな筋である（図Ⅱ-152，図Ⅱ-153）．

筋 連 結

- 頭長筋は，頚長筋（腱，図Ⅱ-153），前斜角筋（腱膜），中斜角筋（腱膜）および前頭直筋（腱膜，図Ⅱ-153）と連結している．
- 頚長筋は，頭長筋（腱，図Ⅱ-153）と連結している．
- 前頭直筋は，頭長筋（腱膜，図Ⅱ-153），肩甲挙筋（腱膜，図Ⅱ-153）と連結している．

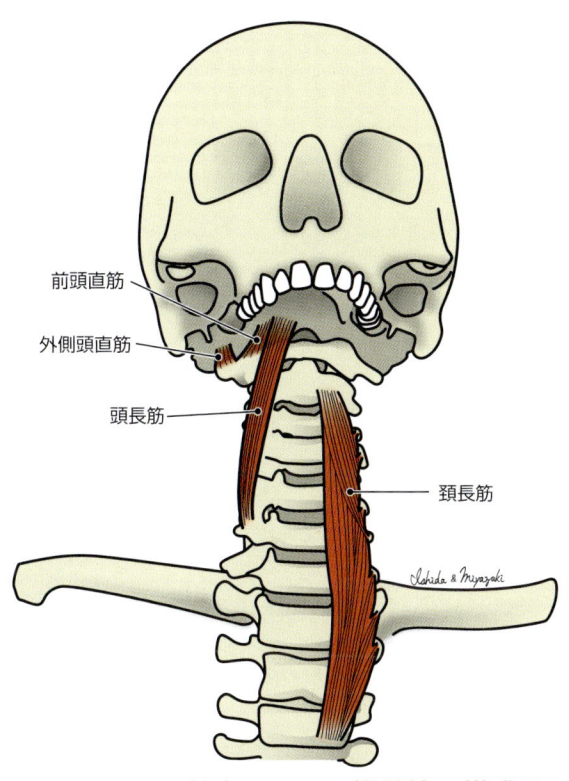

16. 頭長筋, 頚長筋, 前頭直筋, 外側頭直筋

図 II-152 前方からみた椎前筋の模式図

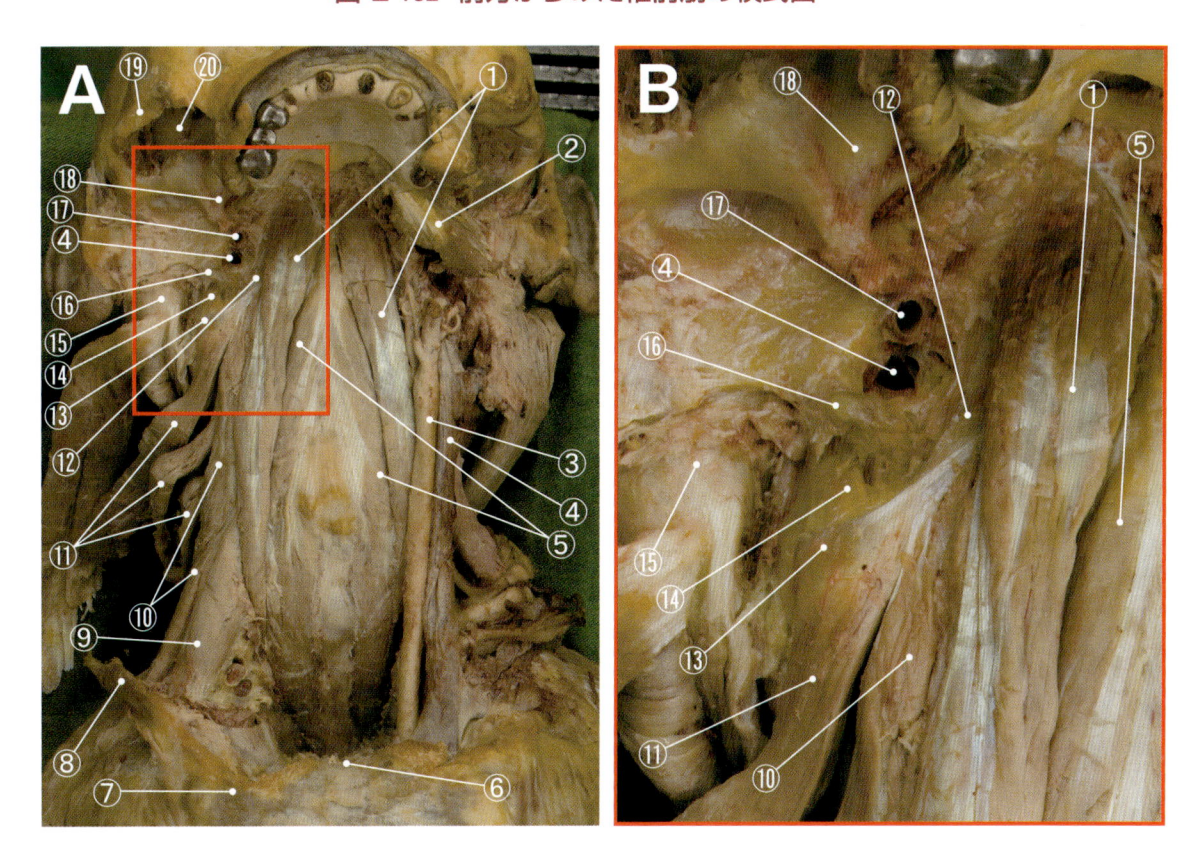

図 II-153 椎前筋を前方からみる

　Aは頚椎の前面を前方からみた写真である．頭長筋や頚長筋の前方にある下顎骨，咽頭，喉頭，筋，動静脈などは，全て切除してある．BはAの□を拡大してある．

① 頭長筋　② 内側翼突筋　③ 総頚動脈　④ 内頚静脈　⑤ 頚長筋　⑥ 胸骨の頚切痕　⑦ 第1肋骨
⑧ 鎖骨下筋　⑨ 前斜角筋　⑩ 中斜角筋　⑪ 肩甲挙筋　⑫ 前頭直筋　⑬ 第1頚椎の横突起　⑭ 外側頭直筋
⑮ 側頭骨の乳様突起　⑯ 側頭骨の茎状突起　⑰ 内頚動脈　⑱ 蝶形骨の翼状突起　⑲ 側頭骨の頬骨弓
⑳ 側頭下窩

骨格筋の形と触察法 | 113

第Ⅱ章　体幹の筋

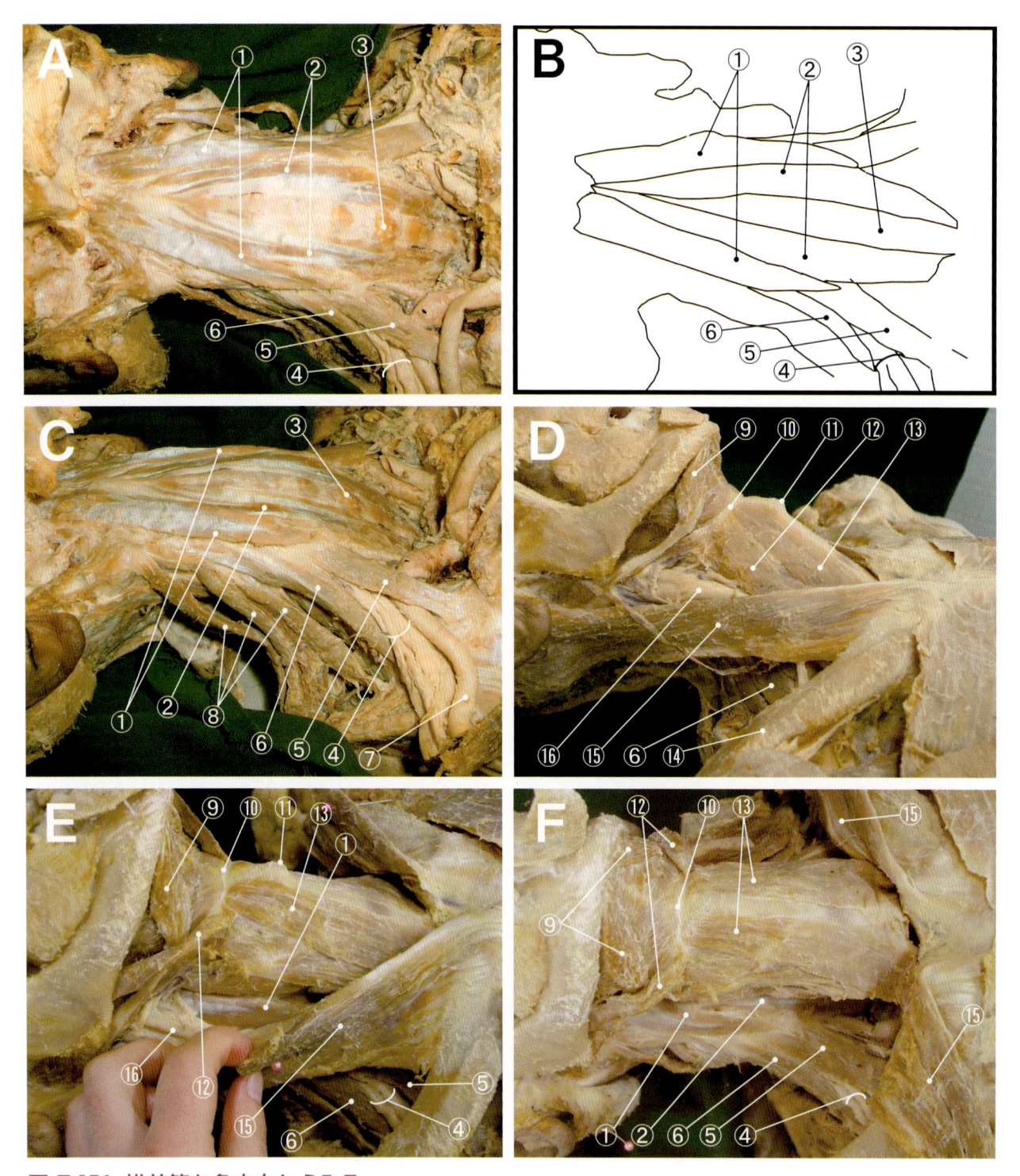

図 Ⅱ-154　椎前筋を多方向からみる

　Aは頚部を前方からみた写真である．頭長筋や頚長筋の前方にある下顎骨，咽頭，喉頭，筋，動静脈などは，全て切除してある．BはAの模式図である．CはAを前外側方からみている．Dは頚部を前外側方からみている．EはDの肩甲舌骨筋を頭外側方へ反転し，胸鎖乳突筋と総頚動脈を外側方へ牽引してある．FはEよりもやや前方からみており，胸鎖乳突筋を尾方へ反転し，総頚動脈を切除してある．A，CとD～Fは別の個体である．頭長筋を前外側方からみると，総頚動脈の深層に位置し（C，D），胸鎖乳突筋と総頚動脈を外側方へ牽引すると観察できる（E，F）．頚長筋はFでも観察できるが，その多くは咽頭や喉頭の深層に位置している（F）．

① 頭長筋　② 頚長筋　③ 椎体　④ 腕神経叢　⑤ 前斜角筋　⑥ 中斜角筋　⑦ 鎖骨下動脈　⑧ 肩甲挙筋
⑨ 顎二腹筋の前腹　⑩ 舌骨　⑪ 甲状軟骨の前端　⑫ 肩甲舌骨筋の上腹　⑬ 胸骨舌骨筋　⑭ 鎖骨
⑮ 胸鎖乳突筋　⑯ 総頚動脈

114 ｜骨格筋の形と触察法

16. 頭長筋, 頸長筋, 前頭直筋, 外側頭直筋

触察法

骨指標の触察手順

筋の触察に必要な骨指標の触察手順は，V-2. ◘ 舌骨，甲状軟骨，輪状軟骨を参照．

筋の触察手順

1. 頭長筋，2. 頸長筋の順に触察する．

※ 前頭直筋と外側頭直筋の触知はできない．

1. 頭長筋（図Ⅱ-152, 図Ⅱ-154, 図Ⅱ-153）

① 触察者は触察部位の外側方に位置する．

② 甲状軟骨と総頸動脈との間に指を押し込み，前正中線から2横指外側方の部位を後方へ圧迫しながら，指を内側方⇔外側方に移動させる（図Ⅱ-155 A）．

※ 総頸動脈は舌骨，甲状軟骨，輪状軟骨，気管軟骨の外側縁に沿って存在する（図Ⅱ-114，図Ⅱ-123，図Ⅱ-155 B）．よって，これらを指標にして総頸動脈の拍動を触知しながら，甲状軟骨と総頸動脈との間に指を割り込ませる．

③ ②で確認した筋腹を頭方へたどる．

※ 頭方へ向かうほど，甲状軟骨や舌骨が妨げとなるため，触知しにくい（図Ⅱ-154）．

※ 頭長筋の起始の下端である第6頸椎の横突起の前結節は，輪状軟骨の高さとほぼ一致する（図Ⅱ-155B）．

※ 喉頭部は横方向への可動性が大きい（図Ⅱ-156）．よって，一方の手で，これらを触察側の反対側方へ移動させておくと，触知しやすい（図Ⅱ-157）．

2. 頸長筋（図Ⅱ-152, 図Ⅱ-154, 図Ⅱ-153）

① 触察者は触察部位の外側方に位置する．

② 甲状軟骨と総頸動脈との間に指を押し込み，前正中線から1横指外側方の部位を後方へ圧迫しながら，指を内側方⇔外側方に移動させる．

※ 頸長筋の筋腹は薄く，触知しにくい．

③ ②で確認した筋腹を頭方，また，尾方へたどる．

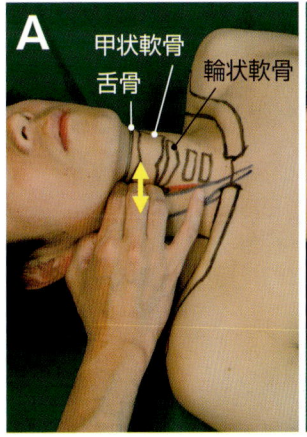

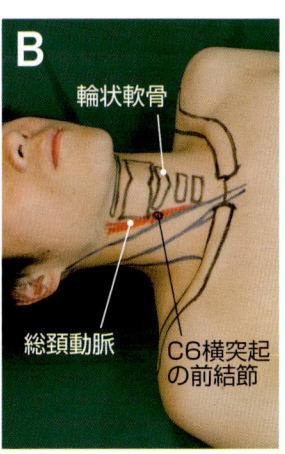

図 Ⅱ-155 頭長筋の触察（A）と総頸動脈の位置（B）

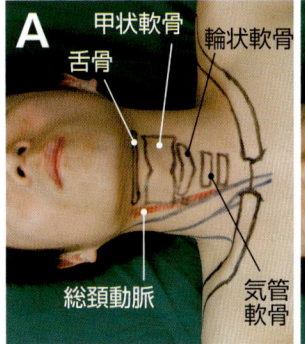

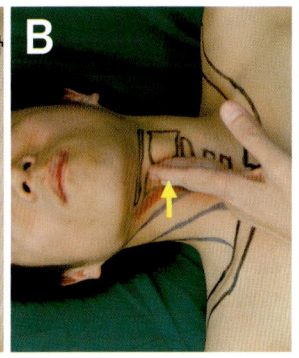

図 Ⅱ-156 喉頭部の可動性

Bは喉頭部の側面に指をあて，左側方へ（黄色矢印）移動させている．

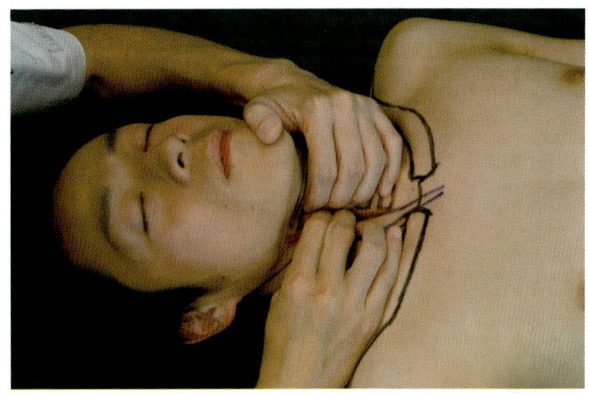

図 Ⅱ-157 喉頭部を移動させた状態での頭長筋の触察

学生のための触察ポイント

● 頭長筋は，「1. 頭長筋　②」を参考に，その筋腹の一部を触察する．

17 大胸筋

骨格筋の形と位置

筋　名	起　始	停　止	作　用	神　経
大胸筋 Pectoralis major	鎖骨部：鎖骨の内側1/2の領域． 胸肋部：胸骨と上位5〜7の肋軟骨の前面． 腹　部：腹直筋鞘の前葉．	上腕骨の大結節稜．	肩関節の内転，内旋．	内側胸筋神経 Medial pectoral nerve および外側胸筋神経 Lateral pectoral nerve ((C5), C6〜T1)

構造の特徴

- 大胸筋は，胸郭の前面に位置する扇状の大きな筋で，鎖骨部，胸肋部および腹部の3部から構成される（図Ⅱ-158，図Ⅱ-159 A，図Ⅱ-171 A）．
- 鎖骨部の筋腹の外側上縁の外側頭方には，大きな溝がある．この溝は大胸筋の外側上縁と三角筋の内側下縁，および鎖骨の下縁で構成され，三角筋胸筋三角（鎖骨下窩，モーレンハイム三角）と呼ぶ（図Ⅱ-158，図Ⅱ-171）．
- 胸肋部の筋腹は胸骨前面を覆い，前正中線付近から始まる場合と（図Ⅱ-159 A），前正中線よりやや外側方から始まる場合とがある（図Ⅱ-172 A）．
- 腹部の筋腹の長さや幅は個体により大きく異なる（図Ⅱ-159 A, B，図Ⅱ-171 A，図Ⅱ-210 A）．
- 鎖骨部の筋腹は，停止付近で胸肋部や腹部の筋腹の浅層を走行し，停止の最も遠位方の領域に終わる（図Ⅱ-160）．
- 腹部の筋腹は停止付近で鎖骨部や胸肋部の深層を走行し，停止の最も近位方の領域に終わる（図Ⅱ-160）．
- 大胸筋の停止腱の大部分は，上腕二頭筋の前方を走行するが，腹部の停止腱の一部は上腕二頭筋の長頭の後方へ向かう（図Ⅱ-160）．
- 大胸筋の前面には，頭尾方向に走行する胸骨筋が存在することがある（図Ⅱ-159 D, E）．日本人では，本筋が両側に出現する場合が2.4％（4/169体），片側に出現する場合が11.2％（19/169体）という報告がある．いっぽう，本筋の出現率は人種により異なり，白人に比べ，日本人の方が多いようである[32]．なお，本筋の大きさは個体や左右により異なる（図Ⅱ-159 D, E）．

筋連結

- 大胸筋は，胸鎖乳突筋（腱，図Ⅱ-159 A），三角筋（腱，図Ⅱ-171 A），腹直筋（腱，図Ⅱ-159），胸骨筋（腱，図Ⅱ-159 D），外腹斜筋（腱，図Ⅱ-159 A, B），内肋間筋（腱）および広頚筋（筋膜）と連結している．

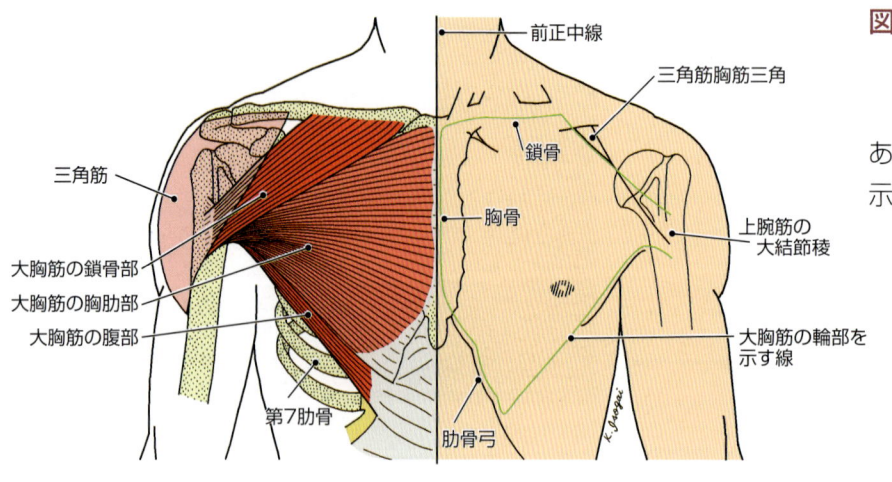

図Ⅱ-158 前方からみた大胸筋の模式図

右の三角筋は半透明に示してある．左の大胸筋の輪郭を線で示してある．

17. 大胸筋

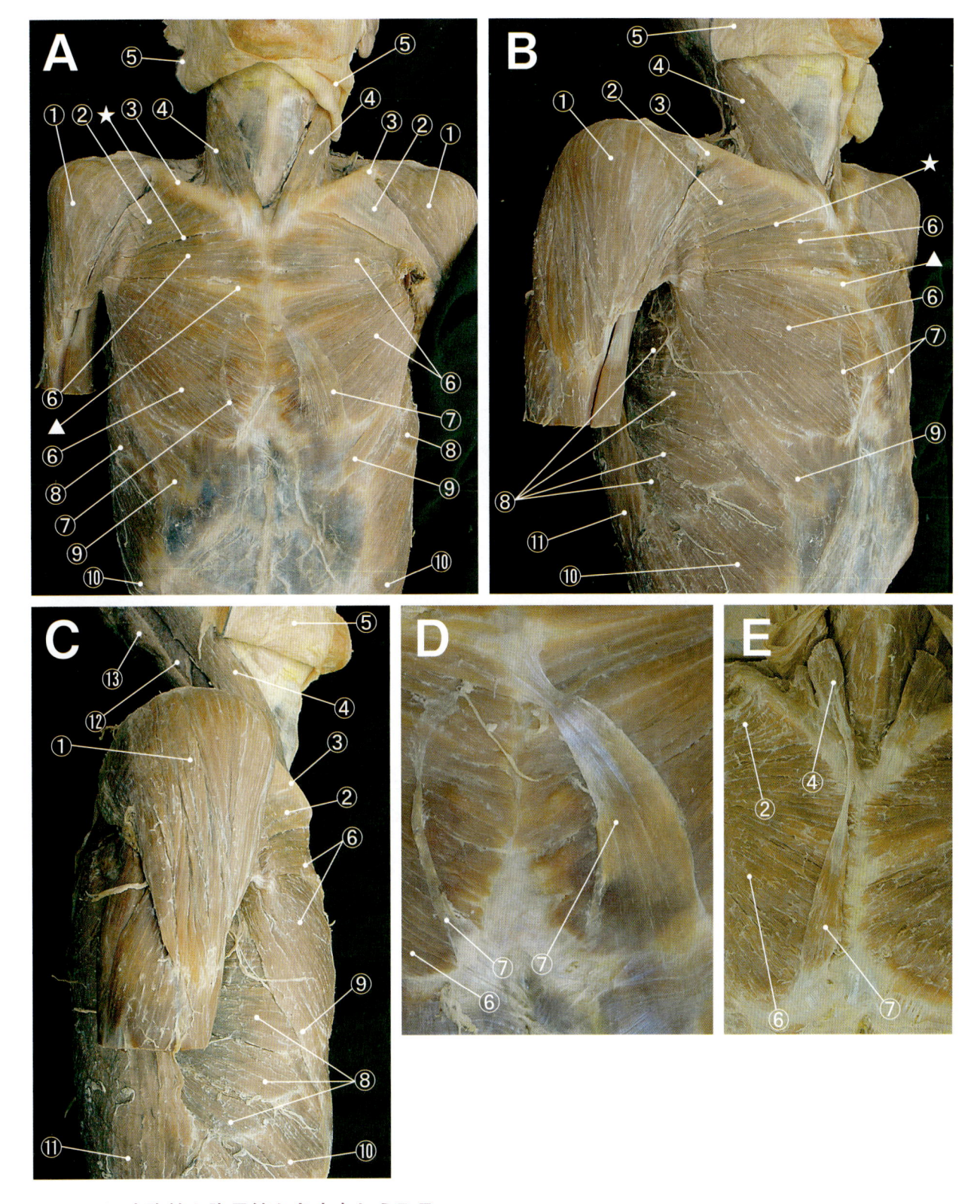

図 II-159 大胸筋と胸骨筋を多方向からみる

Aは体幹を前方から，Bは前外側方から，Cは外側方からみた写真である．広頚筋は，頭方へ反転してある．DはAの胸骨筋が存在する付近を拡大してある．EはA～Dと異なる個体の胸骨筋を示す．

① 三角筋　② 大胸筋の鎖骨部　③ 鎖骨　④ 胸鎖乳突筋　⑤ 広頚筋　⑥ 大胸筋の胸肋部　⑦ 胸骨筋
⑧ 前鋸筋　⑨ 大胸筋の腹部　⑩ 外腹斜筋　⑪ 広背筋　⑫ 頭板状筋　⑬ 僧帽筋
★ 鎖骨部と胸肋部の間の溝　▲ 胸肋部のうちの胸骨角の高さから始まる溝

骨格筋の形と触察法 | 117

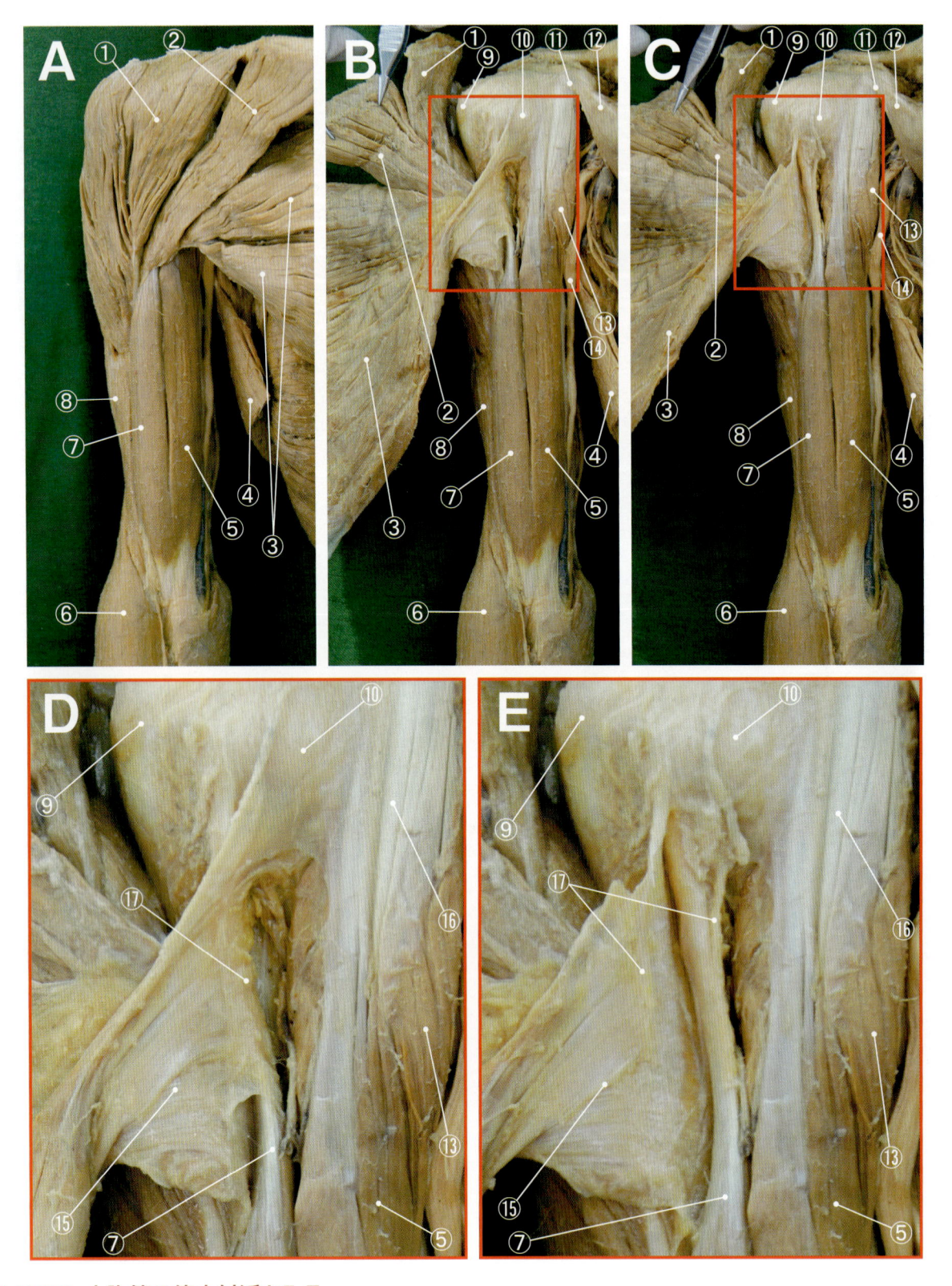

図 Ⅱ-160 大胸筋の停止付近をみる

　Aは上腕部を前方からみた写真である．BはAの大胸筋と三角筋を外側方へ反転してある．CはBの大胸筋の停止腱のうち，上腕二頭筋の長頭の後方へ向かう領域を腱の走行方向に対して横切断してある．DはBの□を，EはCの□を拡大してある．

① 三角筋　② 大胸筋の鎖骨部　③ 大胸筋の胸肋部　④ 広背筋　⑤ 上腕二頭筋の短頭　⑥ 腕橈骨筋
⑦ 上腕二頭筋の長頭　⑧ 上腕筋　⑨ 大結節　⑩ 小結節　⑪ 烏口突起　⑫ 小胸筋　⑬ 烏口腕筋
⑭ 正中神経　⑮ 大胸筋の停止腱　⑯ 上腕二頭筋と烏口腕筋との共通の起始腱
⑰ 大胸筋の停止腱のうち上腕二頭筋の長頭腱の後面へ向かう停止腱

17. 大胸筋

触察法

骨指標と筋の投影図

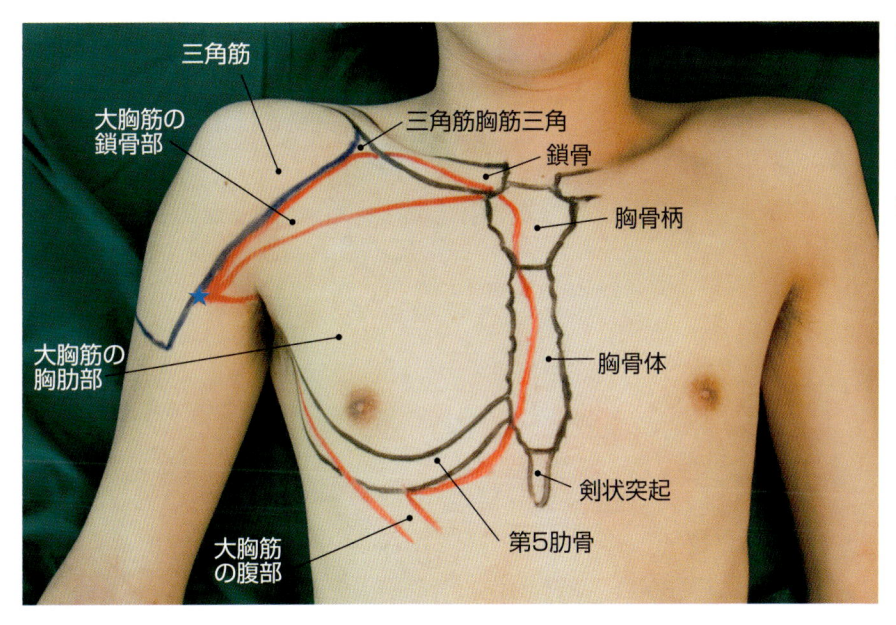

図 Ⅱ-161 骨指標と大胸筋の投影図

胸部を前方からみた写真である.

★：上腕骨の前面の近位1/3の部位

骨指標の触察手順

筋の触察に必要な骨指標の触察手順は，V-6. **1** 鎖骨，V-4. **2** 肋骨，V-6. **2** 胸鎖関節，V-4. **1** 胸骨角を参照.

筋の触察手順

1. 大胸筋の鎖骨部の外側上縁，2. 大胸筋の腹部の後外側下縁と内側上縁の一部，3. 大胸筋の鎖骨部の上縁と胸肋部の内側縁，内側下縁，下縁，4. 大胸筋の鎖骨部と胸肋部との境界の順に触察する.

1. 大胸筋の鎖骨部の外側上縁（図Ⅱ-158, 図Ⅱ-159, 図Ⅱ-171）

① 触察者は触察部位の外側方に位置する.

② 鎖骨の中央やや外側方の部位のすぐ尾方で，三角筋胸筋三角（鎖骨下窩）を確認する.

③ 上腕骨の前面の近位1/3の部位（図Ⅱ-161の★）を確認する.

※ 上腕骨の前面は，前方からみて，上腕部の幅の中央部よりやや外側方に位置する.

④ 三角筋胸筋三角（鎖骨下窩）と★とを結ぶ線に指を置き，後方へ圧迫しながら指を内側尾方⇔外側頭方に移動させる（図Ⅱ-162）.

※ 抵抗に対し肩関節を自動水平屈曲させると，観察および触知しやすい（図Ⅱ-163の▶）.

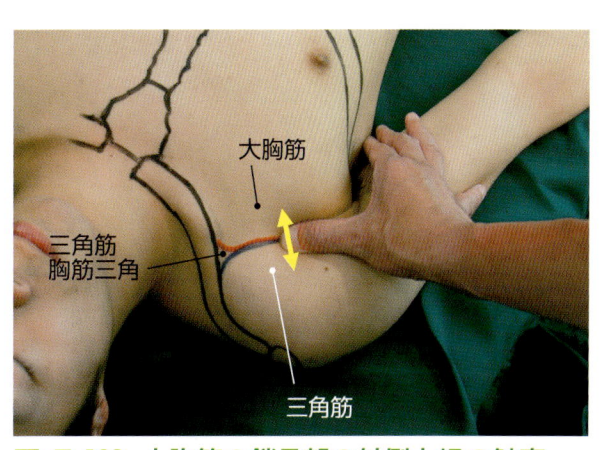

図 Ⅱ-162 大胸筋の鎖骨部の外側上縁の触察

骨格筋の形と触察法 | 119

第Ⅱ章　体幹の筋

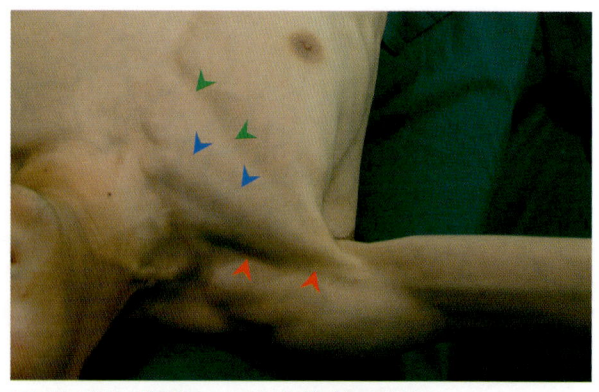

図 Ⅱ-163　収縮による大胸筋の膨隆

抵抗に対し肩関節を自動水平屈曲させている．▶は大胸筋の鎖骨部と三角筋との境界を，▶は大胸筋の鎖骨部と胸肋部との境界を示す．▶は大胸筋の胸肋部中の胸骨角から始まる溝を示す．

2. 大胸筋の腹部の後外側下縁と内側上縁の一部（図Ⅱ-158, 図Ⅱ-159, 図Ⅱ-183）

① 触察者は触察部位の外側尾方に位置する．

② 腋窩の中央部に指を置き，前方へ圧迫する．

③ ②で確認した筋腹の後縁を，臍を指標にして，第5肋骨の下縁まで前内側尾方へたどる（図Ⅱ-164）．

④ ③に続いて，胸骨体の下端と臍との中点（図Ⅱ-165の★）を指標にして，内側尾方へたどる．

※ 第5肋骨より尾方の領域では筋腹は薄く（図Ⅱ-159），触知しにくい．

※ 上肢を前方に突き出した肢位から，抵抗に対し肩関節を自動伸展・内転させると，観察および触知しやすい（図Ⅱ-166の▶）．

⑤ ④で確認した筋腹上を，筋腹の走行方向に直交する方向へさする（図Ⅱ-165）．

※ 第5肋骨より頭方の領域では，大胸筋の腹部と胸肋部との境界の触知は困難である（図Ⅱ-159, 図Ⅱ-183D）．

※ ②で確認した筋腹より外側方にも停止へ向かう筋腹が存在する．よって，この筋腹を上腕骨の前面の近位1/3の部位（図Ⅱ-161の★）を指標にして外側尾方へたどる．ただし，この筋腹は大胸筋の腹部の筋腹ではなく，鎖骨部の筋腹である（図Ⅱ-160A, 図Ⅱ-159 A, B）．

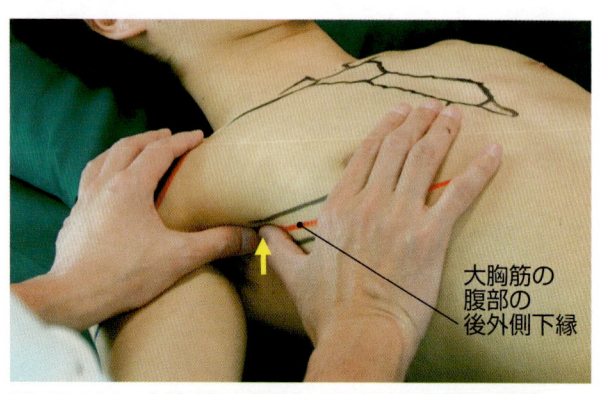

図 Ⅱ-164　大胸筋の腹部の後外側下縁の触察

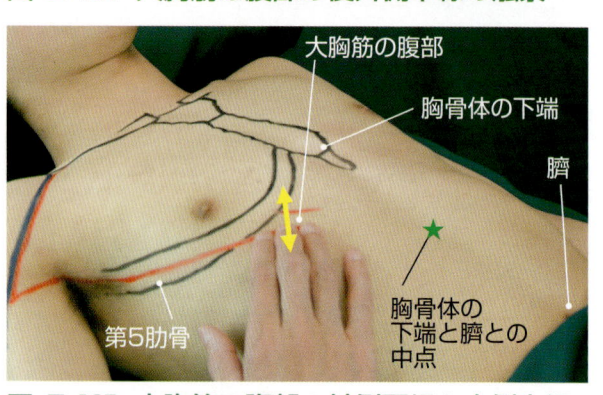

図 Ⅱ-165　大胸筋の腹部の外側下縁と内側上縁の一部の触察

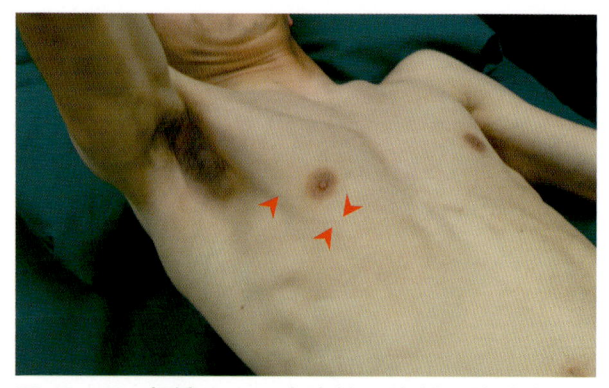

図 Ⅱ-166　収縮による大胸筋の腹部の膨隆（▶）

上肢を前方に突き出した肢位から，抵抗に対し肩関節を自動伸展・内転させている．

120 ｜ 骨格筋の形と触察法

3. 大胸筋の鎖骨部の上縁と胸肋部の内側縁, 内側下縁, 下縁(図Ⅱ-158, 図Ⅱ-159A, 図Ⅱ-172A)

① 触察者は触察部位の外側方に位置する.
② 鎖骨部の上縁を確認する場合は, 鎖骨の幅の中央部に指を置き, 頭方⇔尾方にさする.
※ 上腕部が顔面部に近づくように, 肩関節を自動屈曲・内転させると触知しやすい.
③ 胸肋部の内側縁を確認する場合は, 胸部における前正中線に指を置き, 内側方⇔外側方にさする(図Ⅱ-167).
※ 肩関節を自動水平屈曲させると触知しやすい(図Ⅱ-167).
④ 胸肋部の内側下縁を確認する場合は, 第5～7肋軟骨の前面に指を置き, 内側尾方⇔外側頭方にさする. また, 胸肋部の下縁を確認する場合は, 第5肋骨の下縁に指を置き, 頭方⇔尾方にさする(図Ⅱ-168).
※ 肩関節を軽度屈曲位から自動内転させると触知しやすい(図Ⅱ-168).

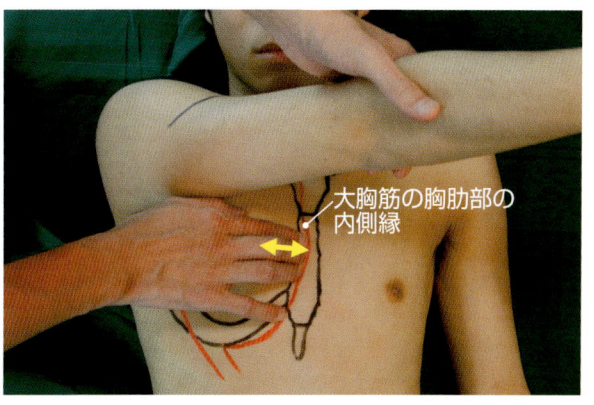

図Ⅱ-167 大胸筋の胸肋部の内側縁の触察
肩関節を自動水平屈曲させている.

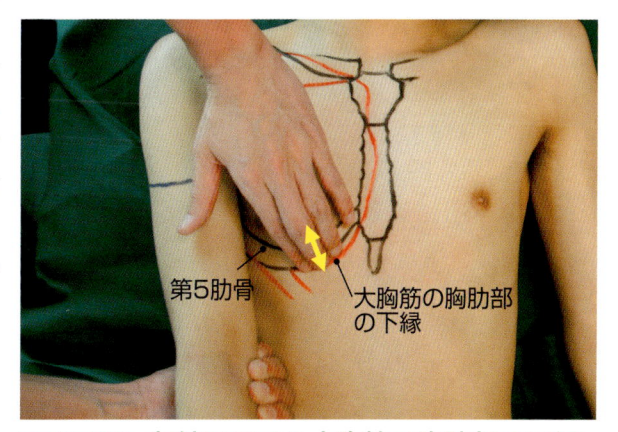

図Ⅱ-168 収縮を用いた大胸筋の胸肋部の下縁の触察
肩関節を軽度屈曲位から自動内転させている.

4. 大胸筋の鎖骨部と胸肋部との境界(図Ⅱ-158, 図Ⅱ-159, 図Ⅱ-171)

① 触察者は触察部位の外側頭方に位置する.
② 胸鎖関節と上腕骨の前面の近位1/3の部位(図Ⅱ-161の★)とを結ぶ線に指を置き, 後方へ圧迫しながら内側尾方⇔外側頭方に移動させる(図Ⅱ-169).
※ 抵抗に対し肩関節を自動水平屈曲させると, 観察および触知しやすい(図Ⅱ-163の➤). ただし, 胸肋部の筋腹の中にも, 胸骨角の高さから始まる溝(図Ⅱ-159A,B, 図Ⅱ-172A)が観察できる場合が多いので, これと取り間違えないように注意する(図Ⅱ-163の➤).

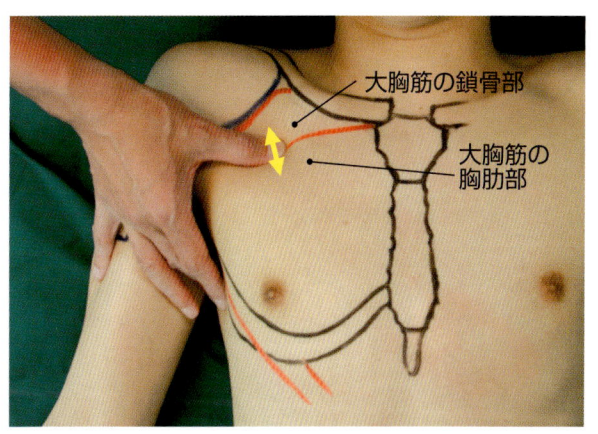

図Ⅱ-169 大胸筋の鎖骨部と胸肋部との境界の触察

学生のための触察ポイント
● 大胸筋は, 「1. 大胸筋の鎖骨部の外側上縁」を確認した後, 「2. 大胸筋の腹部の後外側下縁と内側上縁の一部」を確認し, その間にある筋腹の膨隆を触察する.

骨格筋の形と触察法 | 121

第Ⅱ章 体幹の筋

18 小胸筋，鎖骨下筋

骨格筋の形と位置

筋 名	起 始	停 止	作 用	神 経
小胸筋 Pectoralis minor	第2〜5肋骨の前面． *1	肩甲骨の烏口突起．	烏口突起を前尾方へ引く．*2	内側胸筋神経 Medial pectoral nerve および外側胸筋神経 Lateral pectoral nerve (C7, C8, (T1))
鎖骨下筋 Subclavius	第1肋骨と第1肋軟骨の境界付近の前上面．	鎖骨の鎖骨下筋溝（鎖骨の中央1/3の領域の下面）．	鎖骨を前尾方へ引く．	鎖骨下筋神経 Subclavian nerve (C5, (C6))

*1：小胸筋の起始は個体により異なり，第2〜5肋骨が39.5%（632/1602側），第3〜5肋骨が28.2%（452/1602側），第2〜4肋骨が26.7%（427/1602側），第3〜4肋骨が3.9%（63/1602側），第3〜6肋骨が0.9%（15/1602側）である[33]．

*2：烏口突起を前尾方へ引くことにより，肩甲骨は前傾，外転，下方回旋する．

構造の特徴

- 小胸筋は，大胸筋の深層に位置する三角形の板状の筋である（図Ⅱ-170，図Ⅱ-171 B，図Ⅱ-172）．
- 小胸筋の停止付近の筋腹は，三角筋胸筋三角（鎖骨下窩）で三角筋や大胸筋に覆われていない領域がある（図Ⅱ-171 A）．
- 小胸筋の深層を，腕神経叢，腋窩動脈および腋窩静脈が走行する（図Ⅱ-122，図Ⅲ-53）．
- 鎖骨下筋は，鎖骨と第1肋骨の間に存在するひも状の筋である（図Ⅱ-172）．
- 鎖骨下筋の筋腹の表面から始まり，烏口突起へ向かう靱帯様の組織が存在する場合がある（図Ⅱ-171）．

筋連結

- 小胸筋は，烏口腕筋（腱膜，図Ⅲ-52 D），上腕二頭筋の短頭（腱膜，図Ⅲ-52 D）および外肋間筋（腱，図Ⅱ-171B）と連結している．

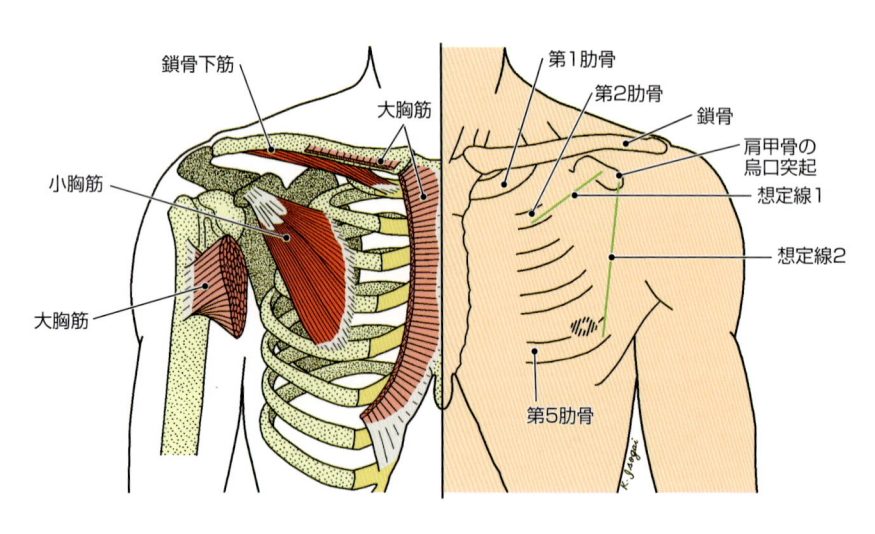

図Ⅱ-170 前方からみた小胸筋，鎖骨下筋の模式図

想定線1は，第2肋骨上で前正中線から4横指外側方の部位と烏口突起とを結ぶ線であり，小胸筋の内側上縁の位置を想定した線である．想定線2は，鎖骨中線（乳頭線）と第5肋骨との交点から1横指外側方の部位と，烏口突起とを結ぶ線であり，小胸筋の外側縁の位置を想定した線である．

122 | 骨格筋の形と触察法

18. 小胸筋, 鎖骨下筋

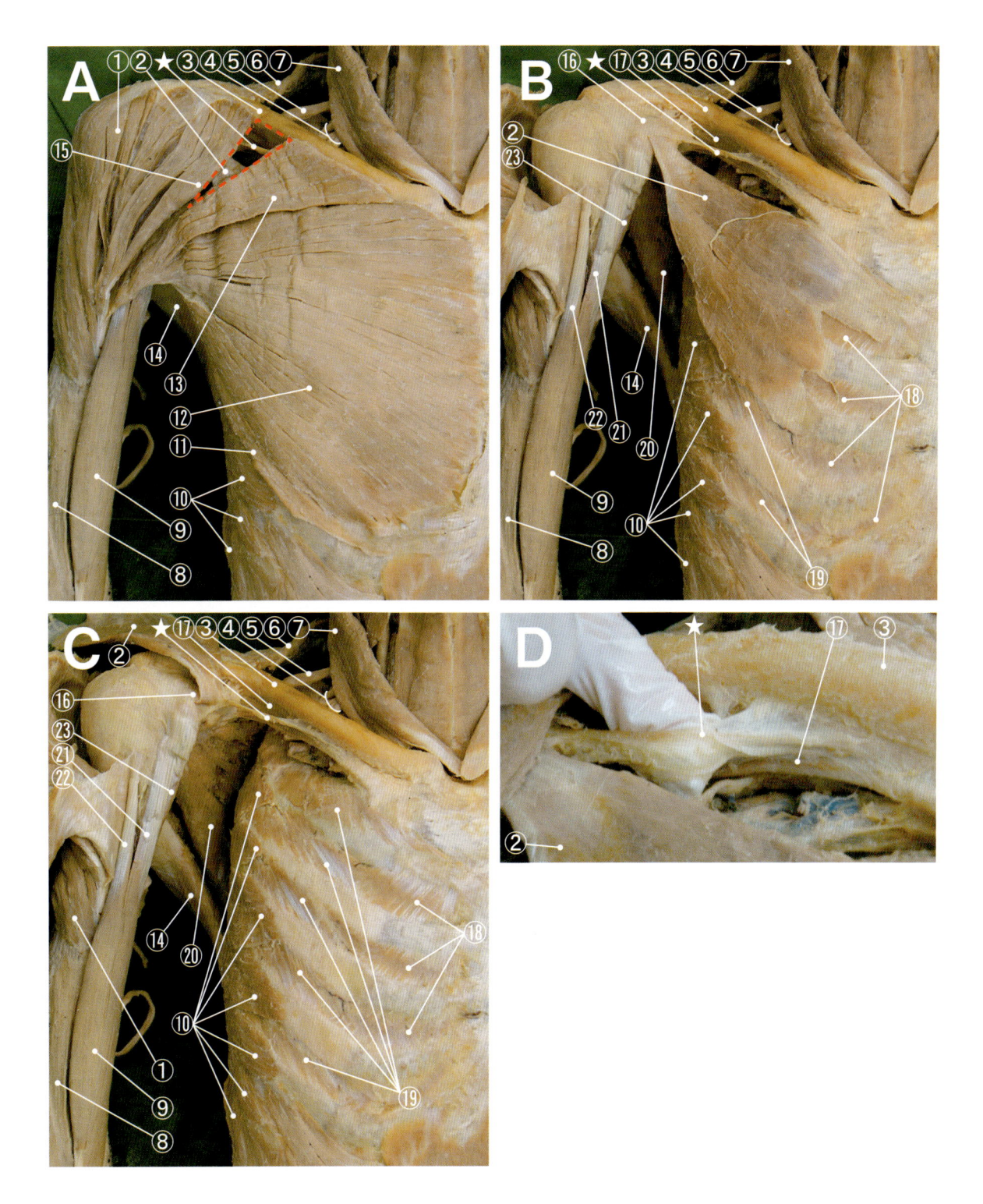

図 II-171 小胸筋と鎖骨下筋をみる

Aは右の胸部を前方からみた写真である．▽は三角筋胸筋三角（鎖骨下窩）と呼び，三角筋と大胸筋と鎖骨でつくられる．BはAの三角筋と大胸筋を起始から剥離し外側方へ反転してある．CはBの小胸筋を起始から剥離し頭方へ反転してある．DはBの鎖骨中央部付近を拡大してある．鎖骨下筋の前尾方に位置する烏口突起と鎖骨下筋の筋膜をつなぐ靱帯は，前方へ牽引してある．本標本のように鎖骨下筋の前面には，筋膜の一部が肥厚し，靱帯のように存在する場合がある（★）．

① 三角筋　② 小胸筋　③ 鎖骨　④ 腕神経叢　⑤ 肩甲舌骨筋の下腹　⑥ 僧帽筋　⑦ 胸鎖乳突筋
⑧ 上腕筋　⑨ 上腕二頭筋　⑩ 前鋸筋　⑪ 大胸筋の腹部　⑫ 大胸筋の胸肋部　⑬ 大胸筋の鎖骨部
⑭ 大円筋　⑮ 三角筋胸筋三角（鎖骨下窩，▽）　⑯ 烏口突起　⑰ 鎖骨下筋　⑱ 内肋間筋　⑲ 外肋間筋
⑳ 肩甲下筋　㉑ 上腕二頭筋の短頭　㉒ 上腕二頭筋の長頭　㉓ 烏口腕筋

骨格筋の形と触察法 | 123

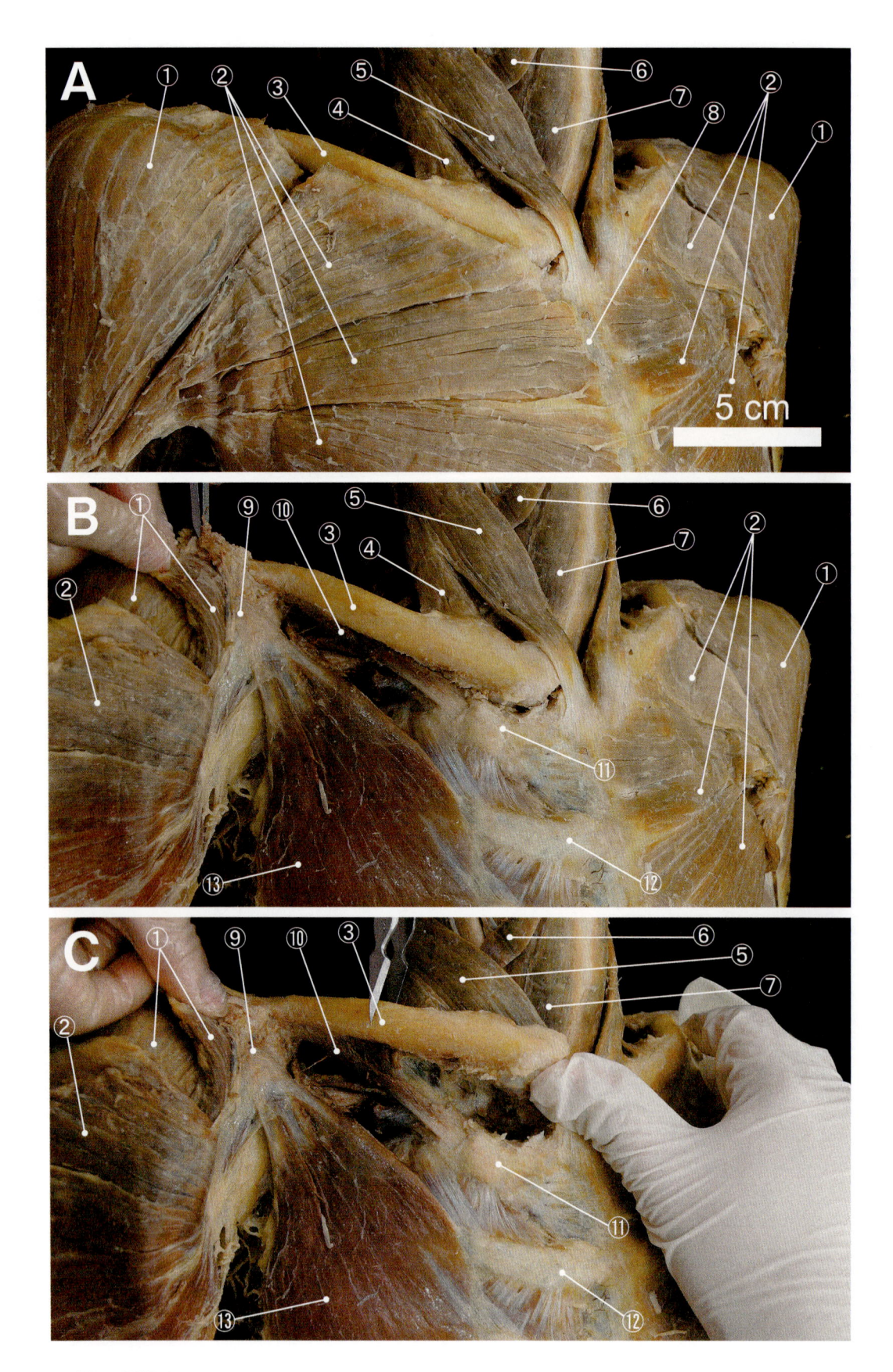

図 II-172 鎖骨下筋をみる

Aは胸部を前外側方からみた写真である．BはAの三角筋と大胸筋を外側へ反転してある．CはBの鎖骨の胸骨端を頭方へ押し上げてある．

① 三角筋　② 大胸筋　③ 鎖骨　④ 胸鎖乳突筋の鎖骨頭　⑤ 胸鎖乳突筋の胸骨頭　⑥ 肩甲舌骨筋の上腹
⑦ 胸骨舌骨筋　⑧ 胸骨　⑨ 烏口突起　⑩ 鎖骨下筋　⑪ 第1肋骨　⑫ 第2肋骨　⑬ 小胸筋

124 ｜骨格筋の形と触察法

18．小胸筋，鎖骨下筋

触察法

骨指標と筋の投影図

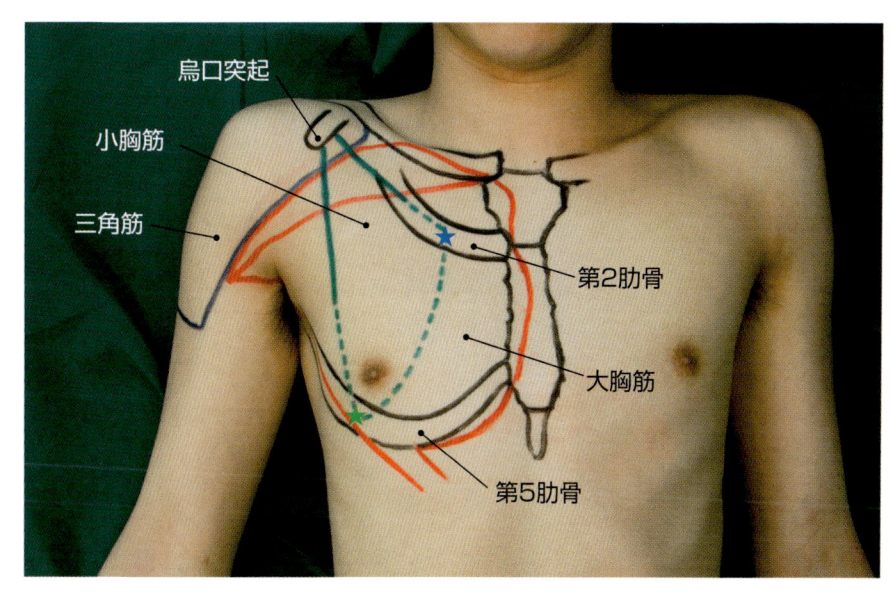

図 Ⅱ-173 骨指標と小胸筋の投影図

胸部を前方からみた写真である．

★：第2肋骨上で前正中線から4横指外側方の部位

★：鎖骨中線（乳頭線）と第5肋骨との交点から1横指外側方の部位

骨指標の触察手順

筋の触察に必要な骨指標の触察手順は，V-6. **6** 肩甲骨の烏口突起，V-4. **2** 肋骨を参照．

筋の触察手順

1．小胸筋の停止付近の筋腹，2．小胸筋の内側上縁，3．小胸筋の外側縁，4．小胸筋の外側縁（別法），5．鎖骨下筋の順に触察する．

※ 小胸筋の起始付近の筋腹の触知は困難である．

1．小胸筋の停止付近の筋腹（図Ⅱ-170，図Ⅱ-171）

① 触察者は触察部位の外側方に位置する．

② 烏口突起のすぐ内側尾方に指を置き，後方へ圧迫しながら指を内側頭方⇔外側尾方に移動させる（図Ⅱ-174）．

※ 小胸筋は，肩関節を自動伸展・内旋させると（被検者が背臥位の場合，手掌でベッドを押させると），肩甲骨を前傾・外転させるために収縮し，観察および触知しやすい（図Ⅱ-175の▶）．

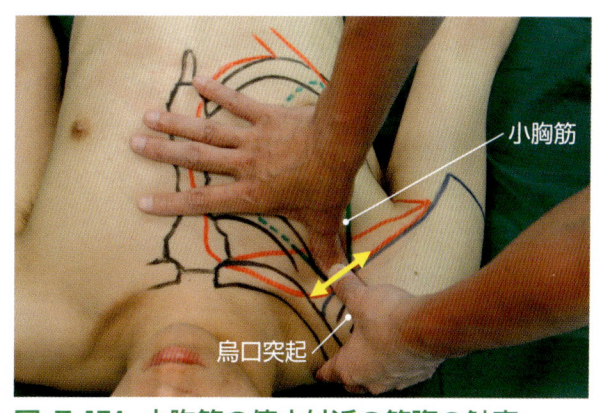

図 Ⅱ-174 小胸筋の停止付近の筋腹の触察

骨格筋の形と触察法 | 125

第Ⅱ章 体幹の筋

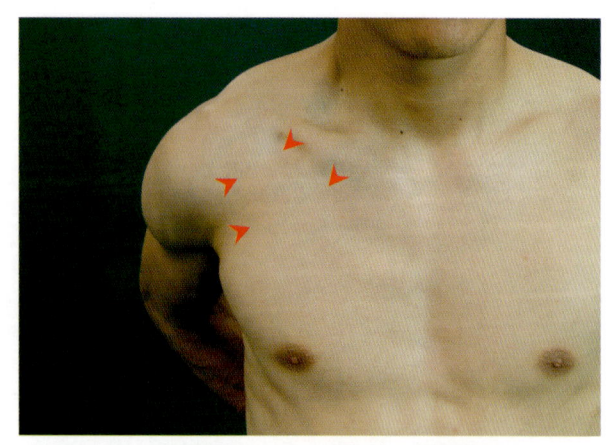

図 Ⅱ-175 筋収縮による小胸筋の膨隆（▶）
肩関節を自動伸展・内旋させている．

2. 小胸筋の内側上縁（図Ⅱ-170, 図Ⅱ-171, 図Ⅱ-172）

① 触察者は触察部位の外側方に位置する．
② 第2肋骨上で前正中線から4横指外側方の部位（図Ⅱ-173の★）を確認する．
③ 1．で確認した筋腹の内側上縁と★とを結ぶ線を想定する（図Ⅱ-170の想定線1）．
④ 想定線1に指を置き，後方へ圧迫しながら指を外側尾方へ移動させる（図Ⅱ-176）．
※ 手掌でベッドを押させると触知しやすい．
※ 起始付近の筋腹は薄く（図Ⅱ-171），触知しにくい．

図 Ⅱ-176 小胸筋の内側上縁の触察

3. 小胸筋の外側縁（図Ⅱ-170, 図Ⅱ-171, 図Ⅱ-172, 図Ⅱ-183）

① 触察者は触察部位の外側方に位置する．
② 鎖骨中線（乳頭線）と第5肋骨との交点から1横指外側方の部位（図Ⅱ-173 ★）を確認する．
③ 1．で確認した筋腹の外側縁と★とを結ぶ線を想定する（図Ⅱ-170の想定線2）．
④ 想定線2に指を置き，後方へ圧迫しながら指を内側方へ移動させる（図Ⅱ-177）．
※ 手掌でベッドを押させると触知しやすい．
※ 起始付近の筋腹は薄く（図Ⅱ-171），触知しにくい．
※ 起始付近の筋束の走行方向は，浅層を覆う大胸筋の筋束の走行方向とほぼ一致するため（図Ⅱ-183, 図Ⅱ-171A, B），小胸筋と大胸筋との鑑別は困難である．

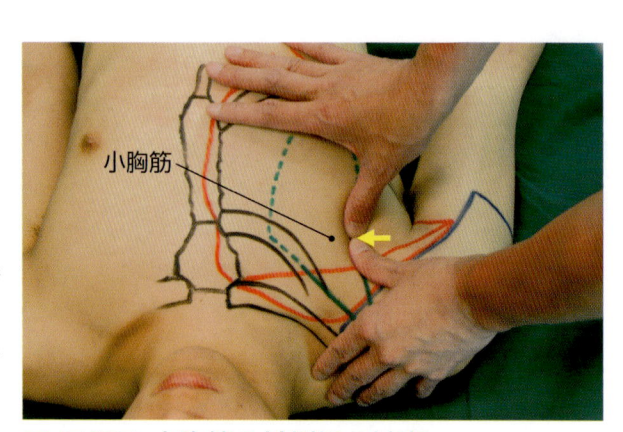

図 Ⅱ-177 小胸筋の外側縁の触察

4. 小胸筋の外側縁（別法）（図Ⅱ-181, 図Ⅱ-171, 図Ⅱ-172）

大胸筋を介さずに小胸筋の外側縁付近の筋腹を触察する方法.

① 被験者は背臥位. 肩関節を90°屈曲位. 触察者は触察部位の外側方に位置する.

② 大胸筋の腹部のすぐ後方に指を置き（大胸筋の項参照），内側方へ圧迫しながら指を前方⇔後方に移動させる（図Ⅱ-178）.

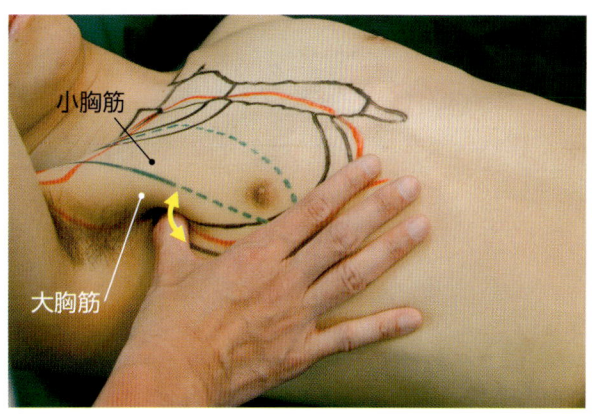

図Ⅱ-178 大胸筋を介さない小胸筋の触察

5. 鎖骨下筋

① 触察者は触察部位の外側方に位置し，被検者の肩甲帯を挙上・外転・前傾位に保持する（図Ⅱ-179）.

② 鎖骨の中央部付近で，鎖骨の頭方と尾方から指を鎖骨の後方へ押し込み，2本の指を合わせるようにつまむ（図Ⅱ-179）.

※ 筋腹をつまんだ状態で，指を前方⇔後方に移動させて筋腹を横断したり，指を交互に屈伸させて筋腹を転がしたり，指を内側頭方⇔外側尾方に移動させて筋腹を移動させたりすると触知しやすい.

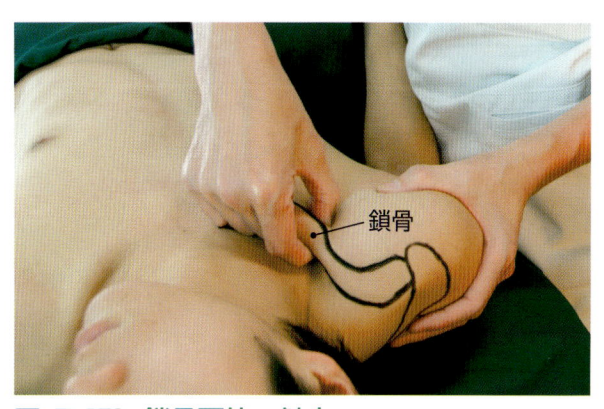

図Ⅱ-179 鎖骨下筋の触察
触察者が肩甲帯を挙上・外転・前傾位に保持している.

学生のための触察ポイント
- 小胸筋は，「1. 小胸筋の停止付近の筋腹 ②」の一部を確認し，烏口突起の尾方にある筋腹の膨隆を触察する.

骨格筋の形と触察法 | 127

19 前鋸筋

骨格筋の形と位置

筋　名	起　始	停　止	作　用	神　経
前鋸筋 Serratus anterior	第1〜8(9)肋骨の外面，第1・2肋骨間の腱弓．*1	肩甲骨の上角，内側縁および下角．	肩甲骨の外転，上方回旋．*2	長胸神経 Long thoracic nerve (C5〜C7, (C8)) *3

* 1：前鋸筋の起始の下端は個体により異なり，第7肋骨が3.6％（59/1618側），第8肋骨が41.8％（676/1618側），第9肋骨が40.6％（657/1618側），第10肋骨が12.5％（203/1618側），第11肋骨が1.3％（21/1618側）である[34]．
* 2：肩甲骨を固定すると，肋骨を外側頭方へ引く．上肢の運動のとき，肩甲骨の固定筋として働く．
* 3：前鋸筋の支配神経の髄節レベルは個体により異なり，C5〜C7が75.3％（55/73側），C5〜C8が9.6％（7/73側），C5〜C6が8.2％（6/73側），C4〜C7が5.5％（4/73側），C6〜C7が1.4％（1/73側）である[3]．

構造の特徴

・前鋸筋は，胸郭の外側面から後面にかけての広い範囲を占める筋であり，その前縁および前下縁は鋸歯状を呈する（図Ⅱ-180，図Ⅱ-181，図Ⅱ-182，図Ⅱ-183）．

・筋腹は，肩甲挙筋，広背筋，大胸筋および肩甲骨などの深層に位置しているが，胸郭の外側面には他の筋などに覆われていない広い領域がある（図Ⅱ-181，図Ⅱ-183）．

・頭方の肋骨から始まる筋腹は，肩甲骨の内側縁に向かって水平に走行する板状の筋である（図Ⅱ-182 D，E）．この筋腹の一部は，肩甲骨の上角の前方で僧帽筋のすぐ深層に位置する（図Ⅱ-18，図Ⅱ-143，図Ⅱ-182 E）．

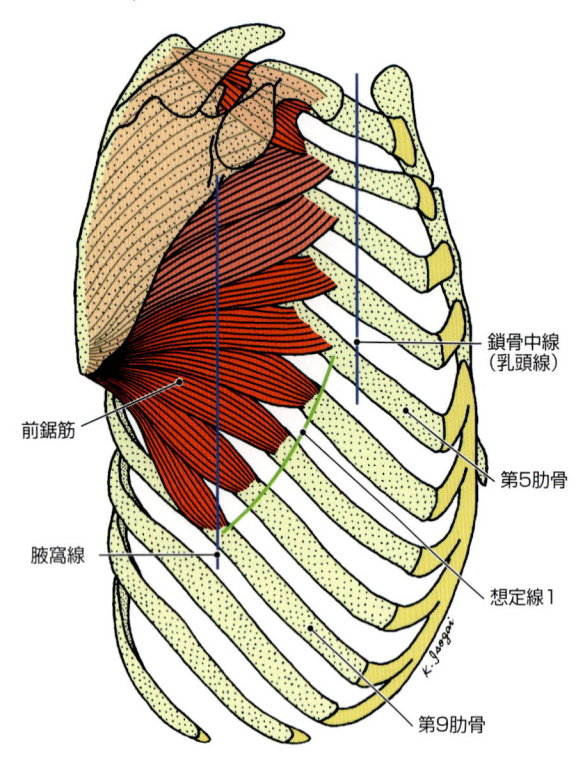

図Ⅱ-180　外側方からみた前鋸筋の模式図

肩甲骨は半透明に示してある．想定線1は，鎖骨中線（乳頭線）と第5肋骨との交点から1横指外側方の部位と，腋窩線（腋窩の中央部から尾方へ引いた線）と第9肋骨との交点とを結ぶ，前尾方へ凸の弧状の線であり，第5〜9肋骨から始まる前鋸筋の前内側下縁の位置を想定した線である．

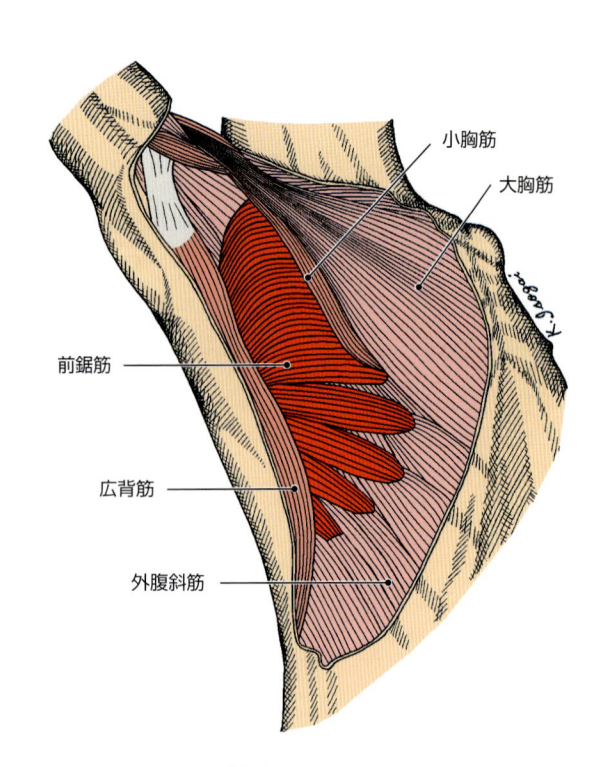

図Ⅱ-181　前外側方からみた前鋸筋の模式図

右の上腕部は挙上している．

- 尾方の肋骨から始まる筋腹は，肩甲骨の下角へ向かって収束する扇状を呈する（図Ⅱ-182）．よって，肩甲骨の下角付近の筋腹は厚い（図Ⅱ-184）．
- 尾方の肋骨から始まる筋腹は，外腹斜筋の筋腹とくさび形に接する（図Ⅱ-183）．
- 下角付近の筋腹は，肩甲骨の下角より尾方で大菱形筋の筋腹に終わることがある（図Ⅱ-184）．

筋連結

- 前鋸筋は，小菱形筋（腱，図Ⅱ-21），大菱形筋（腱，図Ⅱ-21），肩甲挙筋（腱，図Ⅱ-21），外肋間筋（腱，図Ⅱ-171 B,C）および外腹斜筋（腱，図Ⅱ-210）と連結している．

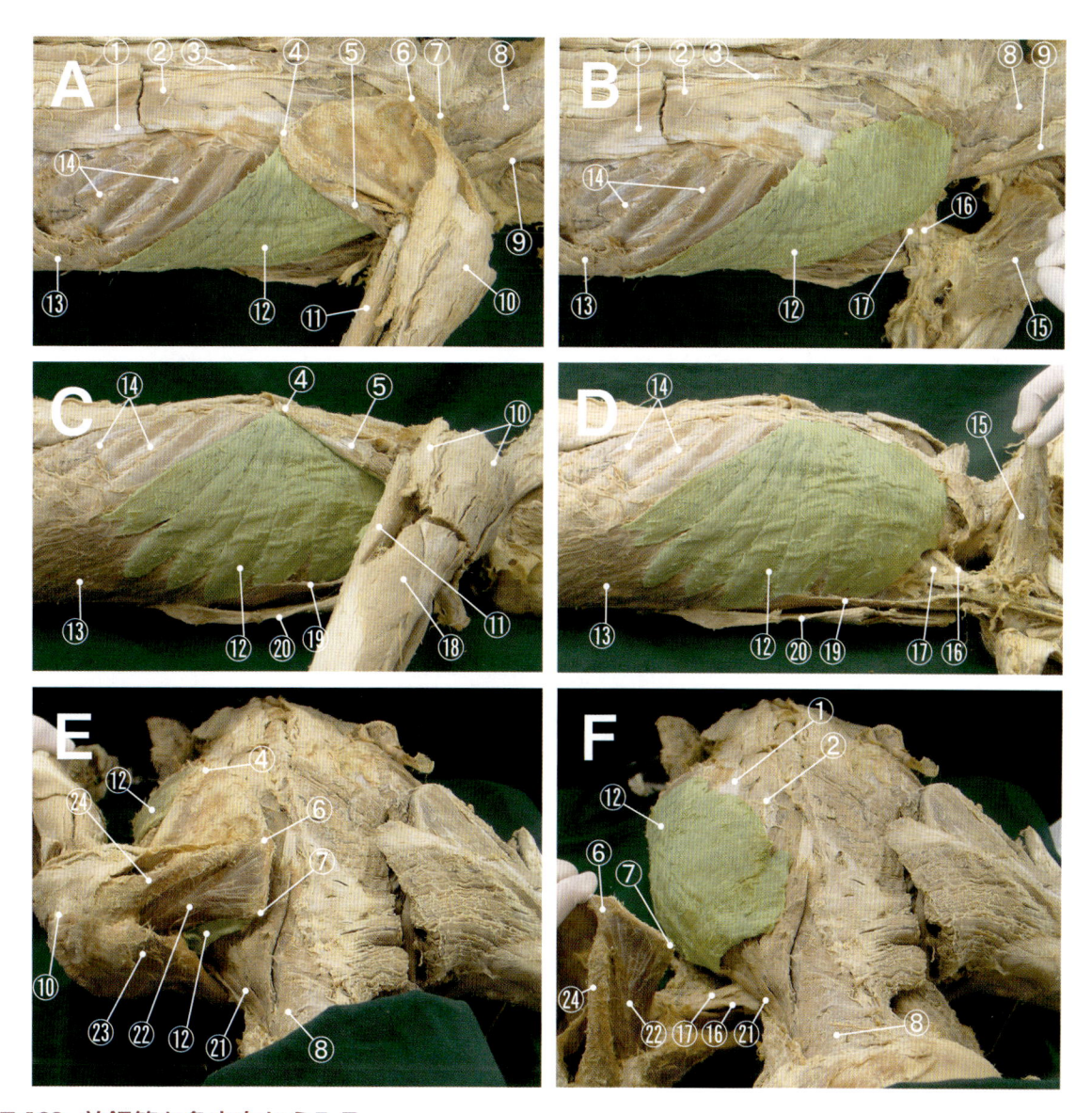

図Ⅱ-182 前鋸筋を多方向からみる

A, Bは右の体幹を後方から，C, Dは外側方から，E, Fは後頭方からみた写真である．肩甲骨を覆う多くの筋は剝離し，前鋸筋は黄緑に着色してある．B, D, FはそれぞれA, C, Eの前鋸筋や肩甲挙筋を体幹に残したまま肩甲骨を剝離してある．

① 腸肋筋　② 最長筋　③ 棘筋　④ 肩甲骨の下角　⑤ 大円筋　⑥ 肩甲棘三角　⑦ 肩甲骨の上角
⑧ 頭板状筋　⑨ 胸鎖乳突筋　⑩ 三角筋　⑪ 上腕三頭筋の長頭　⑫ 前鋸筋　⑬ 外腹斜筋　⑭ 外肋間筋
⑮ 肩甲下筋　⑯ 腕神経叢　⑰ 腋窩動脈　⑱ 上腕三頭筋の外側頭　⑲ 小胸筋　⑳ 大胸筋　㉑ 中斜角筋
㉒ 棘上筋　㉓ 鎖骨　㉔ 肩甲棘

第Ⅱ章　体幹の筋

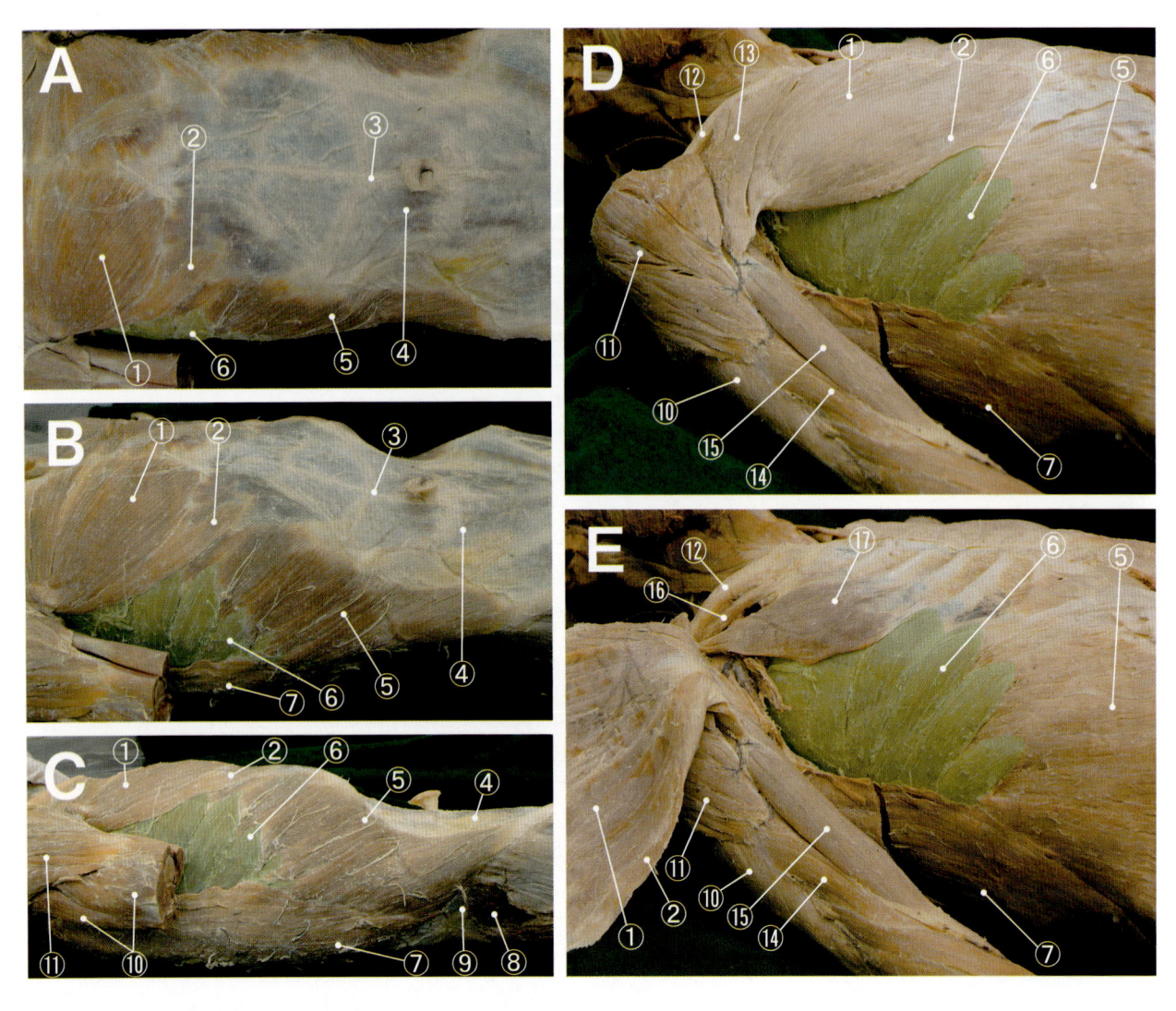

図 Ⅱ-183　前鋸筋の尾方の肋骨から始まる筋腹を多方向からみる

　Aは体幹を前方からみた写真である．前鋸筋は黄緑に着色してある．BはAを前外側方から，Cは外側方からみている．DはA～Cとは別の標本の体幹を，前外側尾方からみている．EはDの大胸筋を起始から剥離し，外側方へ反転してある．

① 大胸筋の胸肋部　② 大胸筋の腹部　③ 白線　④ 腹直筋鞘の前葉　⑤ 外腹斜筋　⑥ 前鋸筋　⑦ 広背筋　⑧ 中殿筋　⑨ 腸骨稜　⑩ 上腕三頭筋　⑪ 三角筋　⑫ 鎖骨　⑬ 大胸筋の鎖骨部　⑭ 上腕筋　⑮ 上腕二頭筋　⑯ 鎖骨下筋　⑰ 小胸筋

130 ｜ 骨格筋の形と触察法

19. 前鋸筋

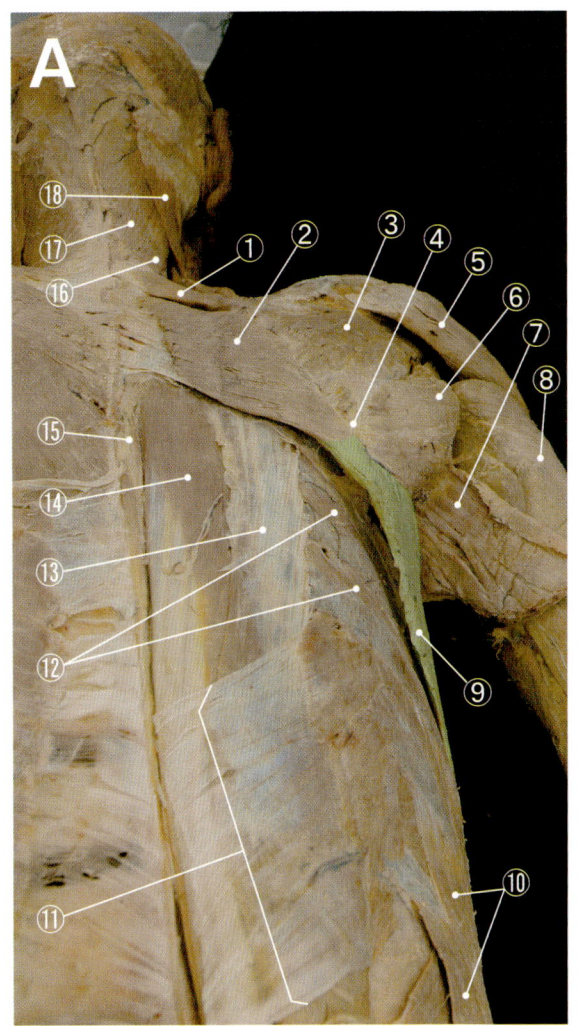

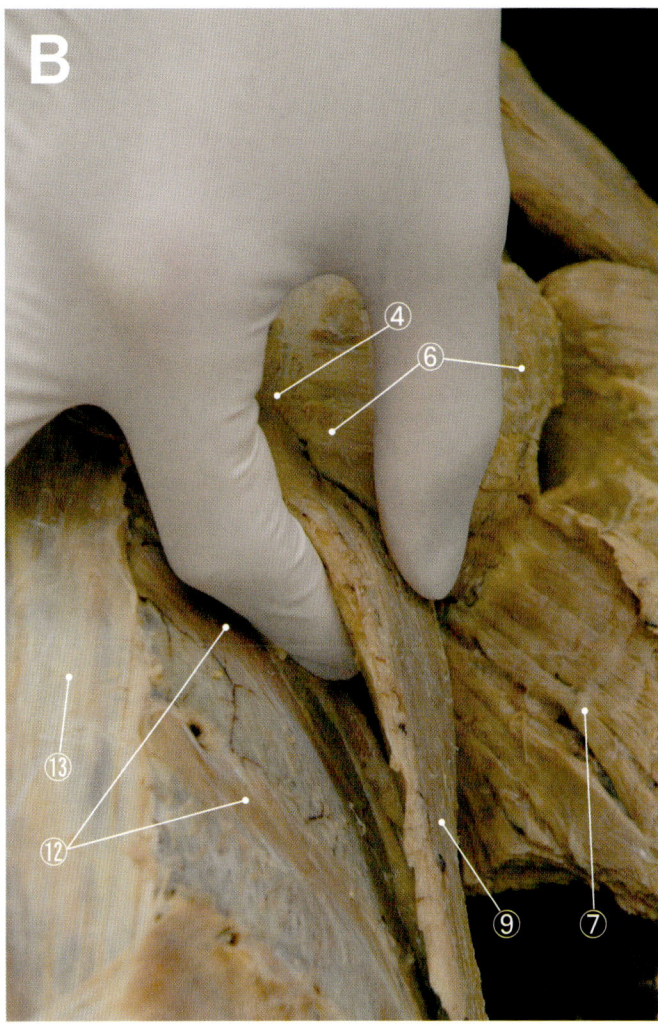

図 II-184 前鋸筋の下縁付近の筋腹の停止付近の厚さをみる

　Aは体幹を後尾方からみた写真である．僧帽筋は剥離してある．広背筋は内側方へ反転してある．前鋸筋は黄緑に着色してある．BはAの肩甲骨の下角付近を拡大してある．尾方の肋骨から始まる筋腹の停止付近の厚さを示すために，筋腹をつまんでいる．この部位の筋腹の厚さは約1cmと，他の部位と比べて厚い(B)．本標本における前鋸筋の筋腹は，肩甲骨の下角より尾方で大菱形筋の筋腹から始まっている(筋連結，A)．

① 小菱形筋　② 大菱形筋　③ 棘下筋　④ 肩甲骨の下角の位置　⑤ 三角筋　⑥ 大円筋　⑦ 広背筋
⑧ 上腕三頭筋　⑨ 前鋸筋　⑩ 外腹斜筋　⑪ 下後鋸筋　⑫ 外肋間筋　⑬ 腸肋筋　⑭ 最長筋　⑮ 棘筋
⑯ 頚板状筋　⑰ 頭板状筋　⑱ 胸鎖乳突筋

骨格筋の形と触察法 | 131

触察法

骨指標と筋の投影図

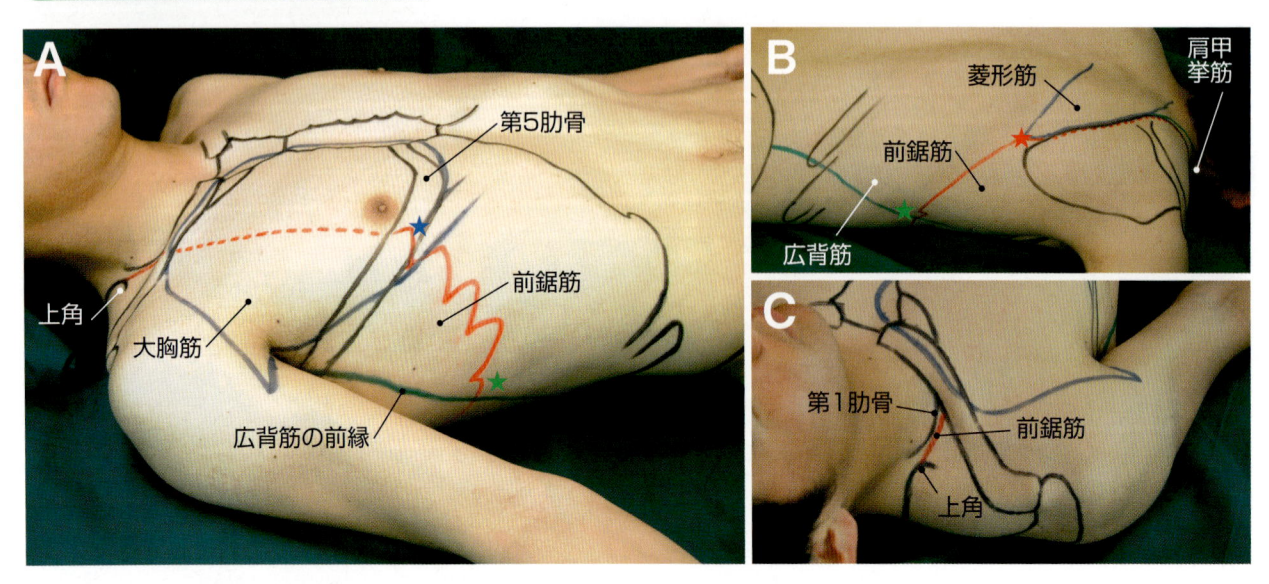

図Ⅱ-185 骨指標と前鋸筋などの投影図
Aは胸部を前外側方から，Bは背部を後外側方から，Cは肩部を前外側頭方からみた写真である．
★：鎖骨中線と第5肋骨との交点から1横指外側方の部位
★：腋窩線と第9肋骨との交点
★：肩甲骨の下角から1横指内側方の部位

骨指標の触察手順

筋の触察に必要な骨指標の触察手順は，V-4. **2** 肋骨，V-6. **5** 肩甲骨の下角，肩甲骨の内側縁，肩甲骨の上角を参照．

筋の触察手順

1. 第5～9肋骨から始まる前鋸筋の前下縁，2. 前鋸筋の後内側下縁，3. 前鋸筋の上縁付近の筋腹，4. 第1～5肋骨から始まる前鋸筋の前縁の想定位置，5. 前鋸筋の後内側縁の想定位置の順に触察する．

1. 第5～9肋骨から始まる前鋸筋の前下縁
（図Ⅱ-180，図Ⅱ-181，図Ⅱ-183）

① 被検者は背臥位．触察者は触察部位の外側方に位置する．
② 鎖骨中線（乳頭線）と第5肋骨との交点から1横指外側方の部位（図Ⅱ-185Aの★）を確認する．
③ 腋窩線（腋窩の中央部から尾方へ引いた線）と第9肋骨との交点（図Ⅱ-185Aの★）を確認する．
④ ★と★とを結ぶ前尾方へ凸の弧状の線を想定する（図Ⅱ-180の想定線1）．

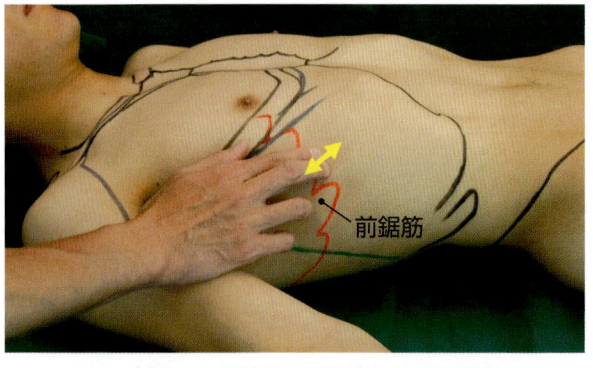

図Ⅱ-186 第5～9肋骨から始まる前鋸筋の前下縁の触察

⑤ 想定線1と第5～9肋骨との各交点に指を置き，各肋骨の長軸方向に沿ってさする（図Ⅱ-186）．

※ 肩甲骨を自動外転させると（上肢を前方へ付き出させると），観察および触知しやすい（図Ⅱ-187の▶）．

※ 第5～7肋骨から始まる筋腹に比べて第8肋骨・第9肋骨から始まる筋腹は小さく（図Ⅱ-182，図Ⅱ-183 B, C），触知しにくい．

2. 前鋸筋の後内側下縁（図Ⅱ-180, 図Ⅱ-182 A, C）

① 被検者は腹臥位．触察者は触察部位の外側方に位置する．
② 腋窩線と第9肋骨との交点（図Ⅱ-185Bの★）を確認する．
③ 肩甲骨の下角から1横指内側方の部位（図Ⅱ-185Bの★）を確認する．
④ ★と★とを結ぶ線に指を置き，前内側方へ圧迫しながら指を前外側頭方へ移動させる（図Ⅱ-188）．

3. 前鋸筋の上縁付近の筋腹（図Ⅱ-18, 図Ⅱ-143, 図Ⅱ-182 E, F）

① 被検者は背臥位．触察者は触察部位の外側方に位置する．
② 肩甲骨の上角と第1肋骨の外側端とを結ぶ線に指を置き，後尾方へ圧迫しながら指を外側方⇔内側方に移動させる（図Ⅱ-189）．

※ 肩関節を自動伸展させると（被検者が背臥位の場合，手掌でベッドを押させると），肩甲骨を前傾させるために収縮し，触知しやすい．

※ 停止付近の筋腹は，僧帽筋の筋腹を押しのけながら確認すると触知しやすい（僧帽筋の項参照）．

4. 第1～5肋骨から始まる前鋸筋の前縁の想定位置

鎖骨中線（乳頭線）と第5肋骨との交点から1横指外側方の部位（図Ⅱ-190の★）と，第1肋骨の外側端とを結ぶ線付近に位置する（図Ⅱ-190）．

5. 前鋸筋の後内側縁の想定位置

肩甲骨の内側縁の位置と一致する（図Ⅱ-182, 図Ⅱ-185 B）．

学生のための触察ポイント

● 前鋸筋は，「1. 第5～9肋骨から始まる前鋸筋の前下縁」の一部を確認し，その外側後方にある筋腹を触察する．

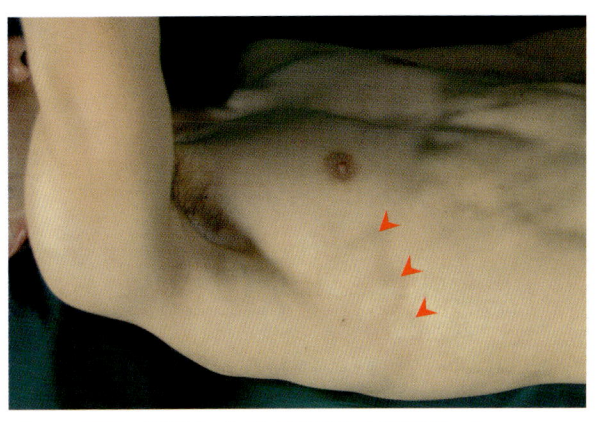

図Ⅱ-187 収縮による前鋸筋の膨隆（▶）
上肢を自動的に前方へ突き出させている．

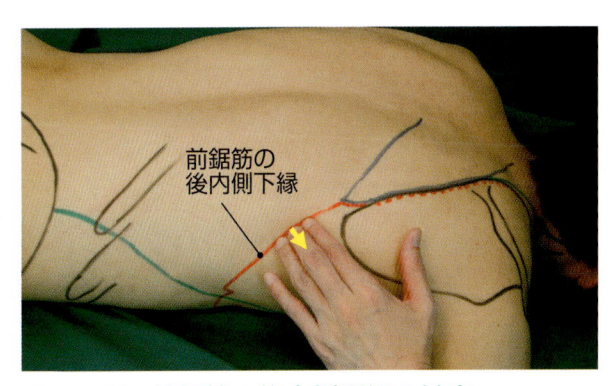

図Ⅱ-188 前鋸筋の後内側下縁の触察

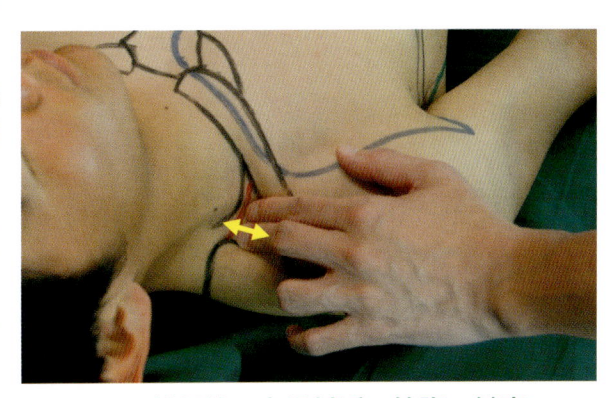

図Ⅱ-189 前鋸筋の上縁付近の筋腹の触察

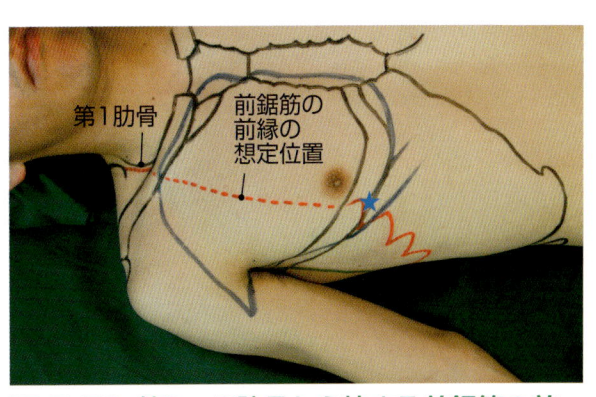

図Ⅱ-190 第1～5肋骨から始まる前鋸筋の前縁の想定位置

★：鎖骨中線と第5肋骨との交点から1横指外側方の部位．

20 外肋間筋, 内肋間筋, 最内肋間筋, 肋下筋, 胸横筋

骨格筋の形と位置

筋 名	起 始	停 止	作 用	神 経
外肋間筋*1 External intercostal muscle	上位肋骨の下縁.	下位肋骨の上縁.	肋骨を引き上げて胸郭を広げる(吸息).	肋間神経 Intercostal nerves (T1～T11)
内肋間筋*1 Internal intercostal muscle	下位肋骨の上縁と内面.	上位肋骨の肋骨溝の上縁.	肋骨を引き下げて胸郭を狭める(呼息).	肋間神経 Intercostal nerves (T1～T11)
最内肋間筋*1 Innermost intercostal muscle	下位肋骨の上縁と内面.	上位肋骨の肋骨溝の上縁.	肋骨を引き下げて胸郭を狭める(呼息).	肋間神経 Intercostal nerves (T1～T11)
肋下筋 Subcostales	第11・12肋骨の上縁と内面.	第9, 10肋骨の肋骨溝の上縁.	肋骨を引き下げて胸郭を狭める(呼息).	肋間神経 Intercostal nerves (T1～T11)
胸横筋 Transversus thoracis	胸骨の胸骨体の下部の内面, 剣状突起の内面.	第3～6肋骨と肋軟骨との境界付近の内面.	肋骨を引き下げて胸郭を狭める(呼息).	肋間神経 Intercostal nerves ((T2), T3～T5, (T6))

*1：浅層から外肋間筋, 内肋間筋, 最肋間筋の順に並んで重なる. 外肋間筋と内肋間筋とは筋束の走行方向が全く異なるため, 容易に区別できる. 内肋間筋と最内肋間筋との筋束の走行方向は同じであるが, 筋の間を通る肋間神経と血管により区別される. 肋間神経の浅層を走行するものを内肋間筋, 深層を走行するものを最内肋間筋と呼ぶ(図Ⅱ-193).

構造の特徴

- 肋間筋は肋骨と肋骨との間, または肋骨の内面に位置する筋である(図Ⅱ-191, 図Ⅱ-192, 図Ⅱ-193).
- 外肋間筋の筋束は, 胸郭の後面では内側頭方から外側尾方へ, 外側面では後頭方から前尾方へ, 前面では外側頭方から内側尾方へ走行する(図Ⅱ-191).
- 内肋間筋と最内肋間筋の筋束は, 胸郭の後面では内側尾方から外側頭方へ, 外側面では後尾方から前頭方へ, 前面では外側尾方から内側頭方へ走行する(図Ⅱ-193, 図Ⅱ-192).
- 外肋間筋の筋腹は, 胸郭の前面で胸骨に近い領域には存在せず, そのすぐ深層の内肋間筋の表層には薄い腱膜(外肋間膜)が覆っているのみである(図Ⅱ-191 A, B).
- 内肋間筋の筋腹は, 胸郭の後面で肋骨角付近から内側方の領域には存在せず, 薄い腱膜(内肋間膜)が存在するのみである(図Ⅱ-193).

筋 連 結

- 外肋間筋は, 内肋間筋(腱, 図Ⅱ-191 A, B), 小胸筋(腱, 図Ⅱ-171 B), 前鋸筋(腱, 図Ⅱ-171 B,C, 図Ⅱ-210 C), 上後鋸筋(腱, 図Ⅱ-55 C), 下後鋸筋(腱, 図Ⅱ-50 B)および肋骨挙筋(腱, 図Ⅱ-75 C)と連結している.
- 内肋間筋は, 外肋間筋(腱, 図Ⅱ-191 A, B), 大胸筋(腱), 胸横筋(腱, 図Ⅱ-192), 腹直筋(腱), 胸骨舌骨筋(腱膜), 胸骨甲状筋(腱膜), 最内肋間筋(腱, 図Ⅱ-193)および横隔膜(腱)と連結している.
- 最内肋間筋は, 内肋間筋(腱, 図Ⅱ-193), 肋下筋(腱, 図Ⅱ-193)と連結している.
- 肋下筋は, 最内肋間筋(腱, 図Ⅱ-193)と連結している.
- 胸横筋は, 内肋間筋(腱, 図Ⅱ-192)と連結している.

20. 外肋間筋, 内肋間筋, 最内肋間筋, 肋下筋, 胸横筋

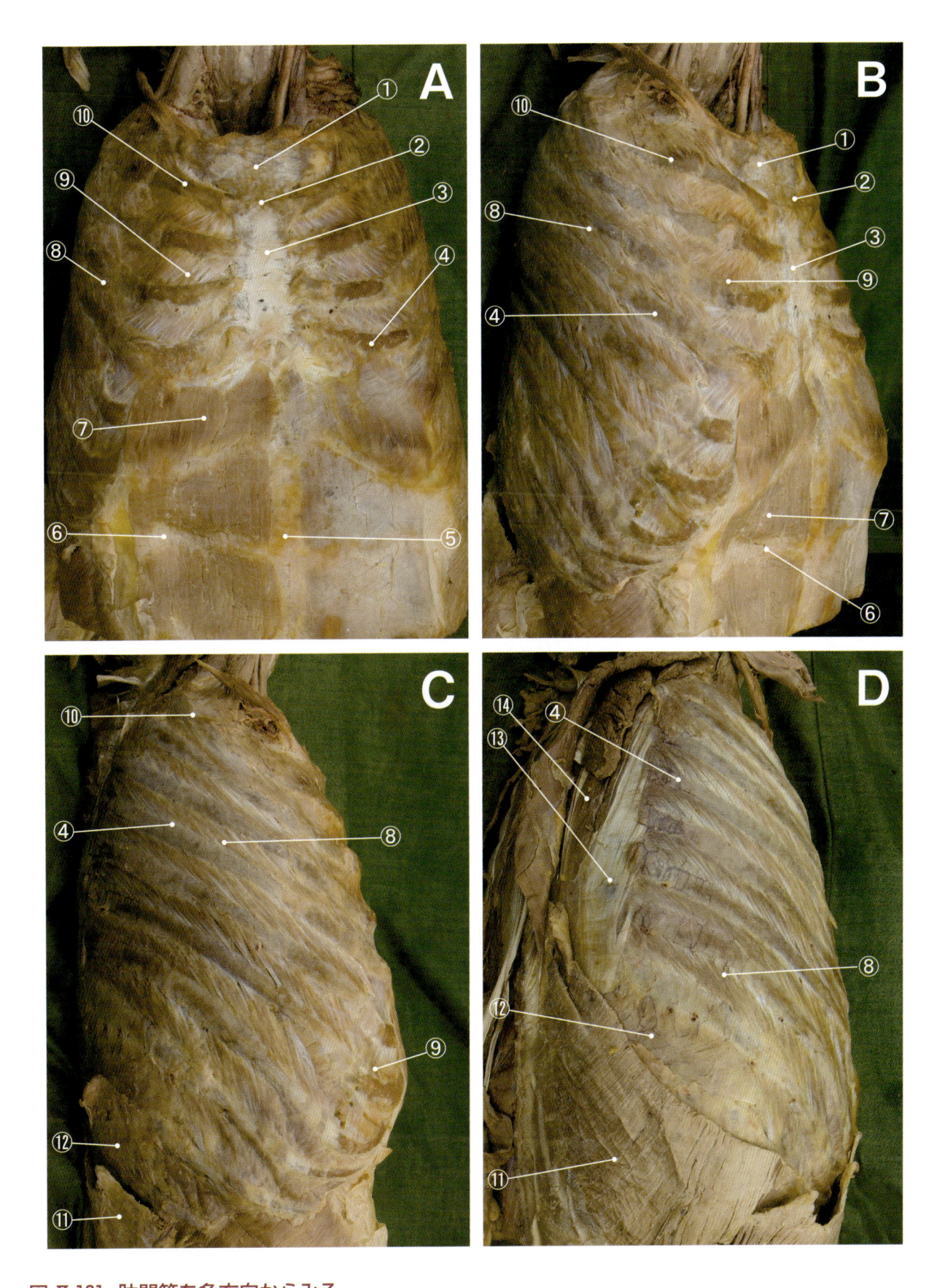

図 II-191 肋間筋を多方向からみる

Aは胸部を前方からみた写真である．肋間筋より表層に位置する筋は，全て切除してある．BはAを前外側方から，Cは外側方から，Dは後外側方からみている．

① 胸骨柄　② 胸骨角　③ 胸骨体　④ 第5肋骨　⑤ 白線　⑥ 腹直筋の腱画　⑦ 腹直筋　⑧ 外肋間筋
⑨ 内肋間筋　⑩ 第2肋骨　⑪ 広背筋　⑫ 下後鋸筋　⑬ 腸肋筋　⑭ 最長筋

骨格筋の形と触察法 | 135

第Ⅱ章　体幹の筋

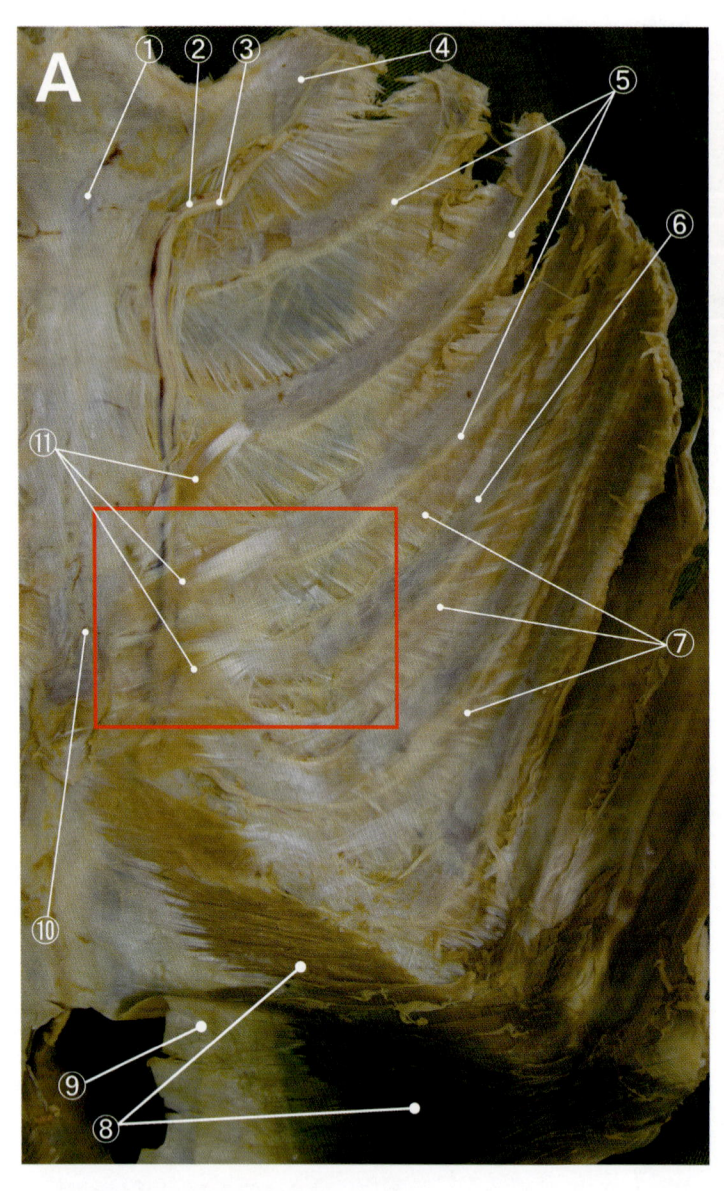

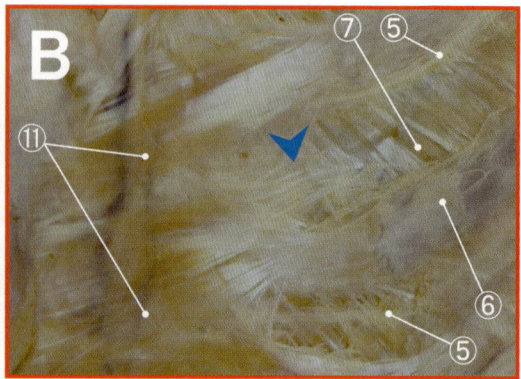

図 Ⅱ-192　胸郭前壁の内面をみる

　Aは胸郭を前頭断し，その右前部の内面を後方からみた写真である．BはAの☐を拡大した写真である．
➤は胸横筋と内肋間筋との筋連結を示す．

① 胸骨柄　② 内胸静脈　③ 内胸動脈　④ 第1肋骨　⑤ 肋間神経と肋間動静脈　⑥ 第5肋骨
⑦ 内肋間筋　⑧ 腹横筋　⑨ 腹直筋鞘後葉　⑩ 胸骨体　⑪ 胸横筋

20. 外肋間筋, 内肋間筋, 最内肋間筋, 肋下筋, 胸横筋

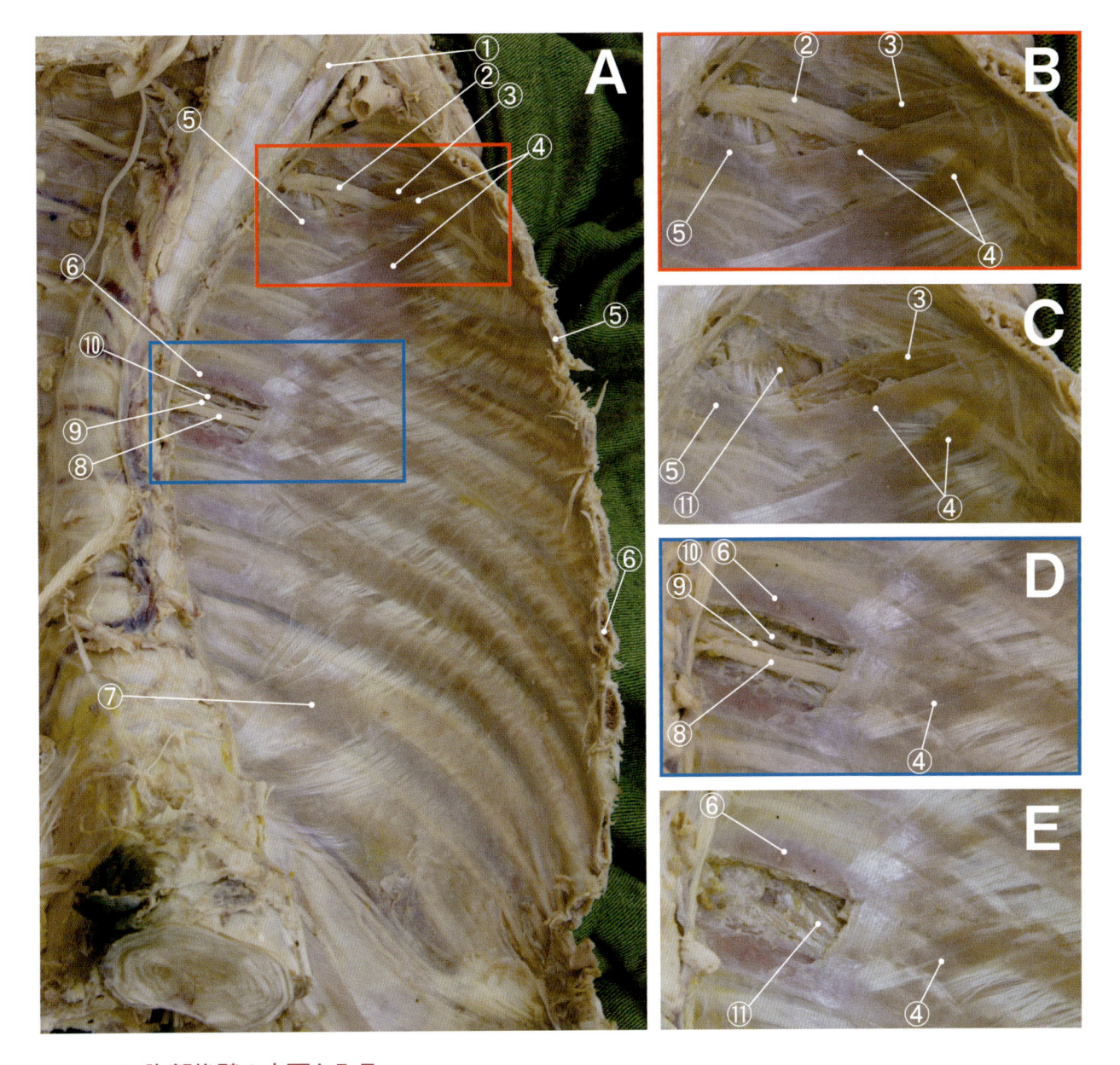

図 II-193 胸郭後壁の内面をみる

Aは胸郭を前頭断し, その左後部の内面を前方からみた写真である. BはAの☐を拡大した写真である. DはAの☐を拡大した写真である. C, EはそれぞれB, Dの肋間神経, 肋間動脈および肋間静脈を切除してある.

① 頸長筋　② 第2肋間神経　③ 内肋間筋　④ 最内肋間筋　⑤ 第3肋骨　⑥ 第6肋骨　⑦ 肋下筋
⑧ 第6肋間神経　⑨ 肋間動脈　⑩ 肋間静脈　⑪ 外肋間筋

骨格筋の形と触察法 | 137

第Ⅱ章　体幹の筋

触察法

骨指標と筋の投影図

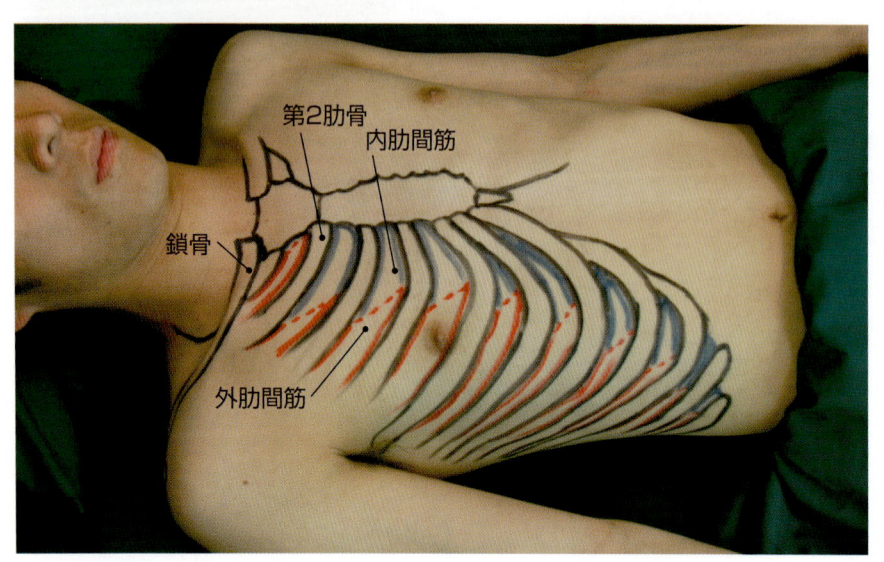

図 Ⅱ-194　骨指標と外肋間筋，内肋間筋の投影図

体幹を前外側方からみた写真である．なお，本被検者は，第10肋軟骨が第9肋軟骨とつながっていない．

骨指標の触察手順

筋の触察に必要な骨指標の触察手順は，**V-4. 2 肋骨**を参照．

筋の触察手順

外肋間筋，内肋間筋，最内肋間筋，肋下筋，胸横筋の触知はできない．ここでは，1．外肋間筋，内肋間筋の想定位置を確認する方法を示す．

1．外肋間筋，内肋間筋の想定位置（図Ⅱ-191，図Ⅱ-192，図Ⅱ-193）

① 被検者は背臥位および腹臥位．触察者は触察部位の外側方に位置する．

② 各肋間隙に指を押し込み，頭方に位置する肋骨の下縁と尾方に位置する肋骨の上縁を確認する．

③ ②で確認した肋骨の下縁と上縁を，各肋骨の長軸方向に指の向きを合わせながら，前方および後方へたどる．

※ 外肋間筋は，各肋間隙の内側端から3～4横指外側方の部位までの領域には存在しない（図Ⅱ-191 A, B）．ただ，第1肋間隙では，外肋間筋はこれより内側方まで存在する（図Ⅱ-191 A, B）．

※ 内肋間筋は，肋骨角付近より内側方には存在しない（図Ⅱ-193）．

図 Ⅱ-195　外肋間筋，内肋間筋の触察

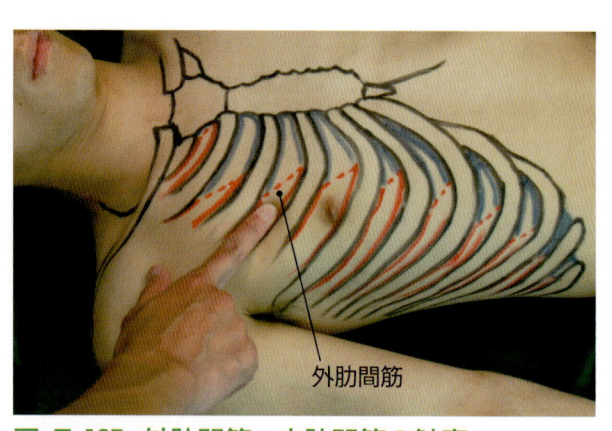

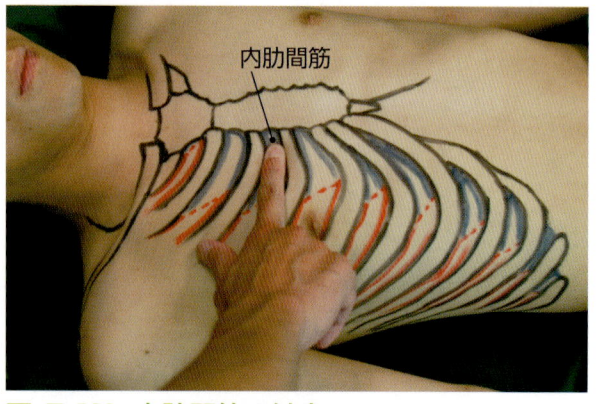

図 Ⅱ-196　内肋間筋の触察

21 腹直筋，錐体筋

骨格筋の形と位置

筋 名	起 始	停 止	作 用	神 経
腹直筋 Rectus abdominis	恥骨結節．恥骨の恥骨結合の前面．	第5～7肋軟骨，胸骨の剣状突起．*1	体幹の屈曲．	肋間神経 Intercostal nerves ((T6) T7～T12) (腸骨下腹神経 Iliohypogastric nerve(L1))
錐体筋 Pyramidalis	恥骨結節．恥骨の恥骨結合の前面．	白線の下部．	白線を牽引し，腹直筋の作用を助ける．	肋間神経 Intercostal nerves (T12) 腸骨下腹神経 Iliohypogastric nerve (L1，(L2))

＊1：腹直筋の停止の上端は個体により異なり，第4肋軟骨が2.3%（6/260側），第5肋軟骨が80.4%（209/260側），第6肋軟骨が16.9%（44/260側），第7肋軟骨が0.4%（1/260側）である[35]．

構造の特徴

・腹直筋は，前正中線のすぐ外側方を縦走する多腹筋である（図Ⅱ-197，図Ⅱ-198A～C）．

・腹直筋の筋腹の幅は，起始から臍の高さまでは徐々に広くなり，臍の高さで片側骨盤の腹側投影幅の内側約1/2の領域を占める．ここから停止までの筋腹の幅は，ほぼ一定の場合と，広くなる場合とがある（図Ⅱ-198A～C）．

・腹直筋は，腱画によりいくつかの筋腹に分けられる．その腱画の数は，2～6個と個体により異なるが，3個が最も多い（3個の割合が50.4%[35]，52.2%[36]，55.1%[37]，58.9%[38]，64.0%[39] 96.2%[40]）という報告と，4個が最も多い（4個の割合が60.0%[41]）という報告がある．一方，同一個体における左右の腱画の数は，同数の場合が多い（50.0%[42]，66.0%[39]，66.9%[35]）．

・腹直筋の腱画の形状や長さは，個体や左右により異なる（図Ⅱ-198 A～C）[35) 39) 41) 36)]．

・錐体筋は，恥骨結節のすぐ頭方で，腹直筋の前面に位置する薄い三角形の筋である（図Ⅱ-198D～F）．その起始付近の筋腹の幅は，腹直筋の起始付近の筋腹の幅と比べて同じ場合，広い場合，狭い場合と個体により異なる．

・日本人における錐体筋の停止の上端は，恥骨結合の上縁から臍までの長さの下1/3の部位に位置する（図Ⅱ-198A～C）[10) 43)]．

・錐体筋は欠損することがあり，その頻度は日本人で3.1%（6/192側）[44]，3.8%（12/314側）[15]，7.8%（12/154側）[45]である．

筋 連 結

・腹直筋は，大胸筋（腱），外腹斜筋（腱），内腹斜筋（腱），腹横筋（腱），錐体筋（腱，図Ⅱ-198D, E）および内肋間筋（腱）と連結している．

・錐体筋は，腹直筋（腱，図Ⅱ-198 D, E）と連結している．

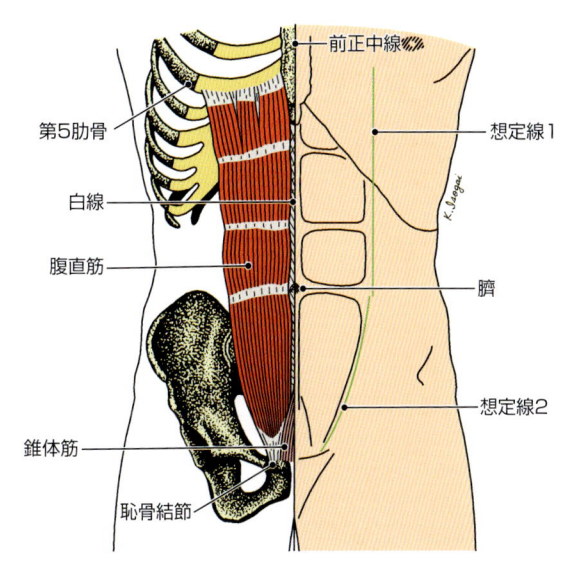

図Ⅱ-197 前方からみた腹直筋の模式図

想定線1は，第5肋骨の前方投影幅の中央部から臍の高さまで尾方へ引いた線である．想定線2は，想定線1の下端と恥骨結節の外側端とを結ぶ，外側凸の弓状の線である．想定線1と想定線2は，腹直筋の外側縁の位置を想定した線である．

第Ⅱ章 体幹の筋

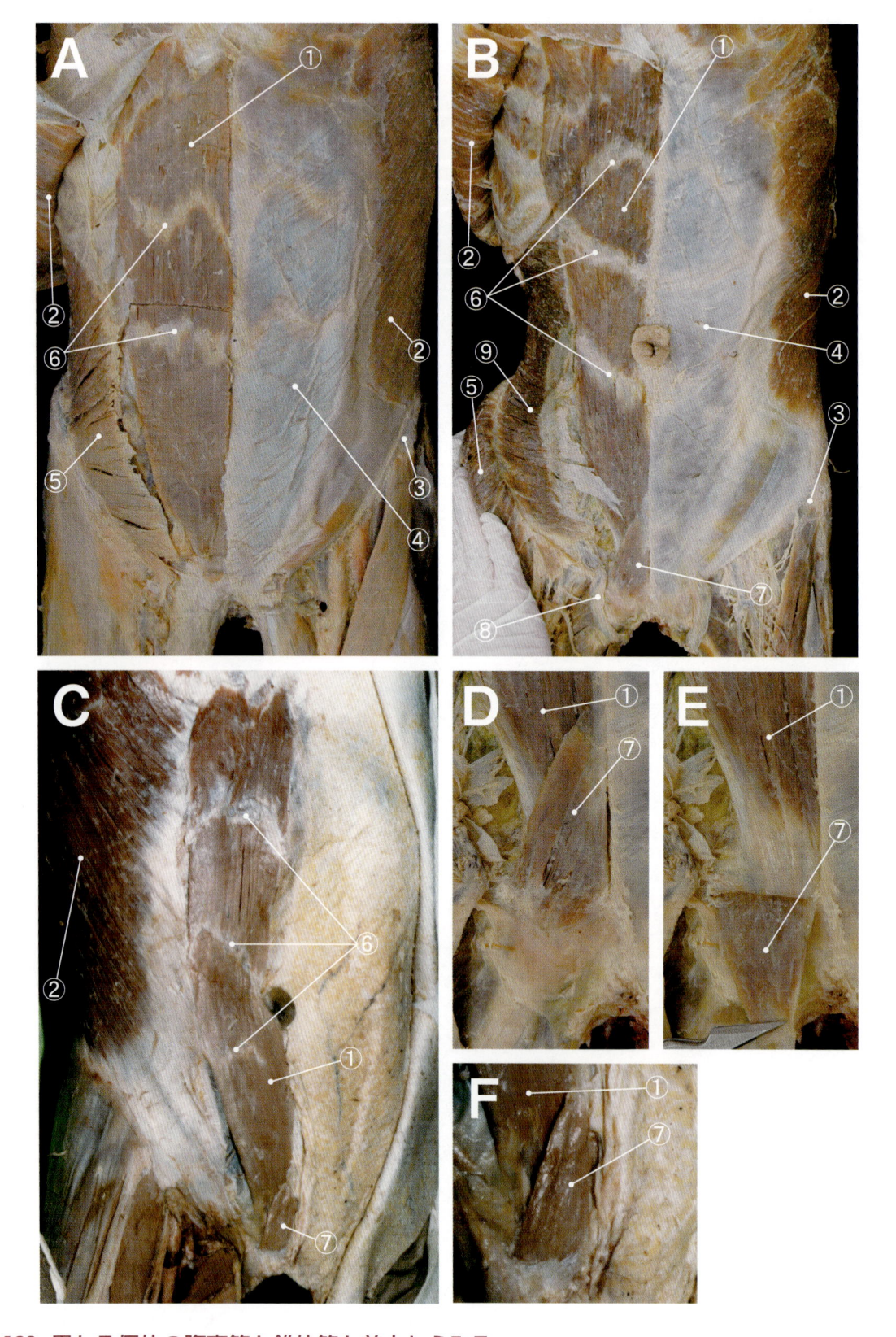

図 Ⅱ-198 異なる個体の腹直筋と錐体筋を前方からみる

A～Cは異なる個体の腹部を前方からみた写真である．Aの右の外腹斜筋は腹直筋鞘前葉とともに剥離し，外側方へ反転してある．Bは右の腹直筋鞘前葉を剥離し，外腹斜筋および内腹斜筋を外側方へ反転してある．Cは右の腹直筋鞘前葉のみを剥離してある．DはBの，FはCの恥骨結節付近を拡大してある．EはDの錐体筋を白線から剥離し，尾方へ反転してある．

① 腹直筋　② 外腹斜筋　③ 上前腸骨棘　④ 腹直筋鞘の前葉　⑤ 内腹斜筋　⑥ 腹直筋の腱画　⑦ 錐体筋　⑧ 精索　⑨ 腹横筋

140 | 骨格筋の形と触察法

21. 腹直筋，錐体筋

触察法

骨指標と筋の投影図

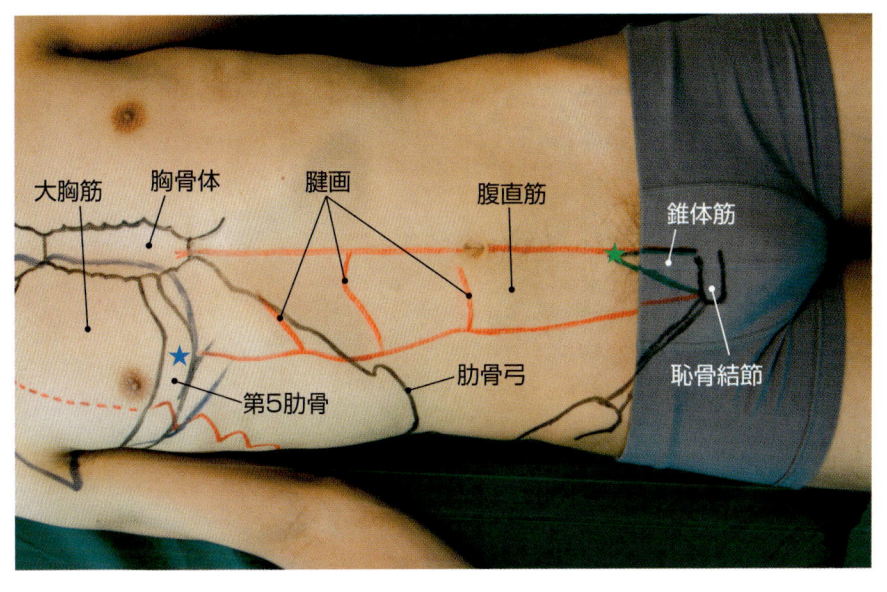

図 Ⅱ-199 骨指標と腹直筋，錐体筋の投影図

腹部を前方からみた写真である．
★：第5肋骨の前方投影幅の中央部．
★：恥骨結節の内側端と臍とを結ぶ線の下1/3の部位．

骨指標の触察手順

筋の触察に必要な骨指標の触察手順は，**V-4. 2 肋骨**，**V-4. 3 恥骨の恥骨結節**を参照．

筋の触察手順

1. 腹直筋の外側縁，2. 腹直筋の内側縁，3. 腹直筋の腱画，4. 錐体筋の外側上縁の順に触察する．

1. 腹直筋の外側縁（図Ⅱ-197，図Ⅱ-198 A）

① 触察者は触察部位の外側方に位置する．

② 第5肋骨の前方投影幅の中央部（図Ⅱ-199の★）を確認し，ここから臍の高さまで尾方へ引いた線を想定する（図Ⅱ-197の想定線1）．

③ 想定線1の下端と恥骨結節の外側端とを結ぶ，外側凸の弧状の線を想定する（図Ⅱ-197の想定線2）．

④ 想定線1の下端に指を置き，後方へ圧迫しながら指を内側方へ移動させる（図Ⅱ-200）．

※ 体幹を自動屈曲させると，観察および触知しやすい．

⑤ ④で確認した筋腹の外側縁を，想定線1を指標にして頭方へたどる．

※ 胸郭の前面に位置する筋腹は薄く触知しにくいため，体幹を自動屈曲させた状態で確認するとよい（図Ⅱ-201）．

※ 停止付近の筋腹の外側縁は，想定線1より外側方に位置する場合（図Ⅱ-198 B）や内側方に位置する場合（図Ⅱ-198 C）があるため注意する．

⑥ ④で確認した筋腹の外側縁を，想定線2を指標にして尾方へたどる．

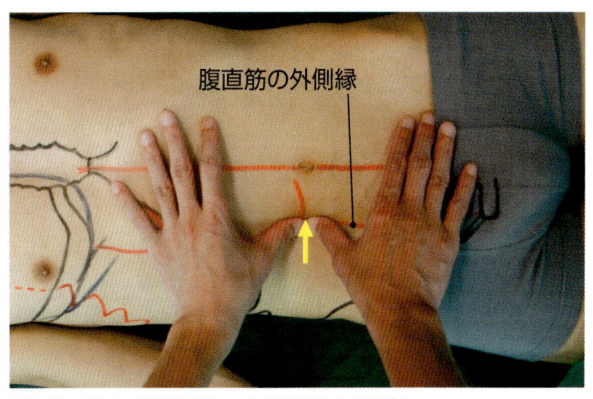

図 Ⅱ-200 腹直筋の外側縁の触察

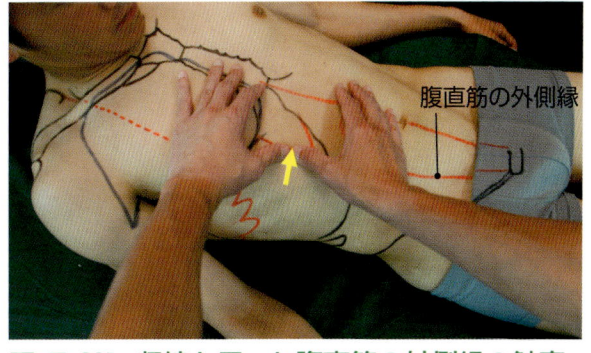

図 Ⅱ-201 収縮を用いた腹直筋の外側縁の触察
体幹を自動屈曲させている．

骨格筋の形と触察法 | 141

第Ⅱ章　体幹の筋

※ 体幹を自動屈曲させると，観察および触知しやすい．

2. 腹直筋の内側縁（図Ⅱ-197，図Ⅱ-198）

① 触察者は触察部位の外側方に位置する．
② 第5肋軟骨から恥骨結節までの高さの前正中線に指を置き，後方へ圧迫しながら指を外側方へ移動させる（図Ⅱ-202）．
※ 体幹を自動屈曲させると，観察および触知しやすい．

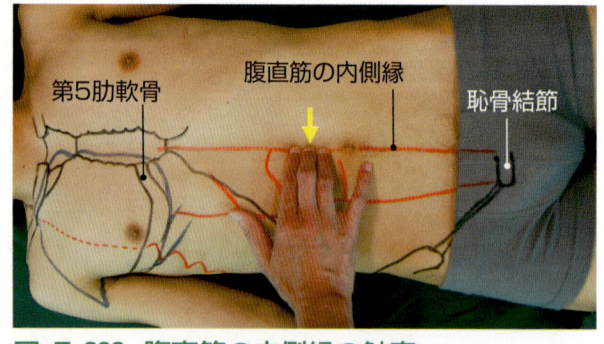

図 Ⅱ-202　腹直筋の内側縁の触察

3. 腹直筋の腱画（図Ⅱ-197，図Ⅱ-198）

① 触察者は触察部位の外側方に位置する．
② 腹直筋の筋腹の幅の中央部に指を置き，後方へ圧迫しながら指を頭方⇔尾方に移動させる（図Ⅱ-203）．
※ 体幹を自動屈曲させると，観察および触知しやすい（図Ⅱ-203）．
※ 腱画の数，長さおよび形状は，個体や左右により異なるが，臍の高さ，腹直筋の外側縁と肋骨弓とが交わる高さで触知できることが多い（図Ⅱ-203，図Ⅱ-198）．

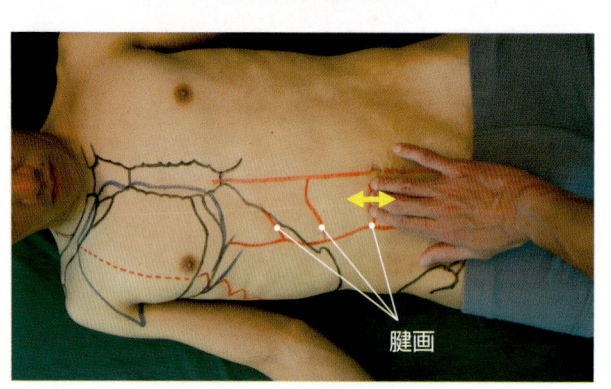

図 Ⅱ-203　収縮を用いた腱画の触察
体幹を自動屈曲させている．

4. 錐体筋の外側上縁（図Ⅱ-197，図Ⅱ-198）

① 触察者は触察部位の外側方に位置する．
② 恥骨結節の内側端と臍とを結ぶ線の下1/3の部位（図Ⅱ-199の★）を確認する．
③ ★と恥骨結節の外側端と結ぶ線上に指を置き，後方へ圧迫しながら指を内側尾方へ移動させる（図Ⅱ-204）．
※ 錐体筋の内側縁の位置は腹直筋の内側縁の位置とほぼ一致するが，両筋を触知し分けることは困難である．

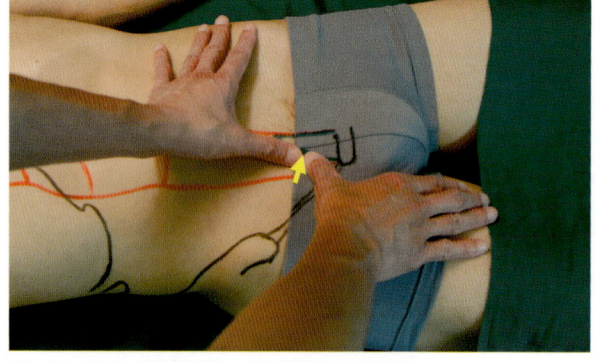

図 Ⅱ-204　錐体筋の外側縁の触察

> **学生のための触察ポイント**
> ●腹直筋は，「1. 腹直筋の外側縁　②～④」の一部を確認し，その内側方にある筋腹の膨隆を触察する．

22 外腹斜筋，内腹斜筋，腹横筋

骨格筋の形と位置

筋 名	起 始	停 止	作 用	神 経
外腹斜筋 External oblique	第5(6)〜12肋骨の外面．	腸骨の腸骨稜の外唇の前方1/2の領域，鼠径靱帯，腹直筋鞘を介して白線．＊1	胸郭を引き下げる．体幹を前屈，同側に側屈，反対側に回旋する．胸郭を固定すると，骨盤を引き上げる．腹圧を高める．	肋間神経 Intercostal nerves (T5〜T12) 腸骨下腹神経 Iliohypogastric nerve (L1)
内腹斜筋 Internal oblique	鼠径靱帯，腸骨の腸骨稜の中間線，胸腰筋膜の深葉を介して腰椎の肋骨突起．	第10〜12肋骨の下縁，腹直筋鞘を介して白線．＊1＊2	胸郭を引き下げる．体幹を前屈，同側に側屈，同側に回旋する．胸郭を固定すると，骨盤を引き上げる．	肋間神経 Intercostal nerves 腸骨下腹神経 Iliohypogastric nerve および腸骨鼠径神経 Ilio-inguinal nerve (T10〜L1, (L2))
腹横筋 Transversus abdominis	第7〜12肋軟骨の内面，腸骨の腸骨稜の内唇，鼠径靱帯の外側部，胸腰筋膜を介して腰椎の肋骨突起．	腹直筋鞘を介して白線．＊1	第7〜12肋骨を引き下げる．腹圧を高める．	肋間神経 Intercostal nerves 腸骨下腹神経 Iliohypogastric nerve 腸骨鼠径神経 Ilio-inguinal nerve 陰部大腿神経 Genitofemoral nerve (T5〜L2)

＊1：腹直筋鞘には前葉と後葉とががある．腹直筋鞘の後葉は，臍から4〜6cm尾方の部位より尾方には存在せず，その下縁を弓状線と呼ぶ．弓状線より頭方では外腹斜筋は前葉へ，内腹斜筋は前葉と後葉へ，腹横筋は後葉へ向かう．弓状線より尾方では，3筋とも前葉へ向かう．

＊2：通常，内腹斜筋の筋腹が停止する最も上位の肋骨は，第10肋骨（65.0％）であり，ついで第9肋骨の場合（35.0％）が多いという報告がある[10]．

構造の特徴

- 外腹斜筋，内腹斜筋および腹横筋は，体幹の外側面を斜走または横走する3層の板状の筋である（図Ⅱ-205，図Ⅱ-206，図Ⅱ-207，図Ⅱ-208）．
- 外腹斜筋，内腹斜筋および腹横筋を合わせた筋腹の厚さは1.5〜2.0 cmである（図Ⅱ-209）．
- 外腹斜筋の筋束は，後頭方から前尾方へ向かって走行する（図Ⅱ-208）．
- 外腹斜筋の筋腹の内側縁は，腹直筋の外側縁より1.0〜2.0cm外側方に位置する（図Ⅱ-208，図Ⅱ-209）．
- 外腹斜筋の筋腹の内側下縁は，上前腸骨棘の高さよりも約5cm頭方に位置し，内側尾方へ凸の弧状を呈する（図Ⅱ-208 A）．よって，本筋の筋腹は，側腹部の前尾方の領域と鼠径部には存在しない．
- 外腹斜筋の上部の筋腹の後縁は，肋骨の外面で前鋸筋と楔状に接する（図Ⅱ-210，図Ⅱ-183）．また，広背筋に覆われている下部の筋腹の後縁は，下後鋸筋と腰方形筋に接する（図Ⅱ-211）．
- 内腹斜筋の筋腹の多くは，胸郭の下縁と腸骨稜との間に位置し，その内側縁は腹直筋の外側縁とほぼ同じ位置にある（図Ⅱ-208 B）．
- 内腹斜筋の筋腹は，外腹斜筋の内側縁と腹直筋の外側縁の間，および鼠径部で他の筋に覆われていない領域がある（図Ⅱ-208，図Ⅱ-209）．

第Ⅱ章　体幹の筋

- 内腹斜筋の筋束は，後尾方から前頭方へ向かって斜走するが，下腹部の筋束はほぼ横走する（図Ⅱ-208 B）．
- 腹横筋の筋腹の幅は，上前腸骨棘の高さでは狭く，第10肋骨付近の高さに向かうほど広くなる．第10肋骨の高さより近位では腹直筋の深層にも位置する（図Ⅱ-208 C，図Ⅱ-209）．
- 腹横筋の筋腹は，第10肋骨の高さで胸郭の内側下縁と腹直筋の外側縁との間で，その表層に位置する腹直筋，外腹斜筋，内腹斜筋に覆われていない領域がある（図Ⅱ-208，図Ⅱ-209 Ca）．
- 上前腸骨棘の高さに位置する腹横筋の内側縁は，内腹斜筋よりも外側方に位置しその筋腹は小さく薄い（図Ⅱ-208）．

筋連結

- 外腹斜筋は，広背筋（腱膜），前鋸筋（腱，図Ⅱ-210），腰方形筋（筋膜），大胸筋（腱，図Ⅱ-159 A, B），腹直筋（腱），内腹斜筋（腱，図Ⅱ-209）および腹横筋（白線，図Ⅱ-209）と連結している．
- 内腹斜筋は，腰方形筋（筋膜），外腹斜筋（腱，図Ⅱ-209）および腹横筋（腱，図Ⅱ-209）と連結している．
- 腹横筋は，横隔膜（腱，図Ⅳ-8 D, E），腹直筋（腱），外腹斜筋（白線，図Ⅱ-209），内腹斜筋（腱，図Ⅱ-209）および腰方形筋（腱，図Ⅳ-8 F, G）と連結している．

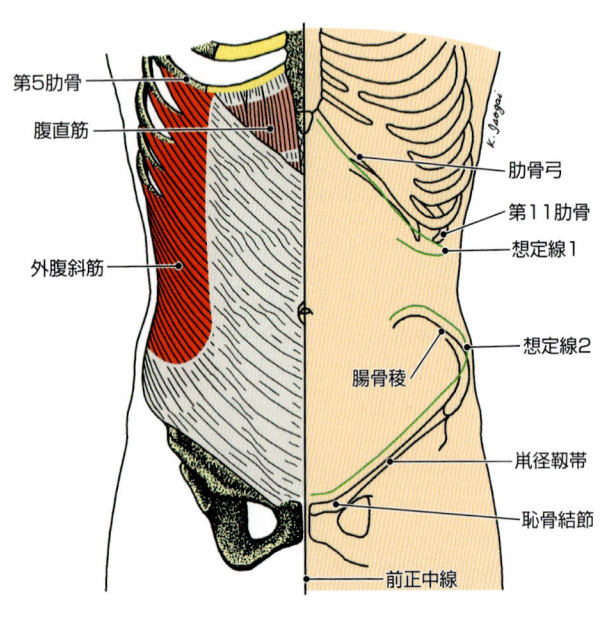

図Ⅱ-205　前方からみた外腹斜筋の模式図

想定線1は，肋骨弓から第11および第12肋骨の尖端につづく線である．想定線2は，恥骨結節から鼡径靱帯，腸骨稜につづく線である．

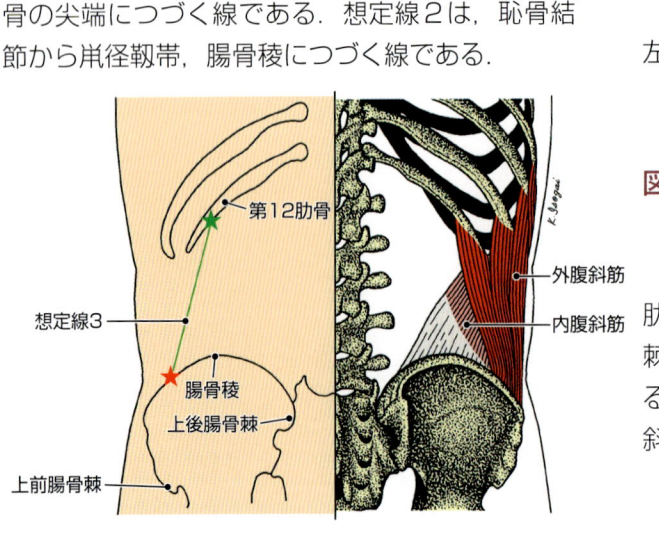

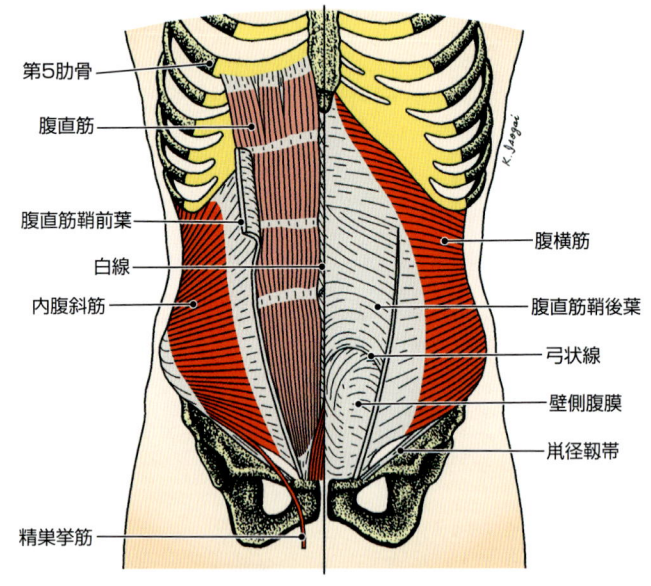

図Ⅱ-206　腹部を前方からみた内腹斜筋，腹横筋の模式図

右の腹部は外腹斜筋と腹直筋鞘前葉の深層を，左の腹部は内腹斜筋と腹直筋の深層を示してある．

図Ⅱ-207　後方からみた外腹斜筋，内腹斜筋の模式図

★(緑)は，半側骨盤幅の中央部を通る矢状面と第12肋骨との交点である．★(赤)は，腸骨稜上で上後腸骨棘の後端と上前腸骨棘の前端との中点の部位である．想定線3は，★と★とを結ぶ線であり，外腹斜筋の後内側下縁の位置を想定した線である．

22. 外腹斜筋，内腹斜筋，腹横筋

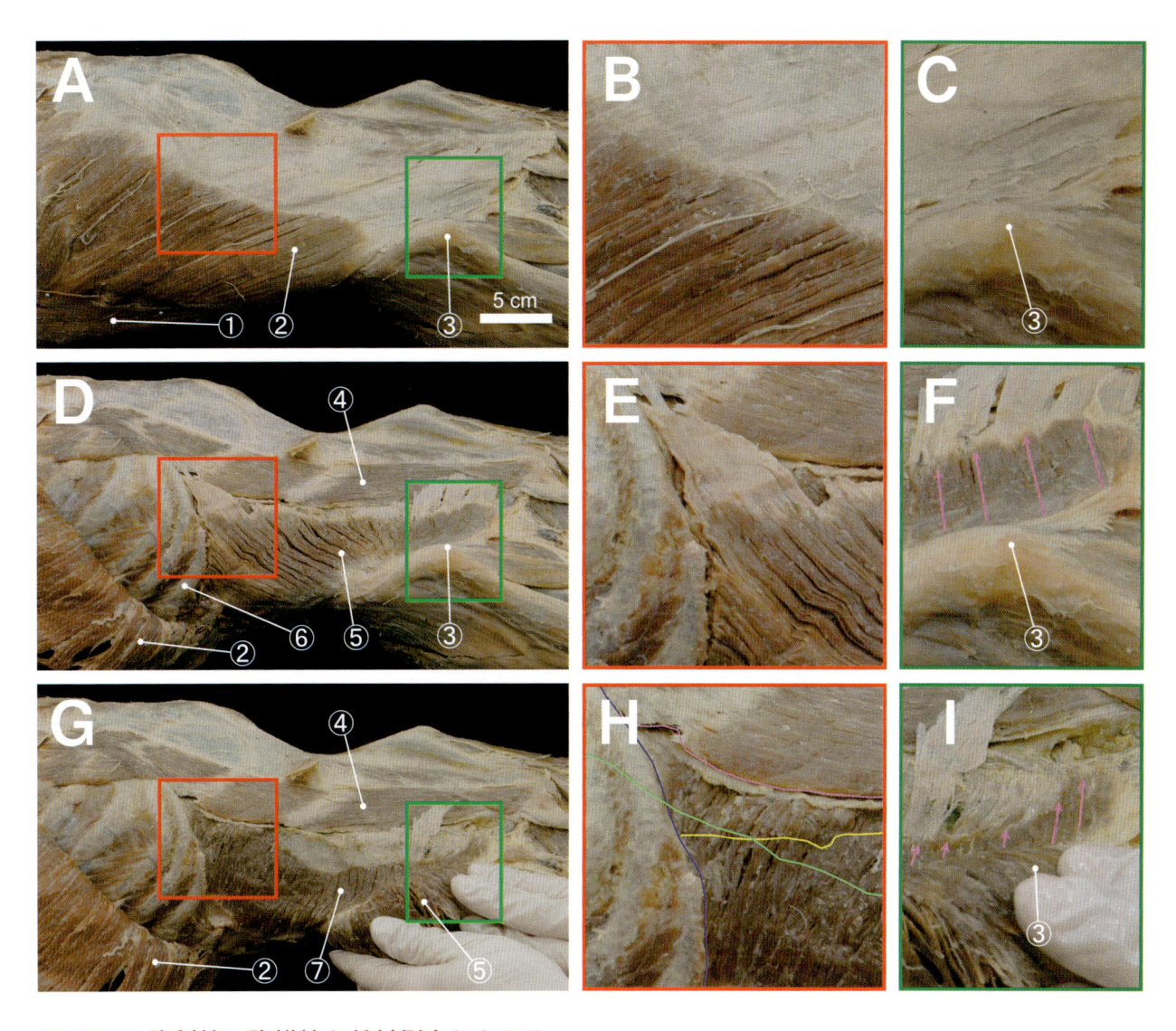

図 II-208 腹斜筋と腹横筋を前外側方からみる

Aは右の腹部を前外側方からみた写真である．DはAの外腹斜筋の停止を腹直筋鞘前葉とともに剥離し，外側頭方へ反転してある．GはDの内腹斜筋を剥離し，外側方へ反転してある．B, E, Hは，それぞれA, D, Gの□（第10肋骨下縁付近）を拡大してある．Hの青線は胸郭の下縁の位置，ピンク線は腹直筋の外側縁の位置，緑線はBを参考に描いた外腹斜筋の内側縁の位置，黄線はEを参考に描いた内腹斜筋の内側縁の位置を示す．C, F, I, は，それぞれA, D, Gの□を拡大してある．Fの➡は内腹斜筋における，Iの➡は腹横筋における，各位置での筋束の走行方向とその長さを示す．

① 広背筋　② 外腹斜筋　③ 上前腸骨棘　④ 腹直筋　⑤ 内腹斜筋　⑥ 第10肋骨　⑦ 腹横筋

骨格筋の形と触察法 | 145

第Ⅱ章　体幹の筋

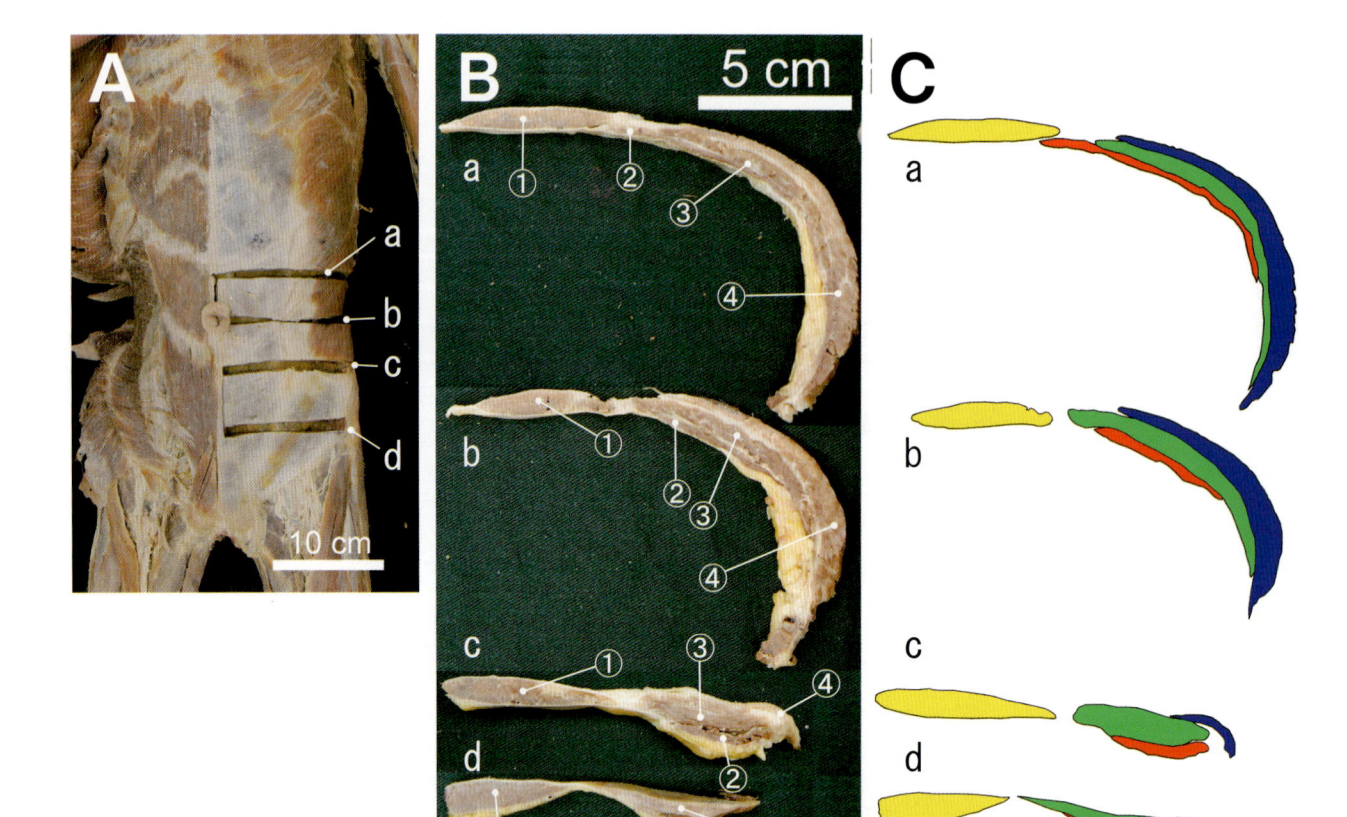

図 Ⅱ-209　腹直筋，外腹斜筋，内腹斜筋，腹横筋の筋腹の厚さをみる

　Aは体幹を前方からみた写真である．BはAのa～dの筋腹の断面をみている．CはBの筋腹の断面ごとに色を付けた模式図である（腹直筋は黄，外腹斜筋は青，内腹斜筋は緑，腹横筋は赤）．

① 腹直筋　② 腹横筋　③ 内腹斜筋　④ 外腹斜筋

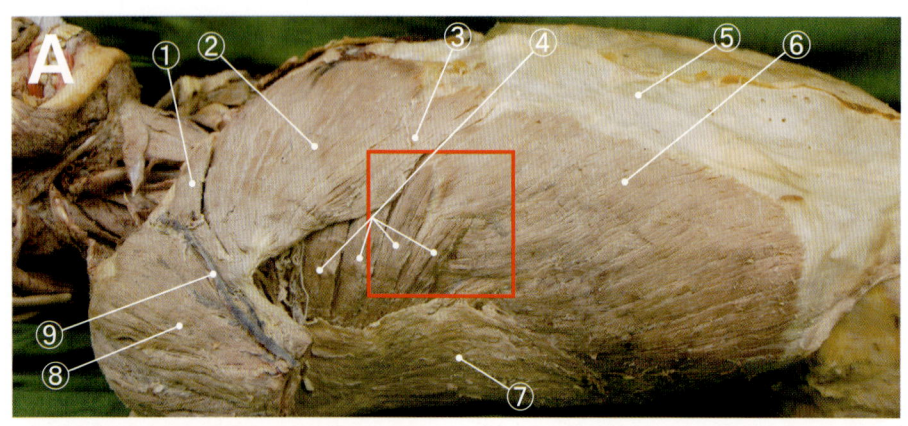

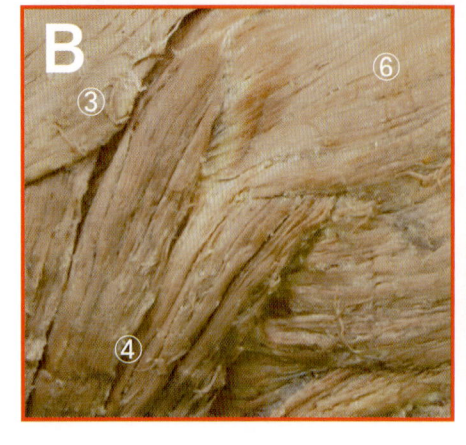

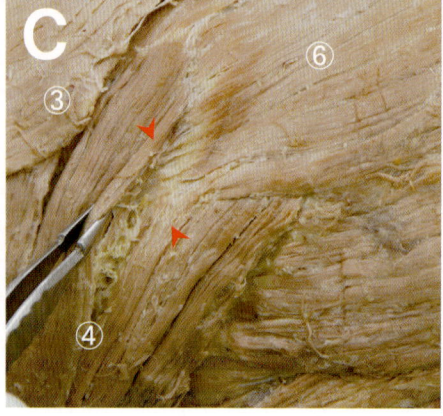

図 Ⅱ-210　外腹斜筋と前鋸筋との筋連結

　Aは右の胸部を前外側方からみた写真である．BはAの□を拡大してある．Cは前鋸筋の筋腹を頭方へ牽引してある．▶で挟まれた領域は，肋間筋の表層を覆う筋膜であり，ここから前鋸筋と外腹斜筋の筋束が始まっている（C，筋連結）．

① 大胸筋の鎖骨部
② 大胸筋の胸肋部
③ 大胸筋の腹部
④ 前鋸筋
⑤ 腹直筋鞘の前葉
⑥ 外腹斜筋　⑦ 広背筋
⑧ 三角筋　⑨ 橈側皮静脈

22. 外腹斜筋, 内腹斜筋, 腹横筋

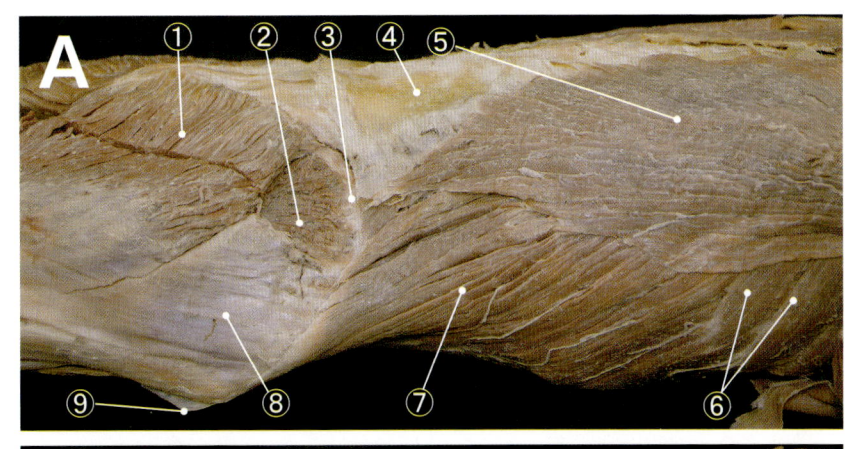

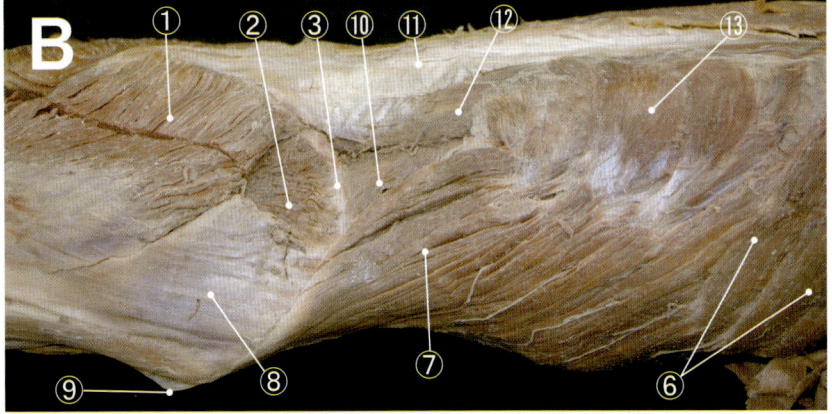

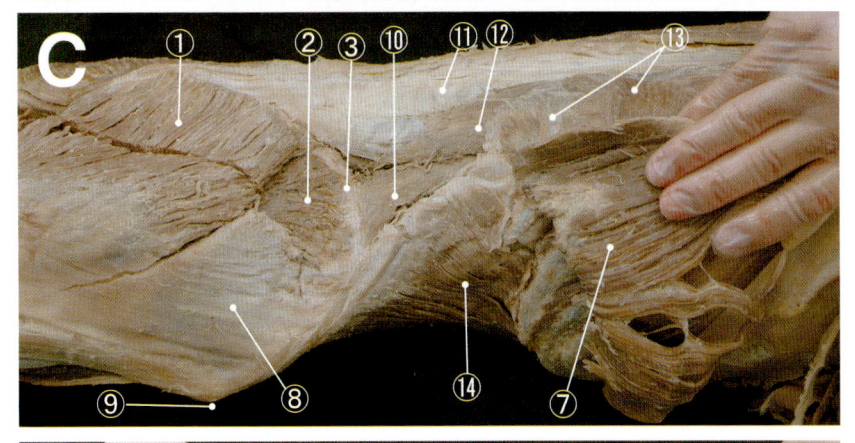

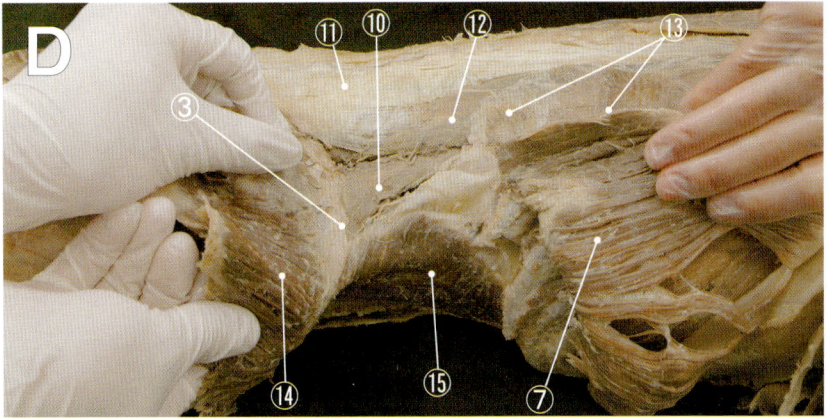

図 II-211 腹斜筋を外側方からみる

Aは右の体幹を外側方からみた写真である. Bは広背筋を切除してある. Cは外腹斜筋を頭方へ反転してある. Dは内腹斜筋を尾方へ反転してある.

① 大殿筋　② 中殿筋　③ 腸骨稜
④ 胸腰筋膜（広背筋の起始腱膜）
⑤ 広背筋　⑥ 前鋸筋
⑦ 外腹斜筋　⑧ 殿筋膜
⑨ 上前腸骨棘　⑩ 腰方形筋
⑪ 最長筋と腸肋筋の共通の起始腱（胸腰筋膜）　⑫ 腸肋筋
⑬ 下後鋸筋　⑭ 内腹斜筋
⑮ 腹横筋

骨格筋の形と触察法 | 147

第Ⅱ章　体幹の筋

触察法

骨指標と筋の投影図

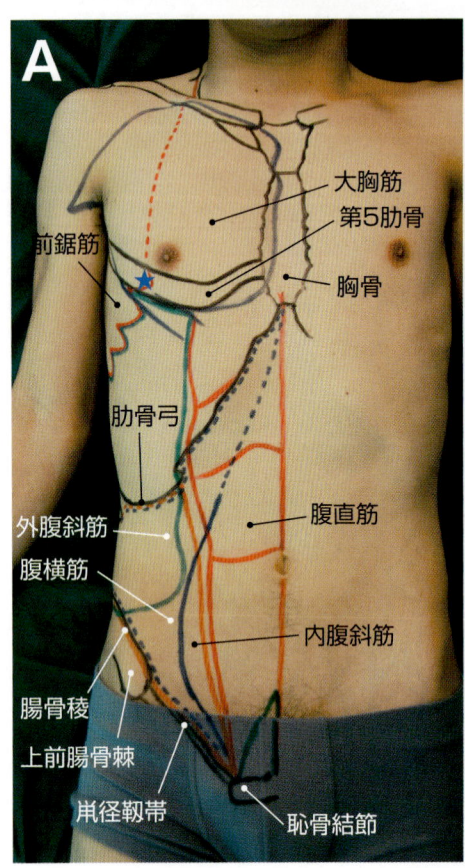

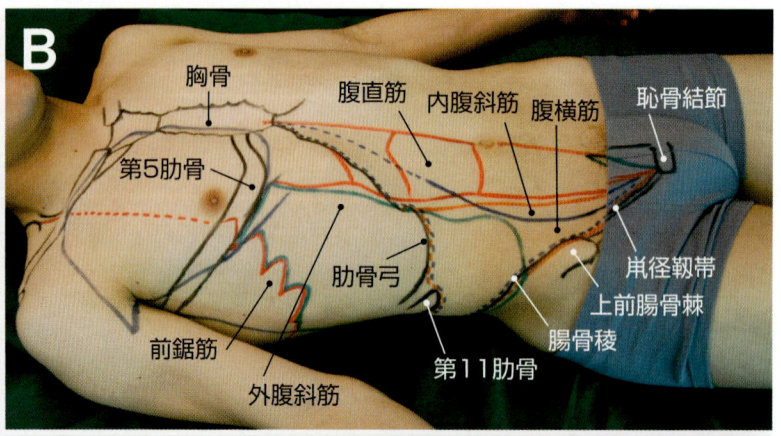

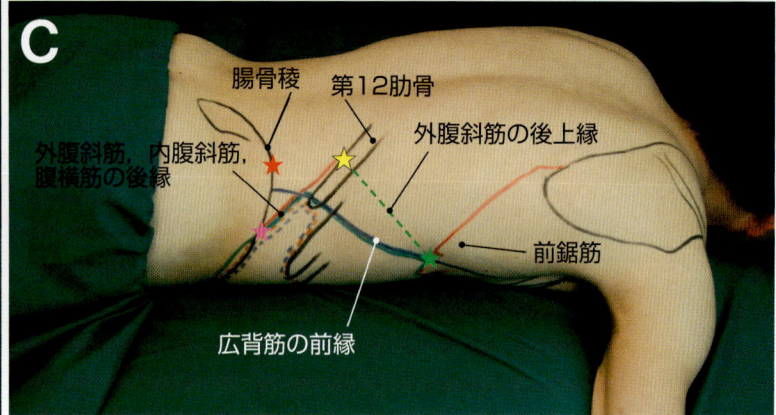

図 Ⅱ-212　骨指標と外腹斜筋，内腹斜筋，腹横筋の投影図
　Aは体幹を前方から，Bは前外側方から，Cは後外側方からみた写真である．
- ★（青）：鎖骨中線（乳頭線）と第5肋骨との交点から1横指外側方の部位．
- ★（緑）：腋窩線（腋窩の中央部から尾方へ引いた線）と第9肋骨との交点．
- ★（赤）：半側骨盤幅の中央部．
- ★（黄）：★を通る矢状面と第12肋骨との交点．
- ★（桃）：腸骨稜上で上後腸骨棘の後端と上前腸骨棘の前端との中点．

骨指標の触察手順

　筋の触察に必要な骨指標の触察手順は，V-5.**1** 腸骨の上前腸骨棘，V-4.**2** 肋骨，肋骨弓，V-5.**3** 腸骨の腸骨稜，V-5.**2** 腸骨の上後腸骨棘，V-4.**3** 恥骨の恥骨結節を参照．

筋の触察手順

1. 外腹斜筋，2. 内腹斜筋と腹横筋の順に触察する．

1. 外腹斜筋（図Ⅱ-205，図Ⅱ-207，図Ⅱ-208）

　外腹斜筋の筋腹の輪郭を，内側縁，上縁，後上縁，後縁，下縁の5縁に分ける．その上縁は，第5肋骨の下縁の位置と，下縁は腸骨稜の上縁から1横指尾方の部位（腸骨稜の外唇）とほぼ一致する．よって，(1) 内側縁，(2) 後上縁，(3) 後縁の順に触察する．

148　｜骨格筋の形と触察法

22. 外腹斜筋, 内腹斜筋, 腹横筋

(1) 内側縁（図Ⅱ-205, 図Ⅱ-208）

① 被検者は背臥位．触察者は触察部位の外側方に位置する．

② 鎖骨中線（乳頭線）と肋骨弓とが交わる部位のすぐ尾方に指を置き，後方へ圧迫しながら指を外側方へ移動させる（図Ⅱ-213）．

※ 息を吐きながら腹部をへこませると，外腹斜筋が収縮し，観察および触知しやすい（図Ⅱ-214）．

※ 腹直筋の外側縁（腹直筋の項参照）から1〜2横指外側方に位置する場合が多い（図Ⅱ-208）．

③ ②で確認した筋腹の内側縁を尾方へたどる．

※ 内側縁は上前腸骨棘から3横指頭方，1横指内側方の部位付近で下縁に移行するため（図Ⅱ-208），指を移動させる方向を徐々に頭尾方向に変化させる（図Ⅱ-214）．

④ ②で確認した筋腹の内側縁を頭方へたどる．

※ 体幹を反対側に自動回旋させると，観察および触知しやすい（図Ⅱ-215）．

(2) 後上縁（図Ⅱ-205, 図Ⅱ-207, 図Ⅱ-183, 図Ⅱ-211）

① 被検者は背臥位．触察者は触察部位の外側方に位置する．

② 鎖骨中線（乳頭線）と第5肋骨との交点から1横指外側方の部位（図Ⅱ-212Aの★）を確認する．

③ 腋窩線（腋窩の中央部から尾方へ引いた線）と第9肋骨との交点（図Ⅱ-212Cの★）を確認する．

④ ★と★とを結ぶ前尾方へ凸の弧状の線を想定する（図Ⅱ-180の想定線1）．

⑤ 想定線1と第5〜9肋骨との交点に指を置き，各肋骨の長軸方向に沿ってさする（図Ⅱ-216）．

※ この領域の外腹斜筋の後上縁は，前鋸筋の前下縁と隣接する（図Ⅱ-183）．体幹を反対側に自動回旋させると外腹斜筋が（図Ⅱ-215），肩甲骨を自動外転させると（上肢を前方へ付き出させると）前鋸筋が収縮し，両筋の境界を観察および触知しやすい．

⑥ 被検者は腹臥位．触察者は触察部位の外側方に位置する．

⑦ 半側骨盤幅の中央部（図Ⅱ-212Cの★）を通る矢状面と第12肋骨との交点（図Ⅱ-212Cの☆）を確認する．

⑧ ★と☆とを結ぶ線に指を置き，前内側方へ圧迫しながら指を前尾方へ移動させる．

※ この領域の外腹斜筋の後上縁は，広背筋に覆われているため，触知しにくい（図Ⅱ-211）．

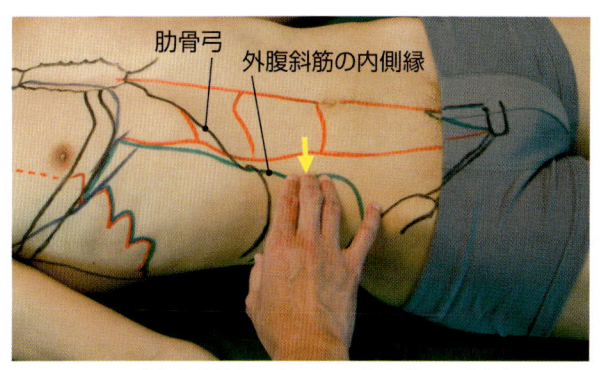

図Ⅱ-213 外腹斜筋の筋腹の内側縁の触察

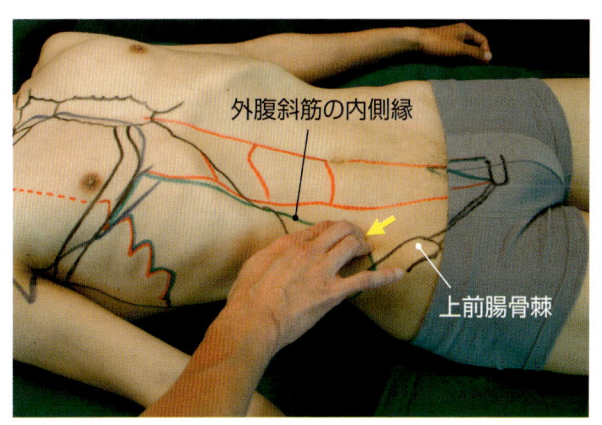

図Ⅱ-214 収縮を用いた腹部に位置する外腹斜筋の筋腹の内側縁の触察
息を吐きながら腹部をへこませている．

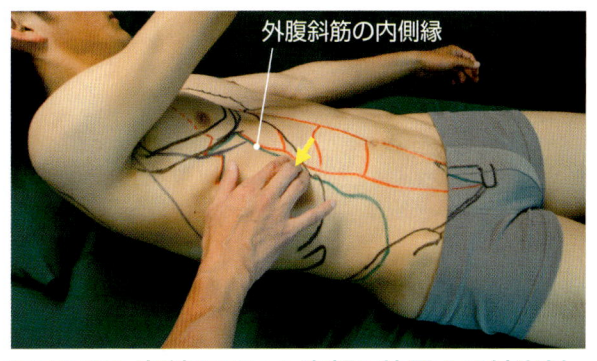

図Ⅱ-215 収縮を用いた胸部に位置する外腹斜筋の筋腹の前内側縁の触察
体幹を左側へ自動回旋させている．

骨格筋の形と触察法 | 149

(3) 後縁（図Ⅱ-207, 図Ⅱ-211）

① 被検者は腹臥位．触察者は触察部位の外側方に位置する．
② 半側骨盤幅の中央部（図Ⅱ-212Cの★）を通る矢状面と第12肋骨との交点（図Ⅱ-212Cの☆）を確認する．
③ 腸骨稜上で上後腸骨棘の後端と上前腸骨棘の前端との中点（図Ⅱ-212Cの★）を確認する．
④ ☆と★を結ぶ線を想定する（図Ⅱ-207の想定線3）．
⑤ 想定線3に指を置き，内側方へ圧迫しながら指を前頭方へ移動させる（図Ⅱ-217）．
※ この部位の筋腹は，つまんで確認することもできる（図Ⅱ-218）．

2. 内腹斜筋と腹横筋（図Ⅱ-206, 図Ⅱ-207, 図Ⅱ-208, 図Ⅱ-211）

内腹斜筋と腹横筋の筋腹の輪郭を，内側縁，上縁，後縁，下縁の4縁に分ける．その上縁は，肋骨弓から第11肋骨・第12肋骨の下縁に続く線の位置とほぼ一致する（図Ⅱ-205の想定線1）．また内腹斜筋の下縁は上前腸骨棘と恥骨結節の外側端とを結ぶ線（鼠径靱帯），および腸骨稜の上縁から0.5横指尾方の部位（腸骨稜の中間線）とほぼ一致する．腹横筋の下縁は上前腸骨棘と恥骨結節の外側端とを結ぶ線（鼠径靱帯），および腸骨稜の上縁（腸骨稜の内唇）とほぼ一致する（図Ⅱ-205の想定線2）．よって，(1) 内腹斜筋の内側縁，(2) 腹横筋の内側縁，(3) 内腹斜筋と腹横筋の後縁の順に触察する．

(1) 内腹斜筋の内側縁（図Ⅱ-206, 図Ⅱ-208）

① 被検者は背臥位．触察者は触察部位の外側方に位置する．
② 臍の高さで，外腹斜筋の内側縁から1横指内側方の部位に指を置き，後方へ圧迫しながら指を外側方へ移動させる．
※ 息を吐きながら腹部をへこませると，内腹斜筋が収縮し，触知しやすい．
③ ②で確認した筋腹の内側縁を尾方へたどる（図Ⅱ-219）．
※ 腹直筋の外側縁（腹直筋の項参照）のすぐ外側方に位置する（図Ⅱ-208）．

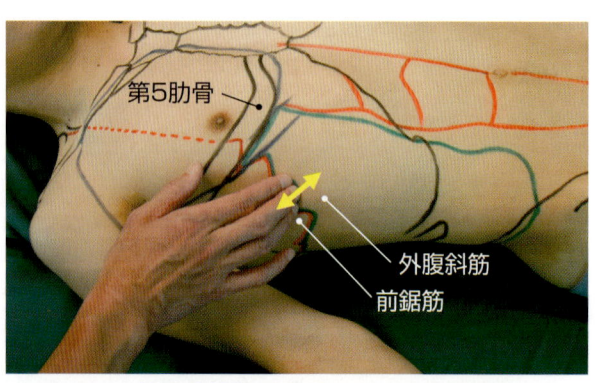

図Ⅱ-216 外腹斜筋の筋腹の後上縁の触察

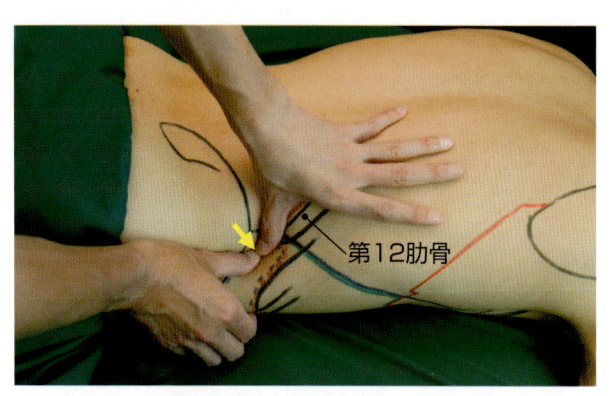

図Ⅱ-217 外腹斜筋，内腹斜筋，腹横筋の筋腹の後縁の触察

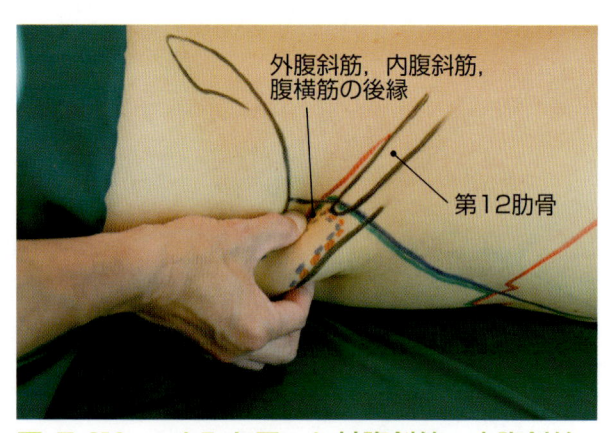

図Ⅱ-218 つまみを用いた外腹斜筋，内腹斜筋，腹横筋の筋腹の後縁の触察

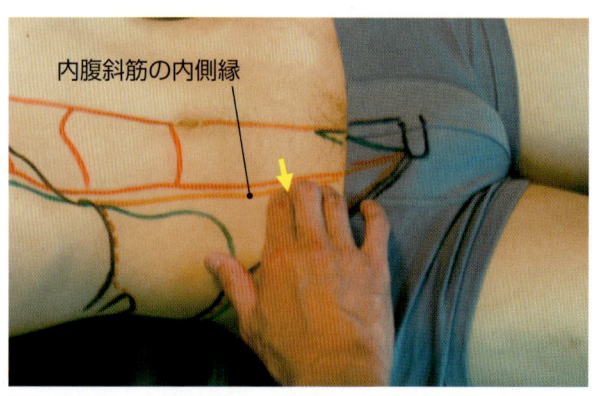

図Ⅱ-219 内腹斜筋の筋腹の内側縁の触察

④ ②で確認した筋腹の内側縁を頭方へたどる．
※ 肋骨弓付近では，腹直筋の外側縁から離れて外側頭方へ向かう（図Ⅱ-208D, E）．

(2) 腹横筋の内側縁（図Ⅱ-206, 図Ⅱ-208）

① 被検者は背臥位．触察者は触察部位の外側方に位置する．

② 上前腸骨棘の高さで，上前腸骨棘から内腹斜筋の内側縁までの距離の内側 1/3 の部位に指を置き，後方へ圧迫しながら指を外側方へ移動させる（図Ⅱ-220）．

※ 筋腹を触知できる場合とできない場合とがある．

③ ②で確認した筋腹の内側縁を尾方へたどる．

※ 徐々に内側方へ向かい，内腹斜筋の内側縁に近づくが，その様子を触知することは困難である．

④ ②で確認した筋腹の内側縁を頭方へたどる．

※ 徐々に内側方へ向かい，臍から1横指頭方の高さで腹直筋の深層へ向かうが（図Ⅱ-208G），その様子を触知することは困難である．

※ 臍から1横指頭方の高さの腹直筋の外側縁と，胸骨体の下端とを結ぶ線が，腹横筋の内側縁の想定位置となる（図Ⅱ-206, 図Ⅱ-192）．

(3) 内腹斜筋，腹横筋の後縁（図Ⅱ-211, 図Ⅱ-207, 図Ⅱ-212）

外腹斜筋の後縁と同じ位置である（1. 外腹斜筋の筋腹の項（3）後縁参照）．

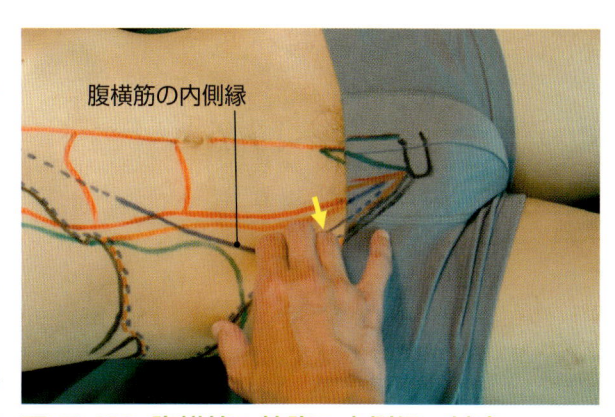

図Ⅱ-220 腹横筋の筋腹の内側縁の触察

学生のための触察ポイント

- 外腹斜筋は，「1. 外腹斜筋」の「(1) 内側縁 ②」の一部を確認し，その外側方にある筋腹の膨隆を触察する．
- 内腹斜筋は，「2. 内腹斜筋と腹横筋」の「(1) 内腹斜筋の内側縁 ②」の一部を確認し，その外側方にある筋腹を触察する．

文献

1) Nishi S（1953）Miologio de la Japano. Statistika raporto pri muskolanomalioj ce japanoj. Ⅲ. Muskoloj de trunk（1）. Gumma J Med Sci. 2: 109-121

2) 山崎正博, 高橋福蔵, 池野谷達雄（1982）肩甲挙筋背側迷束, 特にその神経分布様式. 解剖誌. 57: 97-104

3) 加藤清忠, 佐藤達夫（1978）肩甲挙筋, 菱形筋および前鋸筋の形態学的解析. 解剖誌. 53: 339-356

4) 岩田卓延（1959）日本人深頭筋の解剖学的研究 第3編 外側翼突筋. 口腔解剖研究. 12: 33-38

5) 尚原弘明（1989）ヒト外側翼突筋の形態に関する肉眼的並びに顕微解剖学的研究. 鶴見歯学. 15: 1-26

6) 阿部伸一（1992）日本人・外側翼突筋の走行および付着様式に関する研究. 歯科学報. 92: 1349-1365

7) 鈴木洋（1941）日本人ノ咀嚼筋. 歯科月報. 21: 1-6

8) 森田信（1943）日本人（ならびに少数朝鮮人）の広頚筋に就いて. 解剖誌. 21: 755-760

9) 武田良一, 武石明治, 江崎敏夫（1955）九州日本人の広頚筋. 久留米会誌. 18: 379-384

10) Mori M（1964）Statistics on the musculature of the Japanese. Okajimas Folia Anat Jpn. 40: 195-300

11) 芹澤雅夫（1968）日本成人における前斜角筋の解剖学的研究. 日大医誌. 35: 188-202

12) 西成甫（1919）日本人ノ筋学知見. 背筋の統計的研究（其1）. 東北医誌. 4: 249-263

13) 森於菟, 小川鼎三, 大内弘 他（1982）筋学. 分担解剖学. 第1巻. 金原出版. 東京

14) 猪口清一郎, 大塚俊一（1960）最小斜角筋について. 熊本医会誌. 34: 129-134

15) Adachi B（1909/1910）Beiträge zur Anatomie der Japaner. XII. Die Statistik der Muskelvarietäten. Zeieschrift Für Morphologie und Anthropologie. 12: 261-312

16) 山田迪（1935）日本人成人並ビニ胎児ニ於ケル二腹顎筋前腹ノ観察. 解剖誌. 8: 303-318

17) 山田博（1958）顎二腹筋前腹の破格例に就て. 九州歯会誌. 11: 179-186

18) 竹内香代子, 小林満, 野本明宏 他（1981）顎二腹筋の形態 1. 前腹. 日大歯学. 55: 1045-1062

19) 藤田朝雄（1956）日本人舌骨上筋の解剖学的研究. 東京歯科大学解剖学教室業績集. 1: 1-20

20) 児浦一志（1960）日本人頚筋の解剖学的研究. 口腔解剖研究. 14: 147-180

21) 小川鼎三, 山田英智, 養老孟司（1982）内臓学. 分担解剖学. 第3巻. 金原出版. 東京

22) Standring S（2008）Gray's Anatomy: The Anatomical Basis of Clinical Practice. Churchill Livingstone. Spain

23) 高野武久, 高屋陸奥男, 飯塚憲 他（1955）舌骨下筋の異常に関する統計的観察. 岩手医科大学解剖学教室業績集. 2: 113-124

24) 千葉郁樹, 小川隆司, 小野寺浩子 他（1958）胸骨舌骨筋及び肩甲舌骨筋の異常各1例について. 岩手医科大学解剖学教室業績集. 5: 87-92

25) 山田博, 空閑平治, 小住啓一（1960）肩甲舌骨筋および胸骨甲状筋の異常例. 九州歯会誌. 14: 390

26) 山田博, 西島彪（1954）まれなる肩甲鎖骨の1例. 九州歯会誌. 8: 43

27) 福山右門, 李墨林（1941）一個体頚部に出現せる多数筋破格に就いて. 解剖誌. 18: 395-408

28) 栃内巌, 加藤治良, 伴友次他 (1944) 肩甲舌骨筋の異常及び鎖骨舌骨筋の各1例追加. 岩手医専誌. 7: 93-97
29) 関戸一三, 高橋真敏 (1953) 頚筋其他の破格数例. 日大医誌. 12: 789-793
30) 佐藤泰司, 太田善郎, 横田明 (1969) 日本人の肩甲舌骨筋の破格について. 日大医誌. 28: 431-444
31) 米倉茂孝 (1954) 日本人胎児の頚, 胸, 腹, 背の諸筋の研究. 医学研究. 24: 1604-1700
32) 大森忠雄, 藤英俊, 浜田法康 他 (1984) 胸骨筋について. 福歯大誌. 11: 249-256
33) Morimoto I, Hirata K, Yosida S (1992) Variability of origin of pectoralis minor muscle in Japanese. St Marianna Med J. 20: 29-34
34) Morimoto I, hirata K, Yoshida S (1992) Variability of origin of serratus anterior muscle in Japanese. Acta Anat Nippon. 67: 744-748
35) 森田信 (1947) 日本人の腹直筋について(附. 三稜筋の高さについて). 解剖誌. 23: 50-55
36) 金野哲男, 輪島健治 (1955) 日本人の腹直筋に関する研究. 日大医誌. 14: 1511-1525
37) 佐野好, 久木田重雄 (1931) 日本人(九州地方)ノ腹直筋ニ就テ. 九大医報 5: 41-42
38) Sato S (1968) Statistical studies on the amomalous muscles of the Kyushyu-Japanese. Part 3: The muscles of the back, breast and abdomen. Kurume Med J. 15: 209-220
39) 喜多豪 (1931) 日本人の腹直筋. 解剖誌. 3: 1491-1495
40) 猪口清一郎, 阿尻貞三, 野井信男 他 (1978) 腹直筋の腱画構成の比較解剖学的研究. 昭医誌. 38: 39-47
41) 中村盛三 (1935) 九州日本人ノ腹直筋並ビニ三稜筋ニ就テ. 熊本医会誌. 11: 63-72
42) 中山知雄, 手塚雅晴, 竹内隆治 他 (1966) 日本人の腹直筋について(その1). 解剖誌. 41: 207
43) 金野哲男, 小成徳三郎 (1955) 日本人の錐体筋に関する研究. 日大医誌. 14: 1526-1530
44) 小金井良精, 新井春次郎, 敷波重次郎 (1903) 筋の破格の統計. 東京医学会雑誌. 17: 127-131
45) 松島伯一 (1927) 筋ノ破格例ノ追加. 実地医家と臨床. 4: 749-751

第Ⅲ章
上肢の筋

第Ⅲ章　上肢の筋

1 三角筋

骨格筋の形と位置

筋　名	起　始	停　止	作　用	神　経
三角筋 Deltoid	鎖骨の外側1/3の領域，肩甲骨の肩峰と肩甲棘．	上腕骨の三角筋粗面．	鎖骨部：肩関節の屈曲，内旋． 肩峰部：肩関節の外転，外旋． 肩甲棘部：肩関節の伸展，外旋．	腋窩神経 Axillary nerve ((C4), C5, C6)

構造の特徴

・三角筋は，肩部に位置する三角形の筋であり，鎖骨部，肩峰部および肩甲棘部の3部から構成されている．それぞれ前部，中部，後部ともいう（図Ⅲ-1，図Ⅲ-2，図Ⅲ-3，図Ⅲ-4）．

・古泉[1]は，鎖骨部と肩峰部とが分離している例は57.0％（完全分離34.0％，不完全分離23.0％）と報告しており，全ての三角筋で境界があるわけではない．このように，鎖骨部と肩峰部との境界は不明瞭な場合が多いが，肩鎖関節付近には起始腱膜があり（図Ⅲ-5），その先端の延長線上を境界とするとよい．

・古泉[1]は，肩峰部と肩甲棘部とが分離している例は78.0％（完全分離47.0％，不完全分離31.0％）と報告している．しかし，肩峰と肩甲棘部の境界を厳密に定義しているわけではない．肩甲棘の下縁で，肩峰角より約3 cm内側方の部位から外側尾方へ延びる溝はよく見受けられ（図Ⅲ-5），古泉が報告している肩峰部と肩甲棘部の分離は，この溝のことだと考える．

・筋腹の下端は上腕部の長軸長の中央部で，前外側面に位置する．この付近は肩峰部の筋腹のみが存在し，鎖骨部と肩甲棘部の筋腹はそれより頭方で終わる（図Ⅲ-2，図Ⅲ-4，図Ⅲ-68 A，図Ⅲ-79A）．

・三角筋の鎖骨部の内側方には，大きな溝がある．この溝は三角筋の内側下縁，大胸筋の外側上縁，および鎖骨の下縁で構成されており，三角筋胸筋三角（鎖骨下窩，モーレンハイム三角）と呼ぶ（図Ⅲ-1，図Ⅱ-171 A）．

・鎖骨部と肩甲棘部を構成する筋束は，各々起始から停止へ向かって平行に走行する（図Ⅲ-4 A, C）．

・肩峰部の筋腹は後頭方から前尾方へ向かうが，筋束の走行方向を詳しく観察すると，後頭方から前尾方へ走行する部分と頭方から尾方へ走行する部分とが交互に存在し，多羽状を呈する（図Ⅲ-4 B）．

・肩甲棘部の起始の内側端付近には，筋腹が存在しない領域がある（図Ⅲ-3，図Ⅲ-4 Cの★，図Ⅲ-5 Cの↑）．

・起始腱と停止腱は，外面（皮膚側面）ではほとんど観察できない．しかし内面（骨側面）では，ひも状の起始腱と膜状の停止腱が観察できる（図Ⅲ-6）．これらの腱の数は個体により異なるが，起始に4本，停止に5本存在する場合が多い[2,3]．

筋　連　結

・三角筋は，大胸筋（腱），上腕筋（壁様の腱，図Ⅲ-7B），上腕三頭筋（筋間中隔，図Ⅲ-7B），僧帽筋（腱），棘下筋（腱）および広頚筋（筋膜）と連結している．

1. 三角筋

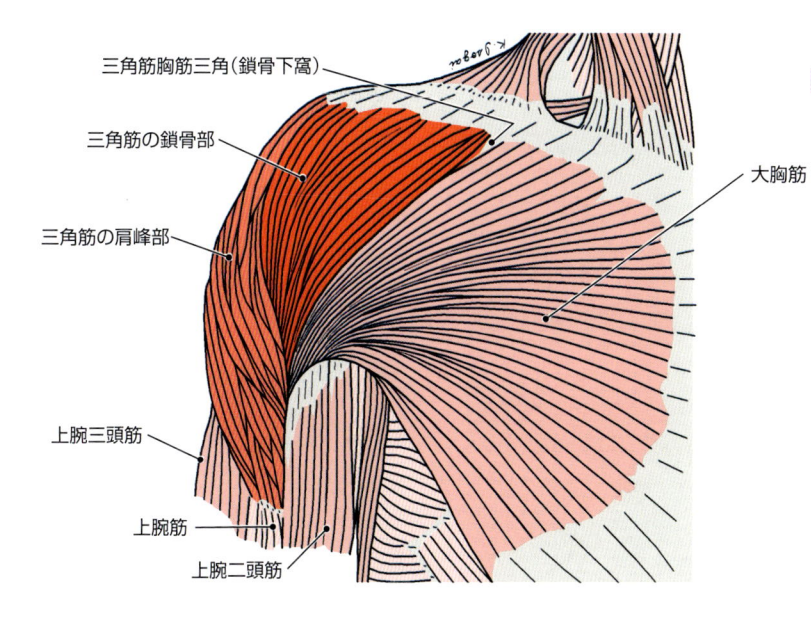

図 Ⅲ-1 前方からみた三角筋の模式図

（ラベル：三角筋胸筋三角（鎖骨下窩）、三角筋の鎖骨部、三角筋の肩峰部、上腕三頭筋、上腕筋、上腕二頭筋、大胸筋）

図 Ⅲ-2 外側方からみた三角筋の模式図

（ラベル：三角筋の肩峰部、鎖骨、三角筋の鎖骨部、三角筋の肩甲棘部）

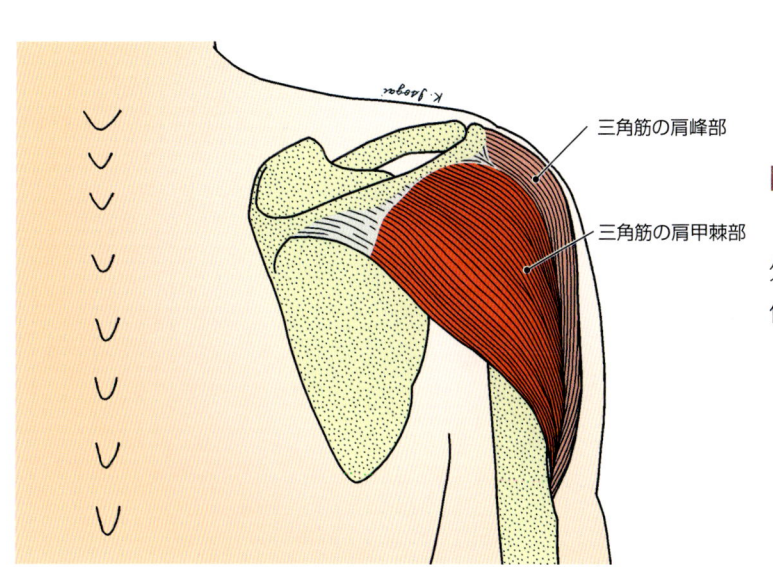

図 Ⅲ-3 後方からみた三角筋の模式図

腹臥位を想定して，肩甲骨は若干挙上，外転，上方回旋位に，肩関節は若干内旋位にある．

（ラベル：三角筋の肩峰部、三角筋の肩甲棘部）

骨格筋の形と触察法 | 157

第Ⅲ章　上肢の筋

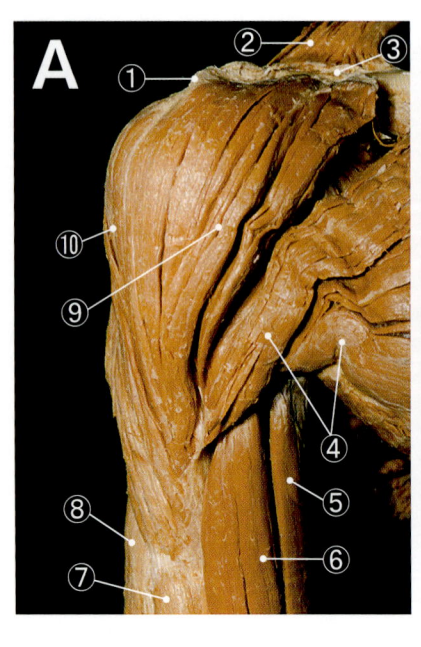

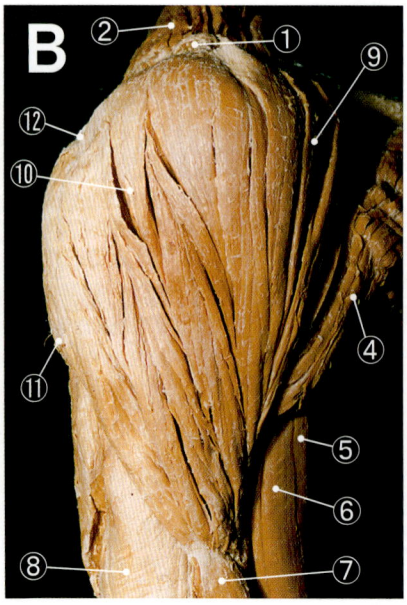

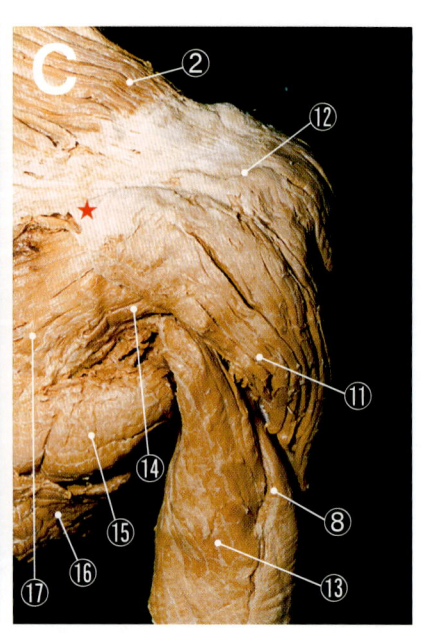

図 Ⅲ-4　三角筋の形を多方向からみる

Aは肩部付近を前方から，Bは外側方から，Cは後方からみた写真である．肩甲棘部の起始の内側端付近は，膜様の腱のみで構成されている（Cの★）．

① 肩峰の位置　② 僧帽筋　③ 鎖骨　④ 大胸筋　⑤ 上腕二頭筋の短頭　⑥ 上腕二頭筋の長頭　⑦ 上腕筋
⑧ 上腕三頭筋の外側頭　⑨ 三角筋の鎖骨部　⑩ 三角筋の肩峰部　⑪ 三角筋の肩甲棘部　⑫ 肩峰角
⑬ 上腕三頭筋の長頭　⑭ 小円筋　⑮ 大円筋　⑯ 広背筋　⑰ 棘下筋

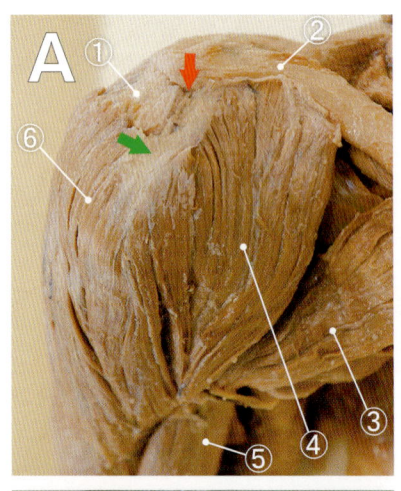

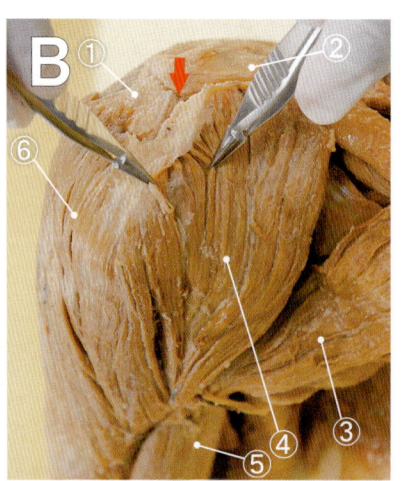

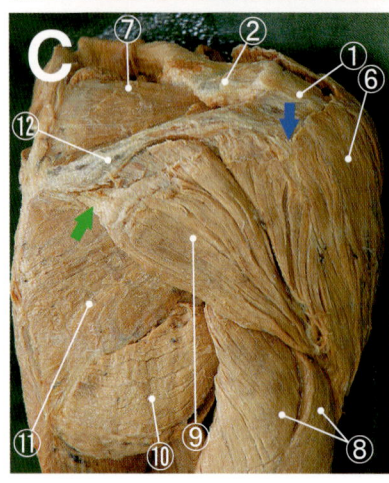

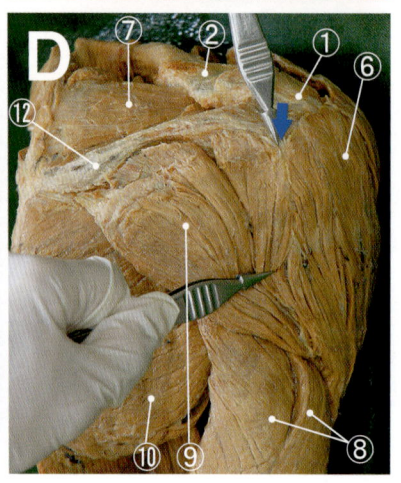

図 Ⅲ-5　三角筋の起始付近をみる

Aは三角筋を前頭方からみた写真である．BはAの肩鎖関節付近から始まる三角筋の筋束を，内・外側方へ牽引している．Cは三角筋を後方からみた写真である．DはCの肩峰から始まる三角筋の筋束を，内側方へ牽引している．三角筋の肩鎖関節（A，Bの↑）付近には膜様の起始腱（Aの↑）が存在し，三角筋の鎖骨部と肩峰部との起始の境界を肩鎖関節と規定すると，明瞭な筋腹の境界は見当たらない．また，三角筋の肩峰部と肩甲棘部とが明瞭に区別できる溝は，肩甲棘の内側端から肩峰角（C，Dの↑）までの長さの外側1/4の部位付近にあり，肩峰角付近には明瞭な筋腹の境界は見当たらない．肩甲棘の内側端付近（Cの↑）には膜様の起始腱があり，その裏に筋腹は存在しない．

① 肩峰　② 鎖骨　③ 大胸筋
④ 三角筋の鎖骨部　⑤ 上腕二頭筋
⑥ 三角筋の肩峰部　⑦ 棘上筋
⑧ 上腕三頭筋　⑨ 三角筋の肩甲棘部
⑩ 大円筋　⑪ 棘下筋　⑫ 肩甲棘

158　｜　骨格筋の形と触察法

1. 三角筋

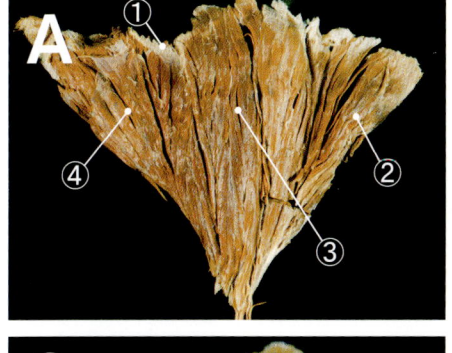

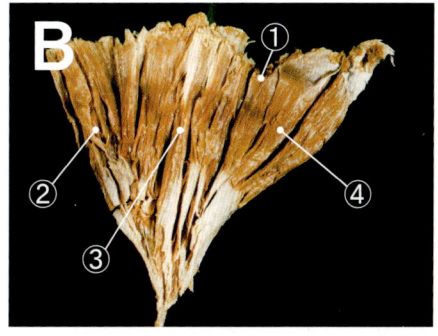

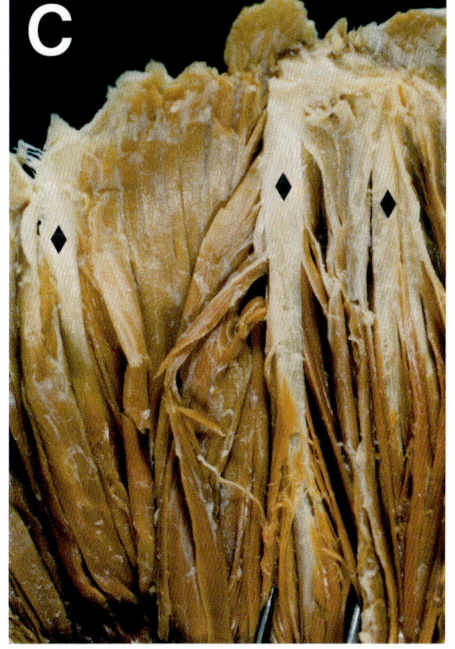

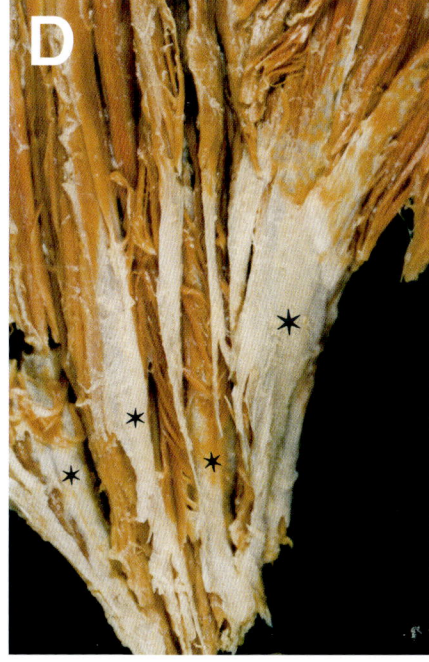

図 Ⅲ-6 三角筋の腱の位置と形をみる

Aは三角筋の外面（皮膚側面）を，Bは内面（骨側面）をみた写真である（写真の上が頭方）．標本は平面上に開いてある．Cは，Bの起始腱付近を拡大してある．肩峰部の筋束の一部は，前方および後方へ牽引してある．Dは，Bの停止腱付近を拡大してある．肩甲棘部の筋束の一部を，停止腱から剥離してある．

① 肩峰角から始まる筋腹の位置　② 三角筋の鎖骨部
③ 三角筋の肩峰部
④ 三角筋の肩甲棘部
♦ 三角筋の起始腱
★ 三角筋の停止腱

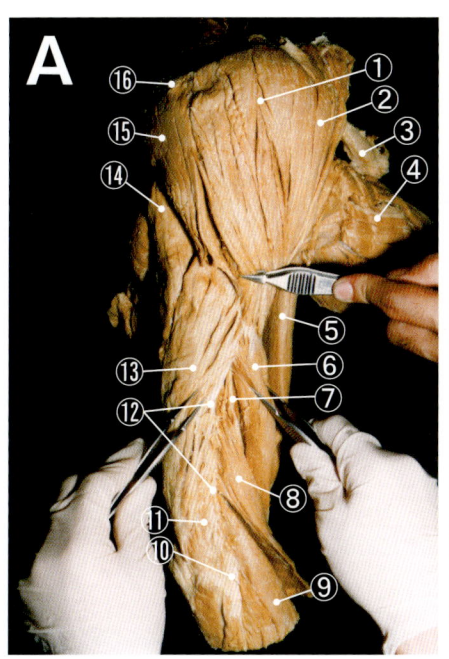

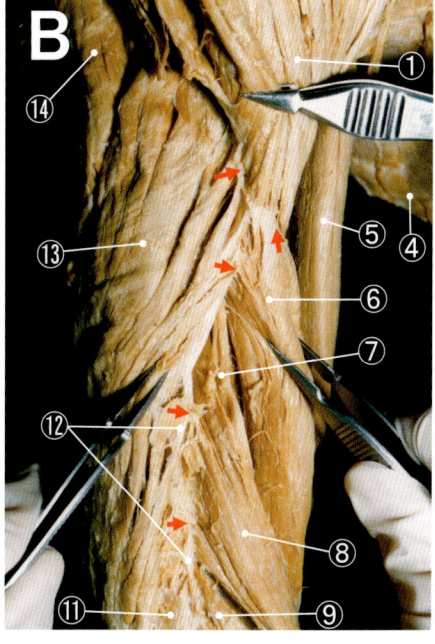

図 Ⅲ-7 三角筋の筋連結をみる

Aは上腕部を外側方からみた写真である．三角筋と上腕筋は前方へ，上腕三頭筋は後方へ牽引してある．BはAの三角筋の停止付近を拡大してある．Bの↑は筋連結の部位を示す．

① 三角筋の肩峰部　② 三角筋の鎖骨部　③ 鎖骨　④ 大胸筋　⑤ 上腕二頭筋の長頭　⑥ 上腕筋　⑦ 橈骨神経
⑧ 腕橈骨筋　⑨ 長橈側手根伸筋　⑩ 上腕骨の外側上顆　⑪ 上腕三頭筋の内側頭　⑫ 外側上腕筋間中隔
⑬ 上腕三頭筋の外側頭　⑭ 上腕三頭筋の長頭　⑮ 三角筋の肩甲棘部　⑯ 肩峰角

骨格筋の形と触察法 | 159

第Ⅲ章　上肢の筋

触察法

骨指標と筋の投影図

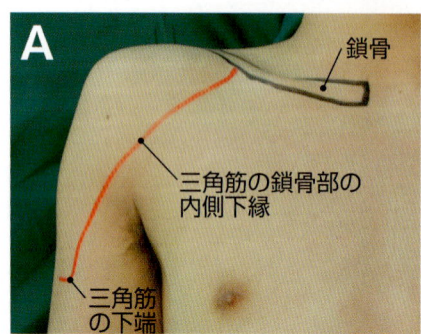

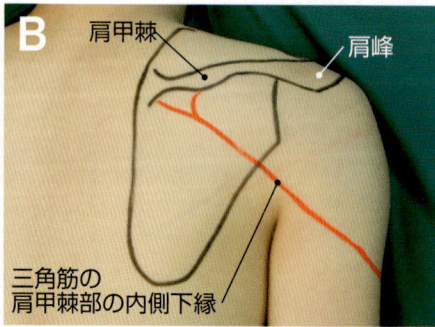

図 Ⅲ-8　骨指標と三角筋の投影図
Aは肩部を前方から，Bは後方から，Cは外側方からみた写真である．

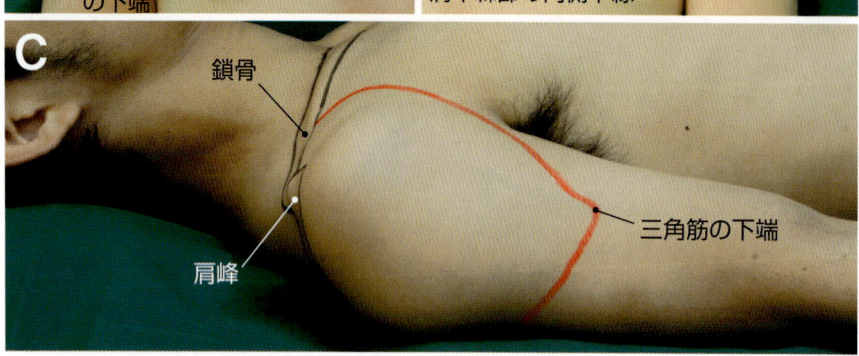

骨指標の触察手順

骨指標の触察手順は，**V-6. 1 鎖骨**，**V-6. 4 肩甲骨の肩甲棘**，**肩甲骨の肩峰角**，**V-6. 3 肩鎖関節**を参照．

筋の触察手順

1. 三角筋の下端，2. 三角筋の鎖骨部の内側下縁，3. 三角筋の肩甲棘部の内側下縁，4. 三角筋の鎖骨部と肩峰部との境界，5. 三角筋の肩甲棘部と肩峰部との境界の順に触察する．

1. 三角筋の下端(図Ⅲ-1, 図Ⅲ-2, 図Ⅲ-4)

① 被検者は背臥位．触察者は触察部位の外側方に位置する．

② 上腕骨の外側面の中央部に指を置き，内側方へ圧迫しながら指を頭方⇔尾方に移動させ，三角筋と上腕筋との境界を確認する（図Ⅲ-9）．

※ 前腕回内位で肘関節を最終域まで自動屈曲させると，この境界を観察および触知しやすい（図Ⅲ-9）．

③ ②で確認した三角筋と上腕筋との境界を，上腕骨の前外側面まで前方へたどる（図Ⅲ-4B）．

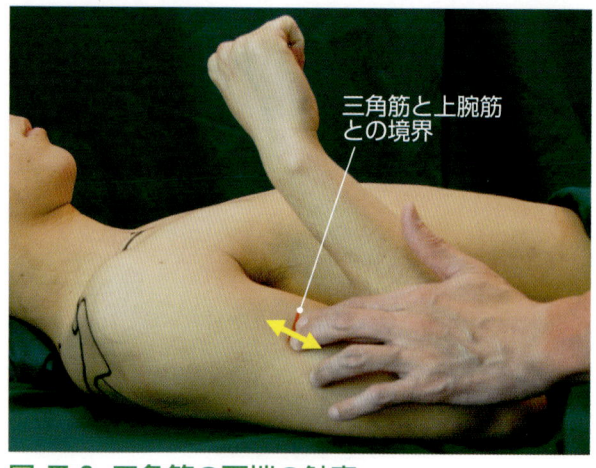

図 Ⅲ-9　三角筋の下端の触察
前腕回内位で肘関節を自動屈曲させている．

160 ｜骨格筋の形と触察法

2. 三角筋の鎖骨部の内側下縁（図Ⅲ-1, 図Ⅱ-159, 図Ⅱ-171A）

① 被検者は背臥位．触察者は触察部位の外側方に位置する．

② 鎖骨の中央やや外側方の部位のすぐ尾方で，三角筋胸筋三角（鎖骨下窩，モーレンハイム三角）を確認する．

※ 肩関節を軽度外転位から抵抗に対し自動屈曲させると，観察および触知しやすい（図Ⅲ-10）．

③ 三角筋胸筋三角（鎖骨下窩）に指を置き，外側方へ圧迫する（図Ⅲ-11）．

④ ③で確認した筋腹の内側下縁を，1.で確認した三角筋の下端を指標にして外側尾方へたどる（図Ⅲ-12）．

※ 肩関節を軽度外転位から抵抗に対し自動屈曲させると，観察および触知しやすい（図Ⅲ-10の▶）．また，抵抗に対し肩関節を自動屈曲させたり自動内転させたりすると，三角筋と大胸筋が交互に収縮し，両筋の境界が触知しやすい．

※ 上腕骨の近位1/3の高さまでは大胸筋との境界（大胸筋の項参照）を，これより遠位方では上腕二頭筋との境界（上腕二頭筋の項参照）を触知することになる（図Ⅱ-171A）．

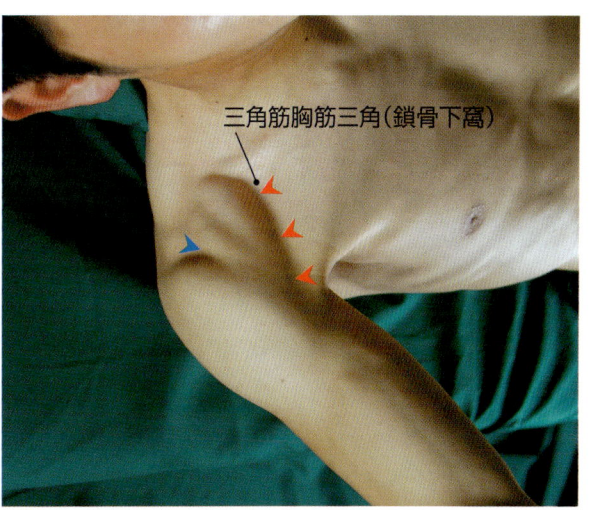

図 Ⅲ-10 収縮による三角筋の鎖骨部と肩峰部の膨隆

肩関節を軽度外転位から抵抗に対し自動屈曲させている．
▶：三角筋の鎖骨部の内側下縁
▶：三角筋の鎖骨部と肩峰部との境界

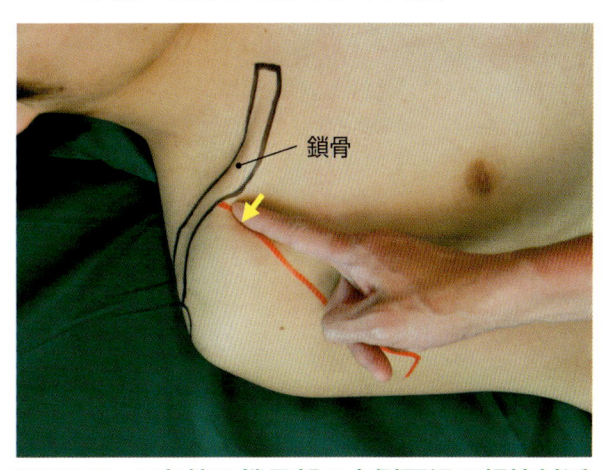

図 Ⅲ-11 三角筋の鎖骨部の内側下縁の起始付近の触察

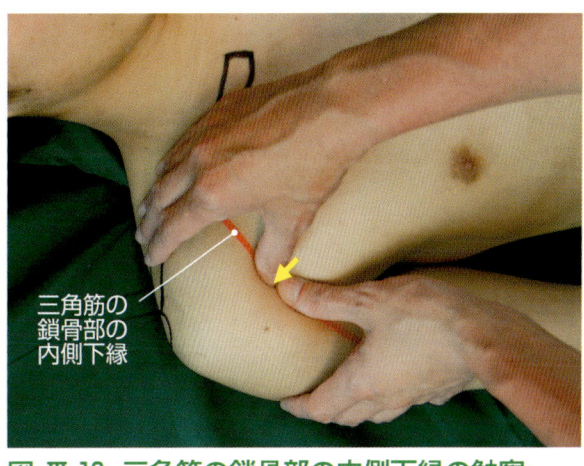

図 Ⅲ-12 三角筋の鎖骨部の内側下縁の触察

3. 三角筋の肩甲棘部の内側下縁（図Ⅲ-3, 図Ⅲ-4C）

① 被検者は腹臥位．触察者は触察部位の外側方に位置する．
② 肩甲棘の内側端と1.で確認した三角筋の下端とを結ぶ線の中点に指を置き，前方へ圧迫しながら指を外側頭方へ移動させる（図Ⅲ-13）．
※ 肩関節を軽度外転位から抵抗に対し自動伸展させると，観察および触知しやすい（図Ⅲ-14の▶）．
③ ②で確認した筋腹の内側下縁を，肩甲棘の内側端を指標にして内側頭方へたどる．
※ 肩甲棘の内側端付近には筋腹は存在せず，薄い腱膜で構成されているため，触知しにくい（図Ⅲ-4C, 図Ⅲ-5C）．
④ ②で確認した筋腹の内側下縁を，1.で確認した三角筋の下端を指標にして外側尾方へたどる．

4. 三角筋の鎖骨部と肩峰部との境界（図Ⅲ-1, 図Ⅲ-2, 図Ⅲ-5）

① 肩鎖関節の前端のすぐ尾方に指を置き，後方へ圧迫しながら指を内側方⇔外側方に移動させる（図Ⅲ-15）．
② ①で確認した境界を尾方へたどる．
※ 肩関節を軽度外転位から抵抗に対し自動屈曲させると，三角筋の鎖骨部と肩峰部が膨隆し，両筋の境界を観察（図Ⅲ-10の▶）および触知しやすい．
※ 約4割で本境界を欠くという報告があり[1]，溝を触知できても，それが境界ではない場合があるため，注意を要する．

5. 三角筋の肩甲棘部と肩峰部との境界（図Ⅲ-2, 図Ⅲ-3, 図Ⅲ-5）

① 肩峰角から2横指内側方の部位の肩甲棘のすぐ尾方に指を置き，前方へ圧迫しながら指を内側方⇔外側方に移動させる（図Ⅲ-16）．
② ①で確認した境界を外側尾方へたどる．
※ 肩関節を軽度外転位から抵抗に対し自動伸展させると，三角筋の肩甲棘部と肩峰部が膨隆し，両筋の境界を観察（図Ⅲ-14の▶）および触知しやすい．
※ 約2割で本境界を欠くという報告があり[1]，溝を触知できても，それが境界ではない場合があるため，注意を要する．

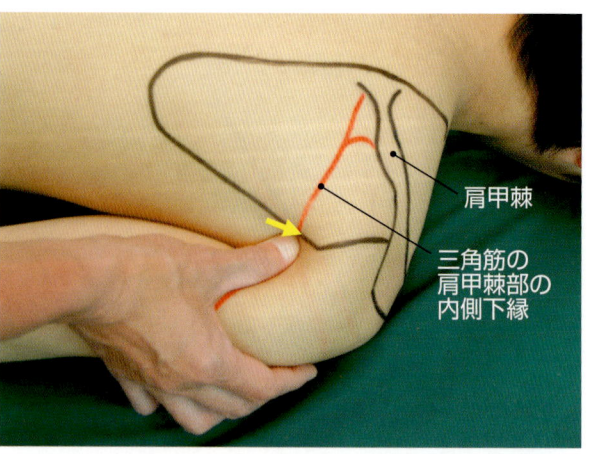

図 Ⅲ-13 三角筋の肩甲棘部の内側下縁の触察

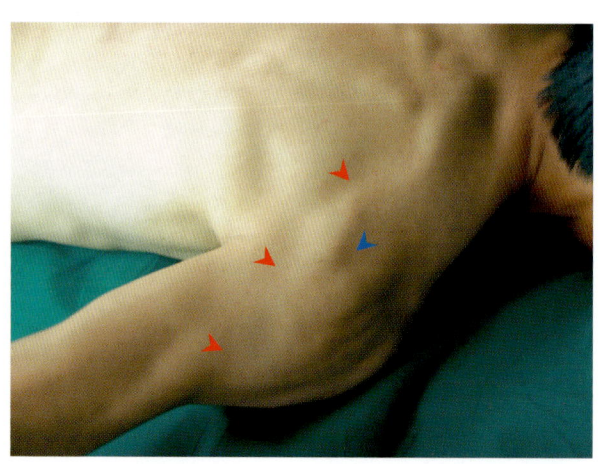

図 Ⅲ-14 収縮による三角筋の肩甲棘部と肩峰部の膨隆

肩関節を軽度外転位から抵抗に対し自動伸展させている．
▶：三角筋の肩甲棘部の内側下縁
▶：三角筋の肩甲棘部と肩峰との境界

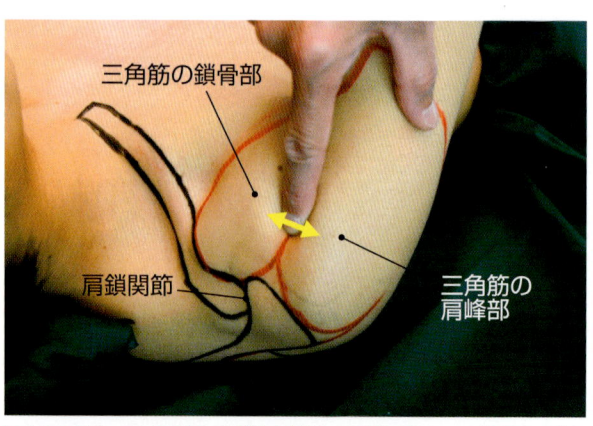

図 Ⅲ-15 三角筋の鎖骨部と肩峰部との境界の触察

肩関節を自動屈曲させている．

1. 三角筋

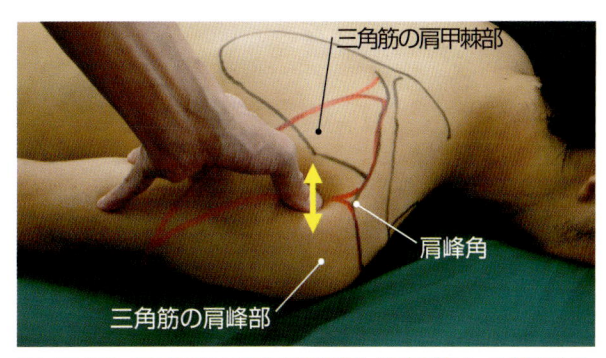

図 Ⅲ-16 三角筋の肩甲棘部と肩峰部との境界の触察

学生のための触察ポイント

- 三角筋は,「1. 三角筋の下端　②」を確認した後,「2. 三角筋の鎖骨部の内側下縁」と「3. 三角筋の肩甲棘部の内側下縁」の一部を確認し, その間にある筋腹の膨隆を触察する.

骨格筋の形と触察法 | 163

2 棘上筋

骨格筋の形と位置

筋 名	起 始	停 止	作 用	神 経
棘上筋 Supraspinatus	肩甲骨の棘上窩，棘上筋膜．	上腕骨の大結節の上面，肩関節包．	肩関節の外転．	肩甲上神経 Suprascapular nerve (C5)

構造の特徴

- 棘上筋は，肩甲骨の棘上窩に位置する筋である（図Ⅲ-17，図Ⅲ-18，図Ⅱ-17 D，図Ⅱ-18 B,C，図Ⅲ-19）．
- 解剖学的肢位における棘上筋の筋束の走行は，その表層に位置する僧帽筋の走行と似ている（図Ⅱ-17 C,D，図Ⅱ-18 A,B）．
- 筋腹の皮膚側面は平らであるが，骨側面は棘上窩に沿って丸みを呈しているため，筋腹の中央部は約2cmと厚い（図Ⅲ-19 C,D）．また，筋腹の中央部にはひも状の停止腱が存在し，筋束は放射状を呈する（図Ⅲ-19 C,D）．
- 棘上筋の筋腹は，大結節の上面を覆う（図Ⅲ-19B）．

筋 連 結

- 棘上筋は，棘下筋（関節包，図Ⅲ-24），肩甲下筋（関節包）と連結している．

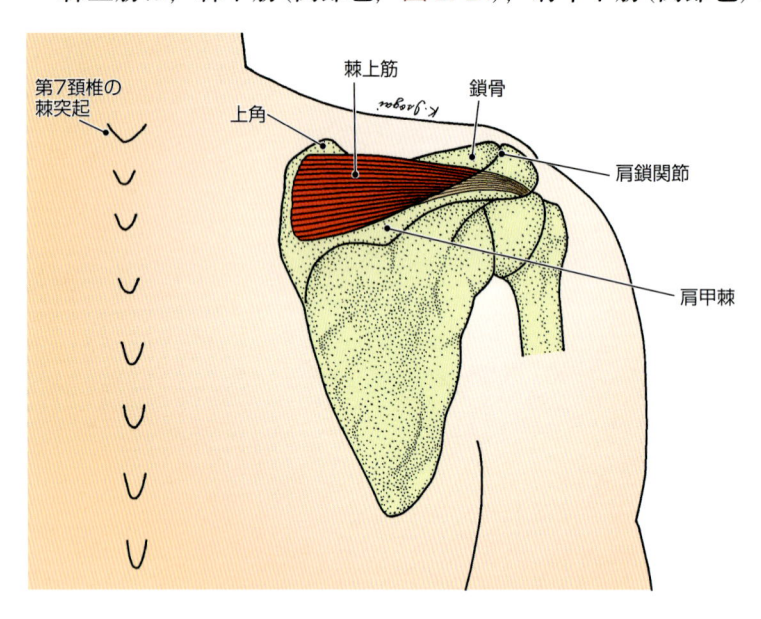

図Ⅲ-17 後方からみた棘上筋の模式図
腹臥位を想定して，肩甲骨は若干挙上，外転，上方回旋位に，肩関節は若干内旋位にある．

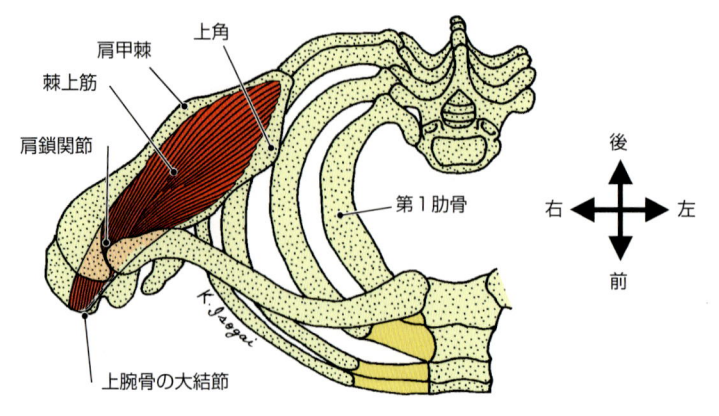

図Ⅲ-18 頭方からみた棘上筋の模式図
腹臥位を想定して，肩甲骨は若干外転位にある．

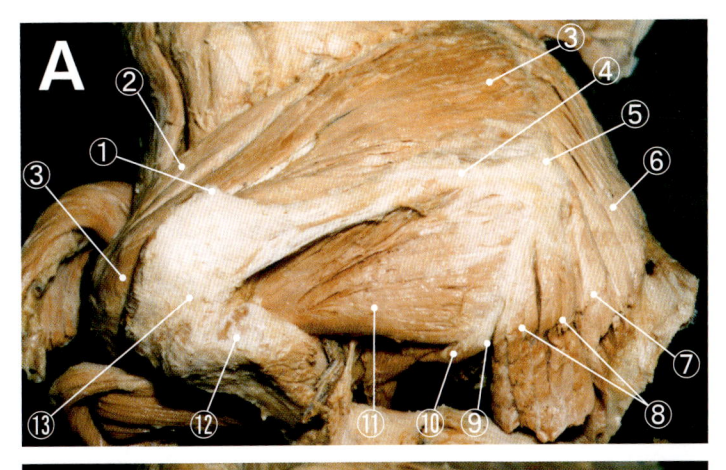

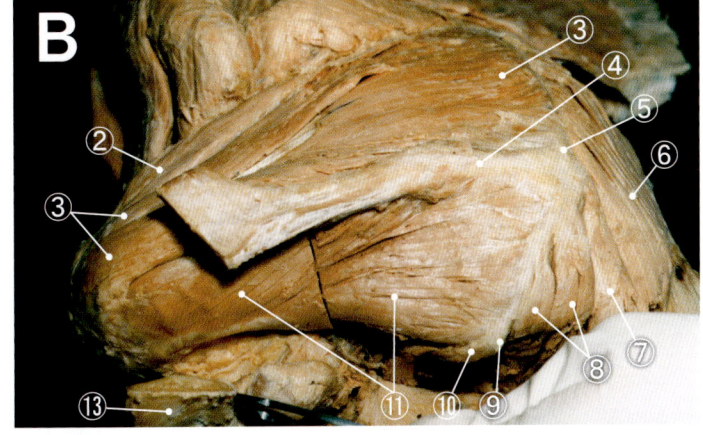

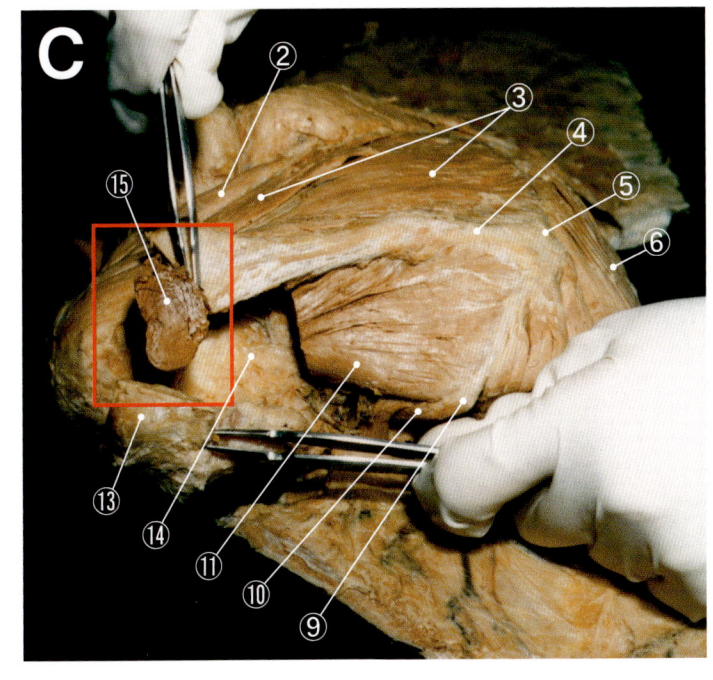

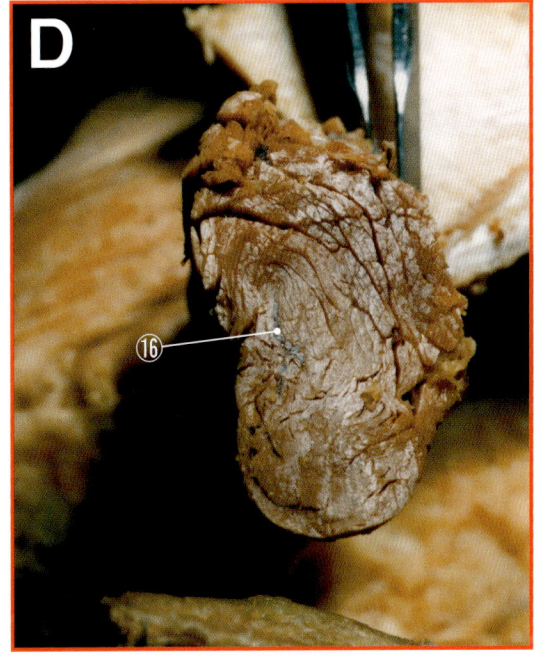

図 Ⅲ-19 棘上筋の位置と厚さをみる

Aは肩甲部を後頭方からみた写真である．僧帽筋は切除してある．BはAの肩峰を切断し，頭方へ牽引してある．棘上筋は筋腹の中央部付近で筋束の走行に対し横切断してある．Cは，Bの棘上筋の切断面を正面に向けてある．Dは，Cの□を拡大してある．

① 肩峰角　② 小円筋　③ 棘下筋　④ 肩甲棘　⑤ 肩甲棘三角　⑥ 大菱形筋　⑦ 小菱形筋　⑧ 肩甲挙筋　⑨ 肩甲骨の上角　⑩ 前鋸筋　⑪ 棘上筋　⑫ 鎖骨　⑬ 肩峰　⑭ 肩甲骨の棘上窩　⑮ 棘上筋の横切断面　⑯ 棘上筋の停止腱

第Ⅲ章　上肢の筋

触察法

骨指標と筋の投影図

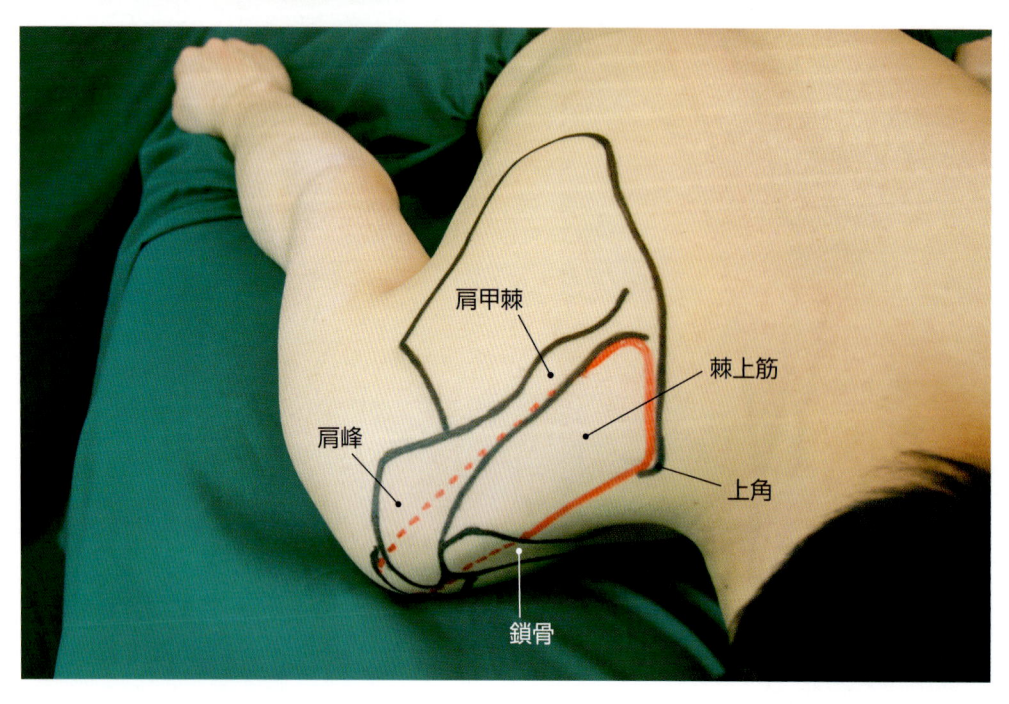

図 Ⅲ-20　骨指標と棘上筋の投影図

肩甲部を後頭方からみた写真である．

骨指標の触察手順

骨指標の触察手順は，V-6. **5** 肩甲骨の上角，V-6. **4** 肩甲骨の肩甲棘を参照．

筋の触察手順

1. 棘上筋の前上縁，2. 棘上筋の棘上窩に位置する筋腹の膨隆の順に触察する．

※ 鎖骨および肩峰に覆われる領域の筋腹の触知は困難である．

1. 棘上筋の前上縁（図Ⅲ-17, 図Ⅲ-18, 図Ⅲ-19, 図Ⅱ-17, 図Ⅱ-18）

① 触察者は触察部位の頭方に位置する．

② 肩甲骨の上角から2横指前外側方の部位に指を置き，尾方へ圧迫しながら指を後外側方へ移動させる（図Ⅲ-21）．

③ ②で確認した筋腹の前上縁を，上角を指標にして後内側方へ，また鎖骨に至るまで前外側方へたどる．

※ 浅層に位置する僧帽筋と鑑別するためには，僧帽筋の走行方向へ，すなわち外側方へ指を移動させるとよい（僧帽筋の項参照）．

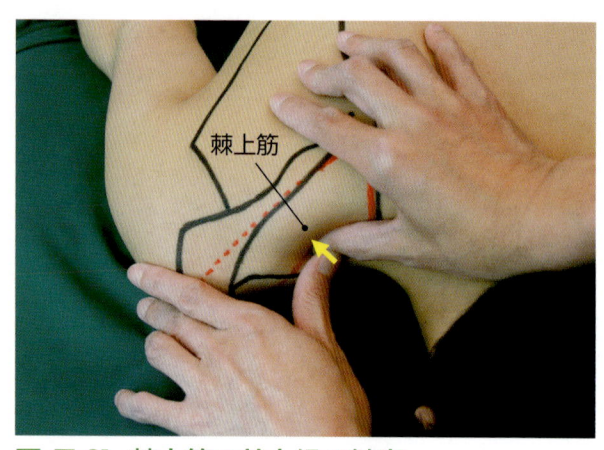

図 Ⅲ-21　棘上筋の前上縁の触察

166　骨格筋の形と触察法

2. 棘上筋の棘上窩に位置する筋腹の膨隆（図Ⅲ-17, 図Ⅲ-18, 図Ⅲ-19, 図Ⅱ-17, 図Ⅱ-18）

① 触察者は触察部位の頭方に位置する．

② 1.で確認した棘上筋の前上縁と，肩甲棘との間に指を置き，前尾方へ圧迫しながら指を前内側頭方⇔後外側尾方に移動させる（図Ⅲ-22）．

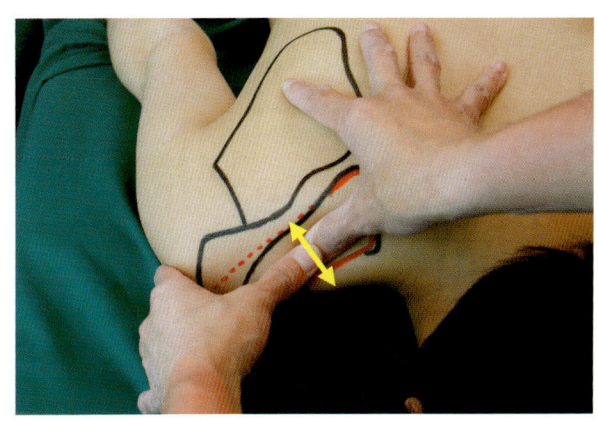

図 Ⅲ-22　棘上筋の棘上窩に位置する筋腹の膨隆の触察

学生のための触察ポイント
- 棘上筋は,「2. 棘上筋の棘上窩に位置する筋腹の膨隆」を触察する.

第Ⅲ章　上肢の筋

3 棘下筋，小円筋

骨格筋の形と位置

筋名	起始	停止	作用	神経
棘下筋 Infraspinatus	肩甲骨の棘下窩，棘下筋膜．	上腕骨の大結節の後面の上部，肩関節包．	肩関節の外旋，内転．	肩甲上神経 Suprascapular nerve (C5, C6)
小円筋 Teres minor	肩甲骨の外側縁の中央1/3の領域．	上腕骨の大結節の後面の下部，大結節稜の上部，肩関節包．	肩関節の外旋，内転．	腋窩神経 Axillary nerve (C5)

構造の特徴

・棘下筋は，肩甲骨の棘下窩に位置する三角形の筋である（図Ⅲ-23，図Ⅲ-24）．

・棘下筋は，上部，中部および下部の3部から構成される（図Ⅲ-23，図Ⅲ-24）．

・棘下筋には板状の停止腱（図Ⅲ-24Dの⑰）が存在し，筋腹の多くはその内面（骨側面）に終わる．ただ，上部と下部にはその停止腱の外面（皮膚側面）に終わる筋腹を持つ（図Ⅲ-24A, D）．よって上部と下部は，中部に比べて厚い．

・棘下筋の筋腹は外面（皮膚側面）をみると薄く平らな筋にみえるが，肩甲骨の外側縁付近では厚い（図Ⅲ-24）．

・棘下筋と小円筋の停止付近の筋腹は，大結節の後外面を覆う（図Ⅲ-24A, B，図Ⅲ-19B）．

・小円筋は，肩甲骨の外側縁の中央部から外側頭方に走行する筋である（図Ⅲ-23，図Ⅲ-24）．筋腹は起始付近で細く，停止へ向かうほど太い円錐状を呈する．ただ，筋腹の外側端付近では薄い板状を呈する．

・小円筋の筋腹の多くは三角筋に覆われており，三角筋に覆われない領域は，内側部の細い筋腹の一部のみである（図Ⅲ-25A, B）．小円筋の筋腹が小さい場合は，ほとんどの領域が三角筋に覆われる（図Ⅲ-25C, D）．

筋連結

・棘下筋は，棘上筋（関節包，図Ⅲ-24），三角筋（腱），小円筋（筋膜，関節包，図Ⅲ-24）および大円筋（筋膜，図Ⅲ-25）と連結している．

・小円筋は，棘下筋（筋膜，関節包，図Ⅲ-24），大円筋（筋膜）と連結している．

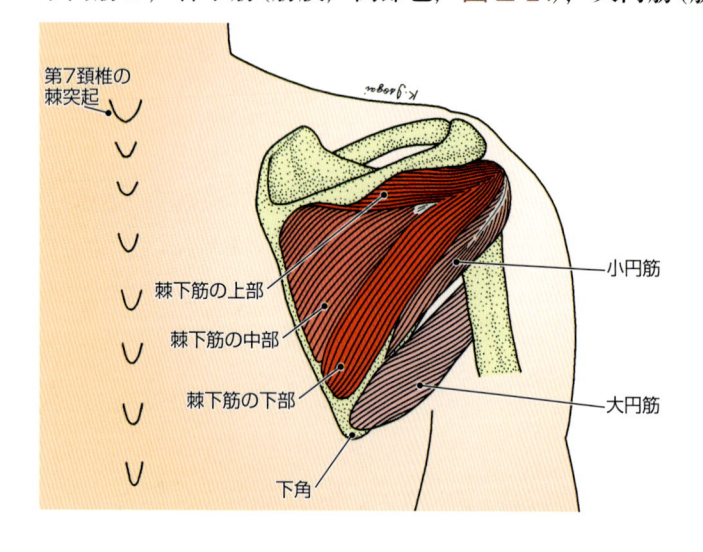

図Ⅲ-23　後方からみた棘下筋と小円筋の模式図

腹臥位を想定して，肩甲骨は若干挙上，外転，上方回旋位に，肩関節は若干内旋位にある．

168 ｜ 骨格筋の形と触察法

3. 棘下筋，小円筋

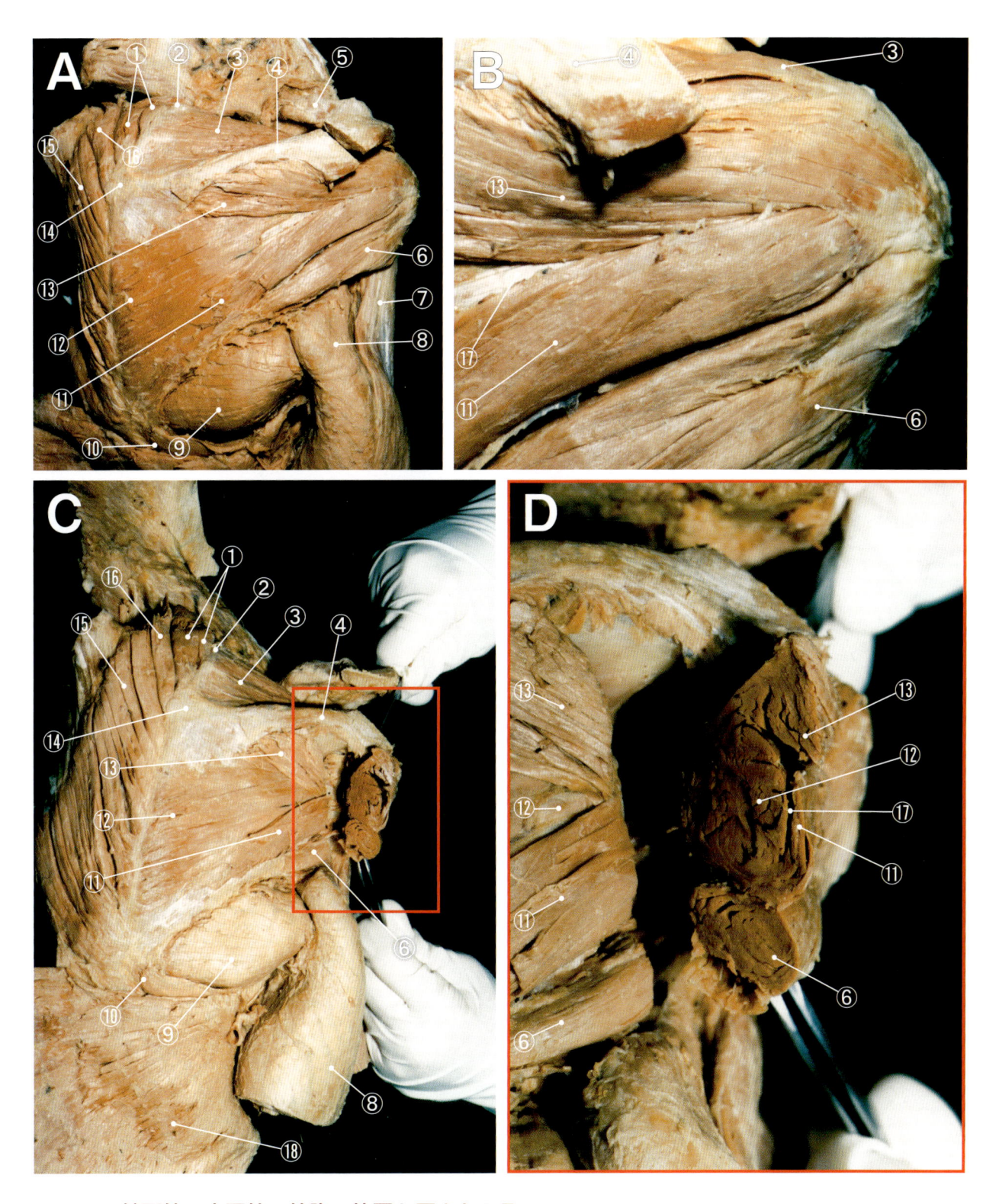

図 Ⅲ-24 棘下筋と小円筋の筋腹の位置と厚さをみる

Aは肩甲部を後方からみた写真である．三角筋は剥離し，肩峰は切断してある．Bは棘下筋と小円筋の停止付近を拡大してある．切断した肩峰は頭方へ牽引してある．Cは，Aの棘下筋と小円筋を停止付近で筋束の走行に対し横切断し，切断面を正面へ向けてある．Dは，Cの□を拡大してある．

① 肩甲挙筋　② 肩甲骨の上角　③ 棘上筋　④ 肩甲棘　⑤ 鎖骨　⑥ 小円筋　⑦ 上腕三頭筋の外側頭
⑧ 上腕三頭筋の長頭　⑨ 大円筋　⑩ 肩甲骨の下角　⑪ 棘下筋の下部　⑫ 棘下筋の中部　⑬ 棘下筋の上部
⑭ 肩甲棘三角　⑮ 大菱形筋　⑯ 小菱形筋　⑰ 棘下筋の上部，中部，下部の共通の停止腱　⑱ 広背筋

骨格筋の形と触察法 | 169

第Ⅲ章　上肢の筋

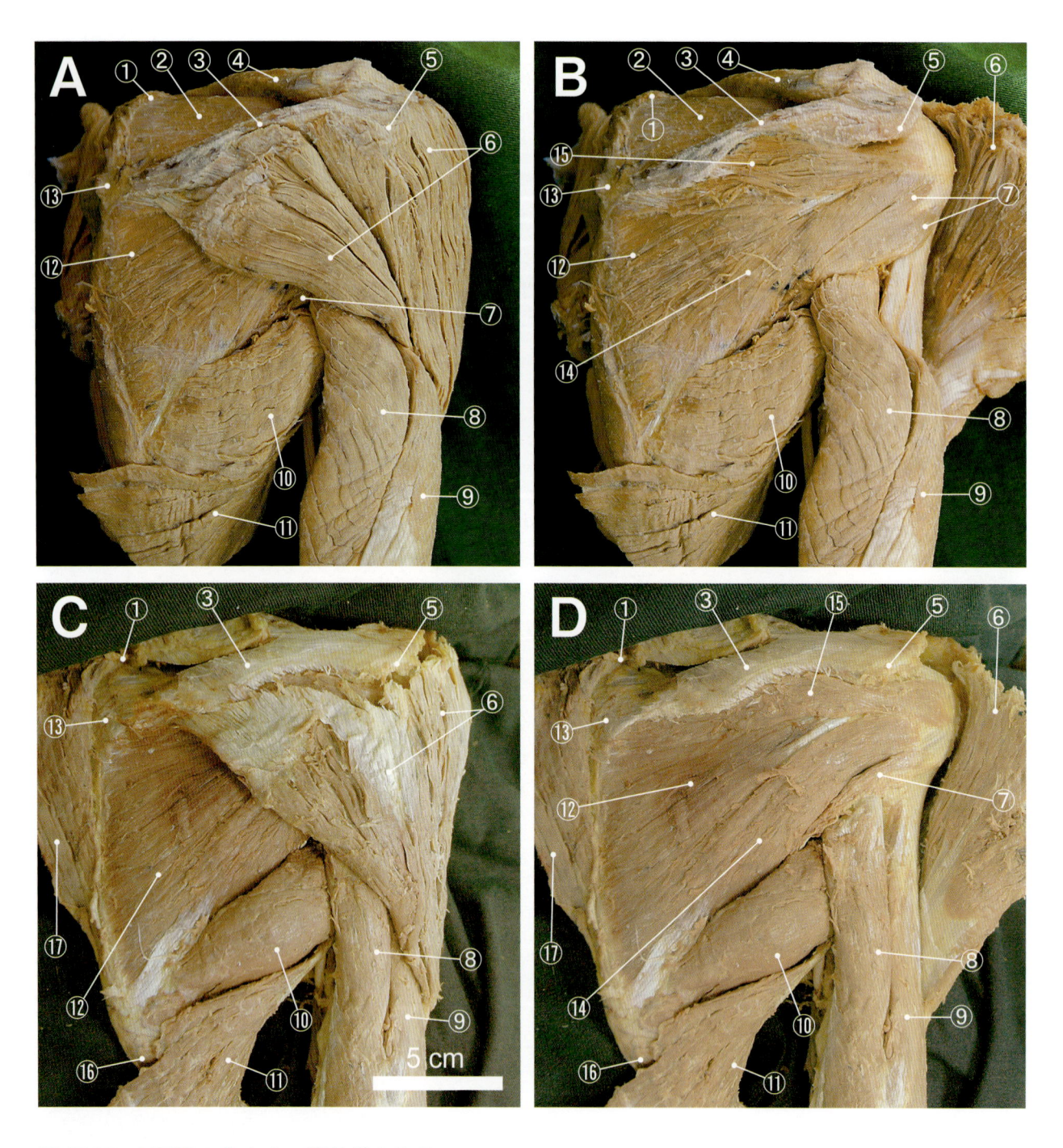

図 Ⅲ-25　小円筋の大きさの個体差をみる

　Aは肩甲部を後方からみた写真である．BはAの三角筋の肩甲棘部，肩峰部を起始から剥離し，外側方へ反転してある．C，DはA，Bと別の標本を同方向から観察した写真である．C，Dの小円筋はA，Bに比べて小さい．

① 肩甲骨の上角　② 棘上筋　③ 肩甲棘　④ 鎖骨　⑤ 肩峰角　⑥ 三角筋　⑦ 小円筋　⑧ 上腕三頭筋の長頭　⑨ 上腕三頭筋の外側頭　⑩ 大円筋　⑪ 広背筋　⑫ 棘下筋の中部　⑬ 肩甲棘三角　⑭ 棘下筋の下部　⑮ 棘下筋の上部　⑯ 肩甲骨の下角　⑰ 大菱形筋

170 ｜ 骨格筋の形と触察法

3. 棘下筋, 小円筋

触察法

骨指標と筋の投影図

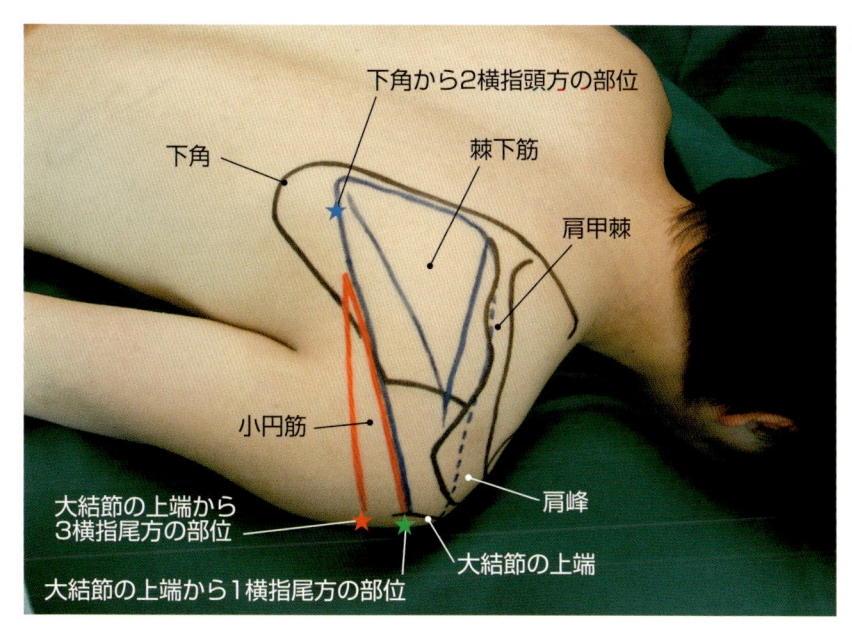

図 Ⅲ-26 骨指標と小円筋, 棘下筋の投影図

肩甲部を後外側頭方からみた写真である.

骨指標の触察手順

骨指標の触察手順は, Ⅴ-6.**4** 肩甲骨の肩甲棘, Ⅴ-6.**5** 肩甲骨の下角, 肩甲骨の内側縁, 肩甲骨の外側縁, Ⅴ-6.**6** 上腕骨の大結節を参照.

筋の触察手順

1. 小円筋, 2. 棘下筋の外側下縁の順に触察する.

※ 棘下筋の上縁は肩甲棘の下縁の位置に, 棘下筋の内側縁は肩甲骨の内側縁の位置にほぼ一致する.

1. 小円筋 (図Ⅲ-23, 図Ⅲ-24, 図Ⅲ-25)

① 触察者は触察部位の外側尾方に位置する.
② 肩甲骨の下角から2横指頭方の部位（図Ⅲ-26の★）を確認する.
③ 外側方へ投影した大結節の上端から1横指尾方の部位（図Ⅲ-26の★）を確認する.
④ 外側方へ投影した大結節の上端から3横指尾方の部位（図Ⅲ-26の★）を確認する.
⑤ 肩甲骨の外側縁付近で, ★と★を結ぶ線と★と★を結ぶ線との間に指を置き, 前方へ圧迫しながら指を内側頭方⇔外側尾方に移動させる（図Ⅲ-27）.

※ 多くの場合, 0.5横指ほどの幅の硬い筋腹を横断するのを触知できる.
※ 小円筋は, 肩関節を自動外旋させたときに膨隆する筋群の中で, 最も外側下縁付近に位置する（図Ⅲ-28）. なお, 肩関節を自動内旋させると, 小円筋のすぐ前尾方に位置する大円筋が膨隆する.
※ 肩関節を 90 度外転位にすると触知しやすいことが

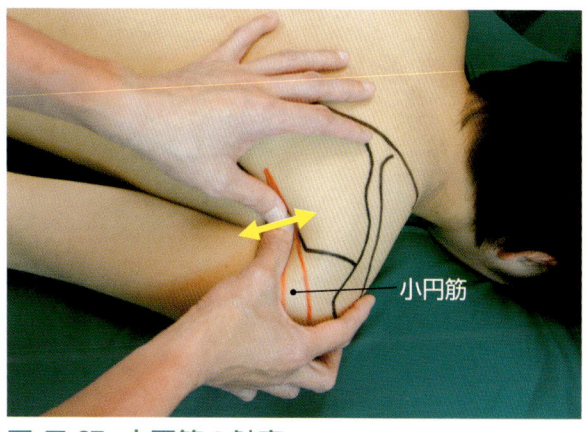

図 Ⅲ-27 小円筋の触察

骨格筋の形と触察法 | 171

第Ⅲ章　上肢の筋

ある（図Ⅲ-29）．
※ ★と★を結ぶ線の1～2横指尾方の部位に指を置き前内側頭方に圧迫すると触知しやすいことがある（図Ⅲ-29）．
※ 棘下筋の外側下縁付近では，1～2横指幅のやや厚い筋腹（棘下筋の下部）を触知できる（図Ⅲ-32）．この筋腹と小円筋とを取り間違えやすいので注意する（2．棘下筋の外側下縁の項参照）．

⑥ ⑤で確認した筋腹を，★を指標にして内側尾方へたどる．
※ 小円筋の筋腹は，肩甲骨の外側縁よりやや内側尾方で細くなり触知できなくなる（図Ⅲ-24）．
⑦ ⑤で確認した筋腹を，★と★を指標にして外側頭方へたどる．
※ 小円筋の中央部付近の筋腹は厚みがあるが（図Ⅲ-25），深層に骨が存在しないため触知が困難な場合がある．これに対し，小円筋の停止付近の筋腹は薄いが（図Ⅲ-25），上腕骨に押しつけることで触知が容易となる（図Ⅲ-30）．

2．棘下筋の外側下縁（図Ⅲ-23, 図Ⅲ-24, 図Ⅲ-25）

① 触察者は触察部位の外側尾方に位置する．
② 肩甲骨の下角から2横指頭方の部位（図Ⅲ-26の★）を確認する．
③ 外側方へ投影した大結節の上端から1横指尾方の部位（図Ⅲ-26の★）を確認する．
④ ★と★とを結ぶ線に指を置き，前方へ圧迫しながら指を内側頭方へ移動させる（図Ⅲ-31）．
※ 棘下筋の外側下縁付近では，1～2横指幅のやや厚い筋腹（棘下筋の下部）を触知できる（図Ⅲ-32）．

学生のための触察ポイント
- 小円筋は，他の筋に覆われずに比較的触知しやすい「1．小円筋②～⑤」の内側端付近の筋腹を触察する．
- 棘下筋は，「2．棘下筋の外側下縁」の一部を確認し，その頭方の厚い筋腹の膨隆を触察する．

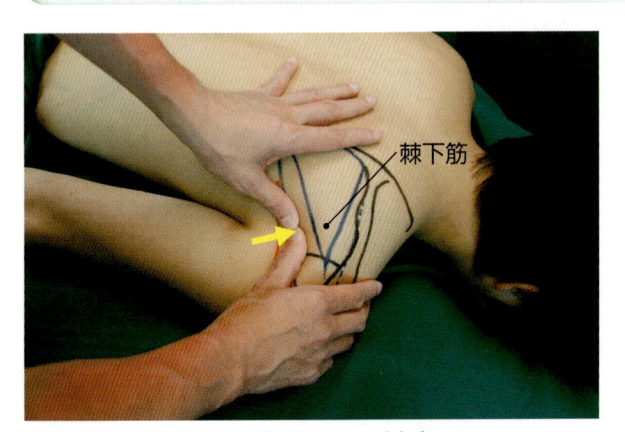

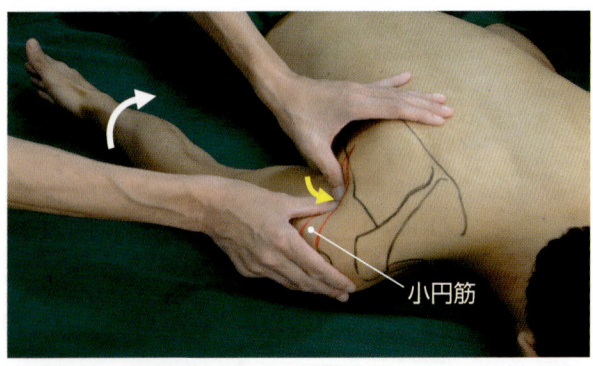

図 Ⅲ-28　収縮を用いた小円筋の触察
肩関節を自動外旋させている（⇒）．

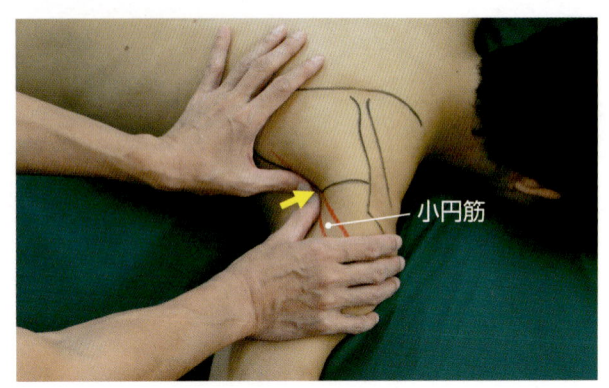

図 Ⅲ-29　小円筋の触察（別法）
肩関節は外転位にある．

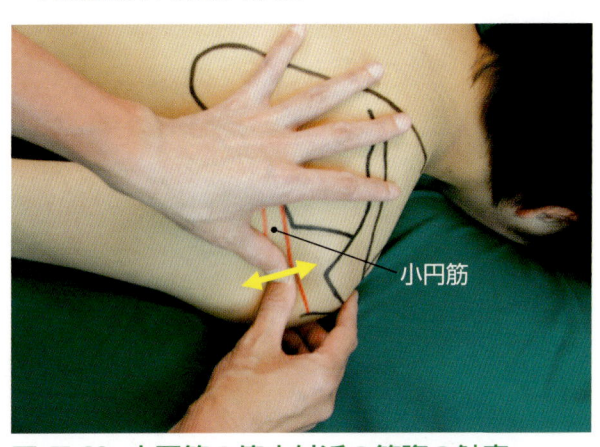

図 Ⅲ-30　小円筋の停止付近の筋腹の触察

図 Ⅲ-31　棘下筋の外側下縁の触察

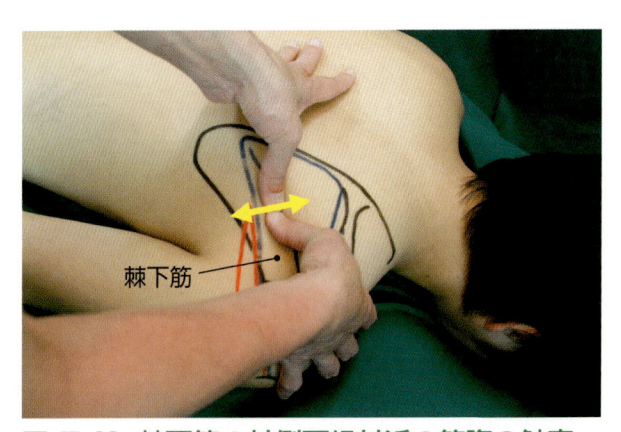

図 Ⅲ-32　棘下筋の外側下縁付近の筋腹の触察

4 大円筋

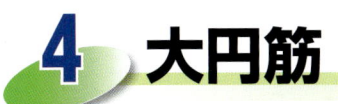

骨格筋の形と位置

筋名	起始	停止	作用	神経
大円筋 Teres major	肩甲骨の下角の後面.	上腕骨の小結節稜.	肩関節の内転,伸展,内旋.	肩甲下神経 Subscapular nerves ((C5), C6, (C7))

構造の特徴

- 大円筋は,肩甲骨の後面の下角付近から始まり,広背筋とともに上腕三頭筋の前方を通り,腋窩の後壁を形成する筋である(図Ⅲ-33,図Ⅲ-34,図Ⅱ-36,図Ⅱ-37,図Ⅱ-38,図Ⅲ-25).
- 大円筋の起始付近の筋腹は約4cmと厚く,肩甲骨の後面と外側面を覆う(図Ⅱ-39 B, C).この筋腹の下部の領域は,肩甲骨の下角から始まる広背筋の筋腹に覆われる(図Ⅱ-29 A, B).
- 大円筋の筋束は,広背筋と共通の板状の停止腱に終わる場合と,小結節稜に直接終わる場合とがある(図Ⅱ-38).共通の板状の停止腱に終わる場合,大円筋の筋束は,広背筋の筋束よりも小結節稜に近い領域に終わる.

筋連結

- 大円筋は,棘下筋(筋膜,図Ⅲ-25),小円筋(筋膜)および広背筋(腱,図Ⅱ-38B)と連結している.

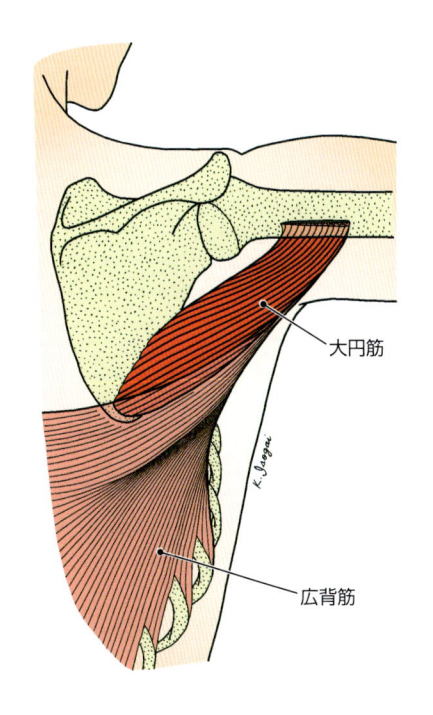

図Ⅲ-33 後方からみた大円筋と広背筋の模式図
広背筋の一部は半透明に示してある.

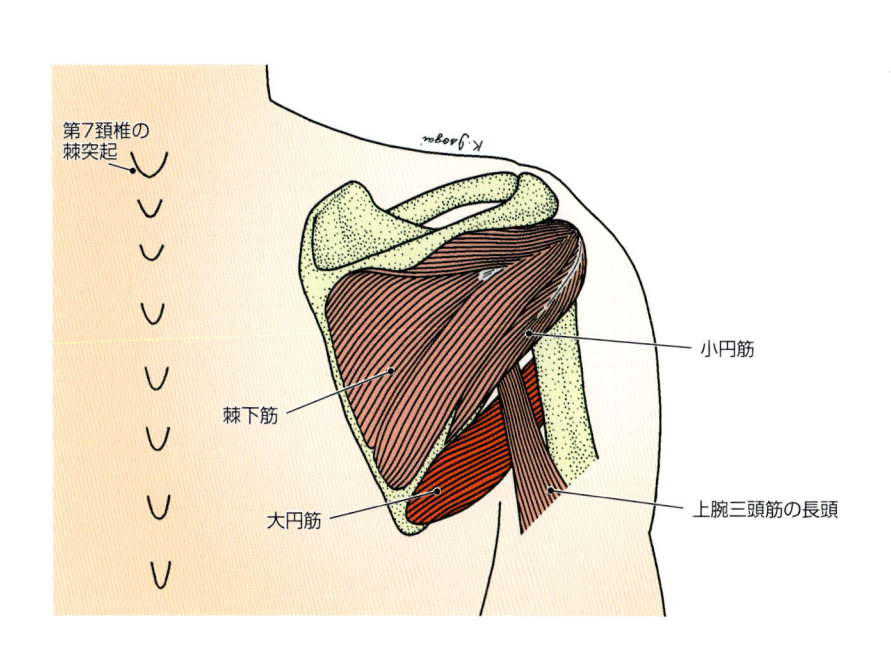

図Ⅲ-34 後方からみた大円筋などの模式図
腹臥位を想定して,肩甲骨は若干挙上,外転,上方回旋位に,肩関節は若干内旋位にある.

触察法

骨指標と筋の投影図

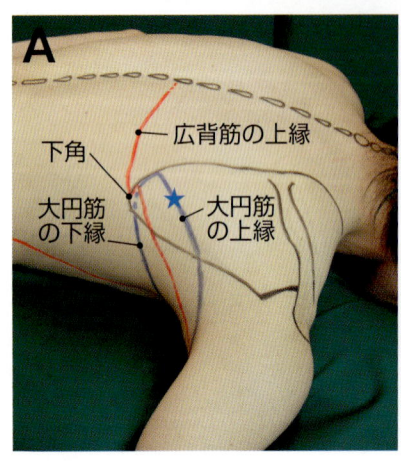

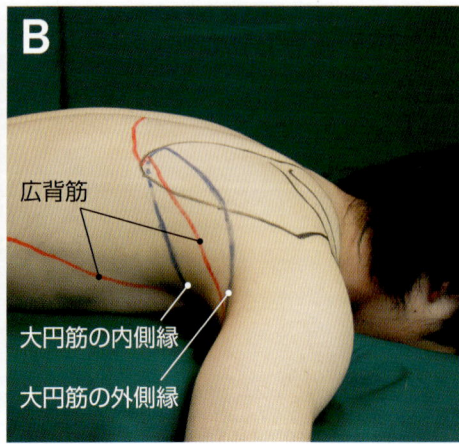

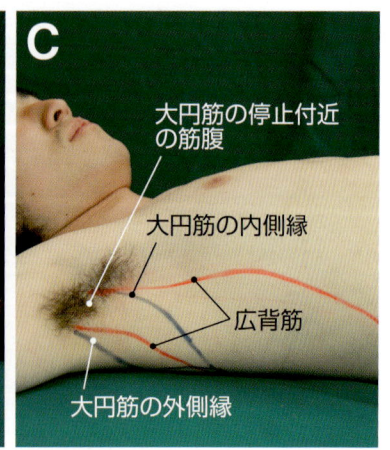

図 Ⅲ-35 骨指標と大円筋，広背筋の投影図

Aは体幹を後外側方から，Bは外側方から，Cは前外側方からみた写真である．
★：下角から2横指頭方の部位．

骨指標の触察手順

筋の触察に必要な骨指標の触察手順は，**Ⅴ-6. 5 肩甲骨の下角，肩甲骨の内側縁，肩甲骨の外側縁**を参照．

筋の触察手順

1. 大円筋の停止付近の筋腹，2. 大円筋の上縁〜外側縁，3. 大円筋の下縁〜内側縁の順に触察する．

1. 大円筋の停止付近の筋腹（図Ⅲ-35C, 図Ⅱ-36, 図Ⅲ-33, 図Ⅱ-38）

① 被検者は背臥位．肩関節90°外転位．触察者は触察部位の外側方に位置する．

② 腋窩の後壁を形成する筋腹の中央部に指を置き，内側方へ移動させその内側縁を，外側方へ移動させその外側縁を確認する（図Ⅲ-36）．

※ 腋窩の後壁を形成しているのは，大円筋と広背筋である．

※ 腋窩の後壁を形成する筋腹を，前方からつまんで確認するのもよい（図Ⅲ-37）．

※ 腋窩の後壁を形成している筋腹をつまんだまま前外側方へ引っ張ると，まず大円筋が，続いて広背筋が，皮下で元の位置へ戻る様子を触知できる（広背筋の項参照）．

③ ②で確認した筋腹の内側縁と外側縁を頭方へたどる．

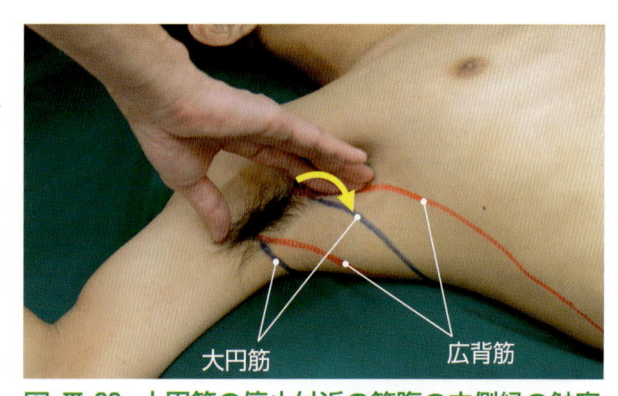

図 Ⅲ-36 大円筋の停止付近の筋腹の内側縁の触察

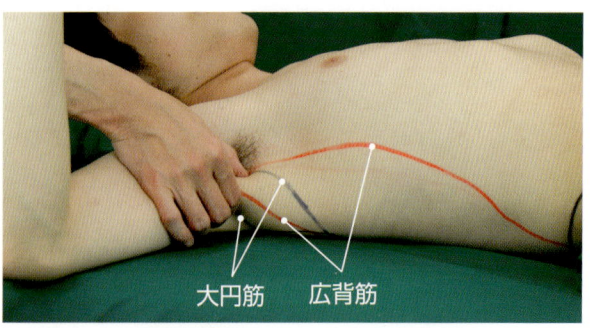

図 Ⅲ-37 つまみを用いた大円筋の停止付近の筋腹の触察

母指と示指で大円筋と広背筋の筋腹をつまんでいる．

2. 大円筋の上縁～外側縁(図Ⅲ-33, 図Ⅲ-34, 図Ⅱ-37, 図Ⅱ-38)

① 被検者は腹臥位．肩関節90°外転位．触察者は触察部位の外側方に位置する．

② 肩甲骨の下角から2横指頭方の部位（図Ⅲ-35の★）に指を置き，前方へ圧迫しながら指を外側尾方⇔内側頭方に移動させる（図Ⅲ-38A）．

③ ②で確認した筋腹の上縁を，肩甲骨の内側縁に至るまで内側尾方へ，また肩甲骨の外側縁を超える付近まで外側頭方へたどる．

※ 肩関節を自動内旋させると大円筋が膨隆する．自動外旋させるとすぐ頭方に位置する棘下筋・小円筋が膨隆する．これを交互に行わせると両筋の境界を触知しやすい．

※ 肩甲骨のすぐ外側方では，腋窩の後壁を形成する筋腹をつまむと，大円筋の上縁を触知しやすい（図Ⅲ-38B）．

④ 肩甲骨の外側縁付近から腋窩へ向かう筋腹の外側縁を，1.で確認した大円筋の停止付近の筋腹の外側縁を指標にして前方へたどる（図Ⅲ-39）．

※ 肘関節を自動伸展させ，膨隆する上腕三頭筋の尾方を通るのを確認すること．

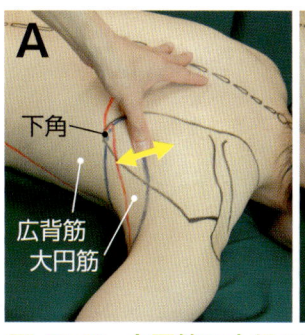

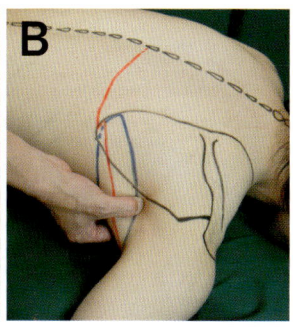

図Ⅲ-38 大円筋の上縁の触察
Bは母指と示指で大円筋の筋腹をつまんでいる．

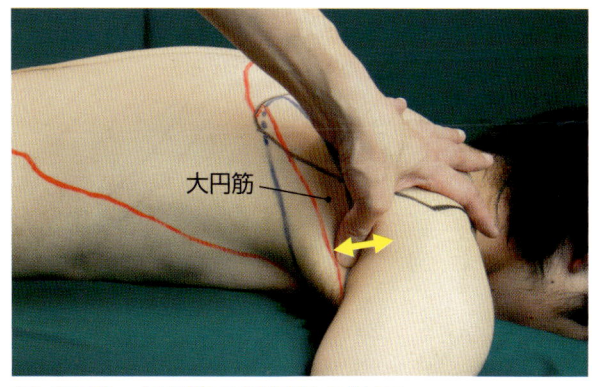

図Ⅲ-39 大円筋の外側縁の触察

3. 大円筋の下縁～内側縁(図Ⅲ-33, 図Ⅲ-34, 図Ⅱ-37, 図Ⅱ-38)

① 被検者は腹臥位．肩関節90°外転位．触察者は触察部位の外側方に位置する．

② 肩甲骨の下角と，1.で確認した大円筋の停止付近の筋腹の内側縁とを結ぶ線を想定する．

③ ②で想定した線に指を置き，起始付近では前内側方へ圧迫しながら指を頭方⇔尾方に（図Ⅲ-40），停止付近では頭方へ圧迫しながら指を外側方⇔内側方に移動させる．

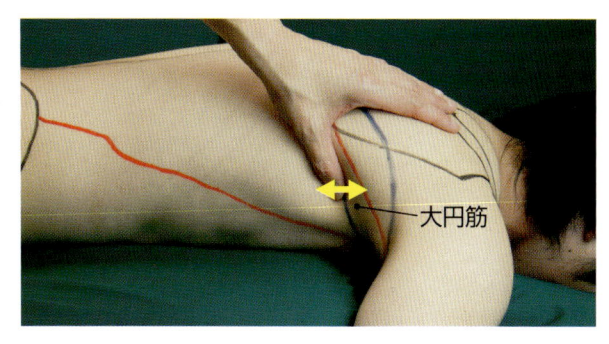

図Ⅲ-40 大円筋の下縁～内側縁の触察

学生のための触察ポイント

● 大円筋は，「2.大円筋の上縁～外側縁」と「3.大円筋の下縁～内側縁」のうち，後方から触察できる起始付近の筋腹を確認し，その間にある筋腹の膨隆を触察する．

第Ⅲ章 上肢の筋

5 肩甲下筋

骨格筋の形と位置

筋 名	起 始	停 止	作 用	神 経
肩甲下筋 Subscapularis	肩甲骨の肩甲下窩，肩甲下筋膜．	上腕骨の小結節，小結節稜の上部，肩関節包．	肩関節の内旋．	肩甲下神経 Subscapular nerves (C5, C6)

構造の特徴

- 肩甲下筋は，肩甲下窩に位置する三角形の厚い筋である(図Ⅲ-41, 図Ⅲ-42)．しかし，小結節の前方には筋腹が存在しない．
- 外側下縁付近の筋腹は，広背筋と大円筋の停止付近の筋腹のすぐ内側頭方に位置する(図Ⅲ-42, 図Ⅱ-38)．
- 筋腹中には複数のひも状の停止腱が存在し，多羽状を呈する(図Ⅲ-42B, C)．

筋 連 結

- 肩甲下筋は，棘上筋(関節包)と連結している．

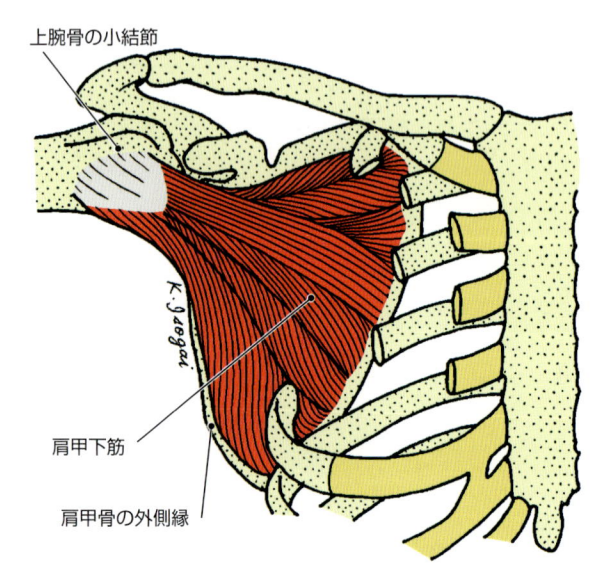

図 Ⅲ-41 前方からみた肩甲下筋の模式図
第2〜5肋骨の一部を切除してある．

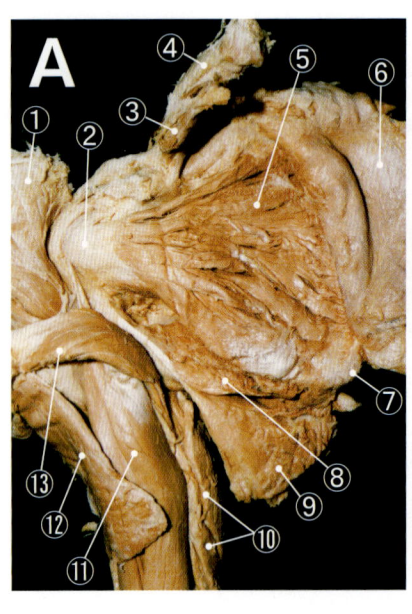

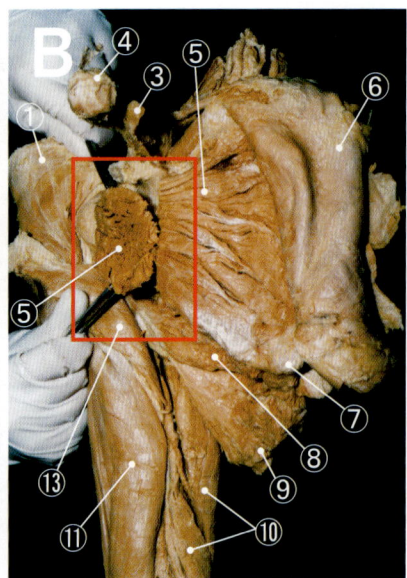

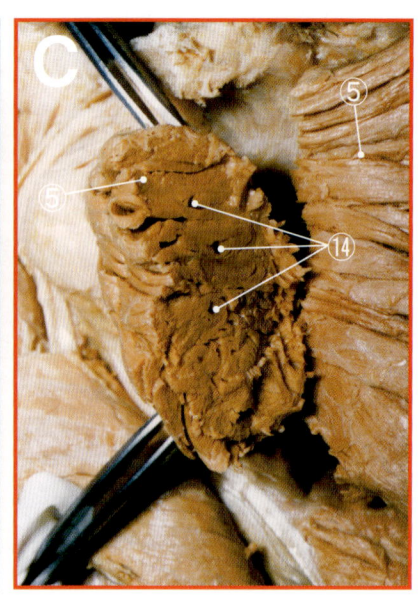

図 Ⅲ-42 肩甲下筋の形や厚さをみる

Aは肩甲部を体幹から切離し，肩甲下筋を前方（肋骨側）からみた写真である．烏口突起を切断し，外側方へ反転してある．BはAの肩甲下筋を筋束の走行に対し横切断し，切断面を正面に向けてある．CはBの□を拡大してある．

① 三角筋 ② 上腕骨頭 ③ 鎖骨下筋 ④ 鎖骨 ⑤ 肩甲下筋 ⑥ 前鋸筋 ⑦ 肩甲骨の下角 ⑧ 大円筋
⑨ 広背筋 ⑩ 上腕三頭筋 ⑪ 上腕二頭筋 ⑫ 小胸筋 ⑬ 烏口腕筋 ⑭ 肩甲下筋の停止腱

触察法

筋の触察手順

肩甲下筋は，肩甲骨と胸郭との間に位置するため，筋腹全体の触知は困難である．よって，肩甲下筋の外側下縁付近の筋腹を触察する手順を示す．

1. 肩甲下筋の外側下縁付近の筋腹（図Ⅲ-41，図Ⅲ-38，図Ⅲ-42）

① 触察者は触察部位の外側方に位置する．

② 他動的に肩甲骨を外転位，肩関節を屈曲・外転位に保持する（図Ⅲ-43）．

③ 腋窩の前壁（大胸筋）のすぐ後方（図Ⅲ-43の★）に指を置き，大胸筋を押しのけながら，指を内側頭方へ押し込む（図Ⅲ-44A）．

※ 停止付近には正中神経や上腕動脈などが存在するので注意する（図Ⅲ-53）．

④ ③に続いて，十分に内側頭方へ押し込みながら，指を後方へ移動させる（図Ⅲ-44B）．

※ この状態で，肩甲下筋の前面を触知している．
※ 強く圧迫しすぎると，疼痛を誘発する場合があるので注意する．

⑤ ④に続いて，後方へ圧迫しながら指を外側尾方へ移動させると（図Ⅲ-44C），肩甲下筋の外側下縁から指が外れる時の段差を触知できる（図Ⅲ-44D）．

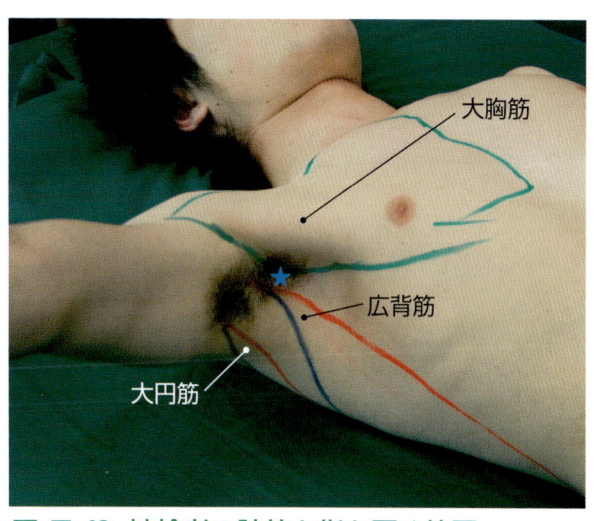

図Ⅲ-43 被検者の肢位と指を置く位置

上肢を前外側方へ牽引することにより，他動的に肩甲帯を外転位，肩関節を屈曲・外転位に保持している．

★：肩甲下筋を触察する時の指を置く位置で，腋窩の前壁（大胸筋）のすぐ後方の部位．

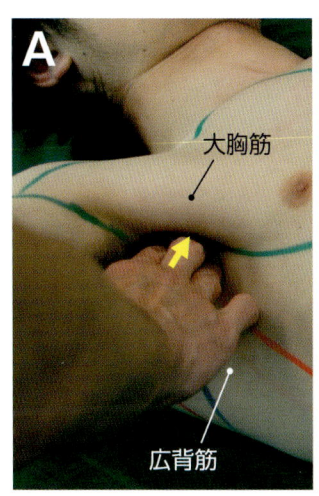

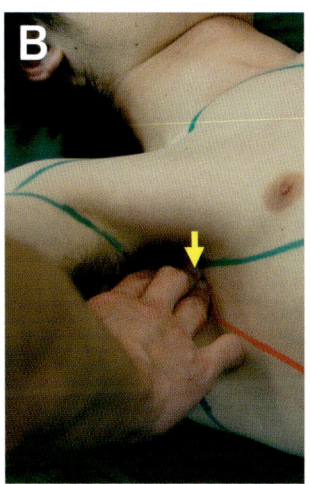

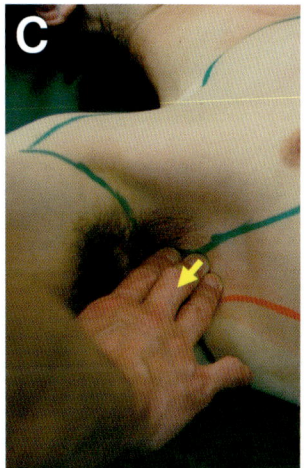

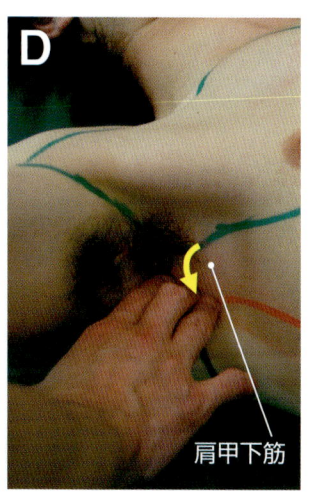

図Ⅲ-44 肩甲下筋の外側下縁付近の筋腹の触察

AからDの順に指を移動する．

学生のための触察ポイント

● 肩甲下筋は，「1. 肩甲下筋の外側下縁付近の筋腹」の一部を触察する．

6 上腕二頭筋，烏口腕筋

骨格筋の形と位置

筋 名	起 始	停 止	作 用	神 経
上腕二頭筋 Biceps brachii	長頭：肩甲骨の関節上結節． 短頭：肩甲骨の烏口突起．	橈骨の橈骨粗面，前腕筋膜．	肘関節の屈曲，前腕の回外． 長頭：肩関節の外転． 短頭：肩関節の内転． 両頭が働くと，肩関節の屈曲．	筋皮神経 Musculocutaneous nerve (C5～C7)
烏口腕筋 Coracobrachialis	肩甲骨の烏口突起．	上腕骨の内側面の中央部．	肩関節の屈曲，内転．	筋皮神経 Musculocutaneous nerve (C5～C7)

構造の特徴

- 上腕二頭筋は，上腕部の前面の浅層に位置し，いわゆる「力こぶ」を形造る筋である（図Ⅲ-45, 図Ⅲ-56）．

- 上腕二頭筋の筋腹は，外側方に位置する長頭と内側方に位置する短頭の2頭で構成される（図Ⅲ-45, 図Ⅲ-47, 図Ⅲ-52A,B）．しかし，上腕二頭筋には過剰頭がある場合が多い．その割合は日本人で13.7%（54/394肢）[4]，20.6%（119/578肢）[5]，23.0%（113/492肢）[6]，26.0%（26/100肢）[1]という報告がある．このうちの多くは第3頭を持つ例であるが，最大で第6頭を持つ例の報告がある[6,7]．過剰頭の起始は，通常上腕骨（85%）であるが，大胸筋の停止腱，肩関節包および烏口腕筋から始まるという報告もある[7,8,9]．

- 上腕二頭筋の筋腹は，上腕部の前後径の前1/3の領域に存在する（図Ⅲ-47A,C）．

- 上腕部の遠位3/4の領域では，上腕二頭筋の長頭と短頭は接している（図Ⅲ-47B, 図Ⅲ-52A,B）．なお，停止付近の短頭の筋腹は長頭の筋腹の一部を覆う．

- 上腕二頭筋の長頭の起始腱は結節間溝の中を走行し，厚い結節間腱鞘に覆われている（図Ⅲ-48）．

- 上腕二頭筋の短頭と烏口腕筋の筋腹は，烏口突起から始まる共通の起始腱膜の内面（骨側面）から始まる．この起始腱膜のうち烏口突起に近い領域からは烏口腕筋の筋束が始まり，上腕二頭筋の短頭の筋束はない（図Ⅲ-52, 図Ⅲ-53）．

- 停止腱は，橈骨の橈骨粗面に終わるひも状の腱と，放散しながら前腕筋膜に融合する上腕二頭筋腱膜に分かれる（図Ⅲ-50, 図Ⅲ-49）．

- 上腕二頭筋の長頭の近位1/3の領域は，起始腱のみで構成されているようにみえる（図Ⅲ-51A）．しかし，その起始腱の中には，小結節の遠位端から約2.5cm遠位方の部位まで筋束が存在する（図Ⅲ-51C）．一方，停止腱付近の筋腹内には，表面では観察できない停止腱が存在する（図Ⅲ-51D）．

- 烏口腕筋の筋腹は，上腕部の内側面で近位1/2の領域に位置する円錐状の筋である（図Ⅲ-46, 図Ⅲ-52C, 図Ⅲ-53, 図Ⅲ-79C）．

- 烏口腕筋の近位1/2の領域の筋腹は，三角筋や大胸筋に覆われている（図Ⅲ-53）．この領域の筋腹は厚いが，停止付近の筋腹は薄い（図Ⅲ-52B～D, 図Ⅲ-53B,C）．

- 烏口腕筋のすぐ後方には，正中神経，尺骨神経，上腕動脈が位置する（図Ⅲ-47C）．

筋 連 結

- 上腕二頭筋は，烏口腕筋（腱，図Ⅲ-52Dの⬆），円回内筋（腱膜，図Ⅲ-49），橈側手根屈筋（腱膜，図Ⅲ-49），長掌筋（腱膜，図Ⅲ-49），尺側手根屈筋（腱膜，図Ⅲ-49），深指屈筋（腱膜），浅指屈筋（腱膜，図Ⅲ-49）および小胸筋（腱膜，図Ⅲ-52）と連結している．

- 烏口腕筋は，上腕二頭筋（腱，図Ⅲ-52Dの⬆），上腕筋（筋間中隔，図Ⅲ-52Eの⬆），上腕三頭筋（筋間中隔，図Ⅲ-52Eの⬆）および小胸筋（腱）と連結している．

6. 上腕二頭筋，烏口腕筋

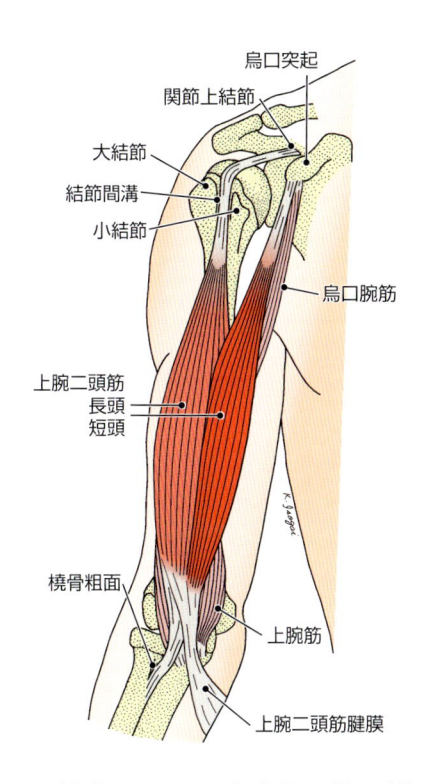

図 Ⅲ-45 前方からみた上腕部の筋の模式図

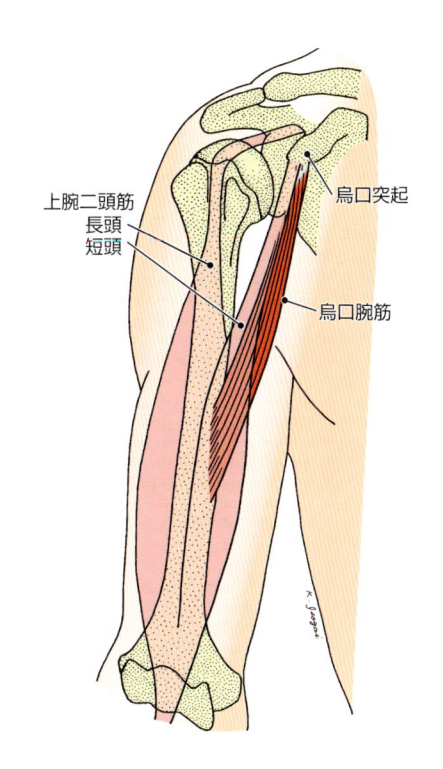

(ラベル: 烏口突起, 関節上結節, 大結節, 結節間溝, 小結節, 烏口腕筋, 上腕二頭筋 長頭 短頭, 橈骨粗面, 上腕筋, 上腕二頭筋腱膜)

図 Ⅲ-46 前方からみた烏口腕筋の模式図

上腕二頭筋は半透明に示してある．

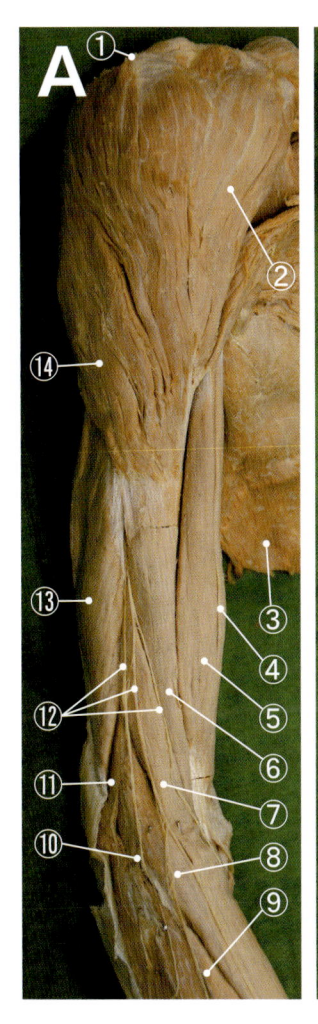

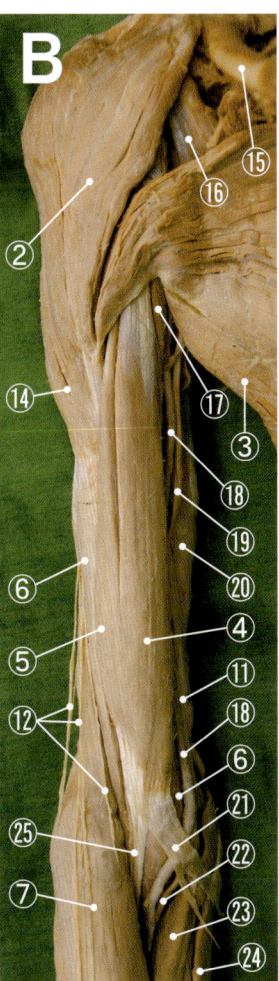

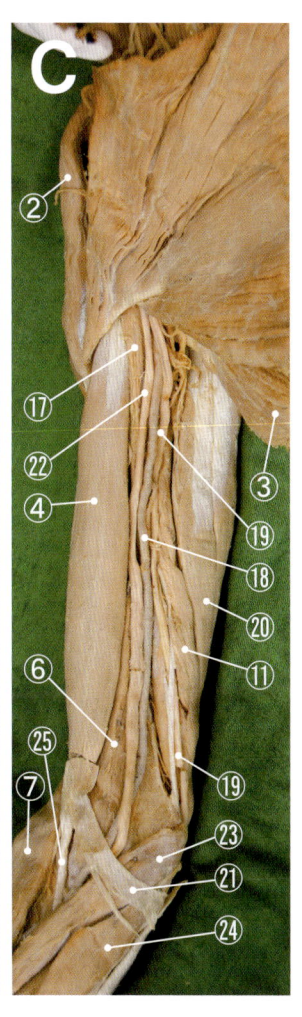

(ラベル: 上腕二頭筋 長頭 短頭, 烏口突起, 烏口腕筋)

図 Ⅲ-47 上腕部を多方向からみる

Aは上腕部を外側方から，Bは前方から，Cは内側方からみた写真である．

① 肩峰　② 三角筋の鎖骨部
③ 大胸筋
④ 上腕二頭筋の短頭
⑤ 上腕二頭筋の長頭
⑥ 上腕筋　⑦ 腕橈骨筋
⑧ 長橈側手根伸筋
⑨ 短橈側手根伸筋
⑩ 上腕骨の外側上顆
⑪ 上腕三頭筋の内側頭
⑫ 3本の神経枝のうち，前方から下外側上腕皮神経，後前腕皮神経，後上腕皮神経
⑬ 上腕三頭筋の外側頭
⑭ 三角筋の肩峰部　⑮ 鎖骨
⑯ 小胸筋　⑰ 烏口腕筋
⑱ 上腕動脈　⑲ 尺骨神経
⑳ 上腕三頭筋の長頭
㉑ 上腕二頭筋腱膜
㉒ 正中神経　㉓ 円回内筋
㉔ 長掌筋　㉕ 上腕二頭筋の橈骨へ向かう停止腱

骨格筋の形と触察法 | 179

第Ⅲ章　上肢の筋

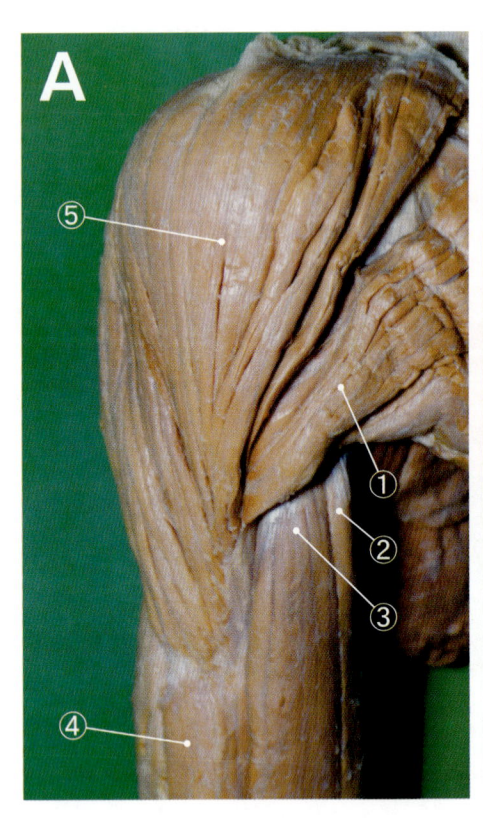

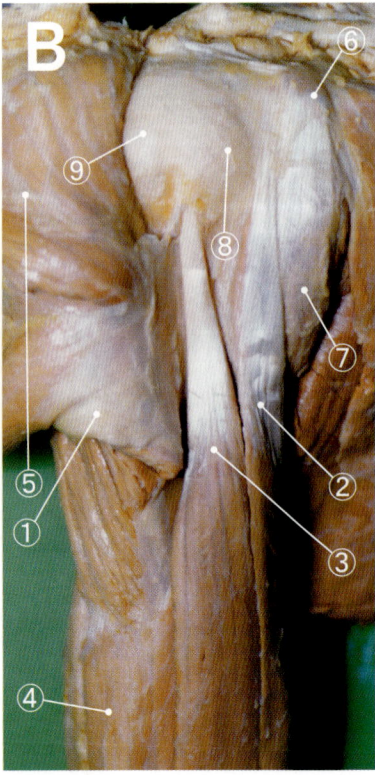

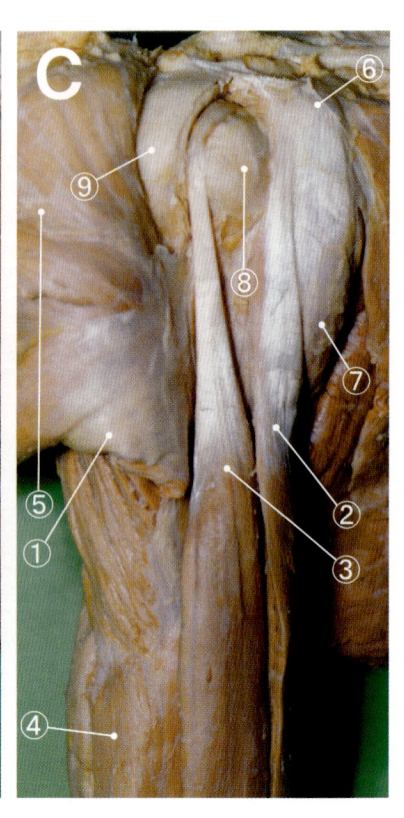

図 Ⅲ-48　結節間溝を通る上腕二頭筋の長頭腱をみる

Aは肩部を前方からみた写真である．BはAの大胸筋と三角筋の鎖骨部を外側方へ反転してある．CはBの結節間溝を覆う厚い結節間腱鞘を切除してある．

① 大胸筋　② 上腕二頭筋の短頭　③ 上腕二頭筋の長頭　④ 上腕筋　⑤ 三角筋　⑥ 烏口突起　⑦ 烏口腕筋　⑧ 小結節　⑨ 大結節

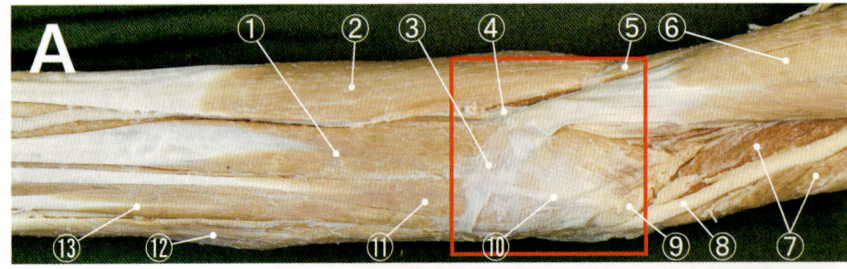

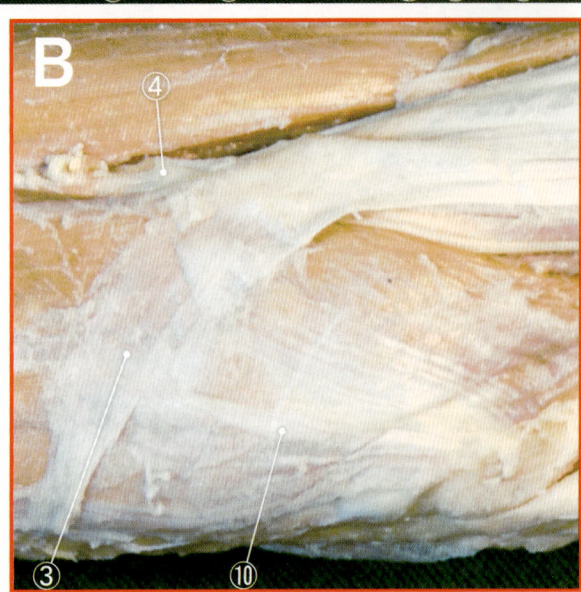

図 Ⅲ-49　上腕二頭筋腱膜をみる

Aは，前腕部を前内側方からみた写真である．内側上顆付近以外の前腕筋膜は全て剥離してある．Bは，Aの□を拡大してある．

① 橈側手根屈筋　② 腕橈骨筋
③ 上腕二頭筋腱膜　④ 上腕二頭筋の橈骨へ向かう停止腱
⑤ 上腕筋　⑥ 上腕二頭筋
⑦ 上腕三頭筋　⑧ 尺骨神経
⑨ 上腕骨の内側上顆
⑩ 前腕筋膜　⑪ 長掌筋
⑫ 尺側手根屈筋　⑬ 浅指屈筋

180　骨格筋の形と触察法

6. 上腕二頭筋，烏口腕筋

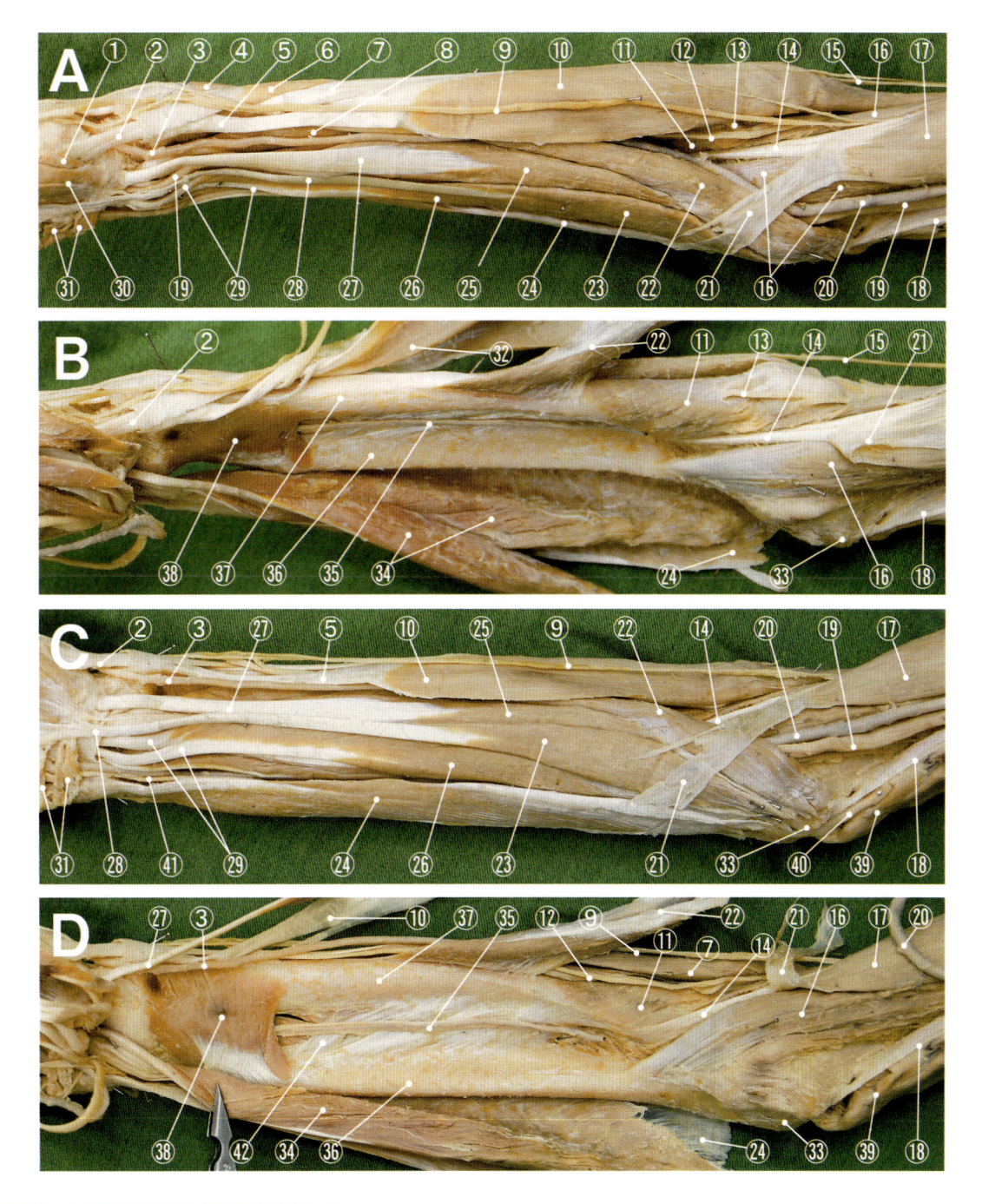

図 Ⅲ-50 上腕二頭筋の停止腱をみる

Aは肘部を前方からみた写真である．前腕部はやや回内しているため，手根部付近は前橈側方から観察している．BはAの前腕部の前面に位置する筋のうち，方形回内筋，回外筋および上腕筋以外の筋を起始から剥離し，反転してある．Cは肘部を前内側方からみた写真である．前腕部がやや回内位にあるため，手根部付近は前方から観察している．Dは，Cの前腕部の前面に位置する筋のうち，方形回内筋，回外筋および上腕筋以外を起始から剥離し，反転してある．

① 母指対立筋　② 長母指外転筋の停止腱　③ 橈骨動脈　④ 短母指伸筋　⑤ 腕橈骨筋の停止腱
⑥ 長母指外転筋　⑦ 長橈側手根伸筋　⑧ 長母指屈筋　⑨ 外側前腕皮神経　⑩ 腕橈骨筋　⑪ 回外筋
⑫ 橈骨神経の浅枝　⑬ 橈骨神経の深枝　⑭ 上腕二頭筋の橈骨へ向かう停止腱　⑮ 後前腕皮神経　⑯ 上腕筋
⑰ 上腕二頭筋　⑱ 内側上腕筋間中隔　⑲ 正中神経　⑳ 上腕動脈　㉑ 上腕二頭筋腱膜　㉒ 円回内筋
㉓ 長掌筋　㉔ 尺側手根屈筋　㉕ 橈側手根屈筋　㉖ 浅指屈筋　㉗ 橈側手根屈筋の停止腱
㉘ 長掌筋の停止腱　㉙ 浅指屈筋の停止腱　㉚ 短母指外転筋　㉛ 短掌筋　㉜ 短橈側手根伸筋
㉝ 上腕骨の内側上顆　㉞ 深指屈筋　㉟ 前骨間動脈　㊱ 尺骨　㊲ 橈骨　㊳ 方形回内筋　㊴ 上腕三頭筋
㊵ 尺骨神経　㊶ 尺骨神経の浅枝　㊷ 前腕骨間膜

骨格筋の形と触察法 | 181

第Ⅲ章　上肢の筋

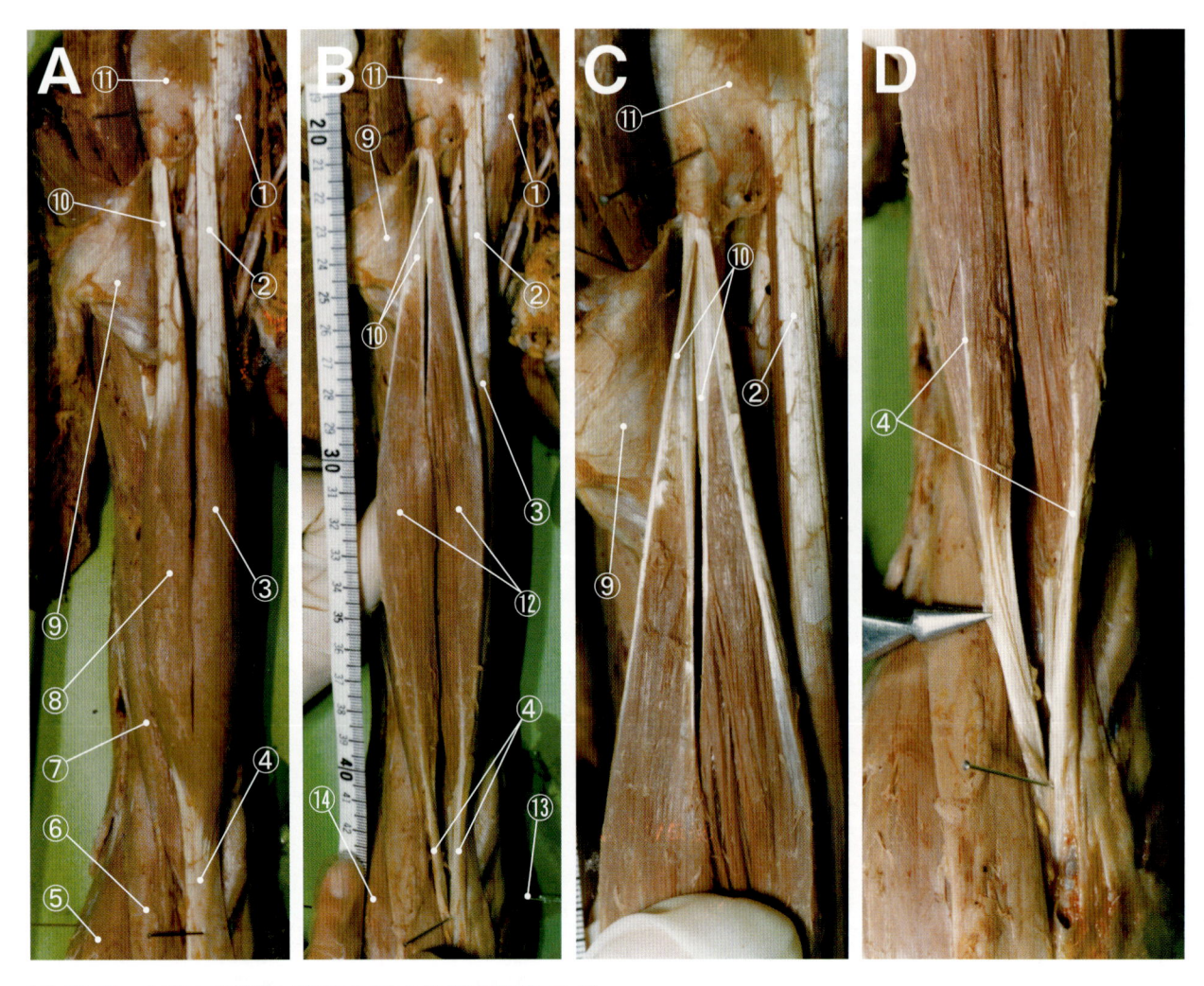

図 Ⅲ-51　上腕二頭筋の筋束と腱の位置関係をみる

　Aは上腕部を前方からみた写真である．大胸筋の筋腹は外側方へ反転してある．BはAの上腕二頭筋の長頭を筋腹の長軸に沿って縦切断し，切断面を正面に向けてある．CはBの長頭の起始付近を，DはBの長頭の停止付近をそれぞれ拡大してある．

① 烏口腕筋　② 上腕二頭筋の短頭の起始腱　③ 上腕二頭筋の短頭　④ 上腕二頭筋の停止腱
⑤ 長橈側手根伸筋　⑥ 腕橈骨筋　⑦ 上腕筋　⑧ 上腕二頭筋の長頭　⑨ 大胸筋
⑩ 上腕二頭筋の長頭の起始腱　⑪ 小結節　⑫ 上腕二頭筋の長頭の縦切断面　⑬ 上腕骨の内側上顆の位置
⑭ 上腕骨の外側上顆の位置

182 ｜ 骨格筋の形と触察法

6. 上腕二頭筋，烏口腕筋

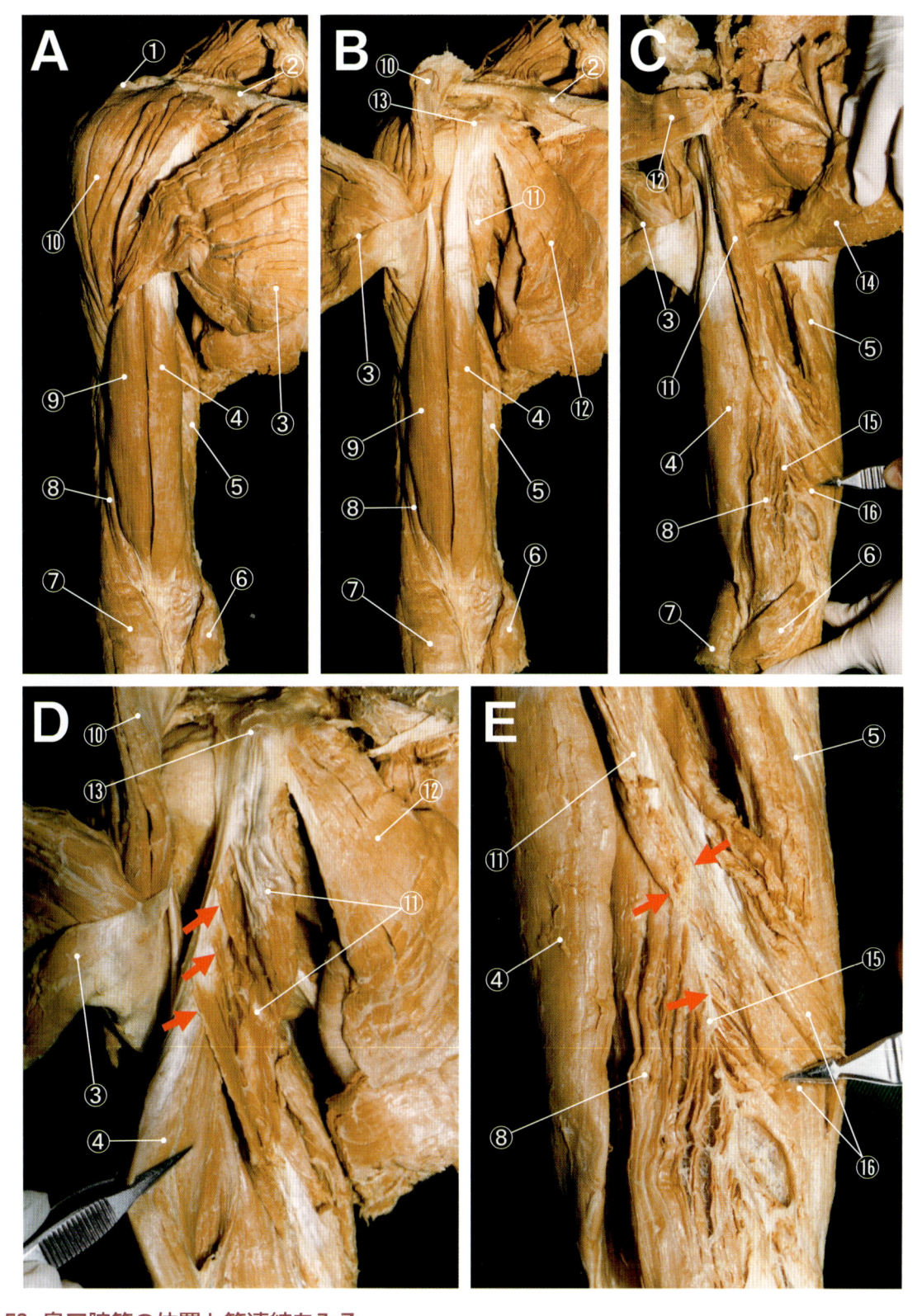

図 Ⅲ-52　烏口腕筋の位置と筋連結をみる

　Aは上腕部を前方からみた写真である．BはAの大胸筋と三角筋を外側方へ反転してある．Cは上腕部を内側方からみている．広背筋と上腕三頭筋の内側頭は後方へ牽引してある．DはBの肩関節付近を拡大してある．なお，上腕二頭筋の短頭は前方へ牽引してある．EはCの上腕部の中央部付近を拡大してある．D, Eの⬆は筋連結を示す．

① 肩鎖関節の位置　② 鎖骨　③ 大胸筋　④ 上腕二頭筋の短頭　⑤ 上腕三頭筋の長頭　⑥ 円回内筋
⑦ 腕橈骨筋　⑧ 上腕筋　⑨ 上腕二頭筋の長頭　⑩ 三角筋　⑪ 烏口腕筋　⑫ 小胸筋　⑬ 烏口突起
⑭ 広背筋　⑮ 内側上腕筋間中隔　⑯ 上腕三頭筋の内側頭　⬆ 筋連結

第Ⅲ章　上肢の筋

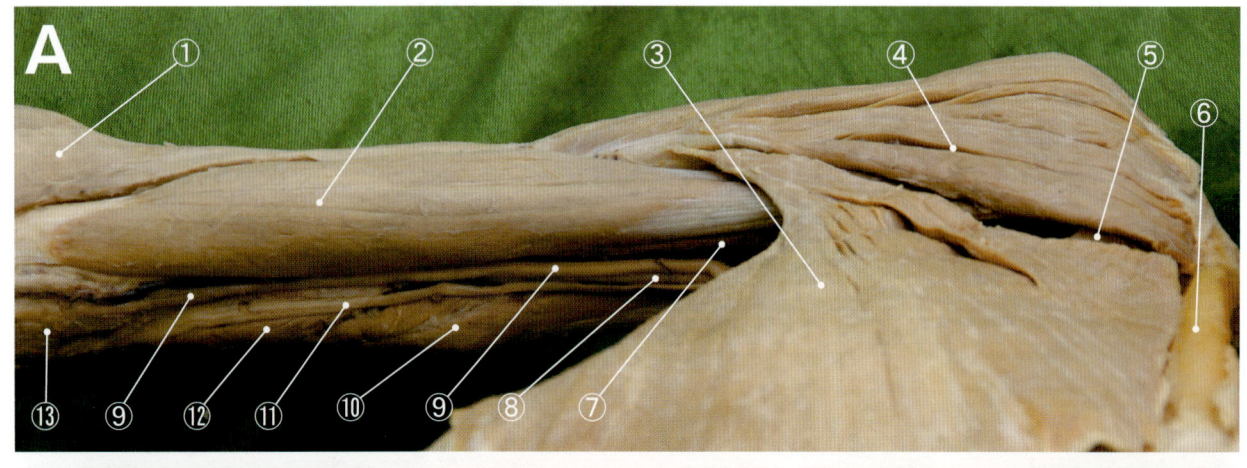

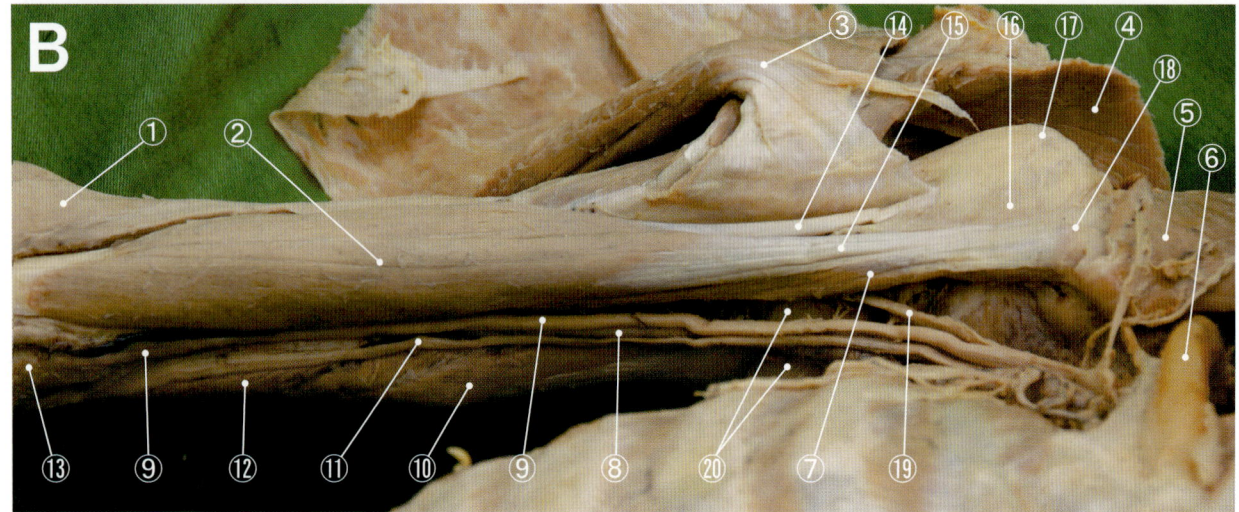

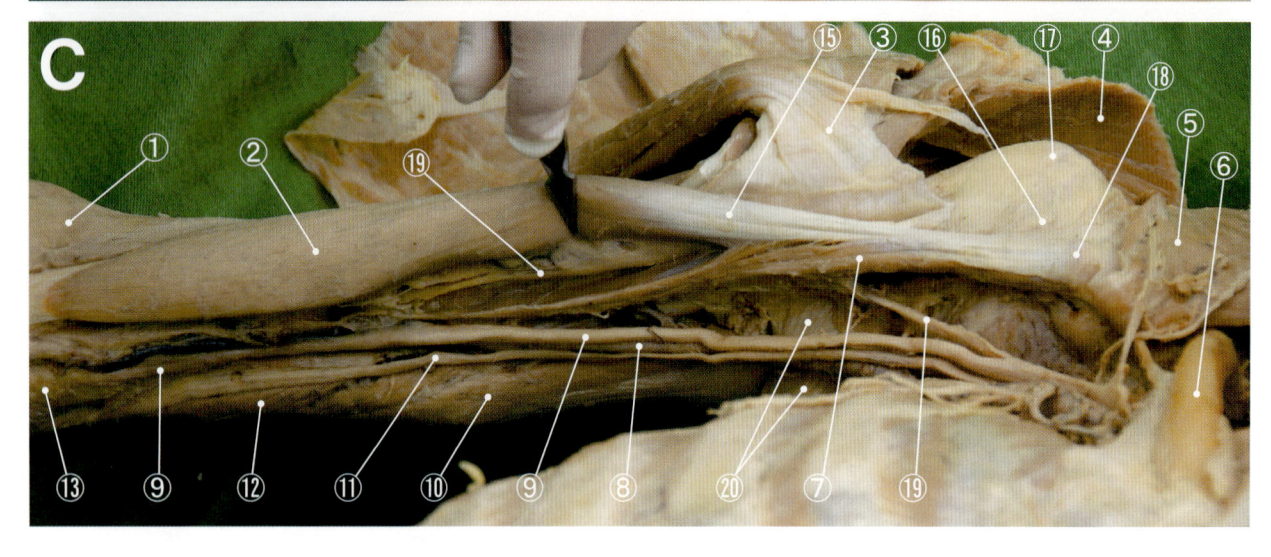

図 Ⅲ-53　烏口腕筋と神経の位置関係をみる

Aは上腕部を前内側方からみた写真である．BはAの大胸筋と三角筋を起始から剥離し，外側方へ反転してある．CはBの上腕二頭筋を外側方へ牽引してある．

① 腕橈骨筋　② 上腕二頭筋　③ 大胸筋　④ 三角筋　⑤ 小胸筋　⑥ 鎖骨　⑦ 烏口腕筋　⑧ 上腕動脈
⑨ 正中神経　⑩ 上腕三頭筋の長頭　⑪ 尺骨神経　⑫ 上腕三頭筋の内側頭　⑬ 上腕筋
⑭ 上腕二頭筋の長頭の起始腱　⑮ 上腕二頭筋の短頭の起始腱　⑯ 小結節　⑰ 大結節　⑱ 烏口突起
⑲ 筋皮神経　⑳ 大円筋と広背筋の共通の停止腱

骨格筋の形と触察法

6. 上腕二頭筋，烏口腕筋

触察法

骨指標と筋の投影図

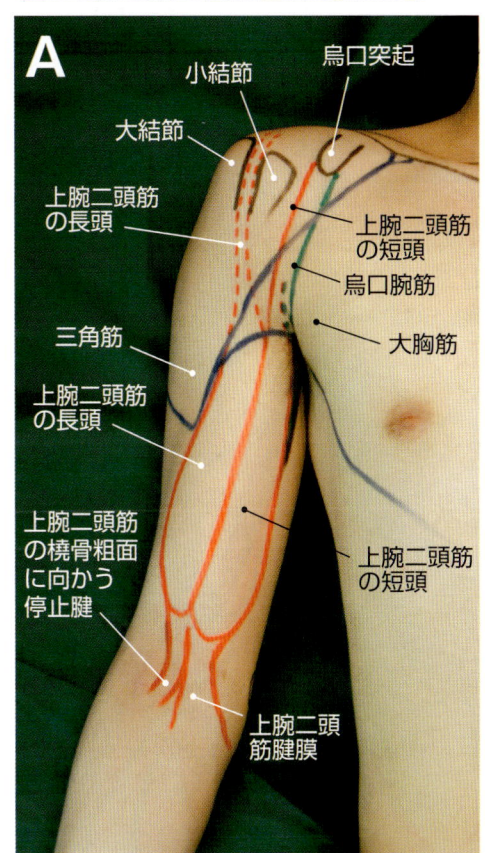

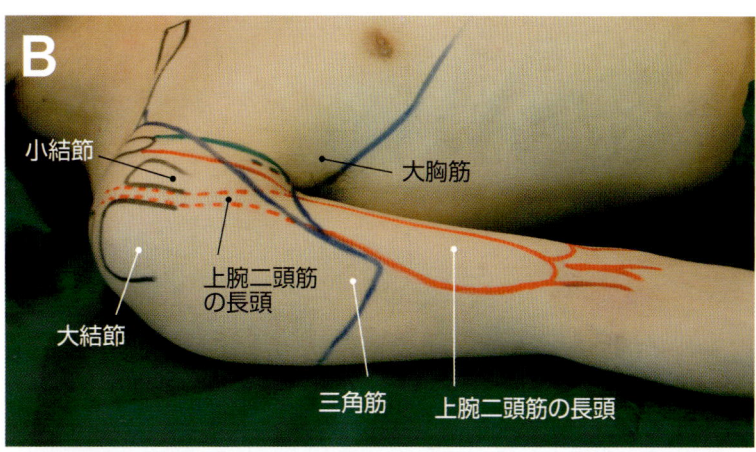

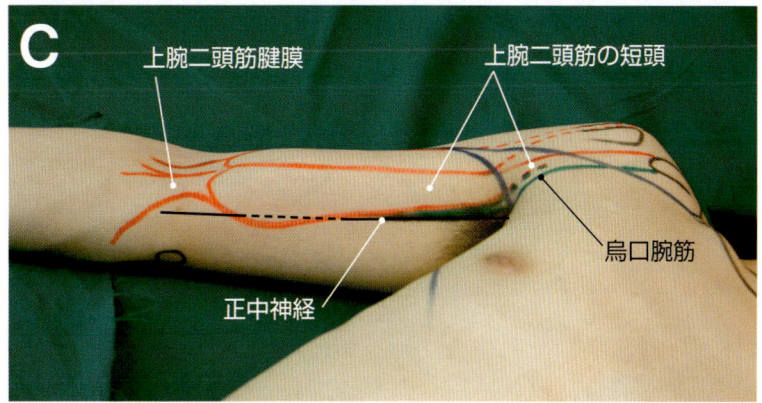

図 Ⅲ-54 骨指標と上腕二頭筋，烏口腕筋などの投影図
Aは上腕部を前方から，Bは前外側方から，Cは前内側方からみた写真である．

骨指標の触察手順

筋の触察に必要な骨指標の触察手順は，Ⅴ-6. **6** 肩甲骨の烏口突起，上腕骨の大結節，上腕骨の小結節を参照．

筋の触察手順

1. 上腕二頭筋の停止腱，2. 上腕二頭筋の長頭の後外側縁，3. 上腕二頭筋の短頭の後内側縁と烏口腕筋の後縁，4. 上腕二頭筋の長頭と短頭との境界，5. 上腕二頭筋の長頭と短頭の筋腹の遠位縁，6. 上腕二頭筋の短頭と烏口腕筋との境界，7. 上腕二頭筋の短頭と烏口腕筋の三角筋に覆われる領域，8. 上腕二頭筋の長頭の三角筋に覆われる領域の順に触察する．

1. 上腕二頭筋の停止腱（図Ⅲ-45, 図Ⅲ-49, 図Ⅲ-50）

① 触察者は触察部位の遠位方に位置する．
② 橈骨粗面に向かう停止腱：肘窩（肘部前面の外側1/3の部位）の中央部に指を置き，後方へ圧迫しながら指を内側方へ移動させる（図Ⅲ-55）．
※ 肘関節を軽度屈曲位に保持すると触知しやすい．
③ 上腕二頭筋腱膜：②で確認した腱のすぐ内側方に指を置き，後方へ圧迫しながら指を内側

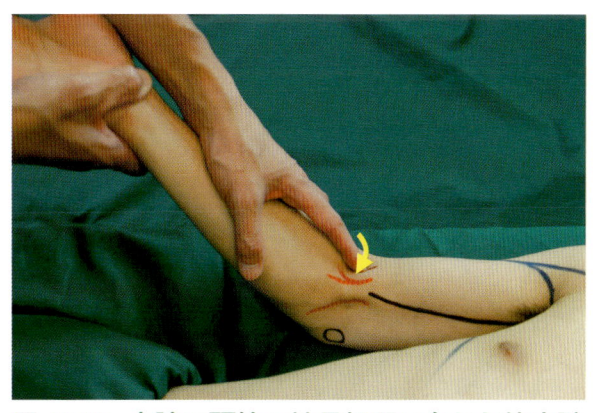

図 Ⅲ-55 上腕二頭筋の橈骨粗面に向かう停止腱の触察

第Ⅲ章 上肢の筋

方⇔外側方に移動させる.
※ 上腕二頭筋腱膜の内側縁を確認するときは,指を内側近位方⇔外側遠位方に移動させる.
※ 抵抗に対し肘関節を自動屈曲させると,観察および触知しやすい（図Ⅲ-56）.

2. 上腕二頭筋の長頭の後外側縁（図Ⅲ-47）

① 触察者は触察部位の外側方に位置する.
② 1.で確認した上腕二頭筋の橈骨粗面に向かう停止腱の外側縁に指を置き,内側方へ圧迫した状態で指を前方⇔後方に移動させながら,上腕骨の前面の近位1/3の部位付近までたどる（図Ⅲ-57）.
※ 上腕二頭筋は柔らかく,そのすぐ後方に位置する上腕筋は硬く感じる.よって,この硬さの違いを比較しながら確認するとよい（上腕筋の項参照）.

3. 上腕二頭筋の短頭の後内側縁と烏口腕筋の後縁（図Ⅲ-45,図Ⅲ-46,図Ⅲ-47,図Ⅲ-53）

① 被検者は肩関節軽度外転位.触察者は触察部位の内側遠位方に位置する.
② 1.で確認した上腕二頭筋腱膜の内側縁に指を置き,外側方へ圧迫した状態で指を前方⇔後方に移動させながら,腋窩の中央部（最深部）までたどる（図Ⅲ-58）.
※ 上腕部の長軸長の中央部までは短頭の後内側縁を,これより近位方の領域では烏口腕筋の後縁を触察することになる.
※ 短頭～烏口腕筋のすぐ後内側方を正中神経が通る.よって,この正中神経を指標にすることもできる.なお,正中神経は,肩甲帯を下制,肩関節を軽度外転・伸展,肘関節・手関節・手指を伸展した肢位（図Ⅱ-125A）を保持すると緊張し,観察および触知しやすい.

4. 上腕二頭筋の長頭と短頭との境界（図Ⅲ-45,図Ⅲ-47,図Ⅲ-52）

① 触察者は触察部位の外側方に位置する.
② 上腕部の近位1/3の部位で,前方からみた上腕部の幅の中央部に指を置き,後方へ押し込む（図Ⅲ-59）.
※ 両頭の境界は,これよりやや内側方に位置する場合がある.
③ ②で確認した両頭の境界を遠位方へたどる.
※ 肘窩から2横指近位方の部位付近まで確認できる場合が多い.

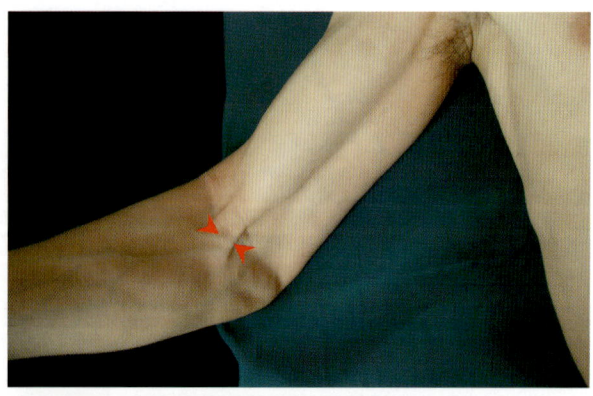

図 Ⅲ-56 上腕二頭筋腱膜の膨隆（➤）
抵抗に対し肘関節を自動屈曲させている.

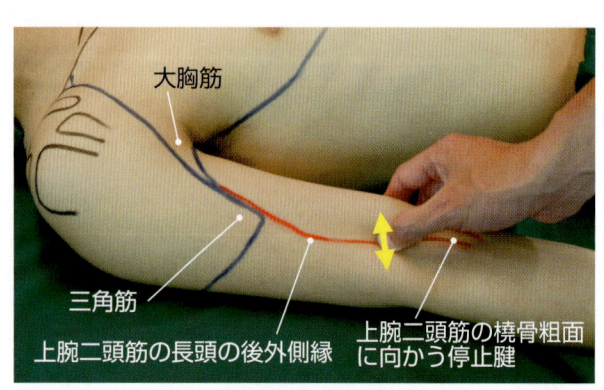

図 Ⅲ-57 上腕二頭筋の長頭の後外側縁の触察

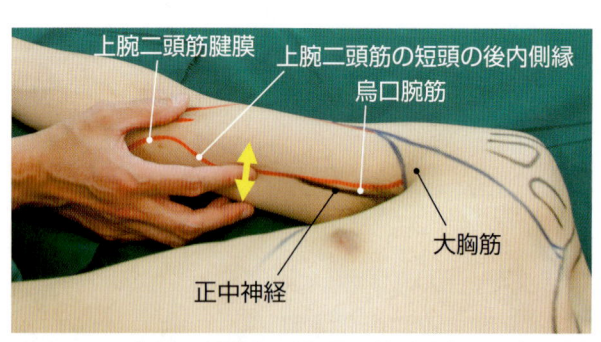

図 Ⅲ-58 上腕二頭筋の短頭の後内側縁～烏口腕筋の後縁の触察

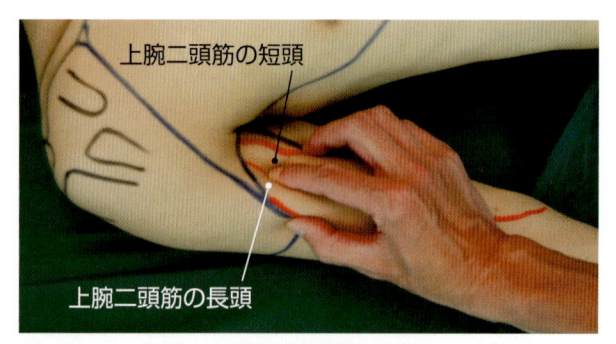

図 Ⅲ-59 上腕二頭筋の長頭と短頭との境界の触察

5. 上腕二頭筋の長頭と短頭の筋腹の遠位縁
（図Ⅲ-45，図Ⅲ-47，図Ⅲ-52）

① 触察者は触察部位の外側方に位置する．

② 4．で確認した両頭の境界の遠位端のすぐ外側方に（長頭），またすぐ内側方に（短頭）指を置き，遠位方⇔近位方にさする（図Ⅲ-60）．

※ 短頭の筋腹の遠位縁は，長頭の筋腹の遠位縁よりやや遠位方に位置する場合が多い．

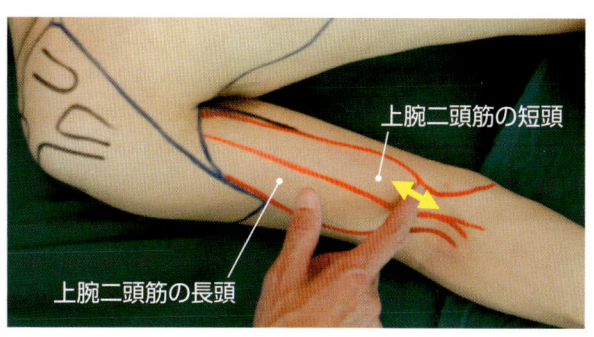

図 Ⅲ-60 上腕二頭筋の長頭と短頭の筋腹の遠位縁の触察

6. 上腕二頭筋の短頭と烏口腕筋との境界（図Ⅲ-45，図Ⅲ-46，図Ⅲ-47，図Ⅲ-52，図Ⅲ-53）

① 被検者は肩関節軽度外転位．触察者は触察部位の内側遠位方に位置する．

② 腋窩の中央部（最深部）のすぐ遠位方で，3．で確認した烏口腕筋の後縁と，4．で確認した長頭と短頭の境界との中央部に指を置き，後外側方へ押し込む．

③ ②で確認した両筋の境界を遠位方へたどる（図Ⅲ-61）．

※ 上腕部の内側面で長軸長の中央部付近まで確認できる場合が多い．

※ 抵抗に対し肩関節を自動内転させると，烏口腕筋が硬くなり，触知しやすい（図Ⅲ-62）．

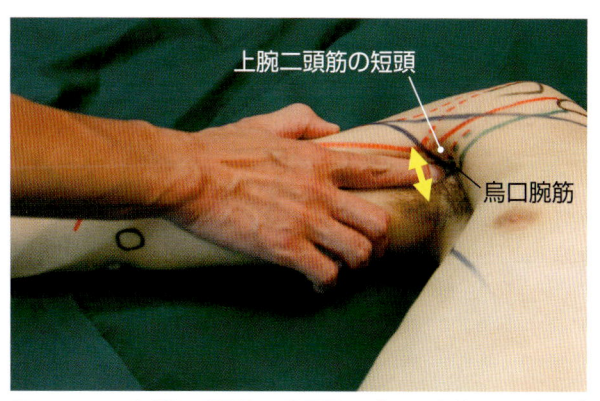

図 Ⅲ-61 上腕二頭筋の短頭と烏口腕筋との鑑別

7. 上腕二頭筋の短頭と烏口腕筋の三角筋に覆われる領域（図Ⅲ-48，図Ⅲ-52，図Ⅲ-53）

① 触察者は触察部位の外側方に位置する．

② 3．と 4．で確認した短頭および烏口腕筋と，肩甲骨の烏口突起との間に指を置き，後方へ圧迫しながら指を内側方⇔外側方に移動させる（図Ⅲ-63）．

※ 肘関節 90°屈曲位で前腕部を強く自動回外させると，短頭が硬くなるのを触知できる．

※ この領域での短頭と烏口腕筋との明瞭な鑑別は困難である．

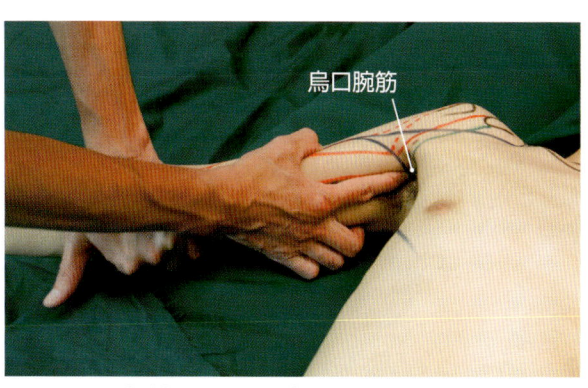

図 Ⅲ-62 収縮を用いた烏口腕筋の触察
抵抗に対し肩関節を自動内転させている．

8. 上腕二頭筋の長頭の三角筋に覆われる領域（図Ⅲ-45，図Ⅲ-48，図Ⅲ-51，図Ⅲ-52）

① 肘関節 90°屈曲位．触察者は触察部位の外側方に位置する．

② 2．で確認した長頭と上腕骨の結節間溝（上腕骨の大結節と小結節との間）との間に指を

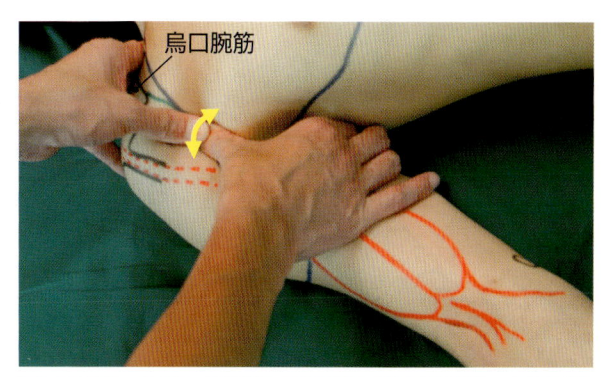

図 Ⅲ-63 上腕二頭筋の短頭と烏口腕筋の三角筋に覆われる領域の触察

第Ⅲ章　上肢の筋

置き，後内側方へ圧迫した状態を保つ．この状態から被検者に前腕部を強く自動回外させ，長頭が緊張しながら前外側方へ移動するのを確認する（図Ⅲ-64）．

③ 上腕骨の結節間溝部に指を置き，後内側方へ圧迫した状態を保つ．この状態から被検者の肩関節を他動的に軽度内旋・外旋し，大結節と小結節との間で，長頭の起始腱が内側方⇔外側方へ移動するのを確認する（図Ⅲ-48C）．

※ 肩関節の内旋・外旋が大きすぎると，三角筋の筋腹も移動してしまうため，長頭の起始腱との鑑別が困難となる．

④ 上腕骨の上面で，結節間溝の近位端から前頭面に対し30°後内側方へ向かう線を想定する．この線上に指を置き，遠位方へ圧迫した状態を保つ．この状態から被検者の肩関節を他動的に内旋・外旋し，三角筋の深層を上腕二頭筋の長頭の起始腱が前内側方⇔後外側方に移動するのを確認する（図Ⅲ-48C，図Ⅲ-65）．

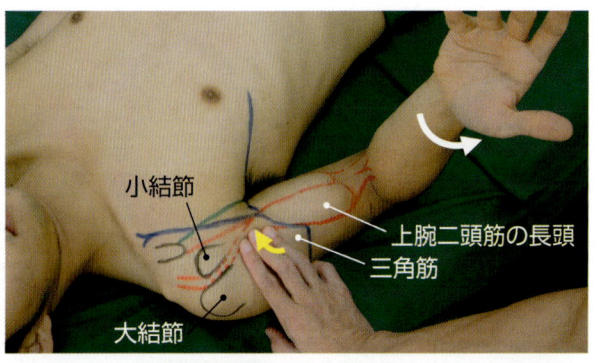

図 Ⅲ-64　三角筋に覆われる領域の上腕二頭筋の長頭の触察
前腕を自動回外させている（⇒）．

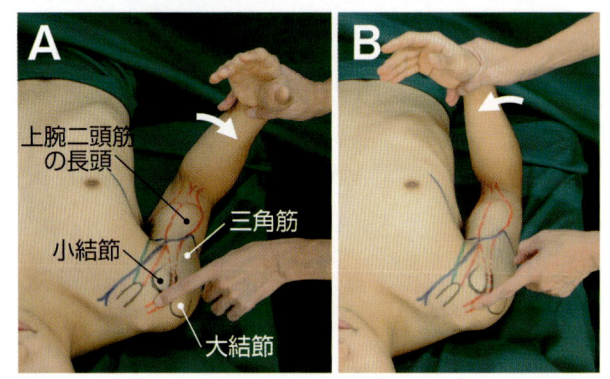

図 Ⅲ-65　上腕二頭筋の長頭の起始腱の上腕骨の上面での触察
肩関節を他動的に外旋（A）・内旋（B）させている（⇒）．

学生のための触察ポイント

- 上腕二頭筋は，「1. 上腕二頭筋の停止腱」を確認した後，「2. 上腕二頭筋の長頭の後外側縁」と「3. 上腕二頭筋の短頭の後内側縁」の一部を確認し，その間にある筋腹の膨隆を触察する．また，「4. 上腕二頭筋の長頭と短頭との境界」の一部を触察する．
- 烏口腕筋は，「6. 上腕二頭筋の短頭と烏口腕筋との境界」の一部を確認し，その後方にある筋腹の膨隆を触察する．

7 上腕筋

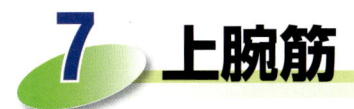

骨格筋の形と位置

筋 名	起 始	停 止	作 用	神 経
上腕筋 Brachialis	上腕骨の前面の遠位2/3の領域，内側上腕筋間中隔，外側上腕筋間中隔,肘関節包の前面．	尺骨の鉤状突起と尺骨粗面，肘関節包の前面．	肘関節の屈曲．	筋皮神経 Musculocutaneous nerve (C5～C7) 外側部の筋腹は橈骨神経 Radial nerve (C7) *1

*1：筋皮神経と橈骨神経に支配されている場合が54.0％（27/50肢）と最も多く，次いで筋皮神経，橈骨神経，正中神経の3神経に支配されている場合が32.0％（16/50肢），正中神経と筋皮神経に支配されている場合が8.0％（4/50肢），筋皮神経だけの支配を受ける場合が6.0％（3/50肢）である[10]．

構造の特徴

- 上腕筋は，上腕二頭筋の深層に位置し上腕骨の前面を広く覆う筋である（図Ⅲ-66, 図Ⅲ-68, 図Ⅲ-69）．
- 上腕二頭筋の外側方（図Ⅲ-67, 図Ⅲ-68 A, 図Ⅲ-79 A）と内側方（図Ⅲ-69, 図Ⅲ-79 C）で，上腕二頭筋に覆われていない領域がある．
- 外側方で観察できる筋腹の幅は遠位方へ向かうほど狭く，その近位端は三角筋の遠位端に接している．なお，腕橈骨筋の深層にも筋腹が存在する（図Ⅲ-68 B）．
- 内側方で観察できる筋腹の幅は遠位方へ向かうほど広く，その近位端は上腕骨の長軸長の中央部に位置する（図Ⅲ-69, 図Ⅲ-79 C）．
- 外側方から観察できる筋腹の厚さは，内側方から観察できる筋腹や上腕二頭筋の深層に位置する筋腹に比べて厚い（図Ⅲ-68 B, 図Ⅲ-69 B）．
- 上腕二頭筋の深層に位置する筋腹の近位端は，三角筋の遠位端よりもやや近位方に位置する（図Ⅲ-68 C）．
- 筋腹の遠位端は，尺骨の近位1/4の部位に位置する（図Ⅲ-50, 図Ⅲ-69）．この付近の筋腹は円回内筋に覆われている．

筋 連 結

- 上腕筋は，三角筋（壁様の腱，図Ⅲ-7 B），上腕三頭筋（筋間中隔，図Ⅲ-7 B, 図Ⅲ-52 E）と腕橈骨筋（筋間中隔，図Ⅲ-7）および烏口腕筋（筋間中隔，図Ⅲ-52 E）と連結している．

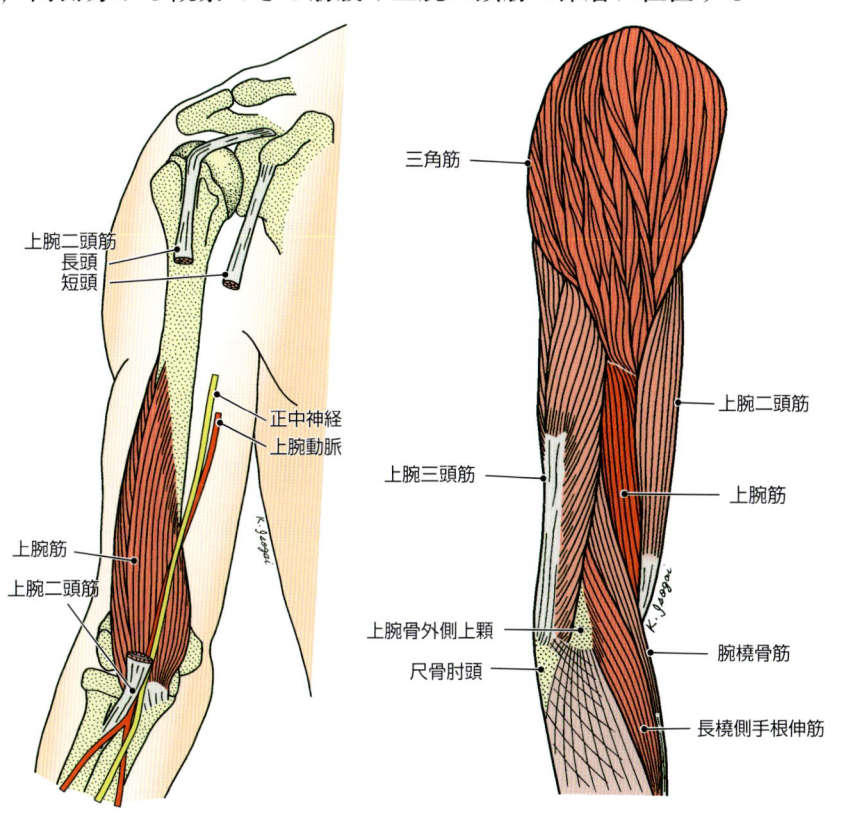

図Ⅲ-66 前方からみた上腕筋の模式図

図Ⅲ-67 外側方からみた上腕部の筋の模式図

骨格筋の形と触察法 | 189

第Ⅲ章　上肢の筋

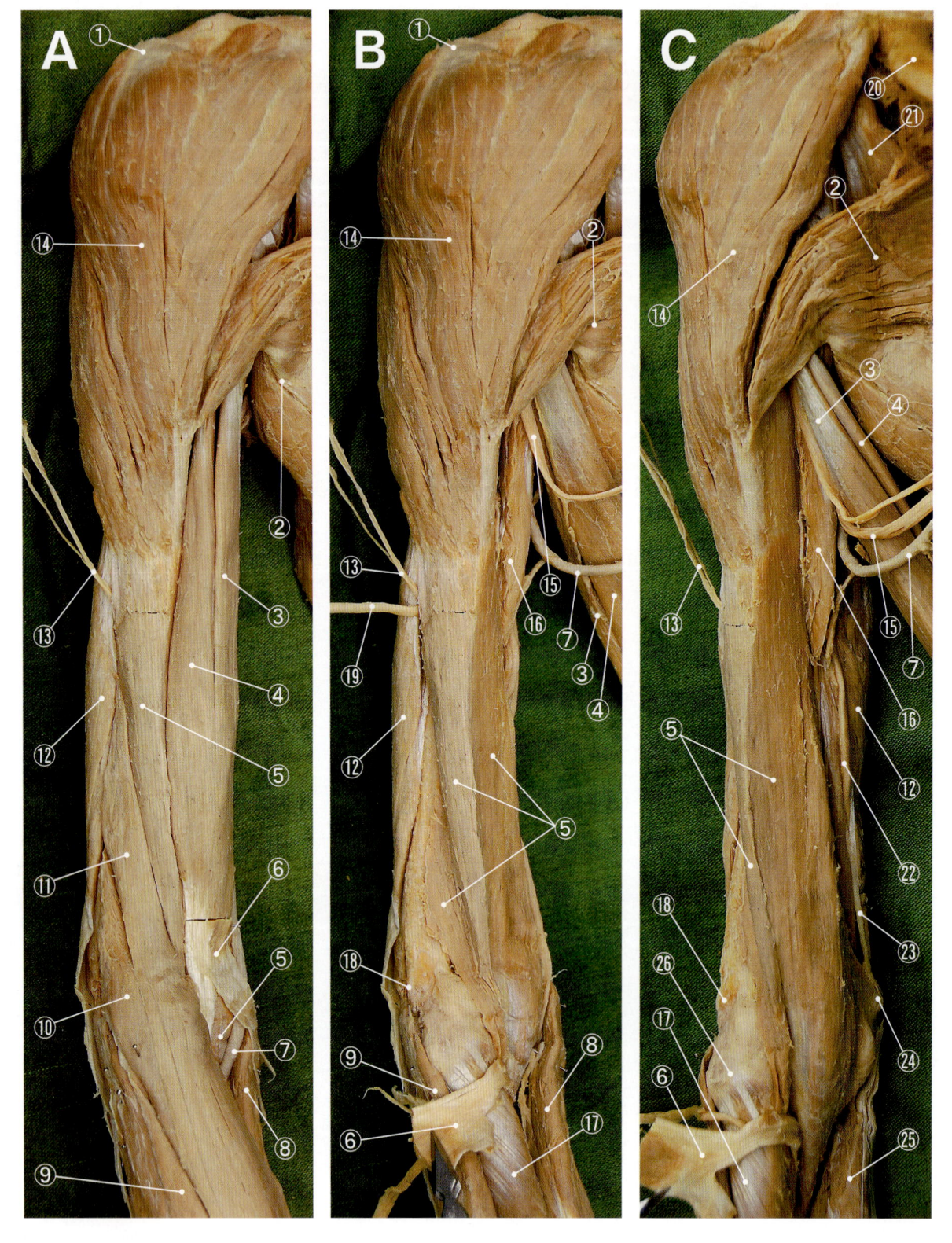

図 Ⅲ-68　上腕筋を前外側方からみる

　Aは上腕部を前外側方からみた写真である．下外側上腕皮神経を外側方へ移動してある．BはAの腕橈骨筋，長橈側手根伸筋を剥離し，上腕二頭筋を反転してある．Cは，Bを前方からみている．

① 肩峰　② 大胸筋　③ 上腕二頭筋の短頭　④ 上腕二頭筋の長頭　⑤ 上腕筋　⑥ 上腕二頭筋の停止腱
⑦ 上腕動脈　⑧ 円回内筋　⑨ 短橈側手根伸筋　⑩ 長橈側手根伸筋　⑪ 腕橈骨筋　⑫ 上腕三頭筋
⑬ 下外側上腕皮神経　⑭ 三角筋　⑮ 正中神経　⑯ 烏口腕筋　⑰ 回外筋　⑱ 上腕骨の外側上顆
⑲ 橈骨神経　⑳ 鎖骨　㉑ 小胸筋　㉒ 尺骨神経　㉓ 内側上腕筋間中隔　㉔ 上腕骨の内側上顆
㉕ 深指屈筋　㉖ 橈骨の関節環状面

7. 上腕筋

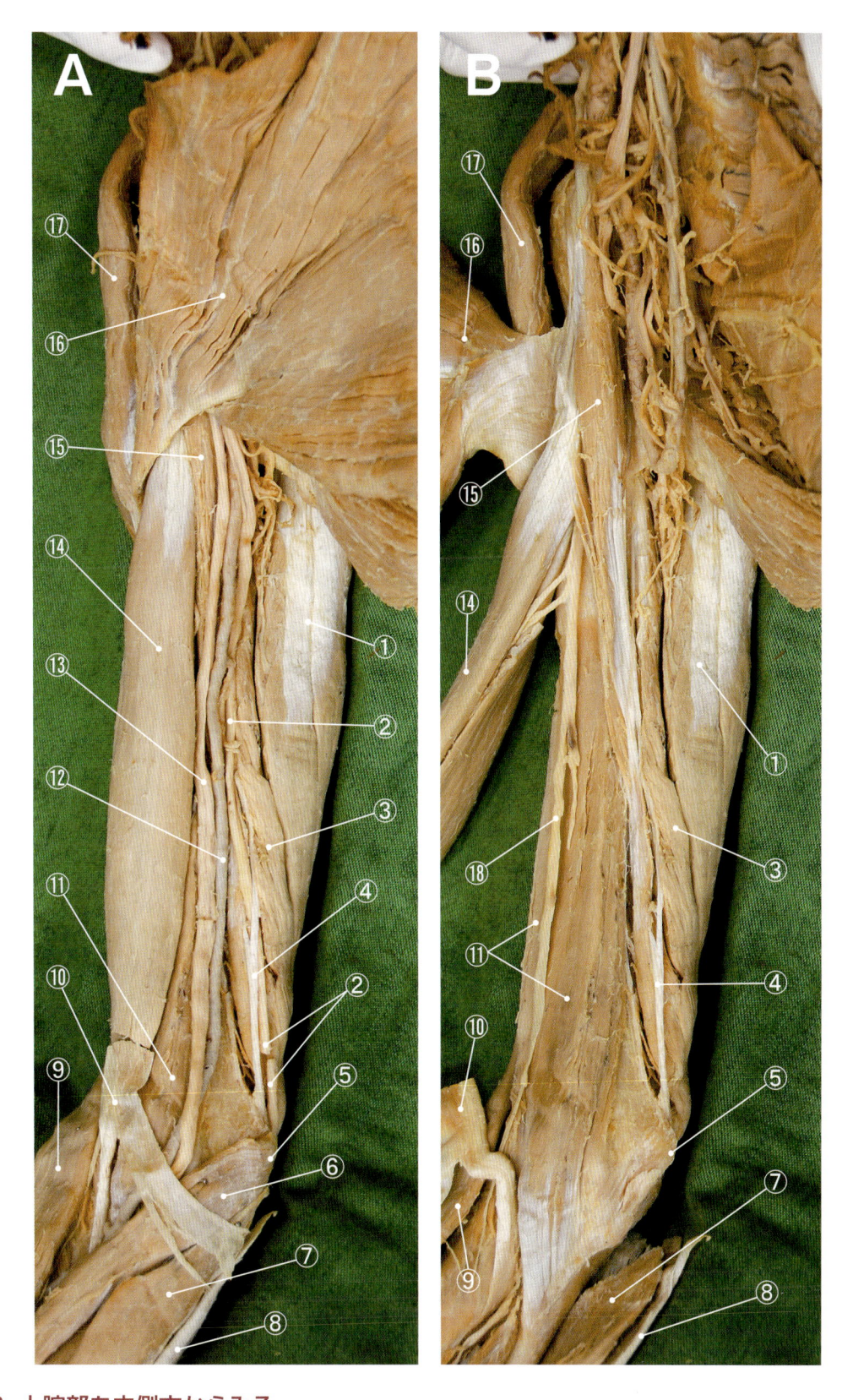

図 Ⅲ-69 上腕部を内側方からみる

　Aは上腕部を内側方からみた写真である．上腕二頭筋は停止腱の筋腱移行部で横切断してある．BはAの大胸筋と上腕二頭筋の筋腹を前方へ反転してある．尺骨神経，上腕動脈および正中神経は，遠位方へ反転してある．なお，内側上顆から始まる前腕部の筋は，全て内側上顆から剥離してある．

① 上腕三頭筋の長頭　② 尺骨神経　③ 上腕三頭筋の内側頭　④ 内側上腕筋間中隔　⑤ 上腕骨の内側上顆
⑥ 円回内筋　⑦ 長掌筋　⑧ 尺側手根屈筋　⑨ 腕橈骨筋　⑩ 上腕二頭筋の停止腱　⑪ 上腕筋
⑫ 上腕動脈　⑬ 正中神経　⑭ 上腕二頭筋　⑮ 烏口腕筋　⑯ 大胸筋　⑰ 三角筋　⑱ 筋皮神経

骨格筋の形と触察法 | 191

第Ⅲ章　上肢の筋

触察法

骨指標と筋の投影図

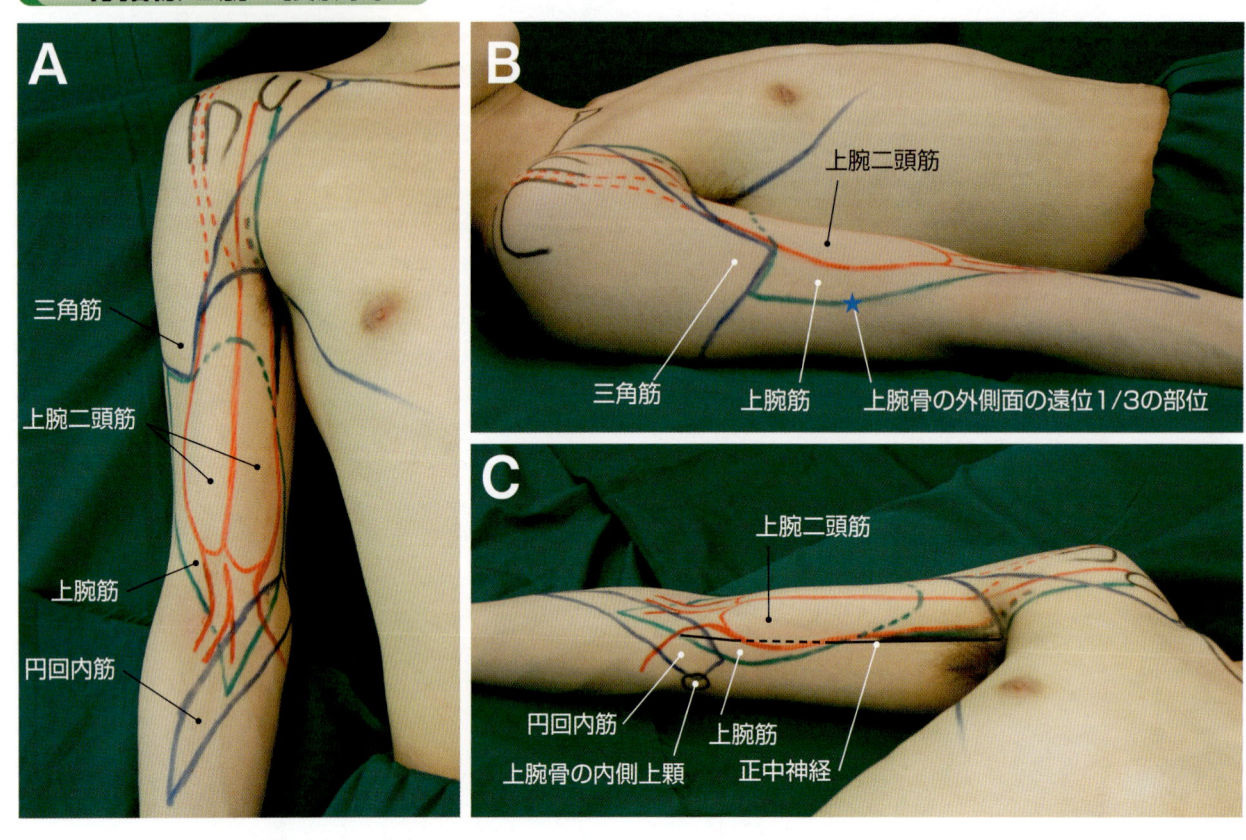

図 Ⅲ-70 骨指標と上腕筋などの投影図
Aは上腕部を前方から，Bは外側方から，Cは前内側方からみた写真である．

骨指標の触察手順

骨指標の触察手順は，**V-7. 1 上腕骨の内側上顆**を参照．

筋の触察手順

1. 上腕筋の後外側縁，2. 上腕筋の後内側縁，3. 上腕二頭筋に覆われる領域の上腕筋の近位端の順に触察する．

1．上腕筋の後外側縁（図Ⅲ-67, 図Ⅲ-68, 図Ⅲ-79）

① 触察者は触察部位の外側方に位置する．
② 上腕骨の外側面の遠位1/3の部位（図Ⅲ-70 Bの★）を確認する．
③ ★から1横指前方の部位に指を置き，内側方へ圧迫しながら指を前方⇔後方に移動させる（図Ⅲ-71）．
　※ 皮下で硬い筋腹が移動するのを触知できる場合が多い．
④ ③で確認した筋腹の後縁を，上腕部の外側面の中央部付近（三角筋との境界）まで近位方へたどる．
　※ 肘関節を自動屈曲させたときに膨隆する上腕筋と，

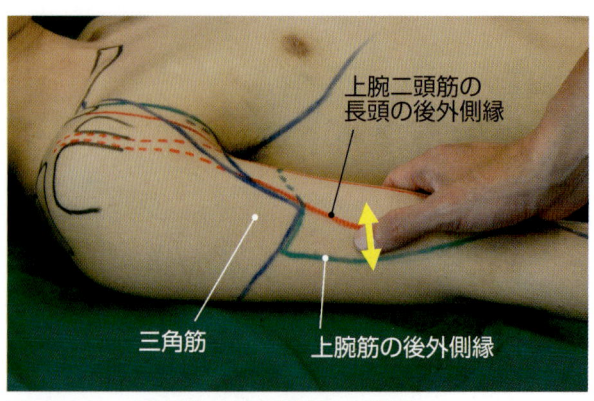

図 Ⅲ-71 上腕筋の後外側縁の触察

192 ｜骨格筋の形と触察法

7. 上腕筋

自動伸展させたときにそのすぐ後方で膨隆する上腕三頭筋との境界を確認するとよい．

※ 上腕筋と三角筋との境界は，上腕骨の外側面の中央部に指を置き，内側方へ圧迫しながら指を近位方⇔遠位方に移動させて確認する（図Ⅲ-72）．このとき，前腕回内位で肘関節を最終域まで自動屈曲させると，この境界を観察および触知しやすい．

⑤ ③で確認した筋腹の後外側縁を，肘窩の中央部を指標にして，内側遠位方へたどる（図Ⅲ-73）．

※ 上腕筋の後外側縁は，肘窩付近で上腕二頭筋の停止腱の深層へ向かう（図Ⅲ-47，図Ⅲ-50）．

※ 上腕筋の筋腹は，腕橈骨筋の深層にも存在するため（図Ⅲ-68），腕橈骨筋を押し避けながら後方へ圧迫すると触知できる場合がある．

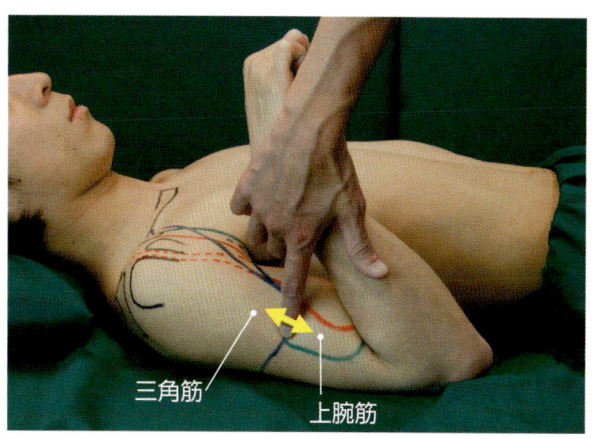

図Ⅲ-72 上腕筋と三角筋との境界の触察
前腕回内位で肘関節を自動屈曲させている．

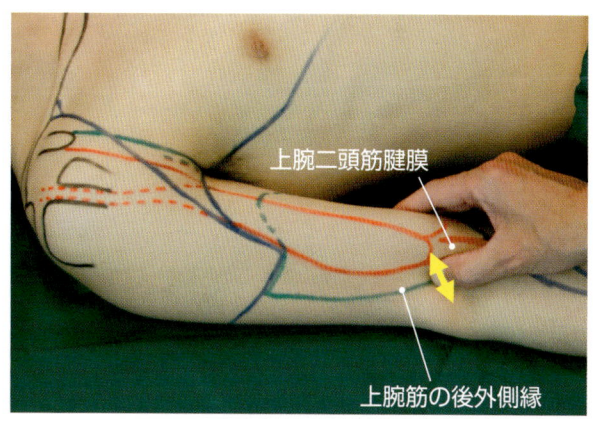

図Ⅲ-73 上腕筋の後外側縁の触察

2. 上腕筋の後内側縁（図Ⅲ-66，図Ⅲ-69，図Ⅲ-68）

① 被検者は肩関節軽度外転位．触察者は触察部位の内側遠位方に位置する．

② 上腕骨の内側上顆の内側端から2横指前外側近位方の部位に指を置き，後外側方へ圧迫しながら指を前外側方⇔後内側方に移動させる（図Ⅲ-74）．

③ ②で確認した筋腹の後内側縁を，上腕部の内側面で長軸長の中央部付近まで近位方へたどる．

④ ②で確認した筋腹の後内側縁を前外側遠位方へたどる．

※ 上腕筋の後内側縁は，上腕骨の内側上顆の高さで上腕二頭筋腱膜および円回内筋の深層へ向かう（図Ⅲ-50）．

※ 上腕筋と上腕二頭筋との境界付近を正中神経が通る（図Ⅲ-53，図Ⅲ-69）．よって，この正中神経を指標にすることもできる．なお，正中神経は，肩甲帯を下制，肩関節を軽度外転・伸展，肘関節・手関節・手指を伸展した肢位（図Ⅱ-125A）を保持すると緊張し，観察および触知しやすい．

※ 肘関節を自動屈曲させたときに膨隆する上腕筋と，自動伸展させたときにそのすぐ後方で膨隆する上腕三頭筋との境界を確認するとよい．

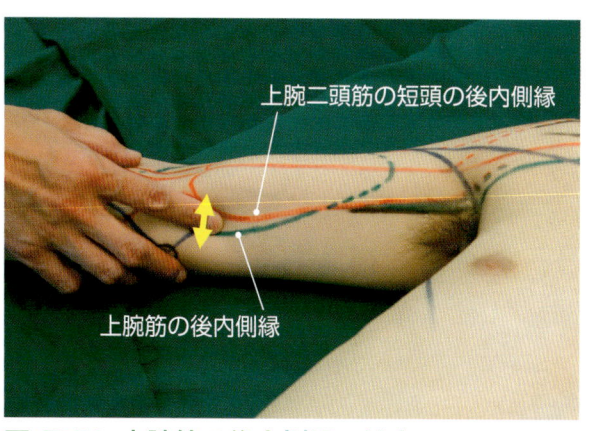

図Ⅲ-74 上腕筋の後内側縁の触察

骨格筋の形と触察法 | 193

3. 上腕二頭筋に覆われる領域の上腕筋の近位端(図Ⅲ-66, 図Ⅲ-68)

① 触察者は触察部位の外側遠位方に位置する．
② 上腕部の長軸長の中央部で，前方からみた上腕部の幅の中央部（上腕二頭筋の長頭と短頭との間．上腕二頭筋の項参照）に指を置き，後方へ深く押し込みながら，指を遠位方⇔近位方に移動させる（図Ⅲ-75）．

※ 上腕筋の近位端付近の筋腹は薄いため，厳密な近位端の触知は困難である（図Ⅲ-68）．
※ 上腕二頭筋の長頭の外側方からこれを内側方へ押しのけながら，また上腕二頭筋の短頭の内側方からこれを外側方へ押しのけながら確認するのもよい．

図 Ⅲ-75 上腕二頭筋に覆われる領域の上腕筋の近位端の触察

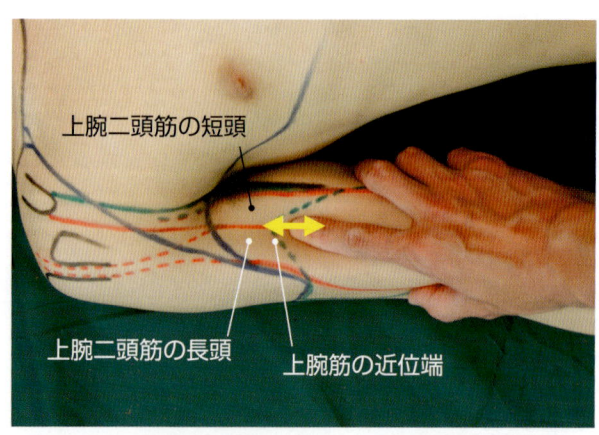

学生のための触察ポイント

● 上腕筋は，「1. 上腕筋の後外側縁 ②，③」の一部を確認し，その前方の硬い筋腹の膨隆を触察する．なお，本筋腹は上腕二頭筋の長頭のすぐ後方に位置する．

8 上腕三頭筋，肘筋（骨格筋の形と位置）

骨格筋の形と位置

筋　名	起　始	停　止	作　用	神　経
上腕三頭筋 Triceps brachii	**長　頭**：肩甲骨の関節下結節． **内側頭**：上腕骨の後面で橈骨神経溝より遠位方の領域，内側上腕筋間中隔，外側上腕筋間中隔．＊1 **外側頭**：上腕骨の後面で橈骨神経溝より近位方の領域，外側上腕筋間中隔．	尺骨の肘頭．	肘関節の伸展．長頭には肩関節の伸展，内転の作用もある．	橈骨神経 Radial nerve (C6〜C8) ＊2
肘　筋 Anconeus	上腕骨の外側上顆，肘関節包．	尺骨の近位部の橈側面．	肘関節の伸展．	橈骨神経 Radial nerve (C6〜C8)

＊1：内側頭の近位端は橈骨神経よりも近位方に位置し，外側頭の近位端とほぼ同じ高さである．この筋腹は橈骨神経の深層を通り停止腱へ向かう（図Ⅲ-81）．内側頭の起始は「上腕骨の後面で橈骨神経溝より遠位方の領域」と記載しているが，この領域に橈骨神経溝はない．

＊2：上腕三頭筋の内側頭には，橈骨神経のほかに尺骨神経からの筋枝が進入する例が21.2％（7/33肢）ある[11]．

構造の特徴

- 上腕三頭筋は，上腕部の前後径の後方1/2の領域を占める大きな筋であり，長頭，内側頭および外側頭の3頭で構成される（図Ⅲ-76，図Ⅲ-77，図Ⅲ-79）．
- 長頭の起始付近の筋腹は，小円筋と大円筋の間に位置する（図Ⅲ-80，図Ⅲ-25）．
- 外側頭の近位端は小円筋の下縁の高さに位置し，三角筋に覆われている．この三角筋に覆われている領域の筋腹は薄い（図Ⅲ-80 Cの▶，図Ⅲ-25）．
- 上腕三頭筋の外面（皮膚側面）には，筋腹の中央部付近から肘頭まで広い膜様の停止腱がある（図Ⅲ-82 A）．
- 長頭は上腕部の後方から，外側頭は外側方から，内側頭は内側方から容易に観察できるが，内側頭の一部は外側方からも観察できる（図Ⅲ-76，図Ⅲ-77，図Ⅲ-79）．ただし外側頭と内側頭の筋腹の境界を厳密に分けることは難しい．
- 後方からみた長頭と外側頭の筋腹の境界は明瞭である（図Ⅲ-79，図Ⅲ-80）．
- 内側方からみた長頭と内側頭の筋腹の停止付近の境界は明瞭であり，境界の遠位端は停止腱の長軸長の遠位1/3の部位に位置する（図Ⅲ-81，図Ⅲ-69）．
- 上腕三頭筋の停止腱の深層には，肘頭の近くまで厚い筋腹が存在する（図Ⅲ-82）．この筋腹の多くは，内側頭の筋腹である．
- 肘筋は外側上顆のすぐ後方に位置する三角形の筋である（図Ⅲ-78，図Ⅲ-84）．外側上顆，肘頭，および前腕部の長軸長の近位1/3の部位を結んだ領域に位置するが（図Ⅲ-83，図Ⅲ-84），前腕部の長軸長の近位1/3の部位付近に位置する筋腹（図Ⅲ-83 Dの★）は，尺側手根伸筋の深層に位置する．他の筋に覆われていない筋腹の遠位端は，前腕部の長軸長の近位1/4の部位付近に位置する（図Ⅲ-83，図Ⅲ-84）．
- 肘筋の筋束の走行は，橈側近位方から尺側遠位方へ向かう（図Ⅲ-84 B, C）．
- 肘筋は，上腕三頭筋の内側頭と連続して存在し，両筋の間に明瞭な境界はない（図Ⅲ-83，図Ⅲ-84）．また支配神経も上腕三頭筋の内側頭を支配する橈骨神経からの枝と同じ枝であり，上腕三頭筋の分束とも言われる[9]．

筋連結

- 上腕三頭筋は，烏口腕筋（筋間中隔，図Ⅲ-52 E），上腕筋（筋間中隔，図Ⅲ-7 B，図Ⅲ-52 E），三角筋（筋間中隔，図Ⅲ-7 B），腕橈骨筋（筋間中隔，図Ⅲ-7 B），長橈側手根伸筋（筋間中隔，図Ⅲ-7 B）および肘筋（腱，図Ⅲ-84 C）と連結している．
- 肘筋は，上腕三頭筋（腱，図Ⅲ-84 C），尺側手根伸筋（腱膜），総指伸筋（腱膜）および回外筋（腱膜）と連結している．

第Ⅲ章　上肢の筋

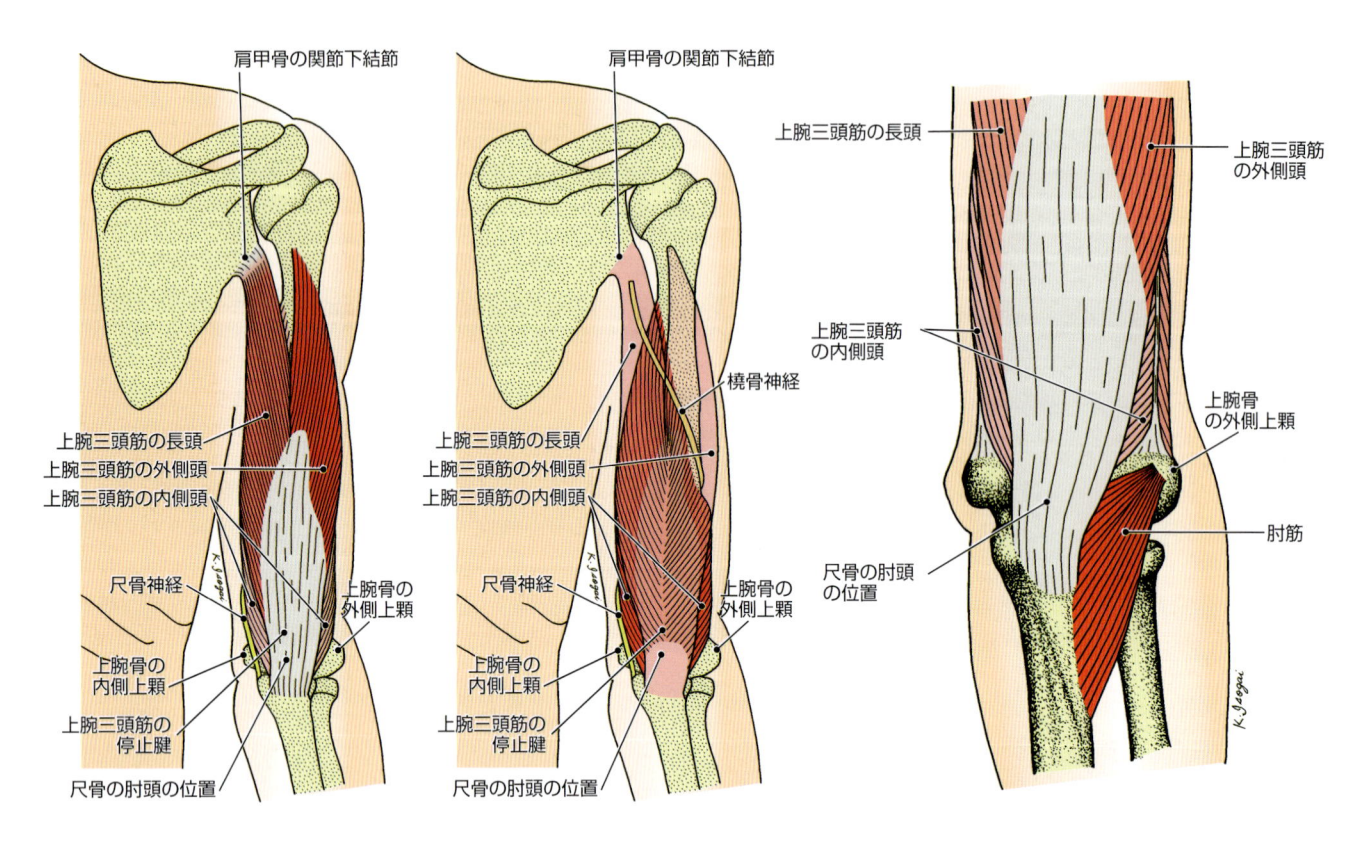

図 Ⅲ-76　後方からみた上腕三頭筋の模式図

図 Ⅲ-77　後方からみた上腕三頭筋の内側頭の模式図

図 Ⅲ-78　後方からみた肘筋の模式図

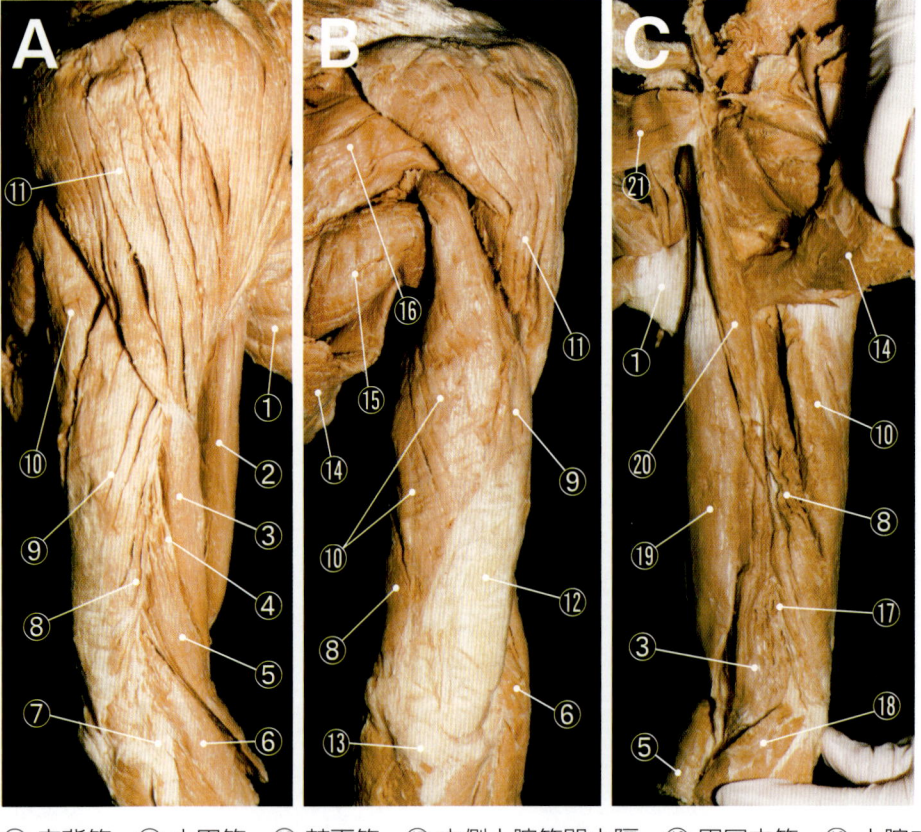

図 Ⅲ-79 上腕三頭筋の位置と形を多方向からみる

Aは上腕部を外側方から，Bは後方から，Cは内側方からみた写真である．

① 大胸筋
② 上腕二頭筋の長頭
③ 上腕筋　④ 橈骨神経
⑤ 腕橈骨筋
⑥ 長橈側手根伸筋
⑦ 上腕骨の外側上顆
⑧ 上腕三頭筋の内側頭
⑨ 上腕三頭筋の外側頭
⑩ 上腕三頭筋の長頭
⑪ 三角筋
⑫ 上腕三頭筋の停止腱
⑬ 尺骨の肘頭

⑭ 広背筋　⑮ 大円筋　⑯ 棘下筋　⑰ 内側上腕筋間中隔　⑱ 円回内筋　⑲ 上腕二頭筋の短頭　⑳ 烏口腕筋
㉑ 小胸筋

196 ｜ 骨格筋の形と触察法

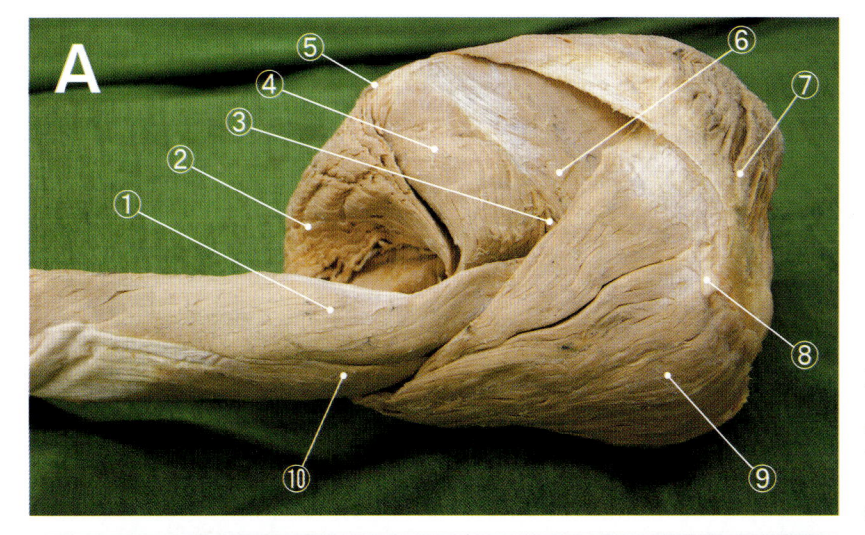

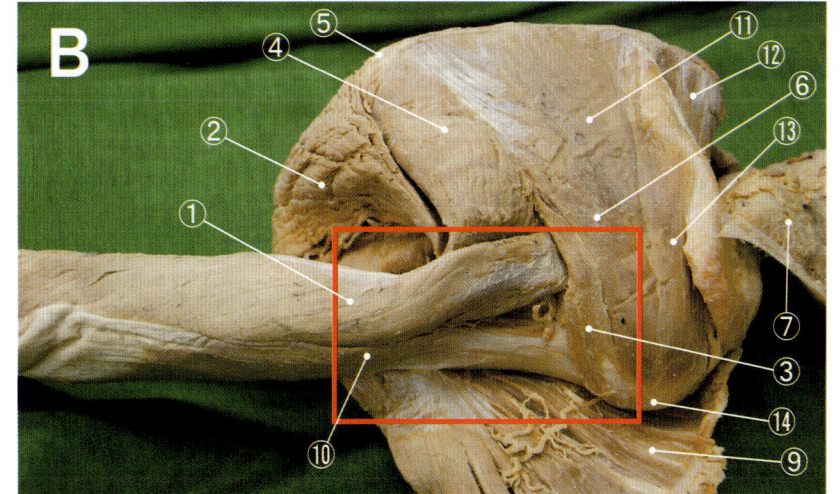

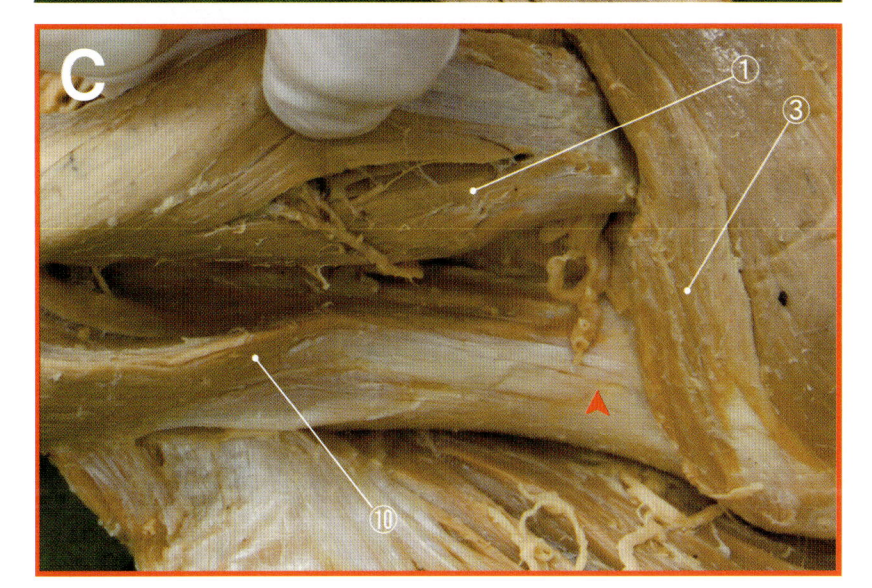

8. 上腕三頭筋，肘筋（骨格筋の形と位置）

図 Ⅲ-80
上腕三頭筋の長頭と外側頭の起始付近の位置と形をみる

Aは肩関節付近を後外側方からみた写真である．BはAの三角筋を外側方へ，僧帽筋を頭方へ反転してある．CはBの□を拡大してある．上腕三頭筋の長頭は，内側方へ牽引してある．Cの▶は，上腕三頭筋の外側頭の近位端を示す．

① 上腕三頭筋の長頭　② 広背筋
③ 小円筋　④ 大円筋
⑤ 肩甲骨の下角
⑥ 棘下筋の下部　⑦ 僧帽筋
⑧ 肩峰角　⑨ 三角筋
⑩ 上腕三頭筋の外側頭
⑪ 棘下筋の中部　⑫ 棘上筋
⑬ 棘下筋の上部　⑭ 大結節

骨格筋の形と触察法 | 197

第Ⅲ章　上肢の筋

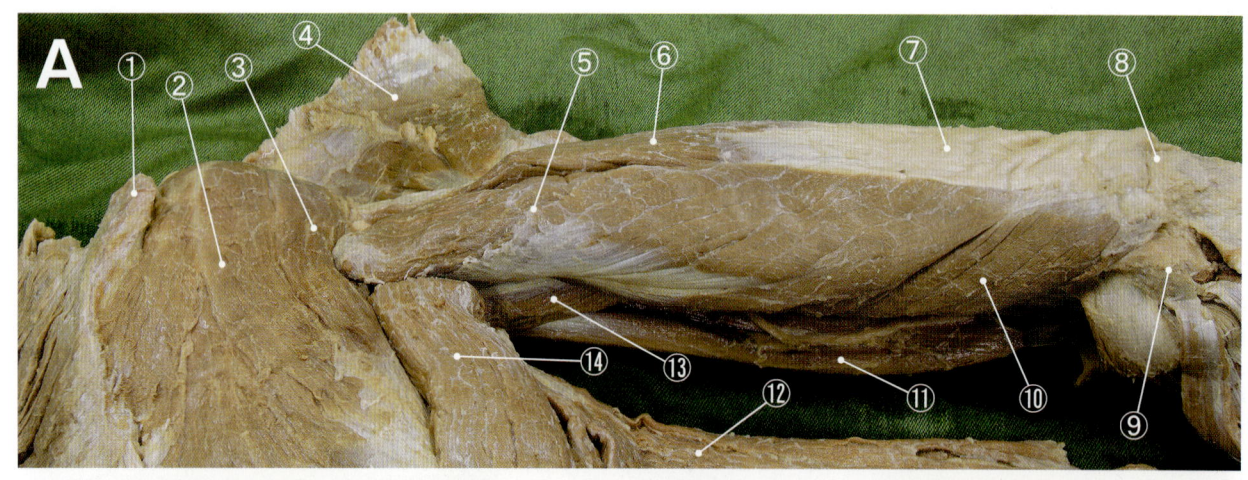

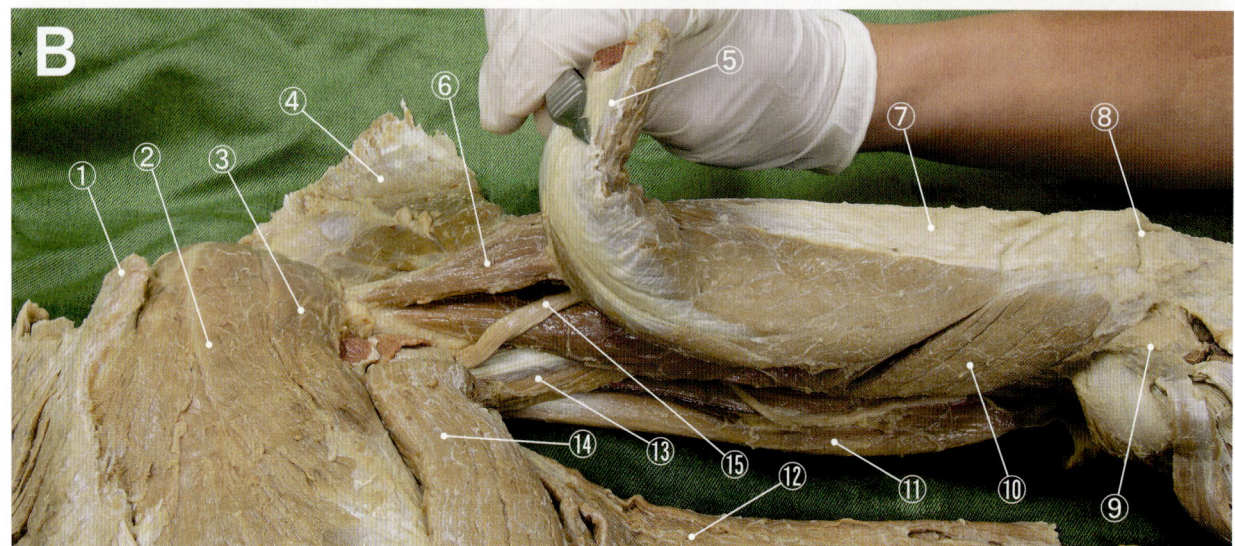

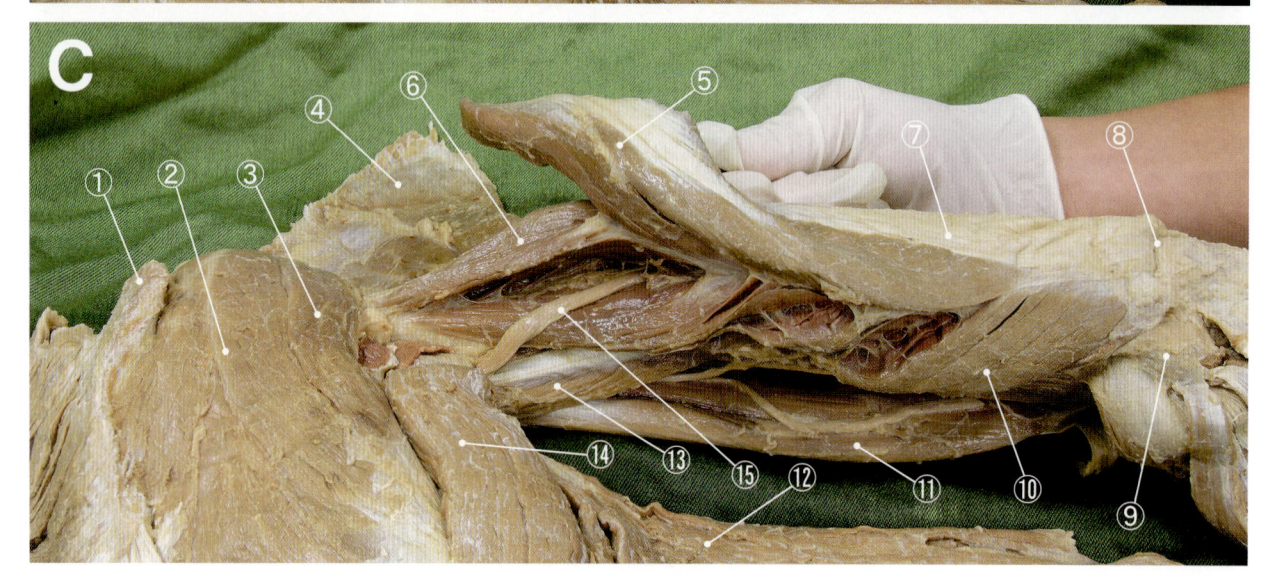

図 Ⅲ-81　上腕三頭筋の内側頭と外側頭の起始付近の位置と形をみる

Aは上腕三頭筋を内側方からみた写真である．三角筋は起始から剥離し外側方へ反転してある．BはAの上腕三頭筋の長頭の筋腹を近位端付近で切断し，後方へ牽引してある．CはBの長頭を後外側方へ反転してある．

① 肩峰　② 棘下筋　③ 小円筋　④ 三角筋　⑤ 上腕三頭筋の長頭　⑥ 上腕三頭筋の外側頭
⑦ 上腕三頭筋の停止腱　⑧ 尺骨の肘頭　⑨ 上腕骨の内側上顆　⑩ 上腕三頭筋の内側頭　⑪ 上腕二頭筋
⑫ 広背筋　⑬ 烏口腕筋　⑭ 大円筋　⑮ 橈骨神経

198　骨格筋の形と触察法

8. 上腕三頭筋，肘筋（骨格筋の形と位置）

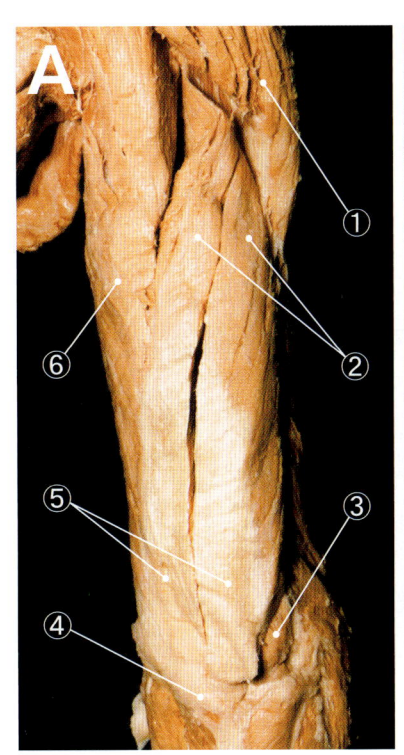

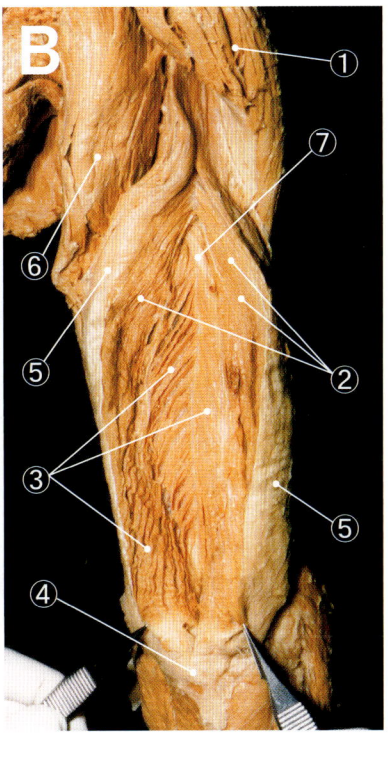

図 III-82 上腕三頭筋の停止腱の深部をみる

Aは上腕部を後方からみた写真である．上腕三頭筋の外側頭と内側頭を，筋束の長軸に沿って縦切断してある．BはAの切断面を正面に向けてある．

① 三角筋
② 上腕三頭筋の外側頭
③ 上腕三頭筋の内側頭
④ 尺骨の肘頭
⑤ 上腕三頭筋の停止腱
⑥ 上腕三頭筋の長頭　⑦ 橈骨神経

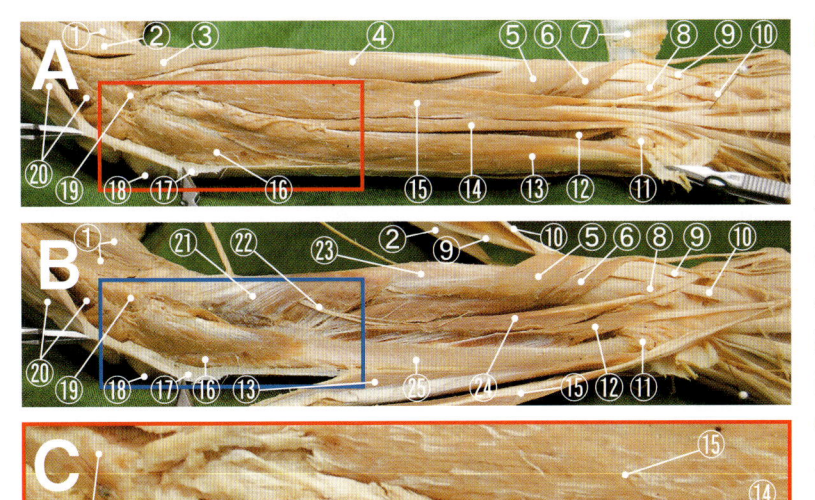

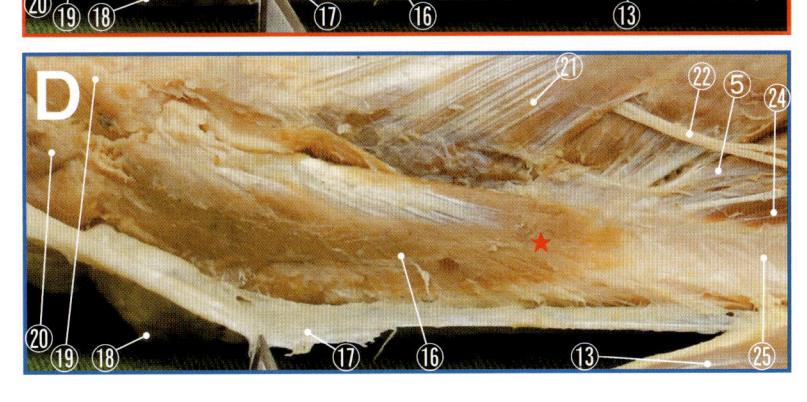

図 III-83 肘筋の位置と形をみる

Aは前腕部を後方からみた写真である．前腕部がやや回内しているため，肘部付近は後橈側方からみている．伸筋支帯は縦切断し，反転してある．BはAの長・短橈側手根伸筋，総指伸筋，小指伸筋，尺側手根伸筋を起始から剥離し反転してある．CはAの□を，DはBの□をそれぞれ拡大してある．肘筋の遠位端は前腕部の近位1/3の部位にあり，この付近の筋腹(Dの★)は，尺側手根伸筋の深層に位置している(C, D)．

① 上腕筋　② 腕橈骨筋
③ 長橈側手根伸筋　④ 短橈側手根伸筋
⑤ 長母指外転筋　⑥ 短母指伸筋
⑦ 伸筋支帯
⑧ 橈骨の背側結節（リスター結節）
⑨ 長橈側手根伸筋の停止腱
⑩ 短橈側手根伸筋の停止腱
⑪ 尺骨頭　⑫ 示指伸筋
⑬ 尺側手根伸筋　⑭ 小指伸筋
⑮ 総指伸筋　⑯ 肘筋
⑰ 前腕筋膜の一部
⑱ 尺骨の肘頭の外側端
⑲ 上腕骨の外側上顆の後外側面
⑳ 上腕三頭筋の内側頭　㉑ 回外筋
㉒ 橈骨神経の深枝　㉓ 橈骨
㉔ 長母指伸筋　㉕ 尺骨

骨格筋の形と触察法 | 199

第Ⅲ章　上肢の筋

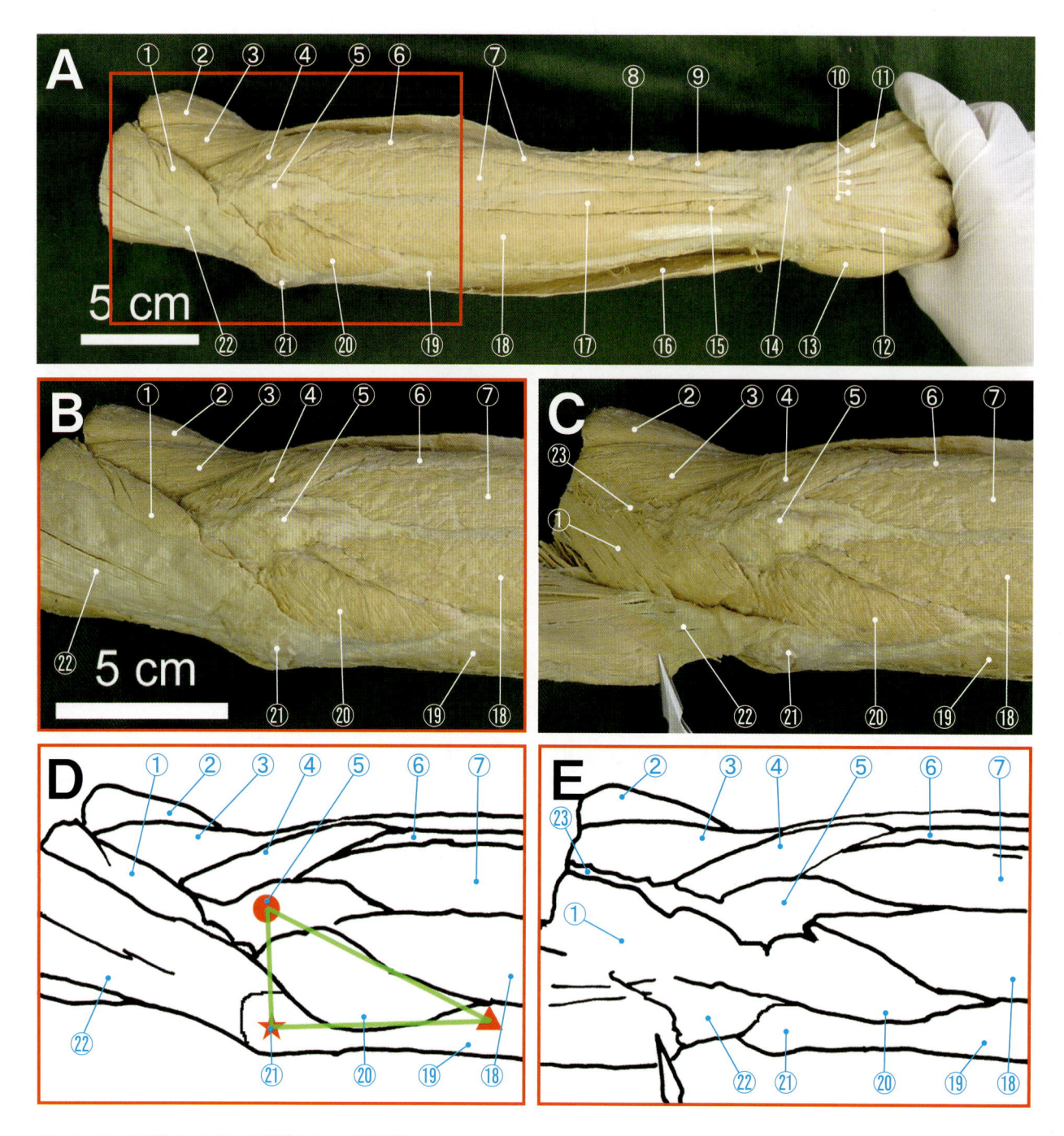

図 Ⅲ-84　肘筋と上腕三頭筋との関係をみる

　Aは，前腕部を後方からみた写真である．前腕部がやや回内しているため，肘部付近は後橈側方から観察している．Bは，Aの□を拡大してある．Cは，Bの上腕三頭筋の停止腱を後方へ反転してある．D，Eは，それぞれB，Cの模式図である．Dの●は，上腕骨の外側上顆の最も外側方へ突出した部位を，★は肘頭の最も後方へ突出した部位を，▲は尺骨後縁の長さの近位1/4の部位を示す．肘筋は，●と★と▲の三点を結ぶ三角形の位置で観察される（B，D）．

① 上腕三頭筋の内側頭　② 上腕筋　③ 腕橈骨筋　④ 長橈側手根伸筋　⑤ 上腕骨の外側上顆
⑥ 短橈側手根伸筋　⑦ 総指伸筋　⑧ 長母指外転筋　⑨ 短母指伸筋　⑩ 総指伸筋の停止腱
⑪ 示指伸筋の停止腱　⑫ 小指伸筋の停止腱　⑬ 小指外転筋　⑭ 伸筋支帯　⑮ 示指伸筋
⑯ 尺側手根屈筋　⑰ 小指伸筋　⑱ 尺側手根伸筋　⑲ 深指屈筋　⑳ 肘筋　㉑ 尺骨の肘頭
㉒ 上腕三頭筋の停止腱　㉓ 外側上腕筋間中隔

200 ｜骨格筋の形と触察法

8. 上腕三頭筋，肘筋（骨格筋の形と位置）

触察法

※肘筋の触察法はⅢ-13．肘筋（触察法），尺側手根伸筋，小指伸筋，総指伸筋に記載する．

骨指標と筋の投影図

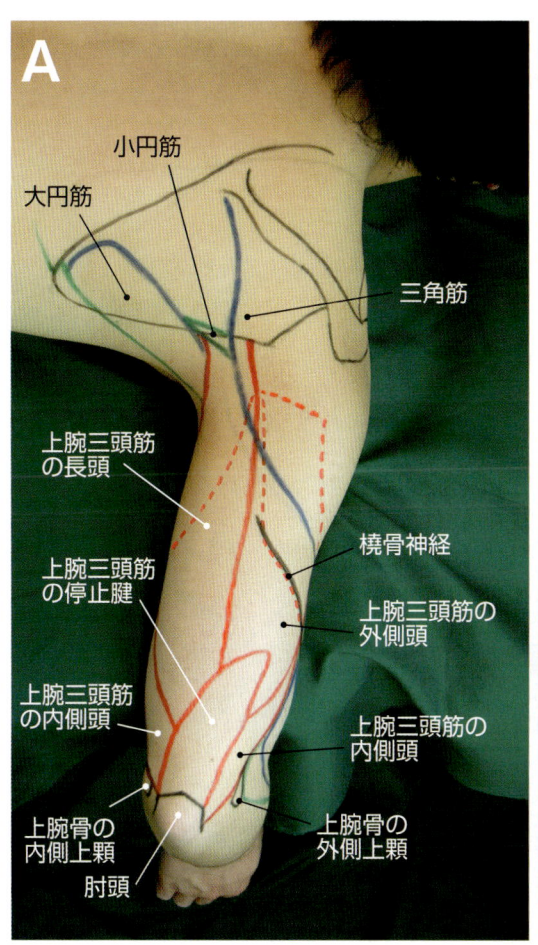

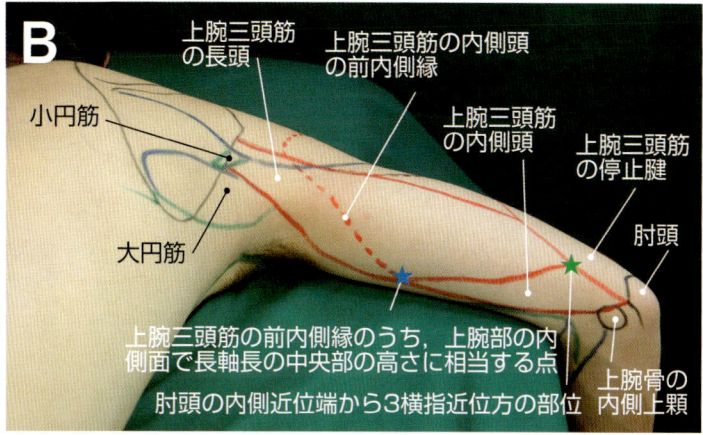

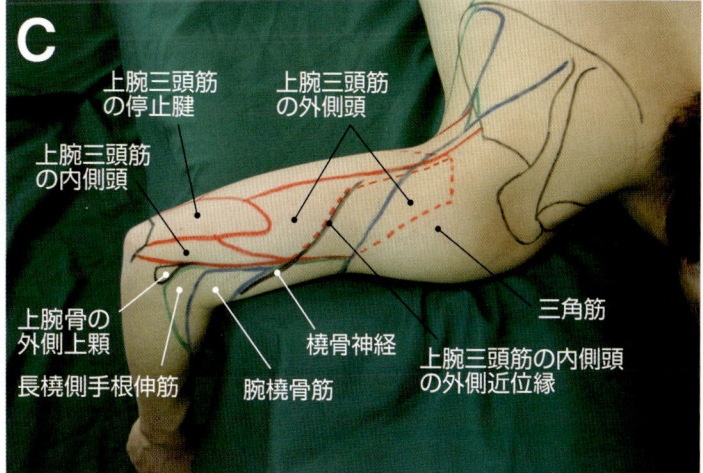

図 Ⅲ-85 骨指標と上腕三頭筋などの投影図

Aは上腕部を後方から，Bは後内側方から，Cは後外側方からみた写真である．上腕部の外側面で，上腕三頭筋の外側頭と内側頭の境界は厳密には分けられない．A，Cでは，便宜上橈骨神経と上腕三頭筋の前外側縁との交点から上腕三頭筋の停止腱の外側縁に向けて境界線を引いてある．

骨指標の触察手順

骨指標の触察手順は，**V-7．1** 上腕骨の内側上顆，**V-6．5** 肩甲骨の外側縁，**V-7．2** 上腕骨の外側上顆，**V-7．3** 尺骨の肘頭を参照．

筋の触察手順

1．上腕三頭筋の内側頭と長頭の前内側縁，2．上腕三頭筋の内側頭と外側頭の前外側縁，3．上腕三頭筋の長頭と外側頭との境界，4．上腕三頭筋の長頭と内側頭との境界，5．上腕三頭筋の内側頭の外側近位縁，6．上腕三頭筋の停止腱の順に触察する．

1．上腕三頭筋の内側頭と長頭の前内側縁（図Ⅲ-76，図Ⅲ-77，図Ⅲ-79，図Ⅲ-81，図Ⅲ-69）

① 被検者は肩関節90°外転位，肘関節屈曲位．触察者は触察部位の内側方に位置する．

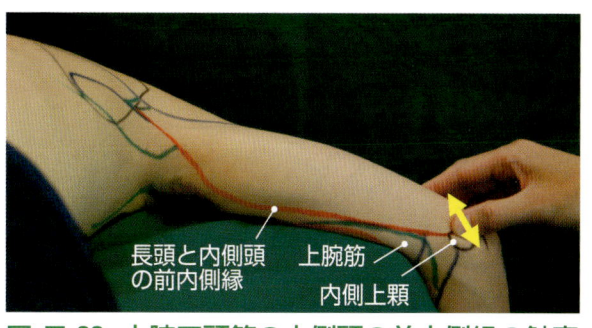

図 Ⅲ-86 上腕三頭筋の内側頭の前内側縁の触察

骨格筋の形と触察法 | 201

② 上腕骨の内側上顆の後面に指を置き，前方へ圧迫しながら指を外側近位方⇔内側遠位方に移動させる（図Ⅲ-86）．

※ 肘関節を自動伸展させると，観察および触知しやすい．

③ ②で確認した筋腹の前内側縁を，内側頭と長頭とを区別せずに，腋窩のやや遠位方の部位までたどる（図Ⅲ-87）．

※ 肘関節を自動伸展させると，観察および触知しやすい．

※ 腹臥位では重力により，上腕三頭筋の筋腹がベッドのすぐ近くまで垂れ下がっている場合が多い（図Ⅲ-87）．

④ ③で腋窩のやや遠位方の部位まで確認した前内側縁を，肩甲骨の外側縁（関節下結節）まで後近位方へたどる（図Ⅲ-88）．

※ 肘関節を自動伸展させると，観察および触知しやすい（図Ⅲ-89）．

※ 肩関節を自動内旋させ，膨隆する大円筋と広背筋の後方を通ることを確認する．

※ 肩関節を自動外旋させ，膨隆する小円筋の前方を通ることを確認する．

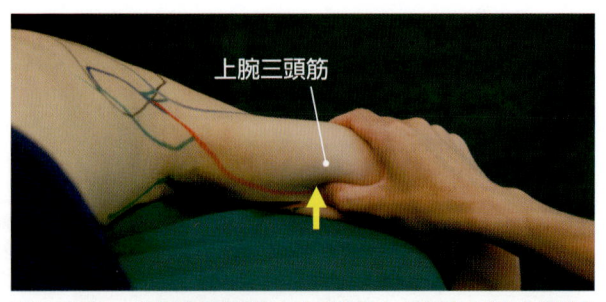

図 Ⅲ-87 上腕三頭筋の内側頭と長頭の前内側縁の触察

図 Ⅲ-88 上腕三頭筋の長頭の触察

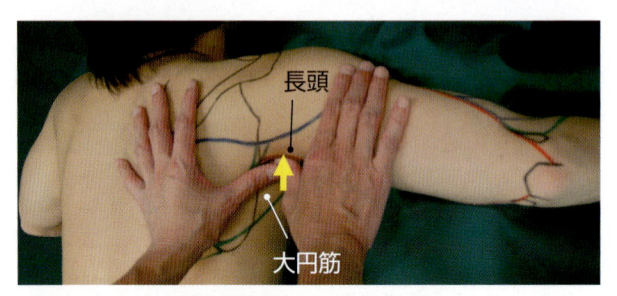

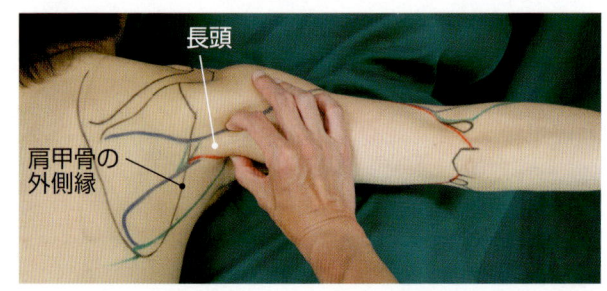

図 Ⅲ-89 収縮を用いた上腕三頭筋の長頭の触察
抵抗に対し肘関節を自動伸展させている．

2. 上腕三頭筋の内側頭と外側頭の前外側縁

（図Ⅲ-76，図Ⅲ-77，図Ⅲ-67，図Ⅲ-79，図Ⅲ-68）

① 被検者は肩関節90°外転位，肘関節屈曲位．触察者は触察部位の外側方に位置する．

② 上腕骨の外側上顆の後面に指を置き，前方へ圧迫しながら指を内側近位方⇔外側遠位方に移動させる．

※ 肘関節を自動伸展させると，観察および触知しやすい．

③ ②で確認した筋腹の前外側縁を，内側頭と外側頭とを区別せずに，上腕部の近位1/3の部位まで近位方へたどる（図Ⅲ-90）．

※ 肘関節を自動伸展させると，観察および触知しやすい．

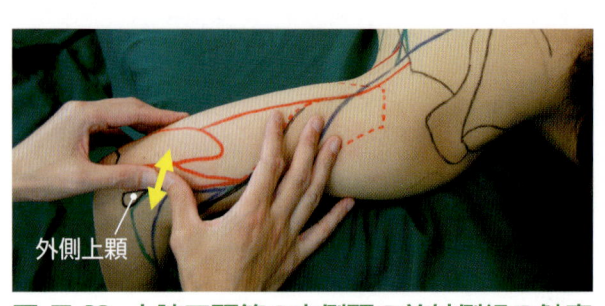

図 Ⅲ-90 上腕三頭筋の内側頭の前外側縁の触察

3. 上腕三頭筋の長頭と外側頭との境界（図Ⅲ-76, 図Ⅲ-79）

① 被検者は肩関節90°外転位，肘関節屈曲位．触察者は触察部位の内側方または外側方に位置する．
② 上腕部の近位1/3の部位で，後方からみた上腕部の幅の中央部に指を置き，前方へ押し込む（図Ⅲ-91）．
③ ②で確認した境界を，上腕部の遠位1/3の部位までたどる．
※ この境界の遠位端は，肘伸展位では上腕部の長軸長の中央部に位置するが（図Ⅲ-76, 図Ⅲ-79），肘関節を屈曲させると遠位方へ移動する．
④ ②で確認した境界を近位方へたどり，続いて長頭の外側縁を肩甲骨の外側縁までたどる．
※ 外側頭の近位端付近の筋腹は三角筋に覆われる．この筋腹の一部は，肘関節を自動伸展させることで触知できるが，近位端に近いほど筋腹は薄くなり，触知は困難となる（図Ⅲ-80, 図Ⅲ-25）．
※ 肩甲骨の外側縁付近の長頭の筋腹は，肘関節を自動伸展させると，観察および触知しやすい（図Ⅲ-89）．

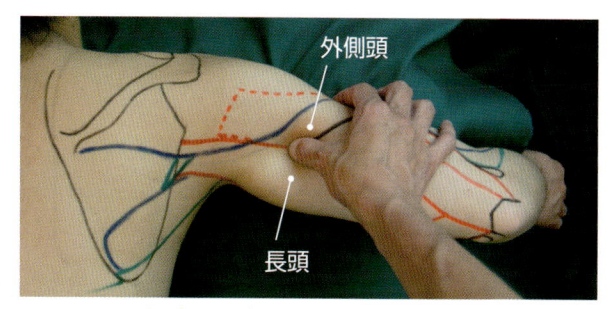

図 Ⅲ-91 上腕三頭筋の長頭と外側頭との境界の触察

4. 上腕三頭筋の長頭と内側頭との境界（図Ⅲ-76, 図Ⅲ-77, 図Ⅲ-79, 図Ⅲ-69）

① 被検者は肩関節90°外転位，肘関節屈曲位．触察者は触察部位の内側方に位置する．
② 1. で確認した内側頭と長頭の前内側縁のうち，上腕部の内側面で長軸長の中央部の高さに相当する点を確認する（図Ⅲ-85Bの★）．
③ 尺骨の肘頭の内側近位端から3横指近位方の部位を確認する（図Ⅲ-85Bの★）．
④ ★と★を結ぶ線上に指を置き，外側方へ圧迫しながら，指を後近位方⇔前遠位方に移動させる．
※ 上腕部の内側面で長軸長の中央部付近では，長頭の筋腹を持ち上げて確認するとよい（図Ⅲ-92）．
※ 肘関節を自動伸展させると，観察および触知しやすい（図Ⅲ-93の➤）．
※ これより近位方の領域の内側頭は，長頭の深層に位置する．この筋腹の一部は，長頭の深層へ指を押し込むことで触知できるが，近位端付近の筋腹の触知は困難である．
※ 内側頭は，外側上顆のすぐ後方にも存在するが，上腕部の外側面で外側頭と内側頭とを鑑別することはできない．

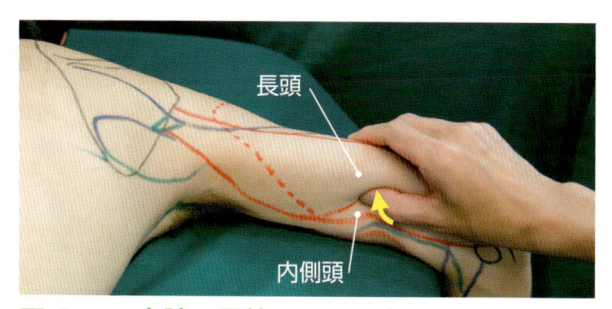

図 Ⅲ-92 上腕三頭筋の長頭と内側頭との境界の触察

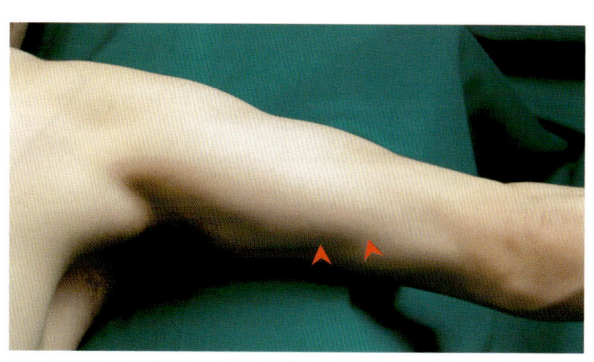

図 Ⅲ-93 収縮による上腕三頭筋の長頭と内側頭の膨隆
抵抗に対し肘関節を自動伸展させている．
➤：長頭と内側頭との境界

5. 上腕三頭筋の内側頭の外側近位縁(図Ⅲ-77, 図Ⅲ-82)

① 被検者は肩関節90°外転位，肘関節屈曲位．触察者は触察部位の遠位方に位置する．

② 上腕部の後外側面の中央部に指を置き，前内側方へ圧迫しながら指を内側遠位方⇔外側近位方に移動させる（図Ⅲ-94）．

※ 内側頭の外側近位縁付近を橈骨神経が通る（図Ⅲ-77, 図Ⅲ-82 B）．同部位に指を置き，上腕骨をやや強めに圧迫しながら指を近位方⇔遠位方に移動させると，橈骨神経を触知できる．

※ 上腕部の後外側面付近以外の部位での触知は困難である．

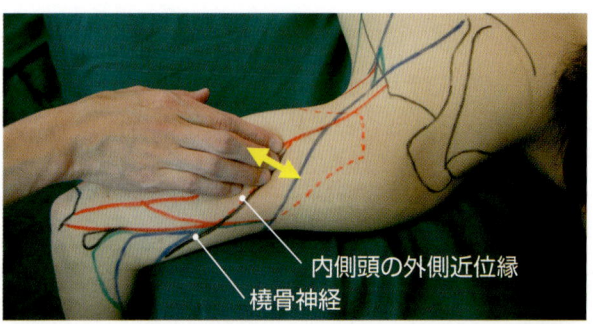

図 Ⅲ-94 上腕三頭筋の内側頭の外側近位縁の触察

6. 上腕三頭筋の停止腱(図Ⅲ-76, 図Ⅲ-79, 図Ⅲ-82)

① 被検者は肩関節90°外転位，肘関節屈曲位．触察者は触察部位の遠位方に位置する．

② 抵抗に対し肘関節を自動伸展（等尺性収縮）させると，肘頭から上腕部の後面の中央部付近に至る，3横指ほどの幅のくぼみが観察できる（図Ⅲ-95）．このくぼみの段差を，さすりを用いて確認する（図Ⅲ-96）．

※ 上腕三頭筋の停止腱は，やや外側方へ傾きながら近位方へ向かう．その近位端は，肘関節90°屈曲位の場合，上腕部の長軸長の遠位1/3の部位〜中央部に位置する場合が多い．

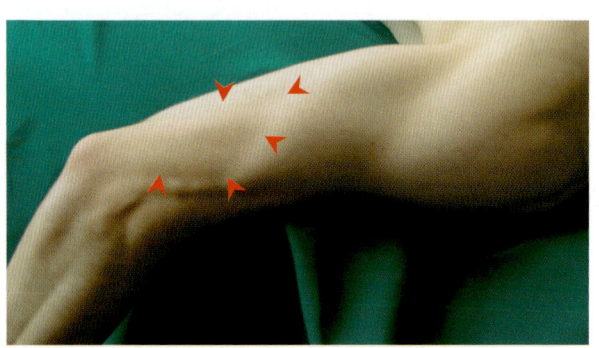

図 Ⅲ-95 収縮を用いた上腕三頭筋の停止腱の観察

抵抗に対し肘関節を自動伸展（等尺性収縮）させている．

➤：停止腱と筋腹との境界

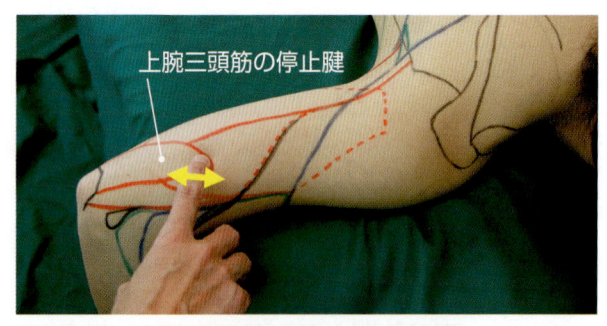

図 Ⅲ-96 上腕三頭筋の停止腱の触察

> **学生のための触察ポイント**
> ● 上腕三頭筋は，「1. 上腕三頭筋の内側頭と長頭の前内側縁」と「2. 上腕三頭筋の内側頭と外側頭の前外側縁」の一部を確認した後，その間にある筋腹の膨隆を触察する．

9 円回内筋, 橈側手根屈筋, 長掌筋, 尺側手根屈筋

骨格筋の形と位置

筋　名	起　始	停　止	作　用	神　経
円回内筋 Pronator teres	上腕頭：上腕骨の内側上顆，内側上腕筋間中隔． 尺骨頭：尺骨の鉤状突起．＊1	橈骨の外側面(回内筋粗面)．	前腕の回内．肘関節の屈曲．	正中神経 Median nerve (C6, C7)
橈側手根屈筋 Flexor carpi radialis	上腕骨の内側上顆，前腕筋膜．＊1	第2・3中手骨の底の掌側面．	手関節の掌屈，橈屈．前腕の回内．＊2	正中神経 Median nerve (C6, C7 (C8))
長　掌　筋 Palmaris longus	上腕骨の内側上顆，前腕筋膜．＊1	手掌腱膜．	手関節の掌屈．手掌腱膜を緊張させる．＊2	正中神経 Median nerve (C7, C8, T1)
尺側手根屈筋 Flexor carpi ulnaris	上腕頭：上腕骨の内側上顆，前腕筋膜． 尺骨頭：尺骨の後縁の近位1/2の領域，前腕筋膜．＊1	豆状骨，有鉤骨，第5中手骨の底の掌側面，豆鉤靱帯，豆中手靱帯．	手関節の掌屈，尺屈．＊2	尺骨神経 Ulnar nerve (C7, C8, T1)

＊1：これらの筋の筋束は，隣接する筋との間の起始腱膜からも始まっている（筋連結の項を参照）．橈側手根屈筋の筋束全てがこの腱膜から始まり，内側上顆からは起こらない場合も多い（図Ⅲ-98 A, D）．

＊2：補助的作用として，肘関節の屈曲作用がある．

構造の特徴

- 円回内筋，橈側手根屈筋，長掌筋および尺側手根屈筋は，前腕部の前面の浅層に位置する筋である（図Ⅲ-97，図Ⅲ-98 A, D，図Ⅲ-99 A）．

- 橈側方から円回内筋，橈側手根屈筋，長掌筋，尺側手根屈筋の順に並ぶ（図Ⅲ-97，図Ⅲ-98 A, D，図Ⅲ-99 A）．

- 橈側手根屈筋と長掌筋の筋腹は隣接しているが，長掌筋と尺側手根屈筋の筋腹の間は離れており，その間には浅指屈筋の筋腹の一部が観察できる（図Ⅲ-98 A, D）．

- 円回内筋の幅は約2 cmで，近位から遠位までほぼ一定である．しかし，その一部は腕橈骨筋，長・短橈側手根伸筋，橈側手根屈筋，長掌筋の起始付近の筋腹に覆われ，小さくみえる（図Ⅲ-98）．なお，これらの筋が円回内筋を覆う程度は，個体によって異なる（図Ⅲ-99，図Ⅲ-144 A）．

- 円回内筋の上腕頭の近位端は，上腕骨の内側上顆よりも近位方に位置する（図Ⅲ-98 D, E）．上腕頭の深層には尺骨頭が存在し，両頭の間を正中神経が走行する（図Ⅲ-98 E, F）．

- 円回内筋の停止付近の筋腹は薄く，橈骨の前外側面の中央部から近位1/3の部位までの領域で前橈側面に位置する（図Ⅲ-98，図Ⅲ-99）．

- 長掌筋と橈側手根屈筋の筋腹の遠位端は，前腕部の中央部付近に位置し，それより遠位ではひも状の停止腱となる（図Ⅲ-99 A）．しかし，筋腹の遠位端が前腕の遠位部まで存在する場合が3%ある[9]．一方，尺側手根屈筋の筋腹の遠位端は，尺骨の茎状突起のすぐ近位付近まで存在する（図Ⅲ-101 A）．

- 長掌筋が移行する手掌腱膜は，縦走する線維と横走する線維が層状に重なり構成される強靱な膜である（図Ⅲ-100）．

- 長掌筋の欠損に関する報告は多い．その欠損率は日本人で3.2%（5/154肢）[12]，3.4%（30/884肢）[5]，3.9%（12/305肢）[13]，8.0%（8/100肢）[14]と報告されている．一方，白人が20%前後，黒人では4%前後という報告があり，人種間で異なる[9]．

- 尺側手根屈筋の筋腹の後縁は，尺骨の後縁よりも前尺側方に位置する．尺側手根屈筋の筋腹の後縁と尺骨の後縁との間の領域には膜様の起始腱が存在しているだけである（図Ⅲ-101）．
- 尺側手根屈筋の上腕頭の筋腹の厚さは約1cmであるが，尺側方へ向かうほど薄い（図Ⅲ-101，図Ⅲ-114）．

筋連結

- 円回内筋は，浅指屈筋（腱膜，図Ⅲ-98 E），橈側手根屈筋（腱膜），長掌筋（腱膜），長母指屈筋（腱膜，図Ⅲ-99 C）および上腕二頭筋（腱膜）と連結している．
- 橈側手根屈筋は，浅指屈筋（腱膜，図Ⅲ-49），円回内筋（腱膜），上腕二頭筋（腱膜，図Ⅲ-49）および長掌筋（腱膜，図Ⅲ-49）と連結している．
- 長掌筋は，円回内筋（腱膜），短掌筋（腱膜，図Ⅲ-201），浅指屈筋（腱膜，図Ⅲ-98 E，図Ⅲ-49），上腕二頭筋（腱膜，図Ⅲ-49），橈側手根屈筋（腱膜，図Ⅲ-49）および尺側手根屈筋（腱膜，図Ⅲ-49）と連結している．
- 尺側手根屈筋は，浅指屈筋（腱膜，図Ⅲ-49），深指屈筋（腱膜，図Ⅲ-101 B）上腕二頭筋（腱膜，図Ⅲ-49），長掌筋（腱膜，図Ⅲ-49）および小指外転筋（腱）と連結している．

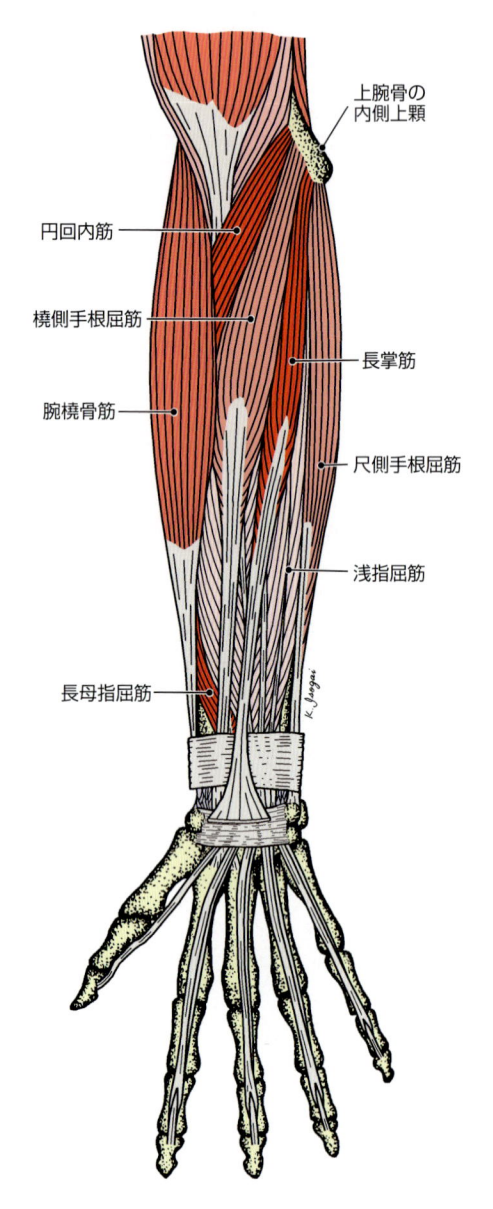

図Ⅲ-97　前方からみた前腕部の筋の模式図

9. 円回内筋，橈側手根屈筋，長掌筋，尺側手根屈筋

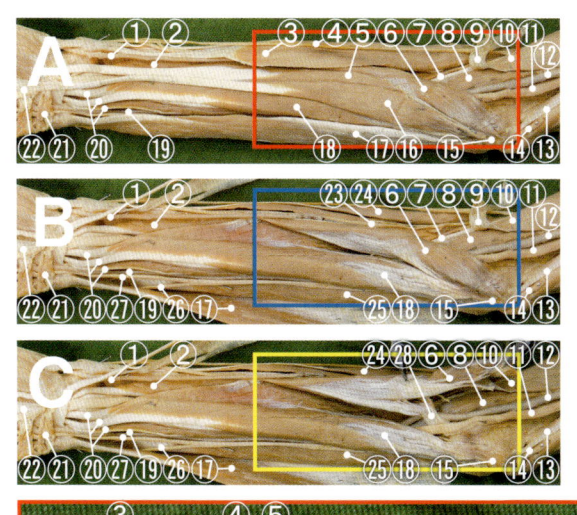

図 Ⅲ-98 円回内筋の位置と形をみる

Aは前腕部を前方からみた写真である．前腕部がやや回内しているため，肘部付近は前尺側方からみている．上腕二頭筋腱膜は近位方へ反転してある．BはAの腕橈骨筋，橈側手根屈筋，長掌筋，尺側手根屈筋を起始から剥離し，反転してある．CはBの円回内筋の上腕頭を起始から剥離し，橈側方へ牽引してある．DはAの☐を，EはBの☐を，FはCの☐をそれぞれ拡大してある．

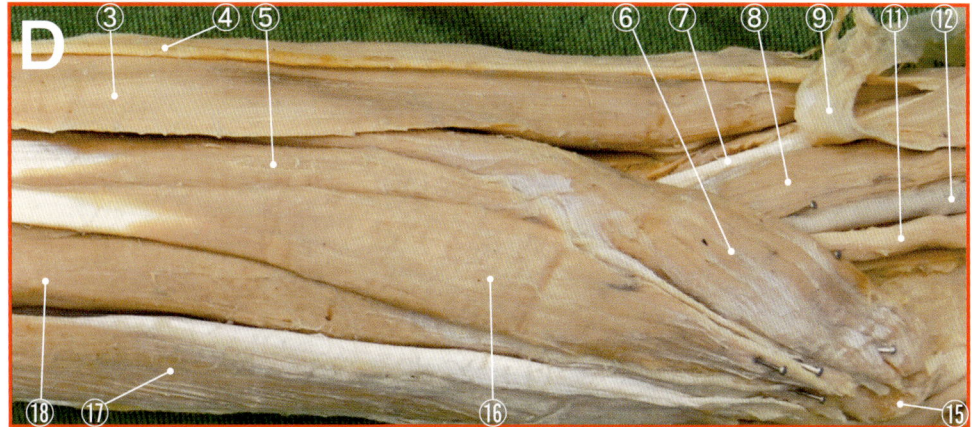

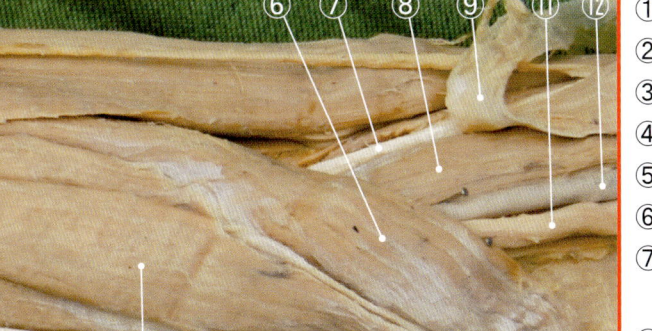

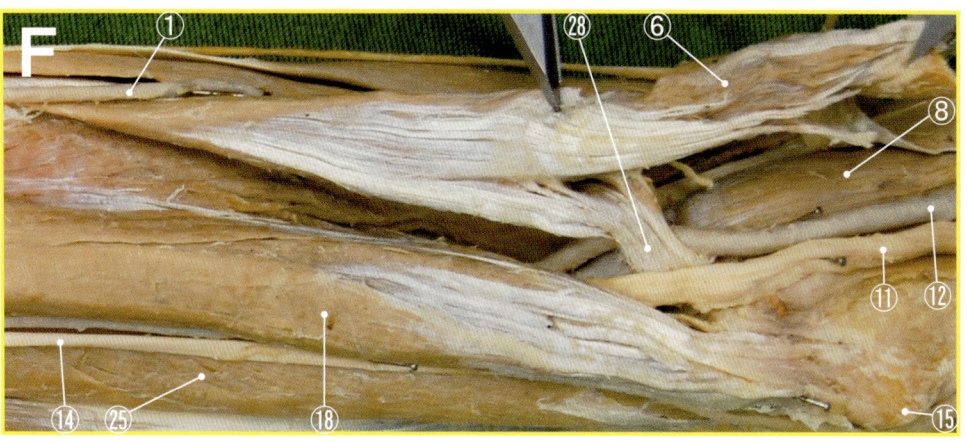

① 橈骨動脈
② 長母指屈筋
③ 腕橈骨筋
④ 外側前腕皮神経
⑤ 橈側手根屈筋
⑥ 円回内筋の上腕頭
⑦ 上腕二頭筋の橈骨へ向かう停止腱
⑧ 上腕筋
⑨ 上腕二頭筋腱膜
⑩ 上腕二頭筋
⑪ 正中神経
⑫ 上腕動脈
⑬ 内側上腕筋間中隔
⑭ 尺骨神経
⑮ 上腕骨の内側上顆
⑯ 長掌筋
⑰ 尺側手根屈筋
⑱ 浅指屈筋
⑲ 尺骨動脈
⑳ 浅指屈筋の停止腱
㉑ 短掌筋
㉒ 手掌腱膜
㉓ 橈骨神経の浅枝
㉔ 長橈側手根伸筋
㉕ 深指屈筋
㉖ 尺骨神経の手背枝
㉗ 尺骨神経の掌枝
㉘ 円回内筋の尺骨頭
㉙ 短橈側手根伸筋

骨格筋の形と触察法 | 207

第Ⅲ章　上肢の筋

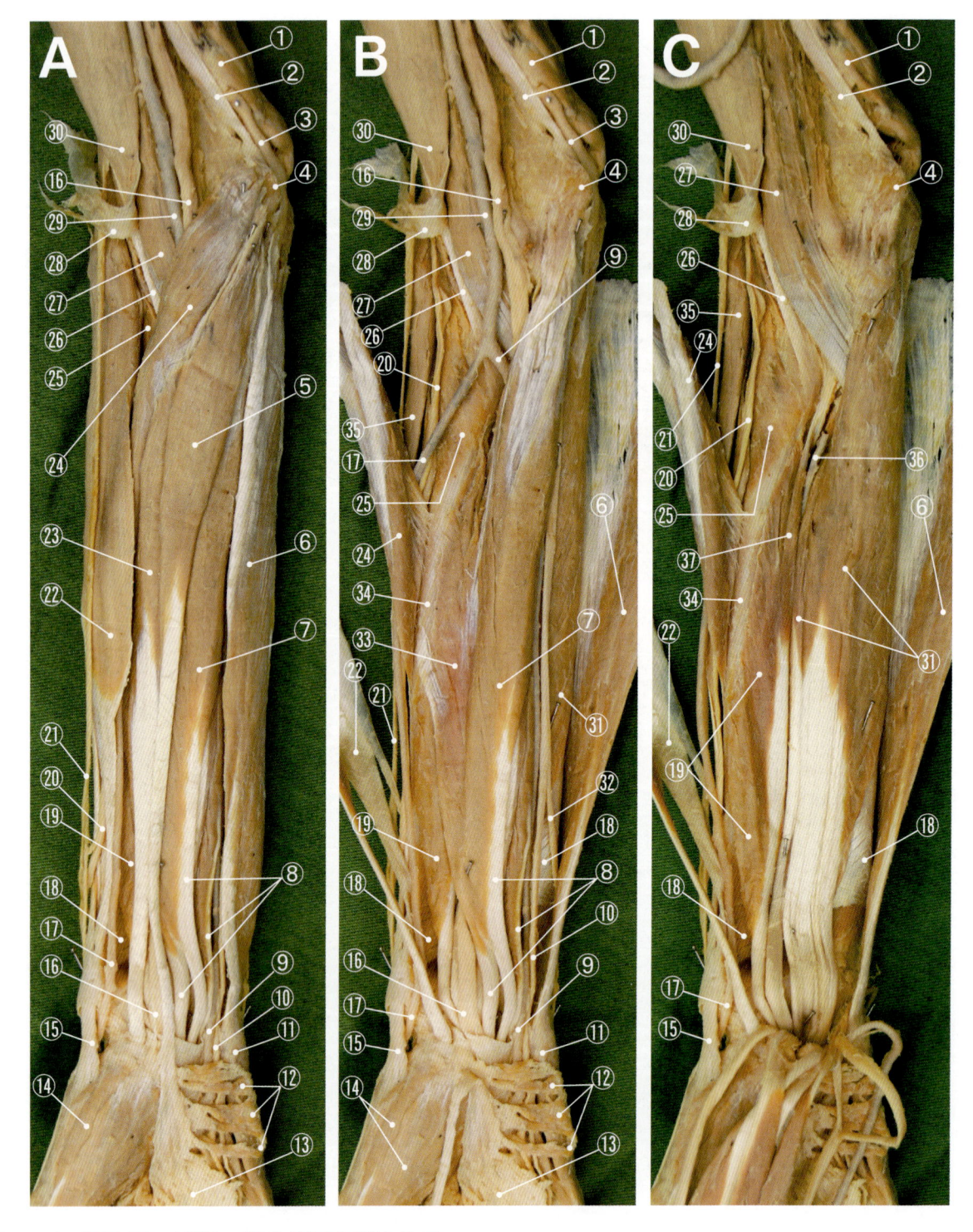

図 Ⅲ-99　前腕部の前面の筋の位置と形をみる

Aは肘部を前尺側方からみた写真である．前腕部がやや回内しているため，手部付近は掌側方からみている．上腕二頭筋腱膜は近位方へ反転してある．BはAの浅指屈筋より表層に位置する筋を全て起始から剥離し，反転してある．CはBの正中神経，尺骨動脈，尺骨神経，上腕動脈と浅指屈筋を反転してある．

① 上腕三頭筋　② 内側上腕筋間中隔　③ 尺骨神経　④ 上腕骨の内側上顆　⑤ 長掌筋　⑥ 尺側手根屈筋　⑦ 浅指屈筋の上腕尺骨頭　⑧ 浅指屈筋の停止腱　⑨ 尺骨動脈　⑩ 尺骨神経の掌枝　⑪ 豆状骨の位置　⑫ 短掌筋　⑬ 手掌腱膜　⑭ 短母指外転筋　⑮ 長母指外転筋の停止腱　⑯ 正中神経　⑰ 橈骨動脈　⑱ 方形回内筋　⑲ 長母指屈筋　⑳ 橈骨神経の浅枝　㉑ 外側前腕皮神経　㉒ 腕橈骨筋　㉓ 橈側手根屈筋　㉔ 円回内筋　㉕ 回外筋　㉖ 上腕二頭筋の橈骨へ向かう停止腱　㉗ 上腕筋　㉘ 上腕二頭筋腱膜　㉙ 上腕動脈　㉚ 上腕二頭筋　㉛ 深指屈筋　㉜ 尺骨神経の手背枝　㉝ 浅指屈筋の橈骨頭　㉞ 橈骨　㉟ 長橈側手根伸筋　㊱ 前骨間動脈　㊲ 長母指屈筋の副頭

9. 円回内筋，橈側手根屈筋，長掌筋，尺側手根屈筋

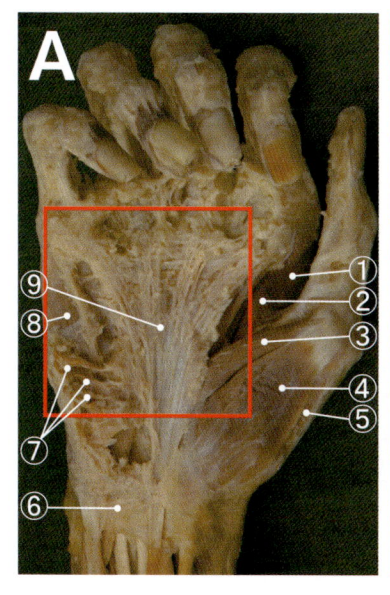

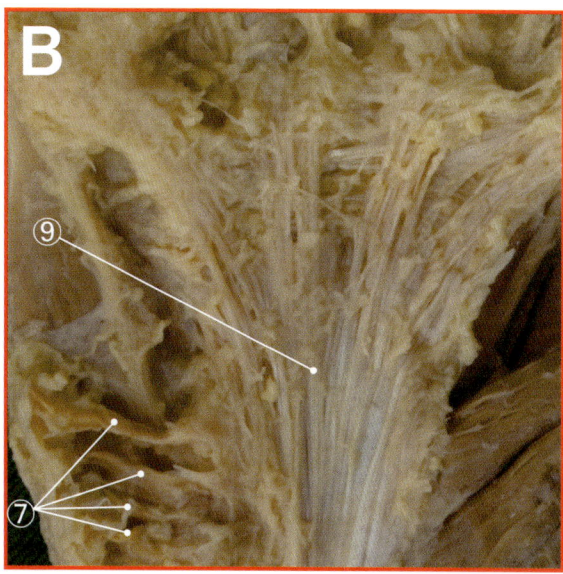

図 Ⅲ-100 手掌腱膜をみる

手掌を前方からみた写真である．BはAの□を拡大してある．

① 第1背側骨間筋
② 母指内転筋の横頭
③ 短母指屈筋の浅頭
④ 短母指外転筋
⑤ 母指対立筋
⑥ 屈筋支帯　⑦ 短掌筋
⑧ 小指屈筋
⑨ 手掌腱膜

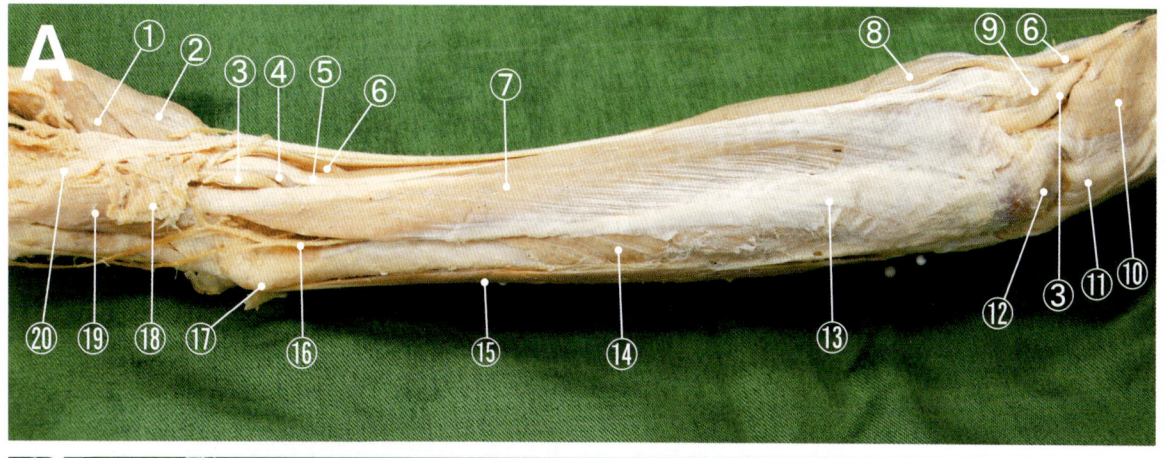

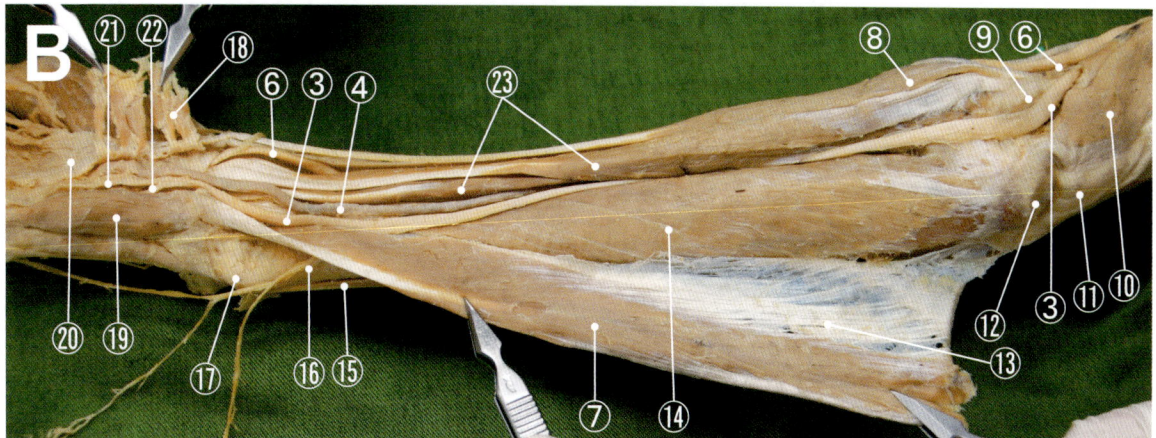

図 Ⅲ-101 尺側手根屈筋の位置と形をみる

Aは前腕部を後尺側方からみた写真である．前腕部がやや回内位にあるため，手部付近は尺側方からみている．BはAの尺側手根屈筋を起始（尺骨体から始まる部位以外）から剥離しピンセットで尺側方へ反転してある．

① 短母指屈筋の浅頭　② 短母指外転筋　③ 尺骨神経　④ 尺骨動脈　⑤ 浅指屈筋の停止腱　⑥ 正中神経
⑦ 尺側手根屈筋　⑧ 長掌筋　⑨ 上腕骨の内側上顆の位置　⑩ 上腕三頭筋の内側　⑪ 上腕三頭筋の停止腱
⑫ 尺骨の肘頭　⑬ 尺側手根屈筋の起始腱膜　⑭ 深指屈筋　⑮ 尺側手根伸筋　⑯ 尺骨神経の手背枝
⑰ 尺骨茎状突起　⑱ 短掌筋　⑲ 小指外転筋　⑳ 手掌腱膜　㉑ 尺骨神経の浅枝　㉒ 尺骨神経の深枝
㉓ 浅指屈筋

骨格筋の形と触察法 | 209

第Ⅲ章　上肢の筋

触察法

骨指標と筋の投影図

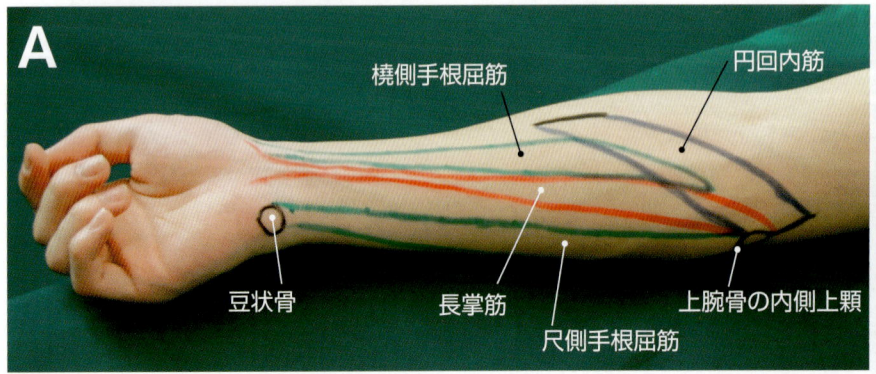

図 Ⅲ-102　骨指標と円回内筋，長掌筋，橈側手根屈筋，尺側手根屈筋の投影図

Aは前腕部を前尺側方から，Bは尺側方からみた写真である．

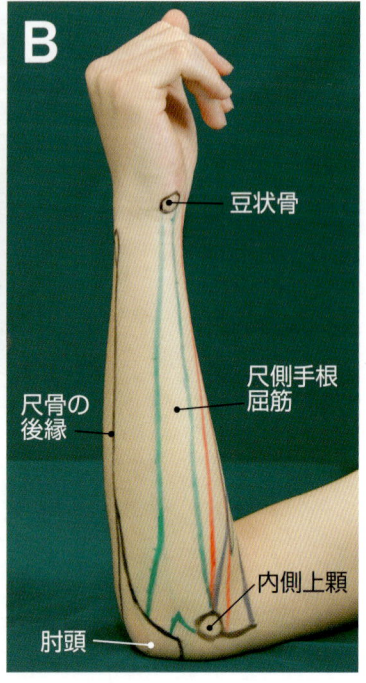

骨指標の触察手順

骨指標の触察手順は，**V-7.1** 上腕骨の内側上顆，**V-7.3** 尺骨の肘頭，尺骨の後縁，**V-8.3** 豆状骨を参照．

筋の触察手順

1. 円回内筋，2. 長掌筋，3. 橈側手根屈筋，4. 尺側手根屈筋の順に触察する．

1. 円回内筋（図 Ⅲ-97，図 Ⅲ-98，図 Ⅲ-129）

① 触察者は触察部位の遠位方に位置する．

② 円回内筋の橈側近位縁：上腕骨の内側上顆の内側端から2横指前橈側近位方の部位（図Ⅲ-103Aの★）と，橈骨の橈側縁の近位1/3の部位を前方に投影した点（図Ⅲ-103Aの★）とを結ぶ線に指を置き，後方へ圧迫しながら指を尺側遠位方へ移動させる（図Ⅲ-103A）．

③ ②で確認した円回内筋の橈側近位縁を，★から上腕骨の内側面まで後尺側近位方へたどる．

図 Ⅲ-103　円回内筋の橈側近位縁と尺側遠位縁の触察

★：上腕骨の内側上顆の内側端から2横指前橈側近位方の部位
★：橈骨の橈側面の近位1/3の部位の前方投影点
★：上腕骨の内側上顆の内側端
★：橈骨の橈側面の中央部の前方投影点

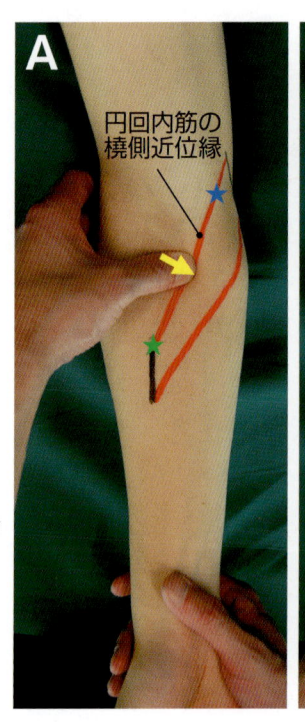

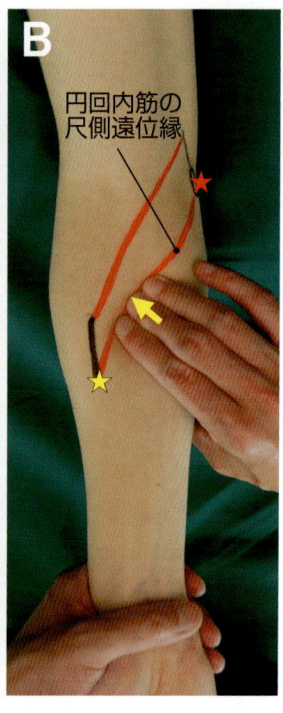

9. 円回内筋, 橈側手根屈筋, 長掌筋, 尺側手根屈筋

④ 円回内筋の尺側遠位縁：上腕骨の内側上顆の内側端（図Ⅲ-103Bの★）と，橈骨の橈側縁の中央部を前方に投影した点（図Ⅲ-103Bの⭐）とを結ぶ線に指を置き，後方へ圧迫しながら指を橈側近位方へ移動させる（図Ⅲ-103B）.

※ 多くの場合，円回内筋の表層の一部を橈側手根屈筋と長掌筋の筋腹が覆うため，やや強めに圧迫するとよい.

※ 肘関節を軽度屈曲位に保持すると触知しやすい（図Ⅲ-103）．肘関節の屈曲角度を増すとさらに触知しやすくなる（図Ⅲ-104B）.

※ 抵抗に対し前腕部を自動回内（等尺性収縮）させると触知しやすい（図Ⅲ-104A）.

※ ★と★を結ぶ線と，⭐と★を結ぶ縁との間に示指を置き，後方へ圧迫しながら橈側近位方⇔尺側遠位方に移動させると，示指全体が同時に円回内筋を横断する様子が触知できる（図Ⅲ-104A）.

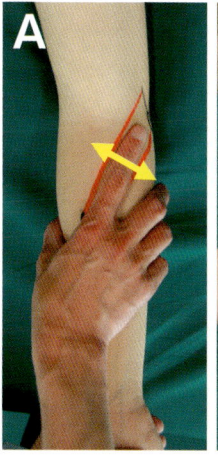

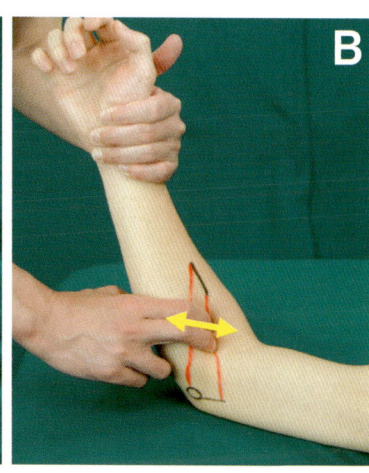

図 Ⅲ-104 収縮を用いた円回内筋の触察

Aは抵抗に対し前腕部を自動回内させている.
Bは肘関節90°屈曲位，前腕回内回外中間位で，抵抗に対し前腕部を自動回内させている（等尺性収縮）.

2. 長掌筋（図Ⅲ-97, 図Ⅲ-99）

① 触察者は触察部位の遠位方に位置する.

② 長掌筋の停止腱：手根部の前面で，前方からみた手根部の幅の中央部に指を置き，後方へ圧迫しながら指を橈側方⇔尺側方に移動させる（図Ⅲ-105, 図Ⅲ-106）.

※ 自動的に母指と小指を対立させながら手関節を掌屈させると，観察および触知しやすい（図Ⅲ-105の➤）.

③ ②で確認した腱を，上腕骨の内側上顆の内側端から1横指前橈側方の部位（図Ⅲ-106の★）を指標にして，近位方へたどる（図Ⅲ-106）.

※ 前腕部の中央部付近までは細くて硬い腱が，これより近位方の領域では太くて柔らかい筋腹が触知できる場合が多い（図Ⅲ-99）.

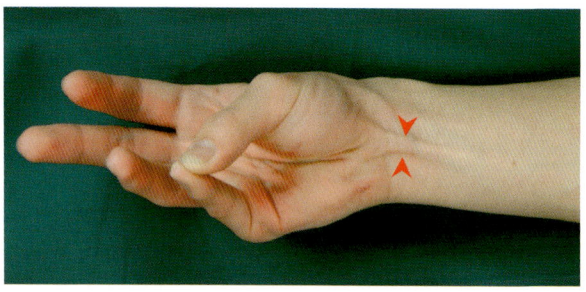

図 Ⅲ-105 長掌筋の停止腱の観察（➤）

自動的に母指と小指を対立させながら手関節を掌屈させている.

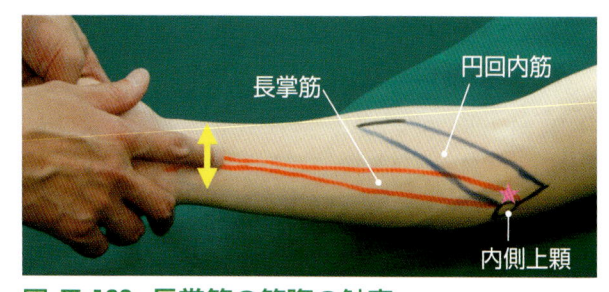

図 Ⅲ-106 長掌筋の筋腹の触察

★：上腕骨の内側上顆の内側端から1横指前橈側方の部位

3. 橈側手根屈筋（図Ⅲ-97, 図Ⅲ-99, 図Ⅲ-129）

① 触察者は触察部位の遠位方に位置する.

② 橈側手根屈筋の停止腱：手根部の前面で，前方からみた手根部の幅の橈側1/3の部位に指を置き，後方へ圧迫しながら指を橈側方⇔尺側方に移動させる（図Ⅲ-107, 図Ⅲ-108）.

※ 自動的に手指を屈曲させながら手関節を掌屈させると，観察および触知しやすい（図Ⅲ-107の➤）.

③ ②で確認した腱を，上腕骨の内側上顆の内側

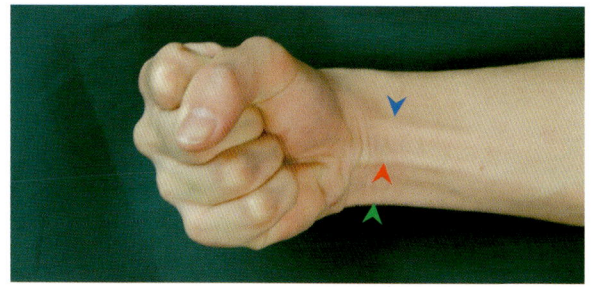

図 Ⅲ-107 長掌筋（➤），橈側手根屈筋（➤），尺側手根屈筋（➤）の停止腱の観察

自動的に手指を屈曲させながら手関節を掌屈させている.

骨格筋の形と触察法 | 211

第Ⅲ章　上肢の筋

端から2横指前橈側方の部位（図Ⅲ-108の★）を指標にして，近位方へたどる（図Ⅲ-108）．

※ 自動的に手指を屈曲させながら手関節を掌屈させると，観察および触知しやすい（図Ⅲ-109）．
※ 前腕部の中央部付近までは細くて硬い腱が，これより近位方の領域では太くて柔らかい筋腹が触知できる場合が多い（図Ⅲ-99）．
※ 橈側手根屈筋の筋腹は，筋腹の近位端が★よりも遠位方に位置する場合が多い（図Ⅲ-99）．

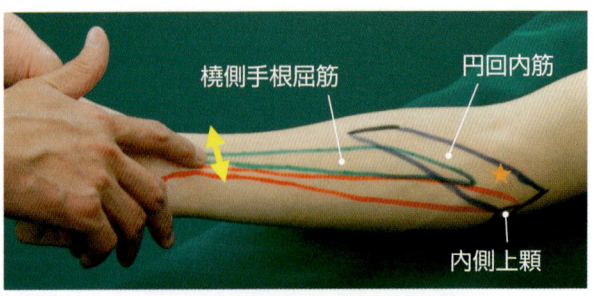

図 Ⅲ-108　橈側手根屈筋の筋腹の触察
★：上腕骨の内側上顆の内側端から2横指前橈側方の部位．

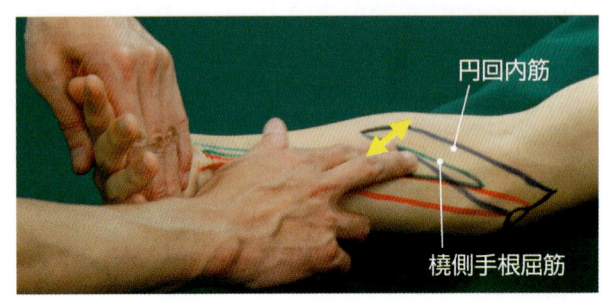

図 Ⅲ-109　収縮を用いた橈側手根屈筋の筋腹の触察
抵抗に対し手関節を自動掌屈させている．

4. 尺側手根屈筋（図Ⅲ-97, 図Ⅲ-99, 図Ⅲ-101）

① 被検者は肘関節伸展位または屈曲位．触察者は触察部位の遠位方に位置する．
② 尺側手根屈筋の停止腱：豆状骨のすぐ近位方に指を置き，後橈側方へ圧迫しながら指を前橈側方⇔後尺側方に移動させる（図Ⅲ-107）．
※ 自動的に手指を屈曲させながら手関節を掌屈させると，観察および触知しやすい（図Ⅲ-107の▶）．
③ ②で確認した腱を，上腕骨の内側上顆と尺骨の肘頭とを指標にして，近位方へたどる（図Ⅲ-110, 図Ⅲ-111）．
※ 小指を強く自動外転させると，前腕部の中で尺側手根屈筋のみが収縮し，触知しやすい（図Ⅲ-111）．
※ 筋腹の近位端付近で，内側上顆と肘頭に向かう筋腹を別々に触知できる場合がある．

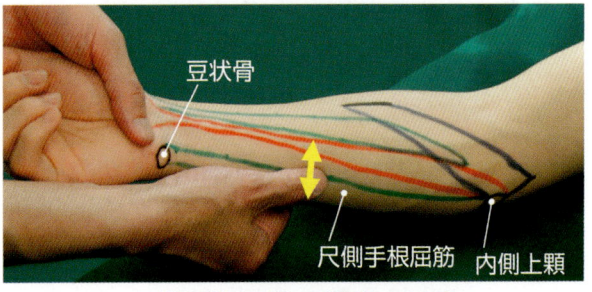

図 Ⅲ-110　尺側手根屈筋の筋腹の触察

> **学生のための触察ポイント**
> - 円回内筋は，「1. 円回内筋」の「②　円回内筋の橈側近位縁」と「④円回内筋の尺側遠位縁」との一部を確認した後，その間にある筋腹の膨隆を触察する．
> - 長掌筋は，「2. 長掌筋 ②」の停止腱を触察する．
> - 橈側手根屈筋は，「3. 橈側手根屈筋 ②」の停止腱を触察する．
> - 尺側手根屈筋は，「4. 尺側手根屈筋」の停止腱と筋腹とを触察する．

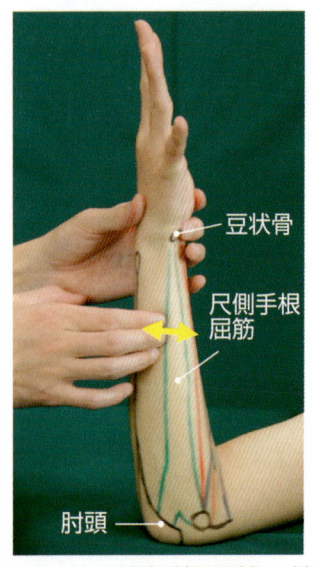

図 Ⅲ-111　収縮を用いた尺側手根屈筋の筋腹の触察
小指を自動外転させている．

212 ｜骨格筋の形と触察法

10 浅指屈筋, 深指屈筋, 長母指屈筋, 方形回内筋

骨格筋の形と位置

筋　名	起　始	停　止	作　用	神　経
浅指屈筋 Flexor digitorum superficialis	上腕尺骨頭：上腕骨の内側上顆, 尺骨の尺骨粗面の尺側部. 橈骨頭：橈骨の前面の近位部. *1	第2〜5指の中節骨の底.	第2〜5指の中手指節関節, 近位指節間関節の屈曲, 手関節の掌屈.	正中神経 Median nerve (C7〜T1)
深指屈筋 Flexor digitorum profundus	尺骨の前面の近位2/3の領域, 前腕骨間膜.	第2〜5指の末節骨の底.	第2〜5指の中手指節関節, 近位指節間関節, 遠位指節間関節の屈曲, 手関節の掌屈.	正中神経 Median nerve (C7〜T1) 尺骨神経 Ulnar nerve (C7〜T1) *2
長母指屈筋 Flexor pollicis longus	橈骨の前面, 前腕骨間膜.	母指の末節骨の底.	母指の中手指節間関節の屈曲, 母指の指節間関節の屈曲.	正中神経 Median nerve (C6, C7, (C8)) *3
方形回内筋 Pronator quadratus	尺骨の前面の遠位1/4の領域.	橈骨の前面の遠位1/4の領域.	前腕の回内.	正中神経 Median nerve ((C6)C7〜T1) *3

*1：浅指屈筋と長掌筋の筋束は, 両筋の間の起始腱膜からも始まっている（筋連結の項を参照).

*2：町田[15]は深指屈筋の神経支配について以下のように報告している. 深指屈筋の第2指へ向かう筋腹は, 常に正中神経のみに支配される. 第3指へ向かう筋腹は, 正中神経のみに支配されることが多いが, これに加え尺骨神経にも支配されている場合が21.5%ある. 第4指へ向かう筋腹は47.7%で二重支配を受けるが, 23.1%が正中神経のみ, 29.2%が尺骨神経のみに支配される. 第5指へ向かう筋腹は尺骨神経のみに支配されていることが多いが, 35.4%で二重支配を受ける.

*3：正中神経から分枝した前（前腕）骨間神経に支配される.

構造の特徴

- 浅指屈筋は前腕部の前面で, 円回内筋, 橈側手根屈筋, 長掌筋および尺側手根屈筋の深層に位置する（図Ⅲ-112, 図Ⅲ-99）. また, 浅指屈筋の深層で尺側方に深指屈筋が, 橈側方に長母指屈筋が位置する（図Ⅲ-113, 図Ⅲ-99）.

- 浅指屈筋と深指屈筋および長母指屈筋は半羽状を呈する（図Ⅲ-99）.

- 浅指屈筋の筋腹は, 長掌筋と尺側手根屈筋の深層に位置するが, これらの筋の筋腹に覆われていない領域がある（図Ⅲ-99 A, B, 図Ⅲ-114）.

- 浅指屈筋の停止腱は, 基節骨の高さ付近で2本に別れ, 指の内側方と外側方とに向かう（図Ⅲ-116）. その間を深指屈筋の停止腱が貫通し, 末節骨底へ向かう.

- 深指屈筋の筋腹は, 尺側手根屈筋の深層に位置するが, 尺骨の後縁と尺側手根屈筋の筋腹の尺側縁との間で, 尺側手根屈筋の筋腹に覆われていない領域がある（図Ⅲ-101, 図Ⅲ-114）.

- 長母指屈筋の筋腹の多くは, 腕橈骨筋と橈側手根屈筋の深層に位置するが, 遠位部の筋腹の一部は, 腕橈骨筋と橈側手根屈筋に覆われていない領域がある（図Ⅲ-99）.

- 深指屈筋の筋腹の近位端は, 長母指屈筋より近位方から始まる（図Ⅲ-99 C）. また, 深指屈筋の筋腹の幅は, 長母指屈筋より広い.

- 長母指屈筋の停止腱は, 手根管の外側部から母指球の内側深層を通り母指へ向かう（図Ⅲ-188）.

- 深指屈筋や長母指屈筋には副頭が存在することが多い（図Ⅲ-99 C）. 深指屈筋の副頭の出現率は

20.4％（44/216肢）という報告がある[16]．一方，長母指屈筋の副頭（Gantzer筋）の出現率は54.6％（118/216肢）[16]，58.8％（965/1640肢）[17]という報告がある．

- 方形回内筋は，前腕部の前面の遠位約1/4の領域の最も深層に位置する筋である（図Ⅲ-115，図Ⅲ-117）．
- 方形回内筋の筋腹は，腕橈骨筋の停止腱と橈側手根屈筋の停止腱との間で，表層に位置する全ての筋に覆われていない領域がある（図Ⅲ-99 A，図Ⅲ-129 A）．
- 方形回内筋は前方からは薄い筋にみえるが，橈骨と尺骨の間に位置する筋腹は厚い．
- 方形回内筋の筋腹の幅や走行方向は個体により異なる（図Ⅲ-117，図Ⅲ-118）．また，筋腹が複数の層から構成されている場合があり，二層で構成されている例が13.0％（13/100肢），三層が1.0％（1/100肢），四層が1.0％（1/100肢）と報告されている[14]．

筋連結

- 浅指屈筋は，長掌筋（腱膜，図Ⅲ-98 E，図Ⅲ-49），橈側手根屈筋（腱膜，図Ⅲ-49），尺側手根屈筋（腱膜，図Ⅲ-49），上腕二頭筋（腱膜，図Ⅲ-49）および円回内筋（腱膜）と連結している．
- 深指屈筋は，尺側手根屈筋（腱膜，図Ⅲ-101 B），上腕二頭筋（腱膜），長母指屈筋（骨間膜），長母指外転筋（骨間膜），長母指伸筋（骨間膜），回外筋（骨間膜），短母指伸筋（骨間膜）および虫様筋（腱，図Ⅲ-214）と連結している．
- 長母指屈筋は，深指屈筋（骨間膜），円回内筋（腱膜，図Ⅲ-99 C），回外筋（骨間膜），短母指伸筋（骨間膜），長母指伸筋（骨間膜），長母指外転筋（骨間膜）および示指伸筋（骨間膜）と連結している．

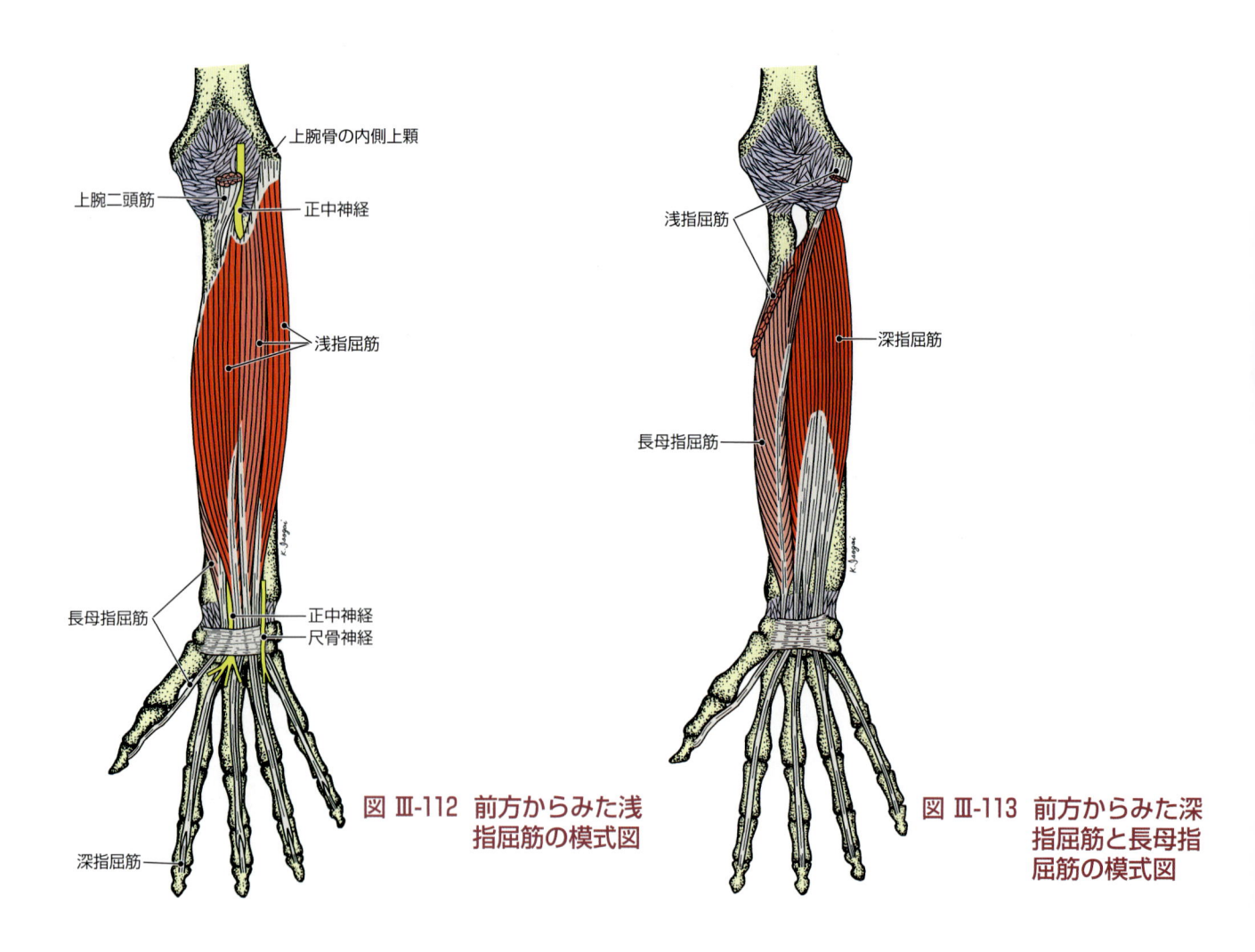

図Ⅲ-112 前方からみた浅指屈筋の模式図

図Ⅲ-113 前方からみた深指屈筋と長母指屈筋の模式図

10. 浅指屈筋, 深指屈筋, 長母指屈筋, 方形回内筋

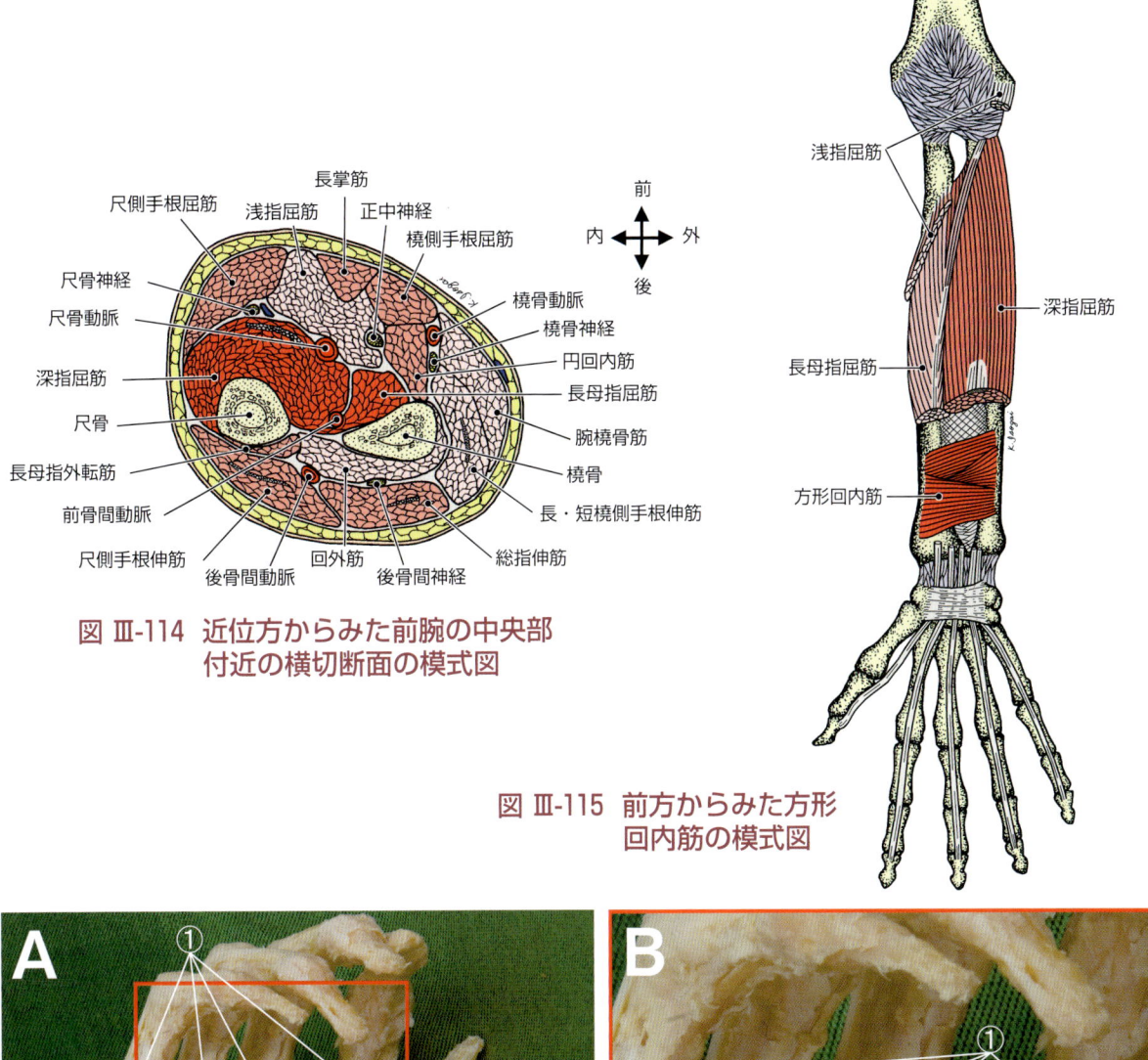

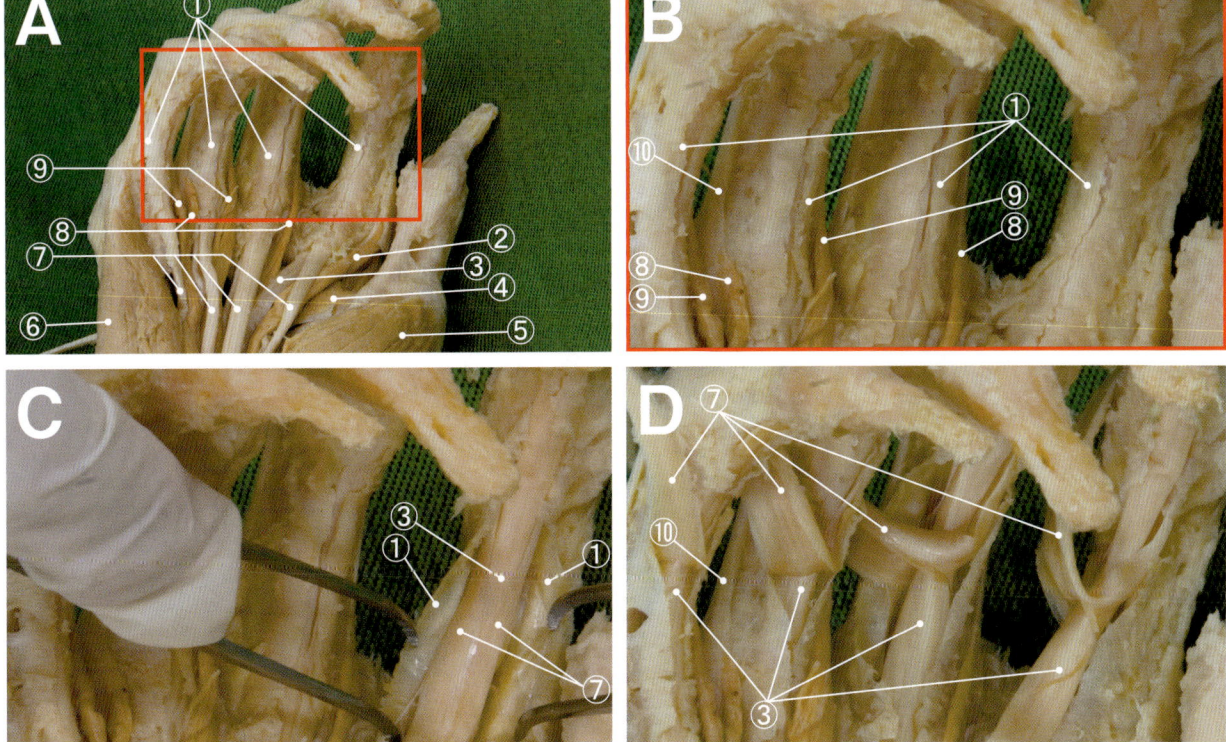

図 Ⅲ-114 近位方からみた前腕の中央部付近の横切断面の模式図

図 Ⅲ-115 前方からみた方形回内筋の模式図

図 Ⅲ-116 浅指屈筋と深指屈筋の停止腱をみる

Aは手指を前方からみた写真である．基節骨の前面の線維鞘は縦切断してある．BはAの□を拡大してある．CはBの示指の線維鞘を反転してある．DはCの浅指屈筋の停止腱を遠位方へ反転してある．

① 指の線維鞘　② 第1虫様筋　③ 深指屈筋の停止腱　④ 母指内転筋の横頭　⑤ 短母指外転筋
⑥ 小指外転筋　⑦ 浅指屈筋の停止腱　⑧ 背側骨間筋　⑨ 掌側骨間筋　⑩ 指背腱膜

骨格筋の形と触察法 | 215

第Ⅲ章　上肢の筋

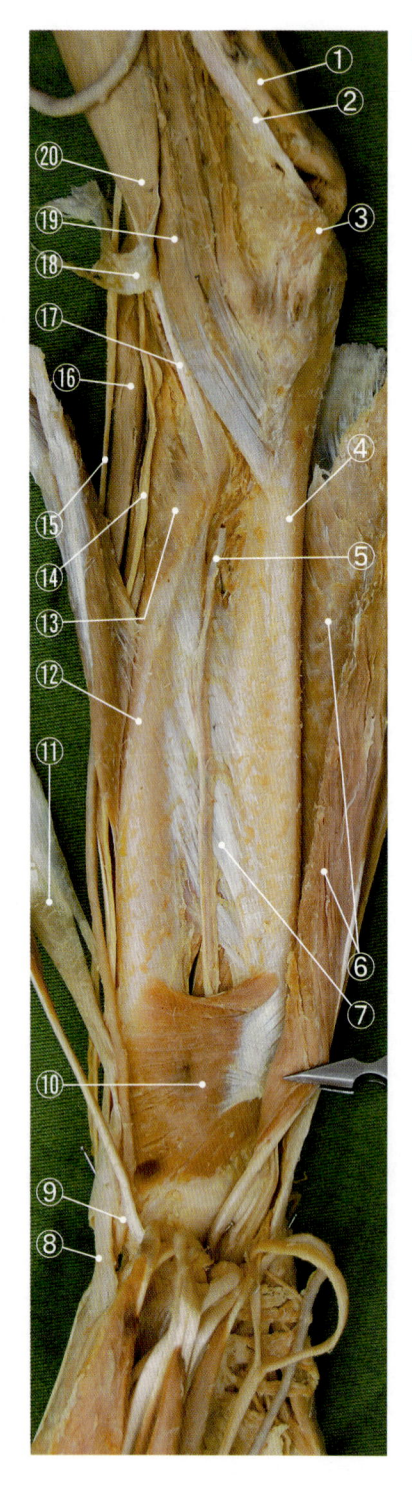

図Ⅲ-117　方形回内筋の位置と形をみる

　前腕部を前方からみた写真である．前腕部がやや回内しているため，肘部付近は前尺側方からみている．方形回内筋より表層に位置する筋，神経および動脈を剥離し反転してある．本写真は図Ⅲ-99のCの写真の深指屈筋と長母指屈筋を反転した写真である．

① 上腕三頭筋　② 内側上腕筋間中隔　③ 上腕骨の内側上顆　④ 尺骨
⑤ 前骨間動脈　⑥ 深指屈筋　⑦ 前腕骨間膜　⑧ 長母指外転筋の停止腱
⑨ 橈骨動脈　⑩ 方形回内筋　⑪ 腕橈骨筋　⑫ 橈骨　⑬ 回外筋
⑭ 橈骨神経の浅枝　⑮ 外側前腕皮神経　⑯ 長橈側手根伸筋
⑰ 上腕二頭筋の橈骨へ向かう停止腱　⑱ 上腕二頭筋腱膜　⑲ 上腕筋
⑳ 上腕二頭筋

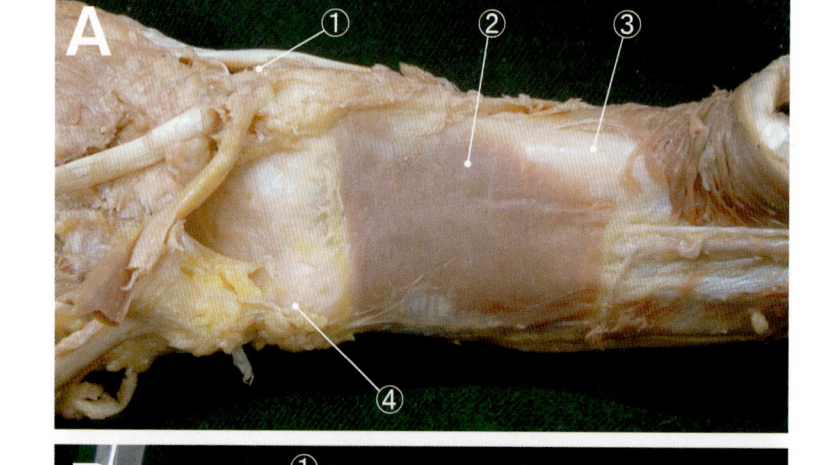

図Ⅲ-118　方形回内筋の個体差

　A，Bは，異なる標本の前腕遠位部を前方からみた写真である（写真の左が遠位方）．方形回内筋以外の前腕部前面に位置する筋は，起始から剥離し反転してある．

① 橈骨の茎状突起　② 方形回内筋
③ 橈骨　④ 尺骨の尺骨頭

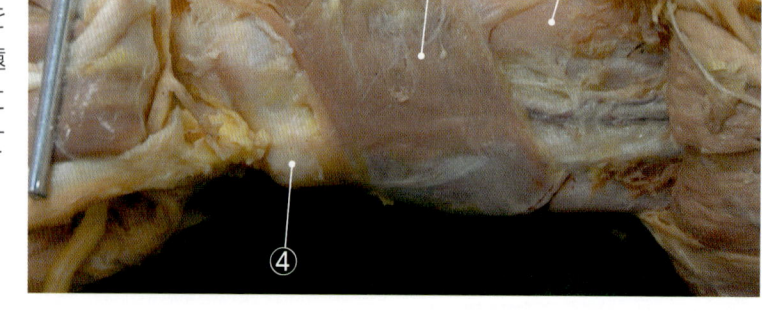

216 ｜ 骨格筋の形と触察法

10. 浅指屈筋, 深指屈筋, 長母指屈筋, 方形回内筋

触察法

骨指標と筋の投影図

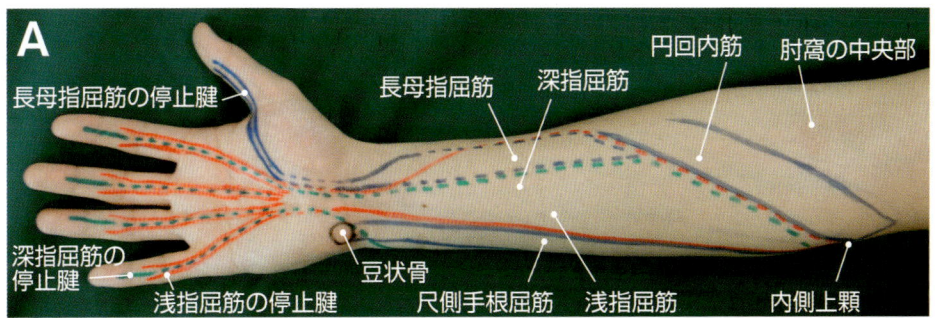

図 Ⅲ-119 骨指標と浅指屈筋, 深指屈筋, 長母指屈筋, 方形回内筋などの投影図

AとDは前腕部を前方から, Bは尺側方から, Cは後方からみた写真である.

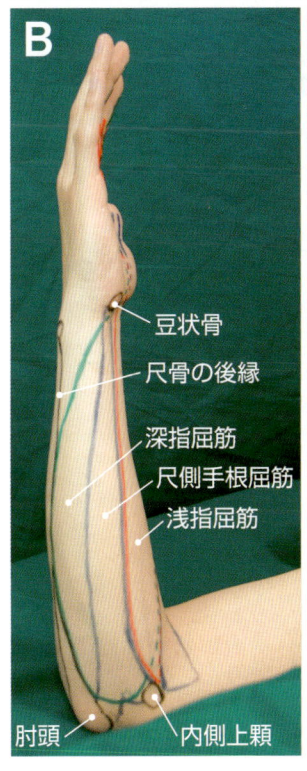

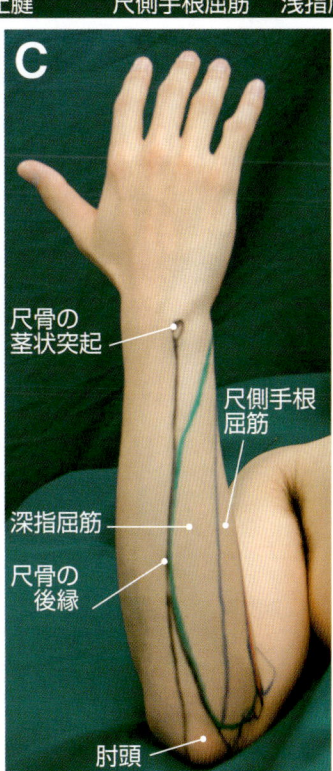

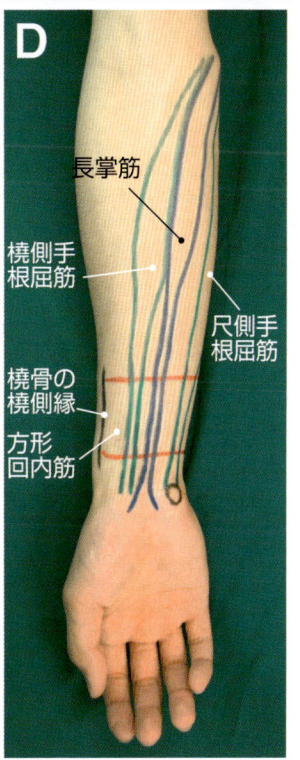

骨指標の触察手順

骨指標の触察手順は, **V-7. 1** 上腕骨の内側上顆, **V-8. 3** 豆状骨, **V-7. 3** 尺骨の肘頭, 尺骨の後縁, **V-8. 2** 尺骨の尺骨頭を参照.

筋の触察手順

1. 浅指屈筋の尺側縁, 2. 浅指屈筋の橈側近位縁・橈側縁・橈側遠位縁の想定位置, 3. 浅指屈筋の停止腱, 4. 長母指屈筋の尺側縁・橈側近位縁・橈側縁・橈側遠位縁の想定位置, 5. 長母指屈筋の停止腱, 6. 深指屈筋の後縁, 7. 深指屈筋の橈側近位縁・橈側縁の想定位置, 8. 方形回内筋の近位縁と遠位縁の順に触察する.

※ 深指屈筋の停止腱は浅指屈筋の停止腱の深層を並走するため, 手掌部において深指屈筋の停止腱のみを鑑別することは困難である.

1. 浅指屈筋の尺側縁(図Ⅲ-112, 図Ⅲ-114, 図Ⅲ-99, 図Ⅲ-101)

① 触察者は触察部位の内側遠位方に位置する.

② 上腕骨の内側上顆の内側端と, 豆状骨の外側端とを結ぶ線に指を置き, 後方へ圧迫しながら指を橈側方へ移動させる (図Ⅲ-120).

骨格筋の形と触察法 | 217

第Ⅲ章　上肢の筋

※ すぐ尺側方に隣接する尺側手根屈筋との境界を確認するとよい（尺側手根屈筋の項参照．図Ⅲ-114，図Ⅲ-99，図Ⅲ-101）．

2. 浅指屈筋の橈側近位縁・橈側縁・橈側遠位縁の想定位置（図Ⅲ-112，図Ⅲ-114，図Ⅲ-99）

① 触察者は触察部位の外側遠位方に位置する．
② 橈側近位縁：上腕骨の内側上顆の内側端と，橈骨の橈側縁の中央部を前方に投影した点（図Ⅲ-121の★）とを結ぶ線を確認する．

※ 円回内筋の尺側遠位縁の位置とほぼ一致する（円回内筋の項参照．図Ⅲ-98，図Ⅲ-99）．

③ 橈側縁：★と，橈骨の橈側縁の遠位1/4の部位を前方に投影した点（図Ⅲ-121の★）とを結ぶ線を確認する．
④ 橈側遠位縁：★と，手根部の前面で前方からみた手根部の幅の中央部（図Ⅲ-121の★）を結ぶ線を確認する．

※ ④で確認した線に指を置き，尺側近位方⇔橈側遠位方にさすると，橈側遠位縁付近の筋腹を触知できる場合がある（図Ⅲ-121）．

※ 橈側遠位縁は，第2～5指を自動屈曲させると近位方へ，自動伸展させると遠位方へ移動する．

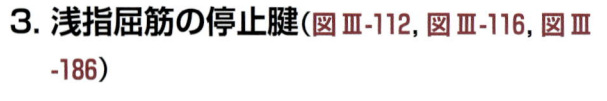

図Ⅲ-120 浅指屈筋の尺側縁の触察

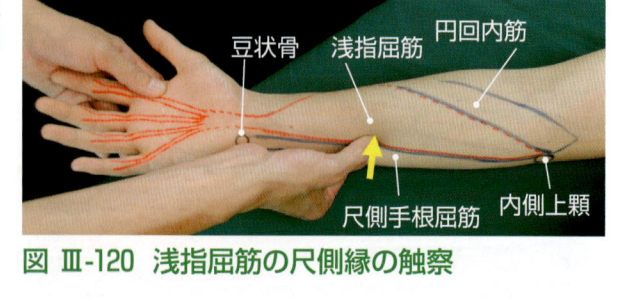

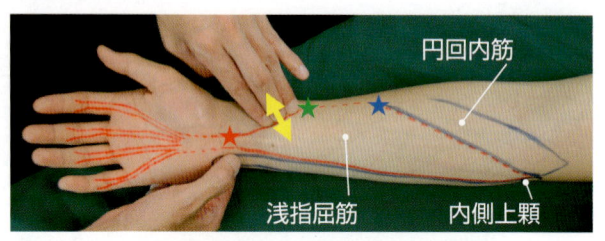

図Ⅲ-121 浅指屈筋の橈側遠位縁の触察
★：橈骨の橈側縁の中央部の前方投影点
★：橈骨の橈側縁の遠位1/4の部位の前方投影点
★：手根部の前面で，前方からみた手根部の幅の中央部

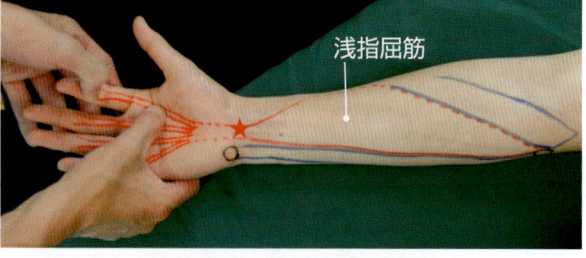

3. 浅指屈筋の停止腱（図Ⅲ-112，図Ⅲ-116，図Ⅲ-186）

① 触察者は触察部位の遠位方に位置する．
② 手根部の前面で，前方からみた手根部の幅の中央部（図Ⅲ-122の★）と，第2～5基節骨底との間に指を置き，抵抗に対しそれぞれの指を自動屈曲させたときに緊張する腱を確認する（図Ⅲ-122）．

※ 浅指屈筋の停止腱は，中手指節関節付近で二股に分かれ，深指屈筋の停止腱の内側方と外側方に回り込む（図Ⅲ-203）．よって，近位指節間関節付近から遠位指節間関節付近で触知できるのは深指屈筋の停止腱である．

図Ⅲ-122 浅指屈筋の停止腱の触察
抵抗に対し示指を自動屈曲させている．
★：手根部の前面で，前方からみた手根部の幅の中央部

4. 長母指屈筋の尺側縁・橈側近位縁・橈側縁・橈側遠位縁の想定位置（図Ⅲ-113，図Ⅲ-114，図Ⅲ-99）

① 触察者は触察部位の橈側遠位方に位置する．
② 尺側縁：手根部の前面で，前方からみた手根部の幅の中央部（図Ⅲ-123の★）と，肘窩の

218 ｜ 骨格筋の形と触察法

中央部とを結ぶ線を確認する.
※ 橈骨の尺側縁を前方に投影した位置とほぼ一致する.
③ 橈側近位縁：上腕骨の内側上顆の内側端と，橈骨の橈側縁の中央部を前方に投影した点（図Ⅲ-123の★）とを結ぶ線を確認する.
※ 円回内筋の尺側遠位縁の位置とほぼ一致する（円回内筋の項参照）（図Ⅲ-98, 図Ⅲ-99）.
④ 橈側縁：★と，橈骨の橈側縁の遠位1/8の部位を前方に投影した点（図Ⅲ-123の★）とを結ぶ線を確認する.
⑤ 橈側遠位縁：★と★とを結ぶ線を確認する.
※ ②から⑤で確認した線に覆われる領域は，ほぼ橈骨の前面上に位置することになる．よって，橈骨の前面のうち，③で確認した橈側近位縁より遠方方の領域に指を置き，母指を自動屈曲（等尺性収縮）させると，長母指屈筋が膨隆するのを触知できる（図Ⅲ-123）.
※ ⑤で確認した線に指を置き，尺側近位方⇔橈側遠位方にさすると，橈側遠位縁付近の筋腹を触知できる場合がある（図Ⅲ-124A）.
※ 橈側遠位縁は，母指を自動屈曲させると近位方へ，自動伸展させると遠位方へ移動する.

5. 長母指屈筋の停止腱（図Ⅲ-113, 図Ⅲ-188）

① 触察者は触察部位の遠位方に位置する.
② 手根部の前面で，前方からみた手根部の幅の中央部（図Ⅲ-123の★）から，第1中手骨・母指の基節骨の前面を通り第1末節骨底に至る線に指を置き，抵抗に対し母指を自動屈曲させたときに緊張する腱を確認する（図Ⅲ-124B）.

6. 深指屈筋の後縁（図Ⅲ-113, 図Ⅲ-114, 図Ⅲ-101）

① 触察者は触察部位の遠位方に位置する.
② 尺骨の後縁の中央1/3の領域，およびここから肘頭の尺側縁に向かう骨の隆起に指を置き，尺側方⇔橈側方に移動させて，これらの骨のすぐ尺側方に接する筋腹を確認する（図Ⅲ-125A）.
※ 第2〜5指を自動屈曲させると，観察および触知しやすい（図Ⅲ-125B）.
③ 尺骨の後縁の遠位1/3の部位（図Ⅲ-126Aの★）と，豆状骨の近位端とを結ぶ線に指を置き，橈側方へ圧迫しながら指を前近位方へ移動させる（図Ⅲ-126A）.

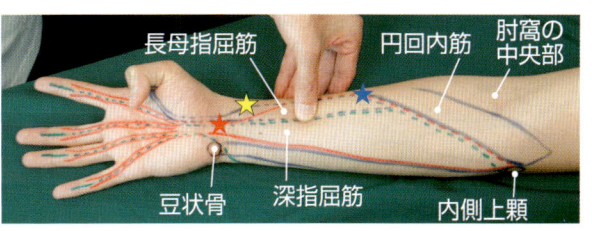

図 Ⅲ-123 収縮を用いた長母指屈筋の触察
母指を自動屈曲させている．
★：橈骨の橈側縁の中央部の前方投影点
★：橈骨の橈側縁の遠位1/8の部位の前方投影点
★：手根部の前面で，前方からみた手根部の幅の中央部

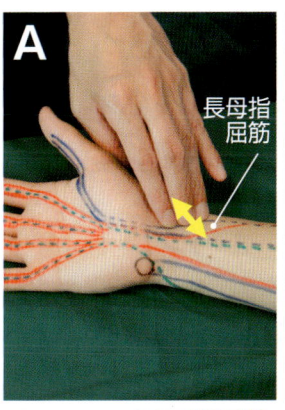

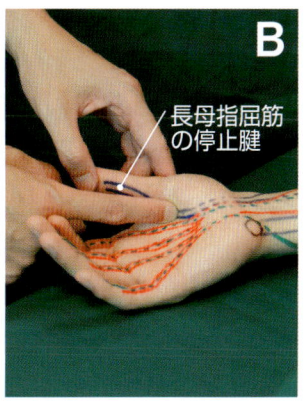

図 Ⅲ-124 長母指屈筋の橈側遠位縁(A)と停止腱(B)の触察
Bは抵抗に対し母指を自動屈曲（等尺性収縮）させている．

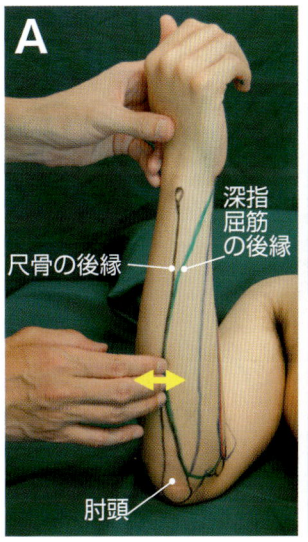

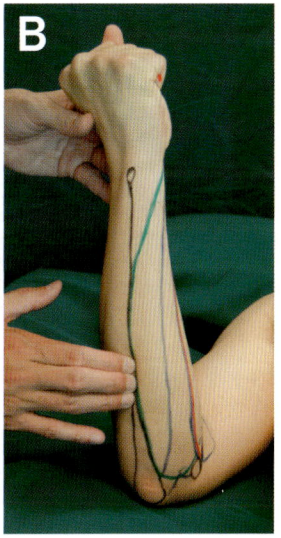

図 Ⅲ-125 深指屈筋の後縁の触察
Bは第2〜5指を自動屈曲させている．

7. 深指屈筋の橈側近位縁・橈側縁の想定位置（図Ⅲ-113, 図Ⅲ-99）

① 触察者は触察部位の橈側遠位方に位置する．

② 橈側近位縁：上腕骨の内側上顆の内側端と，橈骨の橈側縁の中央部を前方に投影した点（図Ⅲ-123の★）とを結ぶ線を確認する．

※ 円回内筋の尺側遠位縁の位置とほぼ一致する（円回内筋の項参照．図Ⅲ-98, 図Ⅲ-99）．

③ 橈側縁：手根部の前面で，前方からみた手根部の幅の中央部（図Ⅲ-123の★）と，肘窩の中央部とを結ぶ線を確認する．

※ 橈骨の尺側縁を前方に投影した位置とほぼ一致する．

※ 深指屈筋は上腕骨の内側上顆からは起こらない（図Ⅲ-101）．よって，肘頭の近位端および内側上顆のやや遠位方を通り，②で確認した橈側近位縁に続く線が深指屈筋の近位縁の指標となる．この線に指を置き，遠位方⇔近位方に移動させて確認するが（図Ⅲ-126B），肘頭付近以外の領域での触知は困難である．

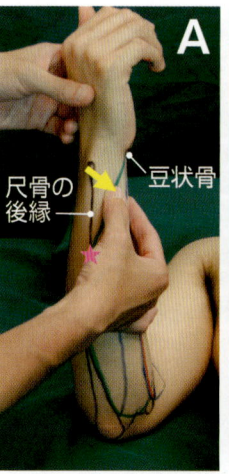

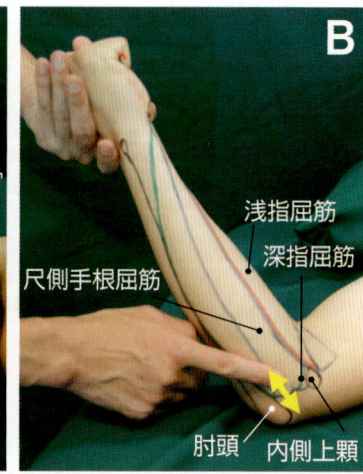

図 Ⅲ-126 深指屈筋の後縁（A）および近位縁（B）の触察

★：尺骨の後縁の遠位1/3の部位

8. 方形回内筋の近位縁と遠位縁（図Ⅲ-115, 図Ⅲ-117 A, 図Ⅲ-118）

① 触察者は触察部位の遠位方に位置する．

② 近位縁：前腕部の前面で，前腕部の長軸長の遠位1/4の部位を横断する線に指を置き，後方へ圧迫しながら指を遠位方⇔近位方に移動させる（図Ⅲ-127A）．

※ 橈骨のすぐ尺側方の部位が触知しやすい．

③ 遠位縁：前腕部の前面で，尺骨頭を横断する線に指を置き，後方へ圧迫しながら指を近位方へ移動させる（図Ⅲ-127B）．

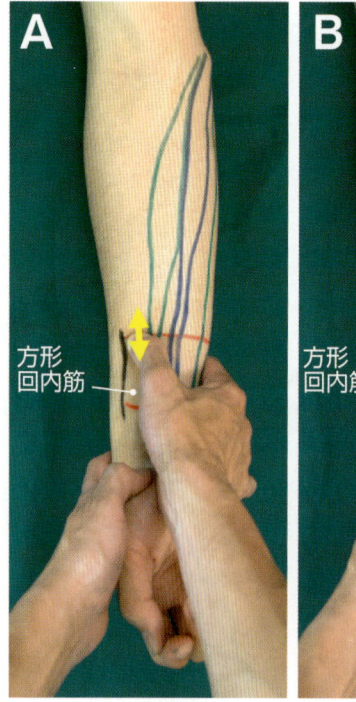

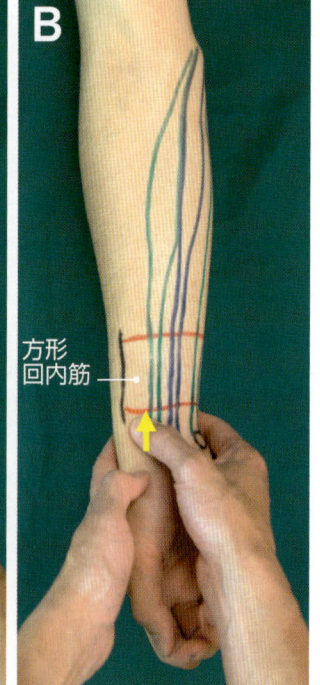

図 Ⅲ-127 方形回内筋の近位縁（A）・遠位縁（B）の触察

学生のための触察ポイント

- 浅指屈筋は，「9. 円回内筋, 橈側手根屈筋, 長掌筋, 尺側手根屈筋（p205）」で触察した「2. 長掌筋 ②」の停止腱と「4. 尺側手根屈筋 ②」の停止腱との間で，筋腹や停止腱を触察する．
- 深指屈筋は，「9. 円回内筋, 橈側手根屈筋, 長掌筋, 尺側手根屈筋（p205）」で触察した「4. 尺側手根屈筋」の筋腹の尺側縁と尺骨の後縁との一部を確認し，その間にある筋腹の膨隆を触察する．第2～5指を自動屈曲させると，観察および触知しやすい（図Ⅲ-125B）．
- 長母指筋は，「5. 長母指屈筋の停止腱」を触察する．
- 方形回内筋は，「8. 方形回内筋の近位縁と遠位縁 ②」で，近位縁の一部を触察する．

11 腕橈骨筋

骨格筋の形と位置

筋　名	起　始	停　止	作　用	神　経
腕橈骨筋 Brachioradialis	上腕骨の外側縁の遠位1/3の部位付近，外側上腕筋間中隔．	橈骨の前面で茎状突起の近位部付近．	肘関節の屈曲．＊1	橈骨神経 Radial nerve ((C5)，C6，C7)

＊1：回外位からは回内，回内位からは回外させる．

構造の特徴

- 腕橈骨筋は，上腕骨のうち上腕三頭筋と上腕筋との間の領域から始まり，前腕部の橈側面と前面を遠位方へ走行する筋である（図Ⅲ-97，図Ⅲ-128，図Ⅲ-47 A,B，図Ⅲ-129）．

- 前腕部に位置する筋腹は，後方からはほとんど観察できない（図Ⅲ-129 C）．一方，前方から観察すると，前腕幅のほぼ橈側1/2の領域に位置する（図Ⅲ-129 A，図Ⅲ-141 A）．

- 筋腹の遠位端の位置は個体によって異なるが，前腕部の長さの遠位1/2〜1/3の部位に位置する場合が多い（図Ⅲ-129 A，図Ⅲ-141 A）．そこから遠位方の領域は板状の停止腱のみで構成されている．

- なお，本筋には橈骨の茎状突起に向かう停止腱とは別に橈骨の橈側縁に終わる停止腱が存在する事もある（図Ⅲ-131の⬆）．

- 腕橈骨筋の筋腹は，長・短橈側手根伸筋の筋腹と前腕近位部の橈側部で膨隆をつくるが，他の筋に比べて極めて薄い．特に筋腹の尺側縁と橈側縁は薄い（図Ⅲ-130）．

筋連結

- 腕橈骨筋は，上腕三頭筋（筋間中隔，図Ⅲ-7 B），上腕筋（筋間中隔，図Ⅲ-7）および方形回内筋（腱，図Ⅲ-131 Bの▲）と連結している．

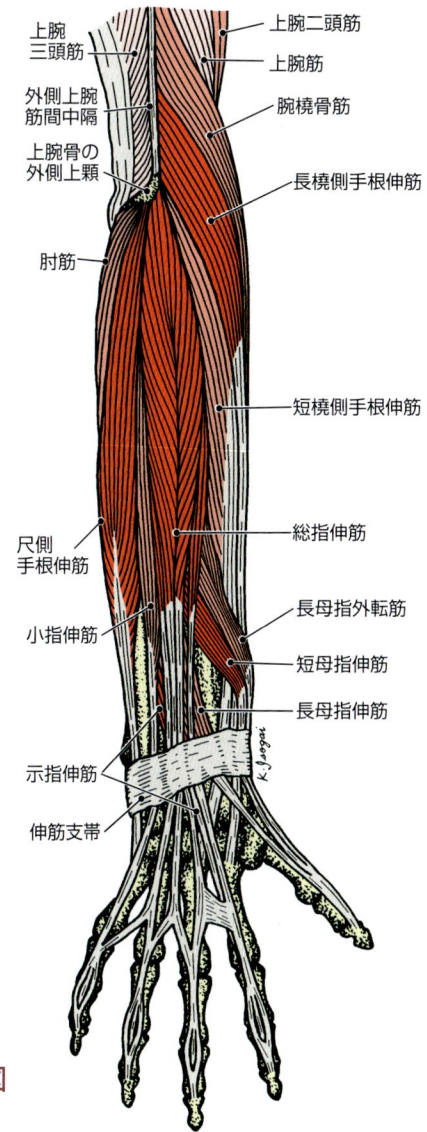

図 Ⅲ-128　後方からみた前腕部の筋の模式図

第Ⅲ章　上肢の筋

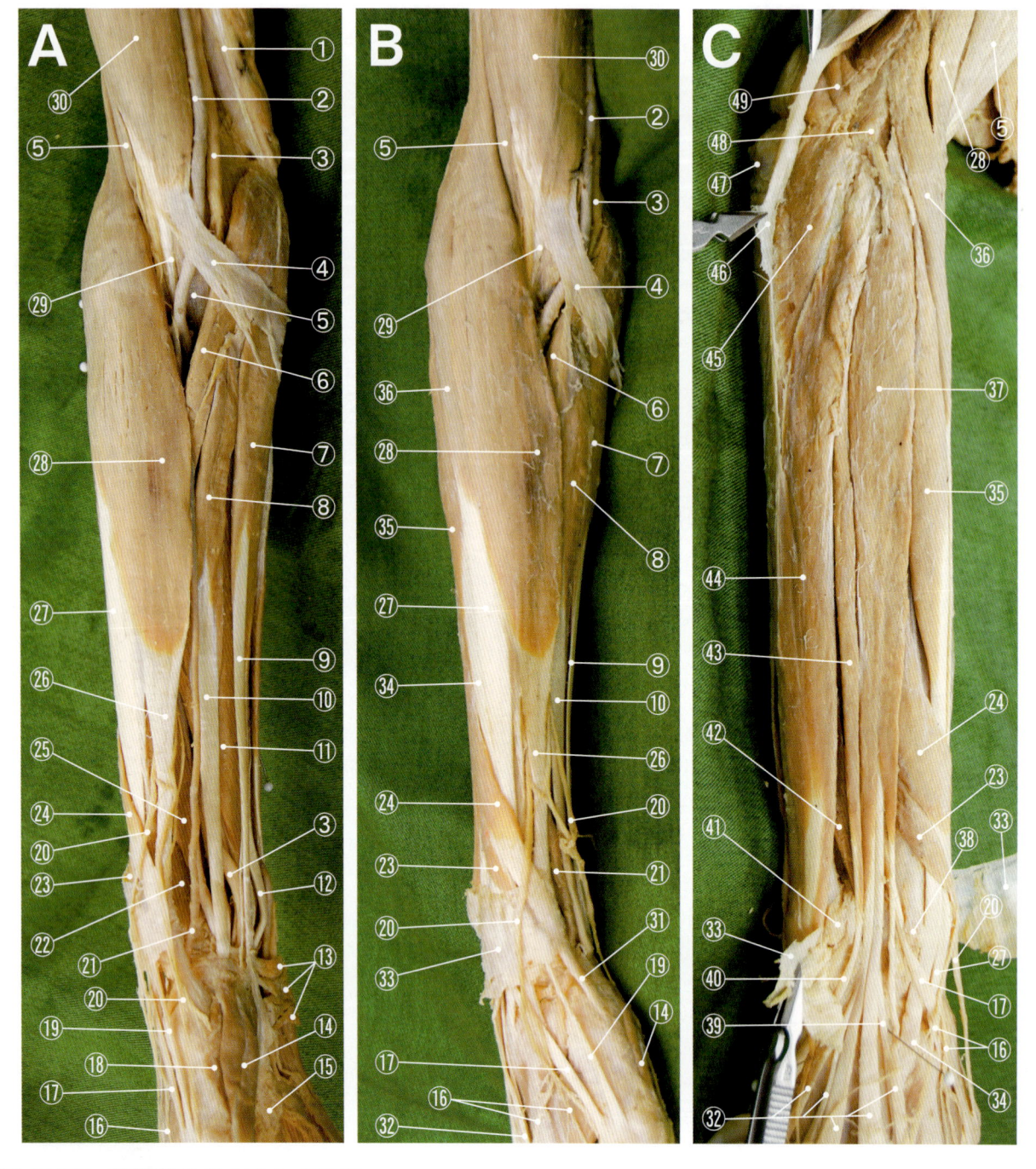

図 Ⅲ-129　前腕部を多方向からみる

　Aは前腕部を前方からみた写真である．前腕部がやや回内しているため，手部付近は前橈側方からみている．Bは前腕部を前橈側方から，Cは後橈側方からみている．伸筋支帯は切断し反転してある．

① 内側上腕筋間中隔　② 上腕動脈　③ 正中神経　④ 上腕二頭筋腱膜　⑤ 上腕筋　⑥ 円回内筋
⑦ 長掌筋　⑧ 橈側手根屈筋　⑨ 長掌筋の停止腱　⑩ 橈側手根屈筋の停止腱　⑪ 浅指屈筋
⑫ 浅指屈筋の停止腱　⑬ 短掌筋　⑭ 短母指外転筋　⑮ 手掌腱膜　⑯ 橈骨神経の背側指神経
⑰ 長母指伸筋の停止腱　⑱ 母指対立筋　⑲ 短母指伸筋の停止腱　⑳ 橈骨神経の浅枝　㉑ 橈骨動脈
㉒ 方形回内筋　㉓ 短母指伸筋　㉔ 長母指外転筋　㉕ 長母指屈筋　㉖ 腕橈骨筋の停止腱
㉗ 長橈側手根伸筋の停止腱　㉘ 腕橈骨筋　㉙ 上腕二頭筋の橈骨へ向かう停止腱　㉚ 上腕二頭筋
㉛ 長母指外転筋の停止腱　㉜ 総指伸筋の停止腱　㉝ 伸筋支帯　㉞ 短橈側手根伸筋の停止腱
㉟ 短橈側手根伸筋　㊱ 長橈側手根伸筋　㊲ 総指伸筋　㊳ 橈骨の背側結節（リスター結節）
㊴ 示指伸筋の停止腱　㊵ 小指伸筋の停止腱　㊶ 尺骨の尺骨頭　㊷ 示指伸筋　㊸ 小指伸筋　㊹ 尺側手根伸筋
㊺ 肘筋　㊻ 前腕筋膜の一部　㊼ 尺骨の肘頭　㊽ 上腕骨の外側上顆　㊾ 上腕三頭筋の内側頭

222 ｜骨格筋の形と触察法

11. 腕橈骨筋

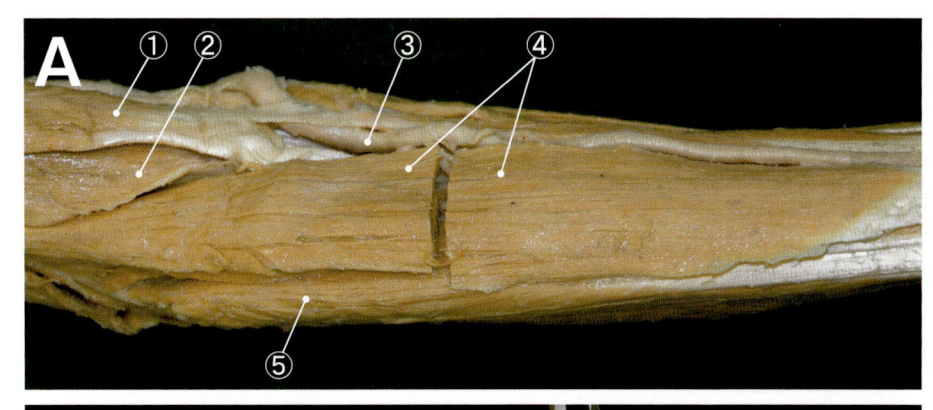

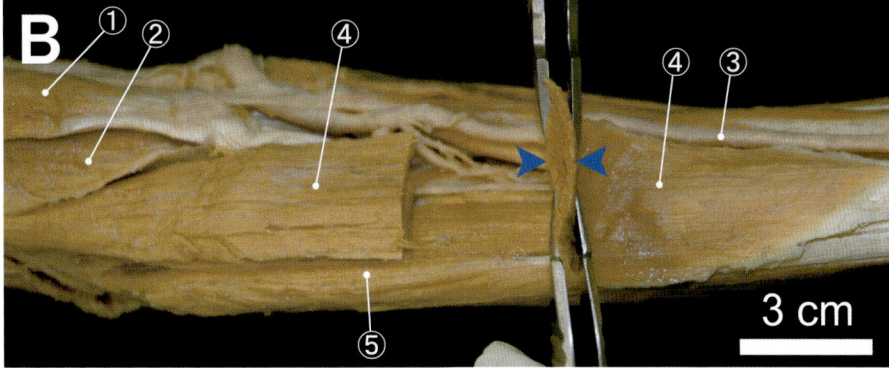

図 Ⅲ-130 腕橈骨筋の厚さをみる

Aは前腕部を前橈側方からみた写真である．腕橈骨筋の筋束は走行に対し横切断してある．BはAの切断した筋腹の遠位部を前方へ反転し断面をみている．本筋腹の断面で，最も厚い部位を▶で示してある．

① 上腕二頭筋
② 上腕筋
③ 橈骨動脈
④ 腕橈骨筋
⑤ 長橈側手根伸筋

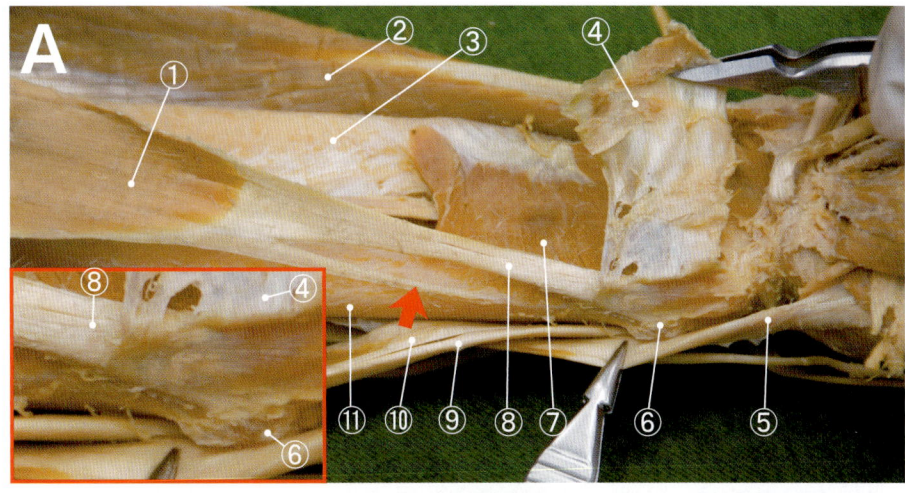

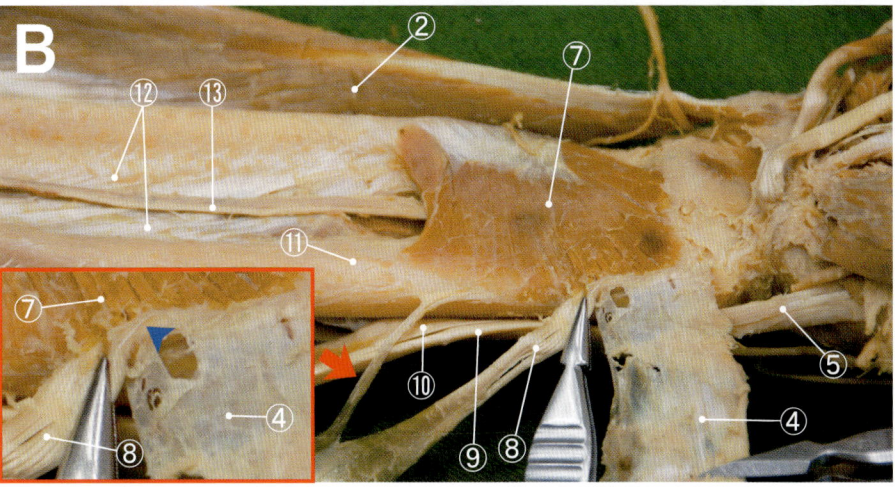

図 Ⅲ-131 腕橈骨筋の停止の位置をみる

Aは前腕遠位部を前橈側方からみた写真である．腕橈骨筋と方形回内筋以外の前腕部の前面に存在する筋は，起始から剥離し反転してある．BはAの腕橈骨筋，屈筋支帯を橈側方へ反転してある．A，Bの左下の☐中の写真は，それぞれの写真の腕橈骨筋の停止付近を拡大してある．腕橈骨筋の停止腱を反転すると，この停止腱から方形回内筋の筋束が始まっている（筋連結，Bの▶）．なお，本筋には橈骨の茎状突起へ向かう停止腱とは別に橈骨外側縁に終わる停止腱がある（↑）

① 腕橈骨筋 ② 尺側手根屈筋 ③ 尺骨 ④ 屈筋支帯 ⑤ 長母指外転筋の停止腱 ⑥ 橈骨の茎状突起
⑦ 方形回内筋 ⑧ 腕橈骨筋の停止腱 ⑨ 長橈側手根伸筋の停止腱 ⑩ 短橈側手根伸筋の停止腱
⑪ 橈骨 ⑫ 前腕骨間膜 ⑬ 前骨間動脈

骨格筋の形と触察法 | 223

触察法

骨指標と筋の投影図

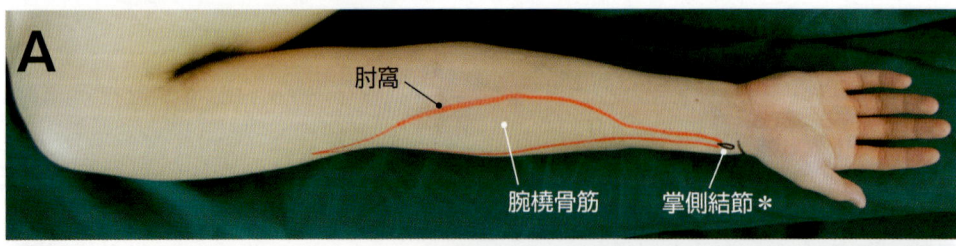

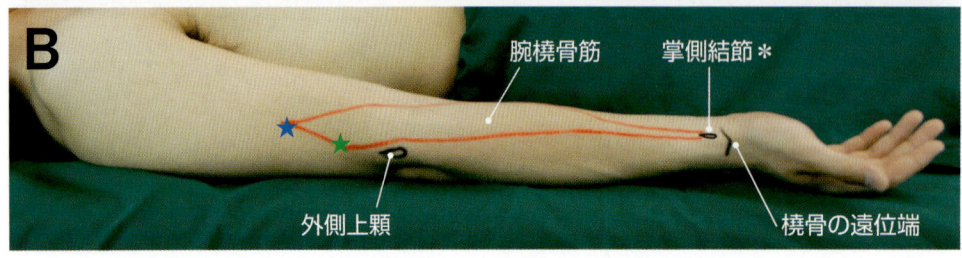

図 Ⅲ-132 骨指標と腕橈骨筋の投影図

Aは上肢を前方から，Bは橈側方からみた写真である．

★（青）：上腕骨の外側面の遠位1/3の部位
★（緑）：上腕骨の外側面の遠位1/6の部位

＊：橈骨の遠位骨端部の前橈側縁に位置する小隆起を，本書では掌側結節とする．

骨指標の触察手順

骨指標の触察手順は，V-7.**2** 上腕骨の外側上顆，V-8.**1** 掌側結節（解剖学用語にはないが，本書では橈骨の遠位骨端部の前橈側縁に位置する小隆起を掌側結節とする）を参照．

筋の触察手順

1. 腕橈骨筋の停止腱，2. 肘関節付近の筋腹の尺側縁，3. 腕橈骨筋の尺側縁全体，4. 肘関節付近の筋腹の橈側縁，5. 腕橈骨筋の橈側縁全体の順に触察する．

1. 腕橈骨筋の停止腱（図Ⅲ-97, 図Ⅲ-129, 図Ⅲ-131）

① 触察者は触察部位の外側遠位方に位置する．
② 橈骨の前面の遠位1/4の部位に指を置き，後方へ圧迫しながら指を尺側方⇔橈側方に移動させる．
※ 抵抗に対し肘関節を自動屈曲（等尺性収縮）させると，観察および触知しやすい（図Ⅲ-133）．
③ ②で確認した腕橈骨筋の停止腱を，橈骨の掌側結節を指標にして遠位方へたどる．

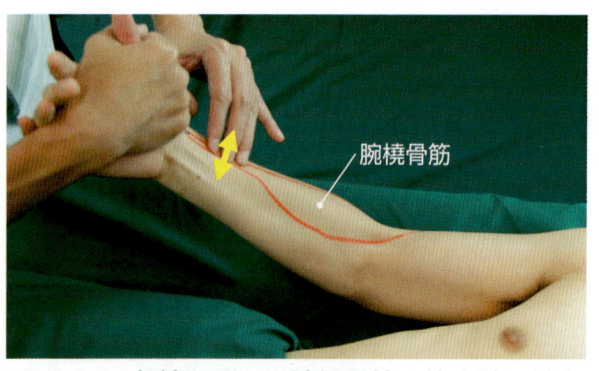

図 Ⅲ-133 収縮を用いた腕橈骨筋の停止腱の触察
抵抗に対し肘関節を自動屈曲させている．

2. 肘関節付近の筋腹の尺側縁（図Ⅲ-97, 図Ⅲ-129, 図Ⅲ-141）

① 触察者は触察部位の外側遠位方に位置する．
② 肘窩の中央部に指を置き，後方へ圧迫しながら指を橈側方へ移動させる（図Ⅲ-134）．

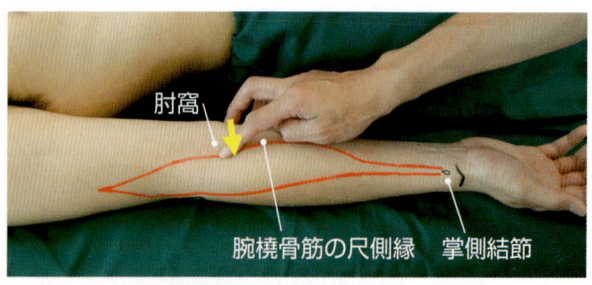

図 Ⅲ-134 腕橈骨筋の肘関節付近の筋腹の尺側縁の触察

3. 腕橈骨筋の尺側縁全体(図Ⅲ-97, 図Ⅲ-128, 図Ⅲ-129, 図Ⅲ-79)

① 触察者は触察部位の遠位方に位置する．

② 1.で確認した停止腱の尺側縁を，2.で確認した肘関節付近の筋腹の尺側縁を指標にして，橈側方⇔尺側方にさすりながら近位方へたどる（図Ⅲ-135）．

※ 腕橈骨筋の尺側縁は，前腕部の近位1/2の領域では，前方からみた前腕部の幅の中央部付近に位置する（図Ⅲ-129A）．

※ 肘関節軽度屈曲位，前腕回内・回外中間位で，抵抗に対し肘関節を自動屈曲（等尺性収縮）させると，観察および触知しやすい（図Ⅲ-136）．

※ 腕橈骨筋の尺側縁付近の筋腹は薄いため，厳密な尺側縁の触知は困難である（図Ⅲ-130）．

③ ②で確認した筋腹の尺側縁を，上腕骨の外側面の遠位1/3の部位（図Ⅲ-137の★）を指標にして後橈側近位方へたどる（図Ⅲ-137）．

※ 肘関節を自動伸展させたときに膨隆する上腕三頭筋に接するまで確認する．

※ 腕橈骨筋は軟らかく，そのすぐ前近位方に接する上腕筋は硬く触知できる（上腕筋の項参照）．

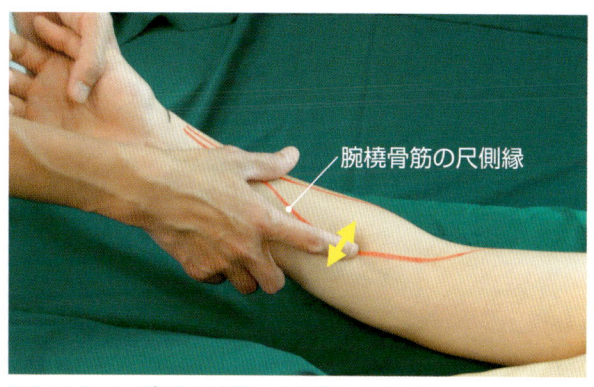

図 Ⅲ-135 腕橈骨筋の尺側縁の触察

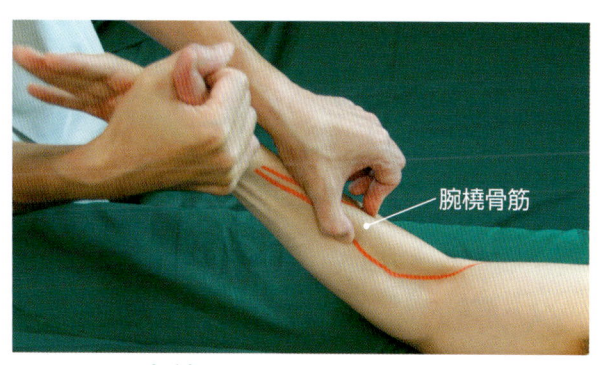

図 Ⅲ-136 収縮を用いた腕橈骨筋の筋腹の触察

肘関節軽度屈曲位，前腕回内・回外中間位で，抵抗に対して肘関節を自動屈曲させている．

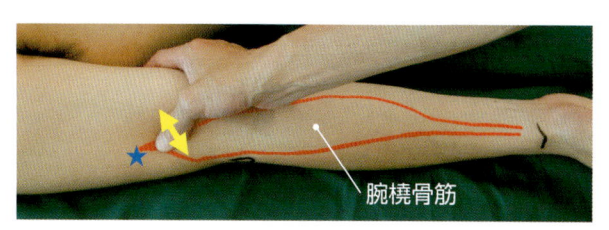

図 Ⅲ-137 腕橈骨筋の起始付近の筋腹の尺側縁の触察

★：上腕骨の外側面の遠位1/3の部位．

4. 肘関節付近の筋腹の橈側縁(図Ⅲ-128, 図Ⅲ-141, 図Ⅲ-142)

① 被検者は肩関節軽度内旋位，前腕回内・回外中間位．触察者は触察部位の外側遠位方に位置する．

② 肘窩の中央部と上腕骨の外側上顆とを結ぶ線の中点に指を置き，前方へ押し込む（図Ⅲ-138）．

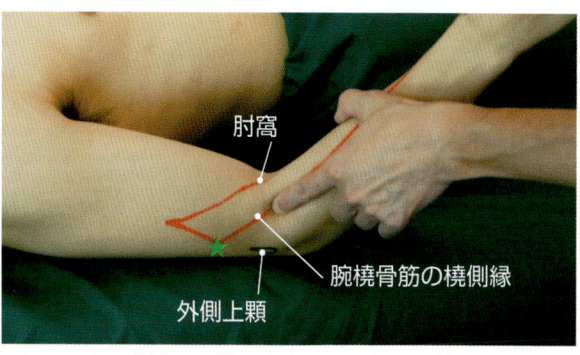

図 Ⅲ-138 腕橈骨筋の肘関節付近の筋腹の橈側縁の触察

★：上腕骨の外側面の遠位1/6の部位

第Ⅲ章　上肢の筋

5. 腕橈骨筋の橈側縁全体（図Ⅲ-97, 図Ⅲ-128, 図Ⅲ-129, 図Ⅲ-141, 図Ⅲ-142, 図Ⅲ-79）

① 触察者は触察部位の外側遠位方に位置する．

② 1．で確認した停止腱の橈側縁を，4．で確認した肘関節付近の筋腹の橈側縁を指標にして，尺側方⇔橈側方にさすりながら近位方へたどる（図Ⅲ-139）．

※ 腕橈骨筋の橈側縁は，前腕部の近位 1/2 の領域では，前腕部の橈側縁付近に位置する（図Ⅲ-129, 図Ⅲ-141）．

※ 肘関節軽度屈曲位，前腕回内・回外中間位で，抵抗に対し肘関節を自動屈曲（等尺性収縮）させると，観察および触知しやすい（図Ⅲ-139）．

※ 腕橈骨筋の橈側縁付近の筋腹は薄いため，厳密な橈側縁の触知は困難である（図Ⅲ-130）．

③ ②で確認した筋腹の橈側縁を，上腕骨の外側面の遠位 1/6 の部位（図Ⅲ-138 の★）を指標にして後橈側近位方へたどる．

※ 肘関節を自動伸展させたときに膨隆する上腕三頭筋に接するまで確認する（図Ⅲ-140）．

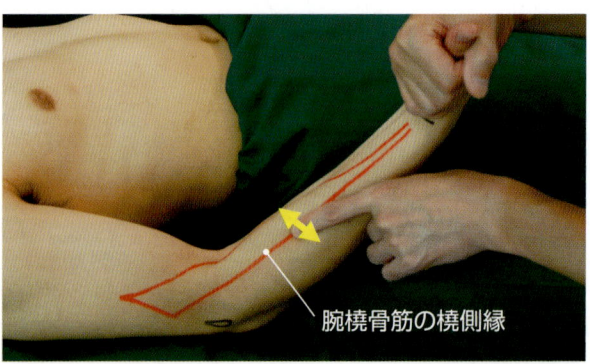

図 Ⅲ-139　収縮を用いた腕橈骨筋の橈側縁の触察
抵抗に対し肘関節を自動屈曲させている．

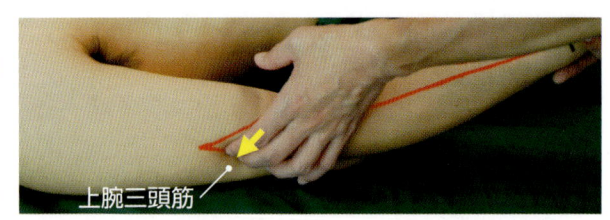

図 Ⅲ-140　腕橈骨筋の起始付近の筋腹の触察

学生のための触察ポイント

● 腕橈骨筋は，「2. 肘関節付近の筋腹の尺側縁」と「4. 肘関節付近の筋腹の橈側縁」の一部を確認し，その間にある筋腹の膨隆を触察する．

12 長橈側手根伸筋，短橈側手根伸筋

骨格筋の形と位置

筋 名	起 始	停 止	作 用	神 経
長橈側手根伸筋 Extensor carpi radialis longus	上腕骨の外側縁の遠位1/6の領域，上腕骨の外側上顆，外側上腕筋間中隔．*1	第2中手骨の底の背外側面．	手関節の背屈，橈屈．*2	橈骨神経 Radial nerve (C6, C7) 橈骨神経の深枝 Deep branches of radial nerve ((C5), C6〜C8)
短橈側手根伸筋 Extensor carpi radialis brevis	上腕骨の外側上顆，橈骨輪状靱帯，総指伸筋との間の腱膜．*1	第3中手骨の底の背外側面．	手関節の背屈，橈屈．	橈骨神経の深枝 Deep branches of radial nerve ((C5), C6〜C8)

*1：短橈側手根伸筋の起始として総指伸筋との間の腱膜と記載されている書籍は多い[8)18)19)]．しかし，長橈側手根伸筋も総指伸筋との間の腱膜から始まっている部位があり（図Ⅲ-129 C），筋連結の項で記載してあるように前腕の筋の多くが隣接する筋との間の腱膜から始まっている．よって，短橈側手根伸筋は回外筋との間の腱膜からも始まっており，長・短橈側手根伸筋はお互いの腱膜からも始まっている（図Ⅲ-142 E）．

*2：補助的作用として，肘関節の屈曲がある．

構造の特徴

- 長・短橈側手根伸筋は，主に前腕部の橈側面を遠位方へ走行する筋である（図Ⅲ-128，図Ⅲ-141，図Ⅲ-142，図Ⅲ-143）．
- 長橈側手根伸筋の筋腹の近位端は，上腕骨の外側上顆よりも近位に位置する．本筋の筋腹のうち，他の筋に覆われていない領域の形状は三角形である（図Ⅲ-141）．
- 短橈側手根伸筋の筋腹の近位端は，上腕骨の外側上顆の高さに位置する．本筋の筋腹のうち，他の筋に覆われていない領域の形状は紡錘状である（図Ⅲ-141）．
- 長・短橈側手根伸筋の筋腹は，腕橈骨筋とともに前腕近位部の橈側部で膨隆をつくる．両筋腹は腕橈骨筋の筋腹に比べて厚い（図Ⅲ-144）．
- 前方からみた長・短橈側手根伸筋の筋腹の尺側縁は，前腕幅の中央部付近に位置し腕橈骨筋の尺側縁とほぼ同じ位置にある（図Ⅲ-143）．
- 長橈側手根伸筋の筋腹は前腕部の近位1/3の領域に位置し，それより遠位方の領域では腱のみで構成されている（図Ⅲ-142）．一方，短橈側手根伸筋の筋腹は前腕部の遠位1/3の部位付近まで存在し，幅は広い．長・短橈側手根伸筋の筋腹の長さは個体によって異なる（図Ⅲ-142，図Ⅲ-143）．
- 長・短橈側手根伸筋の停止腱は，長母指外転筋と短母指伸筋および長母指伸筋の深層を通り，第2，第3中手骨の背面の外側部に着く（図Ⅲ-142，図Ⅲ-172）．
- 井上[14)]は，長橈側手根伸筋の停止腱が2本に分かれ，そのうちの1本が短橈側手根伸筋の停止腱に結合する場合が14.0％（14/100肢）あったと報告している．

筋 連 結

- 長橈側手根伸筋は，上腕三頭筋（筋間中隔）および短橈側手根伸筋（筋間中隔，図Ⅲ-142）と連結している．
- 短橈側手根伸筋は，総指伸筋（腱膜），回外筋（腱膜）および長橈側手根伸筋（筋間中隔，図Ⅲ-142）と連結している．
  なお，長・短橈側手根伸筋の筋腹は，癒合し肘部付近では区別することができないことがある（図Ⅲ-144 B）．

第Ⅲ章　上肢の筋

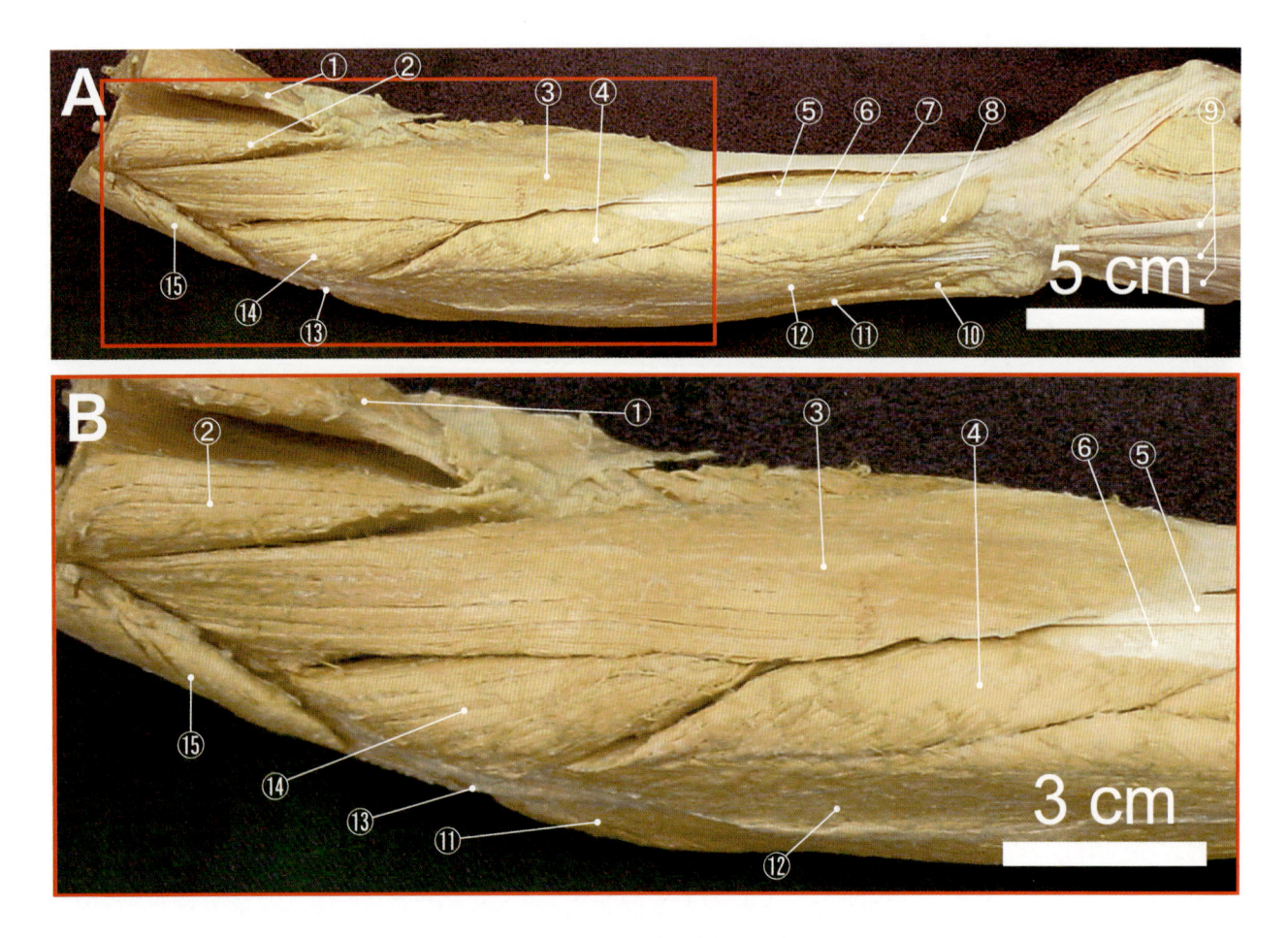

図 Ⅲ-141　腕橈骨筋に覆われていない長・短橈側手根伸筋の形をみる

　Aは前腕部を後橈側方からみた写真である．BはAの□を拡大してある．

① 上腕二頭筋　② 上腕筋　③ 腕橈骨筋　④ 短橈側手根伸筋　⑤ 長橈側手根伸筋の停止腱
⑥ 短橈側手根伸筋の停止腱　⑦ 長母指外転筋　⑧ 短母指伸筋　⑨ 総指伸筋の停止腱　⑩ 小指伸筋
⑪ 尺側手根伸筋　⑫ 総指伸筋　⑬ 上腕骨の外側上顆　⑭ 長橈側手根伸筋　⑮ 上腕三頭筋

228 ｜ 骨格筋の形と触察法

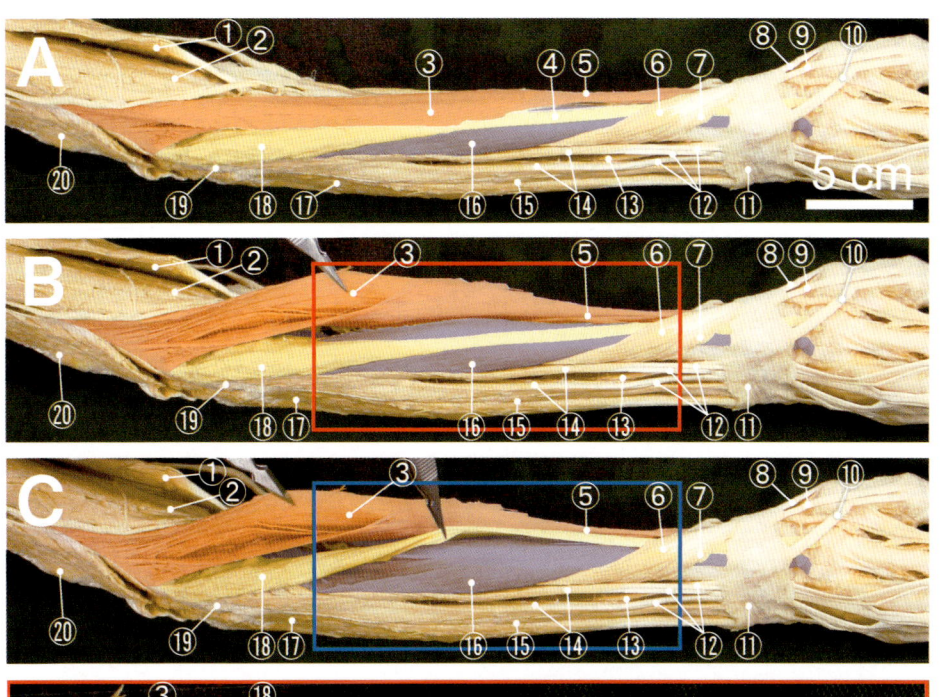

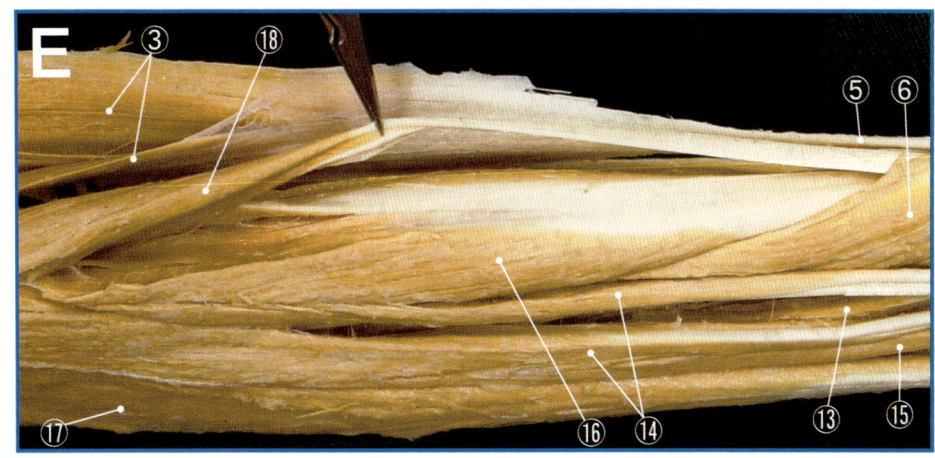

12. 長橈側手根伸筋，短橈側手根伸筋

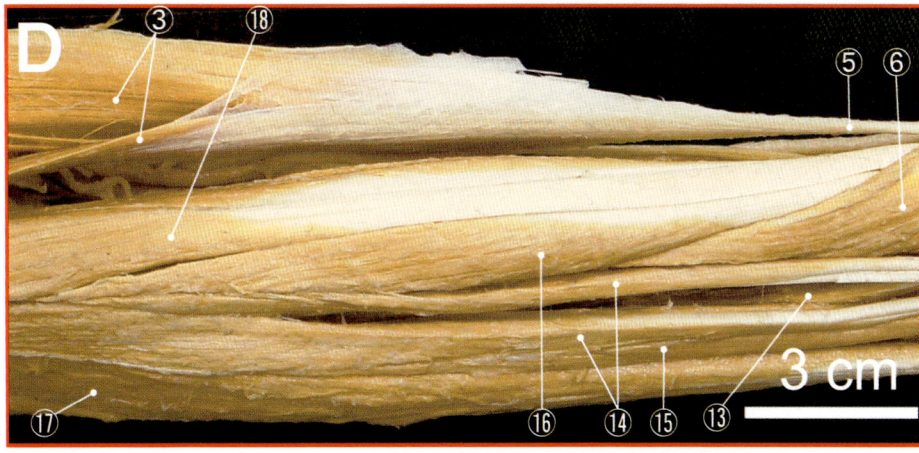

図 III-142
長・短橈側手根伸筋の位置や形を後橈側方からみる

Aは前腕部を後橈側方からみた写真である．前腕部が回内しているため，手部付近は背側方から観察している．A～Cの腕橈骨筋は赤に，長橈側手根伸筋は黄に，短橈側手根伸筋は青に着色してある．BはAの腕橈骨筋を橈側方へ反転してある．CはBの長橈側手根伸筋をピンセットで橈側方へ牽引してある．DはBの□を，EはCの□を拡大してある．

① 上腕二頭筋
② 上腕筋　③ 腕橈骨筋
④ 長橈側手根伸筋の停止腱
⑤ 腕橈骨筋の停止腱
⑥ 長母指外転筋
⑦ 短母指伸筋
⑧ 長母指外転筋の停止腱
⑨ 短母指伸筋の停止腱
⑩ 長母指伸筋の停止腱
⑪ 伸筋支帯
⑫ 総指伸筋の停止腱
⑬ 示指伸筋
⑭ 総指伸筋
⑮ 小指伸筋
⑯ 短橈側手根伸筋
⑰ 尺側手根伸筋
⑱ 長橈側手根伸筋
⑲ 上腕骨の外側上顆
⑳ 上腕三頭筋

骨格筋の形と触察法 | 229

第Ⅲ章　上肢の筋

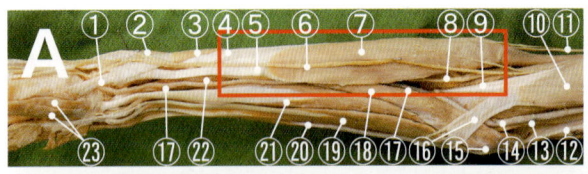

図 Ⅲ-143 長・短橈側手根伸筋の位置と形を前方からみる

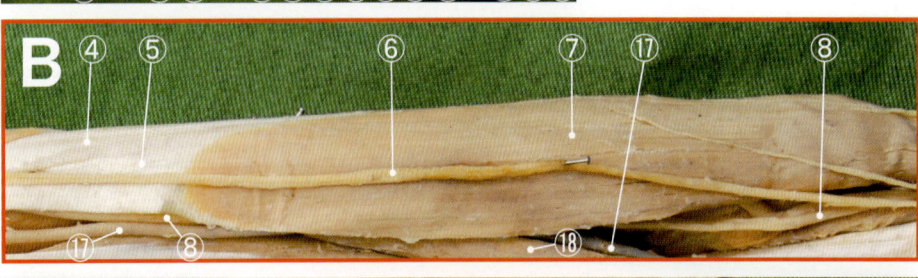

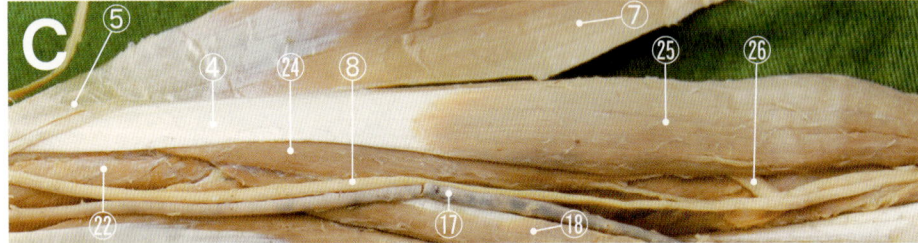

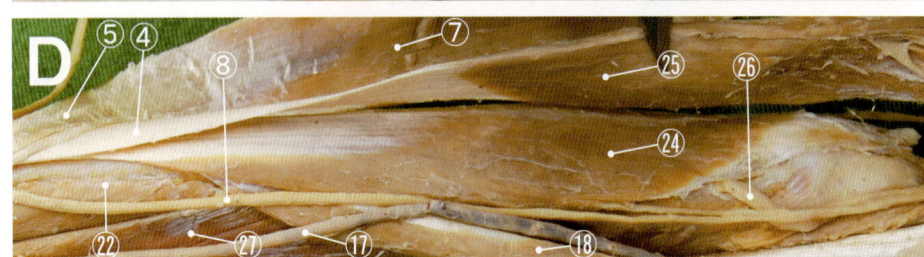

Aは前腕部を前橈側方からみた写真である．前腕部がやや回内しているため，肘関節付近は前方から観察している．BはAの□を拡大してある．CはBの外側前腕皮神経と腕橈骨筋を起始から剥離し反転してある．DはCの長橈側手根伸筋を起始から剥離し反転してある．

① 長母指外転筋の停止腱
② 短母指伸筋
③ 長母指外転筋
④ 長橈側手根伸筋の停止腱
⑤ 腕橈骨筋の停止腱
⑥ 外側前腕皮神経
⑦ 腕橈骨筋
⑧ 橈骨神経の浅枝
⑨ 上腕二頭筋の橈骨へ向かう停止腱
⑩ 上腕二頭筋
⑪ 後前腕皮神経　⑫ 内側上腕筋間中隔　⑬ 正中神経　⑭ 上腕動脈　⑮ 上腕骨の内側上顆
⑯ 上腕二頭筋腱膜　⑰ 橈骨動脈　⑱ 円回内筋　⑲ 長掌筋　⑳ 尺側手根屈筋　㉑ 橈側手根屈筋
㉒ 長母指屈筋　㉓ 短母指外転筋　㉔ 短橈側手根伸筋　㉕ 長橈側手根伸筋　㉖ 橈骨神経の深枝
㉗ 浅指屈筋

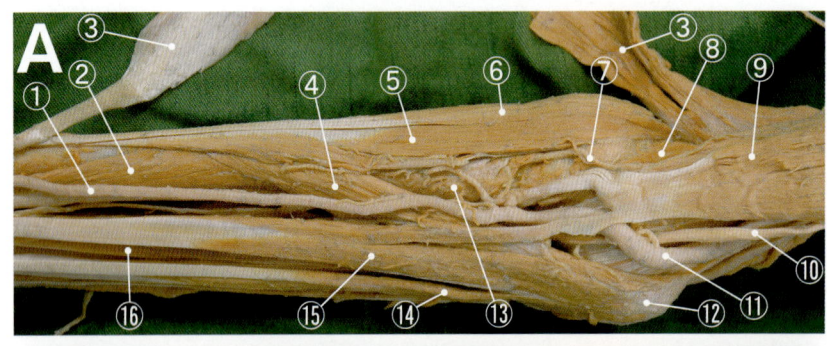

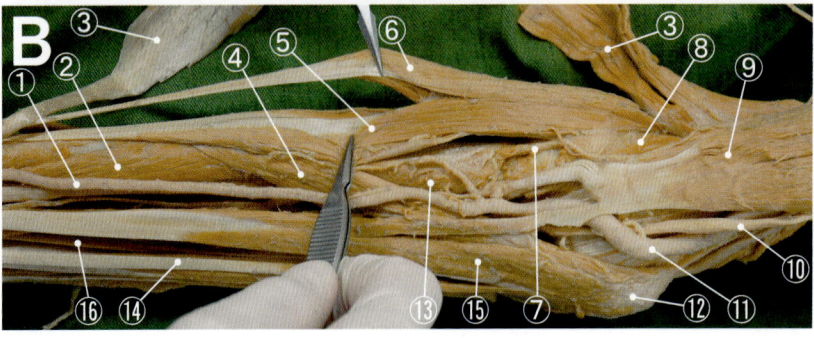

図 Ⅲ-144 長・短橈側手根伸筋の癒合

Aは前腕部を前方からみた写真である．腕橈骨筋は切断し橈側方へ反転してある．Bは，Aの長橈側手根伸筋を橈側方へ，短橈側手根伸筋を尺側方へ牽引してある．本標本の長・短橈側手根伸筋の筋腹は癒合し，肘部付近では区別することができない（B）．

① 橈骨動脈　② 長母指屈筋
③ 腕橈骨筋　④ 円回内筋
⑤ 短橈側手根伸筋
⑥ 長橈側手根伸筋
⑦ 橈骨神経　⑧ 上腕筋
⑨ 上腕二頭筋　⑩ 正中神経
⑪ 上腕動脈　⑫ 上腕骨の内側上顆
⑬ 回外筋　⑭ 長掌筋
⑮ 橈側手根屈筋　⑯ 浅指屈筋

230　骨格筋の形と触察法

12. 長橈側手根伸筋，短橈側手根伸筋

触察法

骨指標と筋の投影図

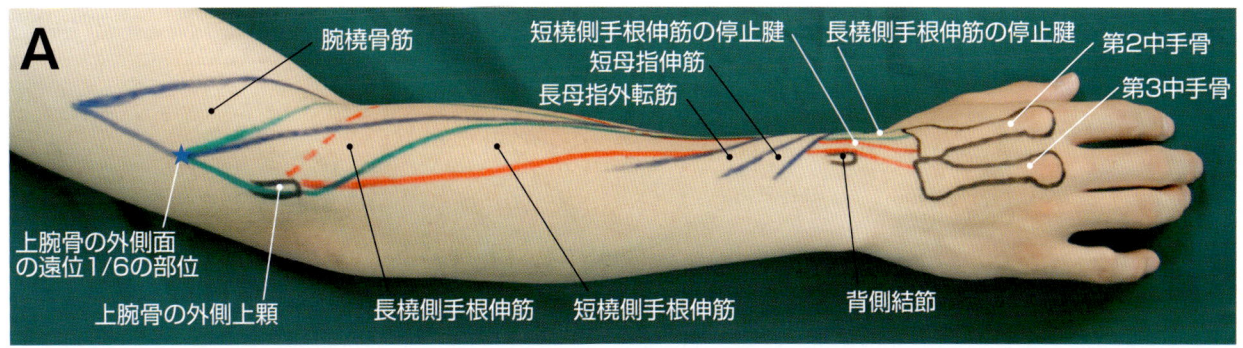

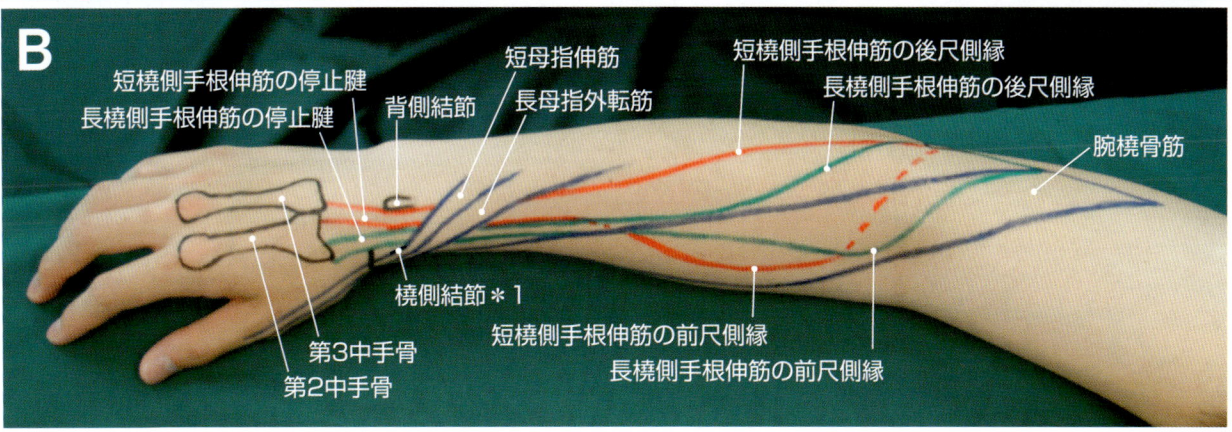

図 Ⅲ-145 骨指標と長橈側手根伸筋，短橈側手根伸筋などの投影図
Aは前腕部を後尺側方から，Bは後橈側方からみた写真である．
＊1：橈骨の遠位骨端部の橈側縁に位置する小隆起を，本書では橈側結節とする．

骨指標の触察手順

　骨指標の触察手順は，**V-8. 5** 第2中手骨の底，第3中手骨の底，**V-8. 1** 橈骨の背側結節（解剖学用語にはないが，リスター結節とも呼ぶ），橈側結節（解剖学用語にはないが，本書では橈骨の遠位骨端部の橈側縁に位置する小隆起を橈側結節とする），**V-7. 2** 上腕骨の外側上顆を参照．

筋の触察手順

　1．手根部における長橈側手根伸筋と短橈側手根伸筋の停止腱，2．前腕部の遠位1/3の部位における長橈側手根伸筋と短橈側手根伸筋の停止腱，3．短橈側手根伸筋の後尺側縁，4．長橈側手根伸筋の後尺側縁，5．長橈側手根伸筋と短橈側手根伸筋とを合わせた筋腹の前尺側縁，6．長橈側手根伸筋の前尺側縁の順に触察する．

1．手根部における長橈側手根伸筋と短橈側手根伸筋の停止腱（図Ⅲ-128，図Ⅲ-172）

① 被検者は肩関節内旋位，肘関節30°屈曲位，前腕回内位．触察者は触察部位の遠位方に位置する．

② 長橈側手根伸筋の停止腱：第2中手骨の底の外側端のすぐ近位方に指を置き，前方へ圧迫しながら指を橈側方⇔尺側方に移動させる（図Ⅲ-146 A）．

※ 手関節を自動背屈させると触知しやすい（図Ⅲ-146 B）．このとき，母指を伸展させると触知しにくいので注意する．

③ 短橈側手根伸筋の停止腱：第3中手骨の底の外側端のすぐ近位方に指を置き，前方へ圧迫しな

骨格筋の形と触察法 | 231

第Ⅲ章　上肢の筋

がら指を橈側方⇔尺側方に移動させる．

④ ②と③で確認した両筋の停止腱を，背側結節と橈側結節の高さまで近位方へたどる．

※ 長橈側手根伸筋の停止腱は橈側結節のすぐ尺側方を，短橈側手根伸筋の停止腱は背側結節のすぐ橈側方を通る．

※ 両筋の停止腱は，短母指伸筋と長母指外転筋の深層を通るため（図Ⅲ-172），橈骨の遠位1/4の部位付近では触知しにくい（長母指外転筋，短母指伸筋の項参照）．

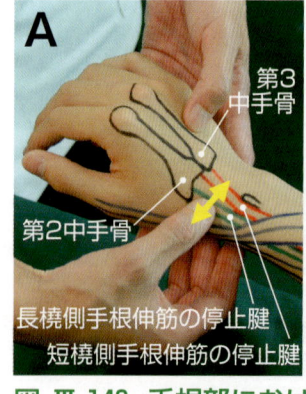

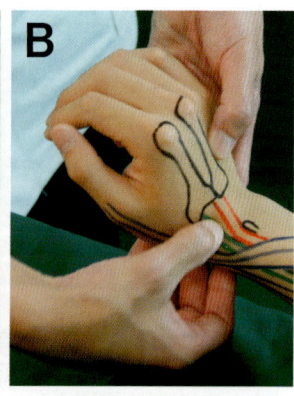

図 Ⅲ-146　手根部における長橈側手根伸筋の停止腱の触察

Bは手関節を自動背屈させている．

2. 前腕部の遠位1/3の部位における長橈側手根伸筋と短橈側手根伸筋の停止腱（図Ⅲ-128, 図Ⅲ-141, 図Ⅲ-142）

① 被検者は肘関節30°屈曲位，前腕回内・回外中間位．触察者は触察部位の外側遠位方に位置する．

② 長橈側手根伸筋の停止腱：橈骨の橈側面の遠位1/3の部位に指を置き，尺側方へ圧迫しながら指を前方へ移動させる（図Ⅲ-147）．

③ 短橈側手根伸筋の停止腱：橈骨の橈側面の遠位1/3の部位に指を置き，尺側方へ圧迫しながら指を後方へ移動させる（図Ⅲ-147）．

図 Ⅲ-147
前腕部の遠位1/3の部位における長橈側手根伸筋と短橈側手根伸筋の停止腱の触察

3. 短橈側手根伸筋の後尺側縁（図Ⅲ-128, 図Ⅲ-141, 図Ⅲ-142）

① 被検者は肩関節内旋位，肘関節30°屈曲位，前腕回内位．触察者は触察部位の外側方に位置する．

② 2. で確認した短橈側手根伸筋の停止腱の尺側縁を，上腕骨の外側上顆を指標にして近位方へたどる（図Ⅲ-148）．

※ 手関節を自動背屈させると，観察および触知しやすい（図Ⅲ-149の▶）．

※ 手関節を自動背屈させたときに膨隆する短橈側手根伸筋と，第2～5指を自動伸展させたときにそのすぐ尺側方で膨隆する総指伸筋との境界を確認する（総指伸筋の項参照）．

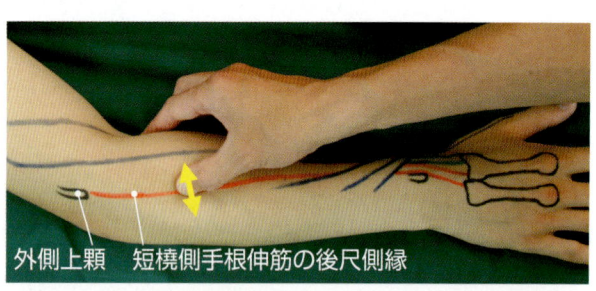

図 Ⅲ-148　短橈側手根伸筋の後尺側縁の触察

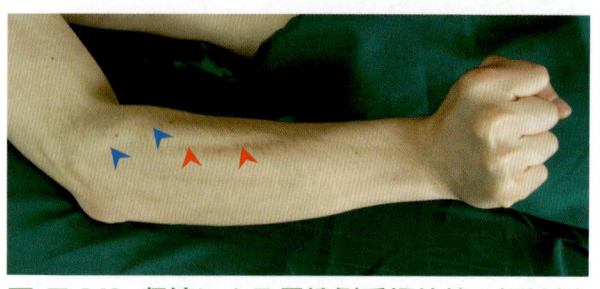

図 Ⅲ-149　収縮による長橈側手根伸筋と短橈側手根伸筋の膨隆

手関節を自動背屈させている．
▶：短橈側手根伸筋の後尺側縁
▶：長橈側手根伸筋の後尺側縁

232 | 骨格筋の形と触察法

4. 長橈側手根伸筋の後尺側縁（図Ⅲ-128, 図Ⅲ-141, 図Ⅲ-142）

① 被検者は肩関節内旋位，肘関節30°屈曲位，前腕回内位．触察者は触察部位の外側方に位置する．

② 上腕骨の外側上顆と前腕部の橈側面の近位1/3の部位とを結ぶ線上に指を置き，前方へ圧迫しながら指を橈側近位方⇔尺側遠位方に移動させる（図Ⅲ-150）．

※ 手関節を自動背屈させると，観察および触知しやすい（図Ⅲ-149の➤）．

③ ②で確認した筋腹の後尺側縁を，2. で確認した前腕部の遠位1/3の部位での長橈側手根伸筋の停止腱まで遠位方へたどる．

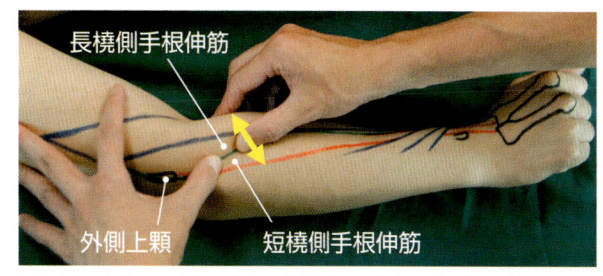

図 Ⅲ-150 長橈側手根伸筋の後尺側縁の触察
手関節を自動背屈させている．

5. 長橈側手根伸筋と短橈側手根伸筋とを合わせた筋腹の前尺側縁（図Ⅲ-142, 図Ⅲ-143, 図Ⅲ-144）

① 被検者は肩関節内旋位，肘関節30°屈曲位，前腕回内・回外中間位．触察者は触察部位の内側方に位置する．

② 肘窩に指を深く押し込み，被検者に手関節を強く自動背屈させたときに膨隆する筋腹の前尺側縁を確認する（図Ⅲ-151 A）．

③ ②の方法を繰り返しながら，筋腹の前尺側縁を遠位方へたどる（図Ⅲ-151 B）．

※ 2. で確認した前腕部の遠位1/3の部位における長橈側手根伸筋と短橈側手根伸筋の停止腱に至る．

④ ②の方法を繰り返しながら，筋腹の前尺側縁を，上腕骨の外側面の遠位1/6の部位（図Ⅲ-145の★）を指標にして後橈側近位方へたどる（図Ⅲ-151C）．

※ 肘関節を自動伸展させたときに膨隆する上腕三頭筋に接するまで確認する．

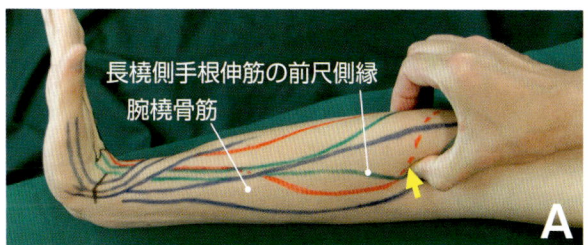

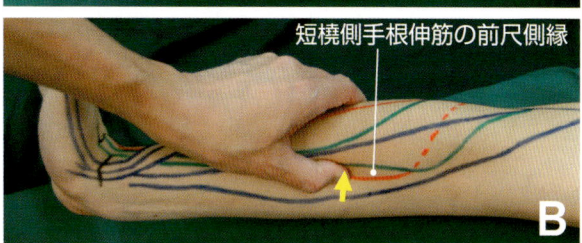

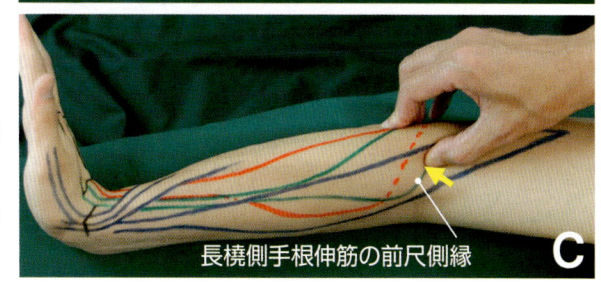

図 Ⅲ-151
収縮を用いた長橈側手根伸筋と短橈側手根伸筋とを合わせた筋腹の前尺側縁の触察
手関節を自動背屈させている．

6. 長橈側手根伸筋の前尺側縁（図Ⅲ-142, 図Ⅲ-143, 図Ⅲ-144）

① 被検者は肩関節内旋位，肘関節30°屈曲位，前腕回内・回外中間位．触察者は触察部位の内側方に位置する．

② 肘窩と前腕部の橈側面の近位1/3の部位とを結ぶ線上に指を押し込み，被検者に手関節を強く自動背屈させ，長橈側手根伸筋の筋腹と短橈側手根伸筋の筋腹との間の段差を確認す

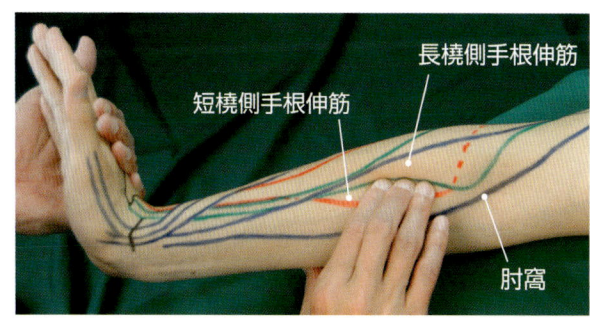

図 Ⅲ-152 収縮を用いた長橈側手根伸筋の前尺側縁の触察
抵抗に対し手関節を自動背屈させている．

第Ⅲ章　上肢の筋

る（図Ⅲ-152）．

※ 2. で確認した前腕部の遠位 1/3 の部位での長橈側手根伸筋の停止腱を，肘窩を指標にして近位方へたどることでも確認できる．

※ 腕橈骨筋の深層に位置するため，触知が困難な場合がある．

学生のための触察ポイント

- 長橈側手根伸筋と短橈側手根伸筋は，「1. 手根部における長橈側手根伸筋と短橈側手根伸筋の停止腱」を触察する．
- 短橈側手根伸筋は，「3. 短橈側手根伸筋の後尺側縁」の一部を確認し，その橈側方にある筋腹の膨隆を触察する．
- 長橈側手根伸筋は，「4. 長橈側手根伸筋の後尺側縁」の一部を確認し，その橈側方にある筋腹の膨隆を触察する．

13 肘筋（触察法），尺側手根伸筋，小指伸筋，総指伸筋

骨格筋の形と位置

※肘筋の形と位置はⅢ-8．上腕三頭筋，肘筋（骨格筋の形と位置）に記載する．

筋　名	起　始	停　止	作　用	神　経
尺側手根伸筋 Extensor carpi ulnaris	上腕骨の外側上顆，外側側副靱帯，尺骨の後面． *1	第5中手骨の底の背内側面．	手関節の背屈，尺屈．	橈骨神経の深枝 Deep branches of radial nerve (C6～C8)
小指伸筋 Extensor digiti minimi	上腕骨の外側上顆． *1, *2	小指の指背腱膜． *3, *4	小指の伸展，手関節の背屈．	橈骨神経の深枝 Deep branches of radial nerve (C6～C8)
総指伸筋 Extensor digitorum	上腕骨の外側上顆，前腕筋膜，肘関節包． *1	第2～5指の指背腱膜． *4, *5, *6	第2～5指の伸展 *7，手関節の背屈．	橈骨神経の深枝 Deep branches of radial nerve (C6～C8)

* 1：総指伸筋は小指伸筋の起始と同様に，肘筋，尺側手根伸筋，小指伸筋，長・短橈側手根伸筋との間の腱膜から始まっている．筋連結の項で記載してあるように他の前腕の筋の多くが隣接する筋との間の腱膜から始まっている．
* 2：小指伸筋の筋束は，小指伸筋と総指伸筋との間，小指伸筋と尺側手根伸筋との間の腱膜から始まる．この腱膜は，総指伸筋と尺側手根伸筋との間の腱膜となり，上腕骨の外側上顆に続く（図Ⅲ-164 C）．
* 3：小指伸筋の停止腱の数は，1本のものが68.0％（219/322肢），2本のものが30.1％（97/322肢），3本のものが0.6％（2/322肢）という報告がある．また，第5指に加え第4指に停止腱を送る場合が10.2％（33/322肢）あると報告されている[20]．
* 4：指背腱膜は，総指伸筋の停止腱，掌側・背側骨間筋，虫様筋の停止腱（第1指では短母指外転筋と母指内転筋の停止腱を含む，第2指では示指伸筋の停止腱を含む，第5指では小指伸筋と小指外転筋の停止腱を含む）により構成されている．この腱膜は，基節骨底，中節骨底，末節骨底および中手指節関節の関節包に移行し広がりながら終わる[21]．
* 5：総指伸筋の手根部付近の停止腱は，3本の腱束から構成されている場合（63.3％（71/112肢）[22]，65.7％（92/140肢）[23]）と，4本の腱束から構成されている場合（36.6％（41/112肢）[22]，34.3％（48/140肢）[23]）とがあると報告されている．3本の腱束から構成されている場合，第4指へ向かう腱が手根中手関節より遠位で分岐し，第5指へ向かう腱を持つ場合が多い[22,23]．
* 6：一般に総指伸筋の停止腱は，第2～5指の背面で膜様に広がり3分割する．その中央の腱は中節骨底に，両側の腱は中節骨の背面で融合して末節骨底に終わる．
* 7：主として中手指節関節の伸展に働き，近位指節間関節，遠位指節間関節の伸展には虫様筋と背側・掌側骨間筋の協力が必要である．

構造の特徴

・肘筋，尺側手根伸筋，総指伸筋および小指伸筋は，前腕部の後面の浅層に位置する筋である（図Ⅲ-128，図Ⅲ-129 C）．

・尺側方から肘筋，尺側手根伸筋，小指伸筋，総指伸筋の順に並ぶ（図Ⅲ-128，図Ⅲ-129 C）．

・尺側手根伸筋の停止腱は，尺骨の茎状突起のすぐ橈側方を通り第5中手骨底に向かう（図Ⅲ-153 A，図Ⅲ-172 C）．

・小指伸筋の筋腹の近位端は，前腕部の近位1/3の部位に位置する（図Ⅲ-164）．

・小指伸筋の停止腱は，尺骨頭の橈側方を通り小指の指背腱膜に向かう（図Ⅲ-153）．

・総指伸筋は複数の筋腹で構成されるが，表面では2つの筋腹が観察できる（図Ⅲ-84 A，図Ⅲ-164）．

・総指伸筋の停止腱は，1指に対して複数本存在する場合が多い（図Ⅲ-153，図Ⅲ-215）．

・総指伸筋のとなりあった停止腱の間には，腱間結合が存在する（図Ⅲ-153）．

第Ⅲ章　上肢の筋

筋連結

- 尺側手根伸筋は，肘筋（腱膜），総指伸筋（腱膜），小指伸筋（腱膜），長母指外転筋（腱膜）および長母指伸筋（腱膜）と連結している．
- 小指伸筋は，尺側手根伸筋（腱膜），総指伸筋（腱膜，指背腱膜），回外筋（腱膜），長母指外転筋（腱膜），長母指伸筋（腱膜），小指外転筋（指背腱膜），掌側骨間筋（指背腱膜）および虫様筋（指背腱膜）と連結している．
- 総指伸筋は，小指伸筋（腱膜，指背腱膜），短橈側手根伸筋（腱膜），回外筋（腱膜），尺側手根伸筋（腱膜），長母指外転筋（腱膜），長母指伸筋（腱膜），小指外転筋（指背腱膜），示指伸筋（指背腱膜），短母指外転筋（指背腱膜），母指内転筋（指背腱膜），虫様筋（指背腱膜），掌側骨間筋（指背腱膜）および背側骨間筋（指背腱膜）と連結している．

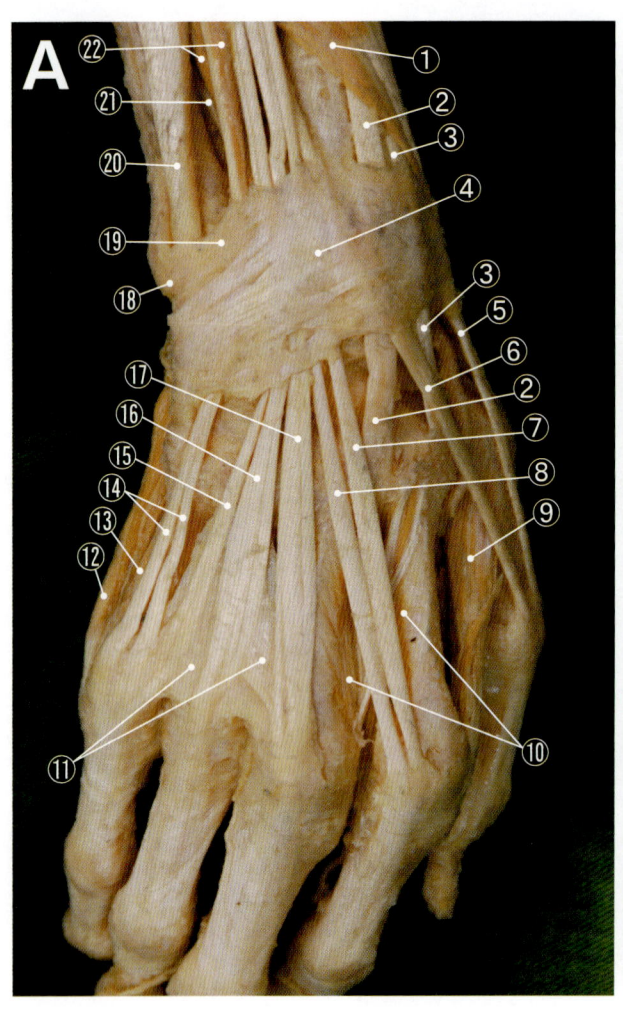

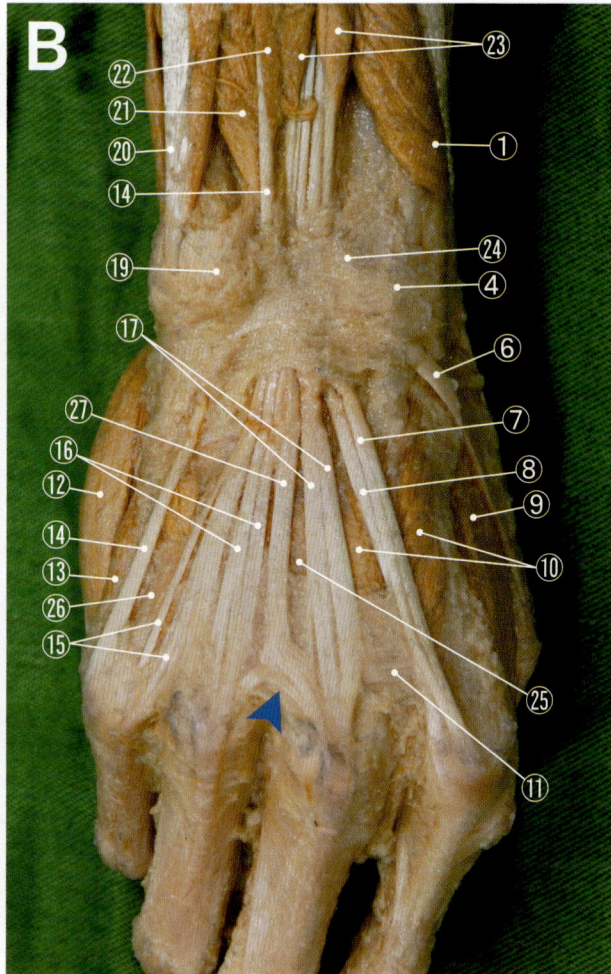

図 Ⅲ-153　総指伸筋の停止腱のバリエーションをみる

A，Bは，異なる標本の手部を背側方からみた写真である．Bの総指伸筋の第3指と第4指の間には，遠位部で両指に分かれる停止腱が存在する（▶）．

① 短母指伸筋　② 短橈側手根筋の停止腱　③ 長橈側手根伸筋の停止腱　④ 伸筋支帯
⑤ 短母指伸筋の停止腱　⑥ 長母指伸筋の停止腱　⑦ 第2指へ向かう総指伸筋の停止腱
⑧ 示指伸筋の停止腱　⑨ 第1背側骨間筋　⑩ 第2背側骨間筋　⑪ 総指伸筋の腱間結合　⑫ 小指外転筋
⑬ 小指対立筋　⑭ 小指伸筋の停止腱　⑮ 小指へ向かう総指伸筋の停止腱
⑯ 第4指へ向かう総指伸筋の停止腱　⑰ 第3指へ向かう総指伸筋の停止腱　⑱ 尺骨の茎状突起
⑲ 尺骨頭　⑳ 尺側手根伸筋の停止腱　㉑ 示指伸筋　㉒ 小指伸筋　㉓ 総指伸筋
㉔ 橈骨の背側結節（リスター結節）の位置　㉕ 第3背側骨間筋　㉖ 第4背側骨間筋
㉗ 総指伸筋の停止腱で第3指と第4指へ二股に分かれる停止腱

13. 肘筋（触察法），尺側手根伸筋，小指伸筋，総指伸筋

触察法

骨指標と筋の投影図

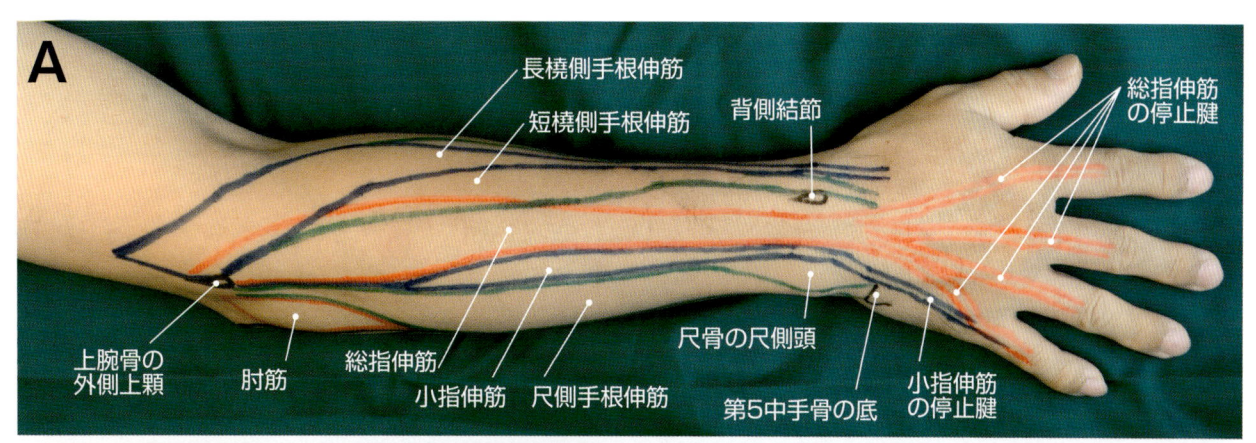

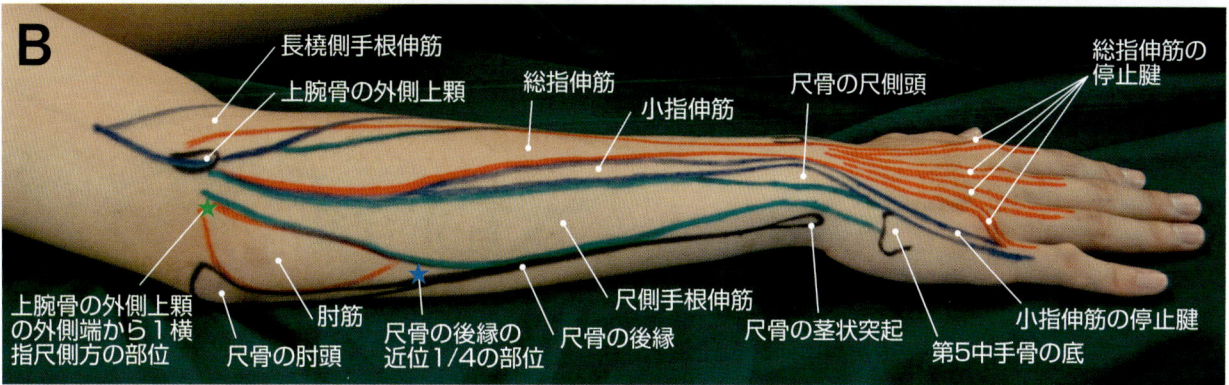

図 Ⅲ-154 骨指標と肘筋，尺側手根伸筋，小指伸筋，総指伸筋などの投影図
Aは前腕部を後方から，Bは尺側方からみた写真である．

骨指標の触察手順

骨指標の触察手順は，**V-7. 2** 上腕骨の外側上顆，**V-7. 3** 尺骨の肘頭，尺骨の後縁，**V-8. 2** 尺骨の尺骨頭，尺骨の茎状突起，**V-8. 5** 第5中手骨の底を参照．

筋の触察手順

1. 肘筋，2. 手部における小指伸筋と総指伸筋の停止腱，3. 前腕部における小指伸筋，4. 前腕部における総指伸筋，5. 尺側手根伸筋の順に触察する．

1. 肘筋（図Ⅲ-78, 図Ⅲ-84, 図Ⅲ-83）

① 被検者は肩関節内旋位，肘関節30°屈曲位，前腕回内位．触察者は触察部位の外側方に位置する．

② 肘筋の橈側縁：上腕骨の外側上顆の外側端から1横指尺側方の部位（図Ⅲ-154Bの★）と，尺骨の後縁の近位1/4の部位（図Ⅲ-155Aの★）とを結ぶ線に指を置き，前方へ圧迫しながら指を尺側方⇔橈側方に移動させる（図Ⅲ-155A）．

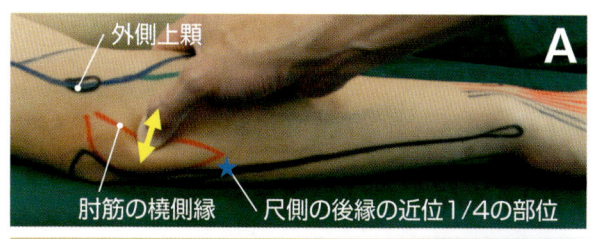

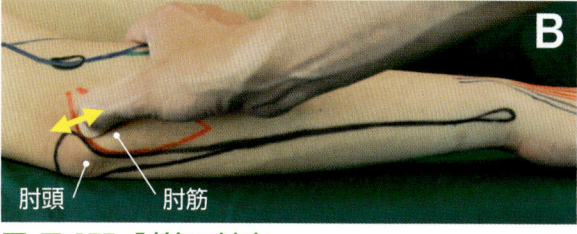

図 Ⅲ-155 肘筋の触察

骨格筋の形と触察法 | 237

③ 肘筋の近位縁：上腕骨の外側上顆の外側端と肘頭の後端とを結ぶ線に指を置き，前方へ圧迫しながら指を遠位方⇔近位方に移動させる（図Ⅲ-155B）．

※ 手関節を背屈しながら，手指を強く自動屈曲させると観察および触知しやすい（図Ⅲ-156）．

※ 肘筋の筋腹は，尺側手根伸筋の深層にも存在する（図Ⅲ-83）．上腕骨の外側上顆と，尺骨の橈側縁の近位1/3の部位とを結ぶ線が，尺側手根伸筋の深層に位置する肘筋の橈側遠位縁の指標となる（回外筋の項参照）．

2. 手部における小指伸筋と総指伸筋の停止腱（図Ⅲ-128，図Ⅲ-153，図Ⅲ-172，図Ⅲ-215）

① 被検者は肩関節内旋位，肘関節30°屈曲位，前腕回内位．触察者は触察部位の外側方に位置する．

② 小指伸筋の停止腱：手部の背側面で尺骨の尺骨頭のすぐ橈側方の部位から小指の背側面に向かう腱を確認する．

※ 第2～5指を自動伸展させると，観察および触知しやすい（図Ⅲ-157）．

※ 小指に向かう腱が2本確認できる．そのうち，尺側方に位置するのが小指伸筋の停止腱である．

③ 総指伸筋の停止腱：手部の背側面で手根部の中央部から第2～5指の背側面に向かう腱を確認する（図Ⅲ-157）．

※ 小指に向かう総指伸筋の停止腱は，薬指に向かう総指伸筋の停止腱のすぐ尺側方に位置する場合が多い（図Ⅲ-157）．

※ 総指伸筋の停止腱間は腱間結合により連絡されているため（図Ⅲ-153），小指を伸展させた状態で第2～4指を屈曲させると，小指に向かう総指伸筋の停止腱が薬指に向かう総指伸筋の停止腱に引き寄せられる様子を確認できる（図Ⅲ-158）．

※ 示指に向かう総指伸筋の停止腱のすぐ尺側方の深部に示指伸筋の停止腱が確認できる（示指伸筋の項参照）．

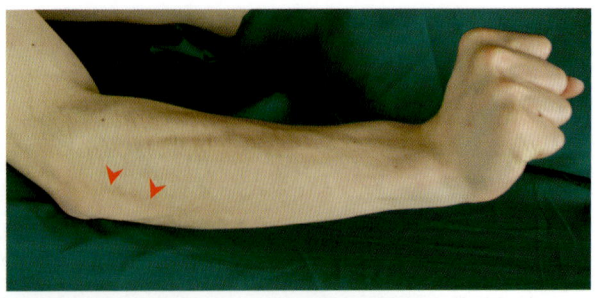

図 Ⅲ-156 収縮による肘筋の膨隆

手関節を背屈しながら，手指を強く自動屈曲させている．
➤：肘筋の橈側縁

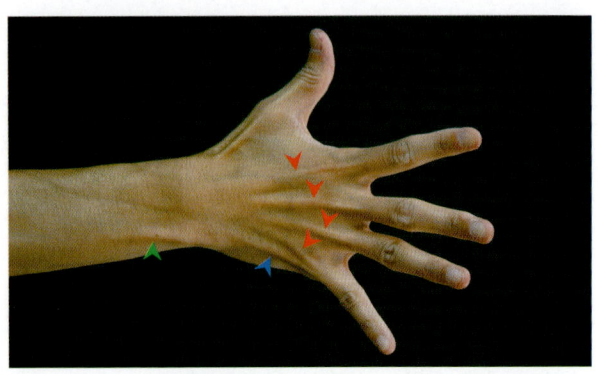

図 Ⅲ-157 収縮を用いた総指伸筋と小指伸筋と尺側手根伸筋の停止腱の観察

手指を自動伸展させている．
➤：総指伸筋の停止腱
▶：小指伸筋の停止腱
➤：尺側手根伸筋の停止腱

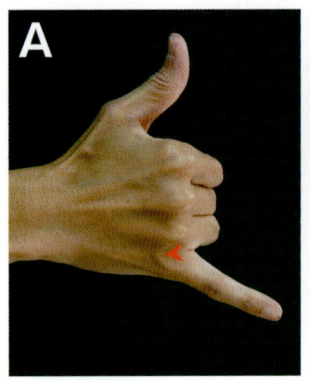

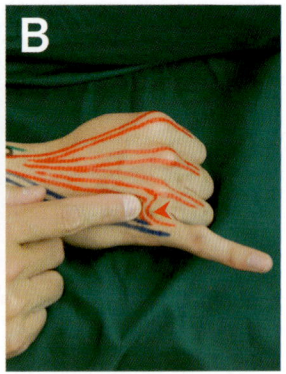

図 Ⅲ-158
小指に向かう総指伸筋の停止腱の確認

小指を自動伸展させた状態で，第2～4指を自動屈曲させている．
➤：小指に向かう総指伸筋の停止腱

3. 前腕部における小指伸筋（図Ⅲ-128，図Ⅲ-129，図Ⅲ-164，図Ⅲ-171）

① 被検者は肩関節内旋位，肘関節30°屈曲位，前腕回内位．触察者は触察部位の外側方に位置する．

② 小指伸筋の停止腱：尺骨の尺骨頭の橈側端のすぐ橈側近位方の部位に指を置き，前方へ圧迫しながら指を橈側方⇔尺側方に移動させる（図Ⅲ-159 A）．

※ 小指を自動伸展させると触知しやすい（図Ⅲ-159 A）．

③ 小指伸筋の筋腹：②で確認した停止腱を，上腕骨の外側上顆の外側端から1横指尺側方の部位（図Ⅲ-159 Aの★）を指標にして，前腕部の近位1/3の高さ付近までたどる．

※ 小指を自動伸展させると触知しやすい．
※ 遠位方⇔近位方にさすることで，小指伸筋の筋腹の近位端を確認できる（図Ⅲ-159 B）．

④ 小指伸筋の腱膜：③で確認した筋腹の近位端と上腕骨の外側上顆とを結ぶ線に指を置き，小指を自動伸展させたときに硬くなる細い腱膜を確認する（図Ⅲ-159 C）．

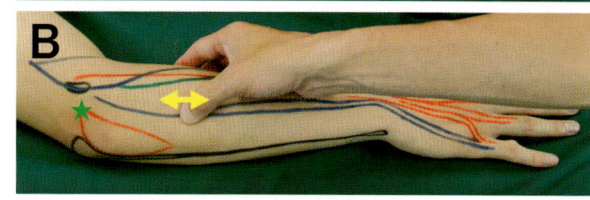

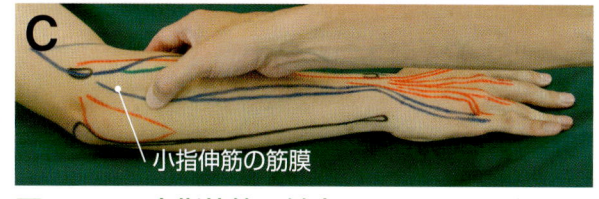

図 Ⅲ-159 小指伸筋の触察
A，Cは小指を自動伸展させている．

4. 前腕部における総指伸筋（図Ⅲ-128，図Ⅲ-129，図Ⅲ-141，図Ⅲ-171，図Ⅲ-164）

① 被検者は肩関節内旋位，肘関節30°屈曲位，前腕回内位．触察者は触察部位の外側方に位置する．

② 総指伸筋の停止腱：前腕部の遠位端付近で，後方からみた前腕部の幅の中央部に指を置き，前方へ圧迫しながら指を橈側方⇔尺側方に移動させる（図Ⅲ-160）．

※ 第2〜5指を自動伸展させると触知しやすい．

③ 総指伸筋の橈側縁：②で確認した停止腱の橈側縁を，上腕骨の外側上顆の外側端から1横指橈側方の部位（図Ⅲ-160の★）を指標にして近位方へたどる．

※ 総指伸筋の橈側縁は，前腕部の近位端付近では上腕骨の外側上顆に向かう．
※ 第2〜5指を自動伸展させると総指伸筋が膨隆する．手関節を自動背屈させると長・短橈側手根伸筋が膨隆する．これを交互に行わせると両筋の境界を触知しやすい．

④ 総指伸筋の尺側縁：②で確認した停止腱の尺側縁を，3．で確認した小指伸筋および小指伸筋の腱膜の橈側縁に沿って，上腕骨の外側上顆までたどる．

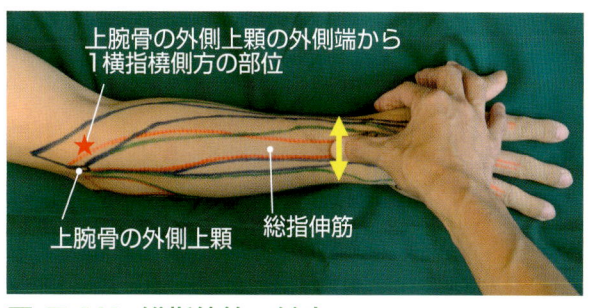

図 Ⅲ-160 総指伸筋の触察

5. 尺側手根伸筋（図Ⅲ-128, 図Ⅲ-129, 図Ⅲ-171, 図Ⅲ-83）

① 被検者は肩関節内旋位，肘関節30°屈曲位，前腕回内位．触察者は触察部位の外側方に位置する．

② 尺側手根伸筋の停止腱：尺骨の尺骨頭の橈側端と尺骨の茎状突起との間のすぐ遠位方の部位に指を置き，橈側方へ圧迫しながら指を前方⇔後方に移動させる（図Ⅲ-161A）．ここで確認した腱を第5中手骨の底まで遠位方へ，また尺骨の橈側面の遠位端付近まで近位方へたどる．

※ 手関節を自動尺屈させると，観察および触知しやすい．

③ 尺側手根伸筋の尺側縁：②で確認した停止腱の尺側縁を，尺骨の後縁，続いて1.で確認した肘筋の橈側遠位縁に沿って，上腕骨の外側上顆までたどる（図Ⅲ-161B）．

④ 尺側手根伸筋の橈側縁：②で確認した停止腱の橈側縁を，3.で確認した小指伸筋および小指伸筋の腱膜の尺側縁に沿って，上腕骨の外側上顆までたどる．

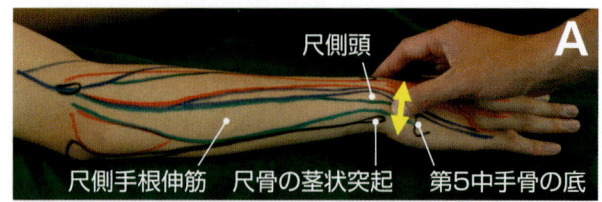

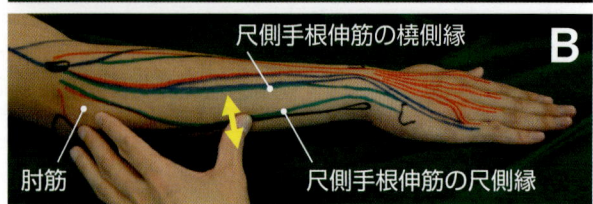

図 Ⅲ-161 尺側手根伸筋の触察

学生のための触察ポイント

- 肘筋は，「1. 肘筋 ②」を参考に，その筋腹の膨隆を触察する．
- 小指伸筋は，「3. 前腕部における小指伸筋 ②, ③」を参考に，その停止腱や筋腹の膨隆を触察する．
- 総指伸筋は，「4. 前腕部における総指伸筋 ②」を参考に，その停止腱を触察する．また，「4. 前腕部における総指伸筋 ③」の一部を確認し，その尺側方にある筋腹の膨隆を触察する．
- 尺側手根伸筋は，「5. 尺側手根伸筋」を参考に，その停止腱や筋腹の膨隆を触察する．

14 回外筋

骨格筋の形と位置

筋　名	起　始	停　止	作　用	神　経
回外筋 Supinator	上腕骨の外側上顆，肘関節包の後面＊1，肘関節の橈側側副靱帯，橈骨輪状靱帯，尺骨の回外筋稜．	橈骨の外側面および前面の近位1/2の領域．	前腕の回外．	橈骨神経の深枝 Deep branches of radial nerve (C5～C7, (C8))

＊1：回外筋の起始は多くの書籍に肘関節包後面と記載されているが[8)18)19)]，橈側面や前面からも始まっている（図Ⅲ-165 D）．

構造の特徴

- 回外筋の筋腹は，前腕近位部の深層で橈骨の後面，橈側面，前面を覆う板状の筋である（図Ⅲ-162, 図Ⅲ-163, 図Ⅲ-164, 図Ⅲ-165）．
- 橈骨の後面および橈側面を覆う筋腹は，総指伸筋，小指伸筋，長・短橈側手根伸筋に覆われている（図Ⅲ-164）．
- 橈骨の前面を覆う筋腹は，腕橈骨筋，長・短橈側手根伸筋に覆われている（図Ⅲ-165）．ただ，腕橈骨筋の尺側方で，他の筋に覆われない場合がある（図Ⅲ-165）．
- 回外筋の遠位端は，円回内筋の停止腱のすぐ近位方に位置する（図Ⅲ-99）．

筋連結

- 回外筋は，肘筋（腱膜），小指伸筋（腱膜），長母指外転筋（骨間膜），総指伸筋（腱膜），短橈側手根伸筋（腱膜），長母指屈筋（骨間膜）および深指屈筋（骨間膜）と連結している．

図Ⅲ-162　回外筋を後方からみた模式図
回外筋を除く前腕部の筋は半透明に示してある．

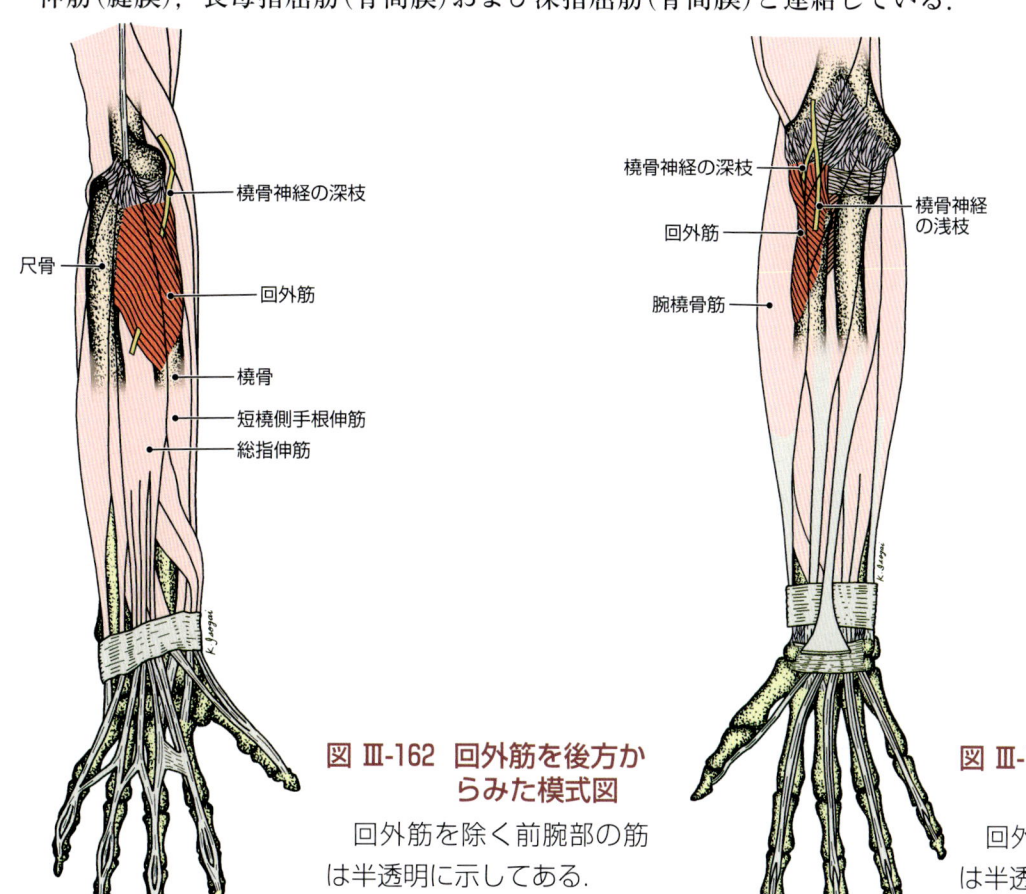

図Ⅲ-163　回外筋を前方からみた模式図
回外筋を除く前腕部の筋は半透明に示してある．

第Ⅲ章　上肢の筋

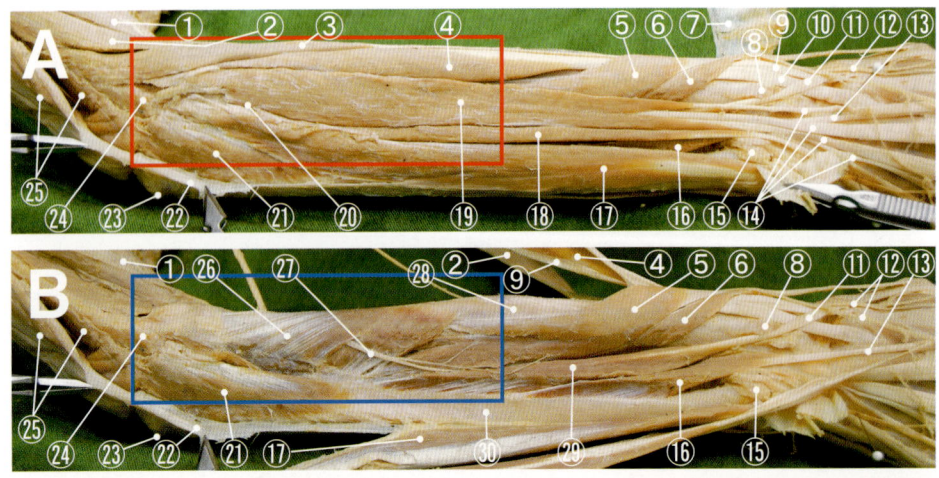

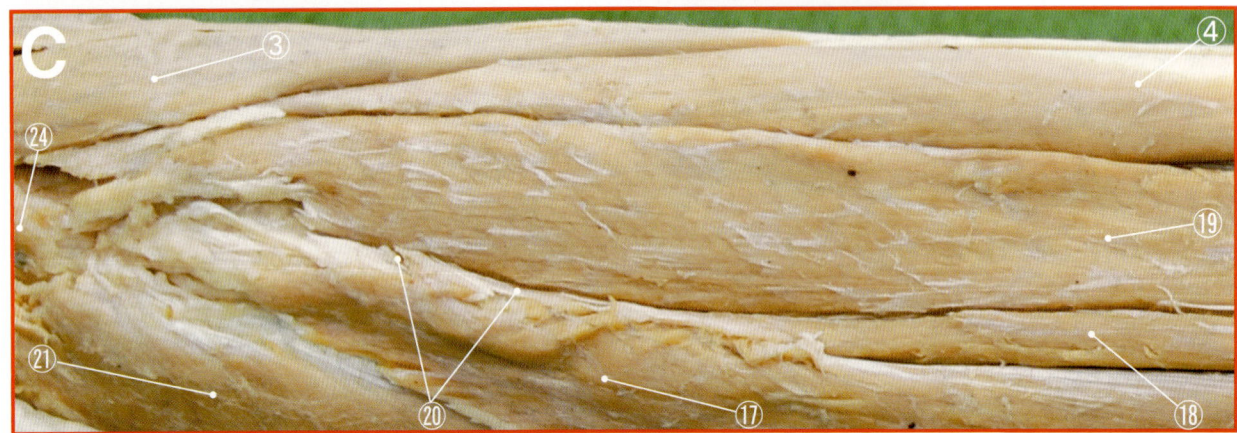

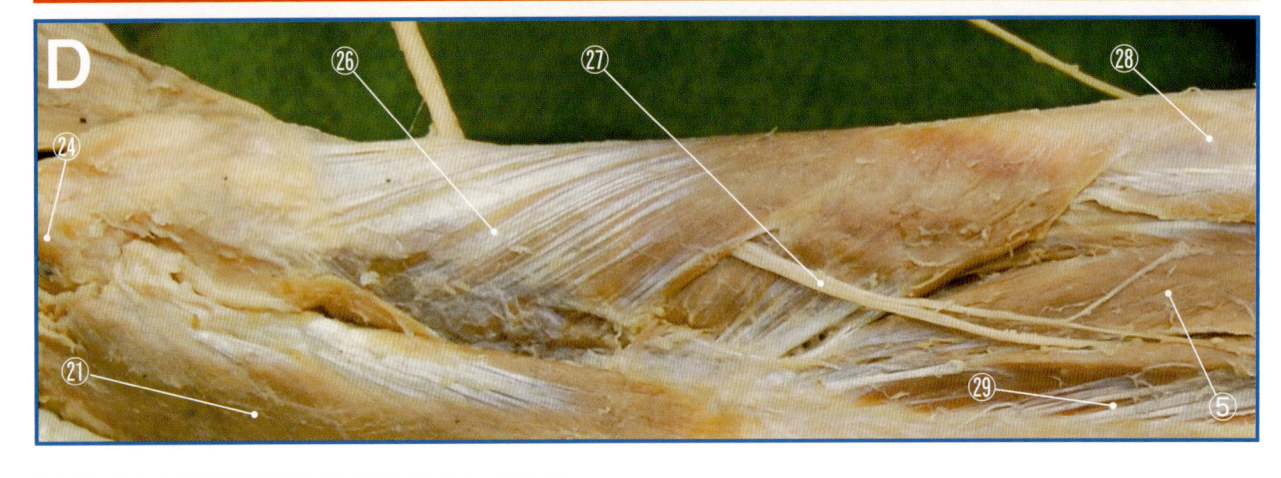

図 Ⅲ-164　回外筋の位置と形を後方からみる

　Aは前腕部を後方からみた写真である．前腕部がやや回内しているため，肘部付近は後橈側方からみている．伸筋支帯は，縦切断し反転してある．BはAの腕橈骨筋，長・短橈側手根伸筋，総指伸筋，小指伸筋，尺側手根伸筋を起始から剥離し反転してある．CはAの□を，DはBの□をそれぞれ拡大してある．

① 上腕筋　② 腕橈骨筋　③ 長橈側手根伸筋　④ 短橈側手根伸筋　⑤ 長母指外転筋　⑥ 短母指伸筋
⑦ 伸筋支帯　⑧ 橈骨の背側結節(リスター結節)　⑨ 長橈側手根伸筋の停止腱　⑩ 短橈側手根伸筋の停止腱
⑪ 長母指伸筋の停止腱　⑫ 橈骨神経の背側指神経　⑬ 示指伸筋の停止腱　⑭ 総指伸筋の停止腱
⑮ 尺骨頭　⑯ 示指伸筋　⑰ 尺側手根伸筋　⑱ 小指伸筋　⑲ 総指伸筋
⑳ 総指伸筋と尺側手根伸筋との間の腱膜(筋間中隔)　㉑ 肘筋　㉒ 前腕筋膜の一部　㉓ 尺骨の肘頭
㉔ 上腕骨の外側上顆　㉕ 上腕三頭筋の内側頭　㉖ 回外筋　㉗ 橈骨神経の深枝　㉘ 橈骨　㉙ 長母指伸筋
㉚ 尺骨

14. 回外筋

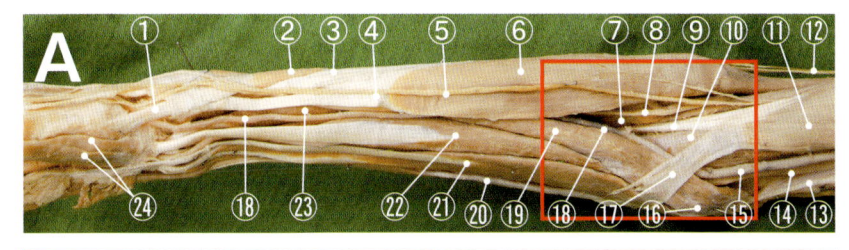

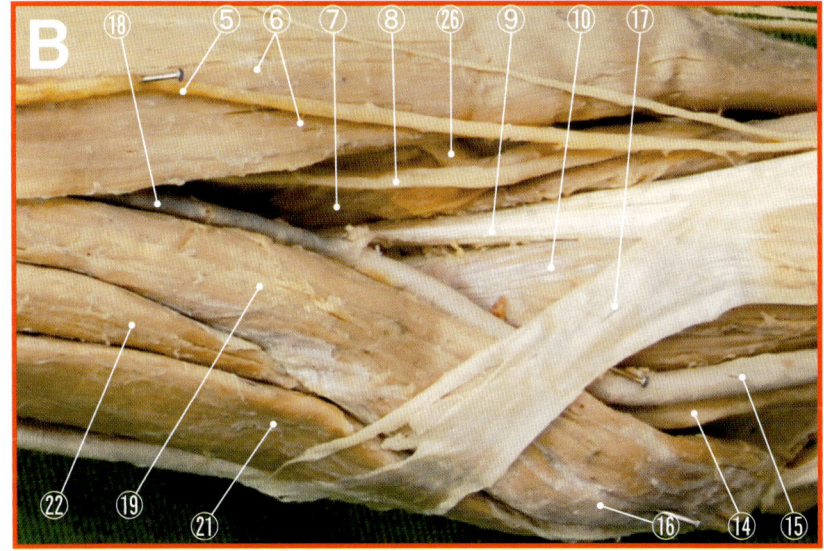

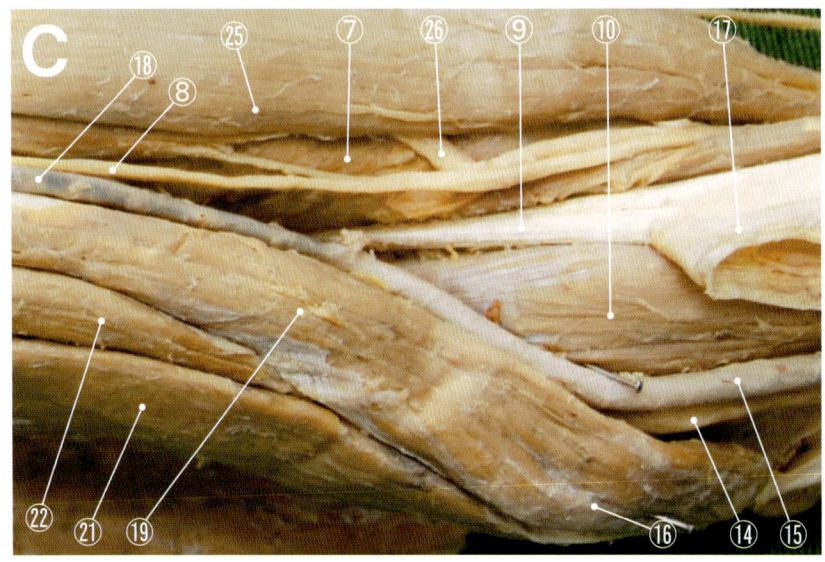

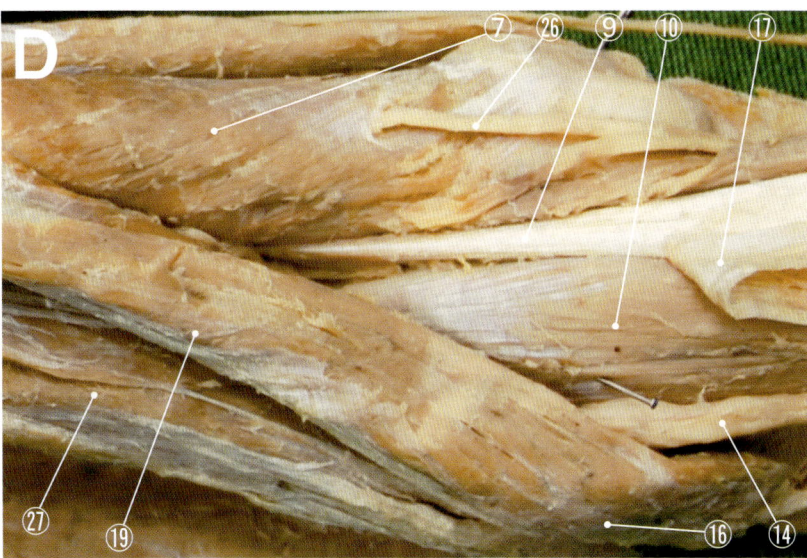

図 III-165 回外筋の位置と形を前方からみる

Aは前腕部を前方からみた写真である．前腕部がやや回内しているため，手根部付近は前橈側方からみている．BはAの□を拡大してある．CはBの外側前腕皮神経と腕橈骨筋を剥離し，上腕二頭筋腱膜を近位方へ反転してある．DはCの橈骨神経，橈骨動脈，長・短橈側手根伸筋，長掌筋，橈側手根屈筋を剥離してある．

① 長母指外転筋の停止腱
② 長母指外転筋
③ 長橈側手根伸筋の停止腱
④ 腕橈骨筋の停止腱
⑤ 外側前腕皮神経　⑥ 腕橈骨筋
⑦ 回外筋　⑧ 橈骨神経の浅枝
⑨ 上腕二頭筋の橈骨へ向かう停止腱
⑩ 上腕筋　⑪ 上腕二頭筋
⑫ 後前腕皮神経
⑬ 内側上腕筋間中隔
⑭ 正中神経　⑮ 上腕動脈
⑯ 上腕骨の内側上顆の位置
⑰ 上腕二頭筋腱膜　⑱ 橈骨動脈
⑲ 円回内筋　⑳ 尺側手根屈筋
㉑ 長掌筋　㉒ 橈側手根屈筋
㉓ 長母指屈筋　㉔ 短母指外転筋
㉕ 長橈側手根伸筋
㉖ 橈骨神経の深枝　㉗ 浅指屈筋

骨格筋の形と触察法 | 243

第Ⅲ章　上肢の筋

触察法

骨指標と筋の投影図

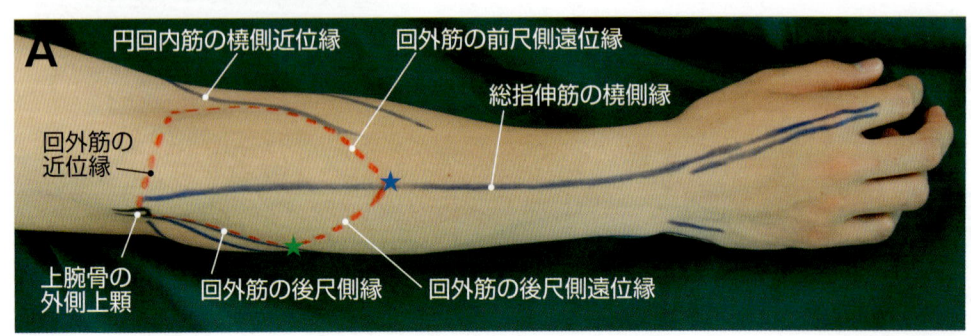

A
- 円回内筋の橈側近位縁
- 回外筋の前尺側遠位縁
- 総指伸筋の橈側縁
- 回外筋の近位縁
- 上腕骨の外側上顆
- 回外筋の後尺側縁
- 回外筋の後尺側遠位縁

B
- 橈骨
- 尺骨

図Ⅲ-166 骨指標と回外筋の投影図

Aは前腕部を後橈側方からみた写真である．BはAの★と★の位置を示す模式図である．

★：橈骨の後縁の中央部
★：尺骨の橈側縁の近位1/3の部位

骨指標の触察手順

骨指標の触察手順は，Ⅴ-7. **2** 上腕骨の外側上顆を参照．

筋の触察手順

1. 回外筋の遠位端，2. 回外筋の後尺側遠位縁・後尺側縁・近位縁の想定位置，3. 回外筋の前尺側遠位縁の想定位置の順に触察する．

1. 回外筋の遠位端（図Ⅲ-162, 図Ⅲ-164）

① 被検者は肩関節内旋位，肘関節30°屈曲位，前腕回内・回外中間位．触察者は触察部位の遠位方に位置する．
② 橈骨の後縁の中央部（図Ⅲ-166の★）に指を置き，前方へ圧迫しながら指を近位方へ移動させる（図Ⅲ-167）．

※ 総指伸筋と短橈側手根伸筋との境界に指を押し込む（総指伸筋，短橈側手根伸筋の項参照）．
※ 橈骨の後縁のすぐ尺骨方で，回外筋と長母指外転筋との間のくぼみを確認できる場合がある（長母指外転筋の項参照）．

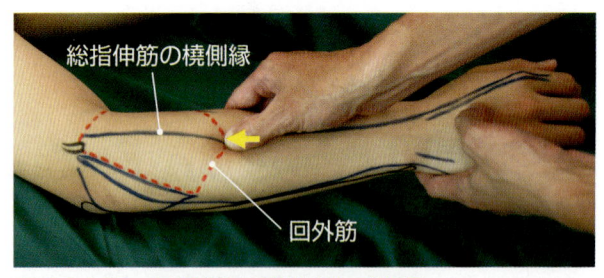

図Ⅲ-167 回外筋の遠位端の触察
- 総指伸筋の橈側縁
- 回外筋

被検者の前腕部を回内・回外中間位に保持している．

2. 回外筋の後尺側遠位縁・後尺側縁・近位縁の想定位置（図Ⅲ-162, 図Ⅲ-163, 図Ⅲ-164, 図Ⅲ-165）

① 被検者は肩関節内旋位，肘関節30°屈曲位，前腕回内位．触察者は触察部位の外側方に位置する．
② 後尺側遠位縁：橈骨の後縁の中央部（図Ⅲ-168の★）と尺骨の橈側縁の近位1/3の部位

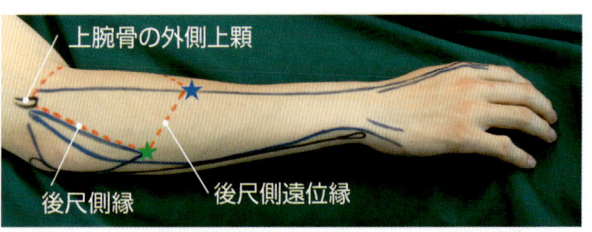

図Ⅲ-168 回外筋の後尺側遠位縁・後尺側縁・近位縁の想定位置
- 上腕骨の外側上顆
- 後尺側縁
- 後尺側遠位縁

★：橈骨の後縁の中央部
★：尺骨の橈側縁の近位1/3の部位

244 ｜骨格筋の形と触察法

（図Ⅲ-168の★）とを結ぶ線を確認する．

③ 後尺側縁：★と上腕骨の外側上顆とを結ぶ線を確認する（図Ⅲ-168）．

※ 肘筋の尺側縁と隣接する（肘筋の項参照）．

④ 近位縁：上腕骨の外側上顆と肘窩の中央部とを結ぶ線を確認する（図Ⅲ-168，図Ⅲ-169）．

※ 肘窩の中央部は，橈骨頭の尺側縁を前方に投影した位置に相当する．

3. 回外筋の前尺側遠位縁の想定位置（図Ⅲ-163，図Ⅲ-165）

① 触察者は触察部位の外側方に位置する．

② 橈骨の後縁の中央部（図Ⅲ-168の★）と肘窩の中央部とを結ぶ，尺側遠位方へ凸の弧状の線を確認する（図Ⅲ-169）．

※ 前方からみた前腕部の幅の中央部までは尺側近位方へ（円回内筋の橈側近位縁と隣接する．円回内筋の項参照），同部位からは近位方へ向かう線を想定する．

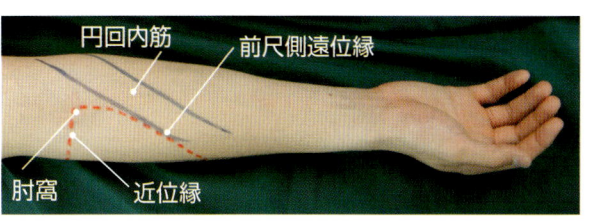

図 Ⅲ-169 回外筋の前尺側遠位縁と近位縁の想定位置

学生のための触察ポイント

● 回外筋は，「1. 回外筋の遠位端」を触察する．

15 長母指外転筋, 短母指伸筋, 長母指伸筋, 示指伸筋

骨格筋の形と位置

筋 名	起 始	停 止	作 用	神 経
長母指外転筋 Abductor pollicis longus	尺骨の骨間縁, 前腕骨間膜, 橈骨の後面. *1	第1中手骨の底の外側面. *2	母指の外転.	橈骨神経の深枝 Deep branches of radial nerve (C6〜C8)
短母指伸筋 Extensor pollicis brevis	前腕骨間膜, 橈骨の後面. *1	母指の基節骨の底の背側面.	母指の中手指節関節の伸展. 母指の外転.	橈骨神経の深枝 Deep branches of radial nerve (C6〜C8)
長母指伸筋 Extensor pollicis longus	尺骨の尺骨体後面, 前腕骨間膜. *1	母指の末節骨の底の背側面.	母指の伸展, 内転.	橈骨神経の深枝 Deep branches of radial nerve (C6〜C8)
示指伸筋 Extensor indicis	前腕骨間膜, 尺骨の後面. *1	示指の指背腱膜. *3	示指の伸展.	橈骨神経の深枝 Deep branches of radial nerve (C6〜C8)

*1：これらの筋の起始は，小指伸筋の起始（小指伸筋の項参照）と同様に，隣接する筋との間の腱膜からも始まっている（筋連結の項を参照）．

*2：長母指外転筋の停止腱は，92.0％（92/100肢）に副腱を持つと報告されている[24]．この副腱が母指球の筋のみに終わるもの24％，大菱形骨，関節包，筋膜に終わるもの37％，この両者に終わるもの30％と報告されている．なお，母指球の筋に終わるもの（54％）のうち，64.8％は短母指外転筋に終わり，27.8％は母指対立筋に終わり，7.4％は両筋に終わると報告されている（図Ⅲ-187）．

*3：指背腱膜は，総指伸筋の停止腱，掌側・背側骨間筋，虫様筋の停止腱（第1指では短母指外転筋と母指内転筋の停止腱を含む，第2指では示指伸筋の停止腱を含む，第5指では小指伸筋と小指外転筋の停止腱を含む）により構成されている．この腱膜は，基節骨底，中節骨底，末節骨底および中手指節関節の関節包に移行し広がりながら終わる[21]．

構造の特徴

- 長母指外転筋，短母指伸筋，長母指伸筋および示指伸筋は，前腕部の後面の深層で，回外筋の遠位方に位置する筋である（図Ⅲ-170，図Ⅲ-171）．

- 前腕部の遠位部で，橈側方から長母指外転筋，短母指伸筋，長母指伸筋，示指伸筋の順に並ぶ（図Ⅲ-170，図Ⅲ-171 B, D）．これらの筋と回外筋で，尺骨と橈骨との間隙を埋める．

- 長母指外転筋，短母指伸筋，長母指伸筋，示指伸筋の筋腹の多くの領域は，総指伸筋と小指伸筋の深層に位置する（図Ⅲ-171，図Ⅲ-172，図Ⅲ-173）．ただ長母指外転筋と短母指伸筋の筋腹の一部は，長・短橈側手根伸筋の停止腱の浅層を横断する．この部分の長母指外転筋の筋腹の幅は，短母指伸筋の幅の約2倍と広い．

- 総指伸筋，長母指伸筋，示指伸筋，小指伸筋の停止腱は，橈骨の背側結節（リスター結節）と尺骨頭との間に位置する（図Ⅲ-172 B, C）．このうち長母指伸筋の停止腱は，橈骨の背側結節のすぐ尺側方を走行する．

- 示指伸筋の筋腹の一部は，前腕部の遠位部で小指伸筋と尺側手根伸筋の間から観察できる（図Ⅲ-172）．

- 示指伸筋の停止腱は，総指伸筋の示指に向かう停止腱よりも深層でかつ尺側方に位置する（図Ⅲ-172）．

- 示指伸筋の停止腱の数は，1本の場合が80.3％（93/112肢），2本の場合が15.2％（17/112肢）であると報告されている（図Ⅲ-173）[22]．

15. 長母指外転筋, 短母指伸筋, 長母指伸筋, 示指伸筋

筋連結

- 長母指外転筋は, 回外筋(骨間膜), 短母指伸筋(骨間膜), 総指伸筋(腱膜), 小指伸筋(腱膜), 尺側手根伸筋(腱膜), 長母指伸筋(骨間膜), 長母指屈筋(骨間膜), 深指屈筋(骨間膜)および短母指外転筋(腱)と連結している.

- 短母指伸筋は, 長母指伸筋(骨間膜), 長母指外転筋(骨間膜), 長母指屈筋(骨間膜)および深指屈筋(骨間膜)と連結している.

- 長母指伸筋は, 短母指伸筋(骨間膜), 示指伸筋(骨間膜), 長母指外転筋(骨間膜), 尺側手根伸筋(腱膜), 長母指屈筋(骨間膜), 深指屈筋(骨間膜), 総指伸筋(腱膜)および小指伸筋(腱膜)と連結している.

- 示指伸筋は, 長母指伸筋(骨間膜), 総指伸筋(指背腱膜), 虫様筋(指背腱膜), 掌側骨間筋(指背腱膜), 背側骨間筋(指背腱膜)および長母指屈筋(骨間膜)と連結している.

図 Ⅲ-170 後方からみた前腕部の後面の深層の筋の模式図

前腕部の後面の浅層の筋は半透明に示してある.

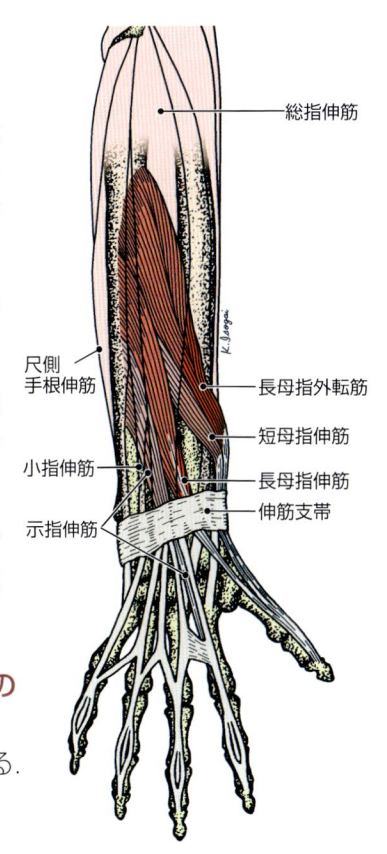

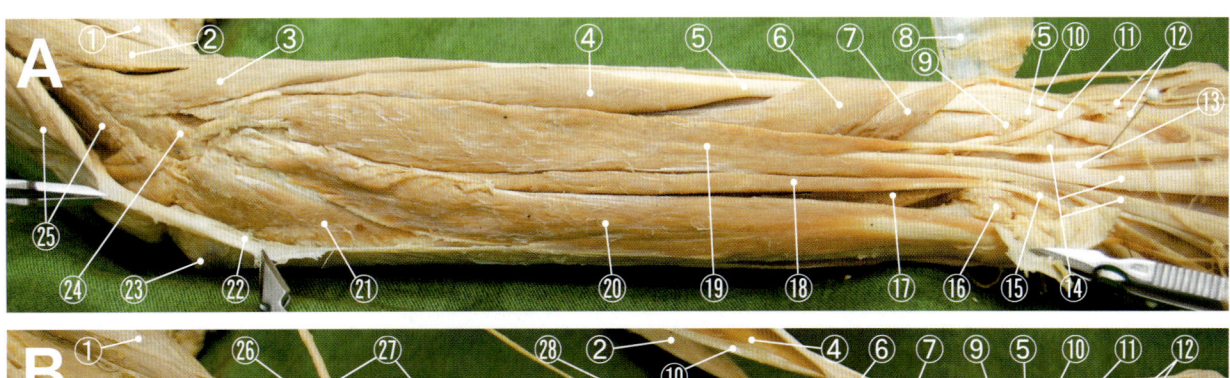

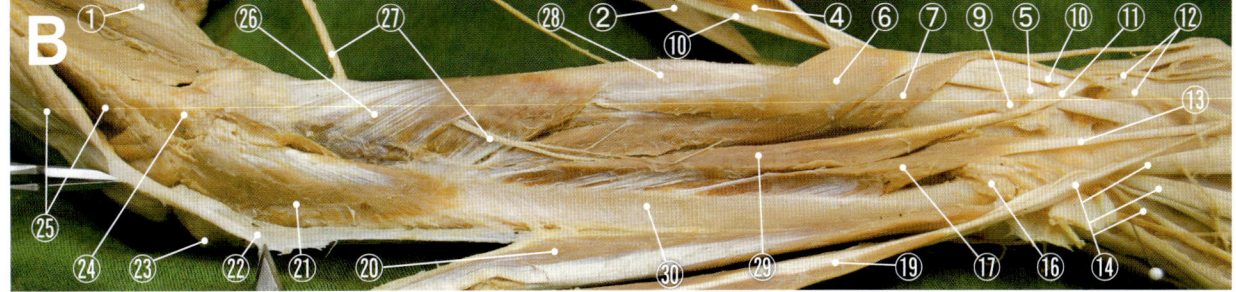

図 Ⅲ-171 長母指外転筋, 短母指伸筋, 長母指伸筋, 示指伸筋の位置や形を後方からみる

Aは前腕部を後方からみた写真である. 前腕部はやや回内しているため, 手部付近は背側方からみている. 伸筋支帯は縦切断し反転してある. BはAの腕橈骨筋, 長・短橈側手根伸筋, 総指伸筋, 小指伸筋, 尺側手根伸筋を起始から剥離し反転してある.

① 上腕筋　② 腕橈骨筋　③ 長橈側手根伸筋　④ 短橈側手根伸筋　⑤ 短橈側手根伸筋の停止腱
⑥ 長母指外転筋　⑦ 短母指伸筋　⑧ 伸筋支帯　⑨ 橈骨の背側結節(リスター結節)
⑩ 長橈側手根伸筋の停止腱　⑪ 長母指伸筋の停止腱　⑫ 橈骨神経の背側指神経　⑬ 示指伸筋の停止腱
⑭ 総指伸筋の停止腱　⑮ 小指伸筋の停止腱　⑯ 尺骨頭　⑰ 示指伸筋　⑱ 小指伸筋　⑲ 総指伸筋
⑳ 尺側手根伸筋　㉑ 肘筋　㉒ 前腕筋膜の一部　㉓ 尺骨の肘頭　㉔ 上腕骨の外側上顆　㉕ 上腕三頭筋
㉖ 回外筋　㉗ 橈骨神経　㉘ 橈骨　㉙ 長母指伸筋　㉚ 尺骨

骨格筋の形と触察法 | 247

第Ⅲ章　上肢の筋

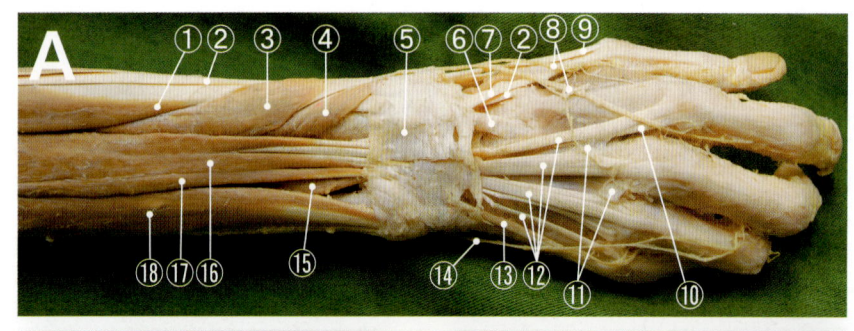

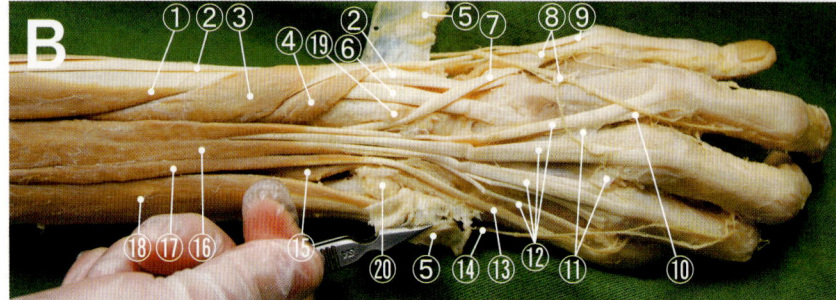

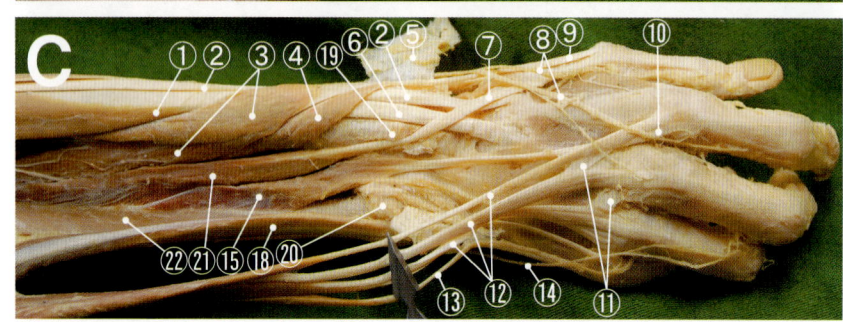

図 Ⅲ-172 長母指伸筋と示指伸筋の位置と形をみる

Aは手部を背側方からみた写真である．BはAの伸筋支帯を縦切断し橈側方と尺側方へ反転してある．CはBの総指伸筋と小指伸筋を尺側方へ牽引してある．

① 短橈側手根伸筋
② 長橈側手根伸筋の停止腱
③ 長母指外転筋　④ 短母指伸筋
⑤ 伸筋支帯
⑥ 短橈側手根伸筋の停止腱
⑦ 長母指伸筋の停止腱
⑧ 橈骨神経の背側指神経
⑨ 短母指伸筋の停止腱
⑩ 示指伸筋の停止腱
⑪ 総指伸筋の腱間結合
⑫ 総指伸筋の停止腱
⑬ 小指伸筋の停止腱
⑭ 尺骨神経の手背枝
⑮ 示指伸筋　⑯ 総指伸筋
⑰ 小指伸筋　⑱ 尺側手根伸筋　⑲ 橈骨の背側結節（リスター結節）　⑳ 尺骨頭　㉑ 長母指伸筋　㉒ 尺骨

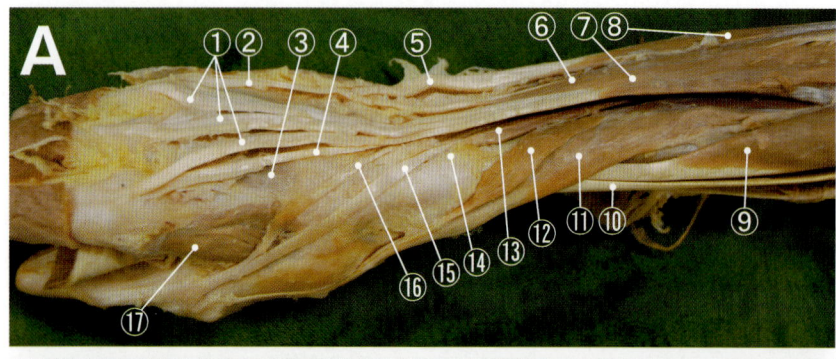

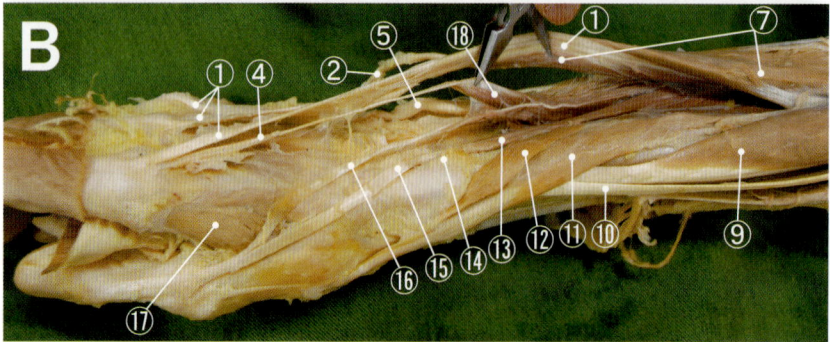

図 Ⅲ-173 示指伸筋の破格をみる

Aは手部を背側外側方からみた写真である．BはAの総指伸筋と示指伸筋の停止腱をピンセットで後方へ牽引してある．本標本の示指伸筋は，2本の停止腱を持つ．その内，橈側方の腱は母指へ向かい長母指伸筋の停止腱に融合する．

① 総指伸筋の停止腱
② 小指伸筋の停止腱
③ 第2背側骨間筋
④ 示指伸筋の停止腱
⑤ 尺側手根伸筋の停止腱
⑥ 小指伸筋　⑦ 総指伸筋
⑧ 尺側手根伸筋　⑨ 短橈側手根伸筋　⑩ 長橈側手根伸筋の停止腱　⑪ 長母指外転筋　⑫ 短母指伸筋
⑬ 長母指伸筋　⑭ 橈骨の背側結節（リスター結節）　⑮ 長母指伸筋の停止腱　⑯ 示指伸筋の停止腱（破格）
⑰ 第1背側骨間筋　⑱ 示指伸筋

15. 長母指外転筋，短母指伸筋，長母指伸筋，示指伸筋

触察法

骨指標と筋の投影図

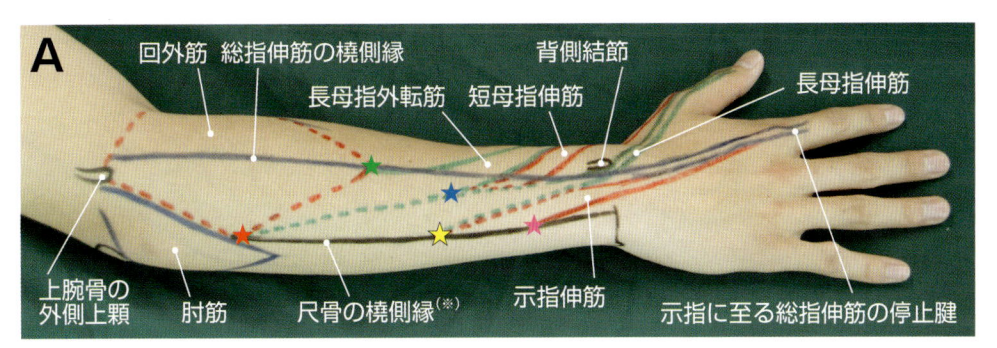

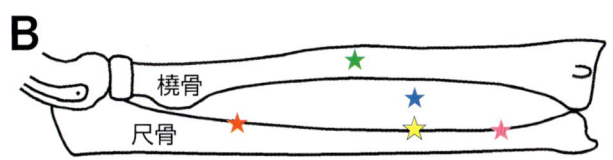

図 Ⅲ-174 骨指標と長母指外転筋，短母指伸筋，長母指伸筋，示指伸筋などの投影図

Aは前腕部を後方からみた写真である．尺骨の橈側縁(※)は尺骨の後縁から1横指橈側方に位置する．BはAの★，★，★，★，★の位置を示す骨の模式図である．Cは前腕部を橈側方からみた写真である．

- ★：前腕部の遠位1/3の部位で，後方からみた前腕部の幅の中央部
- ★：橈骨の後縁の中央部
- ★：尺骨の橈側縁の近位1/3の部位
- ★：尺骨の橈側縁の遠位1/3の部位
- ★：尺骨の橈側縁の遠位1/6の部位

*1：橈骨の遠位骨端部の橈側縁に位置する小隆起を，本書では橈側結節とする．
*2：橈骨の遠位骨端部の前橈側縁に位置する小隆起を，本書では掌側結節とする．

骨指標の触察手順

骨指標の触察手順は，**V-8. 1** 橈骨の背側結節（解剖学用語にはないが，リスター結節とも呼ぶ），橈側結節（解剖学用語にはないが，本書では橈骨の遠位骨端部の橈側縁に位置する小隆起を橈側結節とする），掌側結節（解剖学用語にはないが，本書では橈骨の遠位骨端部の前橈側縁に位置する小隆起を掌側結節とする）を参照．

筋の触察手順

1．短母指伸筋と長母指外転筋，2．長母指伸筋，3．示指伸筋の順に触察する．

1．短母指伸筋と長母指外転筋（図Ⅲ-170，図Ⅲ-171，図Ⅲ-172，図Ⅲ-173，図Ⅲ-187）

① 被検者は前腕回内・回外中間位．触察者は触察部位の遠位方に位置する．

② 短母指伸筋の停止腱：橈側結節のすぐ前方の部位から，第1中手骨の背側面を通り母指の基節骨の底に至る線に指を置き，尺側方へ圧迫しながら指を前方⇔後方に移動させる（図Ⅲ-175A）．

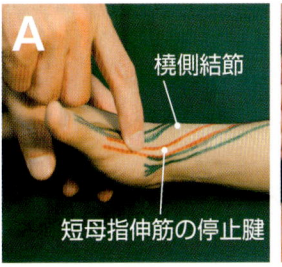

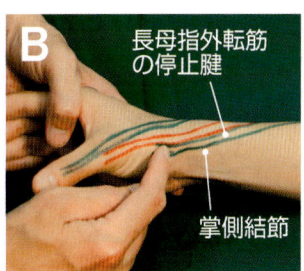

図 Ⅲ-175 短母指伸筋と長母指外転筋の停止腱の触察

Aは母指を自動伸展，Bは自動掌側外転させている．

骨格筋の形と触察法 | 249

第Ⅲ章　上肢の筋

※ 母指を自動伸展させると，観察および触知しやすい（図Ⅲ-175A，図Ⅲ-176Bの▶）．また，尺側遠位方に位置する長母指伸筋の停止腱との間に，明瞭なくぼみ（Anatomical snuff box）を形成する様子が観察できる（図Ⅲ-176）．

③ 長母指外転筋の停止腱：掌側結節のすぐ後方の部位と母指の第1中手骨の底とを結ぶ線に指を置き，尺側方へ圧迫しながら指を前方⇔後方に移動させる（図Ⅲ-175B）．

※ 母指を自動掌側外転させると触知しやすい（図Ⅲ-175B）．このとき，短母指伸筋の停止腱のすぐ前方で，長母指外転筋の停止腱を観察できる場合がある（図Ⅲ-176Bの▶）．

④ 短母指伸筋の中央部付近の筋腹：背側結節から2横指近位方の部位に指を置き，前方へ圧迫しながら指を橈側近位方へ移動させる（図Ⅲ-177A）．

※ 1横指弱の幅の筋腹を横断するのを触知できる（図Ⅲ-177B）．

⑤ 長母指外転筋の中央部付近の筋腹：④に続いて，前方へ圧迫しながら指を橈側近位方へ移動させる（図Ⅲ-177B）．

※ 1横指強の幅の筋腹を横断するのを触知できる（図Ⅲ-177C）．

⑥ 短母指伸筋の起始付近の筋腹：④で確認した筋腹の尺側遠位縁と橈側近位縁を，前腕部の遠位1/3の部位で，後方からみた前腕部の幅の中央部（図Ⅲ-174Aの★）を指標にして，尺側近位方へたどる．

⑦ 長母指外転筋の起始付近の筋腹：⑤で確認した筋腹の橈側近位縁を，橈骨の後縁の中央部（図Ⅲ-174Aの★）を指標にして，近位方へたどる（図Ⅲ-178）．また，⑤で確認した筋腹の尺側遠位縁を，尺骨の橈側縁の近位1/3の部位（図Ⅲ-174Aの★）を指標にして，近位方へたどる．

※ 総指伸筋の深層に位置する領域では，長母指外転筋の尺側縁を厳密に触知することは困難である．

2. 長母指伸筋（図Ⅲ-170, 図Ⅲ-171, 図Ⅲ-172, 図Ⅲ-173）

① 被検者は前腕回内位．触察者は触察部位の遠位方に位置する．

② 長母指伸筋の停止腱：背側結節のすぐ尺側方の部位から，第1中手骨・母指の基節骨の背側面を通り第1末節骨の底に至る線に指を置き，前方へ圧迫しながら指を橈側方⇔尺側方に移動させる（図Ⅲ-179）．

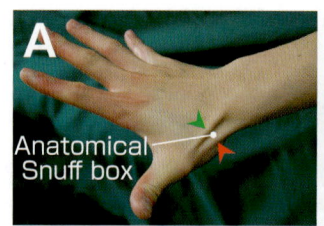

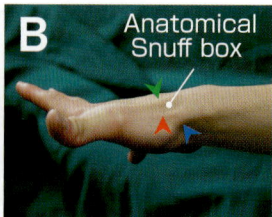

図 Ⅲ-176　収縮による長母指伸筋，長母指外転筋，短母指伸筋の停止腱の膨隆

母指を自動伸展させている．
▶：短母指伸筋の停止腱
▶：長母指外転筋の停止腱
▶：長母指伸筋の停止腱

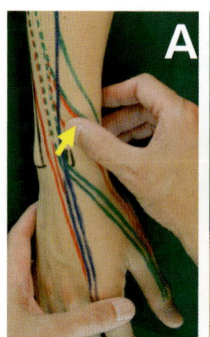

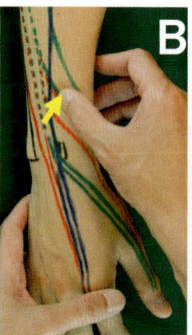

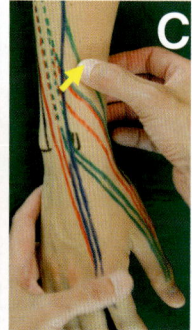

図 Ⅲ-177　短母指伸筋と長母指外転筋の中央部付近の筋腹の触察

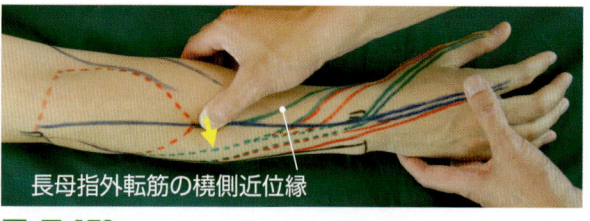

図 Ⅲ-178
長母指外転筋の起始付近の筋腹の触察
長母指外転筋の橈側近位縁

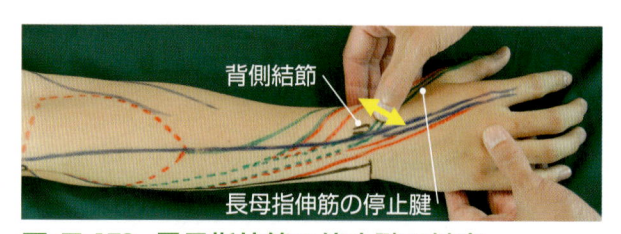

図 Ⅲ-179　長母指伸筋の停止腱の触察
背側結節
長母指伸筋の停止腱

※ 母指を自動伸展させると，観察および触知しやすい（図Ⅲ-176の▶）．また，橈側近位方に位置する短母指伸筋の停止腱との間に，明瞭なくぼみ（Anatomical snuff box）を形成する様子が観察できる（図Ⅲ-176）．

③ 長母指伸筋の筋腹：②で確認した停止腱の橈側縁を，尺骨の橈側縁の近位1/3の部位（図Ⅲ-174Aの★）を指標にして，近位方へたどる（図Ⅲ-180）．また，同停止腱の尺側縁を，尺骨の橈側縁の遠位1/3の部位（図Ⅲ-174Aの★）を指標にして，近位方へたどる（図Ⅲ-180）．

※ 総指伸筋の深層に位置する領域では，長母指伸筋の橈側縁と尺側縁を厳密に触知することは困難である．

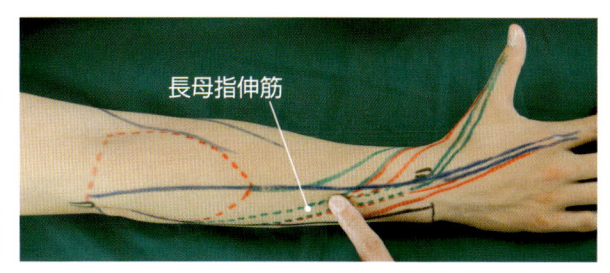

図Ⅲ-180　長母指伸筋の筋腹の触察

3. 示指伸筋（図Ⅲ-170, 図Ⅲ-171, 図Ⅲ-172）

① 被検者は前腕回内位．触察者は触察部位の遠位方に位置する．

② 示指伸筋の停止腱：手根部の背側面で，後方からみた手根部の幅の中央部と，示指の背側面とを結ぶ線に指を置き，前方へ圧迫しながら指を橈側方⇔尺側方に移動させる（図Ⅲ-181A）．

※ 示指に向かう総指伸筋の停止腱のすぐ尺側方の深層に位置する．総指伸筋は第2～5指を自動伸展させると容易に観察できるため，これを指標にするとよい（総指伸筋の項参照）．

※ 総指伸筋の停止腱間は腱間結合により連絡されているため（図Ⅲ-153），示指を自動伸展させた状態で第3～5指を屈曲させると，示指に向かう総指伸筋の停止腱が中指に向かう総指伸筋の停止腱に引き寄せられる．このとき，示指に向かう総指伸筋の停止腱のすぐ橈側方で，緊張する示指伸筋の停止腱を観察および触知できる場合がある（図Ⅲ-181B）．

③ 示指伸筋の筋腹：②で確認した停止腱の橈側縁を，尺骨の橈側縁の遠位1/3の部位（図Ⅲ-174Aの★）を指標にして，近位方へたどる（図Ⅲ-182）．また，同停止腱の尺側縁を，尺骨の橈側縁の遠位1/6の部位（図Ⅲ-174Aの★）を指標にして，近位方へたどる（図Ⅲ-182）．

※ 示指を自動伸展させると触知しやすい（図Ⅲ-182）．

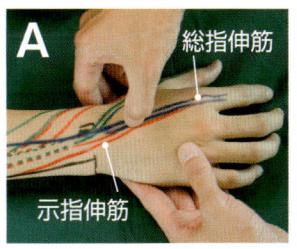

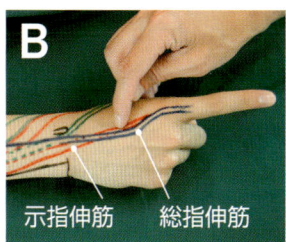

図Ⅲ-181　示指伸筋の停止腱の触察
Bは示指を自動伸展させた状態で，第3～5指を屈曲させている．

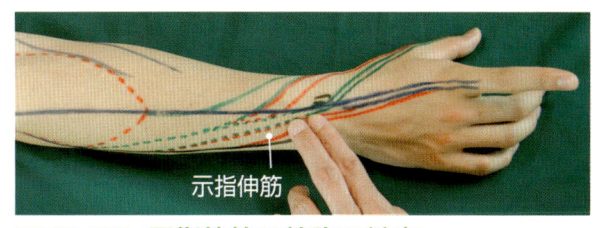

図Ⅲ-182　示指伸筋の筋腹の触察
示指を自動伸展させている．

学生のための触察ポイント

- 短母指伸筋は，「1. 短母指伸筋と長母指外転筋」の「④　短母指伸筋の中央部付近の筋腹」を，長母指外転筋は，「⑤　長母指外転筋の中央部付近の筋腹」を触察する．
- 長母指伸筋は，「2. 長母指伸筋」の「②　長母指伸筋の停止腱」を触察する．
- 示指伸筋は，「3. 示指伸筋」の「②　示指伸筋の停止腱」を触察する．

骨格筋の形と触察法 | 251

第Ⅲ章　上肢の筋

16 短母指外転筋, 短母指屈筋, 母指対立筋, 母指内転筋

骨格筋の形と位置

筋　名	起　始	停　止	作　用	神　経
短母指外転筋 Abductor pollicis brevis	舟状骨の舟状骨結節および屈筋支帯の橈側部.	種子骨を含む腱を介して母指の基節骨の底の外側部.	母指の橈側外転, 掌側外転. (手根中手関節の橈側外転, 掌側外転)	正中神経 Median nerve (C6, C7)
短母指屈筋 Flexor pollicis brevis	浅頭：屈筋支帯の橈側端. 深頭：大・小菱形骨, 有頭骨, 第2中手骨の底.	浅頭・深頭ともに, 種子骨を含む腱を介して母指基節骨の底の外側部. *1	母指の屈曲 (中手指節関節の屈曲).	正中神経 Median nerve 尺骨神経掌枝の深枝 Deep branch of dorsal branch of ulnar nerve (C6, C7)
母指対立筋 Opponens pollicis	屈筋支帯, 大菱形骨の大菱形骨結節.	第1中手骨の体および頭の橈側縁.	母指の対立 (手根中手関節の対立).	正中神経 Median nerve (C6, C7)
母指内転筋 Adductor pollicis	斜頭：有頭骨を中心とした手根骨, 第2, 第3中手骨底の掌側面. 横頭：第3中手骨の掌側面.	斜頭・横頭ともに, 種子骨を含む腱を介して母指の基節骨の底の外側部.	母指の内転, 屈曲 (手根中手関節の内転, 中手指節関節の屈曲).	尺骨神経掌枝の深枝 Deep branch of dorsal branch of ulnar nerve (C8, T1)

＊1：本書の記載は, 分担解剖学や本間の報告に基づいて記載した[8),25)]. しかし, 短母指屈筋の深頭の停止は, 母指の基節骨の底の内側部と記載されている書籍もある[18)].

構造の特徴

- 短母指外転筋, 短母指屈筋, 母指対立筋および母指内転筋の4筋を合わせて母指球筋と呼ぶ (図Ⅲ-183, 図Ⅲ-184, 図Ⅲ-185, 図Ⅲ-186).

- 短母指外転筋は, 母指球筋の最も表層に位置する筋であり, 母指球の前面のほぼ全体を覆う板状の筋である (図Ⅲ-186 A, B).

- 短母指外転筋の最も外側に位置する筋腹は, 長母指外転筋の停止腱から始まる場合が多い (図Ⅲ-187).

- 短母指屈筋と母指対立筋は, 短母指外転筋のすぐ深層に位置する板状の筋であるが, 短母指屈筋は短母指外転筋の内側方で, 母指対立筋は短母指外転筋の外側方で, 短母指外転筋に覆われていない領域がある (図Ⅲ-186 A, B).

- 短母指屈筋は, 起始の違いにより浅頭と深頭に分かれる. 浅頭は長母指屈筋の停止腱の浅層を通り, 深頭は深層を通り母指の基節骨の底の外側部へ向かう (図Ⅲ-188)[25)].

- 短母指屈筋の浅頭の筋腹と母指対立筋の筋腹との間には境界がない場合がある (図Ⅲ-186 B)[26)].

- 母指内転筋は, 横頭と斜頭の2頭から構成される扇状の筋である (図Ⅲ-186). ただ, 斜頭は複数の筋腹から構成される場合がある (図Ⅲ-188).

- 母指内転筋の筋腹の多くは他の筋の停止腱や筋腹に覆われているが, 停止付近の筋腹は第1背側骨間筋と第1虫様筋との間で他の筋に覆われていない領域がある (図Ⅲ-189).

筋連結

- 短母指外転筋は, 短母指屈筋 (屈筋支帯, 腱, 図Ⅲ-186), 長母指外転筋 (腱, 図Ⅲ-187), 母指対立筋 (屈筋支帯), 小指外転筋 (屈筋支帯), 小指対立筋 (屈筋支帯), 短小指屈筋 (屈筋支帯), 総指伸

16. 短母指外転筋, 短母指屈筋, 母指対立筋, 母指内転筋

筋(指背腱膜)および母指内転筋(指背腱膜)と連結している.

- 短母指屈筋は, 短母指外転筋(屈筋支帯, 腱, 図Ⅲ-186), 母指対立筋(屈筋支帯, 図Ⅲ-186), 母指内転筋(屈筋支帯, 図Ⅲ-188), 短小指屈筋(屈筋支帯, 図Ⅲ-186), 小指対立筋(屈筋支帯, 図Ⅲ-186)および小指外転筋(屈筋支帯, 図Ⅲ-186)と連結している.

- 母指対立筋は, 短母指外転筋(屈筋支帯), 短母指屈筋(屈筋支帯, 図Ⅲ-186), 短小指屈筋(屈筋支帯, 図Ⅲ-186), 小指対立筋(屈筋支帯, 図Ⅲ-186), 小指外転筋(屈筋支帯, 図Ⅲ-186)と連結している.

- 母指内転筋は, 短母指屈筋(屈筋支帯), 総指伸筋(指背腱膜)および短母指外転筋(指背腱膜)と連結している.

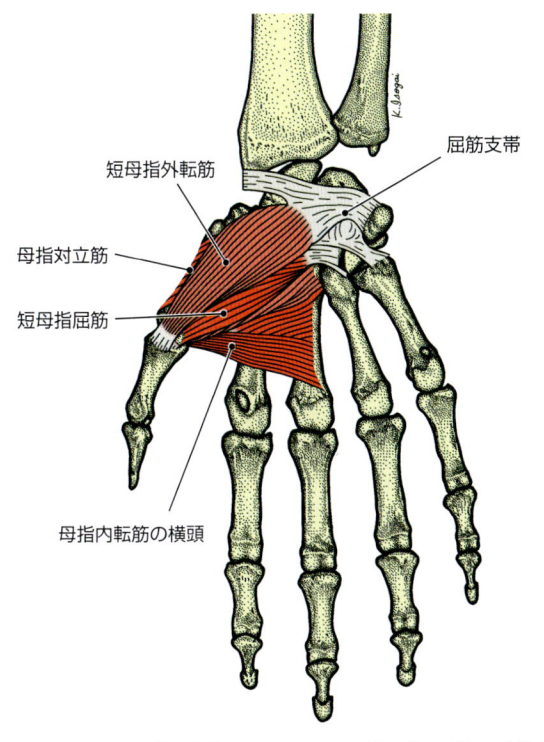

図 Ⅲ-183 掌側方からみた母指球の筋の模式図

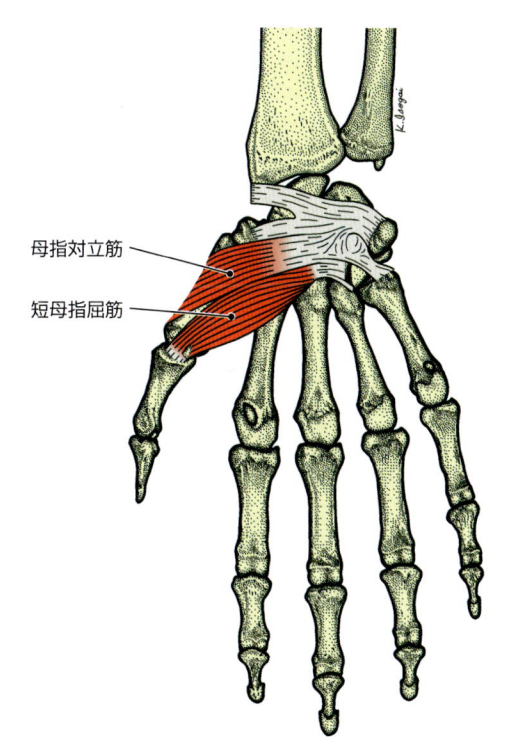

図 Ⅲ-184 掌側方からみた短母指屈筋と母指対立筋の模式図

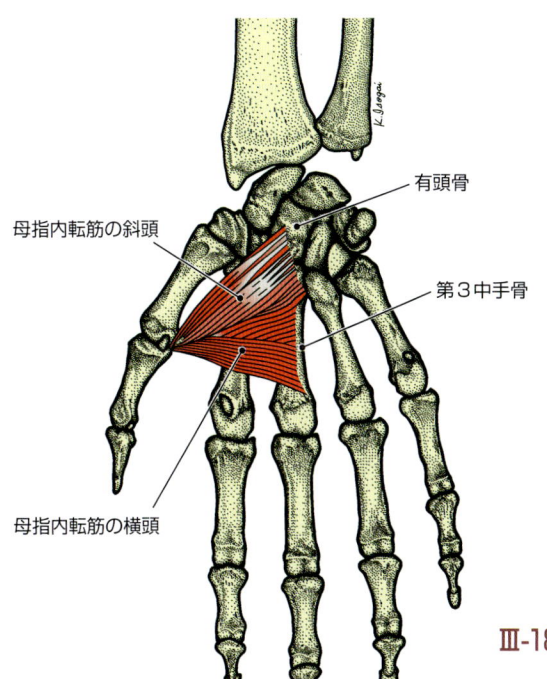

Ⅲ-185 掌側方からみた母指内転筋の模式図

骨格筋の形と触察法 | 253

第Ⅲ章　上肢の筋

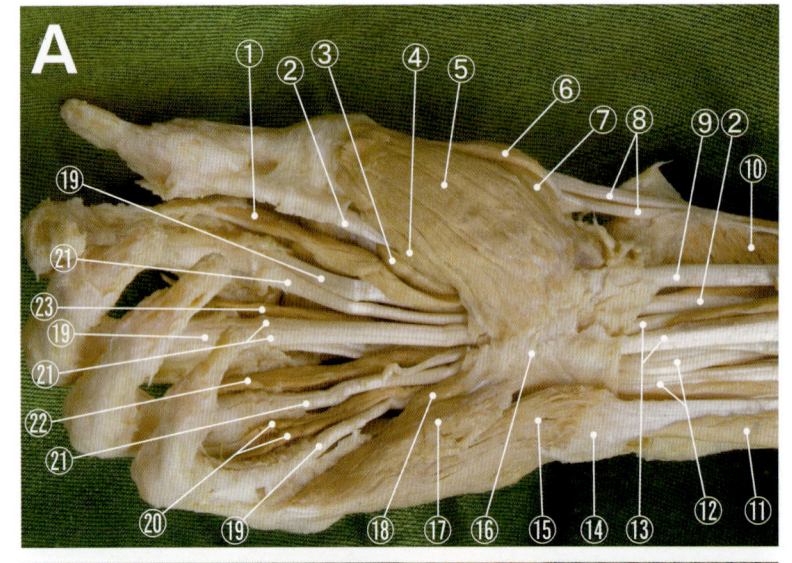

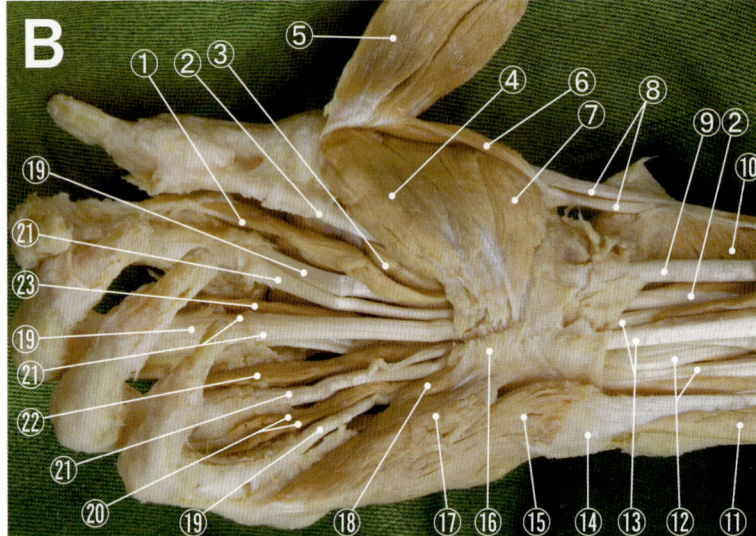

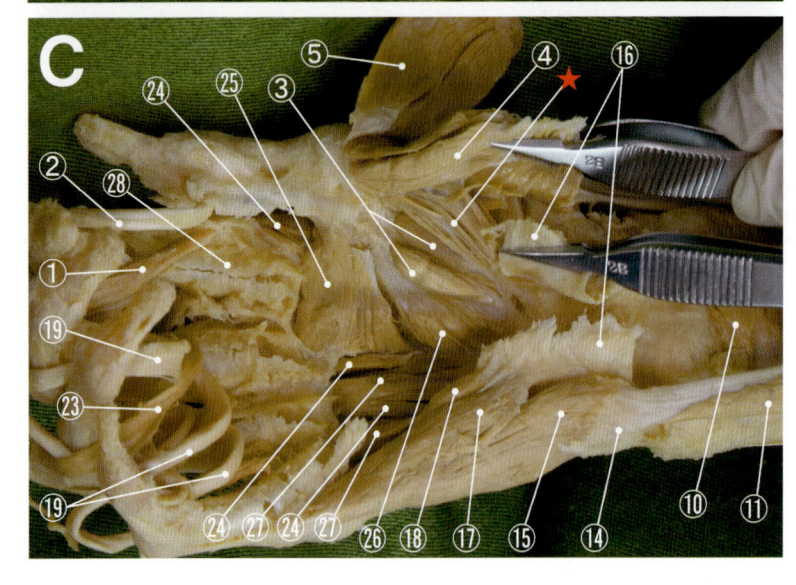

図 Ⅲ-186　母指球の筋を掌側方からみる

Aは手部を掌側方からみた写真である．手掌腱膜，短掌筋，長掌筋は切除してある．BはAの短母指外転筋を起始から剥離し，外側方へ反転してある．CはBの長母指屈筋，浅指屈筋，深指屈筋を起始から剥離し，虫様筋とともに遠位方へ反転してある．また，短母指屈筋の浅頭と母指対立筋は，起始から剥離し外側方へ反転してある．屈筋支帯は縦切断し，反転してある．★で示した短母指屈筋の筋腹は，有頭骨から始まり，母指の基節骨の底の外側部へ向かっている．写真ではわからないが，本筋腹は長母指屈筋の停止腱の深層を走行しており，短母指屈筋の深頭である．

① 第1虫様筋　② 長母指屈筋の停止腱
③ 短母指屈筋の深頭
④ 短母指屈筋の浅頭　⑤ 短母指外転筋
⑥ 長母指外転筋の腱から始まる短母指外転筋　⑦ 母指対立筋
⑧ 長母指外転筋の停止腱
⑨ 橈側手根屈筋の停止腱
⑩ 方形回内筋　⑪ 尺側手根屈筋
⑫ 深指屈筋の前腕部の停止腱
⑬ 浅指屈筋の前腕部の停止腱
⑭ 豆状骨の位置　⑮ 小指外転筋
⑯ 屈筋支帯　⑰ 短小指屈筋
⑱ 小指対立筋
⑲ 深指屈筋の手部の停止腱
⑳ 第4虫様筋
㉑ 浅指屈筋の手部の停止腱
㉒ 第3虫様筋　㉓ 第2虫様筋
㉔ 背側骨間筋　㉕ 母指内転筋の横頭
㉖ 母指内転筋の斜頭　㉗ 掌側骨間筋
㉘ 指の線維鞘

254 ｜ 骨格筋の形と触察法

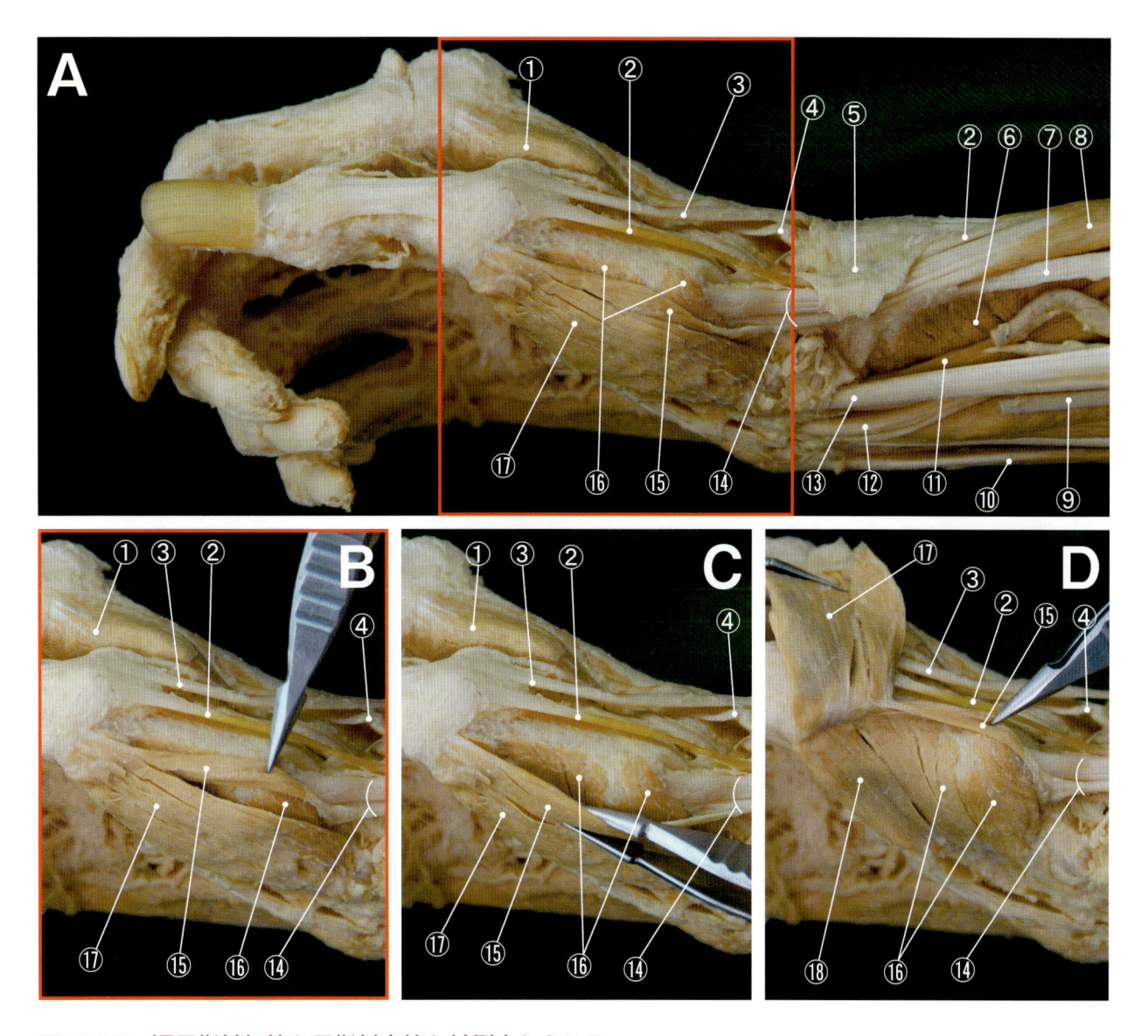

16. 短母指外転筋，短母指屈筋，母指対立筋，母指内転筋

図 Ⅲ-187 短母指外転筋と母指対立筋を外側方からみる

Aは手部を外側方からみた写真である．BはAの□で囲まれた部分で，長母指外転筋の腱から始まる短母指外転筋を，背側方へ牽引してある．CはBの短母指外転筋を，掌側方へ牽引してある．DはBの短母指外転筋のうち，長母指外転筋の腱から起こる筋腹を残して遠位方へ反転してある．

① 第1背側骨間筋　② 短母指伸筋の停止腱　③ 長母指伸筋の停止腱　④ 長・短橈側手根伸筋の停止腱
⑤ 伸筋支帯　⑥ 方形回内筋　⑦ 腕橈骨筋の停止腱　⑧ 長母指外転筋　⑨ 長掌筋の停止腱
⑩ 尺側手根屈筋の停止腱　⑪ 長母指屈筋　⑫ 浅指屈筋の停止腱　⑬ 橈側手根屈筋の停止腱
⑭ 長母指外転筋の停止腱（2本に分かれている内の掌側方の細い腱は"副腱"と呼ばれる．P246＊2 参照）
⑮ 長母指外転筋の停止腱から始まる短母指外転筋　⑯ 母指対立筋　⑰ 短母指外転筋　⑱ 短母指屈筋

骨格筋の形と触察法 | 255

第Ⅲ章　上肢の筋

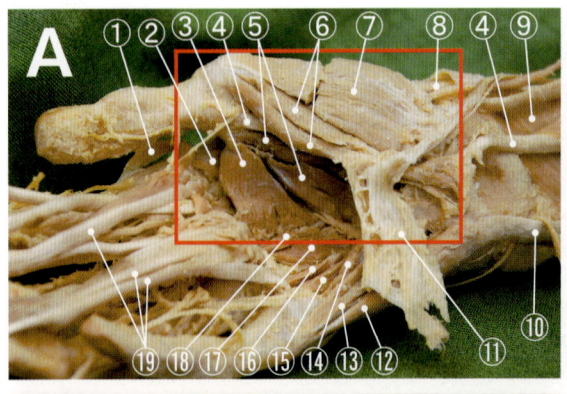

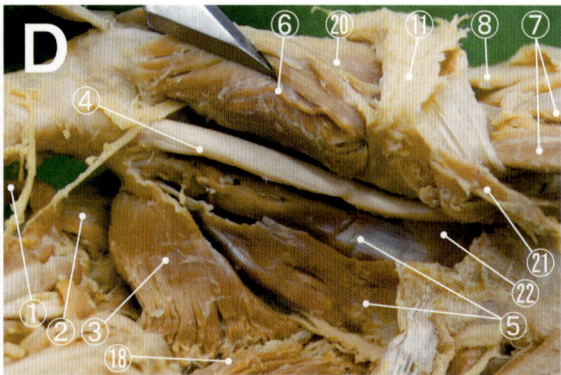

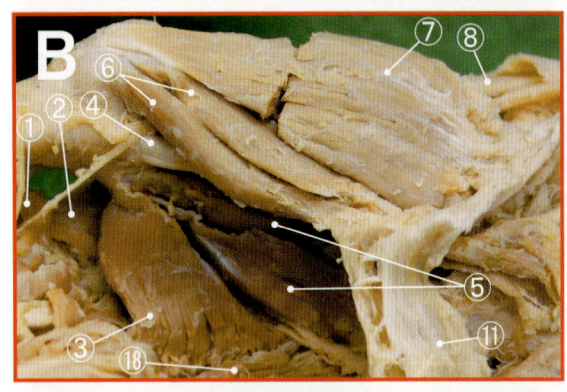

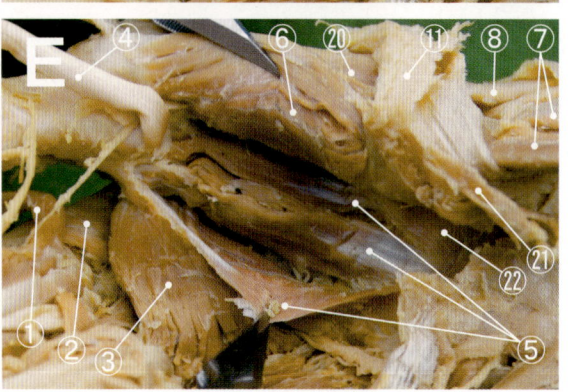

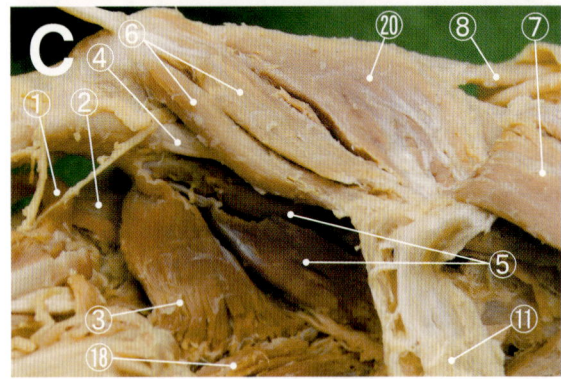

図 Ⅲ-188　短母指屈筋の位置と形をみる

Aは手部を掌側内側方からみた写真である．BはAの□を拡大してある．CはBの短母指外転筋を近位方へ反転してある．DはCの手掌腱膜と短母指屈筋を外側方へ反転してある．EはDの長母指屈筋の停止腱を遠位方へ反転し，母指内転筋の斜頭の外側縁を内側方へ牽引してある．本標本の短母指屈筋と母指対立筋との境界は，図Ⅲ-186の写真とは異なり，明瞭に区別できる(C)．

① 第1虫様筋　② 第1掌側骨間筋　③ 母指内転筋の横頭　④ 長母指屈筋の停止腱　⑤ 母指内転筋の斜頭
⑥ 短母指屈筋の浅頭　⑦ 短母指外転筋　⑧ 長母指外転筋の停止腱　⑨ 方形回内筋
⑩ 尺側手根屈筋の停止腱　⑪ 手掌腱膜　⑫ 小指外転筋　⑬ 短小指屈筋　⑭ 小指対立筋　⑮ 第3掌側骨間筋
⑯ 第4背側骨間筋　⑰ 第2掌側骨間筋　⑱ 第3背側骨間筋　⑲ 深指屈筋の停止腱　⑳ 母指対立筋
㉑ 屈筋支帯　㉒ 短母指屈筋の深頭

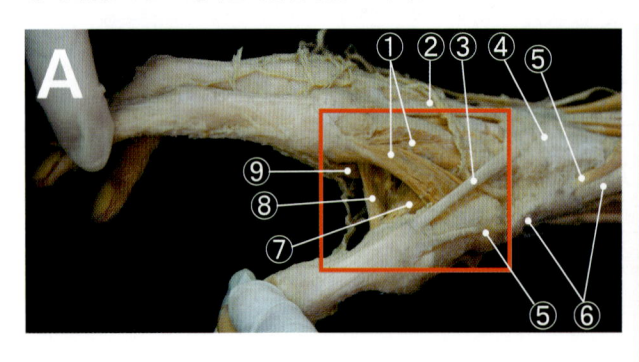

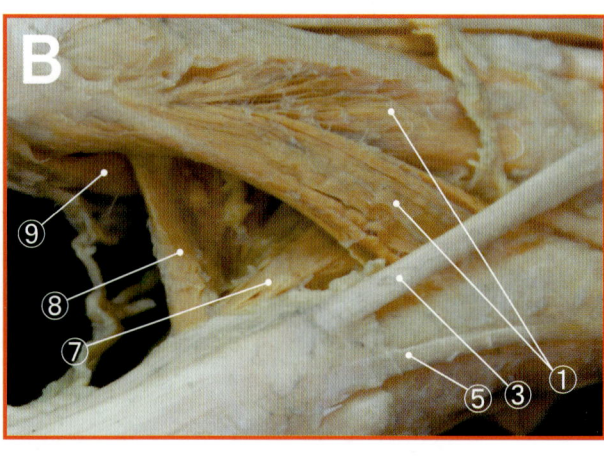

図 Ⅲ-189　母指内転筋の停止付近を外側方からみる

Aは手部を外側方からみた写真である．母指は掌側外転してある．BはAの□を拡大してある．

① 第1背側骨間筋　② 示指へ向かう総指伸筋　③ 長母指伸筋　④ 伸筋支帯　⑤ 短母指伸筋
⑥ 長母指外転筋　⑦ 母指内転筋の斜頭　⑧ 母指内転筋の横頭　⑨ 第1虫様筋

256 ｜ 骨格筋の形と触察法

16. 短母指外転筋, 短母指屈筋, 母指対立筋, 母指内転筋

触察法

骨指標と筋の投影図

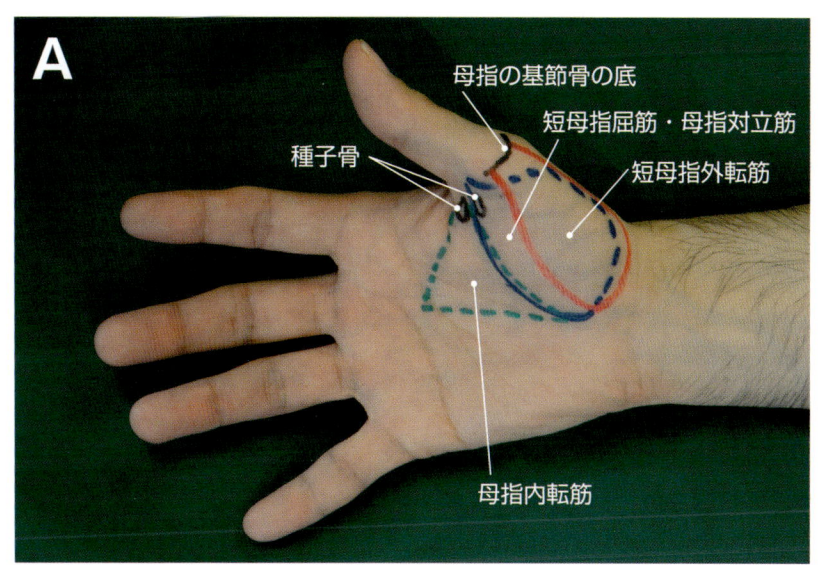

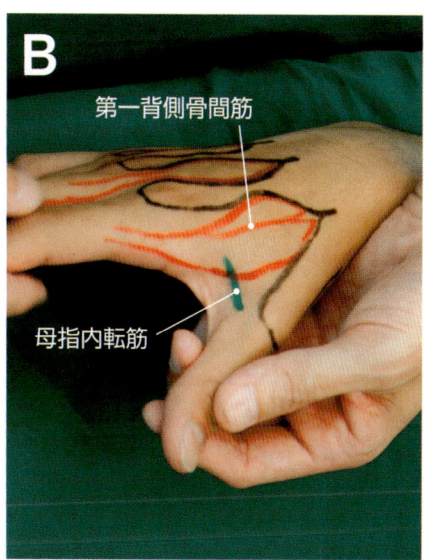

図 Ⅲ-190 骨指標と短母指外転筋, 短母指屈筋, 母指内転筋, 母指対立筋などの投影図
Aは手部を掌側方から, Bは背側外側方からみた写真である.

骨指標の触察手順

骨指標の触察手順は, **V-8. 4 第1中手骨の種子骨**を参照.

筋の触察手順

1. 短母指外転筋の外側近位縁, 2. 短母指屈筋の内側遠位縁, 3. 短母指外転筋と短母指屈筋との境界, 4. 母指内転筋, 5. 母指対立筋の順に触察する.

1. 短母指外転筋の外側近位縁（図Ⅲ-183, 図Ⅲ-186, 図Ⅲ-187）

① 触察者は触察部位の遠位方に位置する.
② 第1中手骨の背側面の中央部に指を置き, 外側方へ移動させ, 第1中手骨のすぐ外側方に接する筋腹を確認する（図Ⅲ-191）.
 ※ 母指を自動掌側外転させると触知しやすい.
 ※ 多くの場合, 短母指外転筋と第1中手骨との間で母指対立筋を確認できる（図Ⅲ-187）. この場合, 母指対立筋は母指を自動対立させると触知しやすい.
③ ②で確認した筋腹の外側近位縁を, 母指の基節骨の底から手根部の掌側面の中央部までたどる.

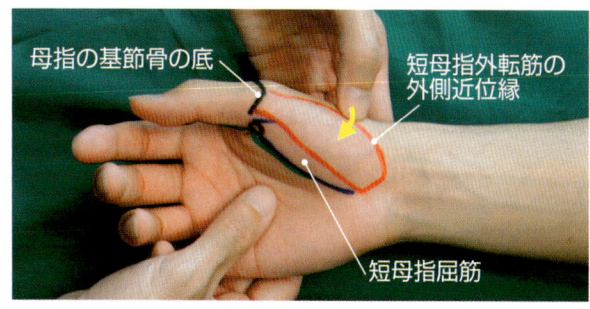

図 Ⅲ-191 短母指外転筋の外側近位縁の触察

2. 短母指屈筋の内側遠位縁（図Ⅲ-184, 図Ⅲ-186）

① 触察者は触察部位の遠位方に位置する.

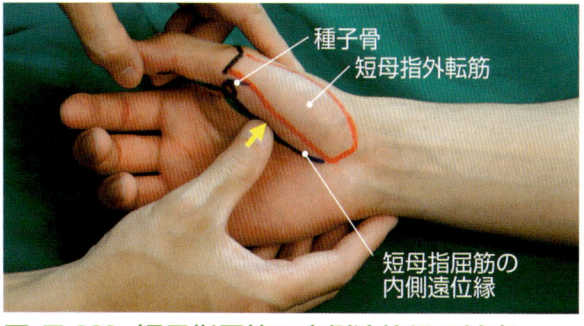

図 Ⅲ-192 短母指屈筋の内側遠位縁の触察

骨格筋の形と触察法 | 257

② 母指球の膨隆の内側遠位縁に指を置き，背側方へ圧迫しながら指を外側近位方へ移動させる（図Ⅲ-192）．

※ 抵抗に対し第1中手指節関節を自動屈曲させると触知しやすい（図Ⅲ-193）．

③ ②で確認した筋腹の内側縁を，第1中手骨の種子骨（2つの種子骨のうち外側方に位置する種子骨）から手根部の前面の中央部までたどる．

※ 短母指屈筋のすぐ深層を長母指屈筋の停止腱が走行する（図Ⅲ-188）．長母指屈筋の停止腱は，抵抗に対し第1指節間関節を自動屈曲させると触知しやすい（図Ⅲ-194．長母指屈筋の項参照）．

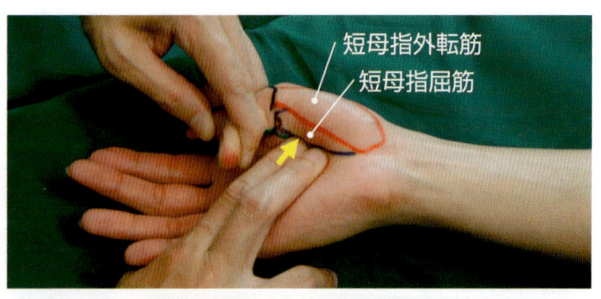

図 Ⅲ-193 収縮を用いた短母指屈筋の内側遠位縁の触察

抵抗に対し第1中手指節関節を自動屈曲させている．

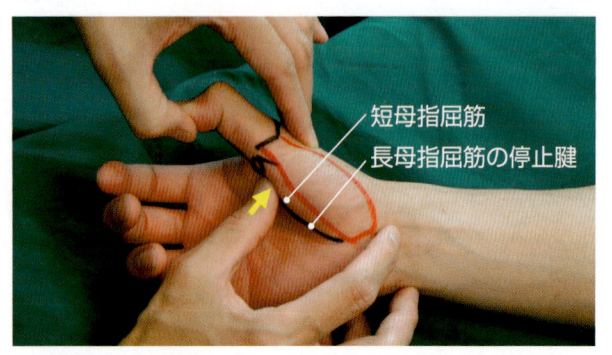

図 Ⅲ-194 収縮を用いた長母指屈筋の停止腱の触察

抵抗に対し第1指節間関節を自動屈曲させている．

3. 短母指外転筋と短母指屈筋との境界（図Ⅲ-183，図Ⅲ-186，図Ⅲ-201，図Ⅲ-203）

① 触察者は触察部位の遠位方に位置する．

② 第1中手骨の種子骨（2つの種子骨のうち外側方に位置する種子骨）と手根部の前面の中央部とを結ぶ線に指を置き，背側外側近位方へ押し込む（図Ⅲ-195）．

※ 母指を自動掌側外転させると，短母指外転筋の内側遠位縁を触知しやすい（図Ⅲ-196）．

図 Ⅲ-195 短母指外転筋と短母指屈筋との境界の触察

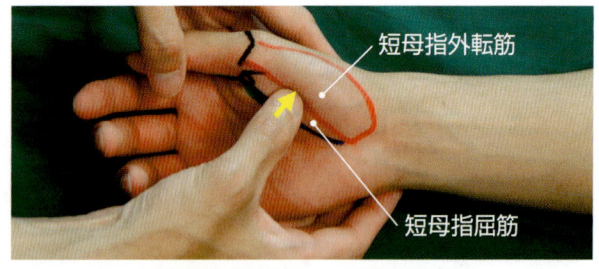

4. 母指内転筋（図Ⅲ-185，図Ⅲ-186，図Ⅲ-188，図Ⅲ-189）

① 触察者は触察部位の遠位方に位置する．

② 外側遠位縁：第1中手骨の種子骨（2つの種子骨のうち内側方に位置する種子骨）のすぐ内側方の部位を，掌側方と背側方から指でつまみ，つまんだまま指を外側遠位方へ移動さ

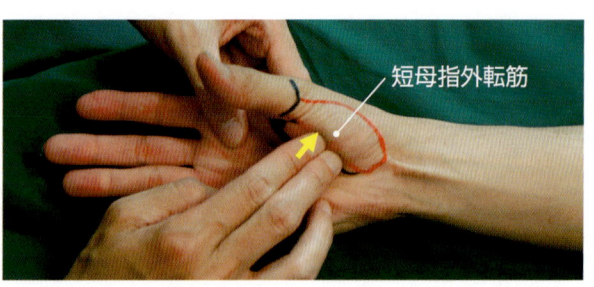

図 Ⅲ-196 収縮を用いた短母指外転筋の内側遠位縁の触察

母指を自動掌側外転させている．

16. 短母指外転筋，短母指屈筋，母指対立筋，母指内転筋

せると，母指内転筋の外側遠位縁から指が外れるときの段差を触知できる（図Ⅲ-197，図Ⅲ-198）．

※ ②で確認した筋腹の外側遠位縁を，第3中手骨の頭を指標にして，内側遠位方へたどるが，起始付近の外側遠位縁は触知困難な場合もある．

③ 外側近位縁：第1中手骨の種子骨（2つの種子骨のうち内側方に位置する種子骨）と，手根部の掌側面の中央部とを結ぶ線が，母指内転筋の外側近位縁の想定位置となる（図Ⅲ-197）．ここへ指を置き，背側方へ圧迫しながら指を内側遠位方へ移動させると，触知できる場合がある．

④ 内側縁：内側縁の触知は困難である．第3中手骨の頭と，手根部の掌側面の中央部とを結ぶ線が，母指内転筋の内側縁の想定位置となる（図Ⅲ-197）．

5. 母指対立筋（図Ⅲ-184, 図Ⅲ-186, 図Ⅲ-187）

母指対立筋は，短母指外転筋と第1中手骨との間に指を押し込むと，その筋腹の一部を確認できる（図Ⅲ-187．1. 短母指外転筋の外側近位縁の項参照）．これ以外の領域での母指対立筋の触知は困難である．

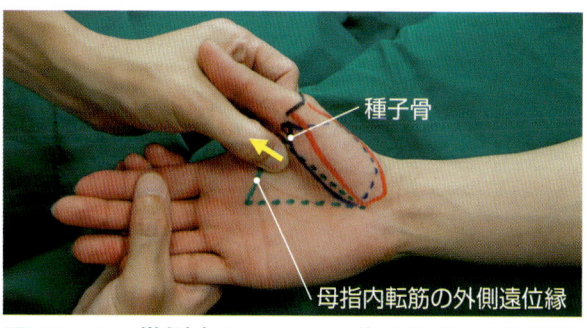

図 Ⅲ-197 掌側方からみた母指内転筋の外側遠位縁の触察

母指と示指とで母指内転筋の外側遠位縁付近の筋腹をつまんでいる．

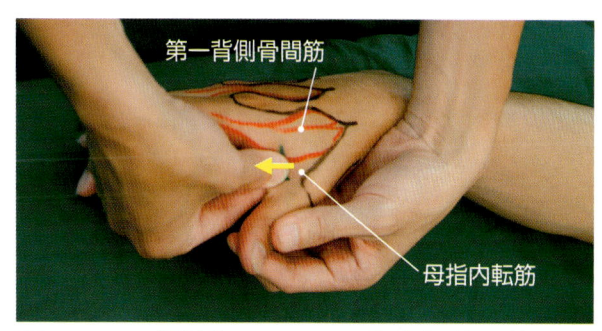

図 Ⅲ-198 背側方からみた母指内転筋の外側遠位縁

母指と示指とで，母指内転筋の筋腹をつまんだ状態から指を外側遠位方へ移動させている．

学生のための触察ポイント

- 短母指外転筋は，「1. 短母指外転筋の外側近位縁」の一部を確認し，その内側遠位方にある筋腹の膨隆を触察する．
- 短母指屈筋は，「2. 短母指屈筋の内側遠位縁」の一部を確認し，その外側近位方にある筋腹の膨隆を触察する．
- 母指内転筋は，「4. 母指内転筋」の「②外側遠位縁」を触察する．

17 短掌筋, 小指外転筋, 短小指屈筋, 小指対立筋

骨格筋の形と位置

筋　名	起　始	停　止	作　用	神　経
短掌筋 Palmaris brevis	手掌腱膜の内側縁.	小指球の内側縁の皮膚.	小指球の内側縁の皮膚を外側方へ牽引し, 小指球にしわをつくる.	尺骨神経掌枝の深枝 Deep branch of dorsal branch of ulnar nerve ((C7), C8, T1)
小指外転筋 Abductor digiti minimi of hand	豆状骨, 屈筋支帯.	種子骨を含む腱を介して小指の基節骨の底の内側部.	小指の屈曲, 外転（中手指節関節および手根中手関節の屈曲, 外転）.	尺骨神経掌枝の深枝 Deep branch of dorsal branch of ulnar nerve ((C7), C8, T1)
短小指屈筋 Flexor digiti minimi brevis of hand	有鈎骨の有鈎骨鈎, 屈筋支帯.	種子骨を含む腱を介して小指の基節骨の底の内側部.	小指の屈曲（中手指節関節および手根中手関節の屈曲）.	尺骨神経掌枝の深枝 Deep branch of dorsal branch of ulnar nerve ((C7), C8, T1)
小指対立筋 Opponens digiti minimi of hand	有鈎骨の有鈎骨鈎, 屈筋支帯.	第5中手骨の内側縁.	小指の対立.	尺骨神経掌枝の深枝 Deep branch of dorsal branch of ulnar nerve ((C7), C8, T1)

構造の特徴

- 短掌筋, 小指外転筋, 短小指屈筋および小指対立筋の4筋を合わせて小指球筋と呼ぶ（図Ⅲ-199, 図Ⅲ-200, 図Ⅲ-201, 図Ⅲ-202, 図Ⅲ-203）.

- 短掌筋は, 小指球の浅層に位置する小さな筋である（図Ⅲ-201）. 本筋の筋束は, 数本に分かれて内外側方向に走行する.

- ヒトにおいて短掌筋は退縮的な筋と言われている. しかし, 欠損する例は96体中に2体（2.1%）, 192肢中に2肢（1.0%）と非常に少ないと報告されている[27].

- 小指外転筋は, 小指球の掌側面と内側面を覆う円錐状の筋である（図Ⅲ-202）.

- 短小指屈筋は, 小指外転筋の外側方に位置する紡錘状の筋である（図Ⅲ-202）. この筋腹の大きさは個体によって異なる（図Ⅲ-202 A, E）.

- 小指対立筋は, 小指外転筋と短小指屈筋の深層に位置する筋である（図Ⅲ-202 A〜D）. 小指対立筋の筋腹の多くは, 小指外転筋の深層に位置するが, 停止付近の筋腹の一部は, 小指外転筋に覆われていない（図Ⅲ-202 C, D）.

- 小指外転筋の筋腹と短小指屈筋の筋腹との間には境界がみられない場合がある[25].

筋　連　結

- 短掌筋は, 長掌筋（腱膜, 図Ⅲ-201）と筋連結している.

- 小指外転筋は, 短小指屈筋（屈筋支帯, 腱, 図Ⅲ-202 B）, 小指対立筋（屈筋支帯, 図Ⅲ-203）, 尺側手根屈筋（腱）, 短母指外転筋（屈筋支帯, 図Ⅲ-186）, 短母指屈筋（屈筋支帯, 図Ⅲ-186）, 母指対立筋（屈筋支帯, 図Ⅲ-186）, 総指伸筋（指背腱膜）, 小指伸筋（指背腱膜）, 虫様筋（指背腱膜）および掌側骨間筋（指背腱膜）と連結している.

- 短小指屈筋は, 小指外転筋（屈筋支帯, 腱, 図Ⅲ-202 B）, 小指対立筋（屈筋支帯, 図Ⅲ-203）, 短母指外転筋（屈筋支帯, 図Ⅲ-203）, 短母指屈筋（屈筋支帯, 図Ⅲ-186）および母指対立筋（屈筋支帯）と連結している.

- 小指対立筋は, 短小指屈筋（屈筋支帯, 図Ⅲ-203）, 小指外転筋（屈筋支帯, 図Ⅲ-203）, 短母指外転筋（屈筋支帯）, 短母指屈筋（屈筋支帯）および母指対立筋（屈筋支帯）と連結している.

17. 短掌筋，小指外転筋，短小指屈筋，小指対立筋

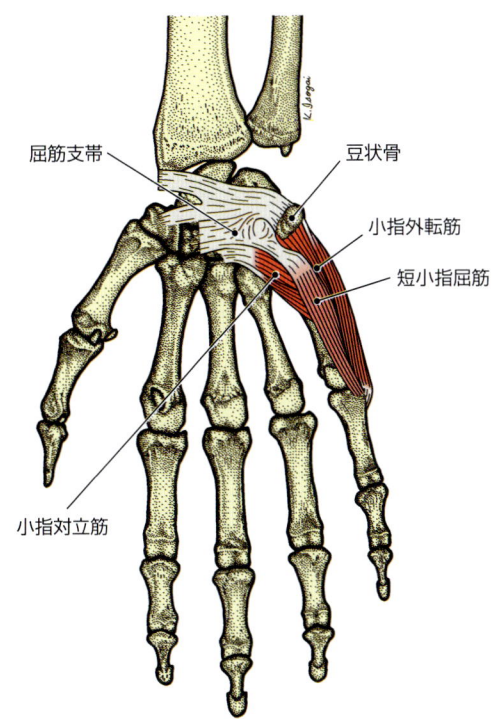

図 Ⅲ-199 掌側方からみた小指外転筋，短小指屈筋および小指対立筋の模式図

（ラベル：屈筋支帯，豆状骨，小指外転筋，短小指屈筋，小指対立筋）

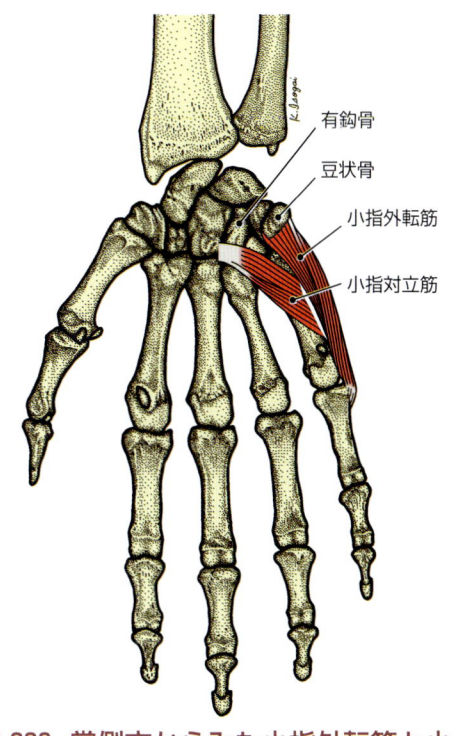

図 Ⅲ-200 掌側方からみた小指外転筋と小指対立筋の模式図

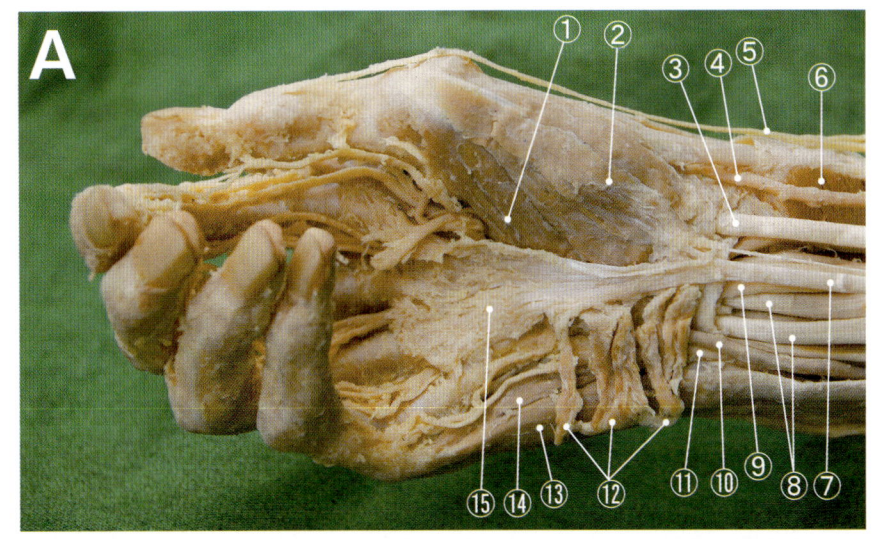

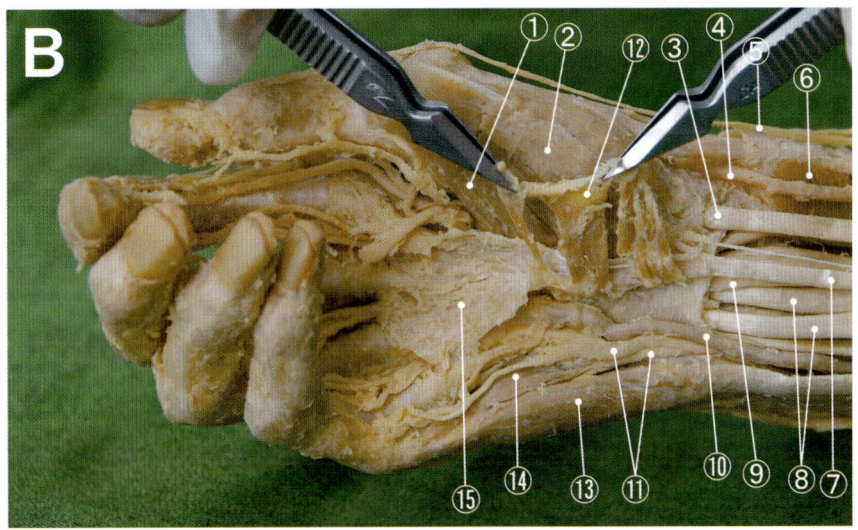

（ラベル：有鈎骨，豆状骨，小指外転筋，小指対立筋）

図 Ⅲ-201 短掌筋の位置と走行をみる

Aは手部を掌側方からみた写真である．BはAの短掌筋を掌側方へ牽引してある．

① 短母指屈筋
② 短母指外転筋
③ 橈側手根屈筋　④ 橈骨動脈
⑤ 橈骨神経の浅枝
⑥ 方形回内筋　⑦ 長掌筋
⑧ 浅指屈筋　⑨ 正中神経
⑩ 尺骨動脈　⑪ 尺骨神経
⑫ 短掌筋　⑬ 小指外転筋
⑭ 短小指屈筋　⑮ 手掌腱膜

骨格筋の形と触察法 | 261

第Ⅲ章　上肢の筋

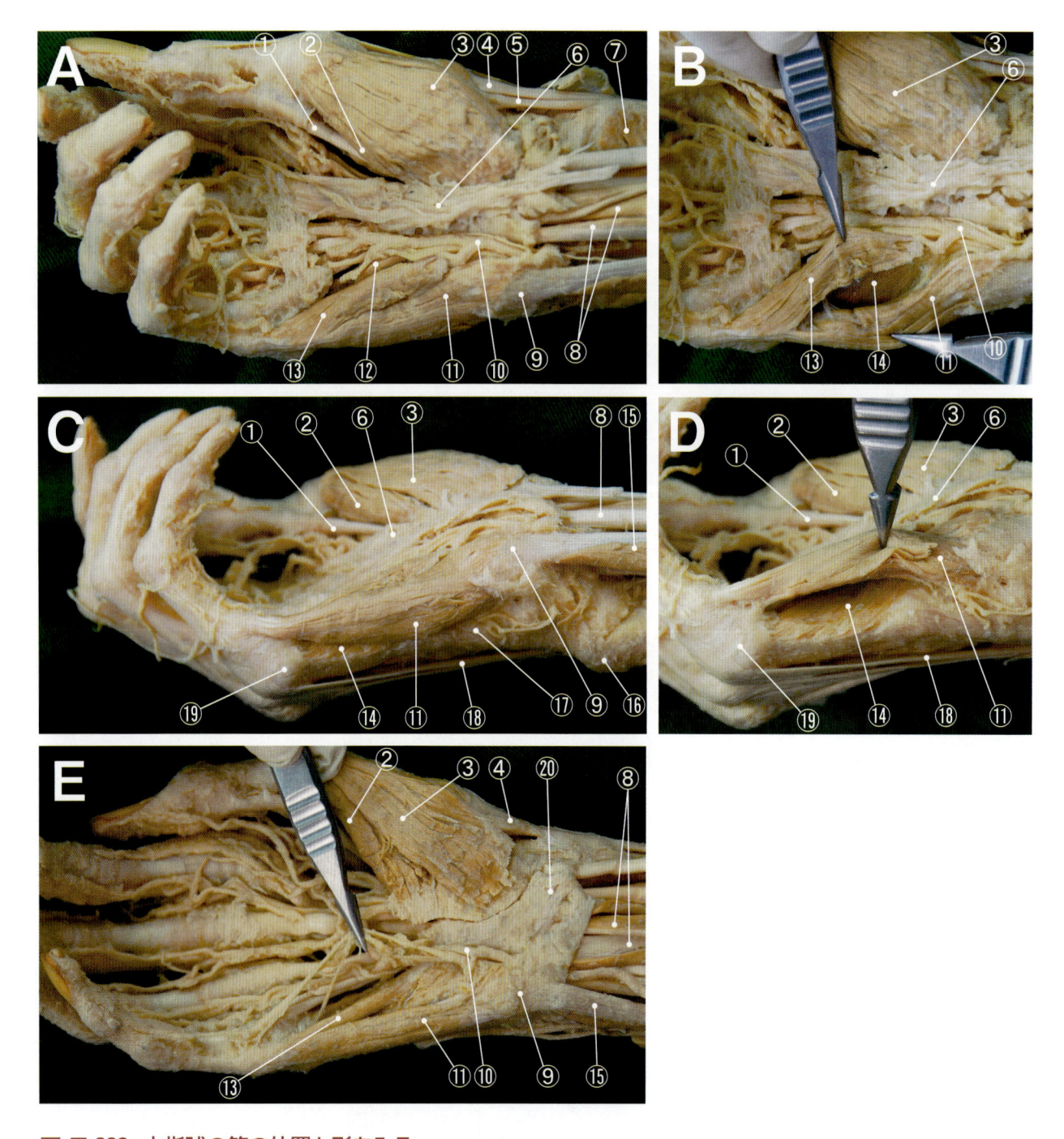

図 Ⅲ-202　小指球の筋の位置と形をみる

　Aは手部を掌側方からみた写真である．BはAの小指球付近をみており，短小指屈筋は外側方へ，小指外転筋は内側方へ牽引してある．CはAを内側方からみている．DはCの小指球付近をみており，小指外転筋を掌側方へ牽引してある．Eは，A〜Dとは別の標本である．尺骨神経の浅枝は外側方へ牽引してある．

① 長母指屈筋の停止腱　② 短母指屈筋　③ 短母指外転筋　④ 長母指外転筋の停止腱
⑤ 短母指外転筋へ向かう長母指外転筋の停止腱　⑥ 手掌腱膜　⑦ 方形回内筋　⑧ 浅指屈筋
⑨ 豆状骨の位置　⑩ 尺骨動脈　⑪ 小指外転筋　⑫ 第4虫様筋　⑬ 短小指屈筋　⑭ 小指対立筋
⑮ 尺側手根屈筋　⑯ 尺骨の茎状突起　⑰ 第5中手骨の底　⑱ 小指伸筋の停止腱　⑲ 第5中手骨の頭
⑳ 屈筋支帯

17. 短掌筋, 小指外転筋, 短小指屈筋, 小指対立筋

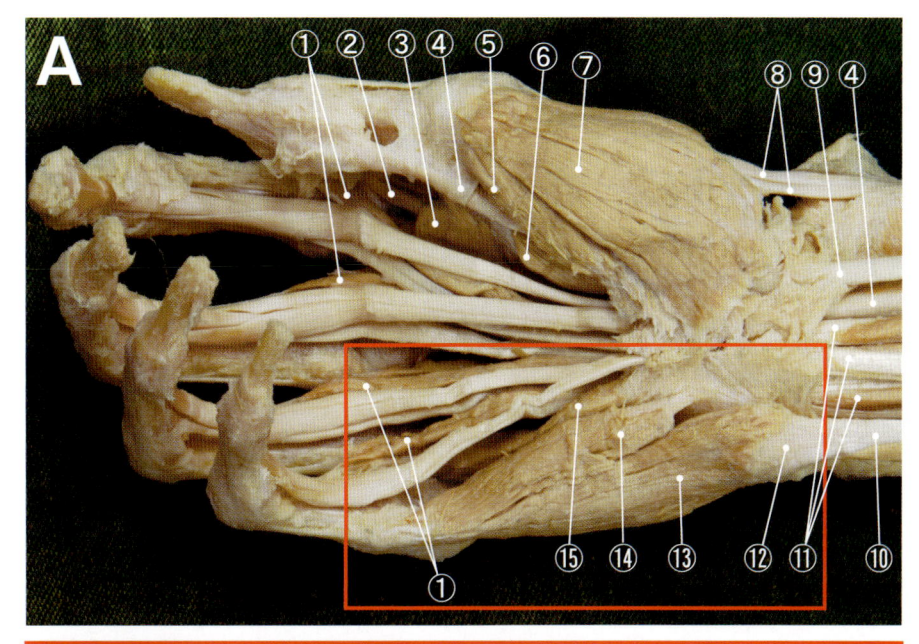

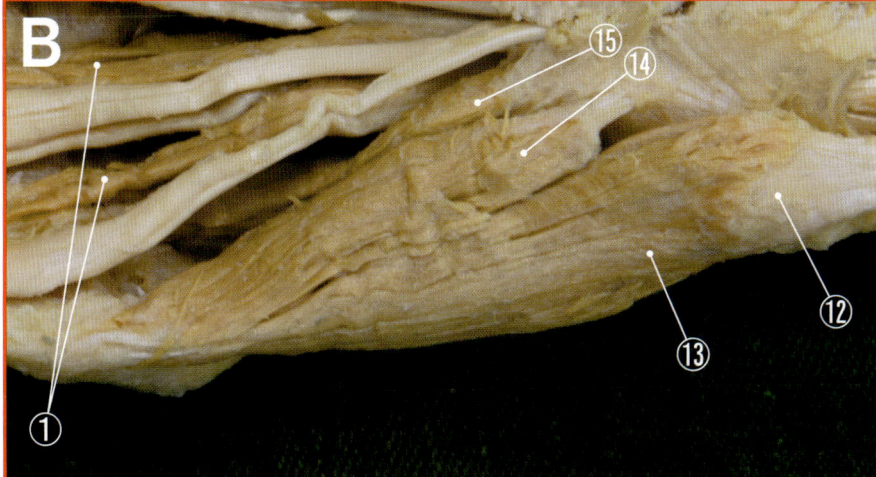

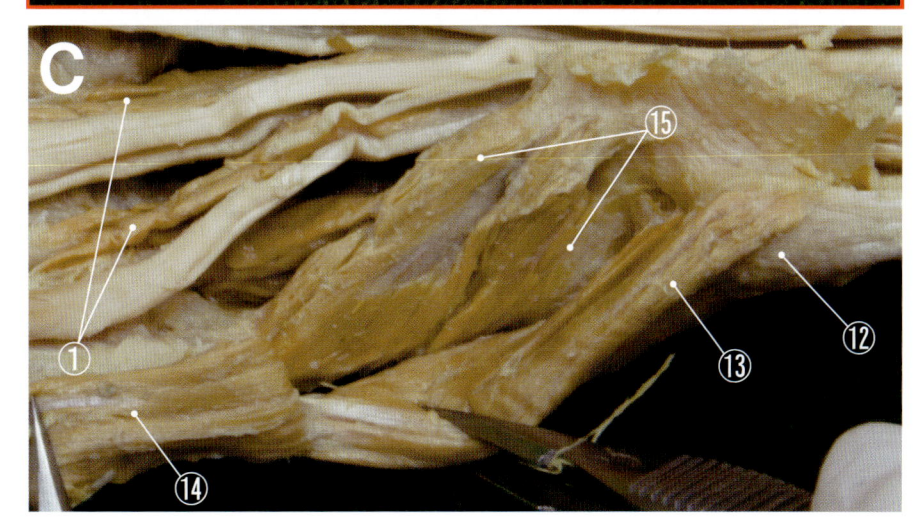

図 Ⅲ-203 小指対立筋の位置と形をみる

Aは手部を掌側方からみた写真である. 短掌筋, 手掌腱膜, 長掌筋は剥離してある. BはAの□を拡大してある. CはBの小指外転筋を内側方へ, 短小指屈筋を遠位方へ反転してある.

① 虫様筋
② 第1背側骨間筋
③ 母指内転筋の横頭
④ 長母指屈筋の停止腱
⑤ 短母指屈筋の浅頭
⑥ 短母指屈筋の深頭
⑦ 短母指外転筋
⑧ 長母指外転筋の停止腱
⑨ 橈側手根屈筋の停止腱
⑩ 尺側手根屈筋
⑪ 浅指屈筋
⑫ 豆状骨　⑬ 小指外転筋
⑭ 短小指屈筋
⑮ 小指対立筋

骨格筋の形と触察法 | 263

触察法

骨指標と筋の投影図

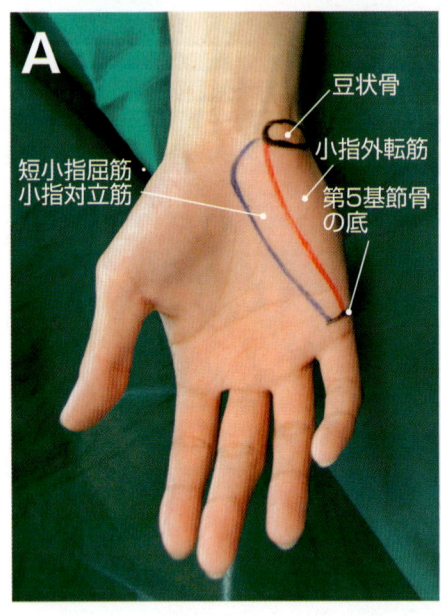

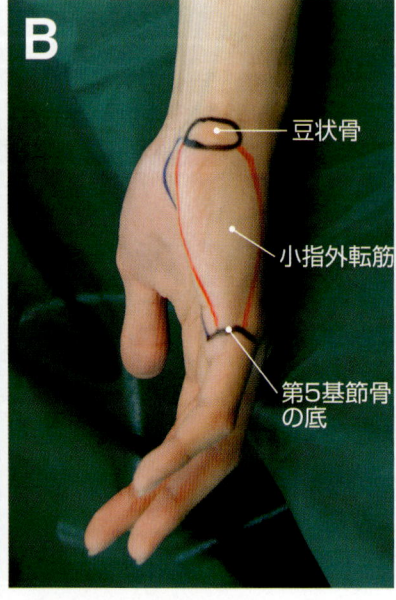

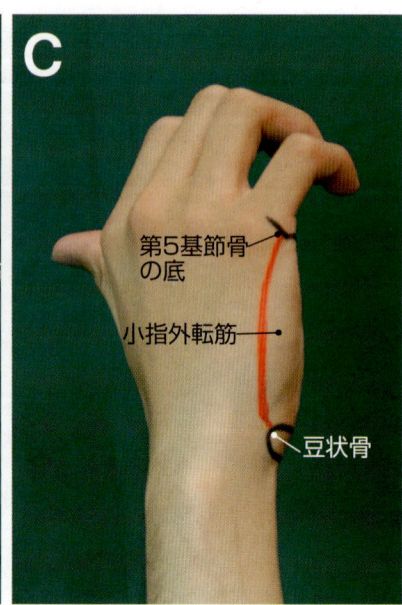

図 Ⅲ-204 骨指標と小指外転筋，短小指屈筋の投影図
Aは手部を掌側方から，Bは内側方から，Cは背側内側方からみた写真である．

骨指標の触察手順

骨指標の触察手順は，**V-8. 3 豆状骨**を参照．

筋の触察手順

1. 短掌筋，2. 小指外転筋の後縁，3. 短小指屈筋の外側縁，4. 小指外転筋と短小指屈筋との境界，5. 小指対立筋の順に触察する．

1. 短掌筋（図Ⅲ-201）

① 触察者は触察部位の遠位方に位置する．
② 短掌筋の遠位縁：小指球の膨隆の長軸長の中央部に指を置き，背側方へ圧迫しながら指を近位方へ移動させる（図Ⅲ-205）．
③ 短掌筋の近位縁：小指球の膨隆の近位端に指を置き，背側方へ圧迫しながら指を遠位方へ移動させる（図Ⅲ-205）．
※ 短掌筋の筋腹は薄く，触知しにくい．
※ 小指を強く自動外転させると，短掌筋が収縮し，触知しやすくなる．また，短掌筋が皮膚を外側方へ引くことによってできる皺を，小指球の掌側内側面で観察できる（図Ⅲ-205の▶）．

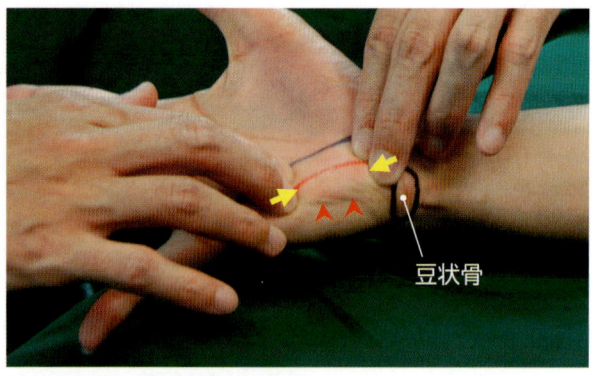

図 Ⅲ-205 短掌筋の触察
小指を自動外転させている．
▶：短掌筋の内側縁

264 ｜骨格筋の形と触察法

2. 小指外転筋の後縁（図Ⅲ-202, 図Ⅲ-215, 図Ⅲ-153）

① 被検者は肘関節屈曲位．触察者は触察部位の背側方に位置する．
② 第5中手骨の背側面の中央部に指を置き，内側方へ移動させ，第5中手骨のすぐ内側方に接する筋腹を確認する（図Ⅲ-206 A）．
※ 小指を自動外転させると触知しやすい（図Ⅲ-206 B）．
③ ②で確認した筋腹の後縁を，小指の基節骨の底から豆状骨までたどる．

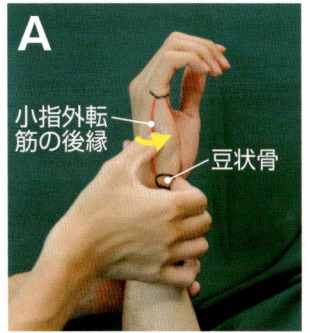

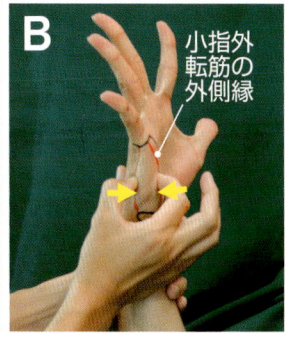

図 Ⅲ-206 収縮を用いた小指外転筋の触察
被検者の肘関節は屈曲位である．
Bは小指を自動外転させている．

3. 短小指屈筋の外側縁（図Ⅲ-199, 図Ⅲ-186, 図Ⅲ-202, 図Ⅲ-203）

① 触察者は触察部位の遠位方に位置する．
② 小指球の膨隆の外側縁に指を置き，背側方へ圧迫しながら指を内側方へ移動させる（図Ⅲ-207）．
※ 抵抗に対し第5中手指節関節を自動屈曲させると触知しやすい（図Ⅲ-208）．
③ ②で確認した筋腹の内側縁を，第5基節骨の底から手根部の前面の中央部までたどる．
※ 近位部では小指対立筋の外側縁を触察することになる場合がある（図Ⅲ-203）．
※ 短小指屈筋のすぐ外側方を浅指屈筋の小指に向かう停止腱が走行する（図Ⅲ-203）．浅指屈筋の停止腱は，抵抗に対し第5近位指節間関節を自動屈曲させると触知しやすい（浅指屈筋の項参照）．

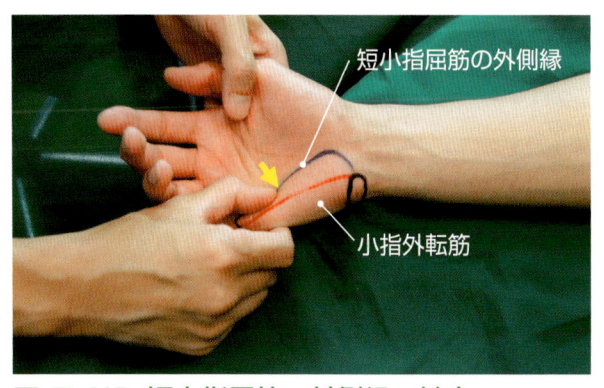

図 Ⅲ-207 短小指屈筋の外側縁の触察

4. 小指外転筋と短小指屈筋との境界（図Ⅲ-199, 図Ⅲ-186, 図Ⅲ-202, 図Ⅲ-203）

① 触察者は触察部位の遠位方に位置する．
② 第5基節骨の底の外側端と豆状骨の外側端とを結ぶ線に指を置き，背側方へ圧迫しながら指を外側方⇔内側方に移動させる（図Ⅲ-209）．
※ 小指を自動外転させると，小指外転筋の外側縁を触知しやすい（図Ⅲ-206 B）．

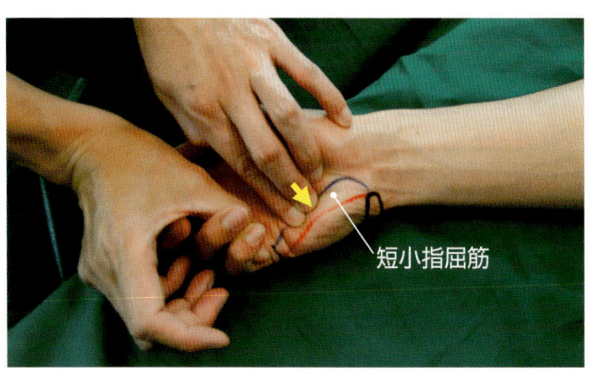

図 Ⅲ-208 収縮を用いた短小指屈筋の外側縁の触察
抵抗に対し第5中手指節間関節を自動屈曲させている．

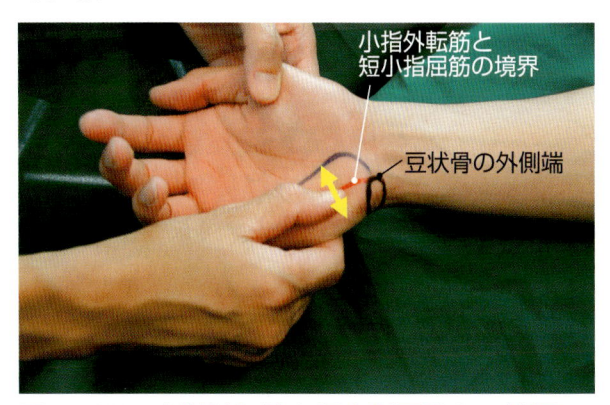

図 Ⅲ-209 小指外転筋と短小指屈筋との境界の触察

5. 小指対立筋（図Ⅲ-200, 図Ⅲ-202, 図Ⅲ-203）

　小指対立筋は，小指外転筋と第5中手骨との間に指を押し込むと，その筋腹の一部を確認できる（図Ⅲ-202，図Ⅲ-210）．これ以外の領域での小指対立筋の触知は困難である．

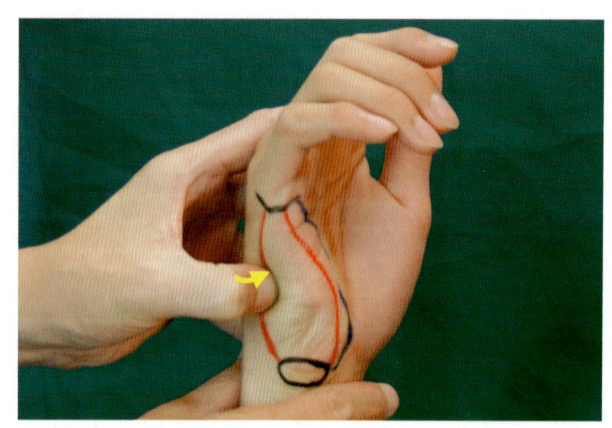

図 Ⅲ-210　小指対立筋の触察

学生のための触察ポイント
- 小指外転筋は，「2. 小指外転筋の後縁」の一部を確認し，その前方にある筋腹の膨隆を触察する．
- 短小指屈筋は，「3. 短小指屈筋の外側縁」の一部を確認し，その内側方にある小さな筋腹の膨隆を触察する．

18 手の虫様筋，掌側骨間筋，手の背側骨間筋

骨格筋の形と位置

筋 名	起 始	停 止	作 用	神 経
手の虫様筋 Lumbricals of hand	深指屈筋の停止腱（第1虫様筋：第2指へ向かう深指屈筋腱の外側面，第2虫様筋：第3指へ向かう深指屈筋腱の外側面，第3, 4虫様筋：第3〜5指へ向かう深指屈筋の停止腱の対向する面）．*1	第2〜5指の指背腱膜．*2, *3	第2〜5指の指節間関節の伸展，中手指節関節の屈曲．	外側の2筋は正中神経 Median nerve 内側の2筋は尺骨神経掌枝の深枝 Deep branch of dorsal branch of ulnar nerve (C8, T1) *4
掌側骨間筋 Palmar interossei	第1掌側骨間筋：第2中手骨の内側面． 第2掌側骨間筋：第4中手骨の外側面． 第3掌側骨間筋：第5中手骨の外側面．*5	第2, 4, 5指の指背腱膜．*2, *6	第2, 4, 5指の内転，第2, 4, 5指の指節間関節の伸展，中手指節関節の屈曲．	尺骨神経掌枝の深枝 Deep branch of dorsal branch of ulnar nerve (C8, T1)
背側骨間筋 Dorsal interossei of hand	2頭をもって第1〜5中手骨の底および体の対向する面．	第2〜4指の指背腱膜．*6	第2, 4指の外転，第3指の橈側外転および尺側外転．第2〜4指の指節間関節の伸展，中手指節関節の屈曲．	尺骨神経掌枝の深枝 Deep branch of dorsal branch of ulnar nerve (C8, T1)

*1：第2虫様筋は，第2指と第3指の深指屈筋腱の対向面より起始する場合が30.9%（13/42肢）ある[21]．

*2：指背腱膜は，総指伸筋の停止腱，掌側・背側骨間筋，虫様筋の停止腱（第1指では短母指外転筋と母指内転筋の停止腱を含む，第2指では示指伸筋の停止腱を含む，第5指では小指伸筋と小指外転筋の停止腱を含む）により構成されている．この腱膜は，基節骨底，中節骨底，末節骨底および中手指節関節の関節包に移行し広がりながら終わる[21]．

*3：虫様筋（特に第3, 4虫様筋）の筋腹は二分して，隣り合う指背腱膜の対向する面や基節骨底に停止することがある[21]．

*4：第1虫様筋は常に正中神経のみに，第4虫様筋は常に尺側神経のみに支配されている．しかし，第2虫様筋は正中神経のみに支配されていることが多いが，これに加えて尺骨神経にも支配を受けている場合が8.0%（4/50肢）ある．第3虫様筋は正中神経，尺骨神経の両神経に支配されている場合が56.0%（28/50肢），尺骨神経のみに支配されている場合が40.0%（20/50肢）と報告されている[28]．

*5：掌側骨間筋は中手骨以外に手根骨の前面からも始まる場合がある[29]．

*6：掌側骨間筋や背側骨間筋の停止腱は，指背腱膜に移行しないで直接基節骨に停止する場合がある[21) 29]．

構造の特徴

・虫様筋，掌側骨間筋，背側骨間筋の3筋は，母指球と小指球の間に位置する筋で，一般に中手筋と総称する場合がある（図Ⅲ-211, 図Ⅲ-212, 図Ⅲ-213, 図Ⅲ-214, 図Ⅲ-215）[25]．

・虫様筋は紡錘状の筋である．なお，第1, 2虫様筋は1頭の筋腹を持ち，第3, 4虫様筋は，それぞれ隣り合う深指屈筋の腱から始まる2頭の筋腹を持つ（図Ⅲ-214 A, B）．

・掌側骨間筋は，虫様筋，浅・深指屈筋の停止腱および母指内転筋の深層に位置する紡錘状の筋である（図Ⅲ-214 C）．

・背側骨間筋は，総指伸筋の停止腱の深層で，各中手骨の間に存在する筋である（図Ⅲ-215）．隣り合う両側の中手骨から始まるため，2頭の筋腹を持つ．

第Ⅲ章　上肢の筋

- 背側骨間筋の筋腹は隣り合う中手骨間から掌側面まで存在するため，掌側方からも掌側骨間筋に隣接して観察できる（図 Ⅲ-214 C）．
- 第1背側骨間筋の筋腹は，母指内転筋の停止付近の筋腹のすぐ背側方に位置する（図 Ⅲ-189）．

筋連結

- 虫様筋は，深指屈筋（腱，図 Ⅲ-214），背側骨間筋（指背腱膜），掌側骨間筋（指背腱膜），総指伸筋（指背腱膜），小指伸筋（指背腱膜），小指外転筋（指背腱膜）および示指伸筋（指背腱膜）と連結している．
- 掌側骨間筋は，背側骨間筋（腱膜，指背腱膜），虫様筋（指背腱膜），総指伸筋（指背腱膜），小指伸筋（指背腱膜），示指伸筋（指背腱膜）および小指外転筋（指背腱膜）と連結している．
- 背側骨間筋は，掌側骨間筋（腱膜，指背腱膜），虫様筋（指背腱膜），総指伸筋（指背腱膜）および示指伸筋（指背腱膜）と連結している．

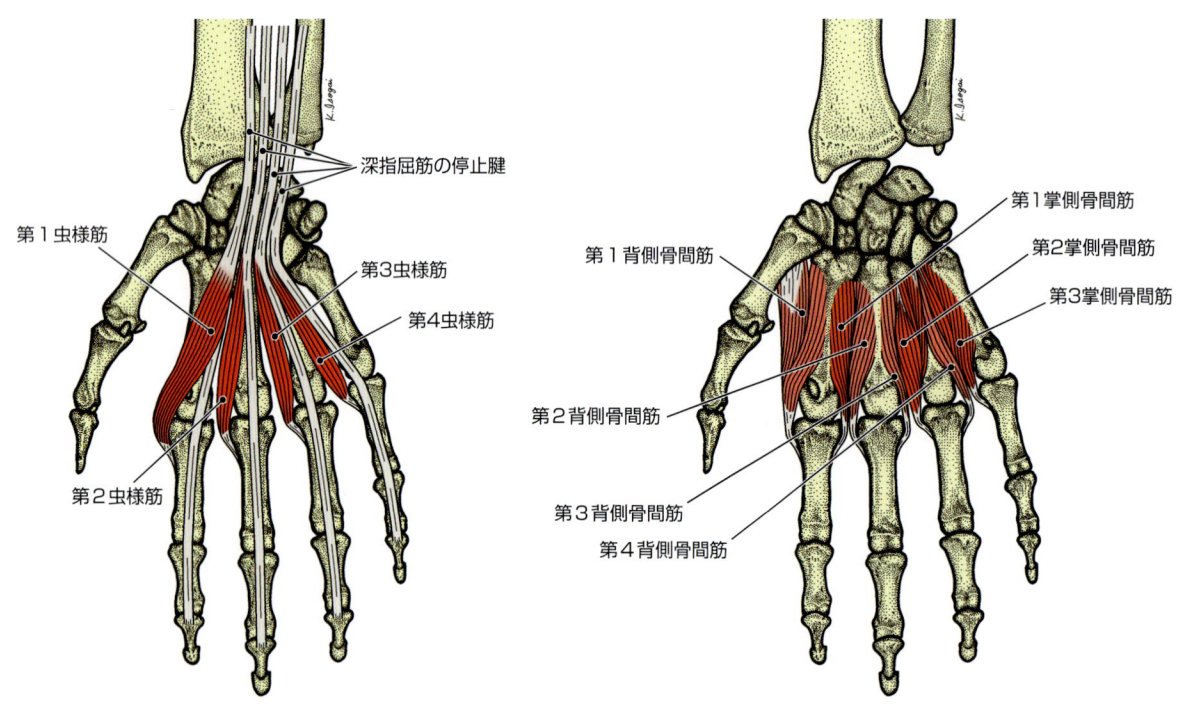

図 Ⅲ-211　掌側方からみた虫様筋の模式図

図 Ⅲ-212　掌側方からみた掌側骨間筋と背側骨間筋の模式図

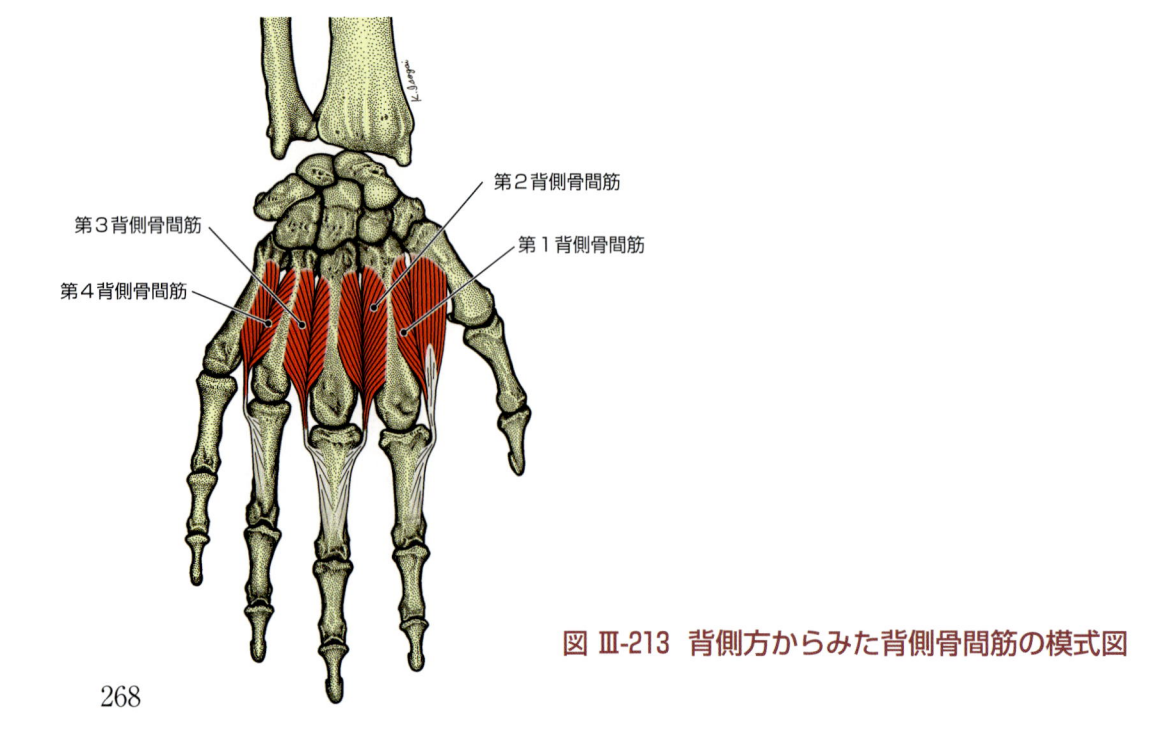

図 Ⅲ-213　背側方からみた背側骨間筋の模式図

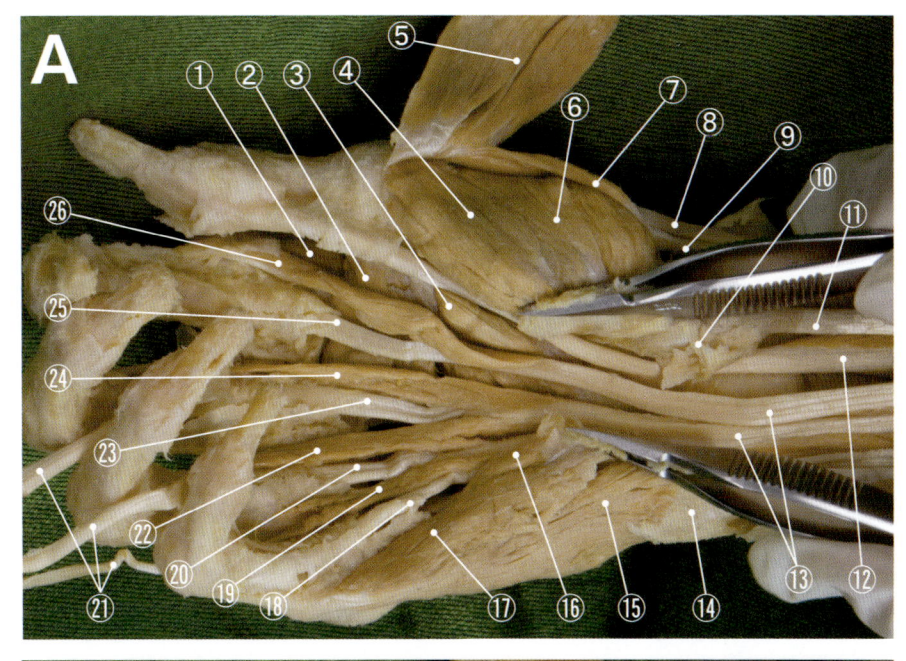

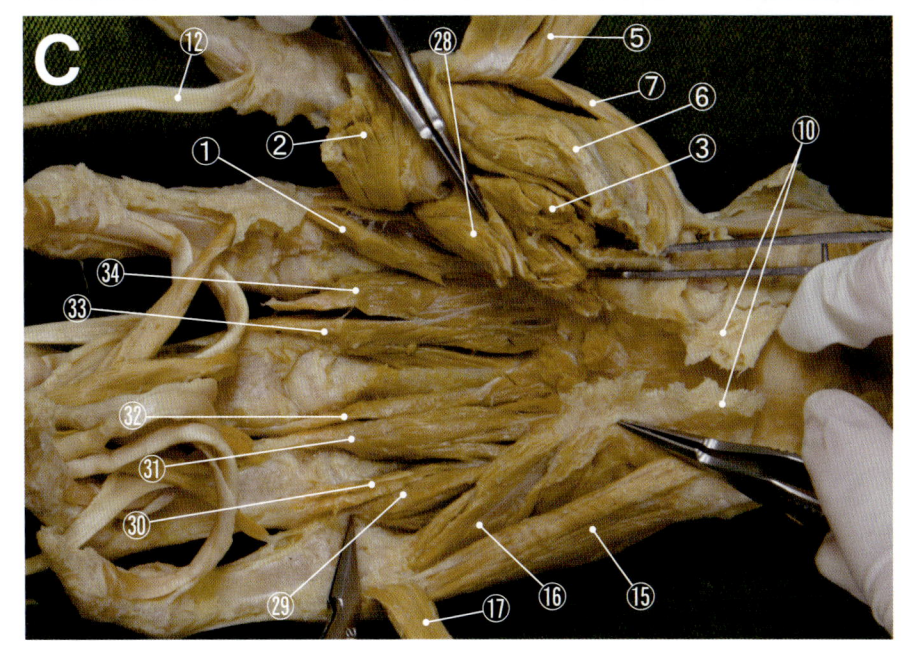

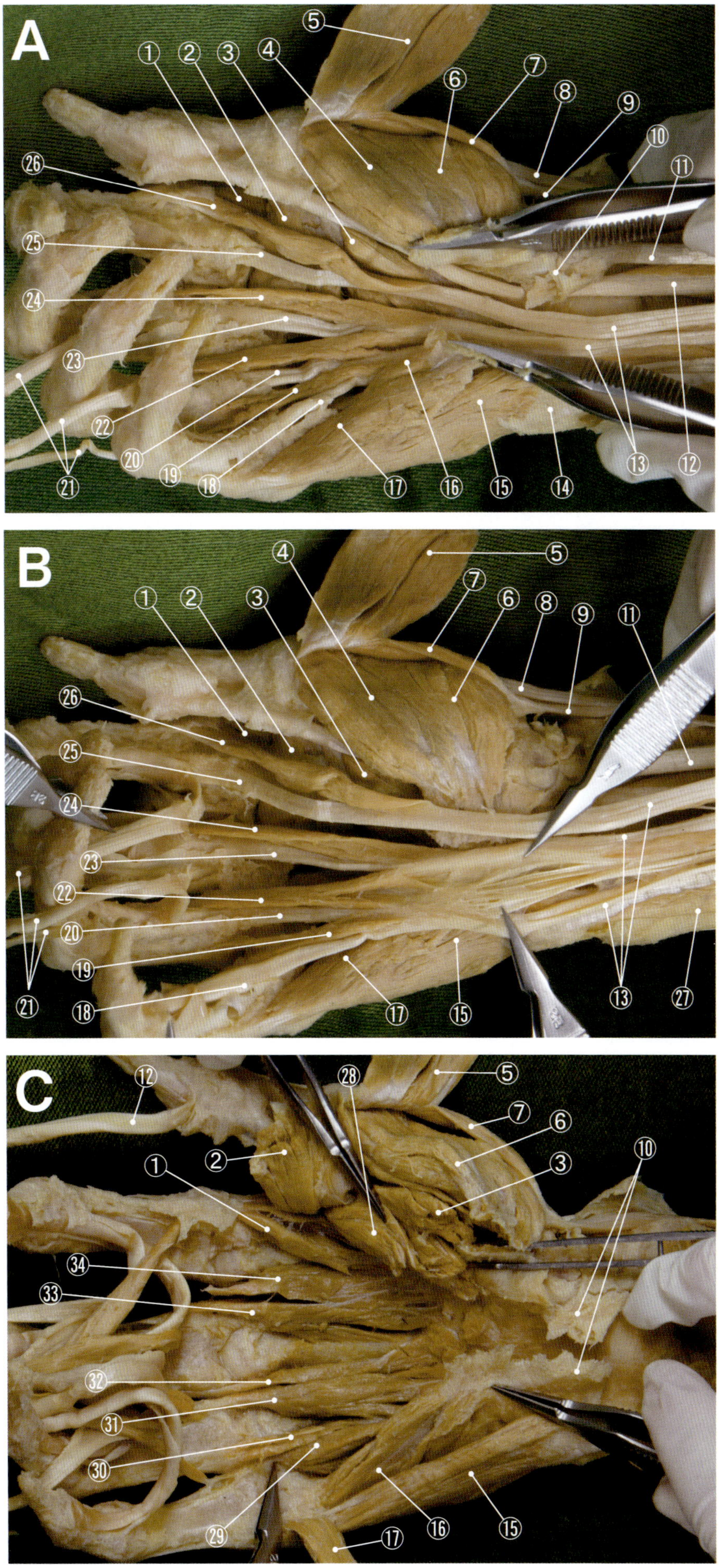

18. 手の虫様筋，掌側骨間筋，手の背側骨間筋

図 Ⅲ-214 虫様筋を掌側方からみる

Aは手部を掌側方からみた写真である．短母指外転筋は，起始から剥離し外側方へ反転してある．また浅指屈筋は，起始から剥離し遠位方へ反転してある．屈筋支帯は切断し掌側方へ反転してある．BはAの深指屈筋の停止腱を掌側方へ移動してある．CはBの深指屈筋と虫様筋を遠位方へ反転してある．また，母指球と小指球の筋の起始付近を，各々外側方と内側方へ牽引してある．

① 第1背側骨間筋
② 母指内転筋の横頭
③ 短母指屈筋の深頭
④ 短母指屈筋の浅頭
⑤ 短母指外転筋
⑥ 母指対立筋
⑦ 長母指外転筋の停止腱から始まる短母指外転筋
⑧ 長母指外転筋の停止腱
⑨ 短母指外転筋へ向かう長母指外転筋の停止腱
⑩ 屈筋支帯
⑪ 橈側手根屈筋の停止腱
⑫ 長母指屈筋の停止腱
⑬ 深指屈筋の停止腱
⑭ 豆状骨の位置
⑮ 小指外転筋
⑯ 小指対立筋　⑰ 短小指屈筋
⑱ 小指へ向かう深指屈筋の停止腱
⑲ 第4虫様筋　⑳ 第4指へ向かう深指屈筋の停止腱
㉑ 浅指屈筋の停止腱
㉒ 第3虫様筋
㉓ 第3指へ向かう深指屈筋の停止腱　㉔ 第2虫様筋
㉕ 第2指へ向かう深指屈筋の停止腱　㉖ 第1虫様筋
㉗ 尺側手根屈筋
㉘ 母指内転筋の斜頭
㉙ 第3掌側骨間筋
㉚ 第4背側骨間筋
㉛ 第2掌側骨間筋
㉜ 第3背側骨間筋
㉝ 第2背側骨間筋
㉞ 第1掌側骨間筋

骨格筋の形と触察法 | 269

第Ⅲ章　上肢の筋

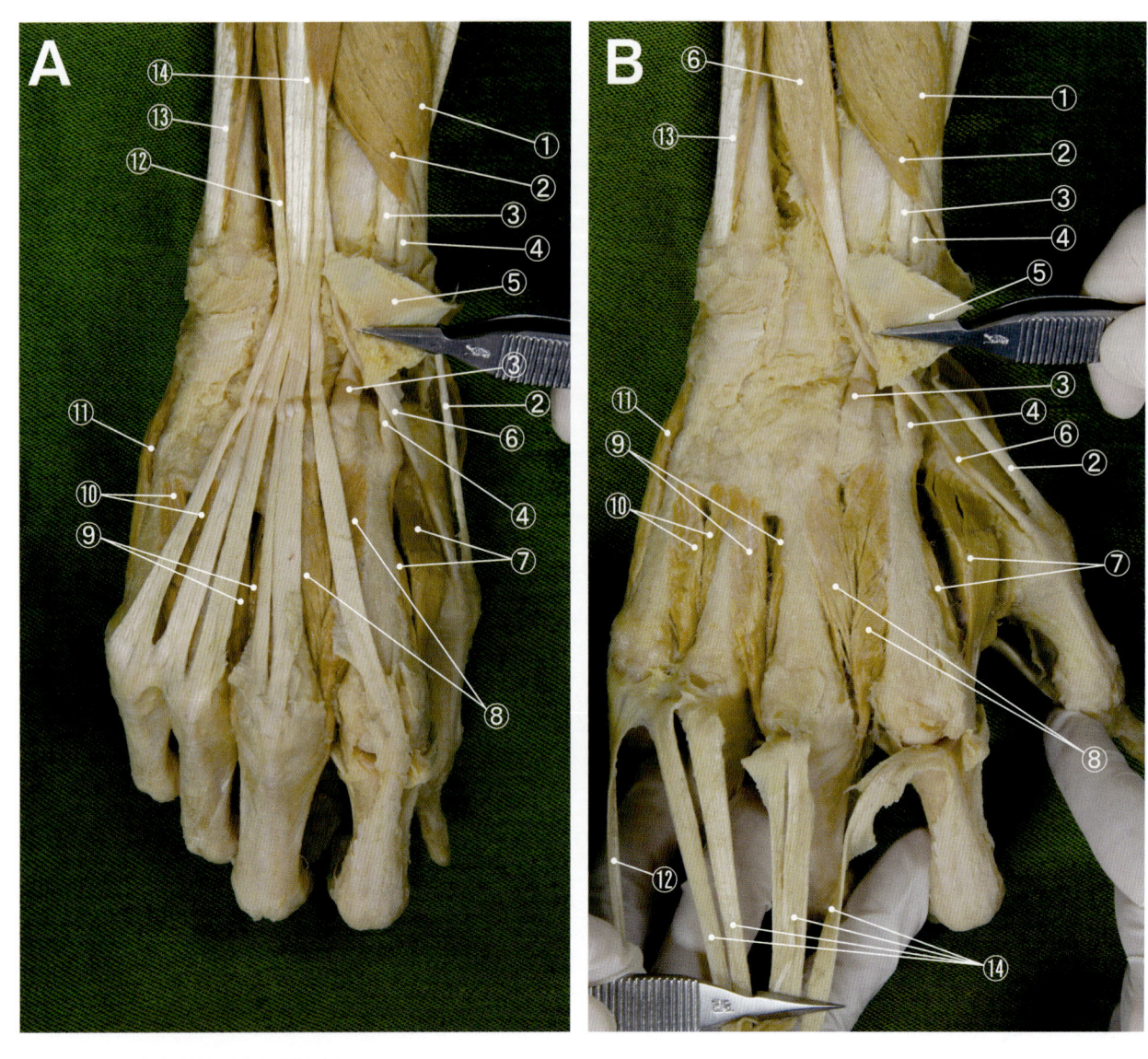

図 Ⅲ-215　背側骨間筋を背側方からみる

Aは手部を背側方からみた写真である．伸筋支帯は外側方へ反転してある．BはAの総指伸筋を遠位方へ反転してある．本標本の示指伸筋は欠損している．

① 長母指外転筋　② 短母指伸筋　③ 短橈側手根伸筋の停止腱　④ 長橈側手根伸筋の停止腱　⑤ 伸筋支帯
⑥ 長母指伸筋　⑦ 第1背側骨間筋　⑧ 第2背側骨間筋　⑨ 第3背側骨間筋　⑩ 第4背側骨間筋
⑪ 小指外転筋　⑫ 小指伸筋の停止腱　⑬ 尺側手根伸筋の停止腱　⑭ 総指伸筋の停止腱

18. 手の虫様筋，掌側骨間筋，手の背側骨間筋

触察法

骨指標と筋の投影図

A 第3背側骨間筋　第4背側骨間筋
第5中手骨
第4中手骨
第3中手骨
第2中手骨
第1中手骨
第2背側骨間筋　第1背側骨間筋

B 第2中手骨
第1中手骨　第1背側骨間筋

C 第1掌側骨間筋
第2背側骨間筋
第3背側骨間筋
第4背側骨間筋
第2中手骨の中央部
第3中手骨の中央部
第4中手骨の中央部
第5中手骨の中央部
第2掌側骨間筋
第3掌側骨間筋

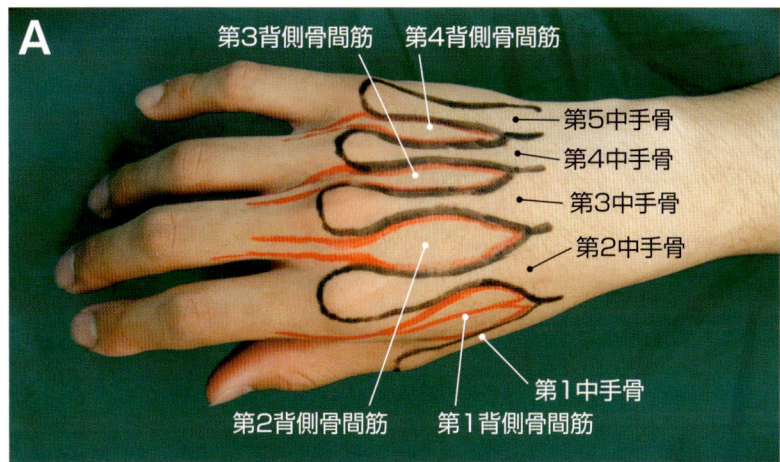

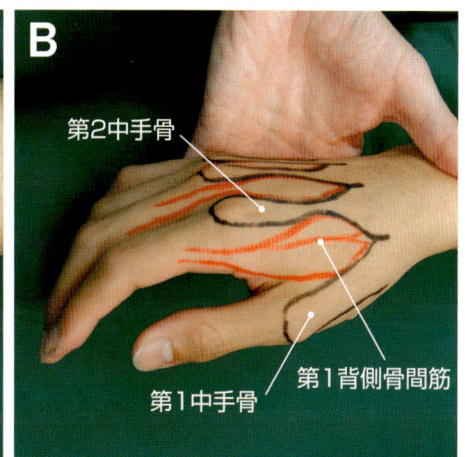

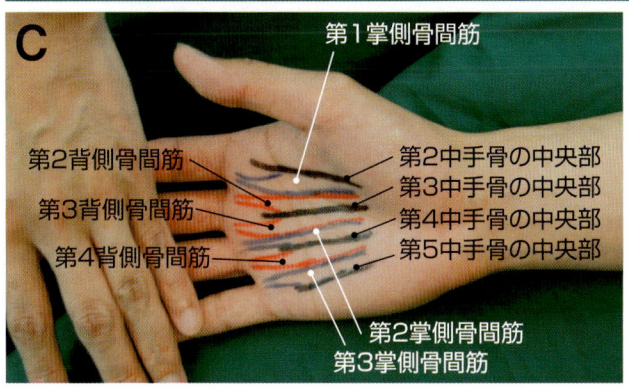

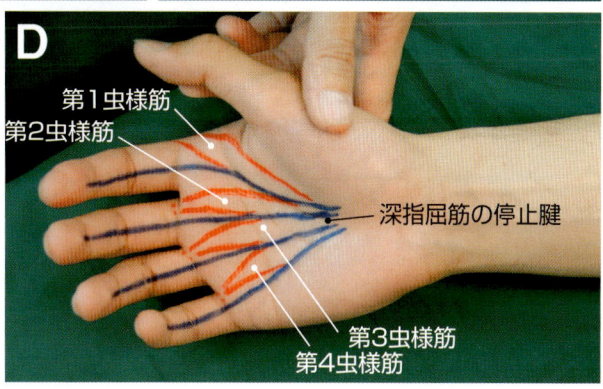

D 第1虫様筋
第2虫様筋
深指屈筋の停止腱
第3虫様筋
第4虫様筋

図 Ⅲ-216　骨指標と背側骨間筋，掌側骨間筋，虫様筋の投影図
Aは手部を背側方から，Bは背側外側方から，C，Dは掌側方からみた写真である．

筋の触察手順

1. 手背部における背側骨間筋，2. 手掌部における背側骨間筋と掌側骨間筋，3. 虫様筋，4. 背側骨間筋，掌側骨間筋および虫様筋の停止腱の順に触察する．

1. 手背部における背側骨間筋（図Ⅲ-213, 図Ⅲ-215, 図Ⅲ-189）

① 被検者は前腕回内位．触察者は触察部位の遠位方に位置する．

② 第1～5中手骨で形成される各中手骨間隙に指を押し込み，これらを埋める筋腹を確認する（図Ⅲ-217 A）．

※ 第1～5指を自動内転させると，観察および触知しやすい（図Ⅲ-217 B）．

※ 第1背側骨間筋の外側縁：第1中手骨の内側面の中央部と，示指の基節骨の底の外側端とを結ぶ線に指を置き，内側方へ圧迫しながら指を掌側方⇔背側方に移動させる（図Ⅲ-218 A）．

※ 第1背側骨間筋の第1中手骨から起こる筋腹と第2中手骨から起こる筋腹との境界：第1中手骨と第2中手骨とが接する部位と，示指の基節骨の底の外側端とを

A 第3中手骨　第2中手骨
B 第2背側骨間筋　第1背側骨間筋

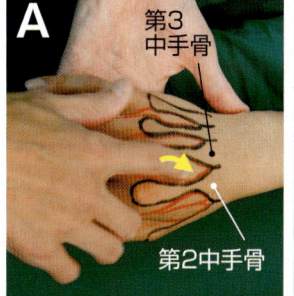

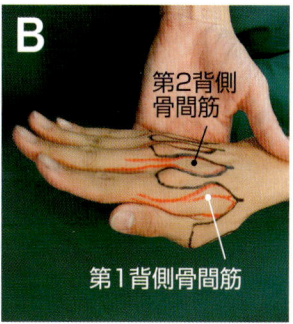

図 Ⅲ-217　手背部における背側骨間筋の触察
Bは第1～5指を自動内転させている．

骨格筋の形と触察法 | 271

結ぶ線に指を置き，掌側方へ圧迫しながら指を内側方
⇔外側方に移動させる（図Ⅲ-218 B）．

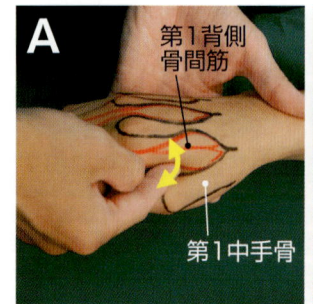

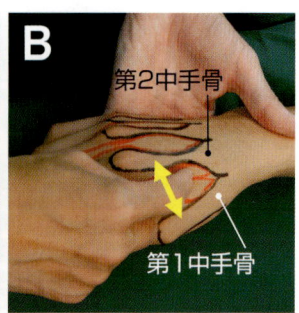

図 Ⅲ-218 背部における第1背側骨間筋の触察

Aは第1背側骨間筋の外側縁を，Bは第1背側骨間筋の第1中手骨から起こる筋腹と第2中手骨から起こる筋腹との境界を触察している．

2. 手掌部における背側骨間筋と掌側骨間筋
（図Ⅲ-212，図Ⅲ-214）

① 被検者は前腕回外位．触察者は触察部位の遠位方に位置する．
② 1．で確認した第1背側骨間筋の外側縁より内側方の各中手骨間隙に指を押し込む（図Ⅲ-219）．

※ 背側骨間筋および掌側骨間筋の輪郭の厳密な触知は困難である．

図 Ⅲ-219 手掌部における背側骨間筋と掌側骨間筋の触察

3. 虫様筋（図Ⅲ-211，図Ⅲ-214）

① 被検者は前腕回外位．触察者は触察部位の遠位方に位置する．
② 第1虫様筋：第2中手骨の前面から第2基節骨の底の外側端へ向かう線に指を押し当て，この線を横断する方向に指を移動させる（図Ⅲ-220 A）．

※ 抵抗に対し示指を自動伸展させると，第1虫様筋の筋腹が膨隆するのを触知できる（図Ⅲ-220 B）．

③ 第2〜4虫様筋：第3〜5指に向かう浅指屈筋および深指屈筋の停止腱のすぐ外側方に指を押し込む（図Ⅲ-221）．

※ 第2〜4虫様筋の輪郭の厳密な触知は困難である．

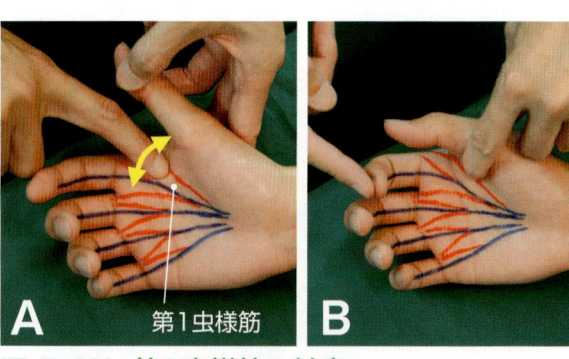

図 Ⅲ-220 第1虫様筋の触察

Bは抵抗に対して示指を自動伸展させている．

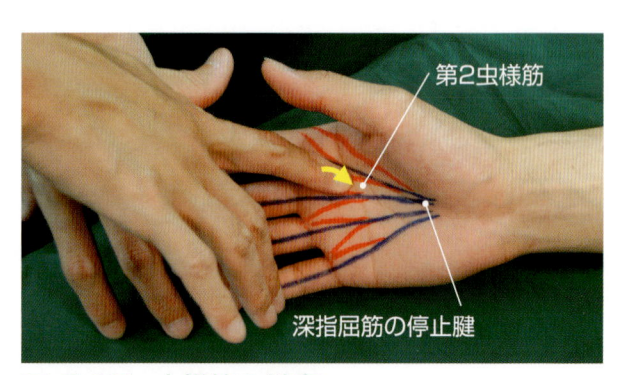

図 Ⅲ-221 虫様筋の触察

18. 手の虫様筋，掌側骨間筋，手の背側骨間筋

4. 背側骨間筋，掌側骨間筋および虫様筋の停止腱（図Ⅲ-213, 図Ⅲ-214, 図Ⅲ-215, 図Ⅲ-116）

① 被検者は前腕回内位．触察者は触察部位の遠位方に位置する．

② 第2～5指の各基節骨の外側面および内側面に指を押し当てながら，掌側方⇔背側方に移動させる（図Ⅲ-222A）．

※ 第2～5指の中手指節関節を自動伸展・指節間関節を自動屈曲させると，観察および触知しやすい（図Ⅲ-222B）．

図 Ⅲ-222 背側骨間筋，掌側骨間筋および虫様筋の停止腱の触察

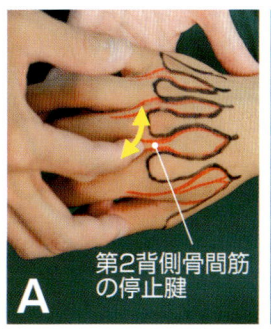

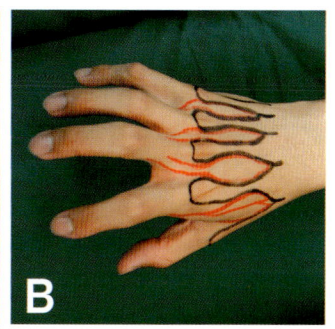

Bは第2～5指の中手指節関節を自動伸展・指節間関節を自動屈曲させている．

学生のための触察ポイント
- 背側骨間筋は，「1. 手背部における背側骨間筋」を参考に，その筋腹の一部を触察する．
- 虫様筋は，「3. 虫様筋」の「② 第1虫様筋」を触察する．

骨格筋の形と触察法 | 273

文献

1) 古泉光一（1934）日本人ノ肩部及ビ上腕諸筋ニ就イテ．日医大誌．5: 1063-1083
2) 柴田恵，辻井洋一郎，河上敬介（1997）三角筋の解剖学的特徴．理学療法の医学的基礎．1: 2-5
3) 柴田恵，辻井洋一郎，河上敬介 他（1998）三角筋の形態からみた肩関節運動の検討．理学療法学．25: 33-38
4) 小杉一夫，国府田稔，景山幾男 他（1985）上腕二頭筋過剰頭の解剖学的研究．慈恵医大誌．100: 641-650
5) Adachi B (1909/1910) Beiträge zur Anatomie der Japaner. XII. Die Statistik der Muskelvarietäten. Zeieschrift für Morphologie und Anthropologie 12: 261-312
6) 東伸明，曽根潮児（1988）ヒト上腕二頭筋の過剰頭について．解剖誌．63: 78-88
7) 東伸明，曽根潮児（1986）右四頭性，左六頭性上腕二頭筋の1例．金医大誌．11: 309-314
8) 森於菟，小川鼎三，大内弘 他（1982）筋学，分担解剖学 第1巻．金原出版．東京
9) 佐藤達夫，秋田恵一（2000）日本人のからだ―解剖学的変異の考察―．東京大学出版会．東京
10) 町田昇（1961）所謂二重神経司配の上肢筋（その1）．日大医誌．20: 7-16
11) 淵野耕三（1960）日本人の上肢諸筋への神経分布に関する研究 第1編 上腕筋の神経分布に関する研究．鹿大医誌．12: 7-31
12) 松島伯一（1927）筋ノ破格例ノ追加．実地医家と臨床．4: 749-751
13) 小金井良精，新井春次郎，敷波重次郎（1903）筋の破格の統計．東京医学会雑誌．17: 127-131
14) 井上良平（1934）日本人ノ前腕筋ト之ニ分布スル血管神経ノ相互関係ニ就テ．解剖誌．7: 1155-1207
15) 町田昇（1961）所謂二重神経司配の上肢筋（その2）．日大医誌．20: 17-29
16) 工藤喬三，尾畑静夫（1957）日本人に於けるGantzer氏筋に就いて 第2報 成人屍における所見．医学研究．27: 466-471
17) Morimoto I, Hirata K, Yoshida S (1993) Incidence of accesory head (of Ganzer) of flexor pollicis longus muscle in Japanese. St Marianna Med J. 21: 173-177
18) 金子丑之助，金子勝治，稲田真澄（2000）筋系，日本人体解剖学 上巻．南山堂．東京
19) 野村嶬（2010）標準理学療法学・作業療法学 専門基礎分野解剖学．第3版．医学書院
20) 吉田行夫（1985）ヒトの小指伸筋について．解剖誌．60: 185-196
21) 面高佑亮（1964）手の支配腱膜の構成．日大医誌．23: 472-488
22) 山本哲也，佐藤泰司（1960）手背に於ける伸筋腱の形態特に腱間結合に関する研究（2）．日大医誌．19: 3930-3945
23) 海老沢謙（1960）手背における伸筋腱の形態，特に腱間結合に関する研究．日大医誌．19: 831
24) 木村邦彦（1958）長母指外転筋の付着腱の異変．解剖誌．33: 523-527
25) 本間敏彦，坂井建雄（1994）手内筋の解剖学．解剖誌．69: 123-142
26) 奥野右子，河西達夫（1994）手の母指球筋の解剖学的研究．解剖誌．69: 765-775
27) 江口亨（1962）短掌筋に関する知見補遺．日大医誌．21: 14-20
28) 町田昇（1961）所謂二重神経司配の上肢筋（その3）．日大医誌．20: 30-45
29) 雪下隆淑（1968）日本人の手の骨間筋の研究．日大医誌．27: 811

第IV章
下肢の筋

1 腸骨筋，大腰筋，小腰筋

骨格筋の形と位置

筋 名	起 始	停 止	作 用	神 経
腸骨筋 Iliacus	腸骨窩全体．	（大腰筋と共通の停止腱をもって）大腿骨の小転子．	股関節の屈曲．	腰神経叢と大腿神経の筋枝 Muscular branches of lumbar plexus and femoral nerve ((T12), L1〜L4)
大腰筋 Psoas major	浅頭：第12胸椎〜第4腰椎の椎体と椎間円板． 深頭：全腰椎の肋骨突起と第12肋骨．	（腸骨筋と共通の停止腱をもって）大腿骨の小転子．	股関節の屈曲，腰椎を前尾方へ引く．	腰神経叢と大腿神経の筋枝 Muscular branches of lumbar plexus and femoral nerve ((T12), L1〜L4)
小腰筋 Psoas minor*1	第12胸椎と第1腰椎の椎体の外側面．	腸骨筋膜から寛骨の腸恥隆起．	腸骨筋膜を張り，腰椎を外側方へ引く．	腰神経叢と大腿神経の筋枝 Muscular branches of lumbar plexus and femoral nerve ((T12), L1〜L4)

＊1：小腰筋は，51.3％（157/306例）[1]，58.4％（90/154例）[2]，60.9％（996/1636例）[3] で欠損しているという報告がある（図Ⅳ-7 D）．

構造の特徴

- 腸骨筋，大腰筋および小腰筋は，腰椎の椎体のすぐ外側方と骨盤の前面に位置する筋で，鼠径部付近で共通の停止腱に集まり小転子に終わる（図Ⅳ-1, 図Ⅳ-2, 図Ⅳ-3, 図Ⅳ-4）．
- 腸骨筋と大腰筋とを合わせて腸腰筋と呼ぶ．
- 腸骨筋，大腰筋および小腰筋は，起始から鼠径靱帯の高さまでは前尾方へ走行し，これより尾方では後尾方へ向かう（図Ⅳ-5, 図Ⅳ-6）．
- 腸骨筋の筋腹は扇状を呈し鼠径部のすぐ尾方付近に集まる（図Ⅳ-4）．よって，鼠径部のすぐ尾方の部位の筋腹は厚い（図Ⅳ-5, 図Ⅳ-6, 図Ⅳ-7）．なお，筋腹の一部は，大腰筋の後方や内側方にも存在する（図Ⅳ-7）．
- 大腰筋の筋腹は，鼠径靱帯の高さ付近まで存在し，この高さより遠位ではほとんど存在しない（図Ⅳ-4, 図Ⅳ-7）．
- 大腰筋を外側方から観察すると，その前縁は骨盤の前後径の中央部より前方に位置する（図Ⅳ-4D, E）．
- 大腰筋は浅頭と深頭で構成され，この筋腹の間を腰神経叢が通る[4]．
- 小腰筋は大腰筋の前面に位置する筋で，その筋腹や停止腱は薄い（図Ⅳ-4, 図Ⅳ-7）．
- 小腰筋の停止腱の停止付近は，膜状に広がり腸恥隆起に終わる（図Ⅳ-7A）．

筋 連 結

- 腸骨筋は，大腰筋（腱，図Ⅳ-7 B, C），大腿筋膜張筋（筋膜）および恥骨筋（腱）と連結している．
- 大腰筋は，腰方形筋（腱膜），横隔膜（腱膜，図Ⅳ-8F,G），腸骨筋（腱，図Ⅳ-7B,C）および小腰筋（腱膜）と連結している．
- 小腰筋は，大腰筋（腱膜），横隔膜（腱膜）と連結している．

1. 腸骨筋，大腰筋，小腰筋

図 IV-1 前方からみた大腰筋，腸骨筋の模式図

想定線1は，上前腸骨棘と恥骨結節との中点と，臍とを結ぶ線であり，大腰筋の内側縁の位置を想定した線である．想定線2は，上前腸骨棘と恥骨結節との中点と，胸骨体の下端とを結ぶ線であり，大腰筋の外側縁の位置を想定した線である．

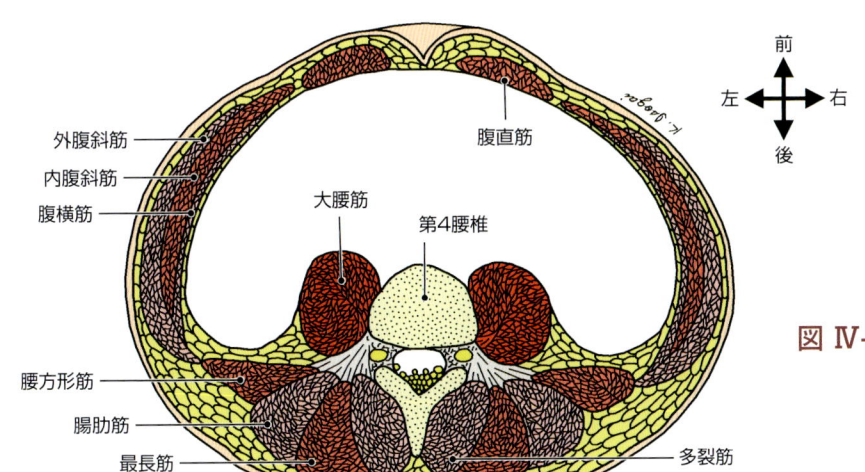

図 IV-2 頭方からみた第4腰椎の高さの横切断面の模式図

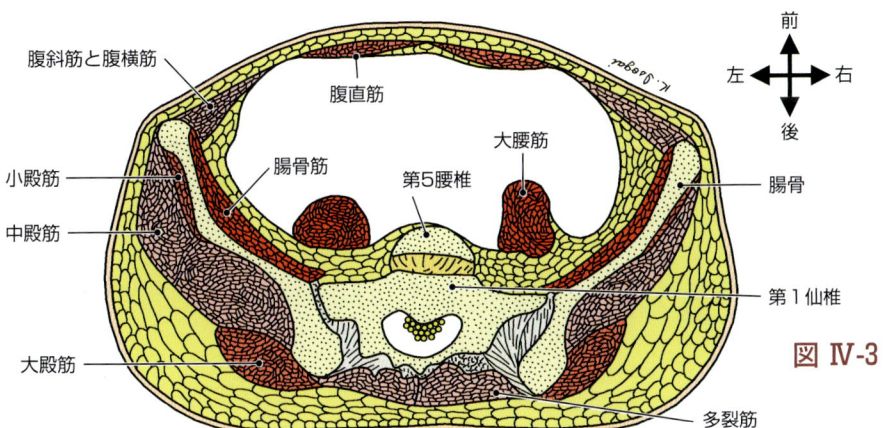

図 IV-3 頭方からみた第5腰椎と第1仙椎の高さの横切断面の模式図

骨格筋の形と触察法 | 277

第Ⅳ章　下肢の筋

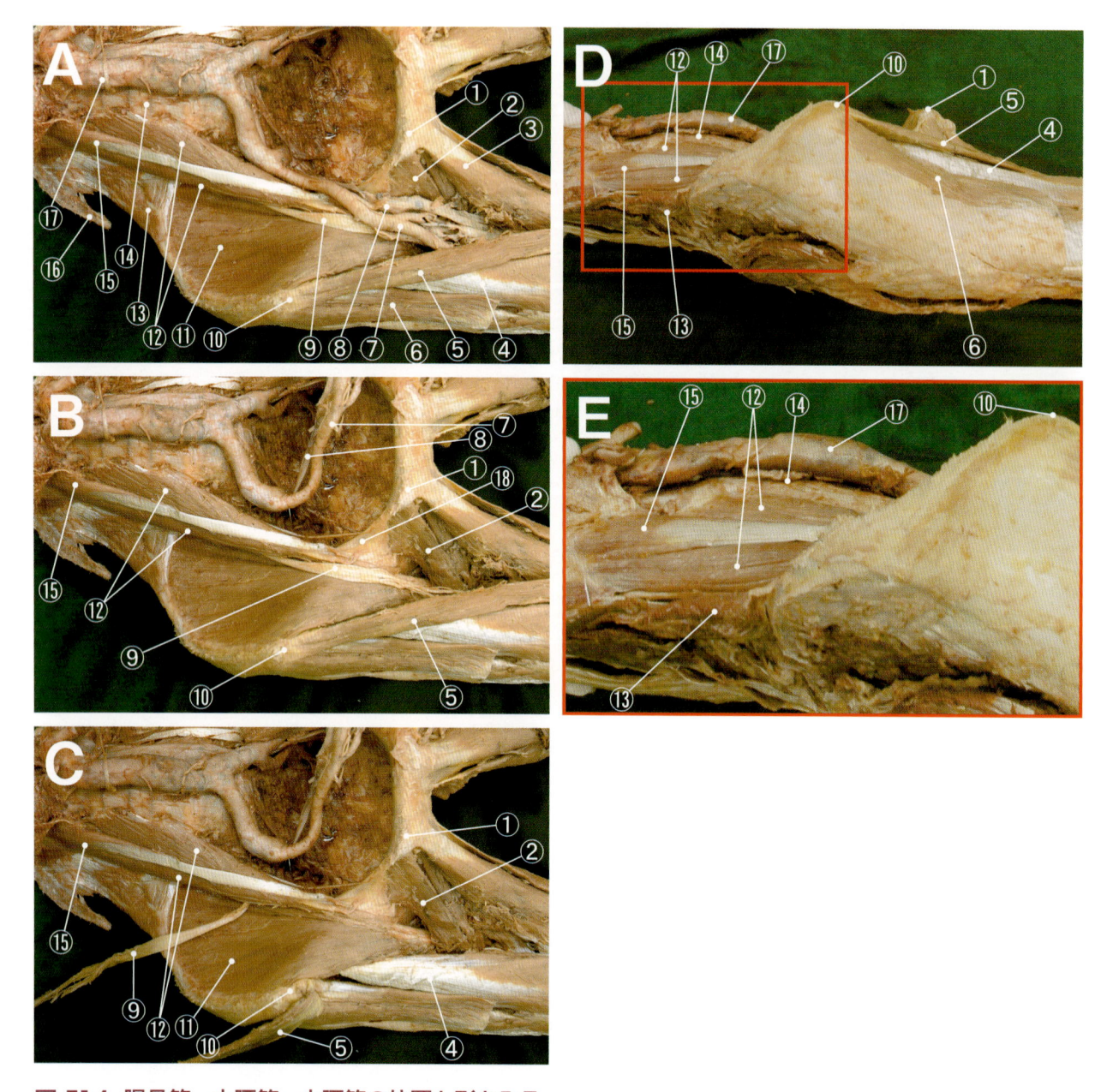

図 Ⅳ-4　腸骨筋，大腰筋，小腰筋の位置と形をみる

Aは鼠径部を前方からみた写真である．腸骨筋，大腰筋および小腰筋の前方に位置する筋や臓器と鼠径靱帯は切除し，腹腔の臓器は摘出してある．BはAの大腿動・静脈を内側方へ移動してある．CはBの大腿神経と縫工筋を外側方へ反転してある．DはAを外側方からみている．EはDの☐を拡大してある．

① 恥骨結節　② 恥骨筋　③ 長内転筋　④ 大腿直筋　⑤ 縫工筋　⑥ 大腿筋膜張筋　⑦ 大腿動脈　⑧ 大腿静脈
⑨ 大腿神経　⑩ 上前腸骨棘　⑪ 腸骨筋　⑫ 大腰筋　⑬ 腰方形筋　⑭ 腰椎の椎体の前面　⑮ 小腰筋
⑯ 第12肋骨　⑰ 腹大動脈　⑱ 小腰筋の停止付近の腱膜

278 ｜骨格筋の形と触察法

1. 腸骨筋，大腰筋，小腰筋

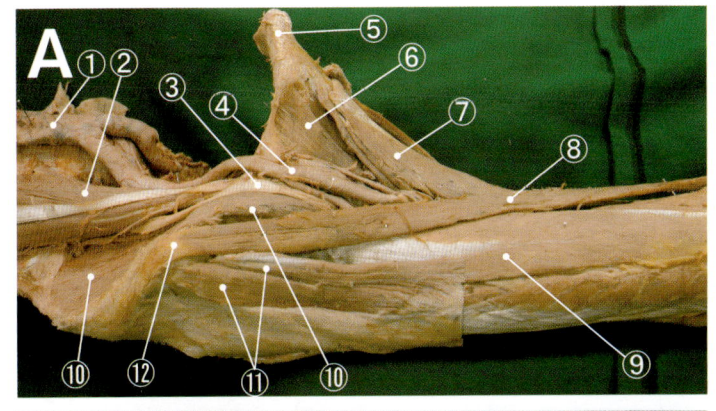

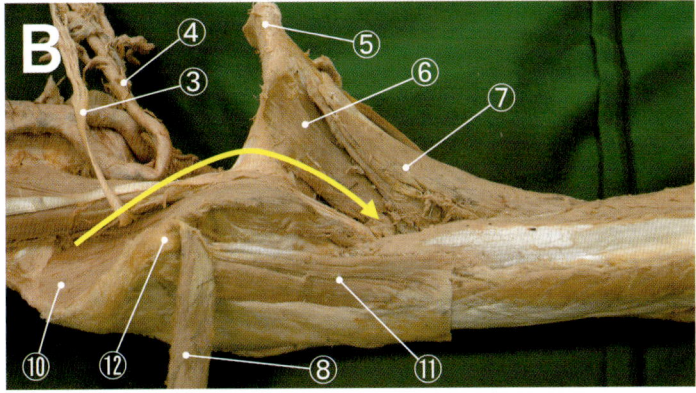

図 Ⅳ-5　腸骨筋の走行をみる

Aは鼠径部を前外側方からみた写真である．腸骨筋，大腰筋および小腰筋の前方に位置する筋や臓器と鼠径靱帯は切除し，腹腔の臓器は摘出してある．BはAの大腿神経，大腿動・静脈を内側頭方へ，縫工筋は外側方へ反転してある．黄色矢印は腸骨筋の筋腹の走行方向を示す．

① 腹大動脈　② 大腰筋　③ 大腿神経
④ 大腿動脈　⑤ 恥骨結節　⑥ 恥骨筋
⑦ 長内転筋　⑧ 縫工筋　⑨ 大腿直筋
⑩ 腸骨筋　⑪ 大腿筋膜張筋　⑫ 上前腸骨棘

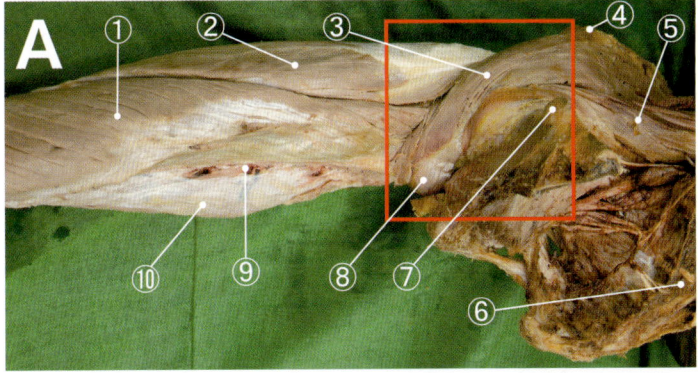

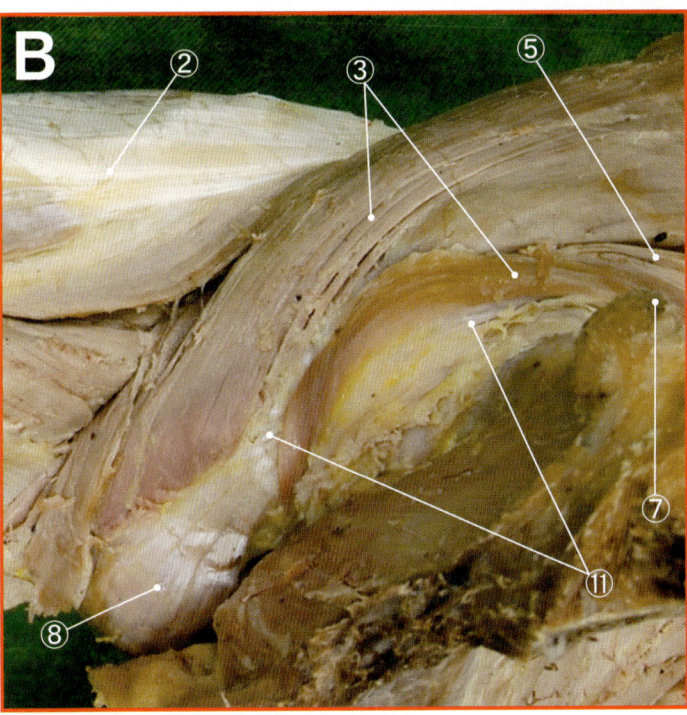

図 Ⅳ-6　腸骨筋と大腰筋の停止腱の位置と形をみる

Aは大腿部および骨盤部を内側方からみた写真である．大腿部の大腿四頭筋以外の筋は全て切除してある．BはAの□を拡大してある．

① 内側広筋　② 大腿直筋　③ 腸骨筋
④ 上前腸骨棘　⑤ 大腰筋　⑥ 仙骨
⑦ 恥骨結節　⑧ 小転子　⑨ 大腿骨の粗線
⑩ 外側広筋
⑪ 大腰筋と腸骨筋の共通の停止腱

骨格筋の形と触察法 | 279

第Ⅳ章　下肢の筋

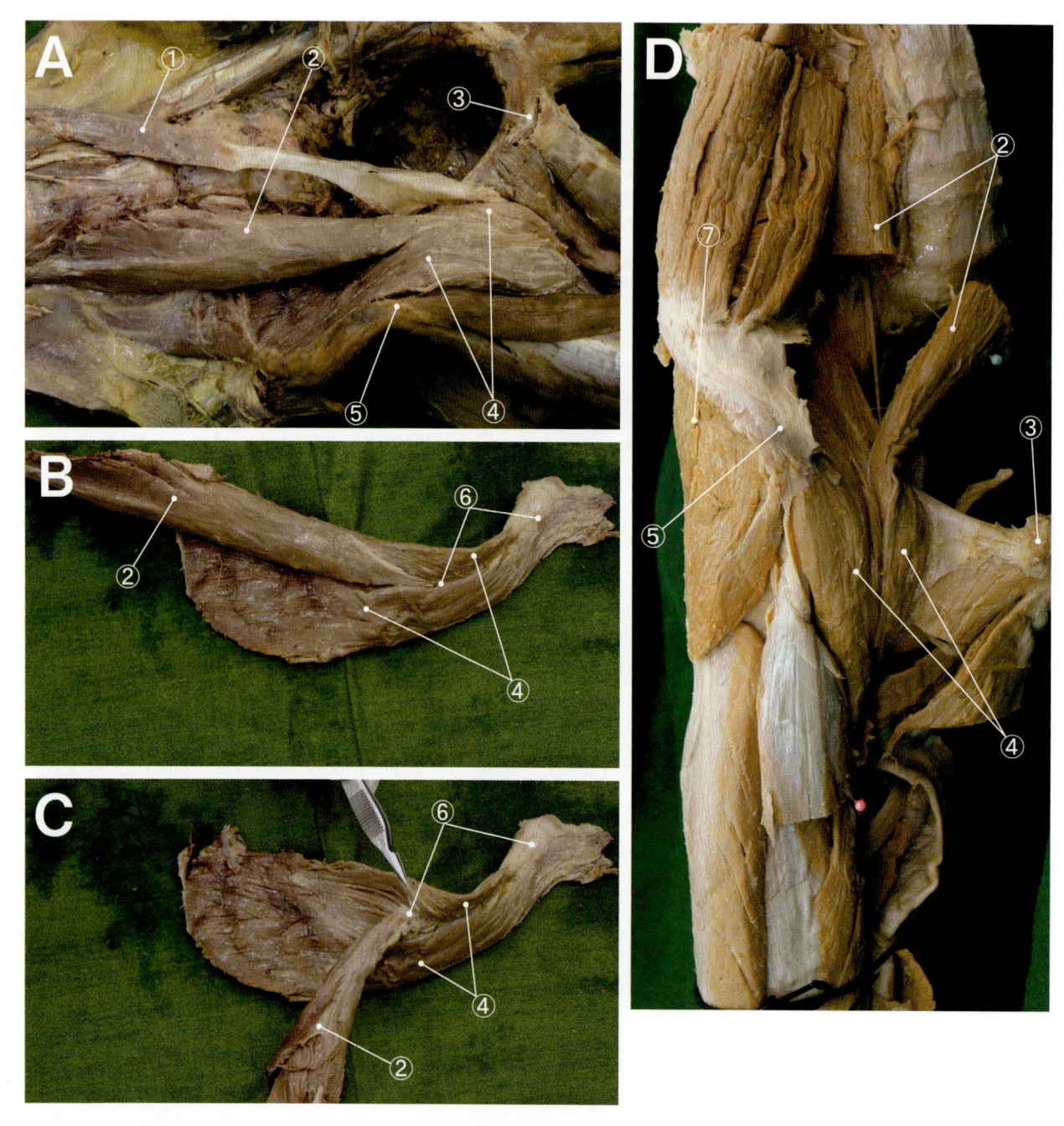

図 Ⅳ-7　大腰筋と腸骨筋の停止付近の筋腹の形をみる

Aは鼠径部付近を前外側方からみた写真である．小腰筋は内側方へ反転してある．BはAから大腰筋と腸骨筋のみを剖出し，停止付近を前内側方から観察している．CはBの大腰筋の筋腹を外側方へ反転してある．DはAと別の標本の鼠径部付近を前方からみた写真である．

① 小腰筋　② 大腰筋　③ 恥骨結節　④ 腸骨筋　⑤ 上前腸骨棘　⑥ 大腰筋と腸骨筋の共通の停止腱
⑦ 中殿筋

1. 腸骨筋，大腰筋，小腰筋

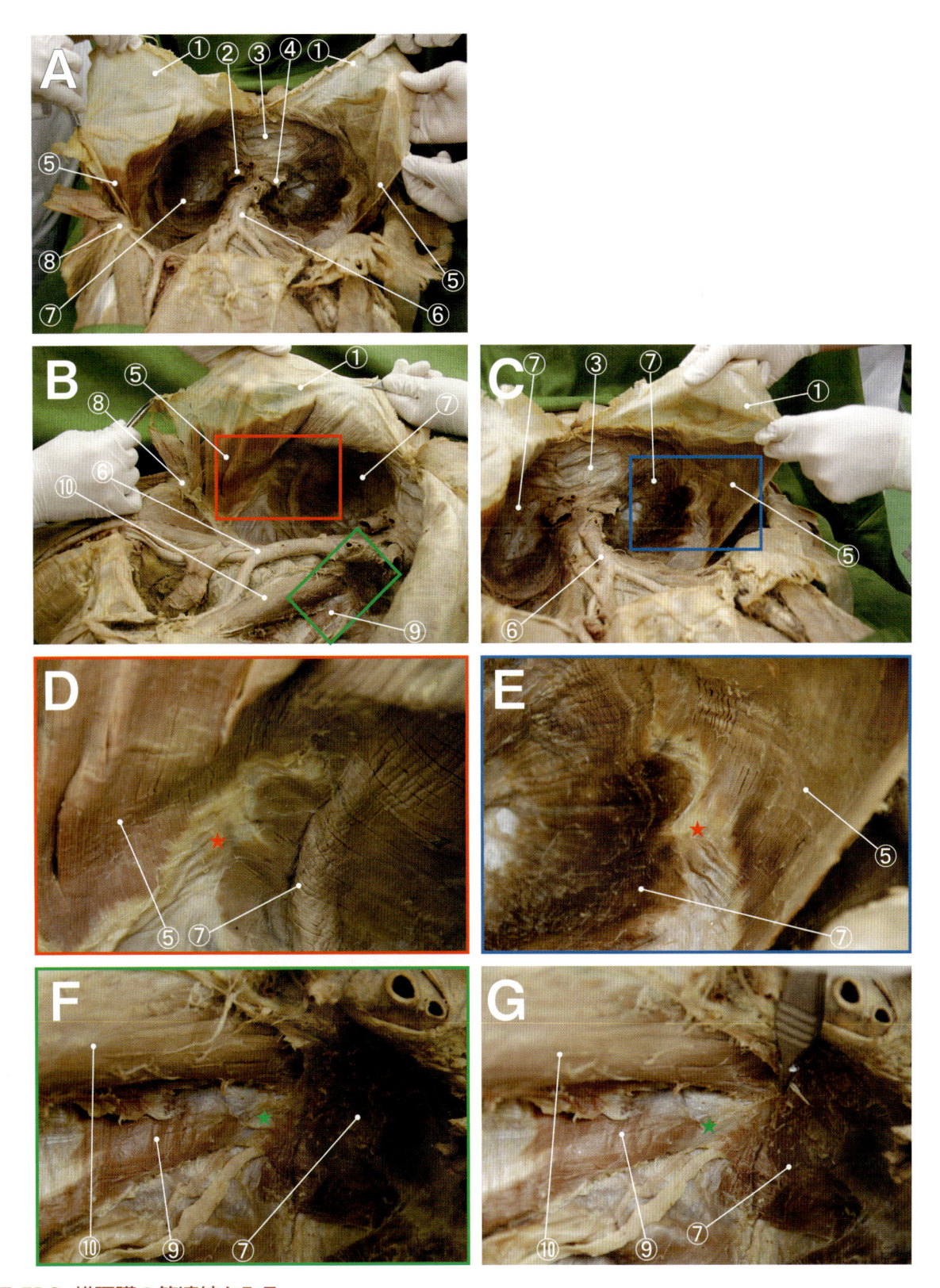

図 Ⅳ-8　横隔膜の筋連結をみる

　Aは横隔膜を尾方からみた写真である（写真の上が前方）．白線を縦切断し，左右の腹直筋鞘の後葉を前外側方へ牽引してある．腹部および骨盤部の臓器は摘出してある．BはAの右側の横隔膜の肋骨部付近を前内側尾方からみている．CはAの左側の横隔膜の肋骨部付近を前内側尾方からみている．DはBの□を，EはCの□を拡大してある．DとEの★は，腹横筋と横隔膜との連結を示す．FはBの□を拡大してある．GはFの横隔膜の腱弓をピンセットで頭方へ牽引してある．FとGの★は腰方形筋と横隔膜との連結を示す．

① 腹直筋鞘の後葉　② 下大静脈　③ 腱中心　④ 食道　⑤ 腹横筋　⑥ 腹大動脈　⑦ 横隔膜　⑧ 上前腸骨棘
⑨ 腰方形筋　⑩ 大腰筋

触察法

骨指標と筋の投影図

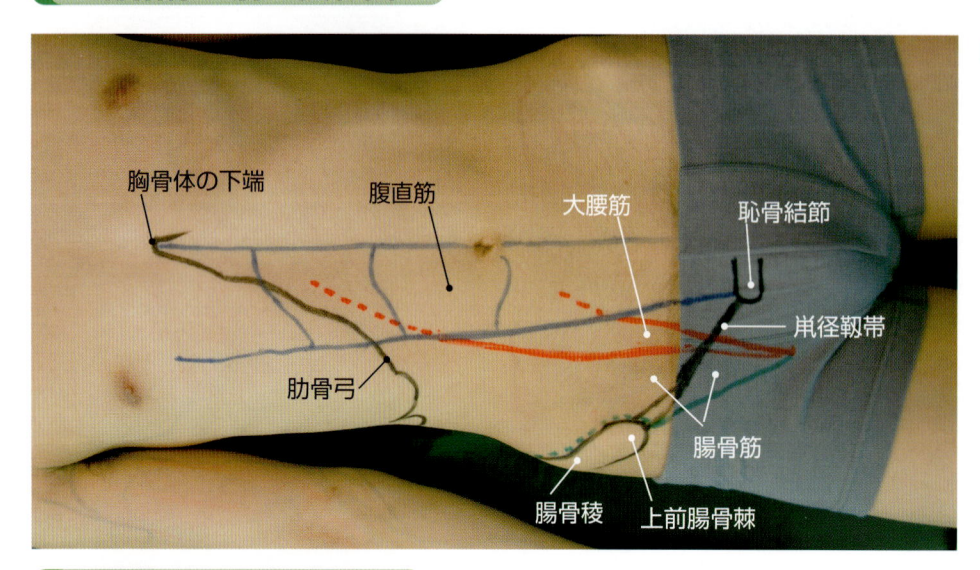

図 Ⅳ-9　骨指標と大腰筋，腸骨筋などの投影図

体幹を前方からみた写真である．

骨指標の触察手順

骨指標の触察手順は，**V-5.1 腸骨の上前腸骨棘**，**V-4.3 恥骨の恥骨結節**，**V-4.1 胸骨体の下端**，**V-5.3 腸骨の腸骨稜**を参照．

筋の触察手順

1. 大腰筋の内側縁，2. 大腰筋の外側縁，3. 腸骨筋の鼡径部付近の筋腹，4. 腸骨筋の起始付近の筋腹，5. 腸骨筋の停止付近の筋腹の順に触察する．

※ 小腰筋は薄く，また欠損することもあるため，これを大腰筋と鑑別することは困難である．

1. 大腰筋の内側縁（図Ⅳ-1, 図Ⅳ-2, 図Ⅳ-3, 図Ⅳ-4, 図Ⅳ-7）

① 触察者は触察部位の反対側（内側方）に位置する．

② 上前腸骨棘と恥骨結節との中点と，臍とを結ぶ線を想定する（図Ⅳ-1の想定線1）．

③ 想定線1に指を置き，後方へ圧迫しながら指を外側方へ移動させる（図Ⅳ-10）．

※ 尾方に位置する筋腹ほど触知しやすい．ただし，鼡径部付近では筋腹は細く，腸骨筋との鑑別は困難である（図Ⅳ-4C）．また，この付近には大腿動脈，大腿静脈，大腿神経が存在するため注意を要する（図Ⅳ-4A）．

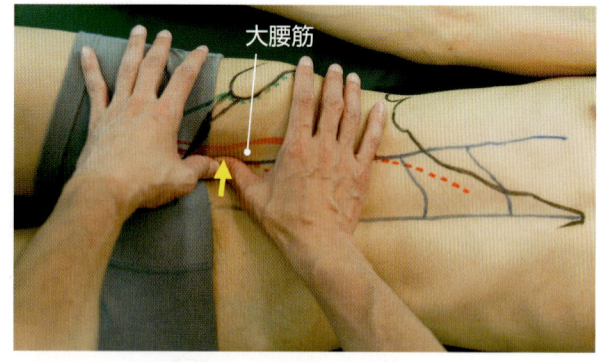

図 Ⅳ-10　大腰筋の内側縁の触察

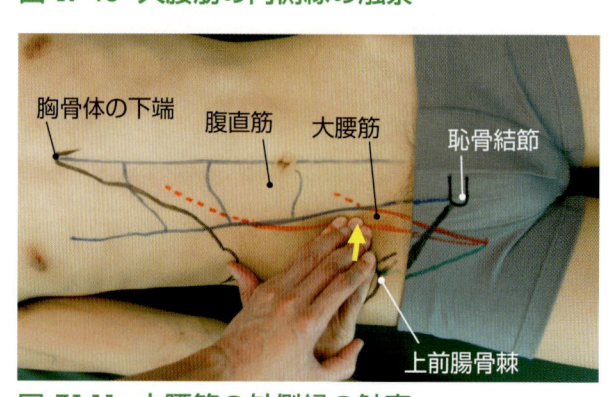

2. 大腰筋の外側縁（図Ⅳ-1, 図Ⅳ-2, 図Ⅳ-3, 図Ⅳ-4, 図Ⅳ-7）

① 触察者は触察部位の外側方に位置する．

② 上前腸骨棘と恥骨結節との中点と，胸骨体の下端とを結ぶ線を想定する（図Ⅳ-1の想定線2）．

③ 想定線2に指を置き，後方へ圧迫しながら指を内側方へ移動させる（図Ⅳ-11）．なお，数

図 Ⅳ-11　大腰筋の外側縁の触察

1. 腸骨筋, 大腰筋, 小腰筋

本の指をそろえて圧迫すると, 疼痛を誘発しにくい.

※ 上前腸骨棘の高さ付近が触知しやすい.
※ 鼡径部付近では筋腹は細く, 腸骨筋との鑑別は困難である（図Ⅳ-4 C）. また, 上端付近の筋腹は胸郭の後部に位置するため触知できない（図Ⅳ-8 B）.
※ 腹直筋の外側縁の筋腹と取り間違えやすい. よって, 外側方から腹直筋の深層へ指を潜り込ませながら確認するとよい（腹直筋の項参照）.
※ 想定線 2 に指を押し込み, 触察側の膝を立てた状態から股関節を軽く（踵がベッドから離れる程度）自動屈曲させると, 大腰筋が膨隆するのを触知できる.

3. 腸骨筋の鼡径部付近の筋腹（図Ⅳ-1, 図Ⅳ-4, 図Ⅳ-7, 図Ⅳ-5, 図Ⅳ-6）

① 触察者は触察部位の外側方に位置する.
② 上前腸骨棘と恥骨結節とを結ぶ線の外側 1/2 の領域に指を置き, 後方へ圧迫しながら指を外側方⇔内側方へ移動させる（図Ⅳ-12）.

※ 軽く圧迫するだけで, 厚くて広い筋腹を触知できる場合が多い.

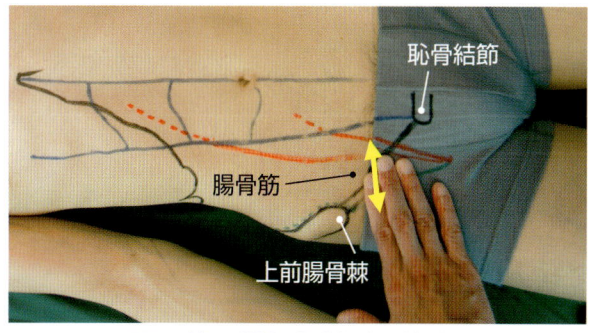

図 Ⅳ-12 腸骨筋の鼡径部付近の筋腹の触察

4. 腸骨筋の起始付近の筋腹（図Ⅳ-1, 図Ⅳ-4, 図Ⅳ-7）

① 触察者は触察部位の反対側（内側方）に位置する.
② 前方から上前腸骨棘と腸骨稜を確認し, これより内側方の部位（腸骨窩の位置に相当）に指または手根部を置き, 後外側尾方へ圧迫しながら指を前外側方⇔後内側方に移動させる（図Ⅳ-13）.

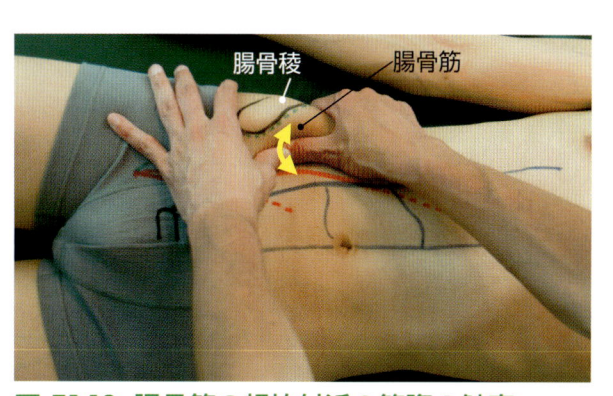

図 Ⅳ-13 腸骨筋の起始付近の筋腹の触察

5. 腸骨筋の停止付近の筋腹（図Ⅳ-1, 図Ⅳ-4, 図Ⅳ-7, 図Ⅳ-5, 図Ⅳ-6）

① 触察者は触察部位の反対側（内側方）に位置する.
② 3. で確認した腸骨筋の鼡径部付近の筋腹の内側縁を後尾方へ, 外側縁を後内側尾方へたどる（図Ⅳ-14）.

※ 大腰筋と腸骨筋は大腿部の後部へ向かうため, 尾方に位置する筋腹ほど触知しにくい（図Ⅳ-5, 図Ⅳ-6）.

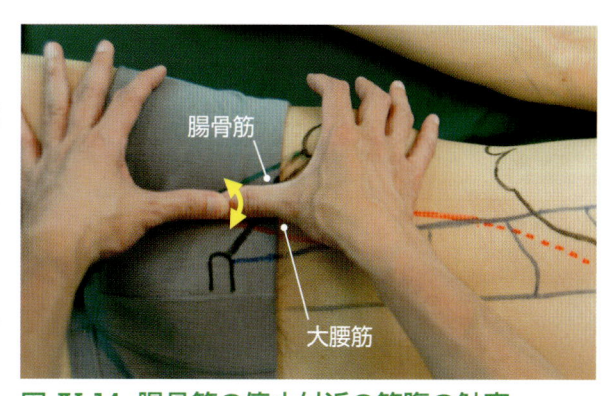

図 Ⅳ-14 腸骨筋の停止付近の筋腹の触察

学生のための触察ポイント

- 大腰筋は,「2. 大腰筋の外側縁」の一部を確認し, その内側方にある筋腹の膨隆を触察する.
- 腸骨筋は,「5. 腸骨筋の停止付近の筋腹」を参考に, 鼡径部のすぐ尾方にある筋腹の膨隆の一部を触察する.

骨格筋の形と触察法 | 283

第Ⅳ章　下肢の筋

2 大殿筋

骨格筋の形と位置

筋 名	起 始	停 止	作 用	神 経
大殿筋 Gluteus maximus	腸骨の腸骨翼の外面で後殿筋線の後方，仙骨の外側縁，尾骨の外側縁，胸腰筋膜，仙結節靱帯．	腸脛靱帯，大腿骨の殿筋粗面．	股関節の伸展，外旋，内転（下部），外転（上部）．*1	下殿神経 Inferior gluteal nerve (L4), L5, S1, (S2)

＊1：ただし，大殿筋の筋腹のうち股関節の軸心より上方に位置する筋腹は少なく（図Ⅳ-16），外転の作用は小さいと思われる．

構造の特徴

・大殿筋は，殿部の後方で浅層に位置する大きな板状の筋である（図Ⅳ-15, 図Ⅳ-16）．

・筋束は，後内側頭方から前外側尾方へ走行し，頭方2/3の領域の筋束は腸脛靱帯に終わる（図Ⅳ-16, 図Ⅳ-17, 図Ⅳ-28A）．

・筋腹の前外側上縁は外側頭方へ凸の弧状を呈する（図Ⅳ-16C,D, 図Ⅳ-17）．この領域の筋腹は薄い．

・筋腹の前外側上縁の内側端は，上後腸骨棘のやや外側頭方に位置する（図Ⅳ-16）．

・筋腹の前外側上縁の外側端は，大転子の前上端よりやや頭方の部位に位置する（図Ⅳ-16）．

・前外側縁付近の筋腹は大転子の後面を覆う（図Ⅳ-16, 図Ⅳ-28）．

・筋腹の内側縁は，内側頭方へ凸の弧状を呈する．また，この領域の筋腹は仙骨の後面を覆い，左右の筋腹の境界は1〜2横指のほどの距離にまで近づく（図Ⅳ-17）．

・筋腹の内側縁の下端は，尾骨の外側部に位置する（図Ⅳ-40）．

・筋腹の内側下縁は，内側尾方へ凸の弧状を呈する．この領域の筋腹は厚く，坐骨結節を覆う（図Ⅳ-40）．

・筋腹の内側下縁の下端は，大腿骨の近位1/3の高さで，後方からみた大腿幅の外側1/3の部位に位置する（図Ⅳ-16）．この領域の筋腹は，殿筋粗面よりも尾方に位置し，外側広筋の起始腱膜に終わる（筋連結，図Ⅳ-18）．

筋 連 結

・大殿筋は，広背筋（筋膜，図Ⅱ-73），多裂筋（筋膜，図Ⅱ-73），最長筋（筋膜，図Ⅱ-73），腸肋筋（筋膜，図Ⅱ-73），中殿筋（筋膜，図Ⅳ-17），外側広筋（腱膜，図Ⅳ-18），中間広筋（腱膜），大腿筋膜張筋（筋膜，図Ⅳ-51）および大腿二頭筋の短頭（筋間中隔）と連結している．

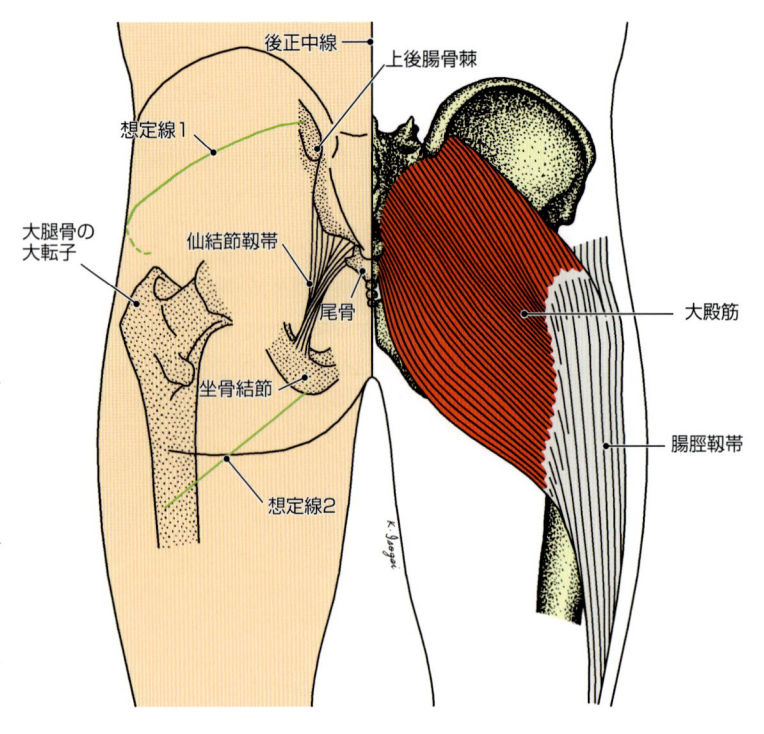

図 Ⅳ-15　後方からみた大殿筋の模式図

想定線1は，上後腸骨棘の後端から2横指外側頭方の部位と，外側方へ投影した大転子の前近位端から2横指頭方の部位とを結ぶ線であり，大殿筋の前外側上縁の位置を想定した線である．想定線2は，大腿骨の後面の近位1/3の部位と，坐骨結節の下端とを結ぶ線であり，大殿筋の内側下縁の位置を想定した線である．

2. 大殿筋

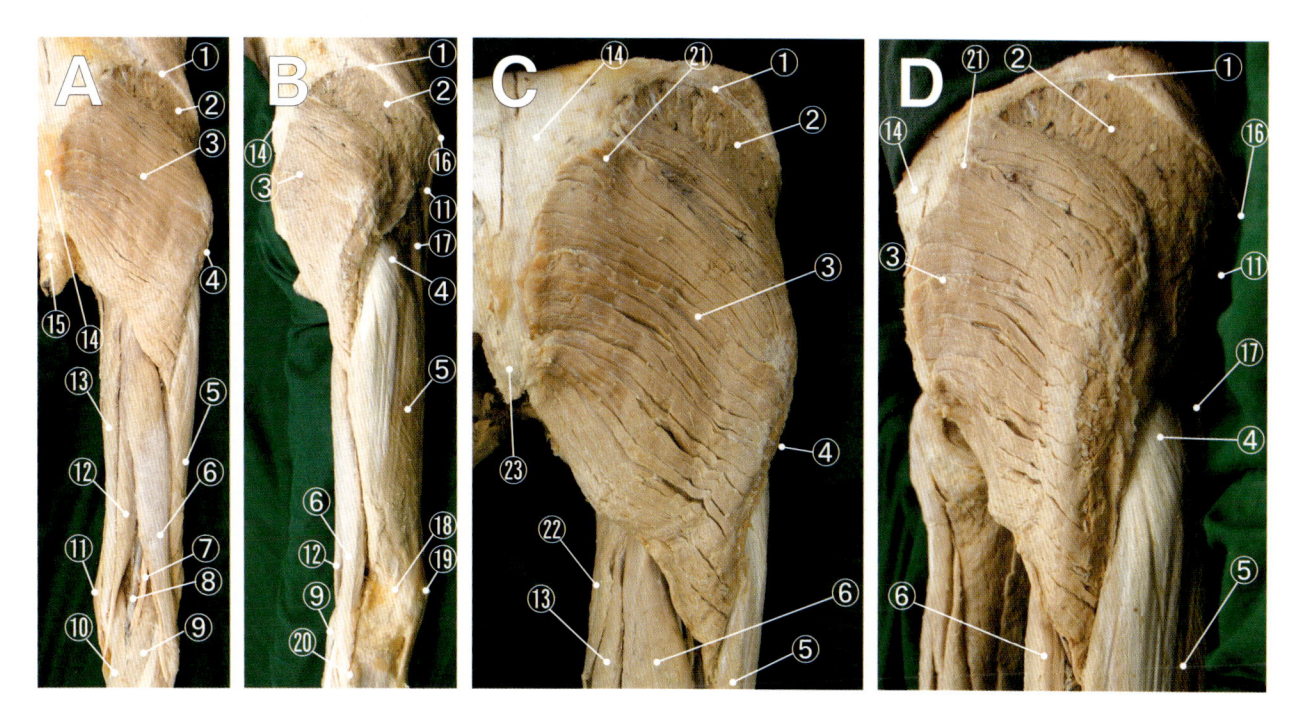

図 Ⅳ-16 大殿筋の位置と形をみる

Aは殿部と大腿部を後方からみた写真である．BはAの大腿部を外側方からみている．大腿筋膜張筋は切除してある．C，DはそれぞれA，Bの殿部を拡大してある．

① 腸骨稜　② 中殿筋　③ 大殿筋　④ 大転子の位置　⑤ 外側広筋　⑥ 大腿二頭筋　⑦ 脛骨神経
⑧ 膝窩静脈　⑨ 腓腹筋の外側頭　⑩ 腓腹筋の内側頭　⑪ 縫工筋　⑫ 半腱様筋　⑬ 半膜様筋　⑭ 仙骨
⑮ 外肛門括約筋　⑯ 上前腸骨棘　⑰ 大腿直筋　⑱ 大腿骨の外側上顆　⑲ 膝蓋骨　⑳ 腓骨頭
㉑ 上後腸骨棘の位置　㉒ 大内転筋　㉓ 尾骨

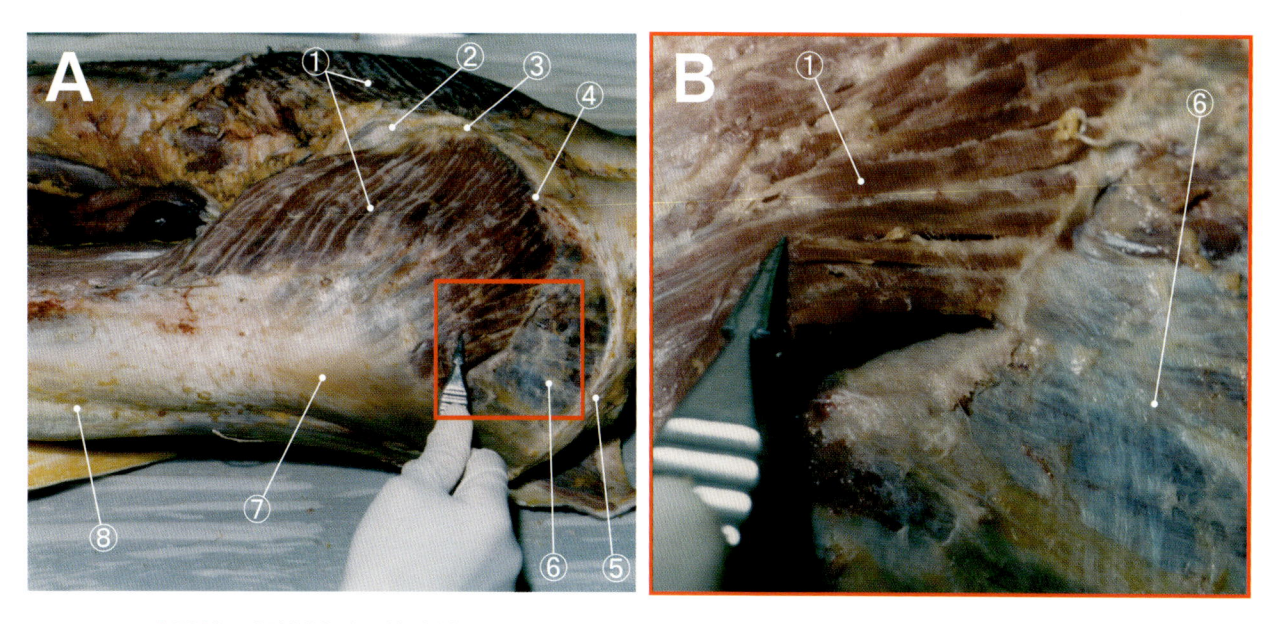

図 Ⅳ-17 大殿筋の起始付近の筋連結をみる

Aは殿部を後外側方からみた写真である．大殿筋の前外側上縁の筋腹をピンセットで後方へ牽引してある．BはAの□を拡大してある．

① 大殿筋　② 尾骨　③ 仙骨　④ 上後腸骨棘の位置　⑤ 腸骨稜　⑥ 殿筋膜　⑦ 大転子の位置　⑧ 大腿筋膜

骨格筋の形と触察法 | 285

第Ⅳ章　下肢の筋

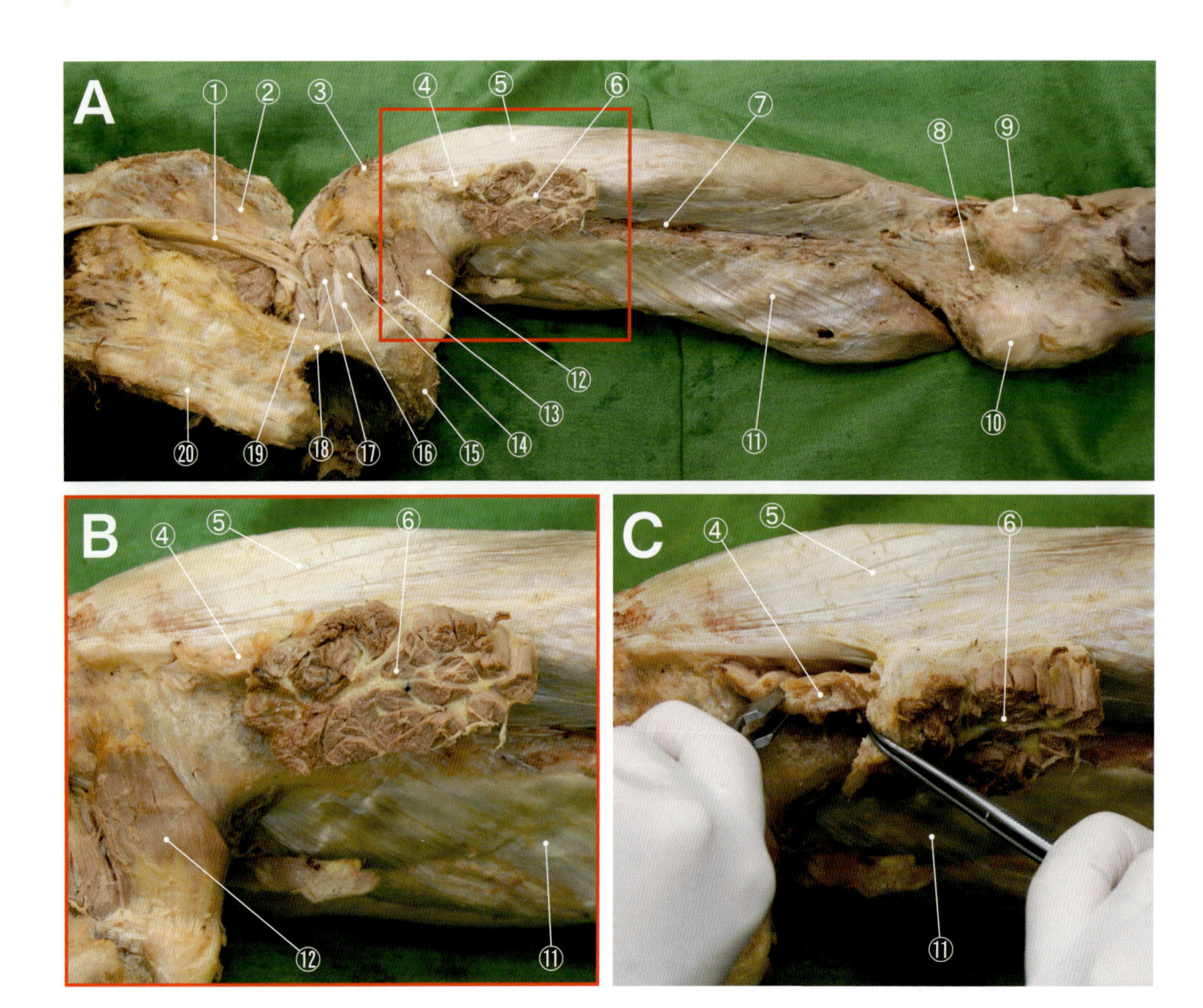

図 Ⅳ-18　大殿筋の停止付近の筋連結をみる

　Aは殿部と大腿部を後方からみた写真である．大腿四頭筋および股関節外旋筋以外の殿部および大腿部の筋は全て切除してある．なお，大殿筋は下部の筋腹の一部を残して，全て切除してある．坐骨神経は頭方へ反転してある．BはAの□を拡大してある．CはBの大殿筋の下部の筋腹および殿筋粗面へ向かう停止腱を，内側方へ牽引してある．

① 坐骨神経　② 腸骨の殿筋面　③ 大転子　④ 大殿筋の殿筋粗面に向かう停止腱　⑤ 外側広筋
⑥ 外側広筋の表面を覆う起始腱膜へ終わる大殿筋の筋腹の横切断面　⑦ 大腿骨の粗線　⑧ 大腿骨の膝窩面
⑨ 大腿骨の外側顆　⑩ 大腿骨の内側顆　⑪ 内側広筋　⑫ 大腿方形筋　⑬ 外閉鎖筋　⑭ 下双子筋
⑮ 坐骨結節　⑯ 内閉鎖筋の停止腱　⑰ 上双子筋　⑱ 仙結節靱帯　⑲ 梨状筋　⑳ 仙骨

触察法

骨指標と筋の投影図

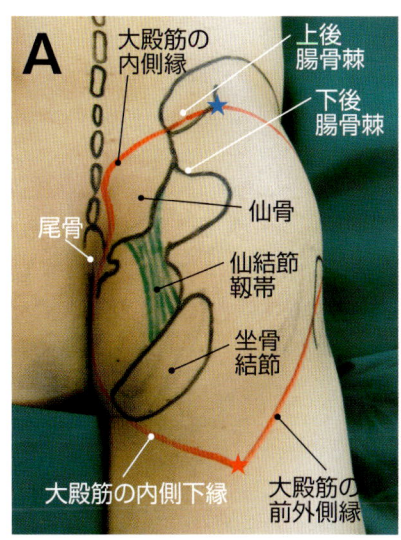

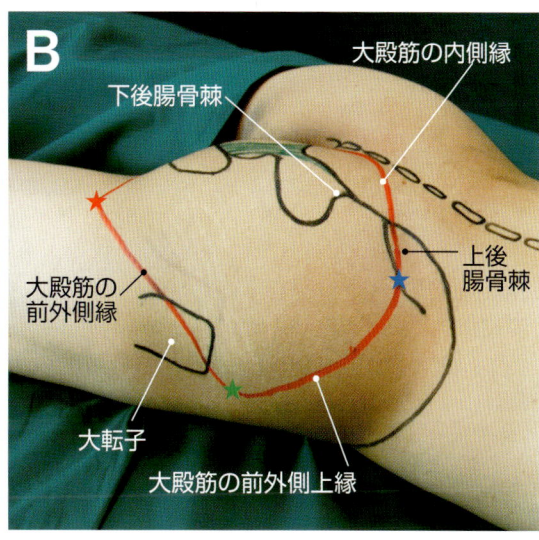

図Ⅳ-19 骨指標と大殿筋の投影図

Aは殿部を後尾方から，Bは後外側頭方からみた写真である．

- ★：上後腸骨棘の後端から2横指外側頭方の部位
- ★：大転子の前近位端から2横指頭方の部位
- ★：大腿骨の後面の近位1/3の部位

骨指標の触察手順

骨指標の触察手順は，**V-5. 2** 腸骨の上後腸骨棘・下後腸骨棘，**V-5. 5** 大腿骨の大転子，**V-5. 4** 坐骨の坐骨結節・尾骨を参照．

筋の触察手順

1. 大殿筋の前外側上縁，2. 大殿筋の内側下縁，3. 大殿筋の内側縁，4. 大殿筋の前外側縁の順に触察する．

1. 大殿筋の前外側上縁（図Ⅳ-15，図Ⅳ-16，図Ⅳ-17）

① 触察者は触察部位の外側頭方に位置する．

② 上後腸骨棘の後端から2横指外側頭方の部位（図Ⅳ-19の★）と，外側方へ投影した大転子の前近位端から2横指頭方の部位（図Ⅳ-19の★）とを結ぶ線を想定する（図Ⅳ-15の想定線1）．

③ 想定線1の中点から2横指前外側頭方の部位に指を置き，前内側尾方へ圧迫しながら指を後内側尾方へ移動させる（図Ⅳ-20 A）．

※ 大殿筋の前外側上縁は外側頭方へ凸の弧を描くため，その中央部は想定線1よりも約2横指外側頭方に位置する（図Ⅳ-16，図Ⅳ-17）．

④ ③で確認した筋腹の前外側上縁を，★を指標にして後内側頭方へ，また★を指標にして前外側尾方へたどる．

※ 膝関節屈曲位で股関節を自動伸展させると，観察および触知しやすい（図Ⅳ-20 B）．

※ 前内側尾方への圧迫力が弱すぎると皮下組織と取り間違えやすい．また，この部位は筋腹が薄いため，圧迫力が強すぎると深層に位置する中殿筋の筋腹と取り間違えやすい（図Ⅳ-17）．

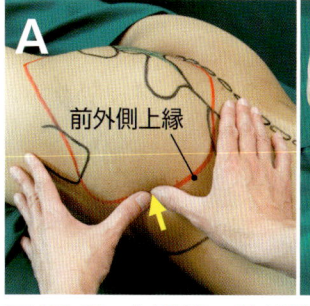

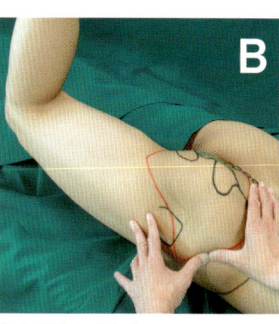

図Ⅳ-20 大殿筋の前外側上縁の触察

Bは膝関節屈曲位で股関節を自動伸展させている．

第Ⅳ章　下肢の筋

2. 大殿筋の内側下縁（図Ⅳ-15, 図Ⅳ-16, 図Ⅳ-40）

① 触察者は触察部位の尾方，または反対側の外側尾方に位置する．

② 大腿骨の後面の近位1/3の部位（図Ⅳ-19の★）と，坐骨結節の下端とを結ぶ線を想定する（図Ⅳ-15の想定線2）．

③ 想定線2に指を置き，前外側頭方へ圧迫しながら指を後外側頭方へ移動させる（図Ⅳ-21 A）．

※ ★のすぐ内側方の部位が触知しやすい．
※ 膝関節屈曲位で股関節を自動伸展させると触知しやすい．
※ 大殿筋の内側下縁の筋腹は，つまんで確認することもできる（図Ⅳ-21 B）．

④ ③で確認した筋腹の内側下縁を，尾骨の下端を指標にして内側頭方へたどる．

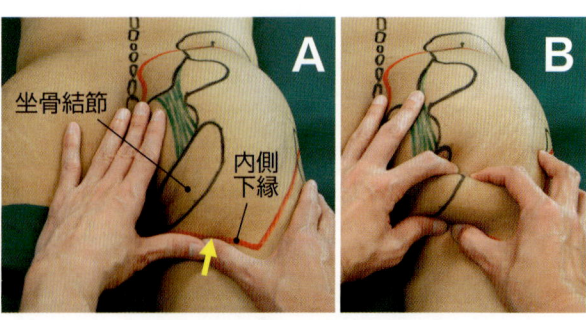

図 Ⅳ-21　大殿筋の内側下縁の触察
Bは両手の母指と示指とで，大殿筋の内側下縁の筋腹をつまんでいる．

3. 大殿筋の内側縁（図Ⅳ-15, 図Ⅳ-16）

① 触察者は触察部位の外側方に位置する．

② 下後腸骨棘の高さの後正中線上に指を置き，外側方へさする（図Ⅳ-22）．

※ 膝関節屈曲位で股関節を自動伸展させると触知しやすい（図Ⅳ-22）．

③ ②で確認した筋腹の内側縁を，上後腸骨棘の後端から2横指外側頭方の部位（図Ⅳ-19の★）を指標にして外側頭方へ，また尾骨の下端を指標にして尾方へたどる．

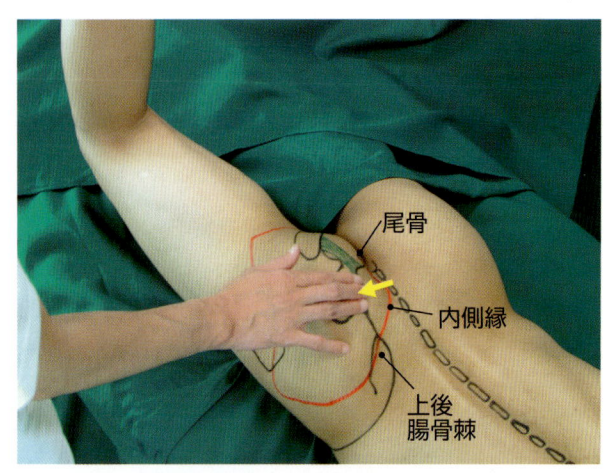

図 Ⅳ-22　収縮を用いた大殿筋の内側縁の触察
膝関節屈曲位で股関節を自動伸展させている．

4. 大殿筋の前外側縁（図Ⅳ-15, 図Ⅳ-16）

① 触察者は触察部位の外側方に位置する．

② 大転子の前近位端から2横指頭方の部位（図Ⅳ-19の★）と，大腿骨の後面の近位1/3の部位（図Ⅳ-19の★）とを結ぶ線に指を置き，後内側方⇔前外側方にさする（図Ⅳ-23）．

※ 大殿筋の前外側縁は，後方へ凸の弧を描く（図Ⅳ-16）．

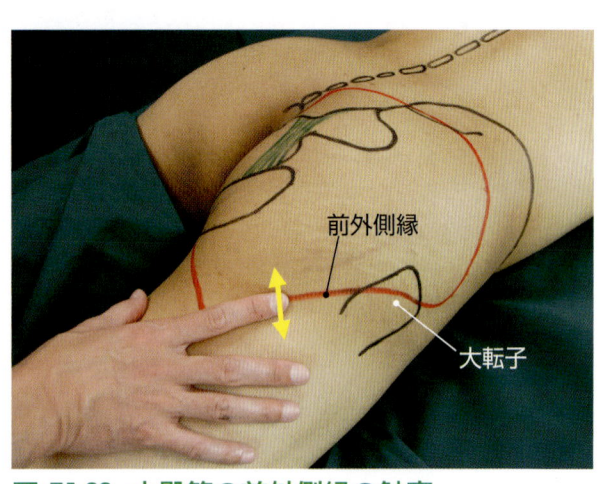

図 Ⅳ-23　大殿筋の前外側縁の触察

学生のための触察ポイント

● 大殿筋は，主に収縮を用いた方法で，以下の部位の間にある筋腹の膨隆を触察する．「1. 大殿筋の前外側上縁 ②，③」の一部，「2. 大殿筋の内側下縁 ②，③」の一部，「3. 大殿筋の内側縁」の一部，「4. 大殿筋の前外側縁」の一部．

3 中殿筋，小殿筋

骨格筋の形と位置

筋 名	起 始	停 止	作 用	神 経
中殿筋 Gluteus medius	腸骨の腸骨翼の外面で前殿筋線と後殿筋線の間，腸骨稜の外唇，殿筋膜．	大腿骨の大転子の上面，前面，外側面．	股関節の外転,股関節の内旋（前部の筋腹），股関節の外旋（後部の筋腹），股関節の屈曲（前部の筋腹），股関節の伸展（後部の筋腹）．	上殿神経 Superior gluteal nerve（L4～S1）
小殿筋 Gluteus minimus	腸骨の腸骨翼の外面で前殿筋線と下殿筋線の間．	大腿骨の大転子の前面．	股関節の外転，内旋． ＊1	上殿神経 Superior gluteal nerve（L4～S1）

＊1：筋束の走行と停止の位置から考えると，股関節の屈曲の作用があると考えられる（図Ⅳ-28 F）．

構造の特徴

- 中殿筋は，殿部の後面および外側面に位置する扇状の筋で，前部と後部の2つの筋腹で構成されている（図Ⅳ-24, 図Ⅳ-25, 図Ⅳ-28）．前部の筋腹は後部の筋腹に比べて大きい．前部の筋束は，前頭方から後尾方へ向かって走行する．後部の筋束は，後頭方から前尾方へ向かって走行する．
- 中殿筋の筋腹のうち前方2/3の領域は，大殿筋に覆われていない（図Ⅳ-28）．この領域は，厚い殿筋膜に覆われている（図Ⅳ-51, 図Ⅳ-52）．また，中殿筋の前縁付近の筋腹は，上前腸骨棘の尾方で大腿筋膜張筋に覆われている．
- 中殿筋の後部の筋腹は大転子の後上端に終わるが，前部の筋腹は大転子の上面から前面の広い領域に終わる（図Ⅳ-28 B, E, G）．
- 中殿筋と小殿筋の前部の筋腹は，大腿筋膜張筋の深層で上前腸骨棘の尾方の領域まで存在する（図Ⅳ-28 G, H, 図Ⅳ-52）．
- 小殿筋は，中殿筋の深層に位置する，扇形を呈した筋である（図Ⅳ-26, 図Ⅳ-28）．
- 小殿筋の筋腹の後内側端は，大坐骨切痕の外側上端の付近に位置する（図Ⅳ-28 C, F）．
- 小殿筋の外面（皮膚側面）は膜様の停止腱で覆われるが，その深層には厚い筋腹が存在する（図Ⅳ-27, 図Ⅳ-28 C, F, 図Ⅳ-29）．この筋腹を覆う停止腱は，尾方へ向かった後に後尾方へ方向を変え，大転子の前面に終わる．

筋 連 結

- 中殿筋は，大殿筋（筋膜，図Ⅳ-17），大腿筋膜張筋（筋膜），小殿筋（腱），梨状筋（腱）および外側広筋（筋膜，図Ⅳ-28 E, F）と連結している．
- 小殿筋は，中殿筋（腱），梨状筋（腱）と連結している．

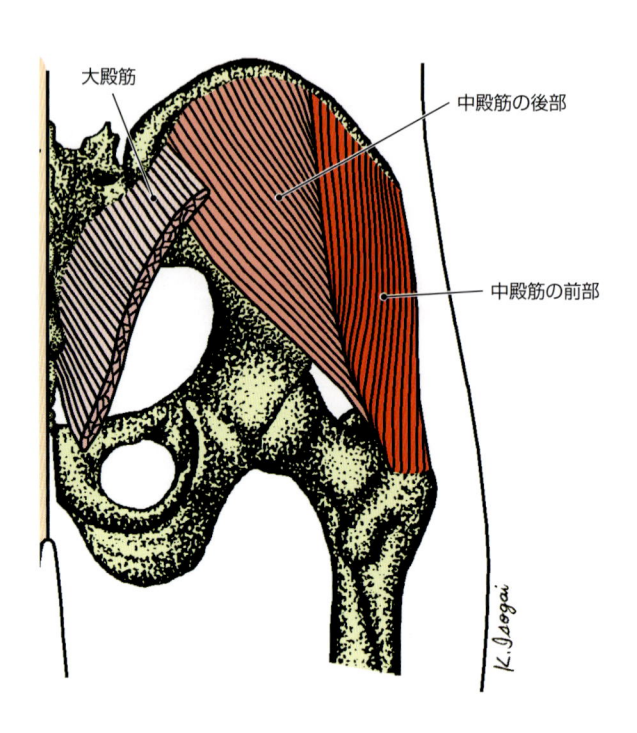

図 Ⅳ-24 後方からみた中殿筋の模式図
腹臥位を想定して，股関節は若干内旋位にある．

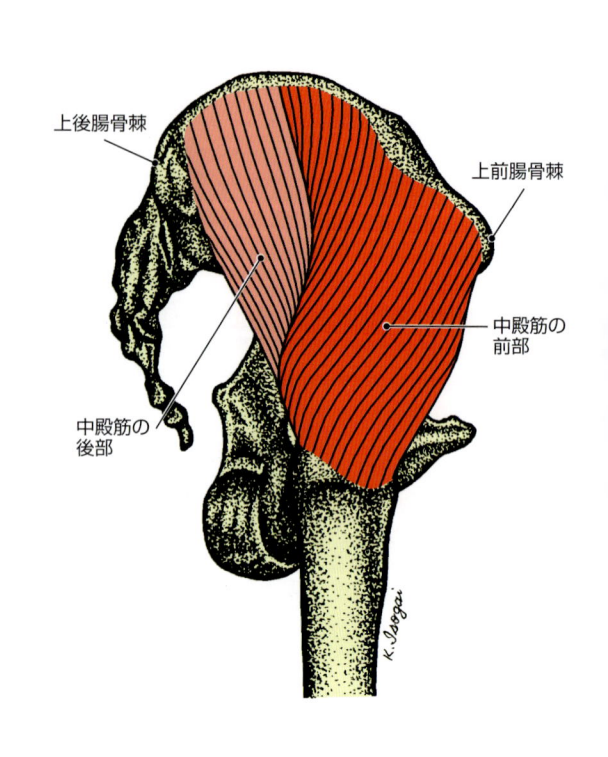

図 Ⅳ-25 外側方からみた中殿筋の模式図

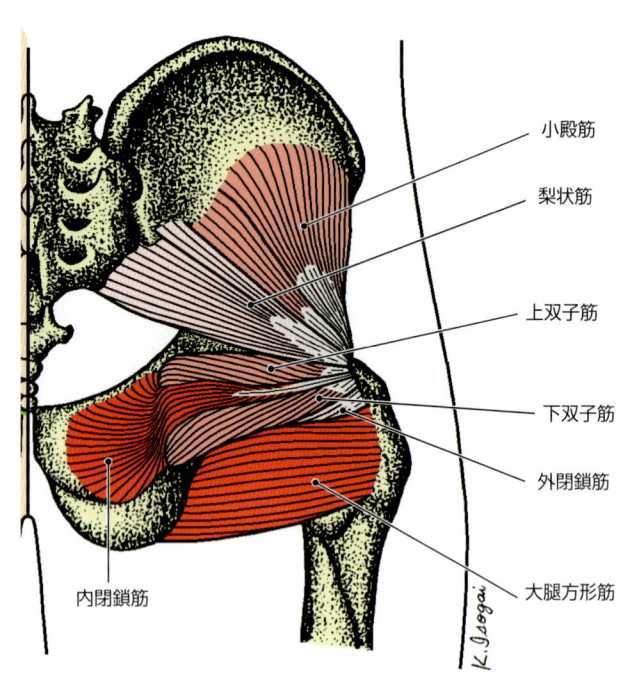

図 Ⅳ-26 後方からみた小殿筋，内閉鎖筋，大腿方形筋等の模式図
腹臥位を想定して，股関節は若干内旋位にある．

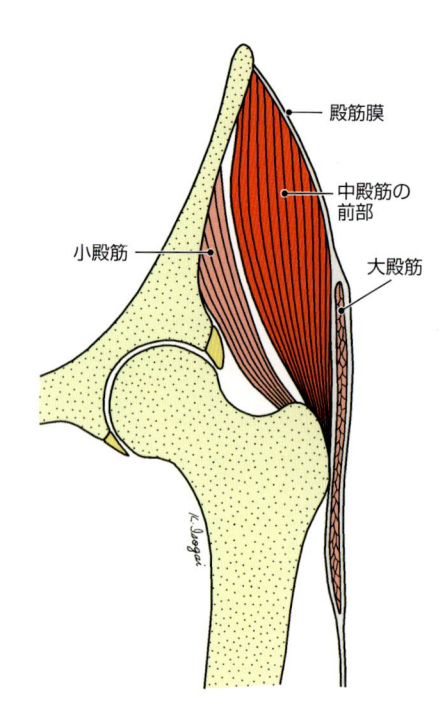

図 Ⅳ-27 後方からみた右の股関節付近の縦切断面の模式図

3. 中殿筋，小殿筋

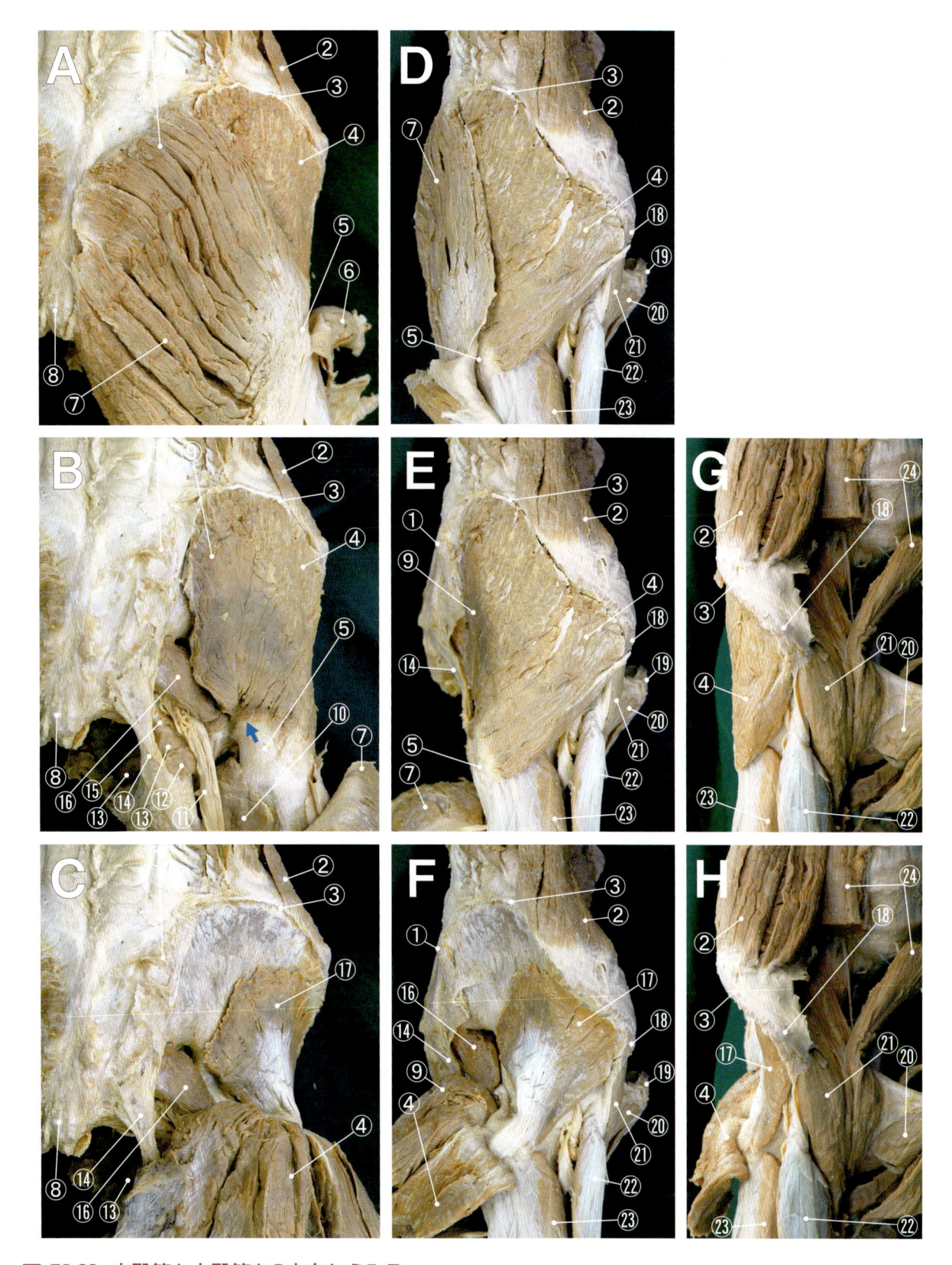

図 Ⅳ-28 中殿筋と小殿筋を3方向からみる

Aは殿部を後方からみた写真である．大腿筋膜張筋は，殿筋膜とともに外側尾方へ反転してある．BはAの大殿筋を起始から剥離し外側尾方へ反転してある．CはBの中殿筋を起始から剥離し後方へ反転してある．D，E，Fは，それぞれA，B，Cを外側方からみている．G，Hは，それぞれE，Fを前外側方からみている．Bの⬆は，後方からみた大転子の後上端の位置を示す．

① 上後腸骨棘　② 外腹斜筋　③ 腸骨稜　④ 中殿筋の前部　⑤ 大転子　⑥ 大腿筋膜張筋　⑦ 大殿筋　⑧ 尾骨
⑨ 中殿筋の後部　⑩ 大腿方形筋　⑪ 坐骨神経　⑫ 下双子筋　⑬ 内閉鎖筋　⑭ 仙結節靱帯　⑮ 上双子筋　⑯ 梨状筋
⑰ 小殿筋　⑱ 上前腸骨棘　⑲ 恥骨結節　⑳ 恥骨筋　㉑ 腸骨筋　㉒ 大腿直筋　㉓ 外側広筋　㉔ 大腰筋

骨格筋の形と触察法 | 291

第Ⅳ章　下肢の筋

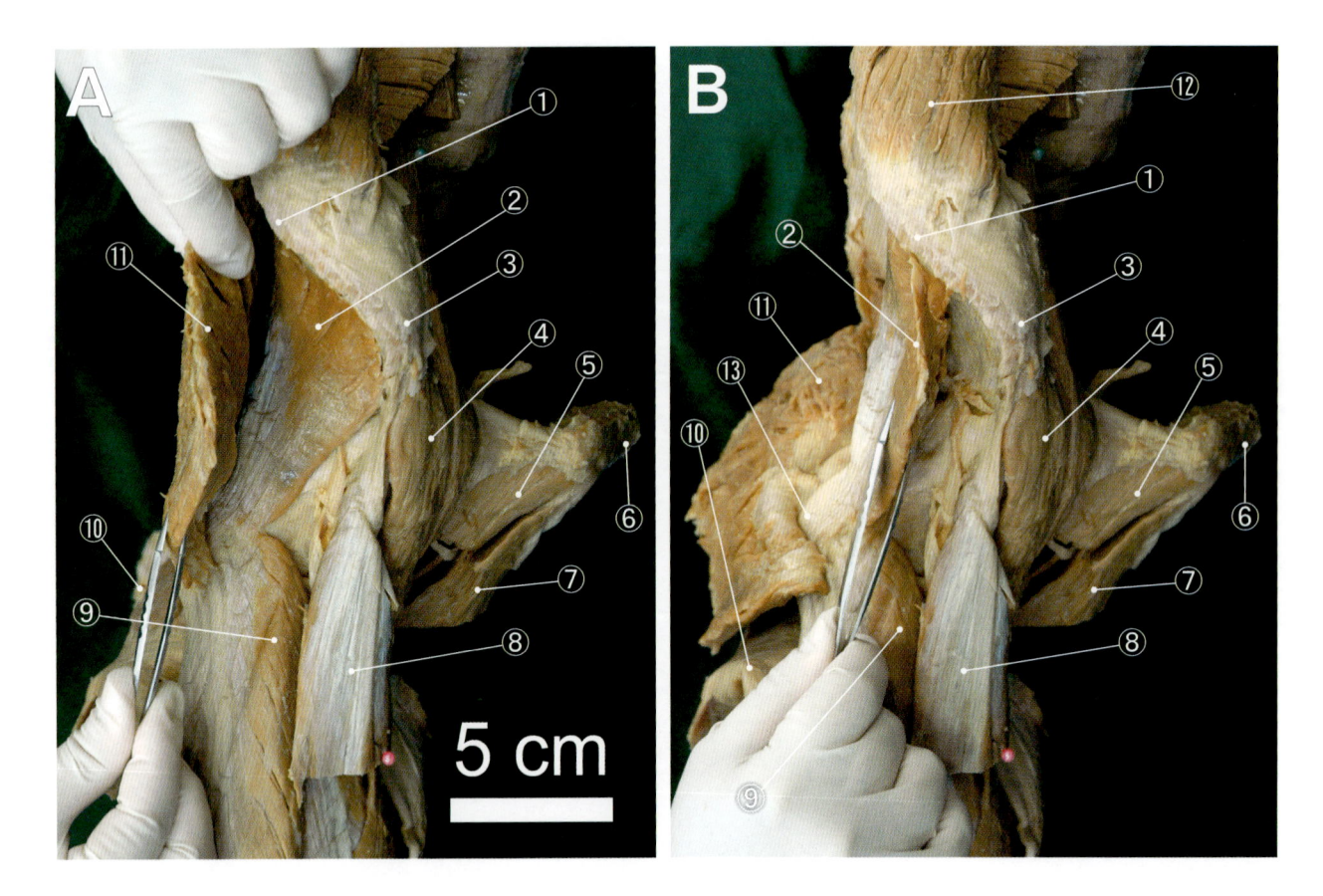

図 Ⅳ-29　中殿筋と小殿筋の厚さをみる

　Aは殿部を前外側方からみた写真である．中殿筋の筋腹の前縁付近を起始から剥離し，外側方へ移動してある．BはAの中殿筋を後尾方へ反転したのち，小殿筋の筋腹の前縁付近を起始から剥離し，外側方へ移動してある．

① 腸骨稜　② 小殿筋　③ 上前腸骨棘　④ 腸骨筋　⑤ 恥骨筋　⑥ 恥骨結節　⑦ 長内転筋　⑧ 大腿直筋　⑨ 外側広筋　⑩ 大殿筋　⑪ 中殿筋　⑫ 外腹斜筋　⑬ 大転子

触察法

骨指標と筋の投影図

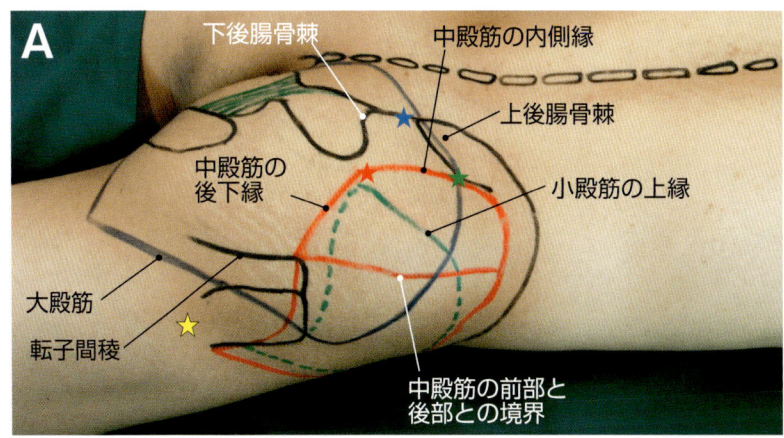

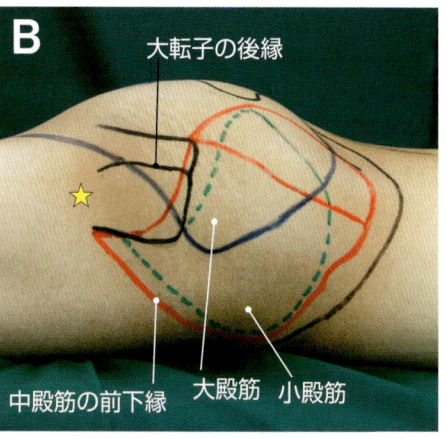

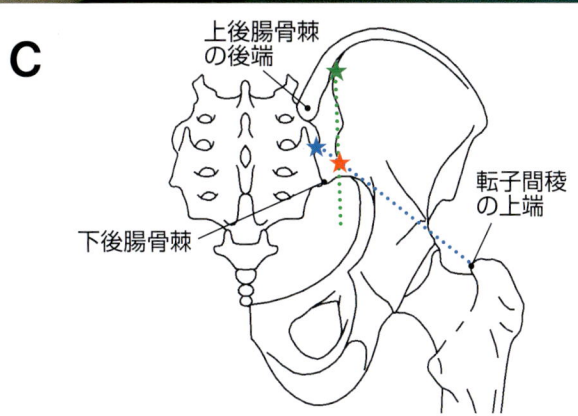

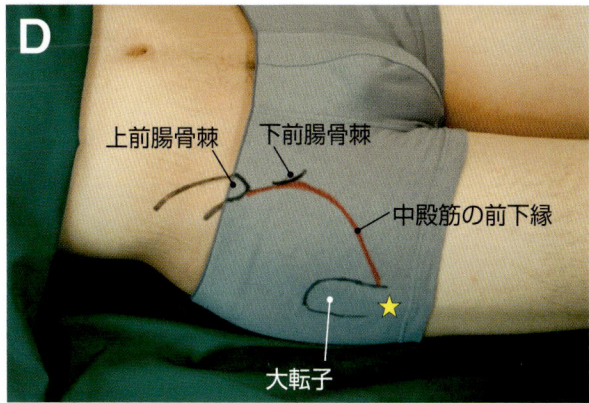

図 IV-30 骨指標と中殿筋と小殿筋などの投影図

Aは殿部を後外側方から，Bは外側方からみた写真である（写真の右が頭方）．CはAの★，★，★および想定線1（…），想定線2（…）を示す骨の模式図である．Dは殿部を前外側方からみた写真である．A，Bの大転子は，後縁を外側方へ投影し，また後内縁を後外側方へ投影してある．

- ★：上後腸骨棘の後端と下後腸骨棘との中点
- …：想定線1（大転子の転子間稜の上端を後外側方へ投影した部位と★とを結ぶ線）
- ★：上後腸骨棘の後端から2横指外側頭方の部位
- …：想定線2（★から尾方へ引いた線）
- ★：想定線1と想定線2との交点
- ★：大転子の外側端から2横指尾方の部位

骨指標の触察手順

骨指標の触察手順は，**V-5. 2 腸骨の上後腸骨棘・下後腸骨棘**，**V-5. 5 大腿骨の大転子**，**V-5. 1 腸骨の下前腸骨棘**を参照．

筋の触察手順

1. 中殿筋の後下縁〜内側縁，2. 中殿筋の前下縁，3. 中殿筋の前部と後部との境界，4. 小殿筋の上縁の順に触察する．

1. 中殿筋の後下縁〜内側縁（図Ⅳ-24, 図Ⅳ-28）

① 被検者は腹臥位．触察者は触察部位の外側尾方に位置する．

② 上後腸骨棘の後端と下後腸骨棘との中点（図Ⅳ-30の★）と，後外側方へ投影した大転子の転子間稜の上端とを結ぶ線を想定する（図Ⅳ-30Cの想定線1）．

③ 上後腸骨棘の後端から2横指外側頭方の部位（後殿筋腺の上端．図Ⅳ-30の★）から尾方へ引いた線を想定する（図Ⅳ-30Cの想定線2）．

④ 想定線1と想定線2との交点を確認する（図Ⅳ-30の★）．

⑤ 想定線1の中点に指を置き，前方へ圧迫しながら指を外側頭方へ移動させる（図Ⅳ-31）．

⑥ ⑤で確認した筋腹の後下縁を，大転子の転子間稜の上端を指標にして外側尾方へ，また★を指標にして内側頭方へたどる（中殿筋の後下縁）．

⑦ ⑥で★まで確認した筋腹の内側縁を，★を指標にして頭方へたどる（中殿筋の内側縁．図Ⅳ-32）．

※ 抵抗に対し股関節を自動外転させると触知しやすい．

図Ⅳ-31 中殿筋の後下縁の触察

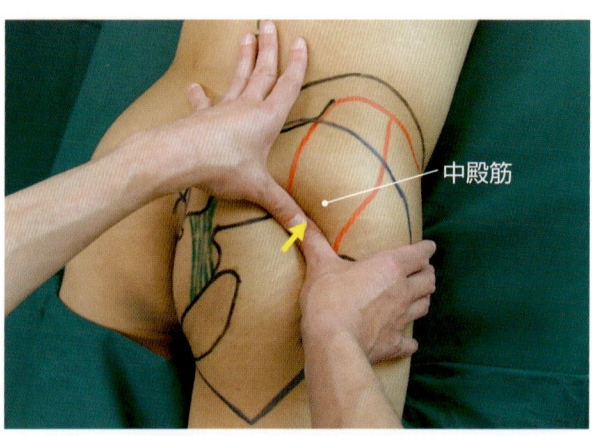

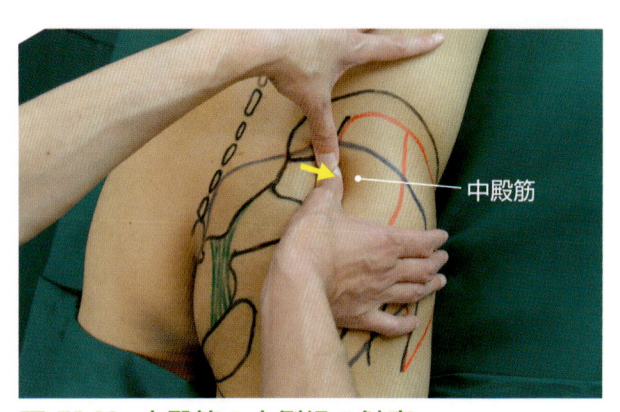

図Ⅳ-32 中殿筋の内側縁の触察

2. 中殿筋の前下縁（図Ⅳ-25, 図Ⅳ-28, 図Ⅳ-29）

① 被検者は背臥位．触察者は触察部位の外側尾方に位置する．

② 大転子の外側端から2横指尾方の部位（図Ⅳ-30の☆）と，下前腸骨棘とを結ぶ線に指を置き，後方へ圧迫しながら指を外側頭方へ移動させる（図Ⅳ-33）．

※ 抵抗に対し股関節を自動外転させると触知しやすい．

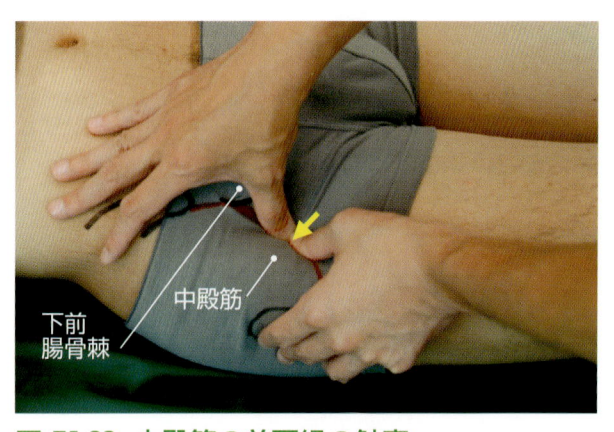

図Ⅳ-33 中殿筋の前下縁の触察

3. 中殿筋の前部と後部との境界（図Ⅳ-24, 図Ⅳ-25, 図Ⅳ-28, 図Ⅳ-38）

① 被検者は腹臥位．触察者は触察部位の外側方に位置する．
② 後外側方へ投影した大転子の転子間稜の上端から頭方へ引いた線に指を置き，前内側方へ圧迫しながら，指を前外側方⇔後内側方に移動させる（図Ⅳ-34）．

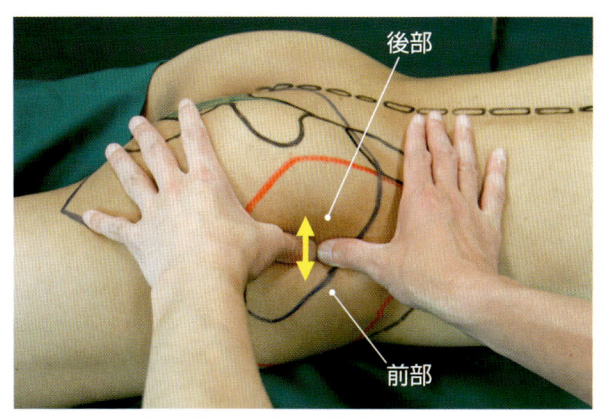

図Ⅳ-34　中殿筋の前部と後部との境界の触察

4. 小殿筋の上縁（図Ⅳ-26, 図Ⅳ-28, 図Ⅳ-29）

① 被検者は腹臥位．触察者は触察部位の外側方に位置する．
② 1．で確認した★のすぐ外側頭方に指を置き，前内側方へ圧迫しながら，指を外側尾方へ移動させる（図Ⅳ-35）．
※ 前部に位置する筋腹の触知は困難である．

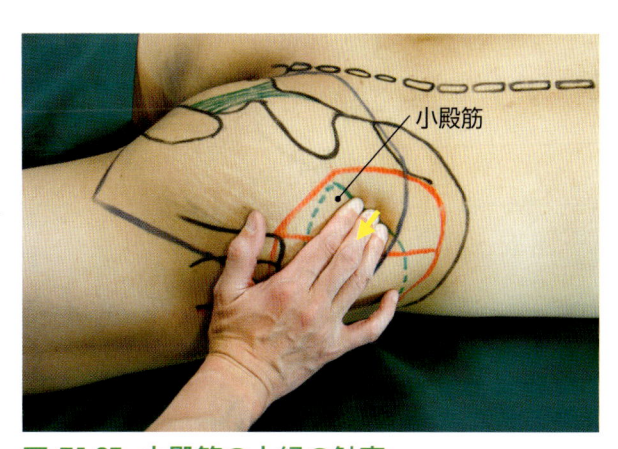

図Ⅳ-35　小殿筋の上縁の触察

学生のための触察ポイント
- 中殿筋は，「2. 中殿筋の前下縁」の一部を確認し，その後方にある筋腹の膨隆を触察する．

4 梨状筋, 内閉鎖筋, 上双子筋, 下双子筋, 大腿方形筋, 外閉鎖筋

骨格筋の形と位置

筋 名	起 始	停 止	作 用	神 経
梨状筋 Piriformis	仙骨の前面で, 第2〜4の前仙骨孔の周辺. *1	大腿骨の大転子の後近位端.	股関節の外旋, 外転.	仙骨神経叢 Sacral plexus (S1, S2, (S3))
内閉鎖筋 Obturator internus	寛骨の内面で閉鎖膜とその周り.	大腿骨の転子窩.	股関節の外旋.	仙骨神経叢 Sacral plexus (L4〜S2)
上双子筋 Gemellus superior	坐骨の坐骨棘.	内閉鎖筋の腱, 大腿骨の転子窩.	股関節の外旋.	仙骨神経叢 Sacral plexus (L4〜S2)
下双子筋 Gemellus inferior	坐骨の坐骨結節の上部.	内閉鎖筋の腱, 大腿骨の転子窩.	股関節の外旋.	仙骨神経叢 Sacral plexus (L4〜S2)
大腿方形筋 Quadratus femoris	坐骨の坐骨結節の外面の前部.	大腿骨の大転子の遠位部と転子間稜.	股関節の外旋, 内転.	仙骨神経叢 Sacral plexus (L4〜S2)
外閉鎖筋 Obturator externus	寛骨の外面で閉鎖膜とその周り.	大腿骨の転子窩.	股関節の外旋, 内転.	閉鎖神経 Obturator nerve (L3, L4)

*1：仙骨の後面から始まる筋束を持つ場合が40.7%（57/140例）や, 梨状筋と中殿筋とが癒合している場合が10.0%（14/140例）ある[5].

構造の特徴

- 後方からみて, 梨状筋, 内閉鎖筋, 上双子筋, 下双子筋, 大腿方形筋および外閉鎖筋（停止付近の筋腹）は, 大殿筋の深層に位置する筋である（図IV-26, 図IV-37）. 前方からみて, 外閉鎖筋は, 主に大腿部の内転筋群の深層に位置する筋である（図IV-36, 図IV-41）.

- 梨状筋は, 大殿筋の深層で中殿筋のすぐ尾方に位置する円錐状の筋である（図IV-37）.

- 梨状筋の筋腹は仙骨の前面から始まり, 大坐骨孔から出て, 大転子の後近位端に終わる（図IV-37）.

- 梨状筋の筋腹の走行方向は, その表層に位置する大殿筋の筋束の走行とほぼ同じで, 内側頭方から外側尾方へ向かう（図IV-37 A, B）.

- 梨状筋の筋腹の大きさは, 個体により大きく異なる（図IV-38, 図IV-37）.

- 梨状筋の筋腹が2分し, その間を坐骨神経の一部が貫通する場合が10.8%（11/102側）[1], 34.6%（106/306側）[6]あると報告されている（図IV-38C）.

- 内閉鎖筋の筋腹は, 寛骨の内面で閉鎖孔を広く覆う大きな筋である（図IV-39）. 筋束は前内側方から後外側方へ走行した後, 小坐骨切痕付近で約90度向きを変え, 前外側方へ向かい太い停止腱となり大転子に終わる（図IV-40）.

- 内閉鎖筋の停止腱は, 小坐骨切痕から大転子の間で後方から観察できる（図IV-37 D, E）. しかし, 起始付近の筋腹は後方から観察できない.

- 内閉鎖筋の起始付近の筋腹の幅は約9.5cm, 厚さは約1.5cmある（図IV-39, 図IV-42）.

- 上双子筋と下双子筋は, 内閉鎖筋の太い停止腱のそれぞれすぐ頭方と尾方に位置する筋であり, 筋束の多くは本停止腱の停止付近に終わる（図IV-37E）.

- 上双子筋は, 胎児において8.7%（4/46側）で欠如するという報告がある[7].

4. 梨状筋, 内閉鎖筋, 上双子筋, 下双子筋, 大腿方形筋, 外閉鎖筋

- 大腿方形筋は, 下双子筋のすぐ尾方を横走する方形の筋である (図Ⅳ-37, 図Ⅳ-38C, D). 筋腹の幅は約5cmある. その大きさは, 個体によって異なる (図Ⅳ-38C, D).
- 外閉鎖筋の筋束は, 寛骨の外面で閉鎖孔とその周囲から始まり, 大腿骨頚の後方を外側方へ向かって水平に走行し, 大転子に終わる (図Ⅳ-41, 図Ⅳ-37F).
- 外閉鎖筋の停止付近の筋腹を後方からみると, 大腿方形筋に覆われている (図Ⅳ-37 E, F). 稀に大腿方形筋の頭方で観察できる場合もある (図Ⅳ-38C).
- 外閉鎖筋の起始付近の筋腹の幅は約7cm (図Ⅳ-41), 厚さは約1cmある (図Ⅳ-42).

筋 連 結

- 梨状筋は, 中殿筋 (腱), 小殿筋 (腱) と連結している.
- 内閉鎖筋は, 外閉鎖筋 (閉鎖膜, 図Ⅳ-42), 上双子筋 (腱, 図Ⅳ-37E) および下双子筋 (腱, 図Ⅳ-37E) と連結している.
- 上双子筋は, 内閉鎖筋 (腱, 図Ⅳ-37E) と連結している.
- 下双子筋は, 内閉鎖筋 (腱, 図Ⅳ-37E) と連結している.
- 大腿方形筋は, 外閉鎖筋 (腱), 外側広筋 (腱膜) と連結している.
- 外閉鎖筋は, 内閉鎖筋 (閉鎖膜, 図Ⅳ-42), 大腿方形筋 (腱) と連結している.

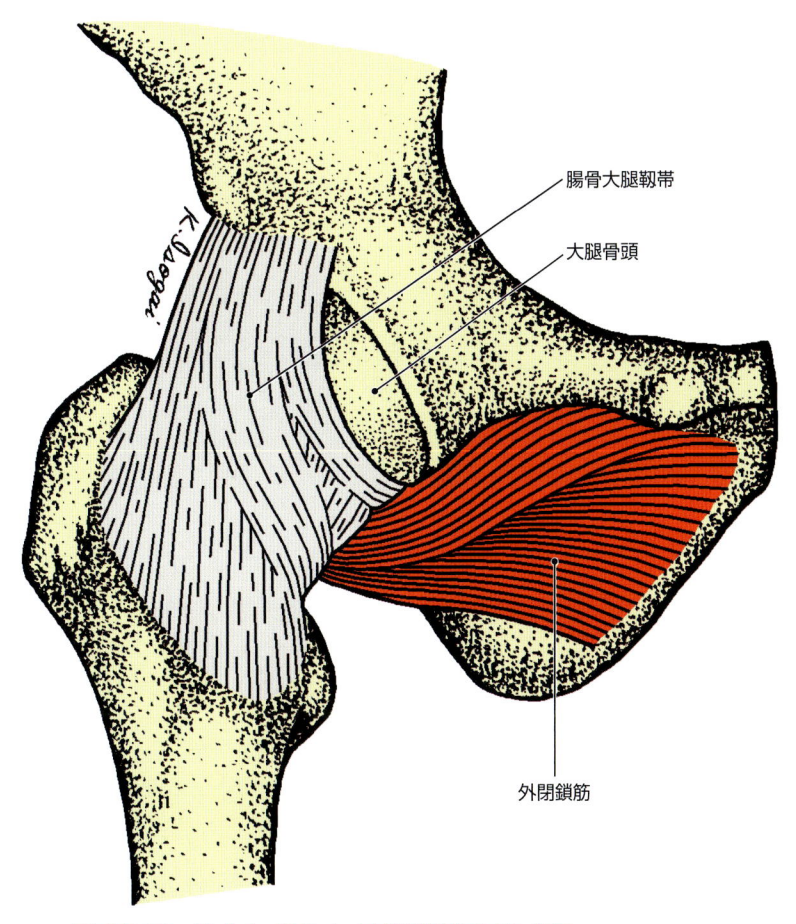

図 Ⅳ-36 前方からみた外閉鎖筋の模式図

第Ⅳ章　下肢の筋

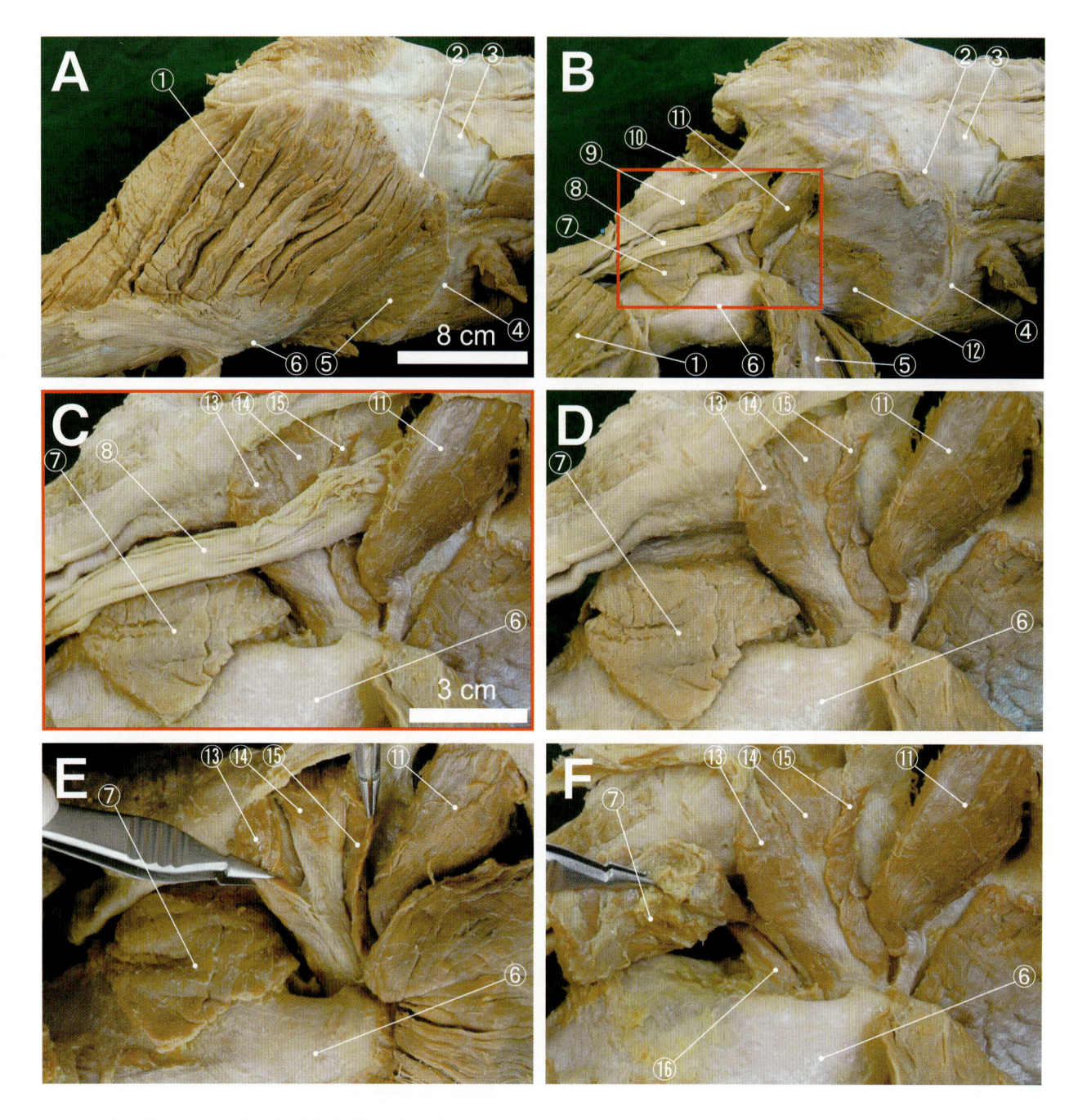

図 Ⅳ-37　股関節の外旋筋群を後外側方からみる

　Aは殿部を後外側方からみた写真である．BはAの大殿筋を起始から剥離し尾方へ，中殿筋を外側尾方へ反転してある．CはBの☐を拡大してある．DはCの坐骨神経を切除してある．EはDの上・下双子筋を，それぞれ頭尾方向へ牽引してある．FはDの大腿方形筋を停止から剥離し，内側方へ反転してある．

① 大殿筋　② 上後腸骨棘　③ 胸腰筋膜　④ 腸骨稜　⑤ 中殿筋　⑥ 大転子　⑦ 大腿方形筋　⑧ 坐骨神経
⑨ 坐骨結節　⑩ 仙結節靱帯　⑪ 梨状筋　⑫ 小殿筋　⑬ 下双子筋　⑭ 内閉鎖筋　⑮ 上双子筋　⑯ 外閉鎖筋

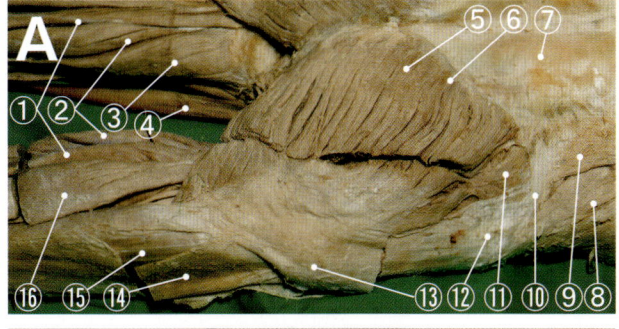

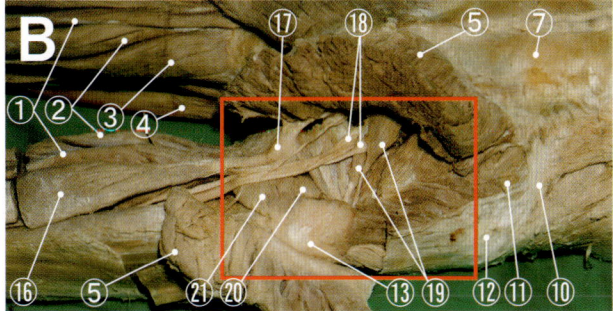

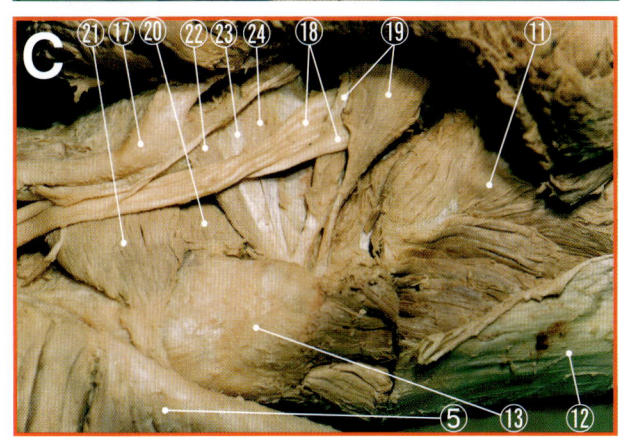

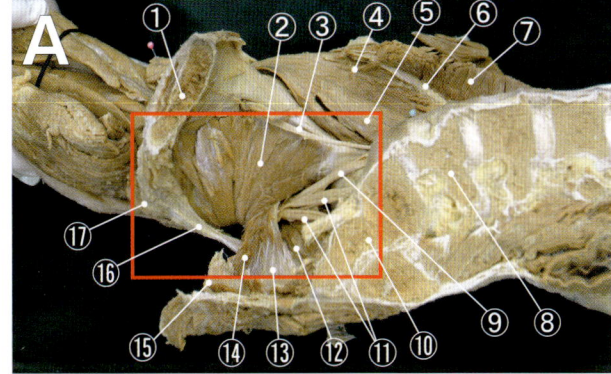

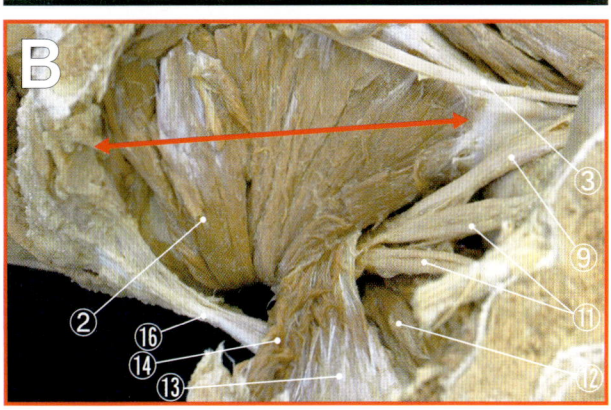

4. 梨状筋, 内閉鎖筋, 上双子筋, 下双子筋, 大腿方形筋, 外閉鎖筋

図 IV-38 股関節の外旋筋群を後外側方からみる

Aは殿部を後外側方からみた写真である．大殿筋は筋腹中央部付近で筋束の走行に対し横切断してある．BはAの大殿筋の起始部の筋腹を内側方へ，停止部の筋腹を外側尾方へ反転してある．CはBの□を拡大してある．Dは別の標本の殿部をCと同じ状態で同じ方向からみている．

① 半腱様筋　② 半膜様筋　③ 大内転筋　④ 薄筋
⑤ 大殿筋　⑥ 上後腸骨棘の位置　⑦ 胸腰筋膜
⑧ 外腹斜筋　⑨ 広背筋　⑩ 腸骨稜　⑪ 中殿筋
⑫ 殿筋膜　⑬ 大転子　⑭ 大腿筋膜　⑮ 外側広筋
⑯ 大腿二頭筋　⑰ 坐骨結節　⑱ 坐骨神経
⑲ 梨状筋　⑳ 外閉鎖筋　㉑ 大腿方形筋
㉒ 下双子筋　㉓ 内閉鎖筋　㉔ 上双子筋

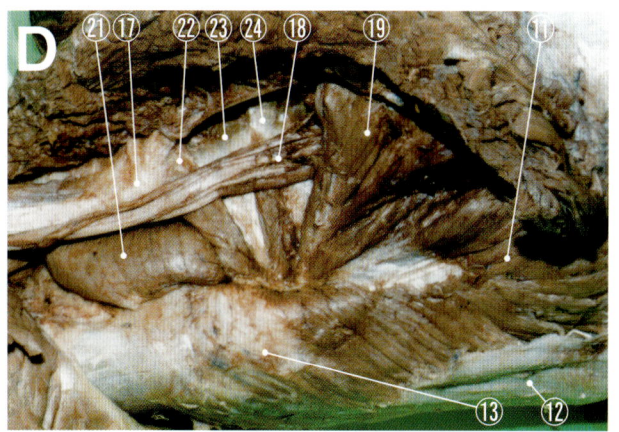

図 IV-39 内閉鎖筋を内側方からみる

Aは正中断した骨盤を内側方からみた写真である（写真の上が前方，右が頭方）．BはAの□を拡大してある．Bの⇔は内閉鎖筋の起始付近の筋腹の幅を示す．

① 恥骨の断面　② 内閉鎖筋　③ 閉鎖神経
④ 腸骨筋　⑤ 大腰筋　⑥ 腸骨稜　⑦ 腹横筋
⑧ 第5腰椎の断面　⑨ 腰仙骨神経幹
⑩ 仙骨の断面　⑪ 仙骨神経叢　⑫ 梨状筋
⑬ 仙棘靱帯　⑭ 尾骨筋　⑮ 尾骨の下端
⑯ 仙結節靱帯　⑰ 坐骨結節

骨格筋の形と触察法 | 299

第Ⅳ章　下肢の筋

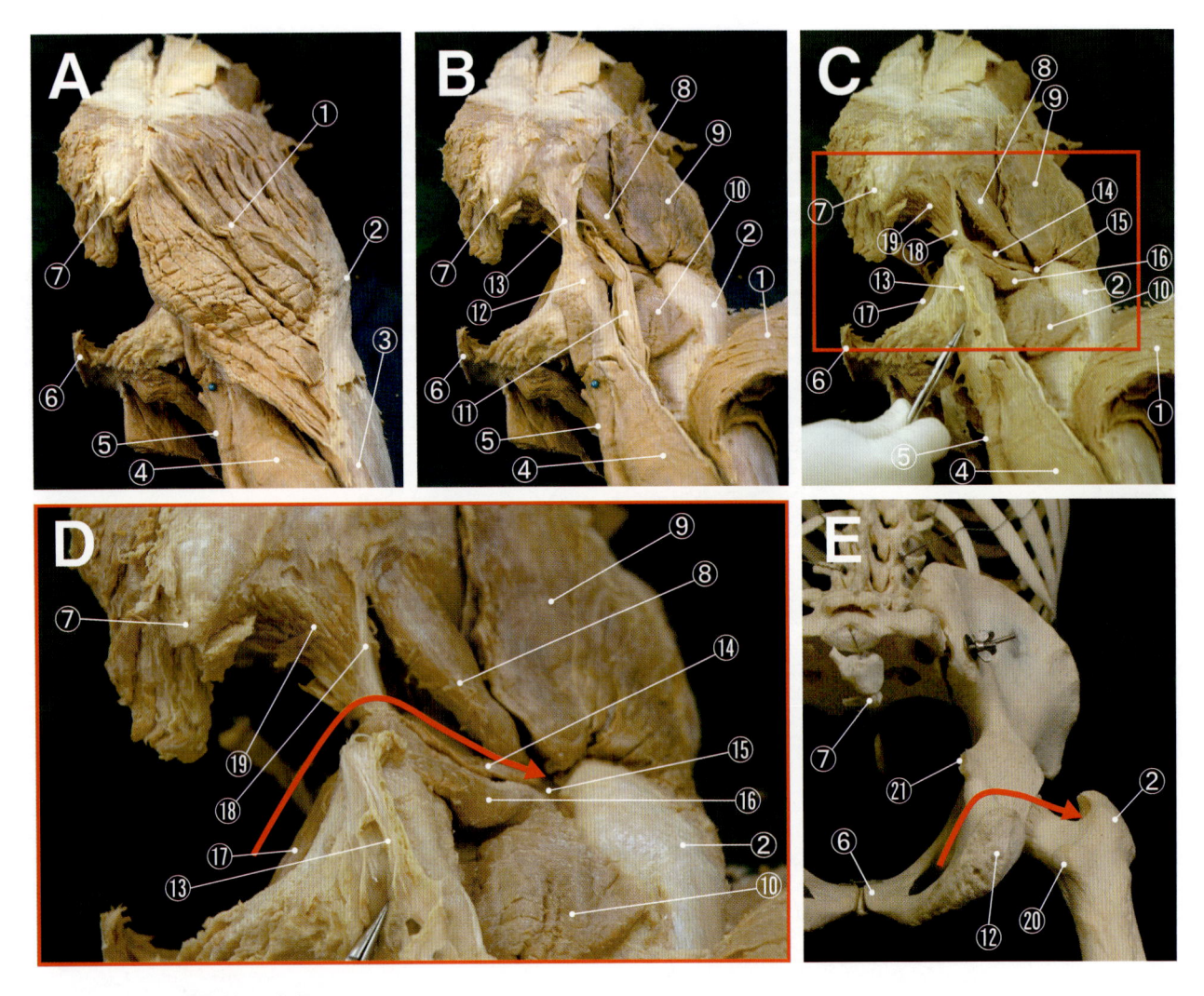

図 Ⅳ-40　内閉鎖筋の走行をみる

Aは殿部を後尾方からみた写真である．BはAの大殿筋を起始から剥離し，外側尾方へ反転してある．CはBの坐骨神経を切除するとともに仙結節靱帯を仙骨から剥離し尾方へ牽引してある．DはCの□を拡大してある．EはA～Dの観察方向とほぼ同じ方向から骨標本をみた写真である．D，Eの↑は，内閉鎖筋の走行方向を示す．

① 大殿筋　② 大転子　③ 外側広筋　④ 大腿二頭筋　⑤ 半腱様筋　⑥ 恥骨結節　⑦ 尾骨の下端　⑧ 梨状筋
⑨ 中殿筋　⑩ 大腿方形筋　⑪ 坐骨神経　⑫ 坐骨結節　⑬ 仙結節靱帯　⑭ 上双子筋　⑮ 内閉鎖筋の停止腱
⑯ 下双子筋　⑰ 内閉鎖筋　⑱ 仙棘靱帯　⑲ 尾骨筋　⑳ 小転子　㉑ 坐骨棘

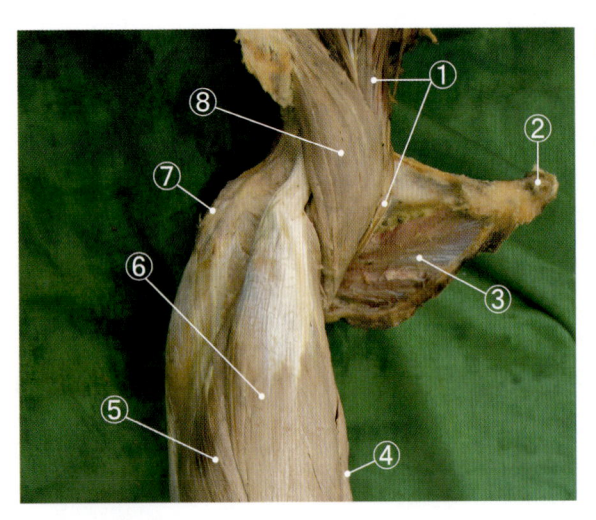

図 Ⅳ-41　外閉鎖筋を前方からみる

股関節付近を前方からみた写真である．外閉鎖筋，腸腰筋，大腿四頭筋以外の筋は全て切除してある．

① 大腰筋　② 恥骨結節　③ 外閉鎖筋　④ 内側広筋
⑤ 外側広筋　⑥ 大腿直筋　⑦ 大転子　⑧ 腸骨筋

300 ｜ 骨格筋の形と触察法

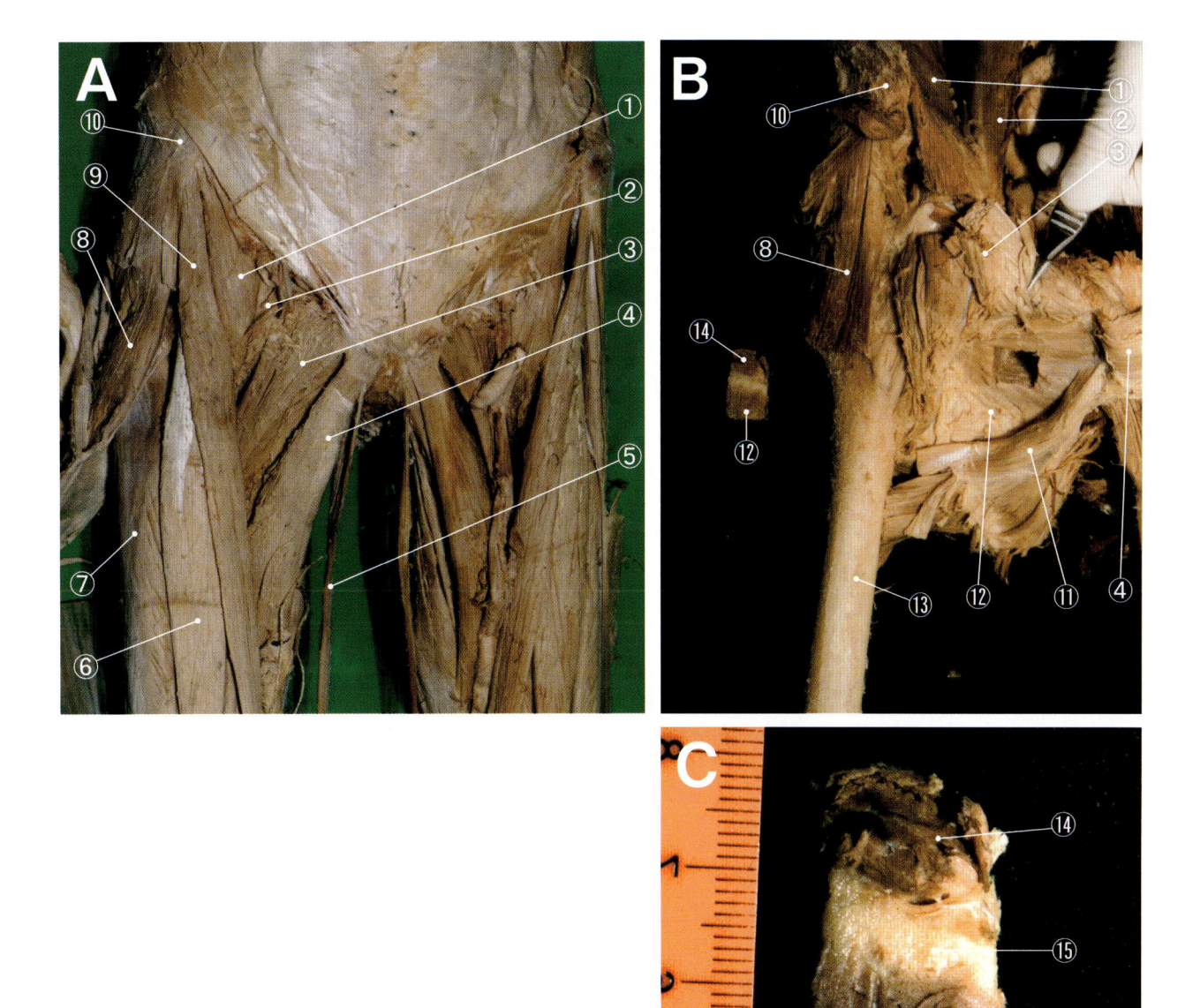

4. 梨状筋, 内閉鎖筋, 上双子筋, 下双子筋, 大腿方形筋, 外閉鎖筋

図 Ⅳ-42 内閉鎖筋と外閉鎖筋の筋腹の厚さをみる

Aは骨盤から大腿近位部を前方からみた写真である. Bは大腿四頭筋を切除してある. また, 外閉鎖筋以外の筋は切断して反転してある. 内閉鎖筋と外閉鎖筋の厚さをみるために, 閉鎖孔の中央部付近で筋腹を1.5cm四方でくり抜いて取り出し, 切断面を正面に向けて外側方に置いてある. Cはくり抜いた筋腹を拡大してある(写真上が後方).

① 腸骨筋　② 大腰筋　③ 恥骨筋　④ 長内転筋　⑤ 薄筋　⑥ 大腿直筋　⑦ 外側広筋　⑧ 大腿筋膜張筋　⑨ 縫工筋　⑩ 上前腸骨棘　⑪ 短内転筋　⑫ 外閉鎖筋　⑬ 大腿骨　⑭ 内閉鎖筋　⑮ 閉鎖膜

第Ⅳ章　下肢の筋

触察法

骨指標と筋の投影図

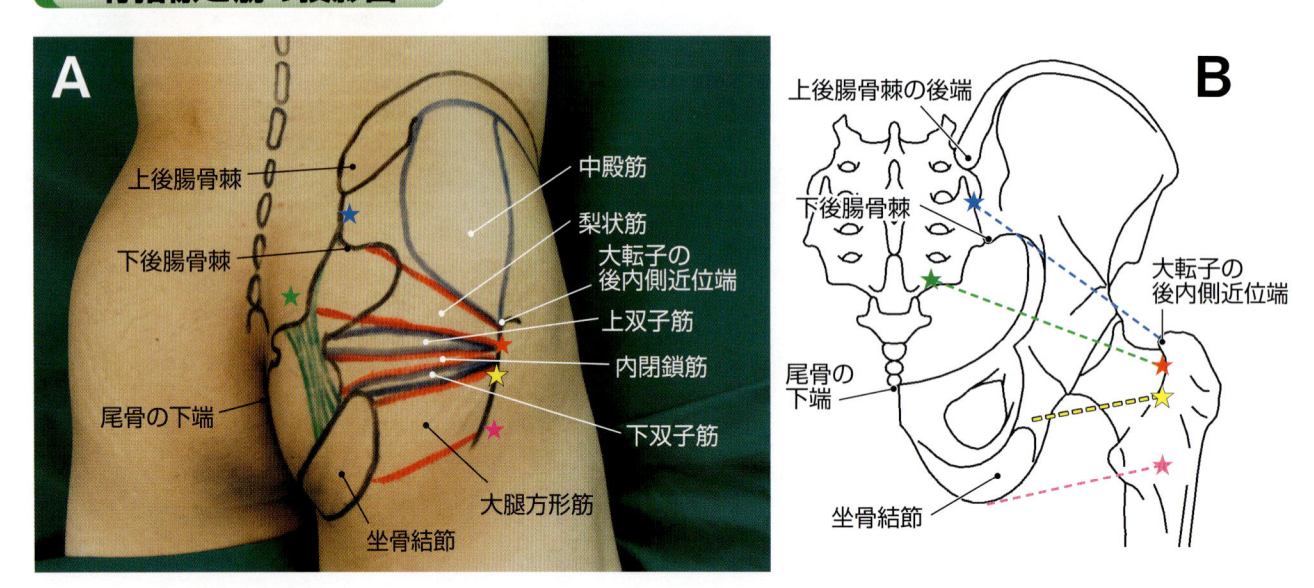

図 Ⅳ-43　骨指標と梨状筋，上双子筋，内閉鎖筋，下双子筋，大腿方形筋の投影図

Aは殿部を後外側方からみた写真である．大転子の後内側縁は後外側方へ投影してある．BはAの★，★，★，☆，★および想定線1（…），想定線2（…），想定線3（…），想定線4（…）を示す骨の模式図である．

- ★：上後腸骨棘の後端と下後腸骨棘との中点
- …：想定線1（大転子の後内側近位端を後外側方へ投影した部位と★と結ぶ線）
- ★：上後腸骨棘の後端と尾骨の下端との中点
- ★：後外側方へ投影した大転子の後内側近位端から1横指尾方の部位
- …：想定線2（★と★とを結ぶ線）
- ☆：後外側方へ投影した大転子の後内側近位端から2横指尾方の部位
- …：想定線3（坐骨結節の上端と☆とを結ぶ線）
- ★：後外側方へ投影した大転子の後内側近位端から5横指尾方の部位
- …：想定線4（坐骨結節の下端と★とを結ぶ線）

骨指標の触察手順

骨指標の触察手順は，Ⅴ-5.**2** 腸骨の上後腸骨棘・下後腸骨棘，Ⅴ-5.**5** 大腿骨の大転子，Ⅴ-5.**4** 坐骨の坐骨結節・尾骨を参照．

筋の触察手順

1. 梨状筋の外側上縁，2. 梨状筋の内側下縁および上双子筋の上縁，3. 下双子筋の下縁および大腿方形筋の上縁，4. 大腿方形筋の下縁の順に触察する．

※ 上双子筋，内閉鎖筋，下双子筋は，3筋まとめて触察する．
※ 外閉鎖筋の触知はできない．

4. 梨状筋, 内閉鎖筋, 上双子筋, 下双子筋, 大腿方形筋, 外閉鎖筋

1. 梨状筋の外側上縁（図Ⅳ-26, 図Ⅳ-38, 図Ⅳ-37）

① 触察者は触察部位の外側尾方に位置する.

② 上後腸骨棘の後端と下後腸骨棘との中点（図Ⅳ-43の★）と，後外側方へ投影した大転子の後内側近位端とを結ぶ線を想定する（図Ⅳ-43Bの想定線1）.

③ 想定線1に指を置き，前方へ圧迫しながら指を内側尾方へ移動させる（図Ⅳ-44）.

※ 梨状筋を覆う大殿筋は厚く，その筋束の走行方向は梨状筋の走行方向とほぼ一致する（図Ⅳ-37）. さらに，梨状筋の筋腹は小さいため，これと大殿筋とを取り間違えやすい. 梨状筋の外側頭方に隣接する中殿筋は厚く触知しやすいため，中殿筋の後下縁を確認しながら，中殿筋と梨状筋との間の溝に指を押し込むとよい（中殿筋の項参照）.

※ 下後腸骨棘より内側方の領域では触知できない.

※ 股関節を他動的に内旋させると梨状筋が硬くなり，触知しやすい.

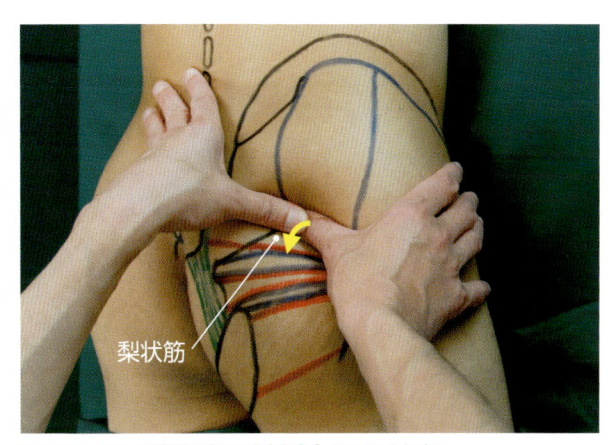

図 Ⅳ-44 梨状筋の外側上縁の触察

2. 梨状筋の内側下縁および上双子筋の上縁
（図Ⅳ-26, 図Ⅳ-38, 図Ⅳ-37, 図Ⅳ-40）

① 触察者は触察部位の外側尾方に位置する.

② 上後腸骨棘の後端と尾骨の下端との中点（図Ⅳ-43の★）と，後外側方へ投影した大転子の後内側近位端から1横指尾方の部位（図Ⅳ-43の★）とを結ぶ線を想定する（図Ⅳ-43Bの想定線2）.

③ 梨状筋の内側下縁：想定線2に指を置き，前方へ圧迫しながら指を外側頭方へ移動させる（図Ⅳ-45の⬆）.

※ 梨状筋は，その浅層をほぼ同じ方向に走行する大殿筋の筋束と取り間違えやすい. 梨状筋の尾方に隣接する上双子筋は内外側方向に走行するため，上双子筋の上縁を確認しながら，上双子筋と梨状筋との間の溝に指を押し込むとよい.

※ 仙骨の外側縁より内側方の領域では触知できない.

④ 上双子筋の上縁：想定線2に指を置き，前方へ圧迫しながら指を尾方へ移動させる（図Ⅳ-45の⬇）.

※ 上双子筋，内閉鎖筋，下双子筋は，片側骨盤幅の中央1/3の領域に存在する（図Ⅳ-37）.

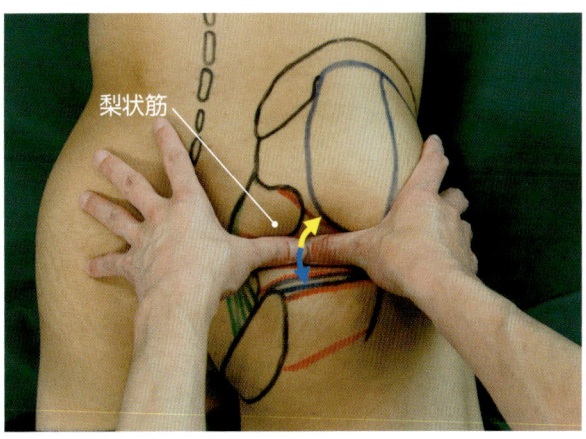

図 Ⅳ-45 梨状筋の内側下縁（⬆）および上双子筋の上縁（⬇）の触察

骨格筋の形と触察法 | 303

3. 下双子筋の下縁および大腿方形筋の上縁
（図Ⅳ-26, 図Ⅳ-38, 図Ⅳ-37, 図Ⅳ-40）

① 触察者は触察部位の外側尾方に位置する．

② 坐骨結節の上端と，後外側方へ投影した大転子の後内側近位端から2横指尾方の部位（図Ⅳ-43の★）とを結ぶ線を想定する（図Ⅳ-43Bの想定線3）．

③ 下双子筋の下縁：想定線3に指を置き，前方へ圧迫しながら指を頭方へ移動させる（図Ⅳ-46の⬆）．

④ 大腿方形筋の上縁：想定線3に指を置き，前方へ圧迫しながら指を尾方へ移動させる（図Ⅳ-46の⬇）．

図 Ⅳ-46　下双子筋の下縁（⬆）および大腿方形筋の上縁（⬇）の触察

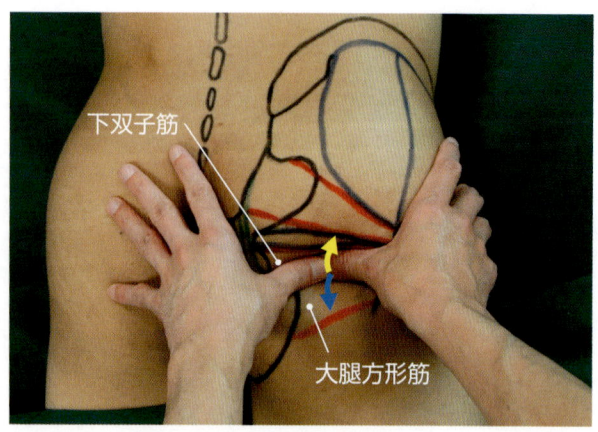

4. 大腿方形筋の下縁（図Ⅳ-26, 図Ⅳ-38, 図Ⅳ-37, 図Ⅳ-40）

① 触察者は触察部位の外側尾方に位置する．

② 坐骨結節の下端と，後外側方へ投影した大転子の後内側近位端から5横指尾方の部位（図Ⅳ-43の★）とを結ぶ線を想定する（図Ⅳ-43Bの想定線4）．

③ 想定線4に指を置き，前方へ圧迫しながら指を頭方へ移動させる（図Ⅳ-47）．

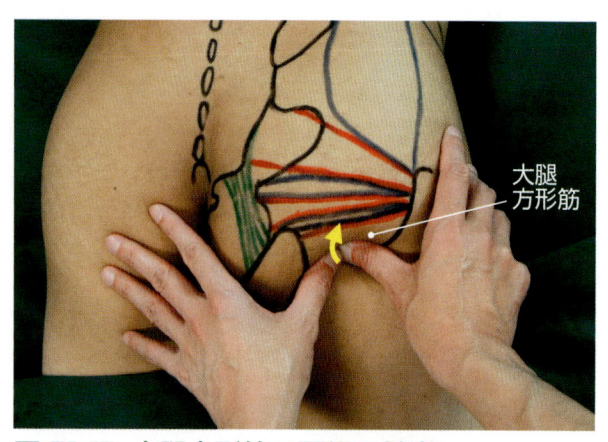

図 Ⅳ-47　大腿方形筋の下縁の触察

> **学生のための触察ポイント**
> - 梨状筋は，他動的な股関節の内旋位で「1. 梨状筋の外側上縁」の停止付近の一部を確認し，その尾方にある筋腹や停止腱の膨隆を触察する．
> - 上双子筋・内閉鎖筋・下双子筋は，「2. 梨状筋の内側下縁および上双子筋の上縁」と「3. 下双子筋の下縁および大腿方形筋の上縁」との一部を確認し，その間にある筋腹の膨隆を触察する．
> - 大腿方形筋は，「4. 大腿方形筋の下縁」の一部を確認し，その頭方にある筋腹の膨隆を触察する．

5 大腿筋膜張筋

骨格筋の形と位置

筋　名	起　始	停　止	作　用	神　経
大腿筋膜張筋 Tensor fasciae latae	腸骨の上前腸骨棘.	腸脛靱帯を介して脛骨の外側顆の前面の粗面.	股関節の屈曲，外転，内旋．膝関節の伸展．	上殿神経 Superior gluteal nerve (L4, L5)

構造の特徴

- 大腿筋膜張筋の筋腹は，大転子より前方に位置する扁平状の筋である（図Ⅳ-48, 図Ⅳ-49, 図Ⅳ-50, 図Ⅳ-51）．この筋腹の近位端は上前腸骨棘のすぐ外側方に位置し，遠位端は大転子よりも遠位方に位置する．
- 大腿筋膜張筋の起始付近の筋腹の一部は，縫工筋に覆われている（図Ⅳ-4B, C, 図Ⅳ-50）．
- 筋腹の幅は近位方から遠位方へ向かって広くなり，遠位端は後遠位方へ凸の弧状を呈する（図Ⅳ-50）．その厚さは筋腹中央部付近で約2cmである．
- 大腿筋膜張筋の深層には厚い中殿筋が存在する領域と，存在しない領域とがある（図Ⅳ-52）．
- 殿筋膜や大腿筋膜のうち，中殿筋の起始になっている領域と，大殿筋や大腿筋膜張筋が付着している領域および脛骨の外側顆に囲まれた領域は厚い（図Ⅳ-51）．この領域を腸脛靱帯と呼ぶ．腸脛靱帯の幅は近位で広く，遠位で狭いが，大腿筋膜と明瞭な境界を示すことはできない．腸脛靱帯は，大腿筋膜張筋の外面および内面を覆っている．

筋連結

- 大腿筋膜張筋は，中殿筋（筋膜），縫工筋（筋膜，図Ⅳ-50 C），腸骨筋（筋膜），大殿筋（筋膜，図Ⅳ-51）および外側広筋（筋膜）と連結している．

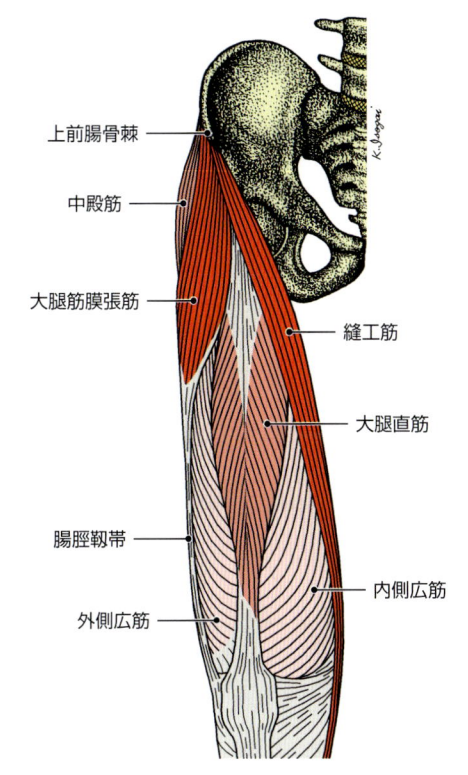

図Ⅳ-48　前方からみた大腿部の筋の模式図
背臥位を想定して，股関節は若干外旋位にある．

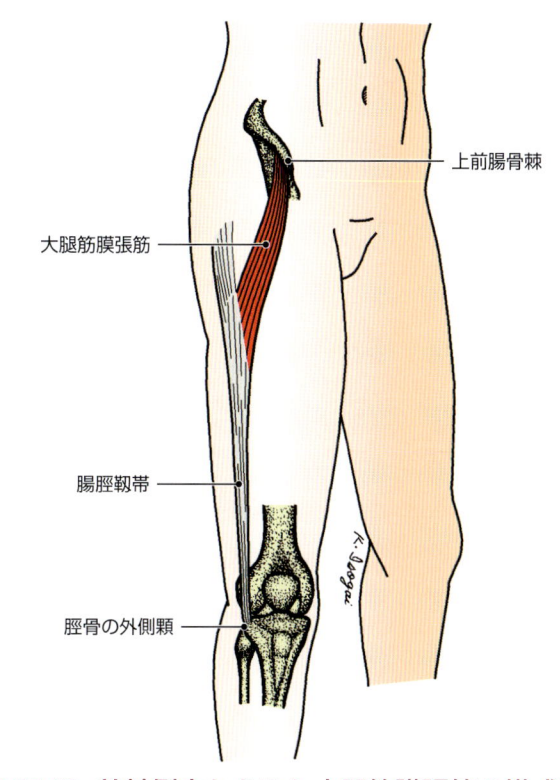

図Ⅳ-49　前外側方からみた大腿筋膜張筋の模式図
背臥位を想定して，股関節は若干外旋位にある．

第Ⅳ章　下肢の筋

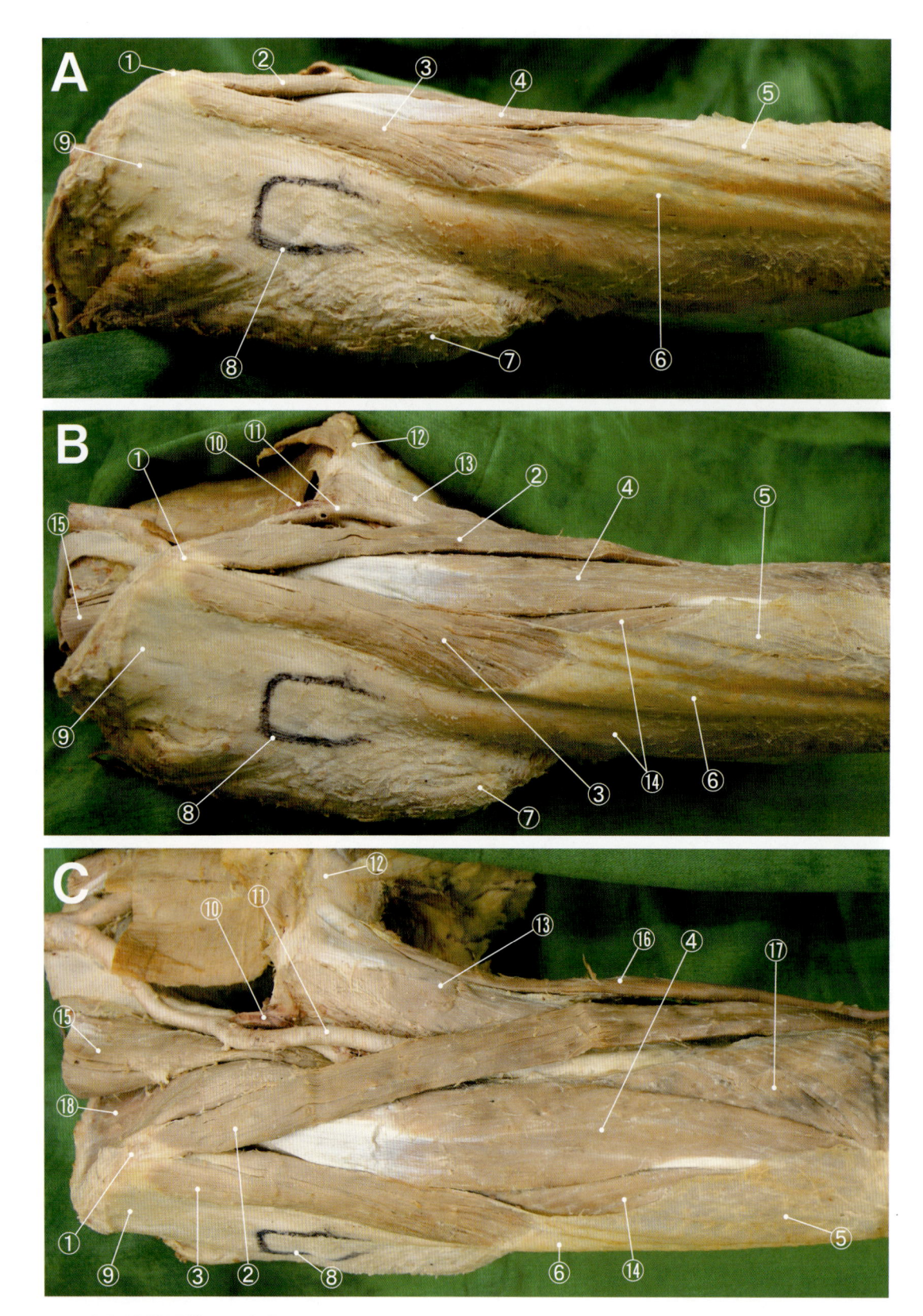

図 Ⅳ-50　大腿筋膜張筋を3方向からみる

Aは殿部および大腿部を外側方から，Bは前外側方から，Cは前方からみた写真である．外側方に投影した大転子の輪郭を殿筋膜上に描いてある．大腿筋膜張筋の表面を覆う大腿筋膜は剥離してある．股関節はやや外旋位にある．

① 上前腸骨棘　② 縫工筋　③ 大腿筋膜張筋　④ 大腿直筋　⑤ 大腿筋膜　⑥ 腸脛靱帯　⑦ 大殿筋
⑧ 外側方へ投影した大転子の輪郭の投影線　⑨ 殿筋膜　⑩ 大腿静脈　⑪ 大腿動脈　⑫ 恥骨結合
⑬ 長内転筋　⑭ 外側広筋　⑮ 大腰筋　⑯ 薄筋　⑰ 内側広筋　⑱ 腸骨筋

306 ｜ 骨格筋の形と触察法

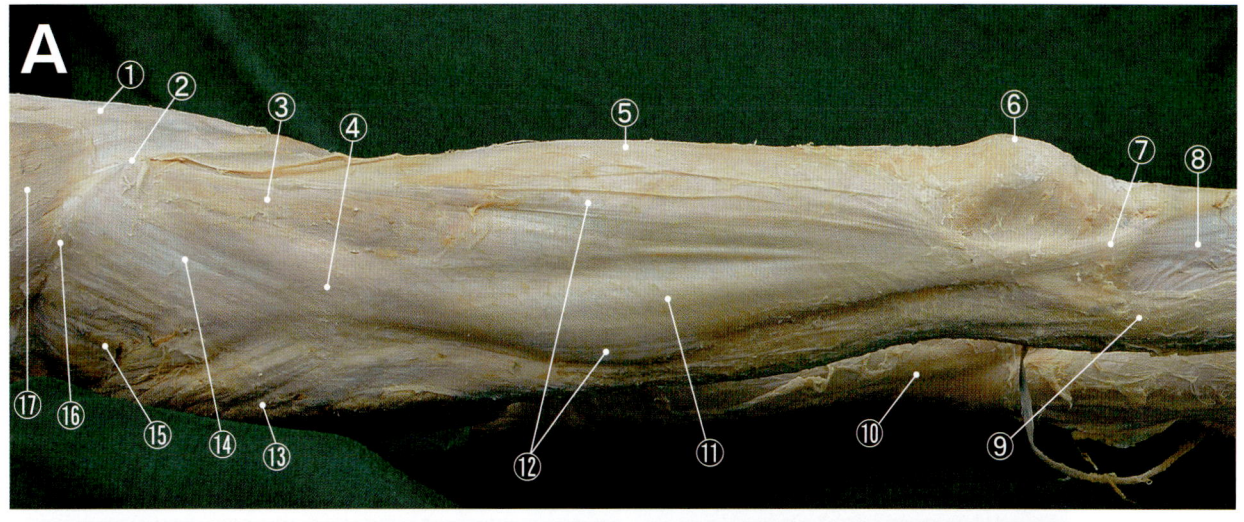

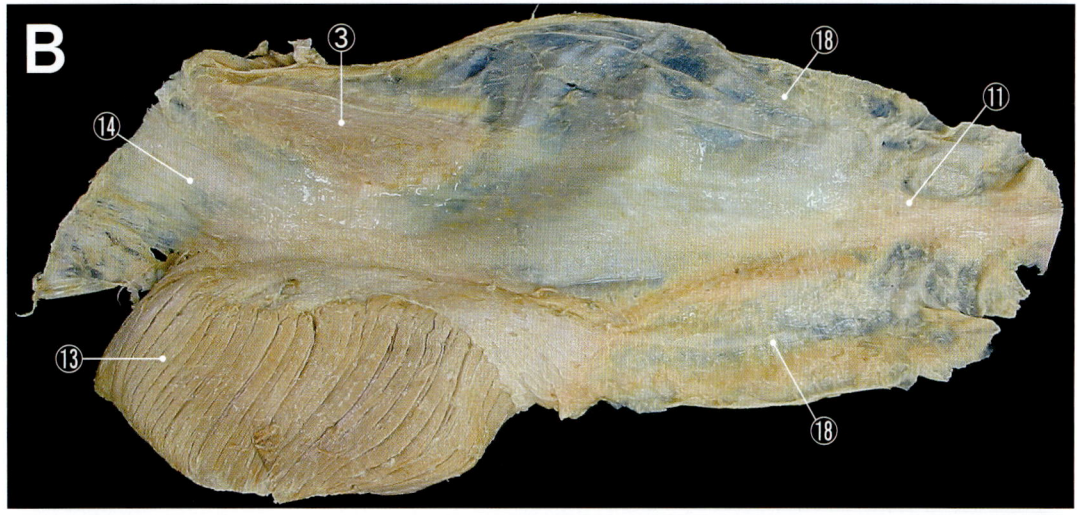

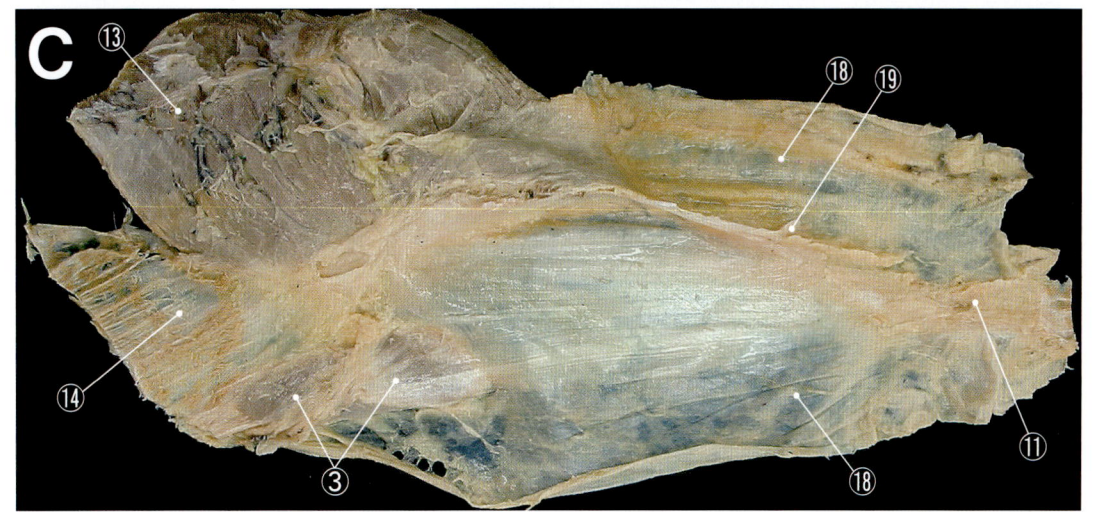

図 Ⅳ-51 殿筋膜，大腿筋膜および腸脛靱帯の位置と厚さをみる

Aは大腿部を外側方からみた写真である．BはAの殿筋膜と大腿部の外側面に位置する大腿筋膜を大殿筋，大腿筋膜張筋を含めて剥離し，平面上に広げ外方（皮膚側面）からみている．CはBを内方（骨側面）からみている．

① 腹直筋鞘の前葉　② 上前腸骨棘　③ 大腿筋膜張筋　④ 大転子の位置　⑤ 大腿直筋　⑥ 膝蓋骨
⑦ 脛骨の外側顆の位置　⑧ 下腿筋膜　⑨ 腓骨頭　⑩ 大腿二頭筋の長頭　⑪ 腸脛靱帯　⑫ 外側広筋
⑬ 大殿筋　⑭ 殿筋膜　⑮ 中殿筋　⑯ 腸骨稜　⑰ 外腹斜筋　⑱ 大腿筋膜　⑲ 外側大腿筋間中隔

第Ⅳ章　下肢の筋

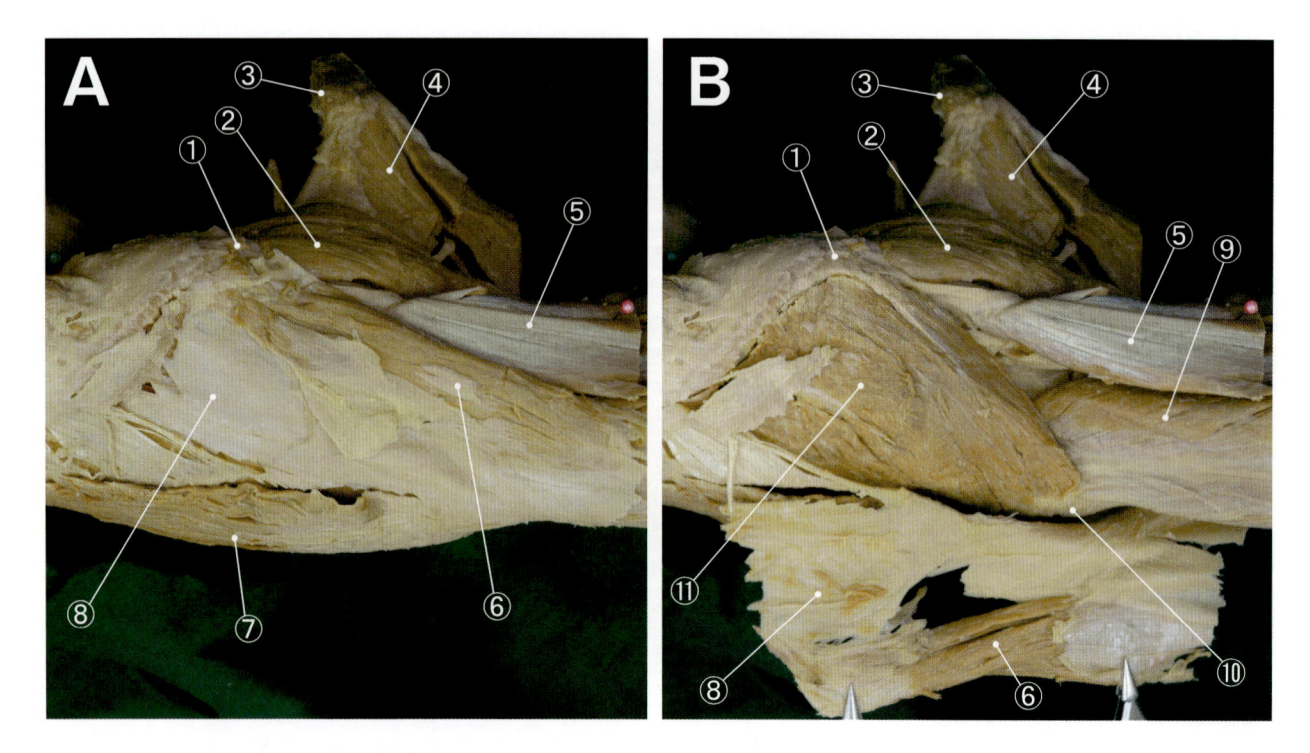

図 Ⅳ-52　大腿筋膜張筋と中殿筋の位置関係をみる

Aは殿部を前外側方からみた写真である．縫工筋は剥離してある．大腿筋膜張筋の表面の殿筋膜は一部剥離してある．BはAの大腿筋膜張筋と殿筋膜を外側方へ反転してある．

① 上前腸骨棘　② 腸骨筋　③ 恥骨結節　④ 恥骨筋　⑤ 大腿直筋　⑥ 大腿筋膜張筋　⑦ 大殿筋　⑧ 殿筋膜　⑨ 外側広筋　⑩ 大転子　⑪ 中殿筋

触察法

骨指標と筋の投影図

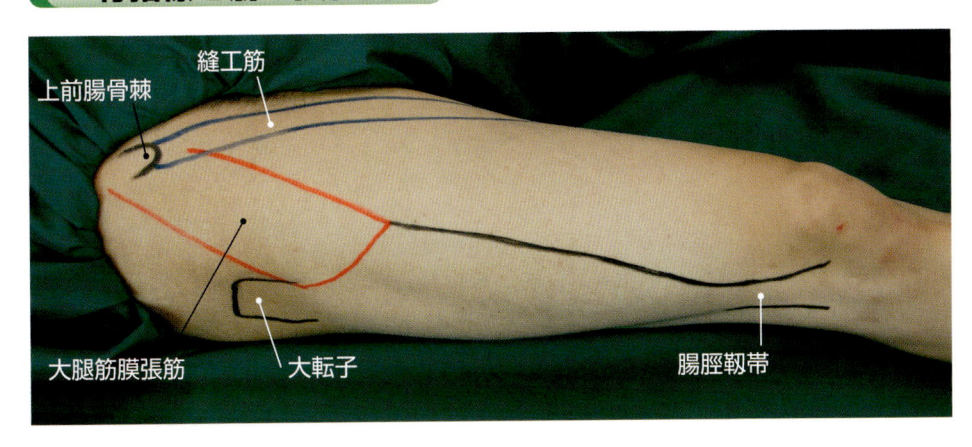

図Ⅳ-53 骨指標と大腿筋膜張筋などの投影図

大腿部を前外側方からみた写真である．

骨指標の触察手順

骨指標の触察手順は，**Ⅴ-5.1 腸骨の上前腸骨棘**，**Ⅴ-9.2 膝蓋骨**，**Ⅴ-5.5 大腿骨の大転子**を参照．

筋の触察手順

1．大腿筋膜張筋の前縁，2．大腿筋膜張筋の後縁，3．大腿筋膜張筋の後遠位縁の順に触察する．

1．大腿筋膜張筋の前縁（図Ⅳ-48，図Ⅳ-49，図Ⅳ-50）

① 触察者は触察部位の外側方に位置する．

② 上前腸骨棘の前下端から2横指尾方の部位に指を置き，後方へ圧迫しながら指を外側方へ移動させる（図Ⅳ-54）．

※ 下腿部への抵抗に対して下肢を自動挙上（股関節屈曲・膝関節伸展）させると，大腿筋膜張筋と縫工筋との間のくぼみを観察できる（図Ⅳ-55の➤）．ただし，起始部付近では縫工筋が大腿筋膜張筋の浅層に位置するため（図Ⅳ-4 B,C），このくぼみは上前腸骨棘の外側尾方で観察できる．

③ ②で確認した筋腹の前縁を，上前腸骨棘の内側端を指標にして内側頭方へ，また腸脛靱帯の前縁を指標にして外側尾方へたどる（図Ⅳ-56）．

※ 腸脛靱帯は，膝蓋骨の近位縁の高さで，外側方からみた大腿部の前後径の中央部に指を置き，内側方へ圧迫しながら指を前方⇔後方に移動させると触知しやすい（図Ⅳ-57）．

※ 大腿筋膜張筋の前縁は，上前腸骨棘から脛骨の外側顆までの距離の近位1/3の部位付近で腸脛靱帯に移行する（図Ⅳ-51 A，図Ⅳ-50 B）．

※ 強く圧迫しすぎると，中殿筋と取り間違えやすいため，軽く圧迫するとよい．

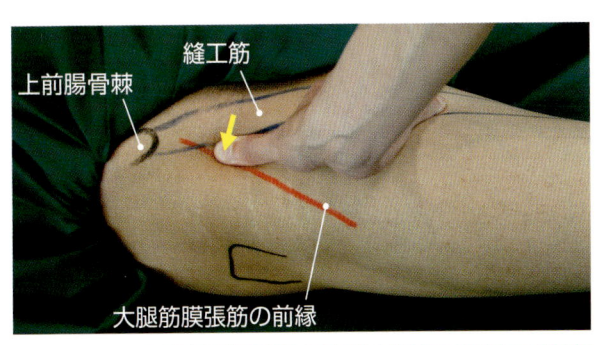

図Ⅳ-54 大腿筋膜張筋の起始付近の前縁の触察

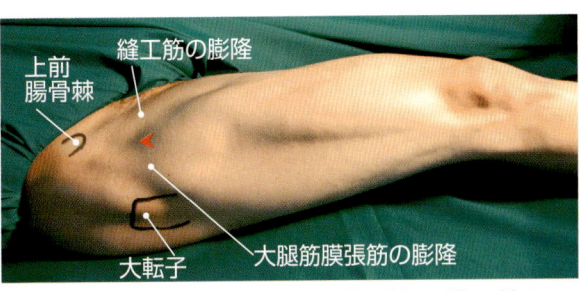

図Ⅳ-55 収縮による大腿筋膜張筋と縫工筋との間のくぼみ（➤）

下腿部への抵抗に対して下肢を自動挙上させている．

骨格筋の形と触察法 | 309

2. 大腿筋膜張筋の後縁（図Ⅳ-49, 図Ⅳ-51, 図Ⅳ-50）

① 触察者は触察部位の外側方に位置する．

② 上前腸骨棘の前下端から2横指後頭方の部位と，大転子の前遠位端とを結ぶ線に指を置き，内側方へ圧迫しながら指を前方へ移動させる（図Ⅳ-58）．

※ 深層に位置する中殿筋の前下縁付近の筋腹と取り間違えやすい．中殿筋は大転子に向かい（図Ⅳ-52），大腿筋膜張筋は大転子の前方を通過する（図Ⅳ-50A）ため，大転子の前遠位端付近では両筋が重ならない．よって，まずこの部位で大腿筋膜張筋の後縁を確認し，これを頭方へたどると，中殿筋と取り間違えにくい．また，強く圧迫しすぎると，中殿筋と取り間違えやすいため，軽く圧迫するとよい．

※ 大腿筋膜張筋の後縁は，上前腸骨棘から脛骨の外側顆までの距離の近位1/4の部位付近で腸脛靱帯に移行する（図Ⅳ-51A, 図Ⅳ-50B）．

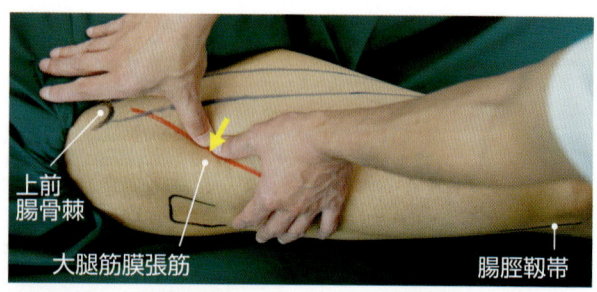

図 Ⅳ-56 大腿筋膜張筋の前縁の触察

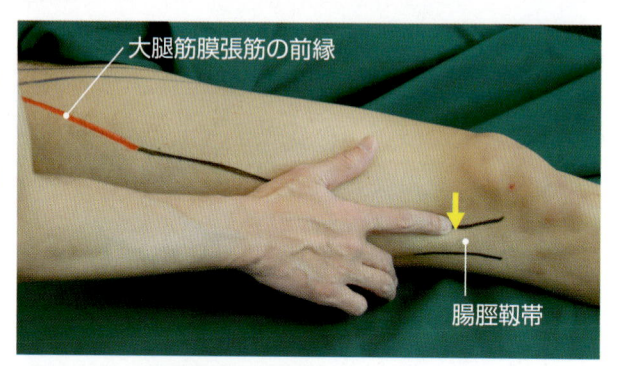

図 Ⅳ-57 腸脛靱帯の触察

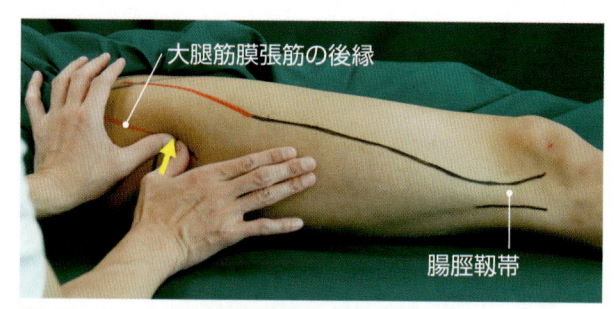

図 Ⅳ-58 大腿筋膜張筋の後縁の触察

3. 大腿筋膜張筋の後遠位縁（図Ⅳ-48, 図Ⅳ-49, 図Ⅳ-50, 図Ⅳ-51）

① 触察者は触察部位の外側方に位置する．

② 1．で確認した大腿筋膜張筋の前縁の遠位端（上前腸骨棘から脛骨の外側顆までの距離の近位1/3の部位）と，2．で確認した大腿筋膜張筋の後縁の遠位端（上前腸骨棘から脛骨の外側顆までの距離の近位1/4の部位）との間に指を置き，前近位方⇔後遠位方にさする（図Ⅳ-59）．

※ 抵抗に対し股関節を自動外転させると，観察および触知しやすい．

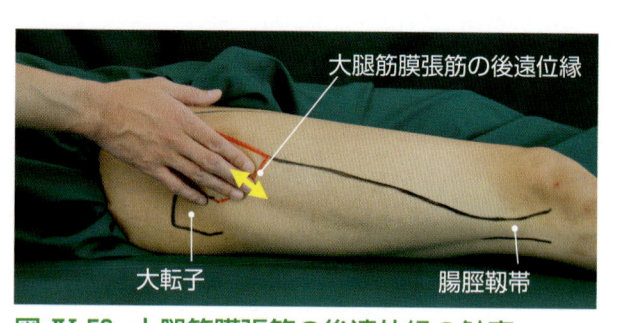

図 Ⅳ-59 大腿筋膜張筋の後遠位縁の触察

学生のための触察ポイント

● 大腿筋膜張筋は，「1．大腿筋膜張筋の前縁 ②」の一部を確認し，その後方にある筋腹の膨隆を触察する．

6 縫工筋

骨格筋の形と位置

筋 名	起 始	停 止	作 用	神 経
縫工筋 Sartorius	腸骨の上前腸骨棘.	脛骨の脛骨粗面の内側部.	股関節の屈曲,外転,外旋. 膝関節の屈曲.	大腿神経 Femoral nerve (L2, L3)

構造の特徴

- 縫工筋は,大腿部の前面の近位端から膝部の内側後面へ向かう長い帯状の筋である(図Ⅳ-60,図Ⅳ-50,図Ⅳ-61,図Ⅳ-118A).
- 筋腹の中央部は内側方からみた大腿部の長軸長の中央部付近で,大腿部の前後径の中央部を走行し,膝部では大腿骨の内転筋結節の後方を走行する(図Ⅳ-61).
- 筋腹は,膝部付近で薄筋の停止腱を覆う(図Ⅳ-61B, C).
- 筋腹は,膝関節を越えて脛骨粗面の付近まで存在する場合が多いが,その厚さや幅は個体により異なる(図Ⅳ-62).なお,大腿骨の内側上顆付近で膜様の停止腱に移行する場合もある.
- 本筋の筋束の一部は,大腿筋膜や内側膝蓋支帯へ向かう(図Ⅳ-61B, C).

筋 連 結

- 縫工筋は,大腿筋膜張筋(筋膜,図Ⅳ-50 C)と連結している.

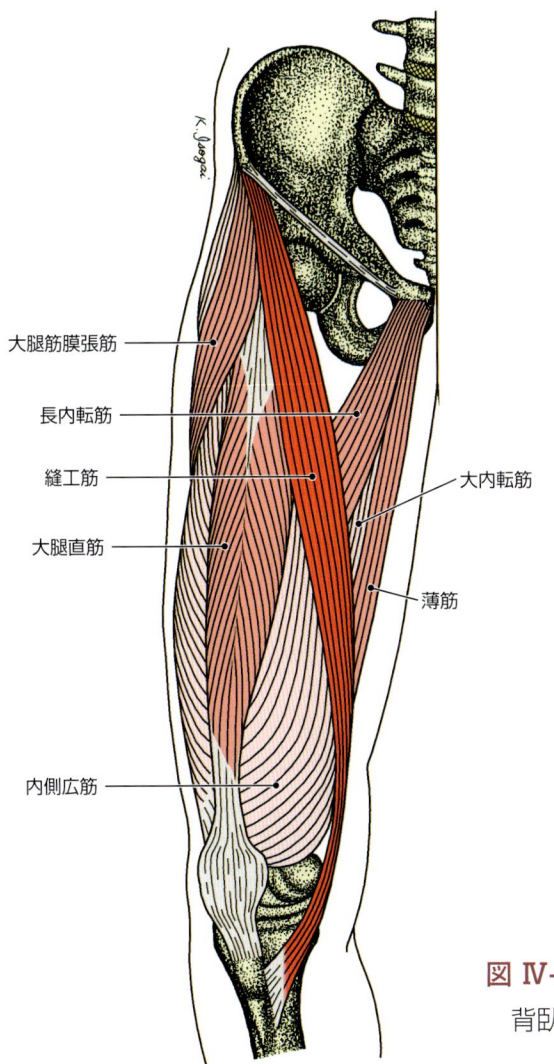

図 Ⅳ-60 前方からみた縫工筋などの模式図
背臥位を想定して,股関節は若干外旋位にある.

第Ⅳ章　下肢の筋

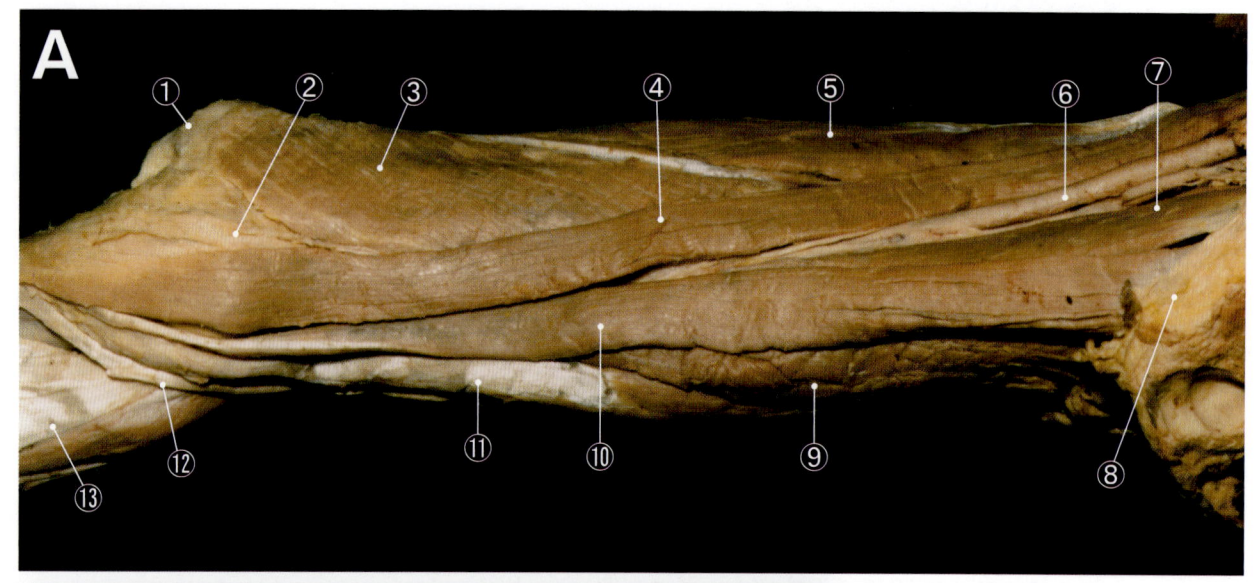

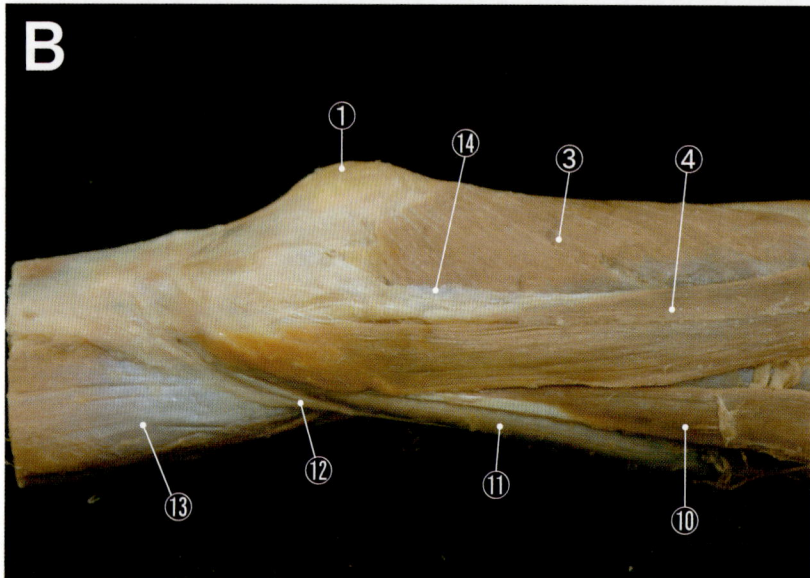

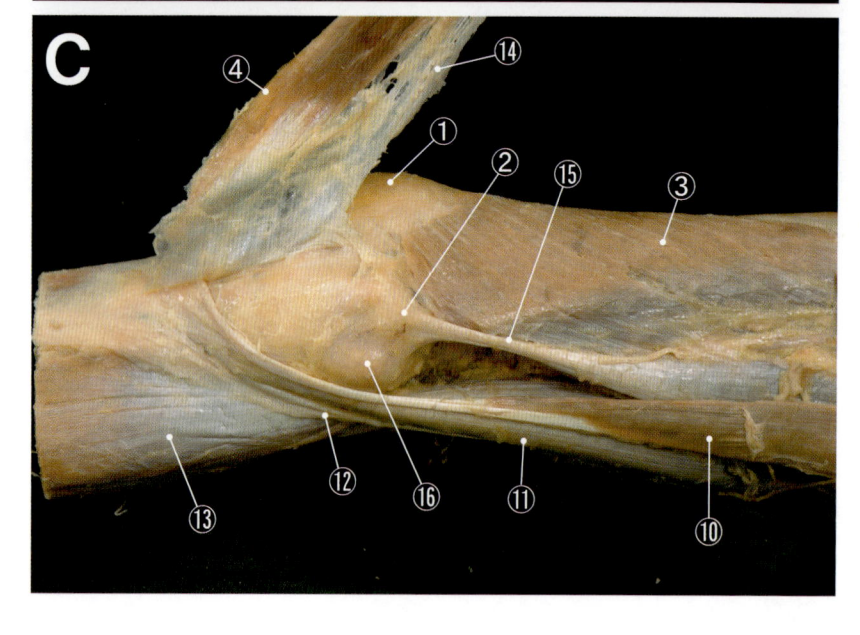

図 Ⅳ-61　縫工筋の位置と形を内側方からみる

Aは大腿部を内側方からみた写真である．BはAと異なる標本の膝部を内側方からみた写真である．CはBの縫工筋を前方へ反転してある．

① 膝蓋骨
② 大腿骨の内転筋結節
③ 内側広筋　④ 縫工筋
⑤ 大腿直筋　⑥ 大腿動脈
⑦ 長内転筋　⑧ 恥骨結合の位置
⑨ 大内転筋　⑩ 薄筋
⑪ 半膜様筋の停止腱
⑫ 半腱様筋の停止腱
⑬ 腓腹筋の内側頭
⑭ 内側膝蓋支帯を覆う大腿筋膜の一部
⑮ 大内転筋の停止腱
⑯ 大腿骨の内側顆

312 ｜ 骨格筋の形と触察法

6. 縫工筋

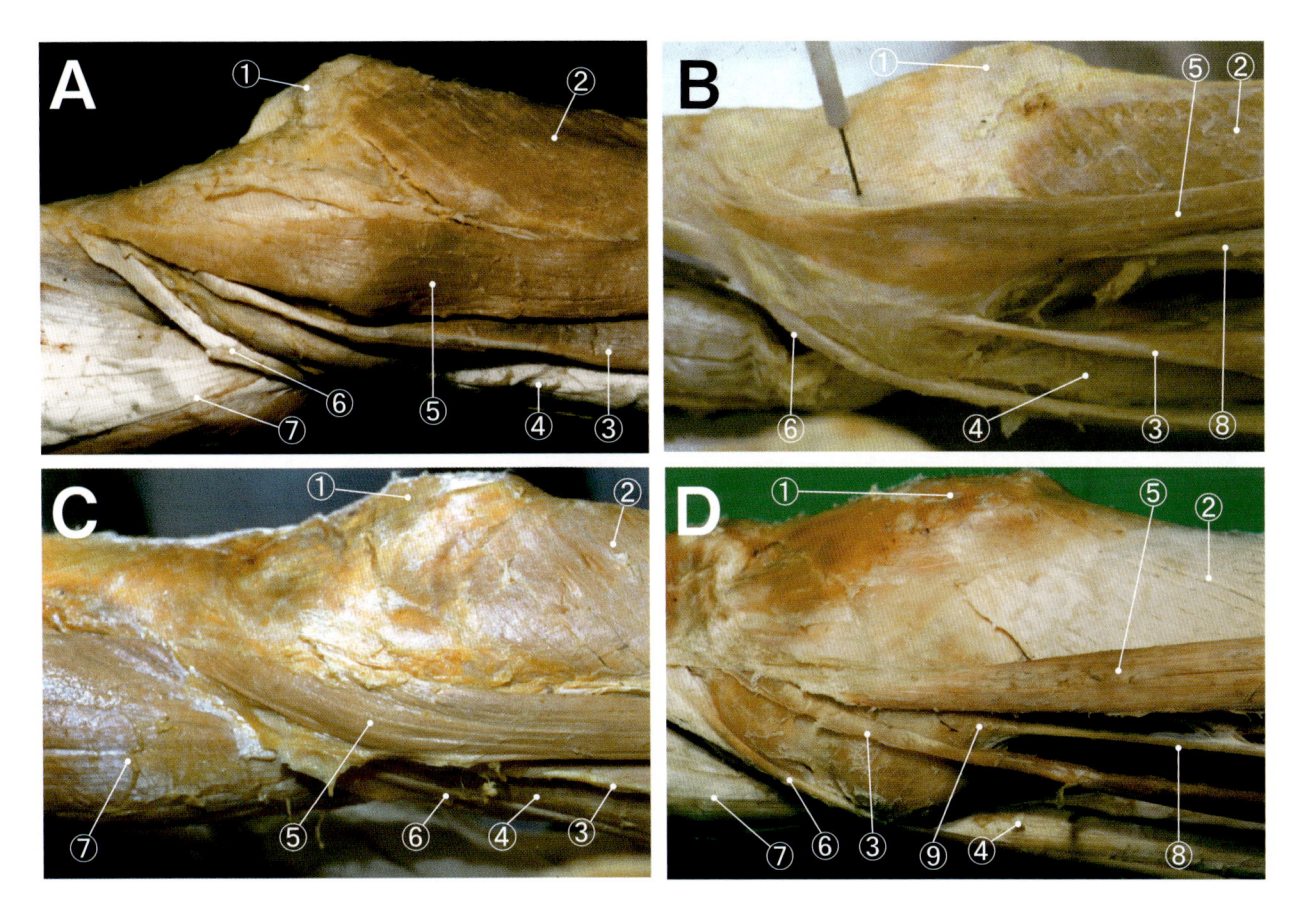

図 IV-62 縫工筋の停止付近の筋腹の形の個体による違いをみる

A～Dは異なる標本の膝部を内側方からみた写真である．Bのピンは膝関節裂隙の位置を示す．※注意：B，Dの縫工筋の位置は剖出後に前方へ移動してあり，骨や周辺の筋との位置関係は参考にならない．

① 膝蓋骨　② 内側広筋　③ 薄筋　④ 半膜様筋　⑤ 縫工筋　⑥ 半腱様筋の停止腱　⑦ 腓腹筋の内側頭
⑧ 大内転筋の停止腱　⑨ 大腿骨の内転筋結節

骨格筋の形と触察法 | 313

第Ⅳ章　下肢の筋

触察法

骨指標と筋の投影図

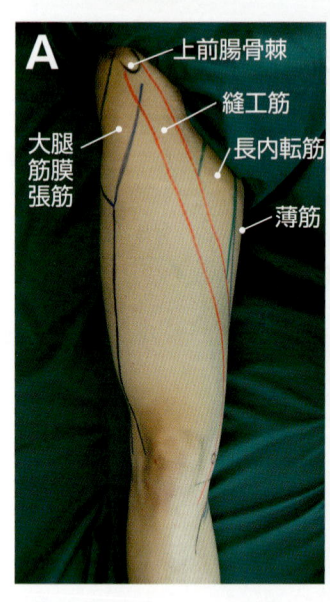

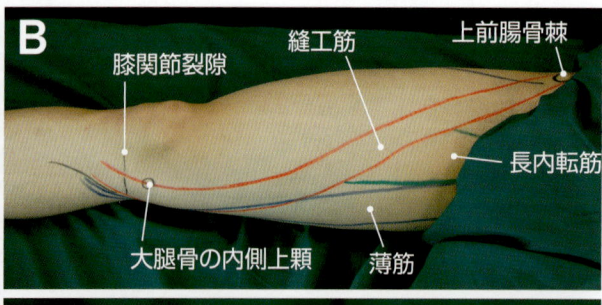

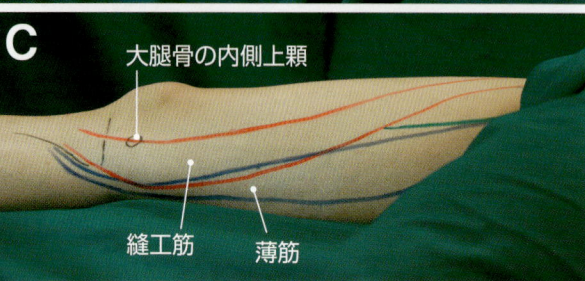

図 Ⅳ-63
骨指標と縫工筋などの投影図

Aは大腿部を前方から，Bは前内側方から，Cは内側方からみた写真である．

骨指標の触察手順

骨指標の触察手順は，**V-5. 1 腸骨の上前腸骨棘**，**V-9. 1 大腿骨の内側上顆**，**V-9. 2 脛骨の脛骨粗面**を参照．

筋の触察手順

1. 縫工筋の起始付近の筋腹，2. 縫工筋の中央部付近の筋腹，3. 縫工筋の停止付近の筋腹の順に触察する．

1. 縫工筋の起始付近の筋腹（図Ⅳ-60, 図Ⅳ-50）

① 触察者は触察部位の外側方に位置する．

② 上前腸骨棘の前下端から2横指遠位方の部位に指を置き，後方へ圧迫しながら指を内側方へ移動させる（図Ⅳ-64）．

※ 約2横指の幅の筋腹を横断するのを確認する．
※ 股関節屈曲・外転・外旋位，膝関節屈曲位で下肢を自動挙上させると，観察および触知しやすい（図Ⅳ-65）．このとき，縫工筋の内側方に大腿三角を観察できる場合がある．

③ ②で確認した筋腹を，上前腸骨棘を指標にして近位方へたどる．

図 Ⅳ-64　縫工筋の起始付近の筋腹の触察

2. 縫工筋の中央部付近の筋腹（図Ⅳ-60, 図Ⅳ-61）

① 触察者は触察部位の内側方（反対側）に位置する．

② 大腿部の長軸長の中央部で，内側方からみた大腿部の前後径の中央部に指を置き，後外側

図 Ⅳ-65　収縮による縫工筋の膨隆（▶）

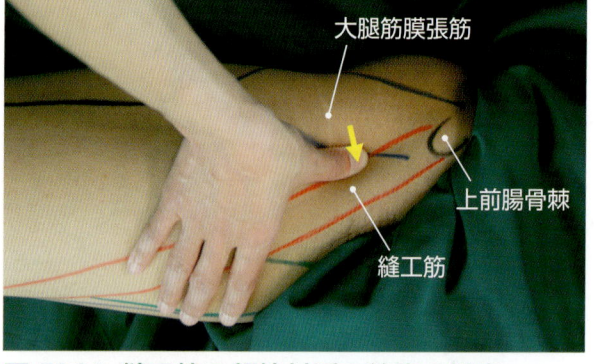

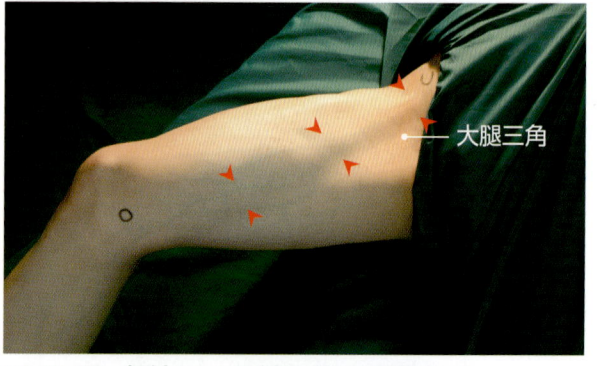

股関節屈曲・外転・外旋位，膝関節屈曲位で下肢を自動挙上させている．

314 ｜骨格筋の形と触察法

方へ圧迫しながら指を前外側遠位方⇔後内側近位方へ移動させる（図Ⅳ-66）．

※ 強く圧迫すると，1横指ほどの幅の硬い筋腹として触知できる．圧迫力を弱めると，2横指ほどの幅の柔らかい筋腹として触知できる．

※ 股関節屈曲・外転・外旋位，膝関節屈曲位で下肢を自動挙上させると，観察および触知しやすい（図Ⅳ-65）．

③ ②で確認した筋腹を，1．で確認した起始付近の筋腹まで，外側近位方へたどる．

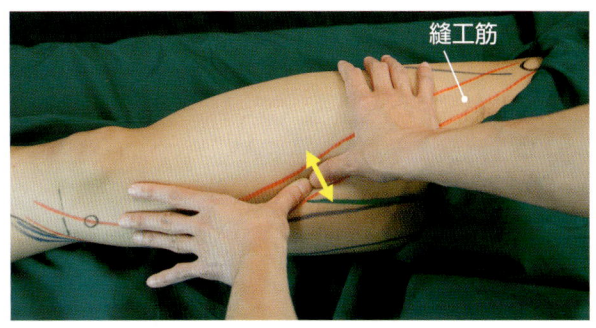

図 Ⅳ-66 縫工筋の中央部付近の筋腹の触察

3. 縫工筋の停止付近の筋腹（図Ⅳ-60, 図Ⅳ-61, 図Ⅳ-62）

① 触察者は触察部位の内側方（反対側）に位置する．

② 大腿骨の内側上顆に指を置き，外側方へ圧迫しながら指を後方へ移動させる（図Ⅳ-67）．

※ 内側上顆の内側端付近に縫工筋の前縁が位置する場合が多い（図Ⅳ-61）．

※ 約2横指の幅の筋腹を横断するのを確認する．ただし，この付近の縫工筋の後縁の筋腹は薄く，また薄筋の停止腱を覆うことが多いため（図Ⅳ-61 B, C），厳密な後縁の触知は困難な場合が多い．

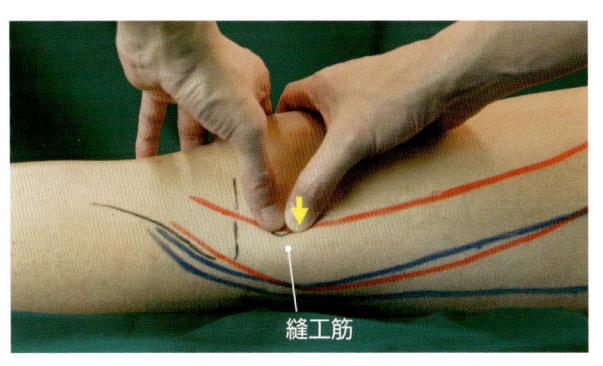

図 Ⅳ-67 縫工筋の停止付近の筋腹の触察

③ ②で確認した筋腹を，2．で確認した中央部付近の筋腹まで，近位方へたどる．また，脛骨粗面のすぐ内側方の部位を指標にして，遠位方へたどる．

※ 大腿部の長軸長の中央部より遠位方の領域では，縫工筋の後縁は薄筋の前縁付近に位置するが，薄い筋腹がこれを覆うことが多く（図Ⅳ-61 B, C），厳密な後縁の触知は困難な場合がある（図Ⅳ-68）．

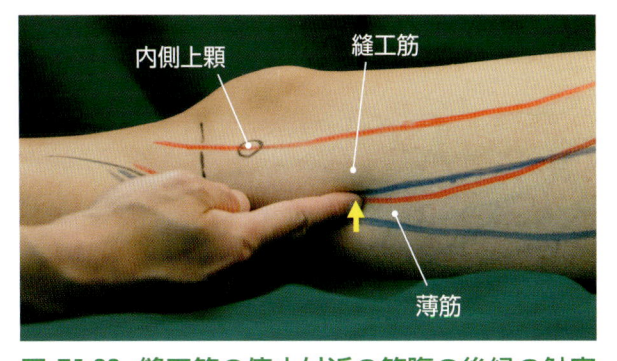

図 Ⅳ-68 縫工筋の停止付近の筋腹の後縁の触察

> **学生のための触察ポイント**
> ● 縫工筋は，「1．縫工筋の起始付近の筋腹 ②」の一部を確認し，その内側方にある筋腹の膨隆を触察する．

7 大腿四頭筋（大腿直筋,内側広筋,中間広筋,外側広筋）,膝関節筋

骨格筋の形と位置

筋　名	起　始	停　止	作　用	神　経
大腿直筋 Rectus femoris	腸骨の下前腸骨棘と寛骨臼の上縁.	膝蓋骨の膝蓋骨底,脛骨の脛骨粗面.	股関節の屈曲. 膝関節の伸展.	大腿神経 Femoral nerve (L2～L4)
内側広筋 Vastus medialis	大腿骨の転子間線の遠位方の領域と粗線の内側唇.	膝蓋骨の膝蓋骨底,脛骨の脛骨粗面.	膝関節の伸展.	大腿神経 Femoral nerve (L2, L3)
中間広筋 Vastus intermedius	大腿骨の大腿骨体の前面と内・外側面.	膝蓋骨の膝蓋骨底,脛骨の脛骨粗面.	膝関節の伸展.	大腿神経 Femoral nerve (L2～L4)
外側広筋 Vastus lateralis	大転子の前面および下面と粗線の外側唇.	膝蓋骨の膝蓋骨底,脛骨の脛骨粗面.	膝関節の伸展.	大腿神経 Femoral nerve (L3, L4)
膝関節筋 Articularis genus	大腿骨体の前面の遠位部.	膝蓋上包の後面.	膝蓋上包を近位方へ引く.	大腿神経 Femoral nerve (L3, L4)

構造の特徴

- 大腿四頭筋は，大腿直筋，内側広筋，中間広筋および外側広筋の4頭で構成される（図Ⅳ-69，図Ⅳ-70，図Ⅳ-71，図Ⅳ-72，図Ⅳ-74，図Ⅳ-75，図Ⅳ-76）．大腿四頭筋は，主に大腿部の前面と外側面で観察できるが，大腿骨のほぼ全周を覆う筋である．

- 大腿直筋の筋腹の幅は，大腿部の長軸長の近位1/3の部位で最も広く，膝蓋骨の近位約6cmの部位で最も狭く，そこから遠位方では腱のみが存在し，大腿直筋の筋腹はない（図Ⅳ-74 B，図Ⅳ-75，図Ⅳ-76）．この停止腱は，全ての広筋が終わるシート状の停止腱と融合して膝蓋骨を包み，膝蓋靱帯を介して脛骨粗面に終わる．

- 大腿直筋の寛骨臼の上縁から始まる起始腱は板状で，下前腸骨棘から始まる部分とほぼ垂直に融合する（図Ⅳ-77 E）．

- 大腿直筋の近位端付近の筋腹表面を覆う起始腱膜は，筋腹の中央部付近でひも状の腱となり，筋腹中にもぐり込む（図Ⅳ-77）．このひも状の腱の内面と外面から始まる筋束はそれぞれ内側遠位方と外側遠位方へ向かい，筋腹後面を広く覆う停止腱に終わる．よって，大腿直筋を前方から観察すると，筋腹は羽状を呈する．

- 外側広筋の筋腹の近位端は，大転子の高さで大転子の前面や後面および遠位部に位置する（図Ⅳ-74，図Ⅳ-78）．一方，内側広筋の筋腹近位端は小転子のすぐ遠位方に位置する（図Ⅳ-74）．よって，中間広筋を含む広筋群の近位縁は，ほぼ大転子と小転子とを結んだ線上に位置する．

- 外側広筋の筋腹の外面（皮膚側面）は，広い起始腱膜に覆われており，その深層には厚い筋腹が存在する（図Ⅳ-74 A, B）．

- 外側広筋の筋腹の遠位端を前方からみると，膝蓋骨の近位端から約2横指近位方の高さで終わる（図Ⅳ-74）．一方，内側広筋の筋腹は膝蓋骨の中央部の高さまで存在する．

- 外側大腿筋間中隔から始まる外側広筋の斜頭といわれる部分の筋束は，シート状の停止腱の外面や内面に終わる（図Ⅳ-74 A）[8]．この筋腹は，厚い腸脛靱帯に覆われている（図Ⅳ-51）．

- 内側広筋の起始付近にも筋腹を覆う起始腱膜があり（図Ⅳ-74 C, D），大内転筋の停止腱膜と融合して広筋内転筋板を構成する（図Ⅳ-79）．

- 内側広筋の筋束は，全て後内側近位方から前外側遠位方へ向かって走行する（図Ⅳ-79）．

- 外側広筋，内側広筋，中間広筋は共通の停止腱膜を持つ．これらの筋腹は起始で分類されるように

7. 大腿四頭筋（大腿直筋，内側広筋，中間広筋，外側広筋），膝関節筋

思えるが，その境界はわからない（図Ⅳ-78）．一般的に，停止腱の浅層に位置し，その外面に終わる筋腹を外側広筋または内側広筋という（図Ⅳ-75，図Ⅳ-76）．また，この共通の停止腱膜の深層に位置し，その内面に終わる筋腹を中間広筋と呼ぶ．しかし，これらの筋腹の間に明瞭な間隙が存在しないため，3つの筋腹を区別することはできない．

・膝関節筋は，大腿骨体の前面に位置し膝蓋上包の後面に終わる筋であるが，この筋腹と中間広筋の筋腹との間にも，明瞭な間隙は存在しない（図Ⅳ-73，図Ⅳ-80）．

筋 連 結

・大腿直筋は，内側広筋（腱，図Ⅳ-74），中間広筋（腱，図Ⅳ-77）および外側広筋（腱，図Ⅳ-74）と連結している．

・外側広筋は，大腿二頭筋の短頭（筋間中隔，図Ⅳ-102B），大殿筋（腱膜，図Ⅳ-18 C），大腿直筋（腱，図Ⅳ-74），中間広筋（腱，図Ⅳ-77），中殿筋（筋膜），大腿方形筋（腱膜）および大腿筋膜張筋（筋膜）と連結している．

・中間広筋は，大殿筋（腱膜），大腿二頭筋の短頭（筋間中隔，図Ⅳ-102 B），大腿直筋（腱，図Ⅳ-77），外側広筋（腱，図Ⅳ-77），内側広筋（腱，図Ⅳ-77）および膝関節筋（関節包，図Ⅳ-76）と連結している．

・内側広筋は，大内転筋（腱，図Ⅳ-79 Cの▶），大腿直筋（腱，図Ⅳ-74），中間広筋（腱，図Ⅳ-77），恥骨筋（腱膜），長内転筋（腱，図Ⅳ-79 D）および短内転筋（腱膜）と連結している．

・膝関節筋は中間広筋（関節包，図Ⅳ-80）と連結している．

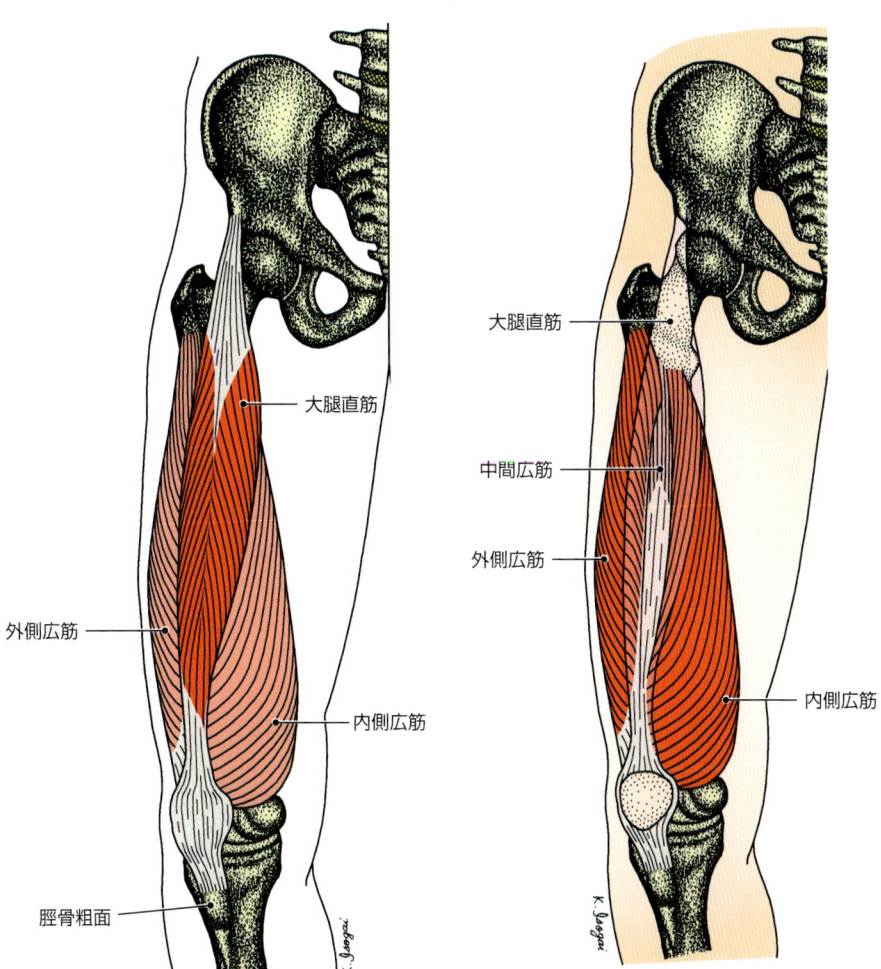

図Ⅳ-69 前方からみた大腿直筋などの模式図
背臥位を想定して，股関節は若干外旋位にある．

図Ⅳ-70 前方からみた大腿四頭筋の模式図
背臥位を想定して，股関節は若干外旋位にある．大腿直筋は半透明に示してある．

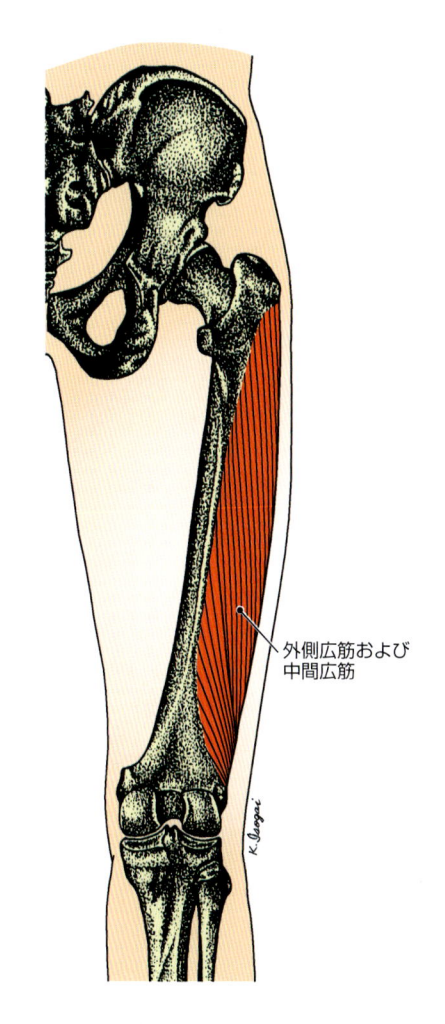

図Ⅳ-71 後方からみた外側広筋および中間広筋の模式図

骨格筋の形と触察法 | 317

第Ⅳ章　下肢の筋

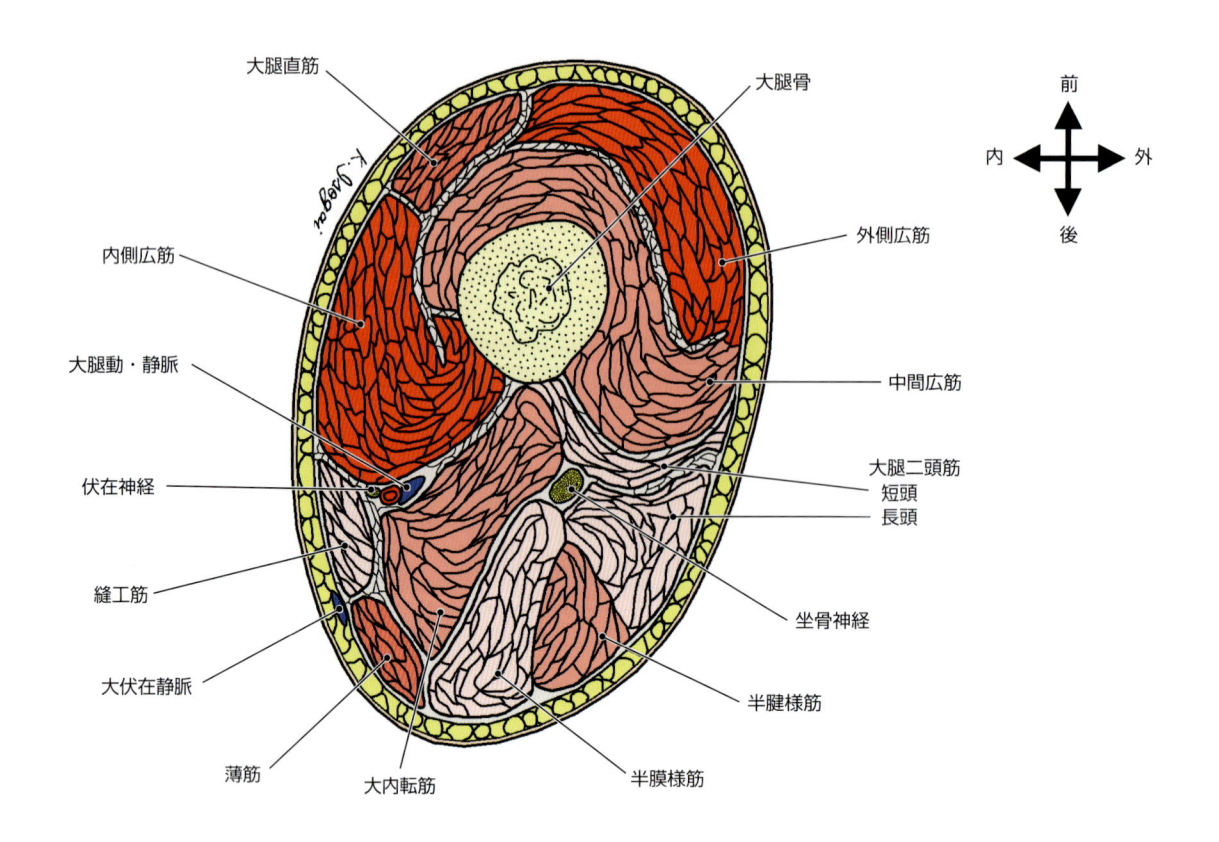

図 Ⅳ-72　頭方からみた大腿部の中央部の横断面の模式図

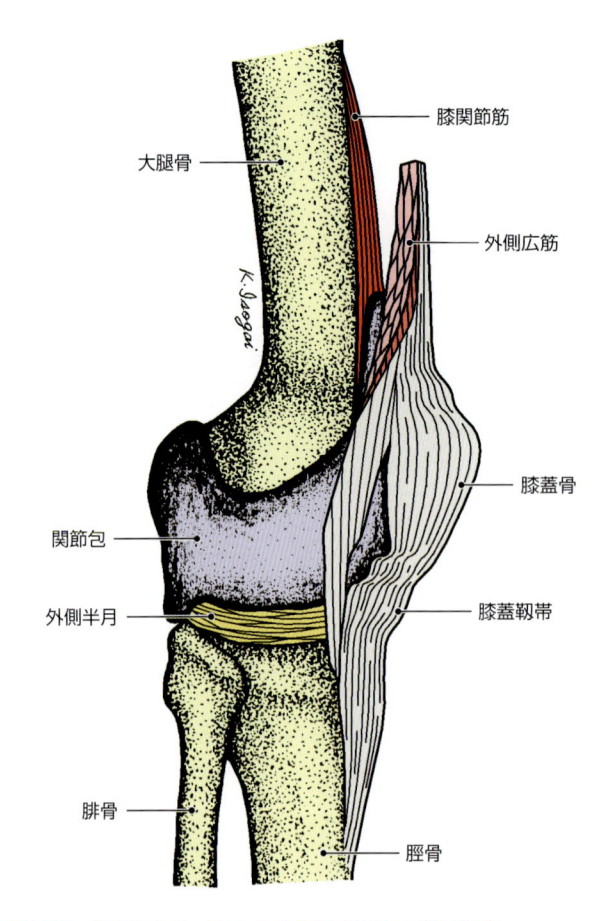

図 Ⅳ-73　外側方からみた膝関節筋の模式図

318 | 骨格筋の形と触察法

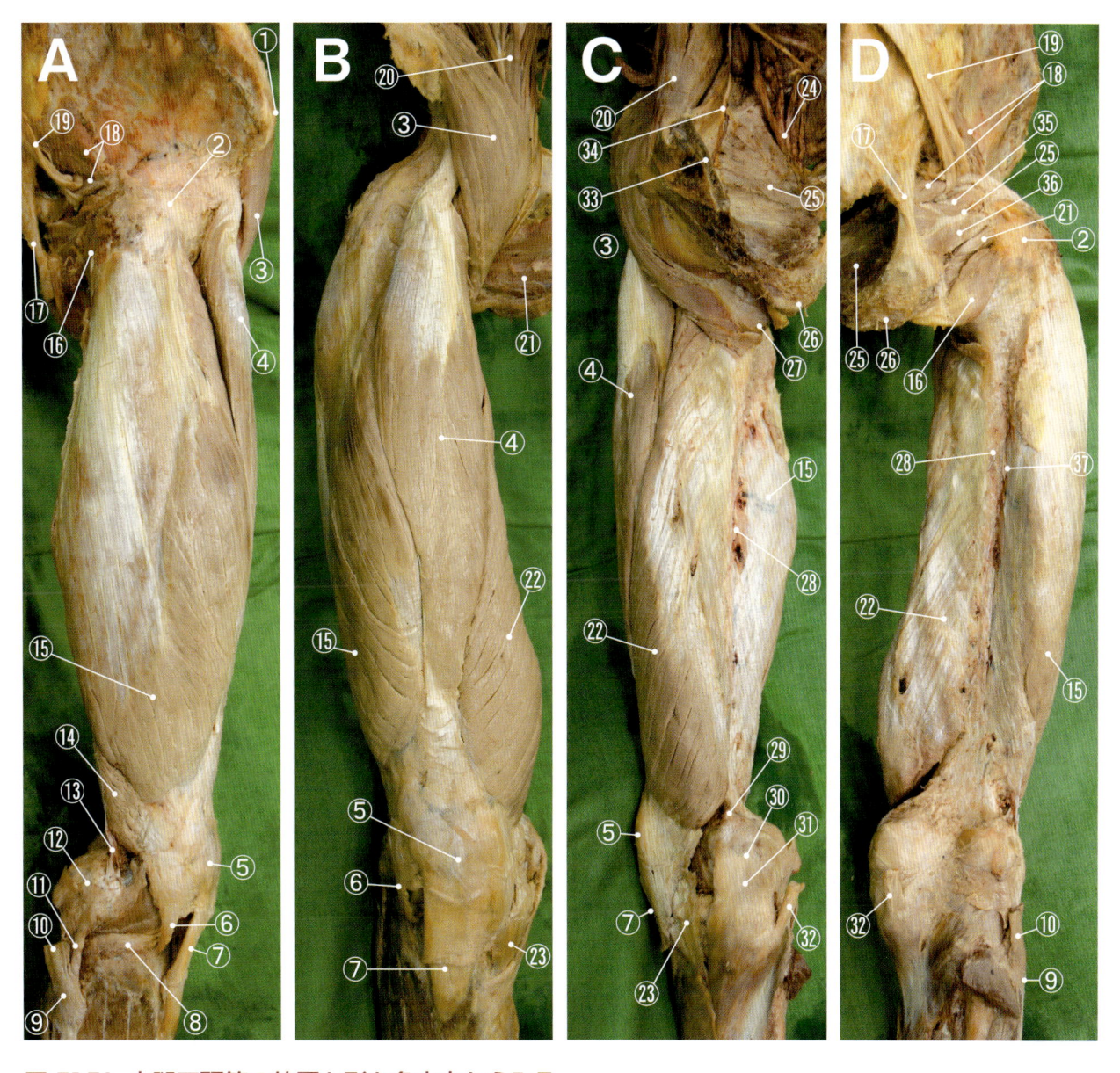

7. 大腿四頭筋（大腿直筋，内側広筋，中間広筋，外側広筋），膝関節筋

図 Ⅳ-74　大腿四頭筋の位置と形を多方向からみる

　Aは大腿部を外側方から，Bは前方から，Cは内側方から，Dは後方からみた写真である．大腿四頭筋以外の大腿部の筋は全て切除してある．

① 上前腸骨棘　② 大転子　③ 腸骨筋　④ 大腿直筋　⑤ 膝蓋骨　⑥ 外側膝蓋支帯　⑦ 膝蓋靱帯
⑧ 外側半月　⑨ 腓骨頭　⑩ 大腿二頭筋の停止腱　⑪ 膝関節の外側側副靱帯　⑫ 大腿骨の外側上顆
⑬ 外側大腿筋間中隔　⑭ 外側広筋の斜頭　⑮ 外側広筋　⑯ 大腿方形筋　⑰ 仙結節靱帯　⑱ 梨状筋
⑲ 坐骨神経（頭方へ反転）　⑳ 大腰筋　㉑ 外閉鎖筋　㉒ 内側広筋　㉓ 内側膝蓋支帯　㉔ 仙骨神経叢
㉕ 内閉鎖筋　㉖ 坐骨結節　㉗ 小転子　㉘ 大腿骨の粗線の内側唇　㉙ 大腿骨の内転筋結節
㉚ 大腿骨の内側上顆　㉛ 膝関節の内側側副靱帯　㉜ 半腱様筋の停止腱　㉝ 恥骨の縦断面　㉞ 閉鎖神経
㉟ 上双子筋　㊱ 下双子筋　㊲ 大腿骨の粗線の外側唇

骨格筋の形と触察法 | 319

第Ⅳ章　下肢の筋

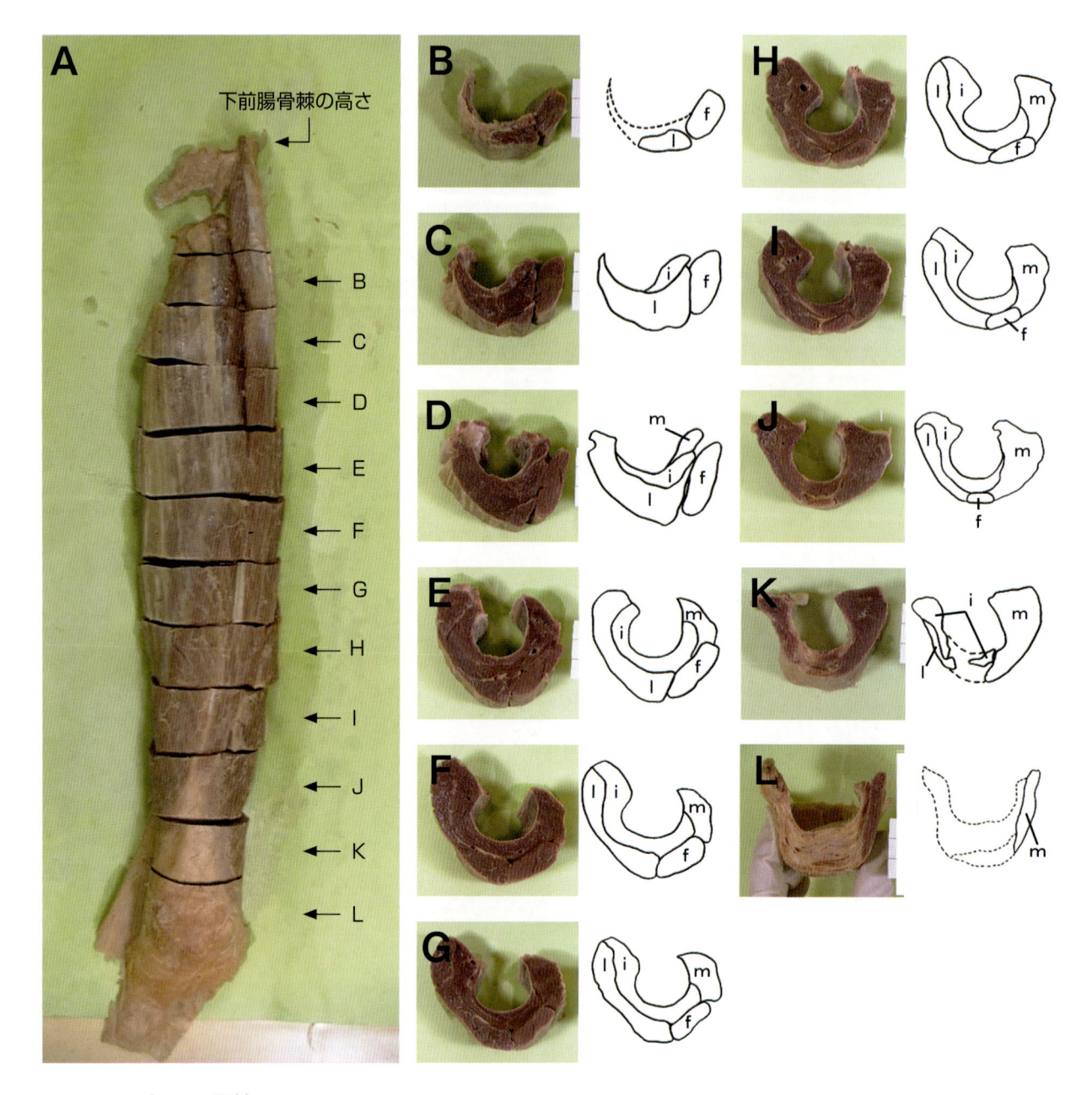

図 Ⅳ-75　大腿四頭筋の厚さをみる

　Aは大腿四頭筋を前方からみた写真である（写真の上が頭方）．大腿四頭筋は，膝蓋骨の近位端から頭方へ3cm間隔で切断してある．Aの写真の中のB～Lは右側のB～Lの写真と模式図に対応している．B～Lの写真と模式図は各切片の近位面を正面に向けてある（写真の下が前方，左が外側方）．内側広筋と中間広筋の境界や，外側広筋と中間広筋の境界は不明瞭である．そこで，内側広筋と中間広筋の境界は，両筋の間に存在する停止腱の内側端を延長して，その浅層を内側広筋，深層を中間広筋とした．同様に，外側広筋と中間広筋の境界は，両筋の間に存在する停止腱の外側端を延長して，その浅層を外側広筋，深層を中間広筋とした．fは大腿直筋，mは内側広筋，lは外側広筋，iは中間広筋の切断面である．

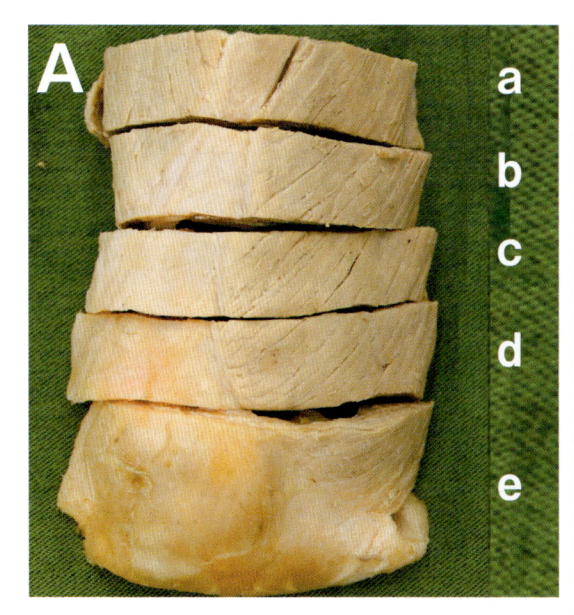

7. 大腿四頭筋（大腿直筋，内側広筋，中間広筋，外側広筋），膝関節筋

図 IV-76 大腿四頭筋の停止付近の厚さをみる

Aは大腿四頭筋の停止付近を前方からみた写真である．大腿四頭筋は，膝蓋骨の近位端の高さから近位方へ約2cmごとに横切断してある．BはAのa〜eの各切片の近位面を正面に向けてある（写真の下が前方，左が外側方）．

① 中間広筋　② 全ての広筋の共通の停止腱
③ 内側広筋　④ 大腿直筋
⑤ 大腿直筋の停止腱　⑥ 外側広筋
⑦ 大腿直筋と全ての広筋との共通の停止腱
⑧ 膝蓋骨

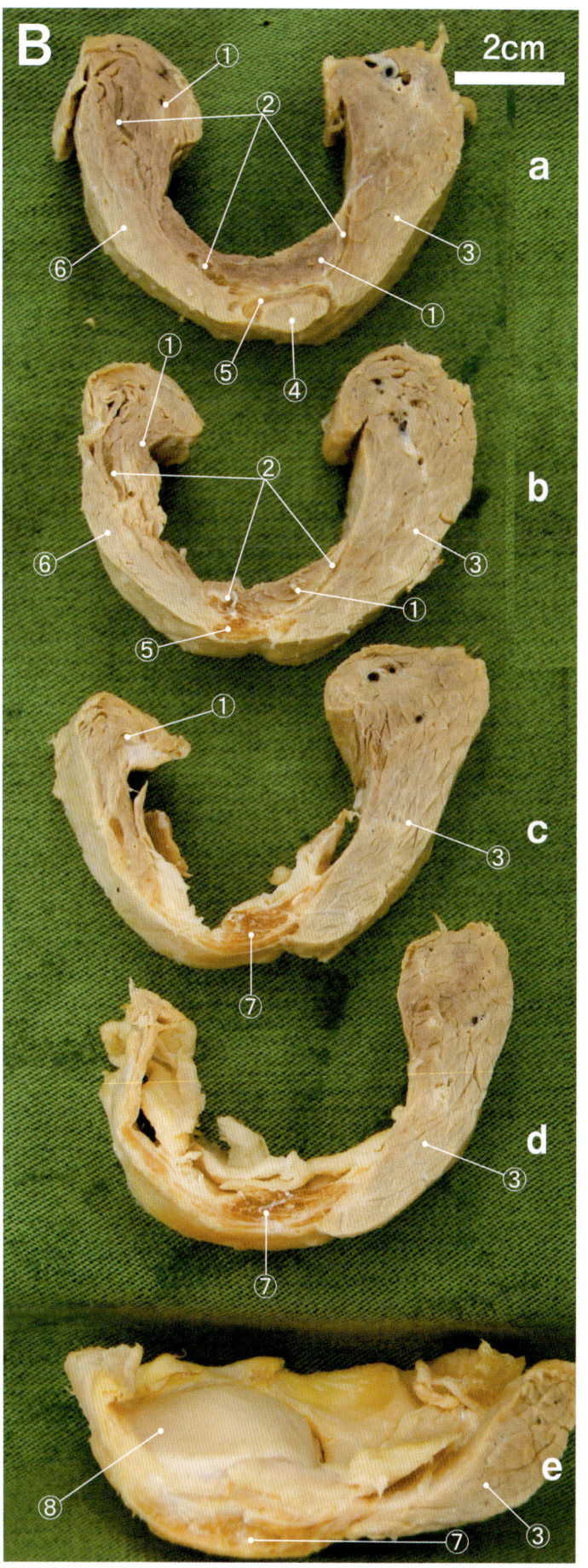

骨格筋の形と触察法 | 321

第Ⅳ章　下肢の筋

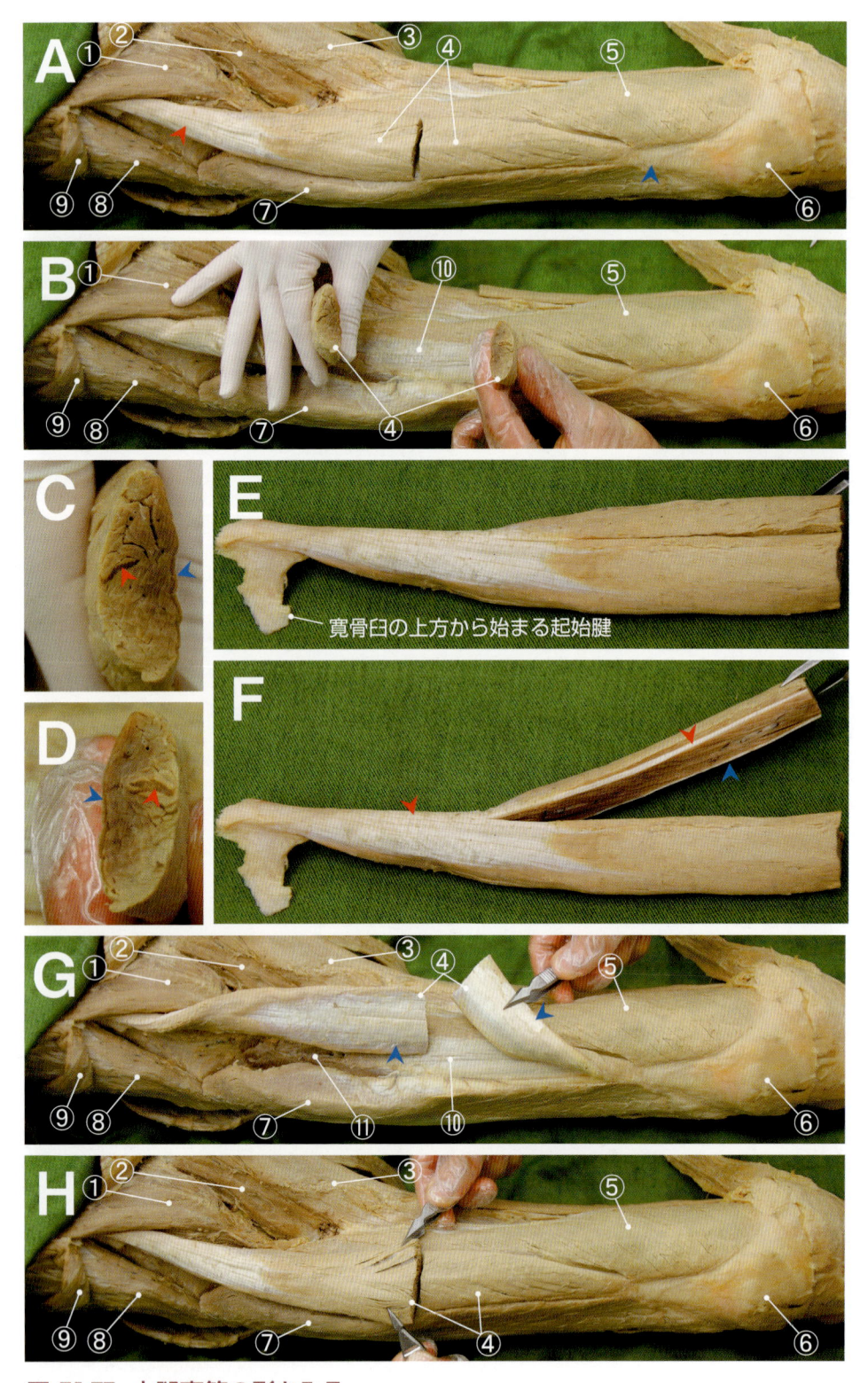

図中テキスト: 寛骨臼の上方から始まる起始腱

図 Ⅳ-77　大腿直筋の形をみる

　Aは大腿部を前方からみた写真である．股関節はやや外旋位にあるため，膝部付近は前内側方からみている．縫工筋は反転してある．大腿直筋の筋腹は中央付近で横切断してある．BはAの大腿直筋の筋腹の断面を前方へ向けてある．CはBの近位の筋腹の断面，Dは遠位の筋腹の断面を拡大してある．Eは近位部の筋腹のみを取り出し前方からみている．筋腹中央付近を矢状面で縦切断してある．Fは，Eの内側方の筋腹を内側前方へ移動してある．GはAの大腿直筋を前内側方へ反転してある．HはAの大腿直筋の筋腹を内外側方へ牽引してある．▶は起始腱，▷は停止腱を示す．

① 腸骨筋　② 恥骨筋　③ 長内転筋　④ 大腿直筋　⑤ 内側広筋　⑥ 膝蓋骨　⑦ 外側広筋　⑧ 中殿筋
⑨ 縫工筋　⑩ 3つの広筋の共通の停止腱　⑪ 中間広筋

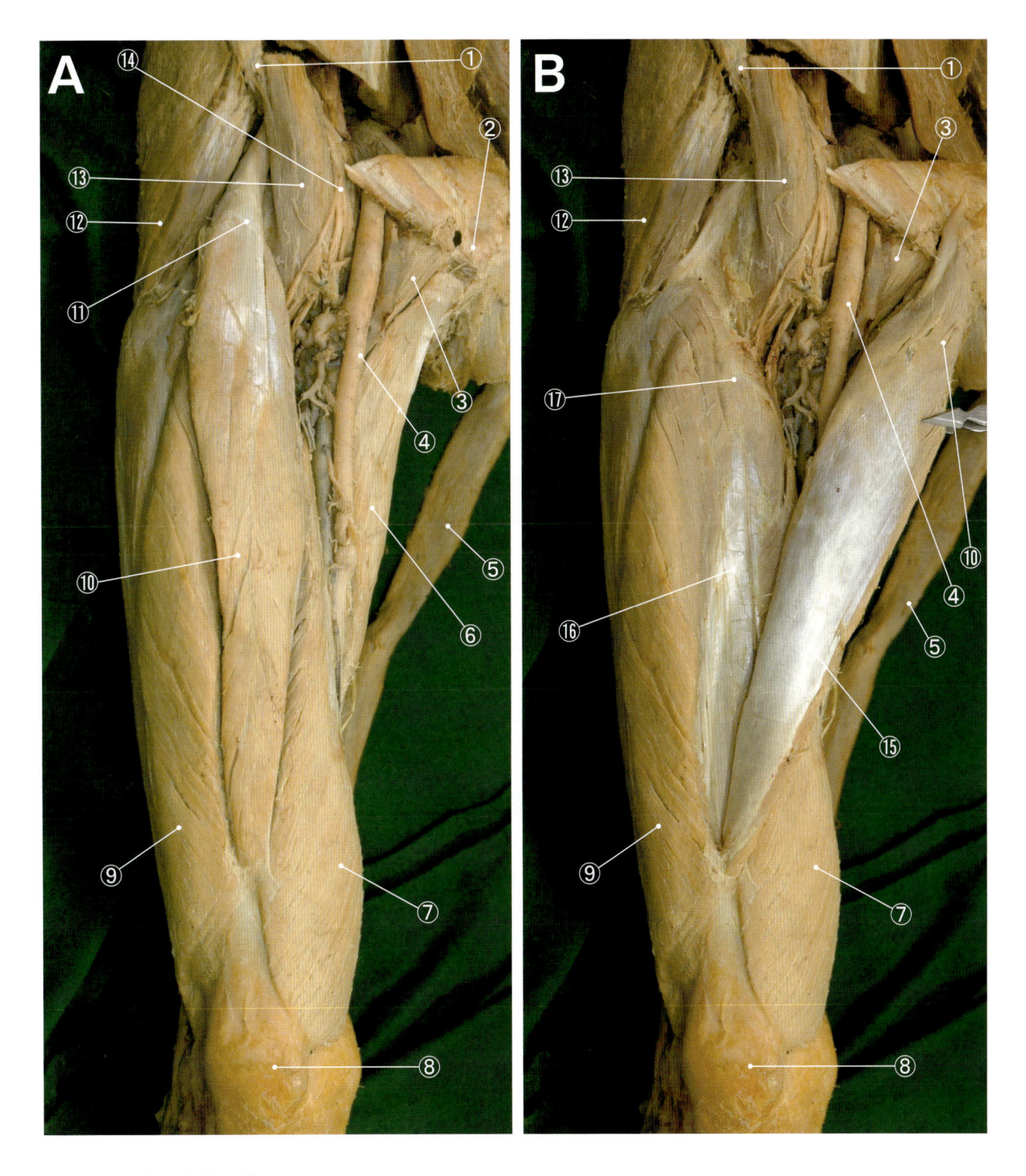

7. 大腿四頭筋（大腿直筋，内側広筋，中間広筋，外側広筋），膝関節筋

図 Ⅳ-78 中間広筋の位置をみる

Aは大腿部を前方からみた写真である．縫工筋と大腿筋膜張筋は起始から剥離し反転してある．BはAの大腿直筋を起始から剥離し，内側方へ反転してある．

① 上前腸骨棘　② 恥骨結節　③ 恥骨筋　④ 大腿動脈　⑤ 縫工筋　⑥ 長内転筋　⑦ 内側広筋　⑧ 膝蓋骨
⑨ 外側広筋　⑩ 大腿直筋の筋腹　⑪ 大腿直筋の起始腱　⑫ 中殿筋　⑬ 腸骨筋　⑭ 大腿神経
⑮ 大腿直筋の停止腱　⑯ 全ての広筋の共通の停止腱　⑰ 中間広筋

骨格筋の形と触察法 | 323

第Ⅳ章　下肢の筋

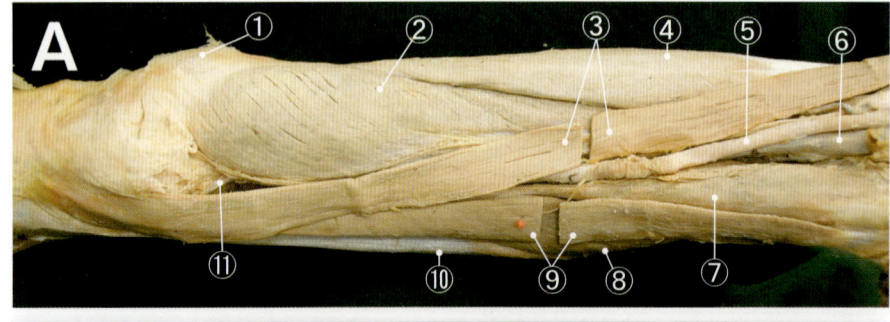

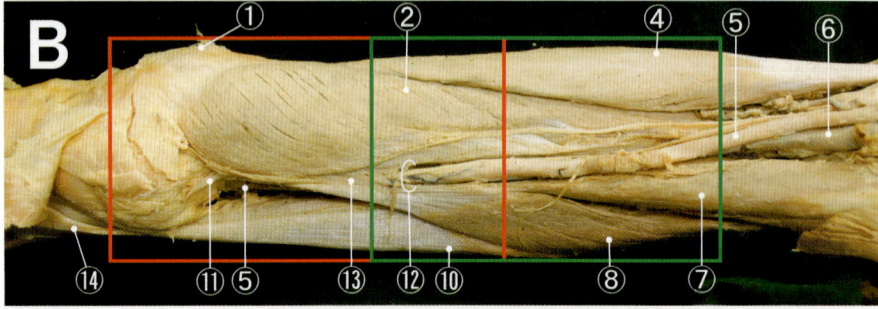

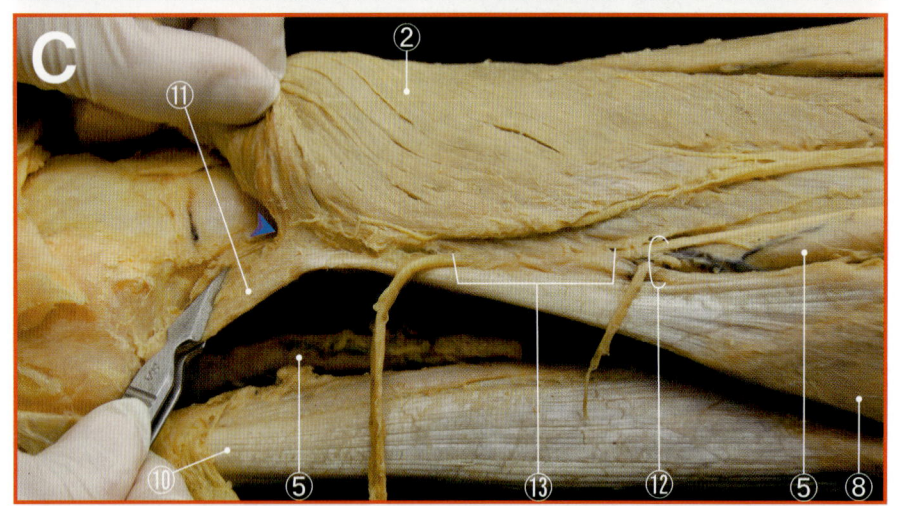

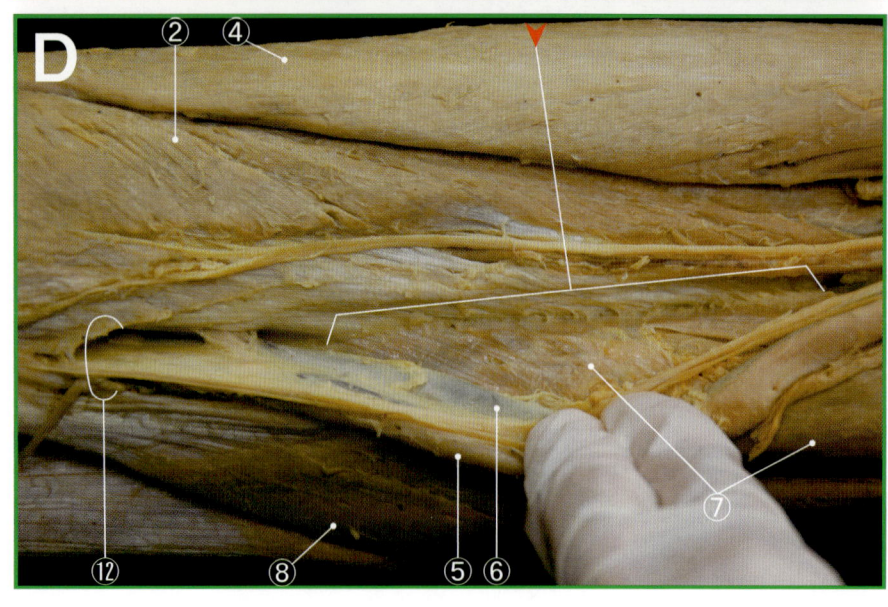

図 Ⅳ-79
内側広筋と内転筋群との連結をみる

　Aは大腿部を内側方からみた写真である．BはAの縫工筋と薄筋を反転してある．CはBの□を拡大し内側広筋は前方へ，大腿骨の内転筋結節に向かう大内転筋の停止腱は後方へ牽引してある．DはBの□を拡大し，大腿動・静脈と長内転筋は後方へ牽引してある．

① 膝蓋骨　② 内側広筋
③ 縫工筋　④ 大腿直筋
⑤ 大腿動脈　⑥ 大腿静脈
⑦ 長内転筋　⑧ 大内転筋
⑨ 薄筋　⑩ 半膜様筋
⑪ 大内転筋の停止腱
⑫ 内転筋管（内転筋腱裂孔）
⑬ 広筋内転筋板
⑭ 半腱様筋の停止腱

▶ 大内転筋の停止腱から始まる内側広筋の筋束（筋連結）
▶ 広筋内転筋板に終わる長内転筋の筋束（筋連結）

324 ｜ 骨格筋の形と触察法

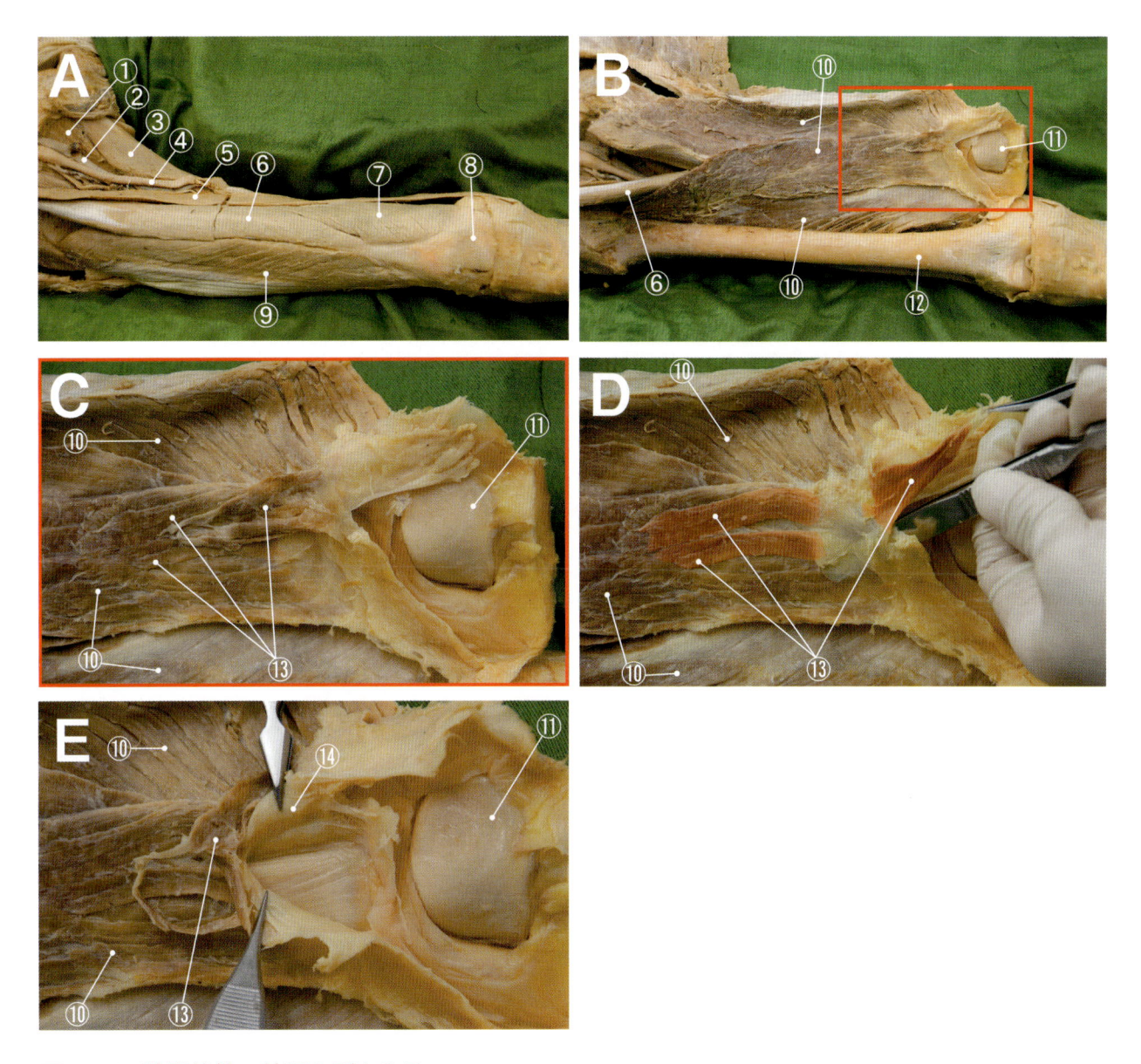

7. 大腿四頭筋（大腿直筋，内側広筋，中間広筋，外側広筋），膝関節筋

図 Ⅳ-80 膝関節筋の位置と形をみる

　Aは大腿部を前方からみた写真である．股関節はやや外旋位にあるため，膝部付近は前内側方からみている．BはAの大腿四頭筋を起始から剥離し内側方へ反転してある．CはBの□を拡大してある．DはCの膝関節筋の一部をピンセットで遠位方へ反転してある．また，膝蓋上包にピンセットを挿入してある．膝蓋上包の後面に終わる筋腹を膝関節筋と判断し赤に着色してある．EはDの膝蓋上包の後面を縦切断し，膝蓋上包の内部をみている．

① 恥骨筋　② 大腿静脈　③ 長内転筋　④ 大腿動脈　⑤ 縫工筋　⑥ 大腿直筋　⑦ 内側広筋　⑧ 膝蓋骨
⑨ 外側広筋　⑩ 中間広筋　⑪ 膝蓋骨の関節面　⑫ 大腿骨　⑬ 膝関節筋　⑭ 膝蓋上包

骨格筋の形と触察法 | 325

第Ⅳ章　下肢の筋

触察法

骨指標と筋の投影図

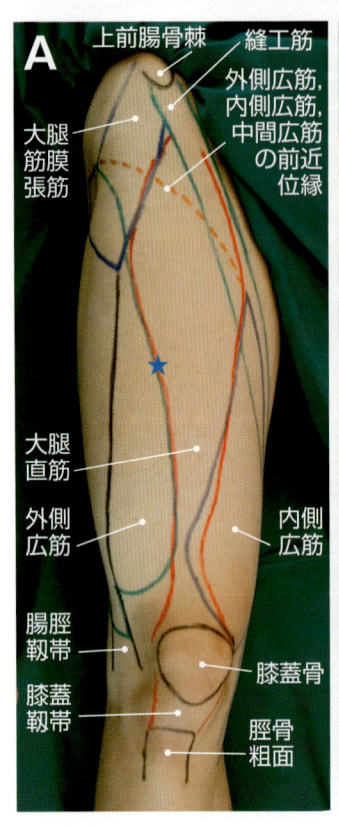

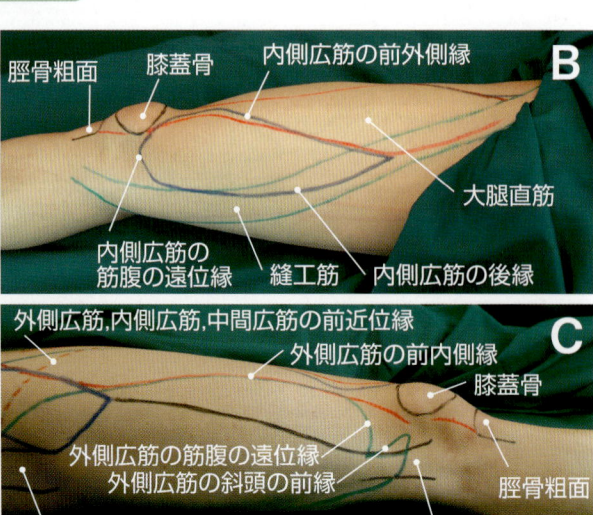

図Ⅳ-81 骨指標と大腿直筋，内側広筋，外側広筋，中間広筋などの投影図

Aは大腿部を前方から，Bは内側方から，Cは外側方から，Dは後外側方からみた写真である．

★：上前腸骨棘の前下端と膝蓋骨の外側端との中点

骨指標の触察手順

骨指標の触察手順は，V-5.**1** 腸骨の上前腸骨棘・腸骨の下前腸骨棘，V-9.**2** 膝蓋骨・脛骨の脛骨粗面，V-4.**3** 恥骨の恥骨結節，V-5.**5** 大腿骨の大転子を参照．

筋の触察手順

1. 大腿直筋の起始付近の筋腹，2. 大腿直筋の停止腱，3. 大腿直筋の外側縁，4. 大腿直筋の内側縁，5. 内側広筋の筋腹の遠位縁と前外側縁，6. 内側広筋の後縁，7. 外側広筋の筋腹の遠位縁と前内側縁，8. 外側広筋，内側広筋，中間広筋の前近位縁，9. 外側広筋，中間広筋の後内側縁と後近位縁の順に触察する．

1. 大腿直筋の起始付近の筋腹（図Ⅳ-48，図Ⅳ-69，図Ⅳ-50，図Ⅳ-74）

① 被検者は背臥位．触察者は触察部位の外側方に位置する．

② 上前腸骨棘の前下端から4横指遠位方の部位に指を置き，後方へ圧迫しながら指を内側方⇔外側方に移動させる（図Ⅳ-82）．

※ 膝関節軽度屈曲位で，踵がベッドから離れる程度に股関節を自動屈曲させると触知しやすい（図Ⅳ-83）．

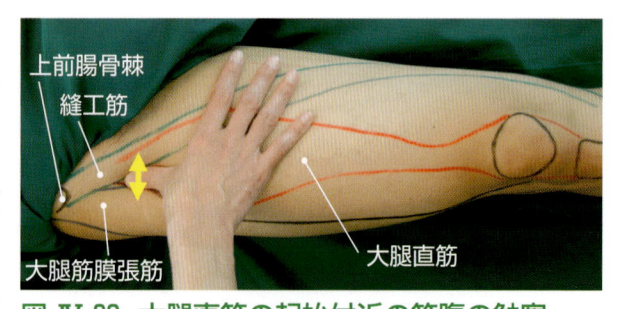

図Ⅳ-82 大腿直筋の起始付近の筋腹の触察

③ ②で確認した筋腹を，下前腸骨棘を指標にして内側近位方へたどる．

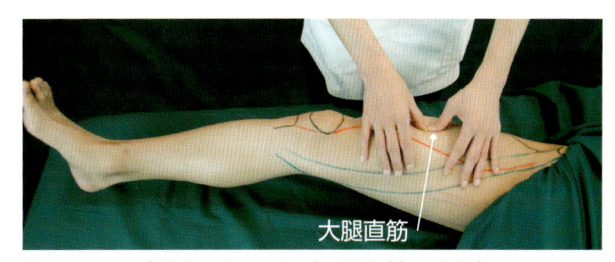

図 Ⅳ-83 収縮を用いた大腿直筋の触察
膝関節軽度屈曲位で，踵がベッドから離れる程度に股関節を自動屈曲させている．

2. 大腿直筋の停止腱（図Ⅳ-69, 図Ⅳ-74, 図Ⅳ-76）

① 被検者は背臥位．触察者は触察部位の外側方に位置する．
② 膝蓋骨底の中央部から2横指近位方の部位に指を置き，後方へ圧迫しながら指を内側方⇔外側方に移動させる（図Ⅳ-84）．
③ ②で確認した腱を膝蓋骨までたどる．
※ 膝関節軽度屈曲位で，踵がベッドから離れる程度に股関節を自動屈曲させると触知しやすい（図Ⅳ-83）．また，この状態で膝蓋骨と脛骨粗面との間に指を置き，後方へ圧迫しながら指を内側方⇔外側方に移動させると膝蓋靱帯を触知しやすい．

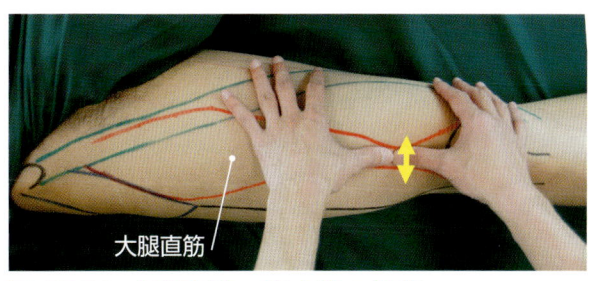

図 Ⅳ-84 大腿直筋の停止腱の触察

3. 大腿直筋の外側縁（図Ⅳ-69, 図Ⅳ-74, 図Ⅳ-77）

① 被検者は背臥位．触察者は触察部位の外側方に位置する．
② 2．で確認した停止腱の外側縁を，上前腸骨棘の前下端と膝蓋骨の外側端との中点（図Ⅳ-81 A の★）を指標にして近位方へたどる（図Ⅳ-85）．
※ この領域では★より外側方に筋腹が存在することは少ない．
③ 上前腸骨棘の前下端と膝蓋骨の外側端との中点（図Ⅳ-81 A の★）より近位方の領域では，一旦外側近位方へたどり，続いて内側近位方へ向きを変え，1．で確認した起始付近の筋腹の外側縁までたどる（図Ⅳ-86）．
※ 膝関節軽度屈曲位で，踵がベッドから離れる程度に股関節を自動屈曲させると触知しやすい（図Ⅳ-83）．

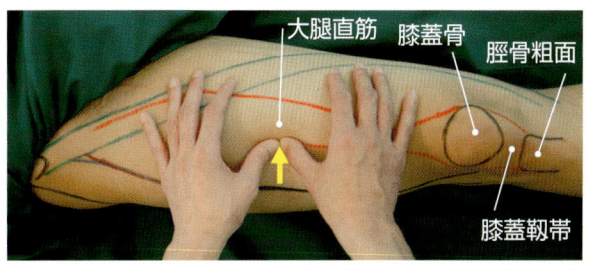

図 Ⅳ-85 上前腸骨棘の前下端と膝蓋骨の外側端との中点より遠位方の領域での大腿直筋の外側縁の触察

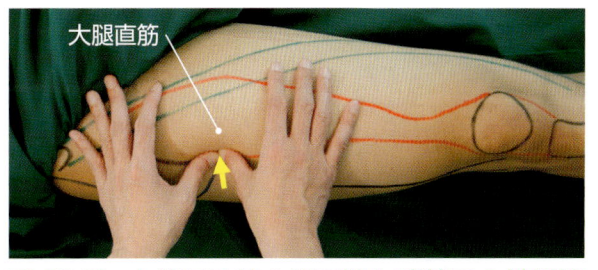

図 Ⅳ-86 上前腸骨棘の前下端と膝蓋骨の外側端との中点より近位方の領域での大腿直筋の外側縁の触察

4. 大腿直筋の内側縁（図Ⅳ-69, 図Ⅳ-74, 図Ⅳ-77）

① 被検者は背臥位．触察者は触察部位の内側方（反対側）に位置する．

② 2．で確認した停止腱の内側縁を，大腿部の近位1/3の部位までは，恥骨結節を指標にして内側近位方へたどる（図Ⅳ-87）．

③ 大腿部の近位1/3の部位より近位方の領域では，外側近位方へ向きを変え，1．で確認した起始付近の筋腹の内側縁までたどる（図Ⅳ-88）．

※ 膝関節軽度屈曲位で，踵がベッドから離れる程度に股関節を自動屈曲させると触知しやすい（図Ⅳ-83）．

※ 大腿直筋の筋腹を外側方と内側方から挟み，外側縁と内側縁を交互に圧迫すると，皮下で筋腹が内外側方向に移動する様子を触知できる（図Ⅳ-89）．また，触察側と反対側の手で筋腹が移動しないように圧迫しておくと，内側縁および外側縁を触知しやすい．

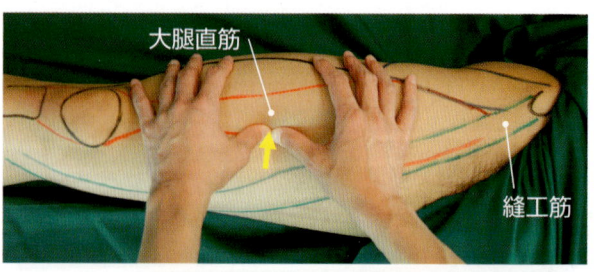

図 Ⅳ-87 大腿部の近位1/3の部位より遠位方の領域での大腿直筋の内側縁の触察

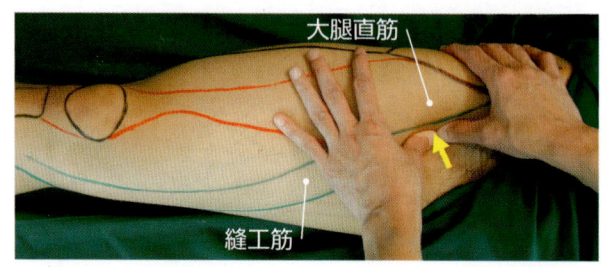

図 Ⅳ-88 大腿部の近位1/3の部位より近位方の領域での大腿直筋の内側縁の触察

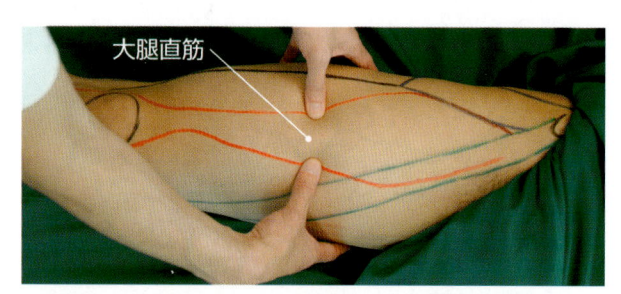

図 Ⅳ-89 大腿直筋の外側縁と内側縁の触察
左右の母指で大腿直筋を挟んでいる．

5. 内側広筋の筋腹の遠位縁と前外側縁（図Ⅳ-69, 図Ⅳ-74, 図Ⅳ-77）

① 被検者は背臥位．触察者は触察部位の外側方に位置する．

② 遠位縁：膝蓋骨の中央部の高さで，膝蓋骨の内側縁のすぐ後方に指を置き，近位方⇔遠位方にさする（図Ⅳ-90）．

※ 膝関節を自動伸展（等尺性収縮）させると，観察および触知しやすい（図Ⅳ-91の▶）．

③ 前外側縁：膝蓋骨底の中央部から6横指近位方の部位に指を置き，内側方⇔外側方にさする（図Ⅳ-92）．これより遠位方の領域では，後内側遠位方へたどる（内側広筋の遠位縁に続く）．これより近位方の領域では，後内側近位方へたどる（4．で確認した大腿直筋の内側縁と接する）．

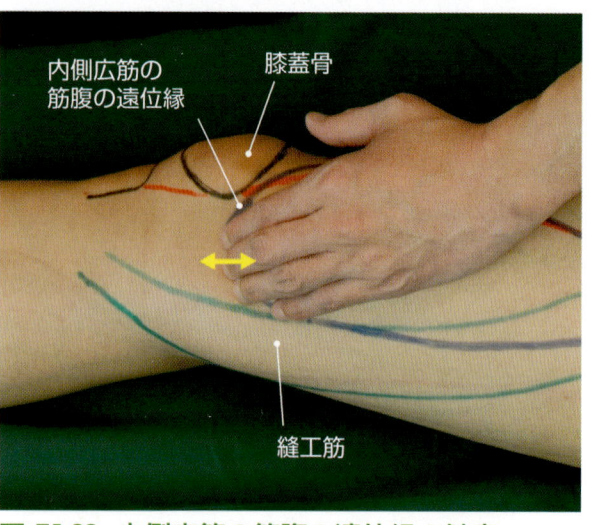

図 Ⅳ-90 内側広筋の筋腹の遠位縁の触察

7. 大腿四頭筋（大腿直筋，内側広筋，中間広筋，外側広筋），膝関節筋

6. 内側広筋の後縁（図Ⅳ-69, 図Ⅳ-74, 図Ⅳ-79）

① 被検者は背臥位．触察者は触察部位の内側方（反対側）に位置する．

② 大腿骨の内側上顆の内側端から3横指近位方の部位に指を置き，外側方へ圧迫しながら指を前方へ移動させる（図Ⅳ-93）．

※ 膝関節を自動伸展（等尺性収縮）させると，観察および触知しやすい（図Ⅳ-91の➤）．

③ ②で確認した筋腹の後縁を，4. で確認した大腿直筋の内側縁に接するまで近位方へたどる．

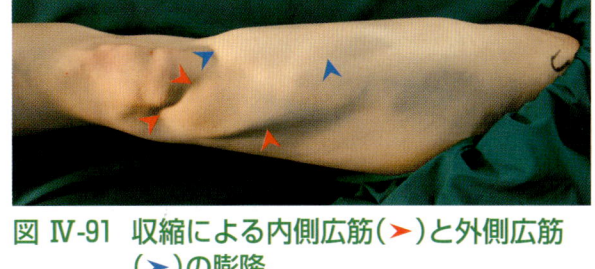

7. 外側広筋の筋腹の遠位縁と前内側縁（図Ⅳ-69, 図Ⅳ-74, 図Ⅳ-77）

① 被検者は背臥位．触察者は触察部位の外側方に位置する．

② 遠位縁：大腿部の前外側面で，膝蓋骨底から2横指近位方の高さに指を置き，近位方⇔遠位方にさする（図Ⅳ-94）．

※ 膝関節を自動伸展（等尺性収縮）させると，観察および触知しやすい（図Ⅳ-91の➤）．

※ 外側広筋の筋腹の遠位縁と大腿骨の外側顆の近位縁との間の高さで，腸脛靱帯の前縁のすぐ前方で外側広筋の斜頭の前縁付近の筋腹を触知できる場合が多い（図Ⅳ-74, 図Ⅳ-81C）．

③ 前内側縁：3. で確認した大腿直筋の外側縁に指を置き，後方へ圧迫しながら指を外側方⇔内側方に移動させる．

8. 外側広筋，内側広筋，中間広筋の前近位縁（図Ⅳ-70, 図Ⅳ-74, 図Ⅳ-77）

① 被検者は背臥位．触察者は触察部位の外側方に位置する．

② 6. で確認した内側広筋の後縁の近位端と，大転子の前近位端とを結ぶ線に指を置き，後方へ圧迫しながら指を外側遠位方へ移動させる（図Ⅳ-95）．

※ 膝関節を自動伸展（等尺性収縮）させると触知しやすい．

※ 大腿直筋に覆われる領域では触知困難である（図Ⅳ-78）．

図 Ⅳ-91 収縮による内側広筋（➤）と外側広筋（➤）の膨隆

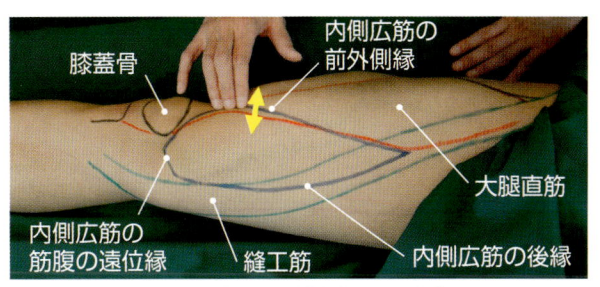

図 Ⅳ-92 内側広筋の前外側縁の触察

図 Ⅳ-93 内側広筋の後縁の触察

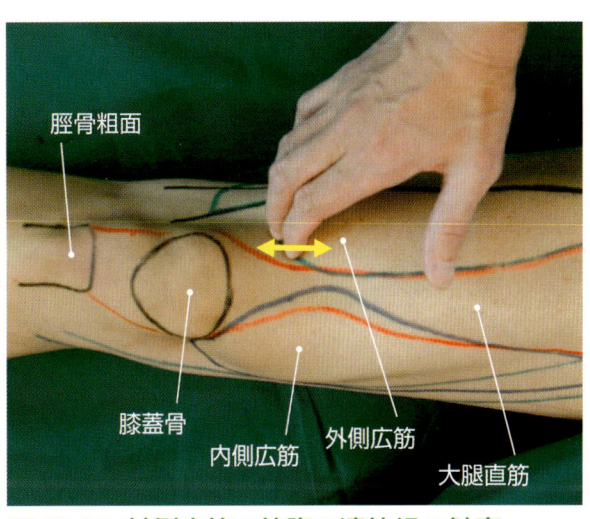

図 Ⅳ-94 外側広筋の筋腹の遠位縁の触察

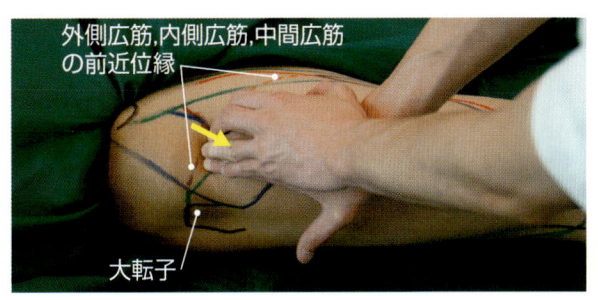

図 Ⅳ-95 外側広筋，内側広筋，中間広筋の前近位縁の触察

骨格筋の形と触察法 | 329

9. 外側広筋，中間広筋の後内側縁と後近位縁（図Ⅳ-71，図Ⅳ-74，図Ⅳ-101，図Ⅳ-16）

① 被検者は腹臥位．触察者は触察部位の外側方に位置する．

② 大腿骨の後面の近位1/3の部位に指を置き，前方へ圧迫しながら指を外側方へ移動させる（図Ⅳ-96）．

※ 膝関節を自動伸展（等尺性収縮）させると触知しやすい（図Ⅳ-97A）．また，抵抗に対し膝関節を自動屈曲させると，すぐ内側方に位置する大腿二頭筋が膨隆する（図Ⅳ-97B）．

③ 後内側縁：②で確認した筋腹の後内側縁を，膝蓋骨の中央部の高さの腸脛靱帯の前縁を指標にして，前外側遠位方へたどる．

※ 腸脛靱帯は，膝蓋骨の近位縁の高さで，外側方からみた大腿部の前後径の中央部に指を置き，内側方へ圧迫しながら指を前方⇔後方に移動させると触知しやすい（図Ⅳ-57）．

※ 膝部付近の腸脛靱帯は厚く固いため，これに覆われる領域での外側広筋，中間広筋の触知は困難である（図Ⅲ-51）．

④ 後近位縁：②で確認した筋腹の後内側縁を，大転子の後近位端を指標にして，前外側近位方へたどる（図Ⅳ-98）．

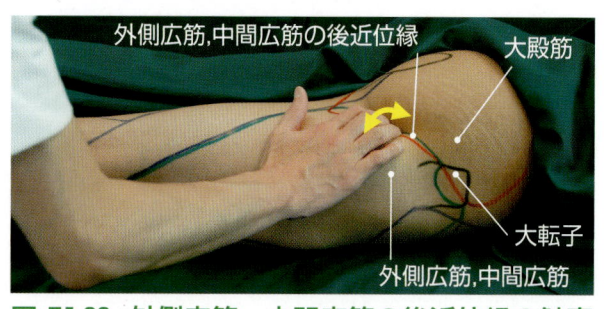

※ 外側広筋，中間広筋の後近位縁は，大腿部の膨隆と殿部の膨隆との境界の1～2横指後近位方に位置する．膝関節を自動伸展（等尺性収縮）させると，大殿筋の深層で膨隆する外側広筋，中間広筋の後近位縁を触知できる．

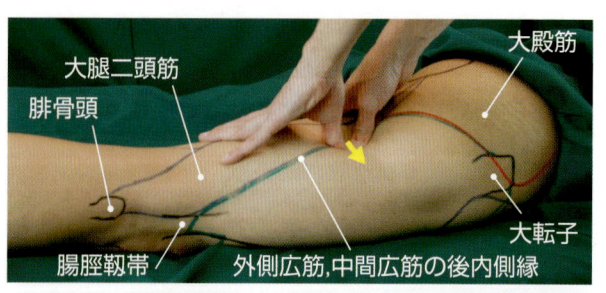

図 Ⅳ-96 外側広筋，中間広筋の後内側縁の触察

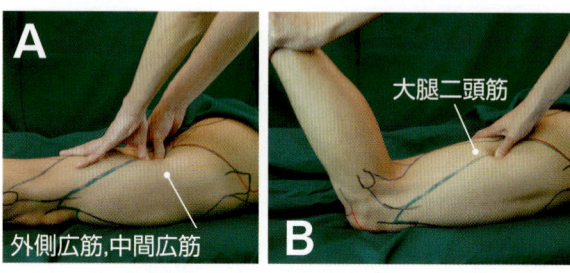

図 Ⅳ-97 収縮を用いた外側広筋，中間広筋の後内側縁の触察
Aは膝関節を自動伸展させている．Bは抵抗に対し膝関節を自動屈曲させている．

図 Ⅳ-98 外側広筋，中間広筋の後近位縁の触察

学生のための触察ポイント

- 大腿直筋は，「3. 大腿直筋の外側縁」と「4. 大腿直筋の内側縁」との一部を確認し，その間にある筋腹の膨隆を触察する．
- 内側広筋は，「5. 内側広筋の筋腹の遠位縁と前外側縁 ②遠位縁」の一部を確認し，その近位方にある筋腹の膨隆を触察する．
- 外側広筋は，「7. 外側広筋の筋腹の遠位縁と前内側縁 ②遠位縁」の一部を確認し，その近位方にある筋腹の膨隆を触察する．

8 大腿二頭筋，半腱様筋，半膜様筋

骨格筋の形と位置

筋 名	起 始	停 止	作 用	神 経
大腿二頭筋 Biceps femoris	**長頭**：坐骨の坐骨結節の後面． **短頭**：大腿骨の粗線の外側唇および外側大腿筋間中隔．	腓骨の腓骨頭，下腿筋膜．	膝関節の屈曲，外旋． 股関節の伸展，外旋．	**長頭**：脛骨神経 Tibial nerve (L5〜S2) **短頭**：総腓骨神経 Common peroneal nerve (L4〜S2)
半腱様筋 Semitendinosus	坐骨の坐骨結節の内側面．	脛骨の脛骨粗面の内側方（薄筋の停止の後遠位方）．	膝関節の屈曲，内旋． 股関節の伸展，内旋．	脛骨神経 Tibial nerve (L4〜S2)
半膜様筋 Semimembranosus	坐骨の坐骨結節．	脛骨の内側顆，斜膝窩靱帯，膝窩筋の筋膜．	膝関節の屈曲，内旋． 股関節の伸展，内旋．	脛骨神経 Tibial nerve (L4〜S2)

構造の特徴

- 大腿二頭筋は，大腿部の後面を内側近位方から外側遠位方へ走行する筋であり，長頭と短頭の2頭から構成される（図Ⅳ-99，図Ⅳ-100，図Ⅳ-101）．

- 大腿二頭筋の短頭の筋腹の近位端は，長頭の深層で大腿部の近位1/3の部位に位置する（図Ⅳ-101 B，Cの青の領域）．

- 大腿二頭筋の筋腹は，膜状の広い停止腱に覆われる（図Ⅳ-101，図Ⅳ-102，図Ⅳ-103）．短頭の筋腹は，この停止腱のうち遠位方の領域に終わる（図Ⅳ-101 Cの黄の領域，図Ⅳ-103）．また，長頭の筋腹は停止腱の近位方の領域に終わる．よって，短頭の筋腹の遠位部は，長頭の筋腹に覆われていない．

- 半腱様筋は，大腿部の後面の内側約1/2の領域の浅層に位置する筋で，近位2/3の領域では筋腹，それより遠位方ではひも状の停止腱で構成される（図Ⅳ-99，図Ⅳ-101）．

- 半腱様筋の筋腹の中央部には腱画が存在する（図Ⅳ-104 A）．

- 半膜様筋は，大腿部の後面の内側約1/2の領域の深層に位置する筋である（図Ⅳ-100，図Ⅳ-101）．

- 半膜様筋の外側近位部は腱膜のみで構成されており，筋腹はない（図Ⅳ-101 B）．一方，内側遠位部は，厚い筋腹で構成される（図Ⅳ-101）．

- 半膜様筋の筋腹は，半腱様筋の停止腱の内側方および外側方の両方で観察できる（図Ⅳ-101）．

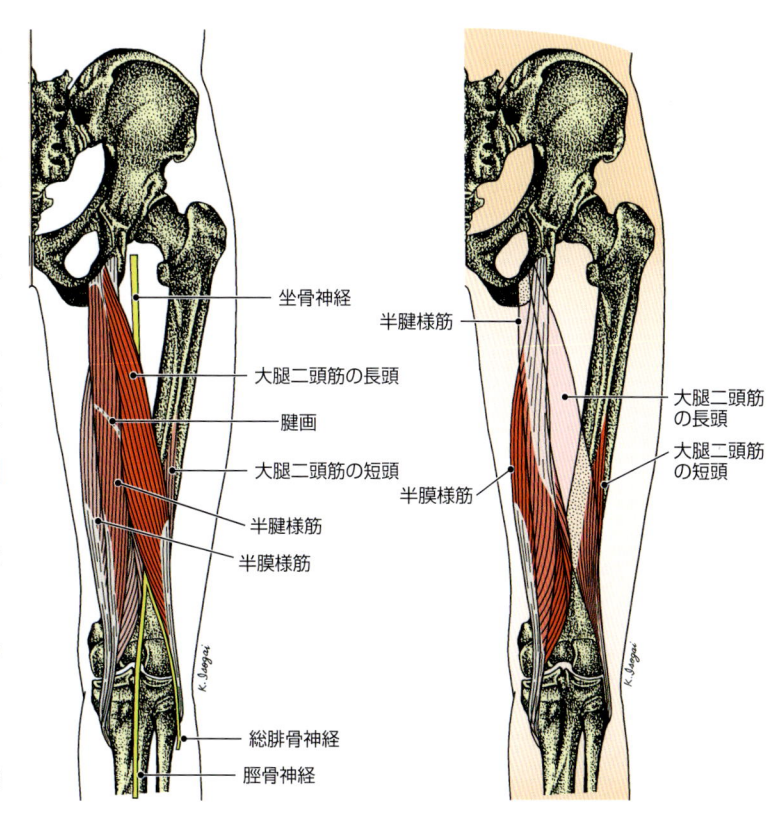

図Ⅳ-99
後方からみた大腿二頭筋，半腱様筋などの模式図

図Ⅳ-100
後方からみた大腿二頭筋，半腱様筋，半膜様筋の模式図

大腿二頭筋の長頭と半腱様筋は半透明に示してある．

第Ⅳ章　下肢の筋

筋連結

・大腿二頭筋の長頭は，半腱様筋（腱,図Ⅳ-103, 図Ⅳ-104 B, C）と連結している．

・大腿二頭筋の短頭は，中間広筋（筋間中隔,図Ⅳ-102B），外側広筋（筋間中隔,図Ⅳ-102B）および大殿筋（筋間中隔）と連結している．

・半腱様筋は，大腿二頭筋の長頭（腱,図Ⅳ-104, 図Ⅳ-103），薄筋（腱）と連結している．

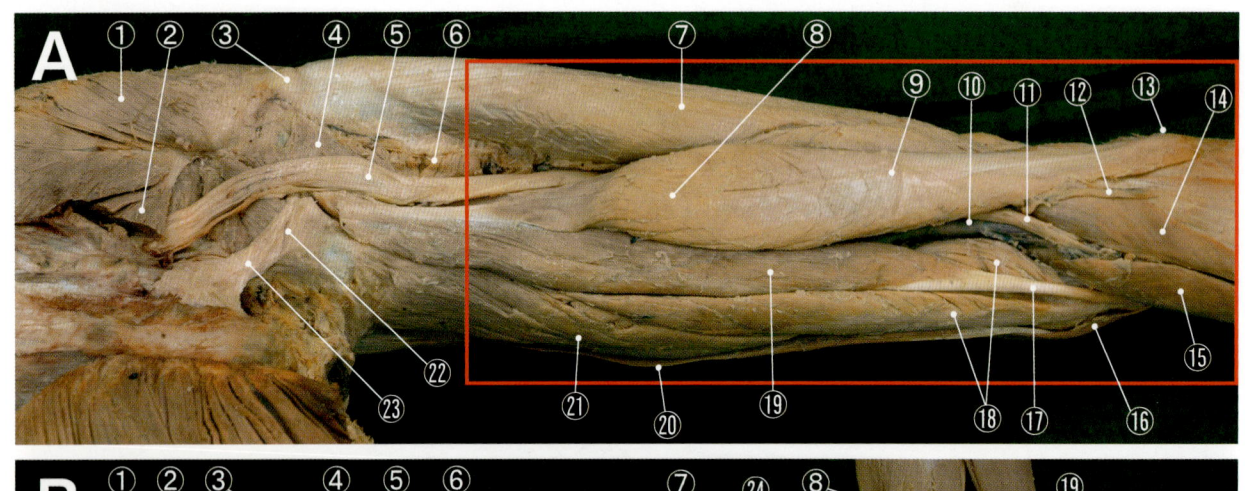

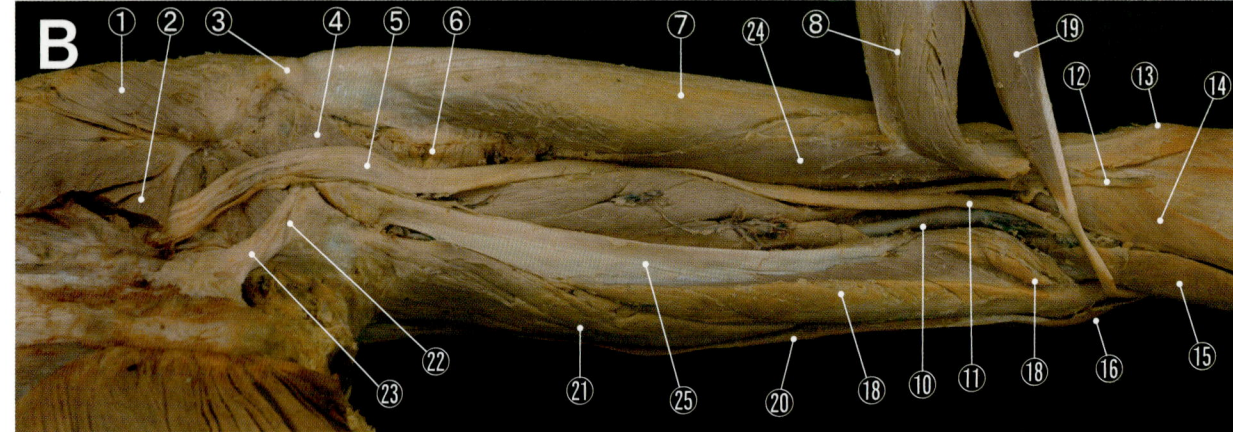

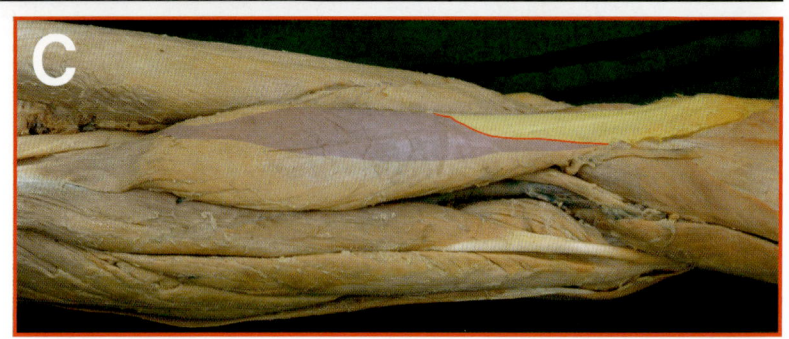

図 Ⅳ-101　大腿二頭筋の長頭と短頭の位置と形をみる

Aは大腿部を後方からみた写真である．大腿筋膜と大殿筋は切除してある．BはAの大腿二頭筋と半腱様筋を起始から剥離し外側遠位方へ反転してある．CはAの□を抽出してある．長頭と短頭の共通の停止腱のうち，短頭のみが付着している領域を黄に着色し，その内側近位縁を―で示してある．また，長頭に覆われている短頭の筋腹の領域を青に着色してある．

① 中殿筋　② 梨状筋　③ 大転子　④ 大腿方形筋　⑤ 坐骨神経　⑥ 小内転筋　⑦ 外側広筋
⑧ 大腿二頭筋の長頭　⑨ 大腿二頭筋の後外側面を覆う停止腱膜　⑩ 膝窩静脈　⑪ 脛骨神経　⑫ 総腓骨神経
⑬ 腓骨頭　⑭ 腓腹筋の外側頭　⑮ 腓腹筋の内側頭　⑯ 縫工筋　⑰ 半腱様筋の停止腱　⑱ 半膜様筋
⑲ 半腱様筋　⑳ 薄筋　㉑ 大内転筋　㉒ 坐骨結節　㉓ 仙結節靱帯　㉔ 大腿二頭筋の短頭
㉕ 半膜様筋の起始腱

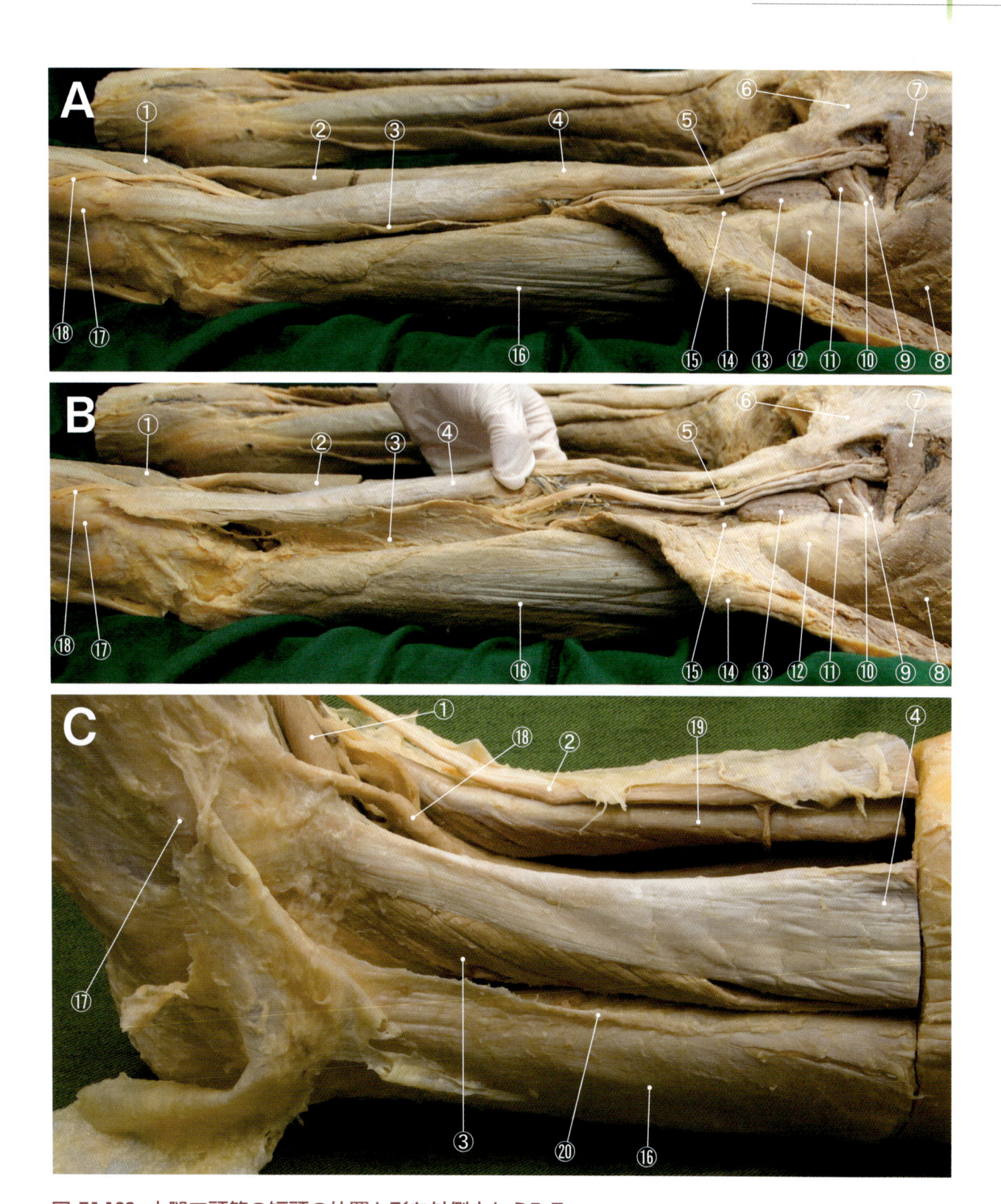

図 IV-102 大腿二頭筋の短頭の位置と形を外側方からみる

Aは大腿部を後外側方からみた写真である．大殿筋は起始から剥離し外側方へ反転してある．BはAの大腿二頭筋の長頭を後内側方へ牽引してある．CはA，Bとは異なる標本の屈曲した膝部を後外側方からみている．膝関節屈曲位では腓骨頭が後方へ移動するため，短頭が広く観察できる(A，C)．

① 腓腹筋の内側頭　② 半腱様筋　③ 大腿二頭筋の短頭　④ 大腿二頭筋の長頭　⑤ 坐骨神経
⑥ 仙結節靱帯　⑦ 梨状筋　⑧ 中殿筋　⑨ 上双子筋　⑩ 内閉鎖筋　⑪ 下双子筋　⑫ 大転子　⑬ 大腿方形筋
⑭ 大殿筋　⑮ 小内転筋　⑯ 外側広筋　⑰ 腓骨頭　⑱ 総腓骨神経　⑲ 半膜様筋　⑳ 外側大腿筋間中隔

第Ⅳ章　下肢の筋

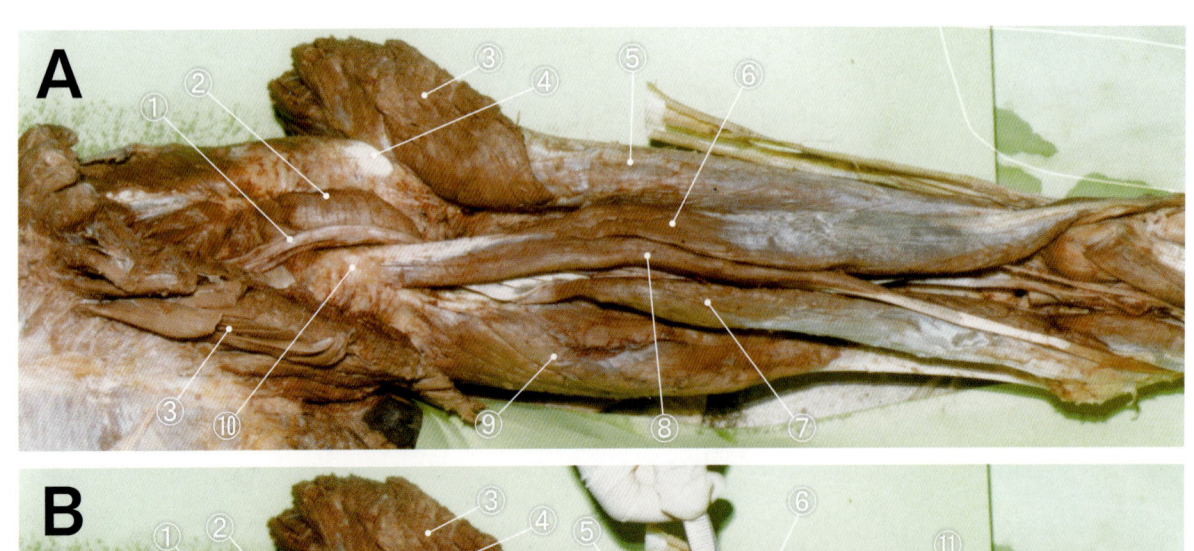

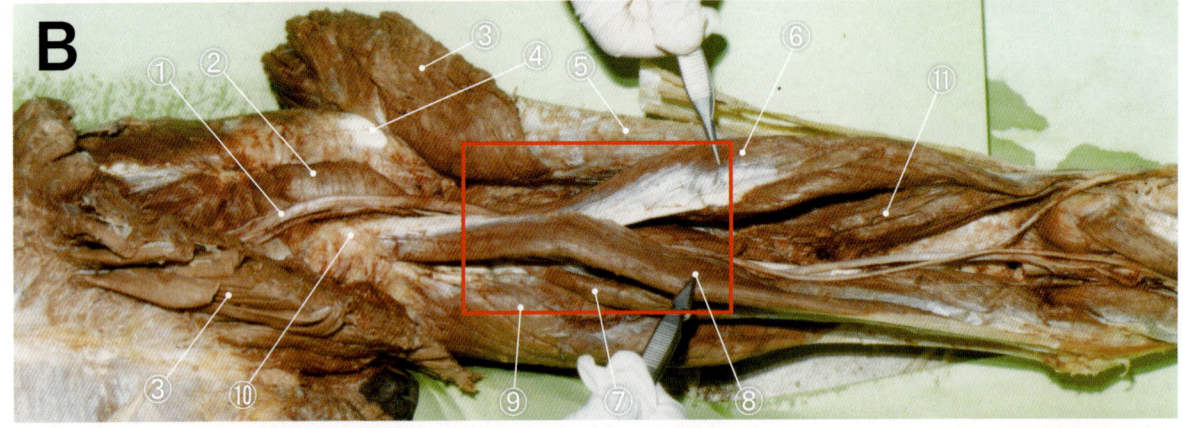

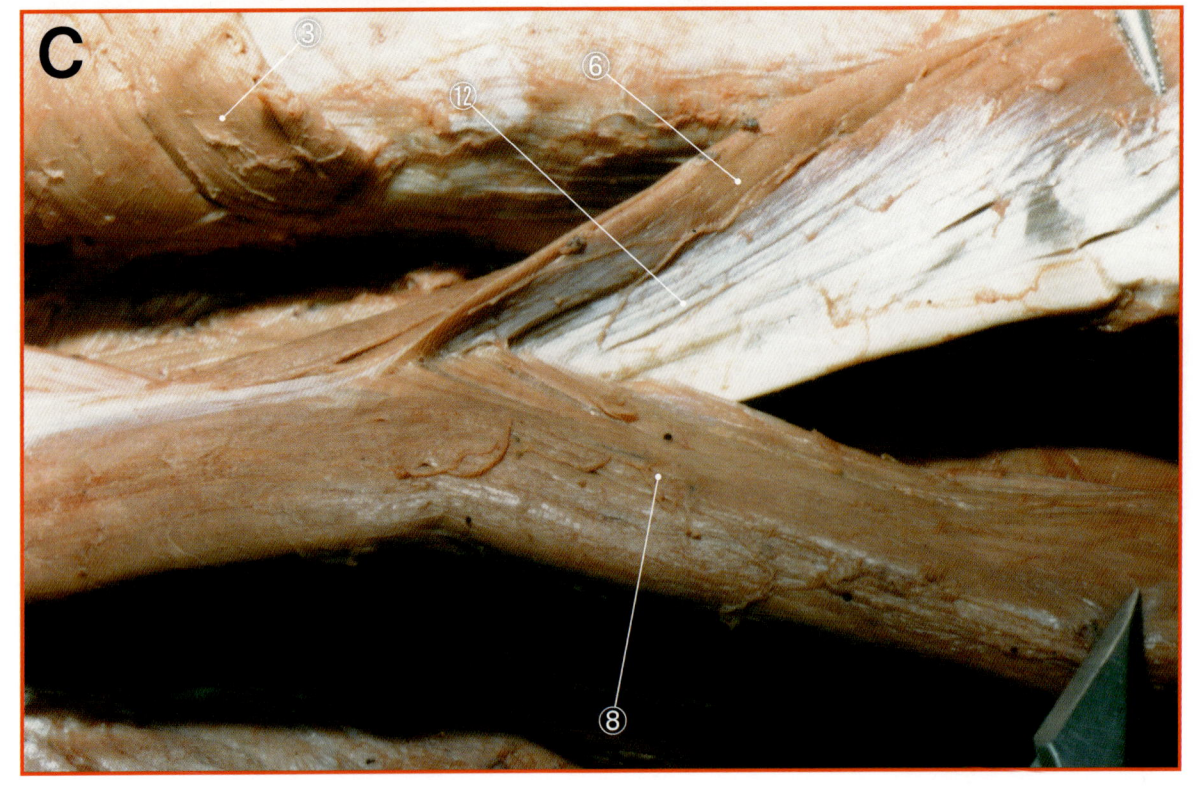

図 Ⅳ-103　大腿二頭筋の内面の形をみる

　Aは大腿部を後方からみた写真である（写真の左が頭方，上が外側方）．大殿筋は切断し反転してある．BはAの大腿二頭筋の筋腹を外側方へ，半腱様筋を内側方へ牽引してある．CはBの□を拡大してある．

① 坐骨神経　② 大腿方形筋　③ 大殿筋　④ 大転子　⑤ 外側広筋　⑥ 大腿二頭筋の長頭　⑦ 半膜様筋
⑧ 半腱様筋　⑨ 大内転筋　⑩ 坐骨結節　⑪ 大腿二頭筋の短頭　⑫ 大腿二頭筋と半腱様筋との共通の起始腱

334 ｜ 骨格筋の形と触察法

8. 大腿二頭筋，半腱様筋，半膜様筋

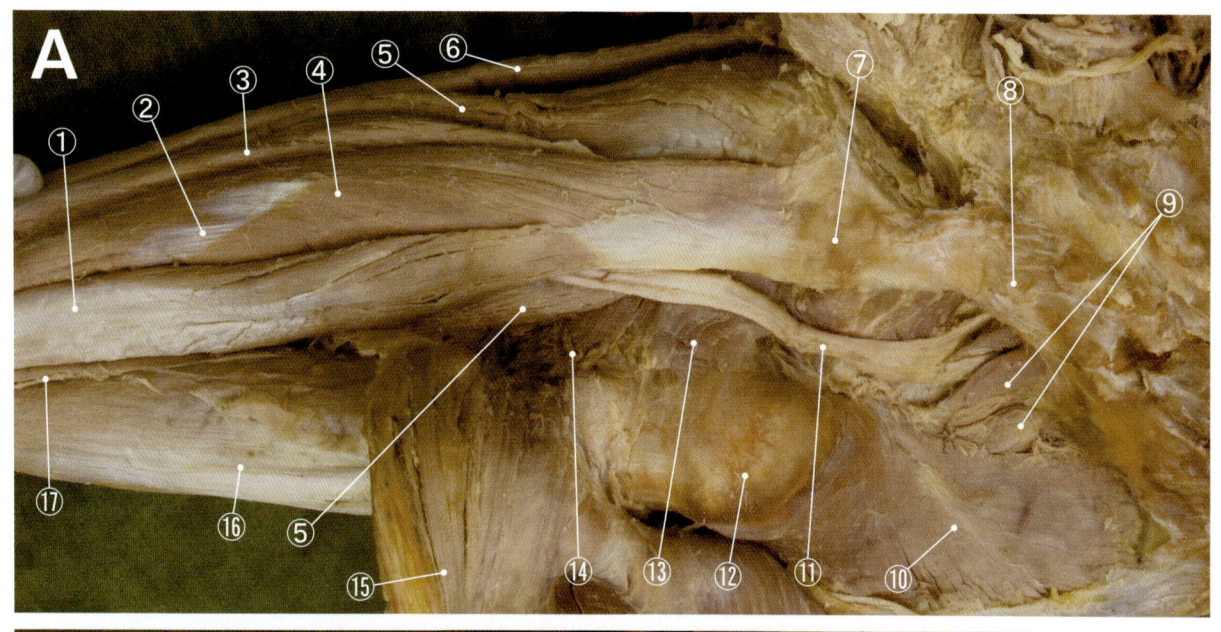

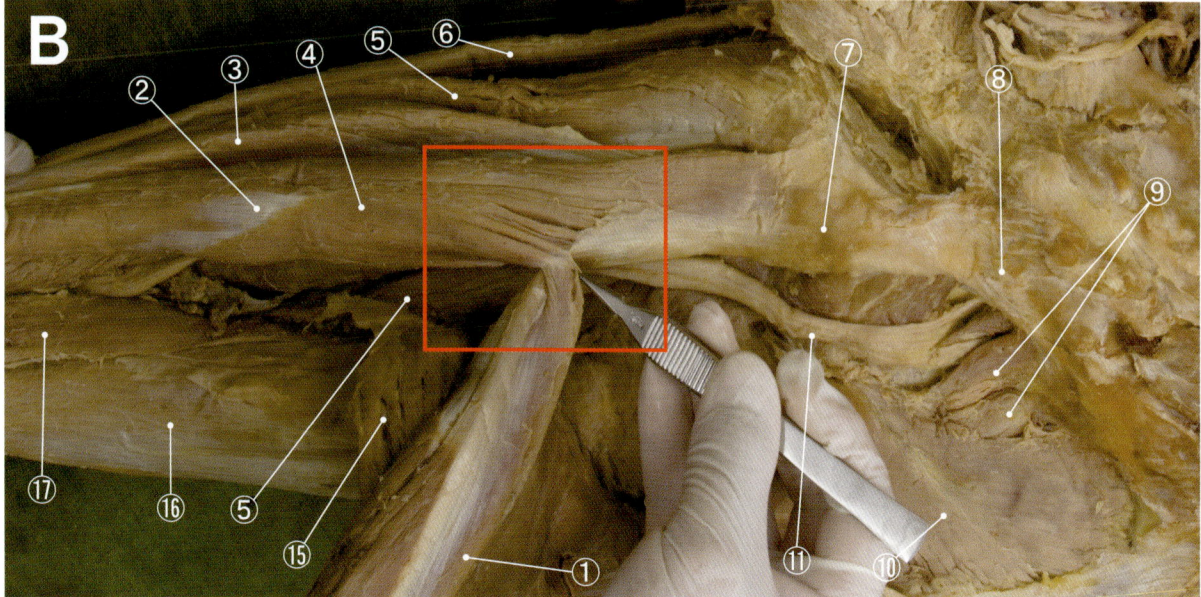

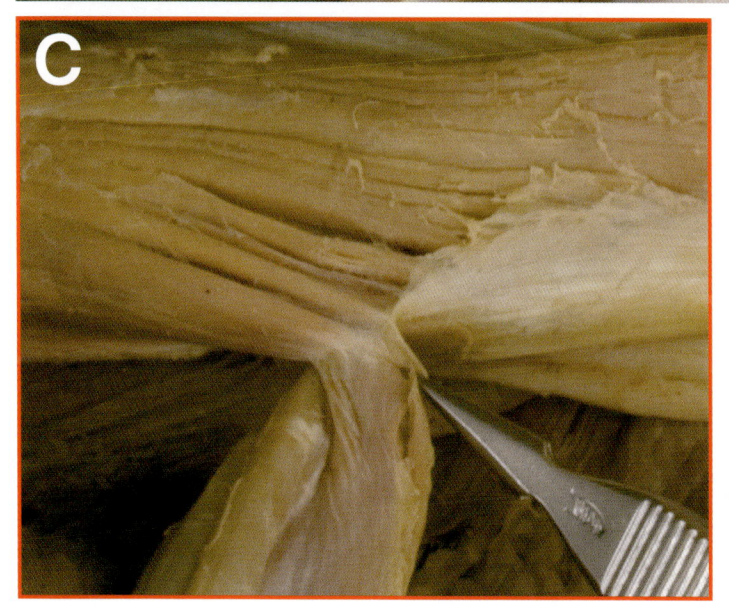

図 Ⅳ-104 大腿二頭筋の長頭と半腱様筋との筋連結をみる

Aは大腿部を後方からみた写真である（写真の右が近位方，上が内側方）．大殿筋は起始から剥離し外側方へ反転してある．BはAの大腿二頭筋の長頭を停止から剥離し外側方へ反転してある．CはBの□を拡大してある．大腿二頭筋と半腱様筋の筋束は，坐骨結節から起こる共通の起始腱からはじまる（筋連結，C）．

① 大腿二頭筋の長頭　② 半腱様筋の腱画
③ 半膜様筋　④ 半腱様筋　⑤ 大内転筋
⑥ 薄筋　⑦ 坐骨結節　⑧ 仙結節靱帯
⑨ 梨状筋　⑩ 中殿筋　⑪ 坐骨神経　⑫ 大転子　⑬ 大腿方形筋　⑭ 小内転筋　⑮ 大殿筋　⑯ 外側広筋
⑰ 大腿二頭筋の短頭

骨格筋の形と触察法 | 335

第Ⅳ章　下肢の筋

触察法

骨指標と筋の投影図

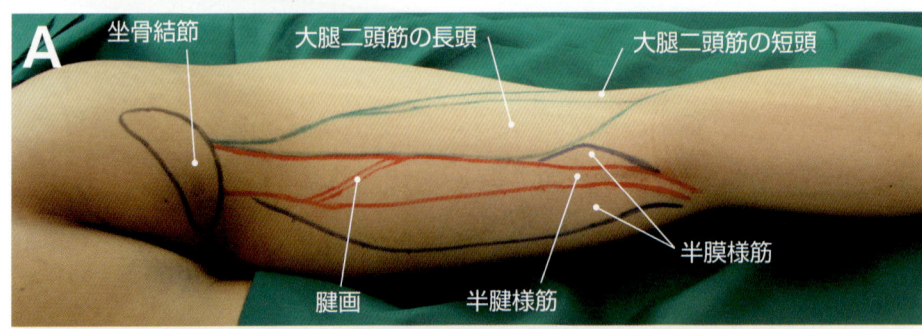

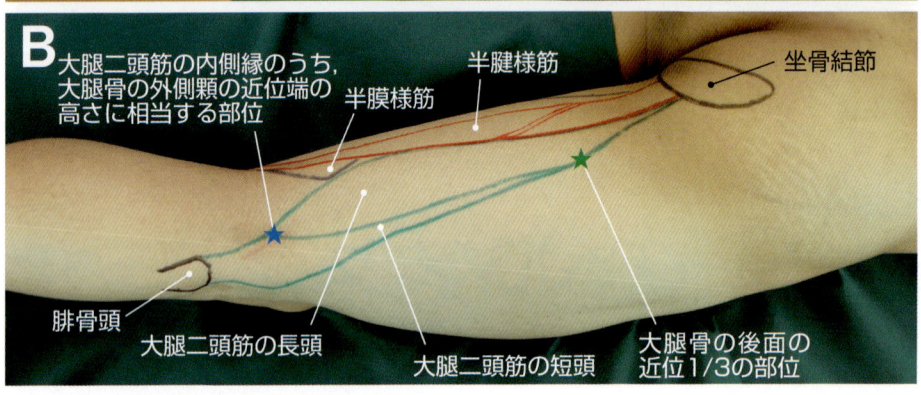

図 Ⅳ-105
骨指標と大腿二頭筋，半腱様筋，半膜様筋の投影図

Aは大腿部を後内側方から，Bは後外側方からみた写真である．

A：坐骨結節，大腿二頭筋の長頭，大腿二頭筋の短頭，半膜様筋，半腱様筋，腱画

B：大腿二頭筋の内側縁のうち，大腿骨の外側顆の近位端の高さに相当する部位，半腱様筋，半膜様筋，坐骨結節，腓骨頭，大腿二頭筋の長頭，大腿二頭筋の短頭，大腿骨の後面の近位1/3の部位

骨指標の触察手順

骨指標の触察手順は，Ⅴ-5. 4 坐骨の坐骨結節，Ⅴ-9. 5 腓骨の腓骨頭を参照．

筋の触察手順

1. 半腱様筋，2. 大腿二頭筋，3. 大腿二頭筋の長頭と短頭との境界，4. 半膜様筋の順に触察する．

1. 半腱様筋（図Ⅳ-101, 図Ⅳ-61）

① 触察者は触察部位の内側方（反対側）に位置する．

② 半腱様筋の停止腱：膝窩の中央部から2横指内側方の部位に指を置き，前方へ圧迫しながら指を内側方⇔外側方に移動させる（図Ⅳ-106 A）．

※ 抵抗に対し膝関節を自動屈曲させると，観察および触知しやすい（図Ⅳ-107の▶）．

※ 半腱様筋の停止腱は，膝窩の内側方を走行する腱のうち最も後方かつ外側方に位置する（図Ⅳ-101, 図Ⅳ-61）．よって，膝関節を自動屈曲させると，最も後方へ突出する細い腱として観察できる場合が多い．

③ 半腱様筋の筋腹：②で確認した腱の内側縁を坐骨結節の下端を指標にして，また腱の外側縁を坐骨結節の外側面を指標にして近位方へたどる（図Ⅳ-106 B）．

※ 坐骨結節のすぐ遠位方に指を置き，前方へ圧迫しな

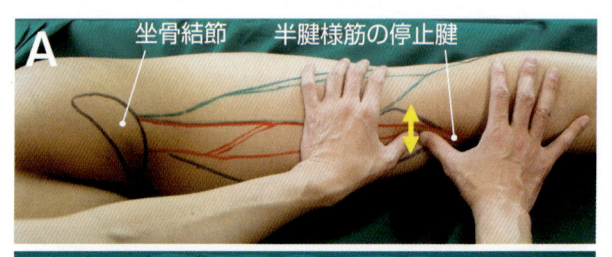

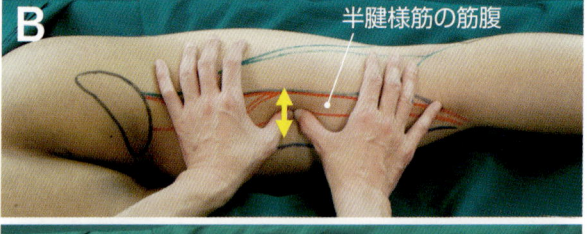

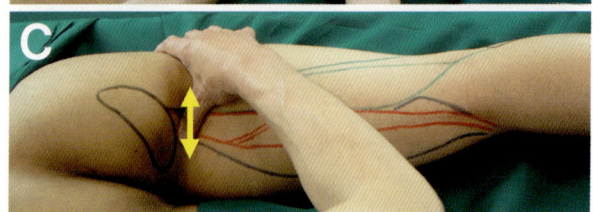

図 Ⅳ-106　半腱様筋の触察

A：坐骨結節，半腱様筋の停止腱
B：半腱様筋の筋腹

336 ｜骨格筋の形と触察法

8. 大腿二頭筋, 半腱様筋, 半膜様筋

がら指を内側方⇔外側方に移動させると, 半腱様筋の起始付近の筋腹（大腿二頭筋と共有する起始腱を含む）を横断するのを触知できる（図Ⅳ-106 C）.

※ 大腿部における半腱様筋の内側縁の近位1/4の部位と外側縁の遠位1/2を結ぶ線付近で半腱様筋の腱画を触知できる. 抵抗に対し膝関節を自動屈曲させると, 観察および触知しやすい.

2. 大腿二頭筋（図Ⅳ-101, 図Ⅳ-102, 図Ⅳ-103）

① 触察者は触察部位の外側方に位置する.

② 大腿二頭筋の停止腱：腓骨頭のすぐ近位方に指を置き, 前方へ圧迫しながら指を内側方⇔外側方に移動させる（図Ⅳ-108 A）.

※ 抵抗に対し膝関節を自動屈曲させると, 観察および触知しやすい（図Ⅳ-107の➤）.

※ 大腿二頭筋の停止腱は, 膝関節伸展位では, 膝部の外側面にまで存在する幅広い腱として確認できる（図Ⅳ-102 A）.

③ 大腿二頭筋の筋腹：②で確認した腱の外側縁を坐骨結節の外側面を指標にして近位方へ, 腱の内側縁を内側近位方へたどる（図Ⅳ-108 B, C）.

※ 大腿二頭筋の内側縁は, 大腿部の遠位1/3の高さ付近で半腱様筋の外側縁と接する（図Ⅳ-101 A）.

※ 大腿二頭筋の外側縁は外側広筋, 中間広筋の後内側縁と接する. 抵抗に対し膝関節を自動屈曲させると大腿二頭筋が膨隆し（図Ⅳ-97 B）, 膝関節を自動伸展（等尺性収縮）させると外側広筋, 中間広筋が膨隆するのを確認できる（図Ⅳ-97 A）.

3. 大腿二頭筋の長頭と短頭との境界（図Ⅳ-101, 図Ⅳ-102）

① 触察者は触察部位の外側方に位置する.

② 2. で確認した大腿二頭筋の内側縁のうち, 大腿骨の外側顆の近位端の高さに相当する部位（図Ⅳ-105 Bの★）を確認する.

③ 大腿骨の後面の近位1/3の部位（図Ⅳ-105 Bの★）を確認する.

④ ★と★とを結ぶ線に指を置き, 前方へ圧迫しながら指を内側方⇔外側方に移動させる（図Ⅳ-109 B）.

※ 膝部付近では, 内側方⇔外側方にさすることで長頭の膨隆と短頭の膨隆との間の段差を触知できる（図Ⅳ-109 A）. また, これを観察できる場合がある（図Ⅳ-101 C）.

※ 大腿部の長軸長の中央部付近までは短頭の筋腹を横断する様子を触知できるが, これより近位方の領域では触知困難となる.

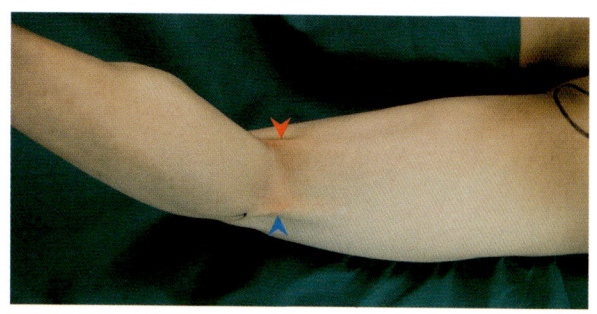

図Ⅳ-107 収縮による半腱様筋の停止腱（➤）と大腿二頭筋の停止腱の膨隆（➤）

抵抗に対し膝関節を自動屈曲させている.

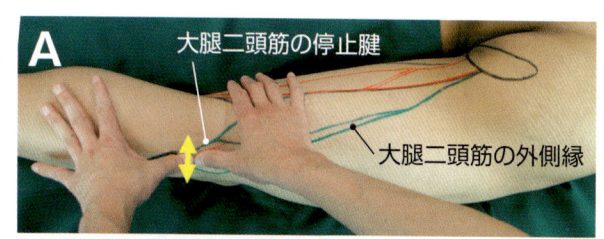

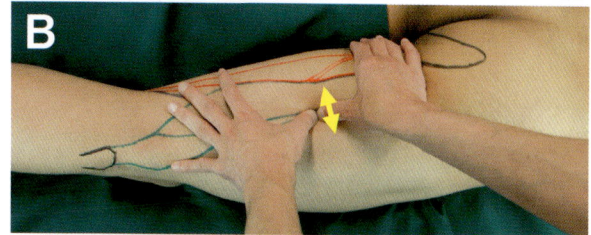

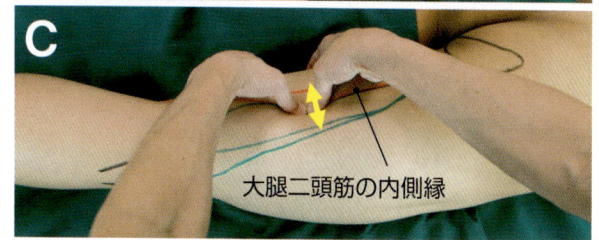

図Ⅳ-108 大腿二頭筋の触察

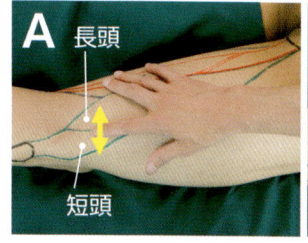

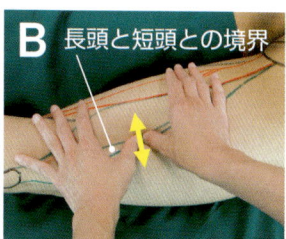

図Ⅳ-109 大腿二頭筋の長頭と短頭との境界の触察

骨格筋の形と触察法 | 337

4. 半膜様筋（図Ⅳ-101）

① 触察者は触察部位の内側方（反対側）に位置する．

② 半膜様筋の停止腱：膝窩の内側方で，1. で確認した半腱様筋の停止腱のすぐ内側方に指を置き，前外側方へ圧迫しながら指を前内側方⇔後外側方に移動させる（図Ⅳ-110A）．

※ 膝関節を自動屈曲させると，観察および触知しやすい．

※ 半膜様筋の停止腱は1横指ほどの幅の腱として確認できる．

③ 半膜様筋の前内側縁：②で確認した腱の前内側縁を近位方へたどる（図Ⅳ-110B）．

※ 大腿骨の長軸長の中央部付近までは薄筋と隣接し，それより近位方の領域では大内転筋と隣接する（図Ⅳ-101）．

※ 大腿部の長軸長の近位1/4の部位付近で，半腱様筋の深層へ向かう（図Ⅳ-110C，図Ⅳ-101）．

④ 半膜様筋の外側縁：膝窩の中央部に指を置き，前方へ圧迫しながら指を内側方へ移動させる（図Ⅳ-111A）．

※ 抵抗に対し，膝関節を自動屈曲させると，観察および触知しやすい（図Ⅳ-111B）．

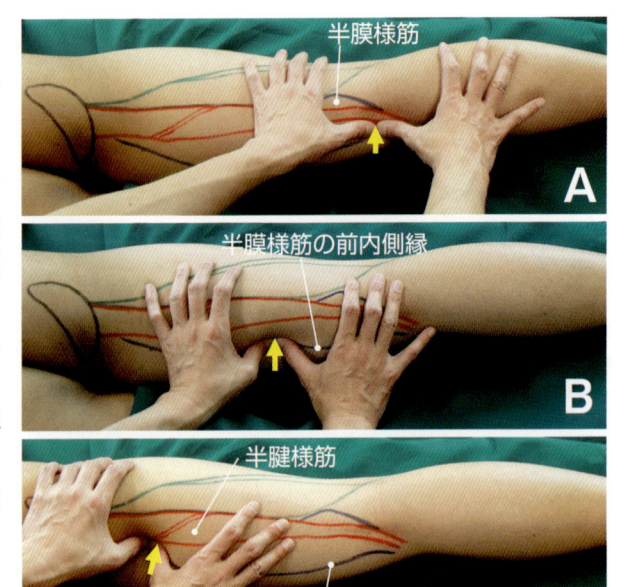

図 Ⅳ-110　半膜様筋の停止腱と前内側縁の触察

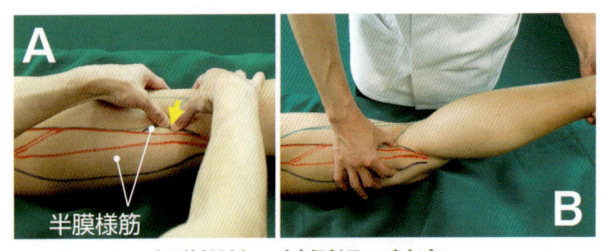

図 Ⅳ-111　半膜様筋の外側縁の触察
Bは抵抗に対し膝関節を自動屈曲させている．

学生のための触察ポイント

- 半腱様筋は，「1. 半腱様筋 ②半腱様筋の停止腱」の一部を確認し，その近位方にある筋腹の膨隆を触察する．
- 大腿二頭筋は，「2. 大腿二頭筋 ③大腿二頭筋の筋腹」の一部を確認し，その間にある筋腹の膨隆を触察する．
- 半膜様筋は，「4. 半膜様筋 ②半膜様筋の停止腱，③半膜様筋の前内側縁」の一部を確認し，その後外側方にある筋腹の膨隆を触察する．

9 恥骨筋, 薄筋, 長内転筋, 短内転筋, 大内転筋, 小内転筋

骨格筋の形と位置

筋　名	起　始	停　止	作　用	神　経
恥骨筋 Pectineus	恥骨の恥骨上枝の恥骨櫛.	大腿骨の恥骨筋線(小転子の遠位方で粗線内・外側唇の中間部をほぼ垂直に走る).	股関節の内転, 屈曲.	大腿神経 Femoral nerve (L2, L3)
薄筋 Gracilis	恥骨の恥骨結合の外側部.	脛骨の脛骨粗面のすぐ内側方の部位.	股関節の内転, 膝関節の屈曲, 内旋.	閉鎖神経の前枝 Obturator nerve (L2〜L4)
長内転筋 Adductor longus	恥骨の恥骨結節および恥骨稜の下部.	大腿骨の粗線の内側唇の中央1/3の領域.	股関節の内転, 屈曲.	閉鎖神経の前枝 Obturator nerve (L2, L3)
短内転筋 Adductor brevis	恥骨の恥骨体の前方で長内転筋の後方.	大腿骨の恥骨筋線の遠位1/2の領域と粗線の内側唇の近位1/3の領域.	股関節の内転, 屈曲.	閉鎖神経 Obturator nerveの前枝 (L2〜L4)
大内転筋 Adductor magnus	恥骨の恥骨下枝, 坐骨枝, 坐骨結節.	大腿骨の恥骨筋線および粗線の内側唇の全長. 腱部は大腿骨の内転筋結節.	股関節の内転, 恥骨下枝から始まる部分は屈曲, 坐骨結節から始まる部分は伸展.	閉鎖神経 Obturator nerve (L2〜L4) 坐骨神経(脛骨神経) (L4, L5)
小内転筋 Adductor minimus	坐骨の坐骨枝および恥骨下枝.	大腿骨の粗線の内側唇の近位部.	大腿の内転, 屈曲.	閉鎖神経 Obturator nerveの後枝 (L3, L4)

構造の特徴

- 股関節の内転筋群は, 大腿部の内側部で, 前方から長内転筋, 短内転筋, 大内転筋が位置し, そのすぐ外側方に恥骨筋が, 内方に薄筋が位置する (図IV-112, 図IV-113, 図IV-114, 図IV-116, 図IV-117, 図IV-118A). また, 大内転筋の近位方に小内転筋が位置する.

- 6つの内転筋のうち他の筋に覆われていない領域を持つのは, 薄筋, 長内転筋, 大内転筋, 恥骨筋である (図IV-116, 図IV-117, 図IV-118 A).

- 薄筋は, 大腿部の最も内側方に位置する長い筋である (図IV-116, 図IV-117, 図IV-118). 筋腹の幅は, 起始付近で広く停止へ向かって狭くなる. 膝関節付近では, ひも状の停止腱となり縫工筋の深層を走行することが多い (図IV-61B, C).

- 長内転筋は, 股関節の内転筋群のうちで最も前方に位置する扁平な筋であり, 大腿部の近位部で縫工筋と薄筋との間で観察できる (図IV-116, 図IV-118A, B).

- 長内転筋は内側方からみると紡錘状に, 前方からみると方形にみえる (図IV-116, 図IV-50C, 図IV-118 A, B).

- 短内転筋は, 大腿部の近位部で長内転筋の後方, 大内転筋の前方に位置しており, 内側方からは薄筋に覆われている (図IV-116A, B, 図IV-118).

- 恥骨筋は短内転筋のすぐ外側方に位置する筋であり, その前方を大腿動・静脈が走行する (図IV-118 A〜C).

- 短内転筋や恥骨筋は, それぞれ2つの筋腹に分かれる場合がある (図IV-118D, E).

骨格筋の形と触察法 | 339

- 大内転筋は，股関節の内転筋群のうち，最も大きな筋である．坐骨枝から始まり大腿骨に向かって扇状に広がる筋腹と，内転筋結節に向かう筋腹とから構成されている（図Ⅳ-114，図Ⅳ-115，図Ⅳ-116，図Ⅳ-117，図Ⅳ-118）．

- 大内転筋は，前方から長・短内転筋に，内側方から薄筋に，後方から半膜様筋に覆われているが，薄筋と半膜様筋との間で筋腹の一部が観察できる（図Ⅳ-116，図Ⅳ-117，図Ⅳ-118）．

- 大内転筋の内転筋結節へ向かう停止腱は前頭面上では板状で，大腿骨の内側面の遠位部にも終わる（図Ⅳ-79）．この腱の前面からは内側広筋の筋束が始まる．

- 大内転筋や長内転筋は停止腱膜を持つ（図Ⅳ-79）．この停止腱膜は，内側広筋の起始付近の筋腹を覆う起始腱膜と融合して広筋内転筋板を構成する．この広筋内転筋板の深層を大腿動・静脈，大腿神経が通る．

- 大内転筋とその近位方にある小内転筋とは第1貫通動脈が貫通する部位で分けるといわれる[9]．しかしこの動脈が通る位置に，大内転筋と小内転筋の明瞭な境界があることはほとんどない（図Ⅳ-118）[1]．なお，小内転筋の一部もしくは全体が大内転筋と分離できない場合が多いという報告もある[1]．

筋 連 結

- 恥骨筋は，長内転筋（腱），内側広筋（腱膜）および腸骨筋（腱）と連結している．

- 薄筋は，長内転筋（腱），短内転筋（腱）および半腱様筋（腱）と連結している．

- 長内転筋は，恥骨筋（腱），薄筋（腱），内側広筋（腱），短内転筋（腱）および大内転筋（腱，図Ⅳ-79B，図Ⅳ-116B）と連結している．

- 短内転筋は，薄筋（腱），長内転筋（腱），大内転筋（腱）および内側広筋（腱膜）と連結している．

- 大内転筋は，内側広筋（腱，図Ⅳ-79C▶，図Ⅳ-116B，図Ⅳ-118B〜E），長内転筋（腱，図Ⅳ-79B，図Ⅳ-116B），短内転筋（腱）および小内転筋（腱）と連結している．

- 小内転筋は，大内転筋（腱）と連結している．

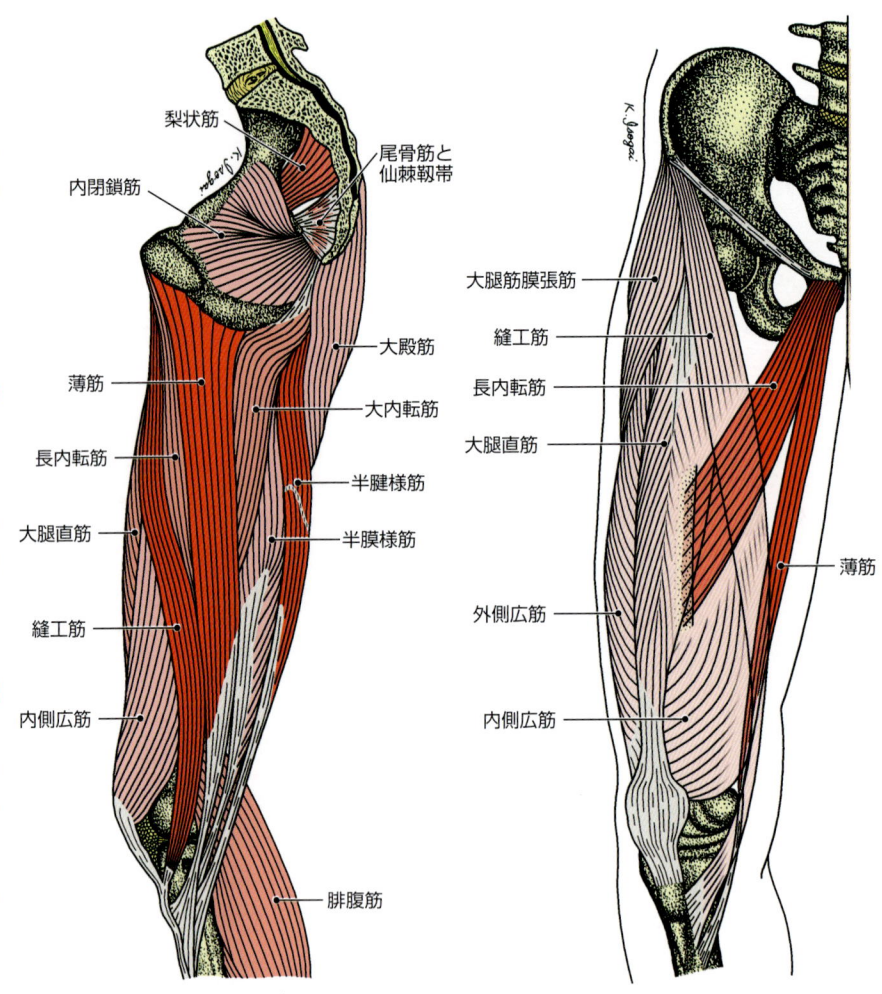

図Ⅳ-112 内側方からみた大腿部の筋の模式図

図Ⅳ-113 前方からみた薄筋，長内転筋などの模式図

背臥位を想定して，股関節は若干外旋位にある．縫工筋，大腿直筋，内側広筋，大腿骨の一部は半透明に示してある．

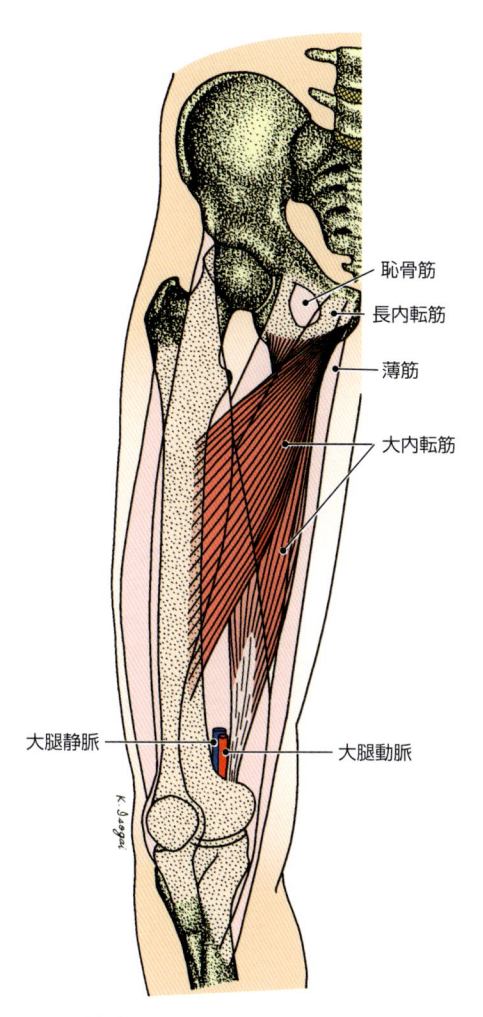

9. 恥骨筋，薄筋，長内転筋，短内転筋，大内転筋，小内転筋

図 Ⅳ-114 前方からみた大内転筋などの模式図
背臥位を想定して，股関節は若干外旋位にある．大内転筋を除く股関節の内転筋群と大腿四頭筋は半透明に示してある．

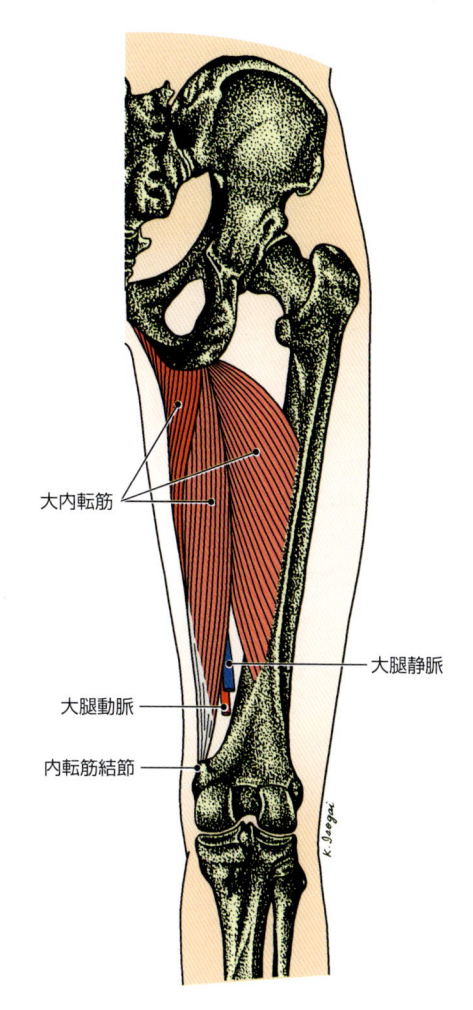

図 Ⅳ-115 後方からみた大内転筋の模式図

骨格筋の形と触察法 | 341

第Ⅳ章　下肢の筋

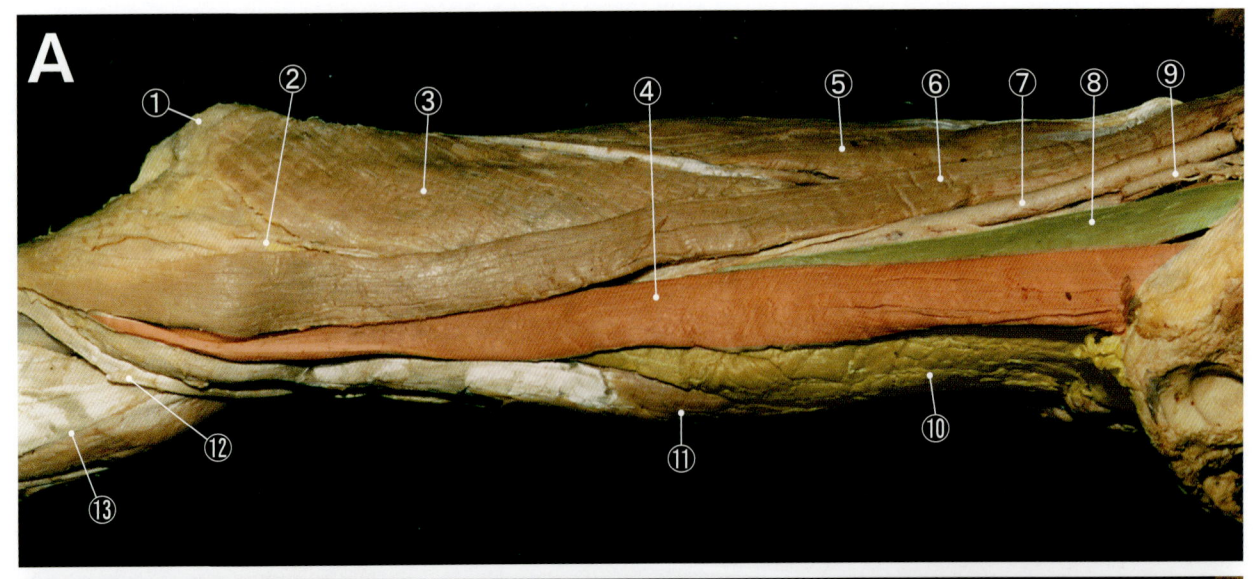

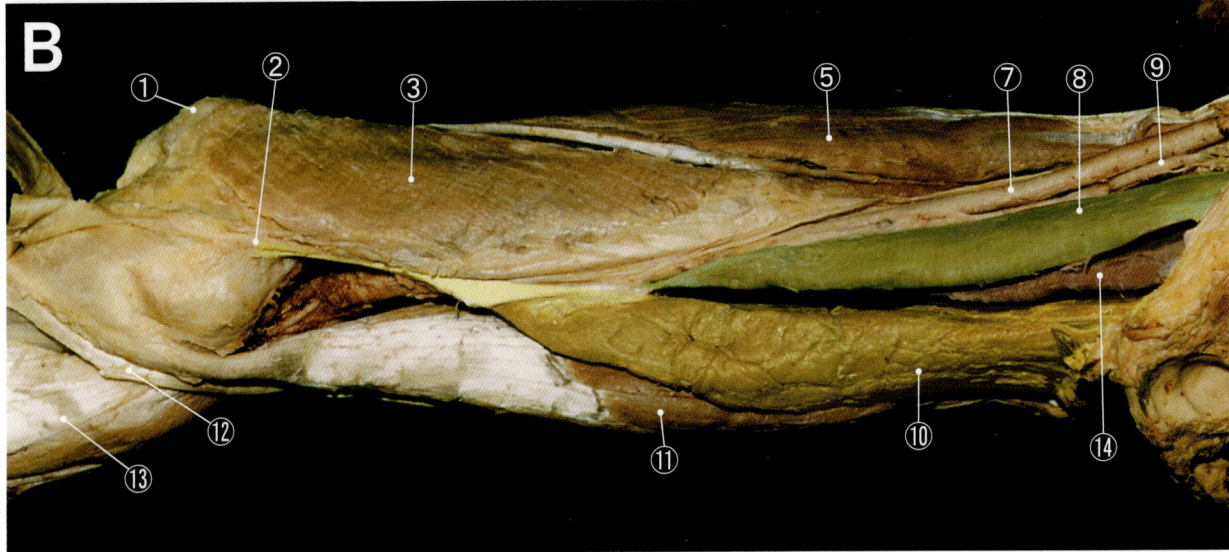

図 Ⅳ-116　内転筋群の位置と形を内側方からみる

Aは大腿部を内側方からみた写真である．長内転筋を緑に，薄筋を赤に，大内転筋を黄に着色してある．
BはAの縫工筋と薄筋を剝離してある．短内転筋を青に着色してある．

① 膝蓋骨　② 大腿骨の内転筋結節　③ 内側広筋　④ 薄筋　⑤ 大腿直筋　⑥ 縫工筋　⑦ 大腿動脈
⑧ 長内転筋　⑨ 大腿静脈　⑩ 大内転筋　⑪ 半膜様筋　⑫ 半腱様筋の停止腱　⑬ 腓腹筋の内側頭
⑭ 短内転筋

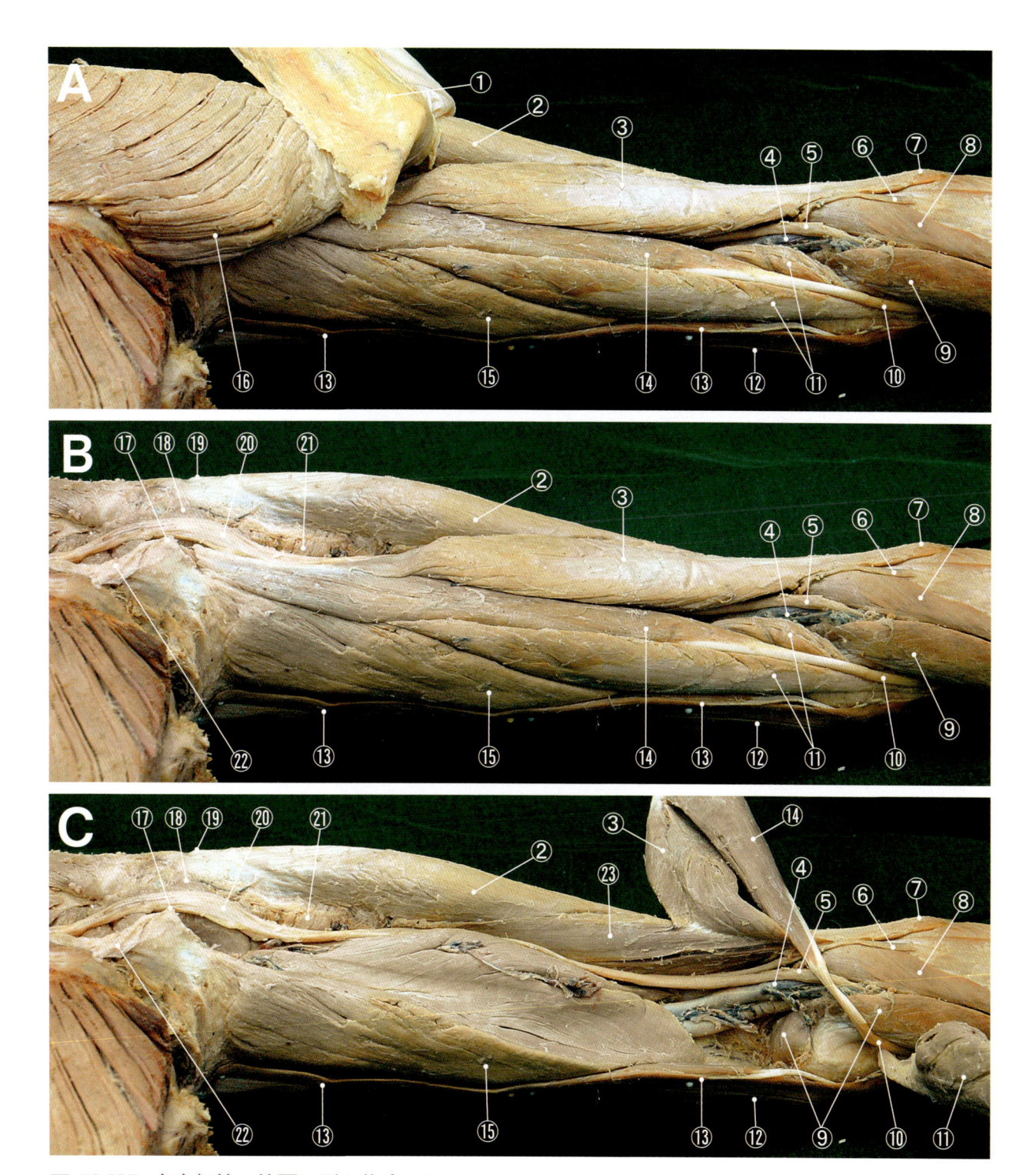

9. 恥骨筋，薄筋，長内転筋，短内転筋，大内転筋，小内転筋

図 Ⅳ-117 大内転筋の位置と形を後方からみる

Aは大腿部を後方からみた写真である．大腿筋膜は近位方へ反転してある．BはAの大腿筋膜と大殿筋を切除してある．CはBの大腿二頭筋と半腱様筋を起始から剥離し外側遠位方へ，半膜様筋は起始から剥離し内側遠位方へ反転してある．

① 大腿筋膜　② 外側広筋　③ 大腿二頭筋の長頭　④ 膝窩静脈　⑤ 脛骨神経　⑥ 総腓骨神経
⑦ 大腿二頭筋の停止腱　⑧ 腓腹筋の外側頭　⑨ 腓腹筋の内側頭　⑩ 半腱様筋の停止腱　⑪ 半膜様筋
⑫ 縫工筋　⑬ 薄筋　⑭ 半腱様筋　⑮ 大内転筋　⑯ 大殿筋　⑰ 坐骨結節　⑱ 大腿方形筋　⑲ 大転子
⑳ 坐骨神経　㉑ 小内転筋　㉒ 仙結節靱帯　㉓ 大腿二頭筋の短頭

骨格筋の形と触察法 | 343

第Ⅳ章　下肢の筋

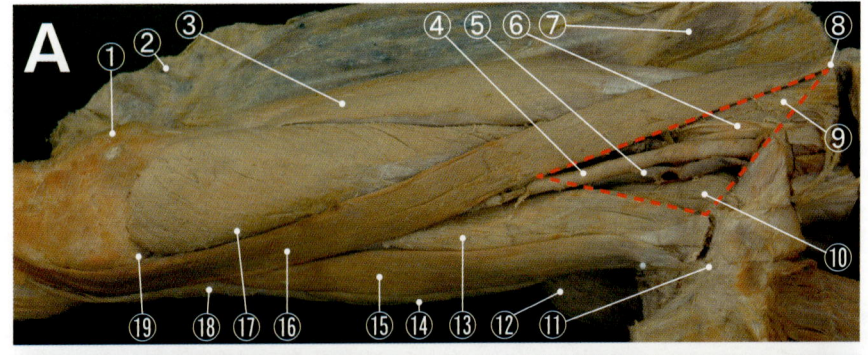

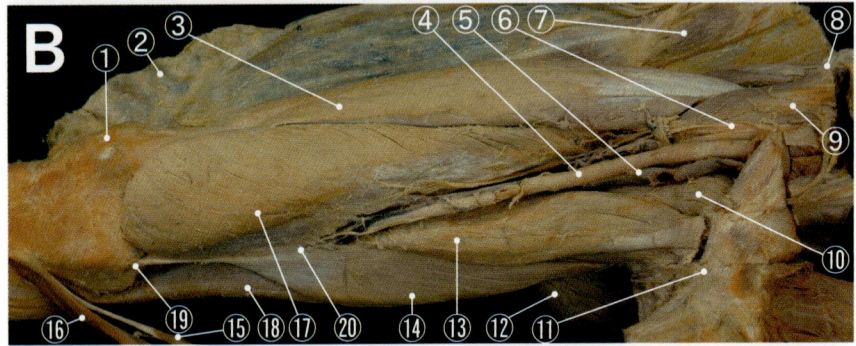

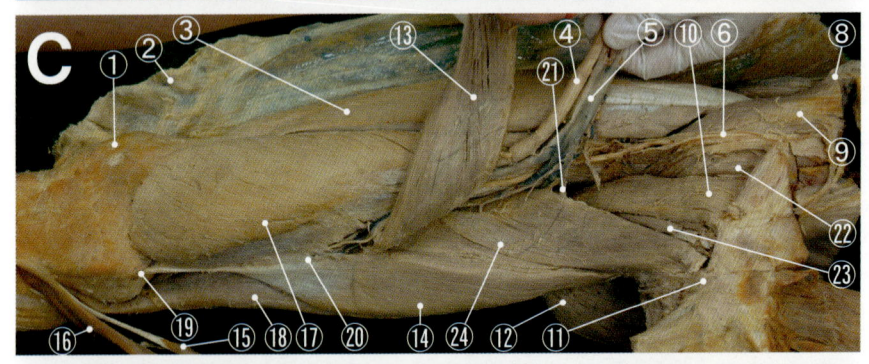

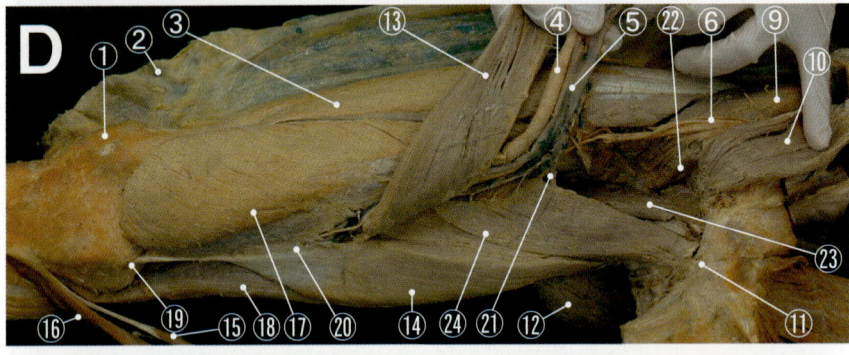

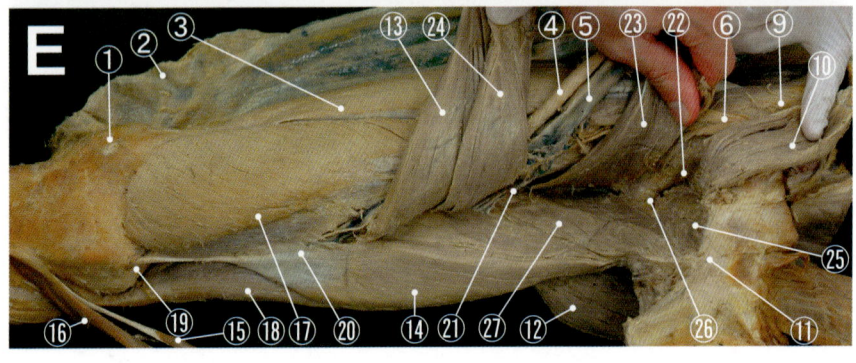

図 Ⅳ-118
内転筋群の位置と形を前内側方からみる

　Aは大腿部を前内側方からみた写真である．大腿筋膜は外側方へ反転してある．△は大腿三角（スカルパ三角）を示す．BはAの縫工筋，薄筋を起始から剥離し内側方へ反転してある．CはBの大腿動・静脈と長内転筋を剥離し外側方へ反転してある．DはCの恥骨筋の浅層部を頭方へ反転してある．EはDの短内転筋と恥骨筋の深層部の筋腹とを外側方へ反転してある．本標本は恥骨筋が2層に分離している．

① 膝蓋骨　② 大腿筋膜
③ 大腿直筋　④ 大腿動脈
⑤ 大腿静脈　⑥ 大腿神経
⑦ 大腿筋膜張筋
⑧ 上前腸骨棘　⑨ 腸骨筋
⑩ 恥骨筋の浅層部の筋腹
⑪ 恥骨結合　⑫ 大殿筋
⑬ 長内転筋　⑭ 大内転筋
⑮ 薄筋　⑯ 縫工筋
⑰ 内側広筋　⑱ 半膜様筋
⑲ 大腿骨の内転筋結節
⑳ 広筋内転筋板
㉑ 第一貫通動脈　㉒ 大腰筋
㉓ 恥骨筋の深層部の筋腹
㉔ 短内転筋の遠位方の筋腹
㉕ 外閉鎖筋　㉖ 小転子の位置
㉗ 小内転筋

344 | 骨格筋の形と触察法

9. 恥骨筋，薄筋，長内転筋，短内転筋，大内転筋，小内転筋

触察法

骨指標と筋の投影図

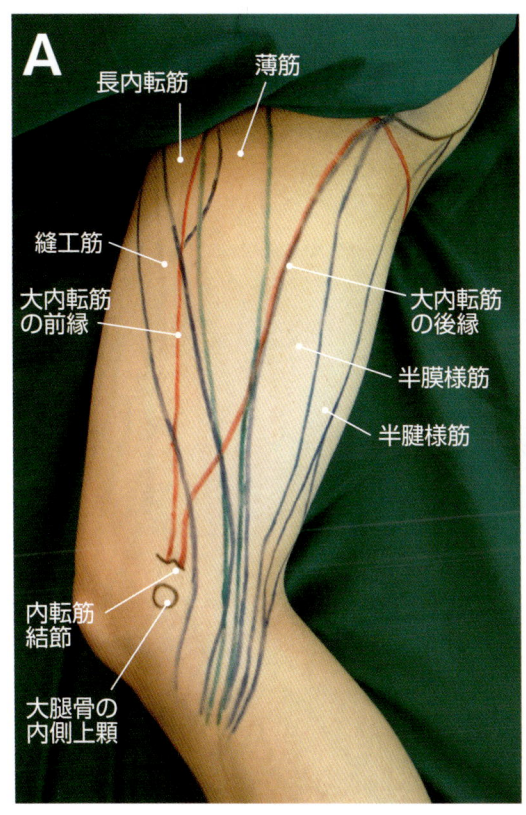

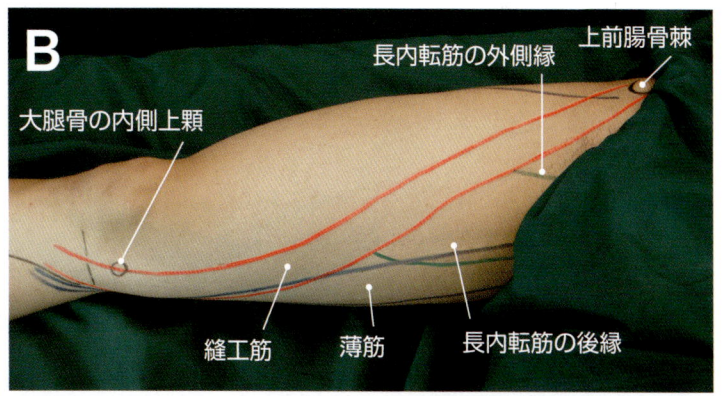

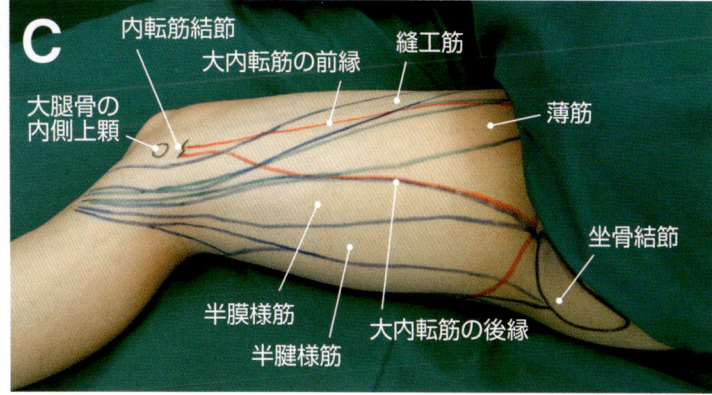

図 Ⅳ-119 骨指標と薄筋，長内転筋，大内転筋などの投影図
Aは大腿部を内側方から，Bは前内側方から，Cは後内側方からみた写真である．A，Cでは側臥位を取ることで，内転筋群が全体的に前方へ移動している．

骨指標の触察手順

骨指標の触察手順は，**V-4. 3 恥骨の恥骨結節**，**V-9. 1 大腿骨の内側上顆**，**V-5. 4 坐骨の坐骨結節**を参照．

筋の触察手順

1. 薄筋，2. 長内転筋，3. 恥骨筋，4. 大内転筋，5. 短内転筋の順に触察する．

1. 薄筋（図Ⅳ-112，図Ⅳ-113，図Ⅳ-116）

① 被検者は背臥位．触察者は触察部位の内側方（反対側）に位置する．
② 大腿部の長軸長の中央部で，内側方からみた大腿部の前後径の後方1/3の部位を確認する（図Ⅳ-120の★）．
※ ★は，大腿部のうち最も内側方に膨隆する部位に位置する場合が多い（図Ⅳ-117）．
③ 薄筋の前縁：★から1横指前方の部位に指を置き，外側方へ圧迫しながら指を後方へ移動させる（図Ⅳ-120）．

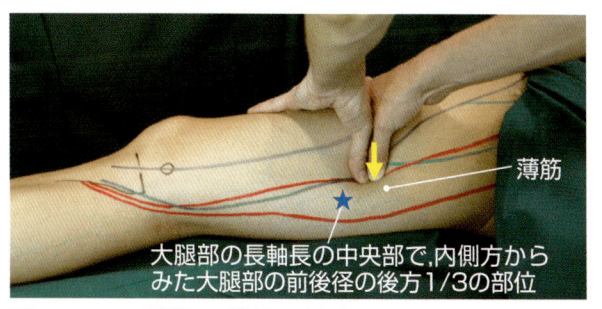

図 Ⅳ-120 薄筋の前縁の触察

骨格筋の形と触察法 | 345

④ 薄筋の後縁：★から1横指後方の部位に指を置き，外側方へ圧迫しながら指を前方へ移動させる（図Ⅳ-121）．

※ ③と④に指を置き，外側方へ圧迫しながらつまんで確認してもよい．

⑤ ③で確認した筋腹の前縁と④で確認した筋腹の後縁を，近位方は恥骨まで，遠位方は脛骨までたどる．

※ 膝関節伸展位で股関節を他動的に最終可動域まで外転させると，観察および触知しやすい（図Ⅳ-122）．このとき，2本の指で前後から筋腹を挟んで確認するとよい．

※ 膝部付近の停止腱を触察するときは，股関節をやや外旋位に保持し，前方へ圧迫しながら内側方⇔外側方に移動させる（図Ⅳ-123）．このとき，膝関節をやや屈曲位に保持すると触知しやすい．

2. 長内転筋（図Ⅳ-112, 図Ⅳ-113, 図Ⅳ-116, 図Ⅳ-118）

① 被検者は背臥位．触察者は触察部位の外側方に位置する．

② 長内転筋の外側縁：大腿部の前面で，大腿骨の近位1/3の部位と恥骨結節とを結ぶ線に指を置き，後方へ圧迫しながら指を内側方へ移動させる（図Ⅳ-124）．

③ 被検者は背臥位．触察者は触察部位の内側方（反対側）に位置する．

④ 長内転筋の後縁：大腿部の内側面で，大腿骨の遠位1/3の部位と恥骨結節とを結ぶ線に指を置き，外側方へ圧迫しながら指を前方へ移動させる（図Ⅳ-125）．

※ 起始部・停止部は薄筋の前方に位置するが，中間部は薄筋より後方に位置する（図Ⅳ-116A）．

※ 停止付近では，抵抗に対し股関節を自動内転させると触知しやすい．

※ 股関節を屈曲・外転・外旋位に保持すると，観察および触知しやすい（図Ⅳ-126）．このとき，2本の指で前後から筋腹を挟んで確認するとよい．

3. 恥骨筋（図Ⅳ-118, 図Ⅳ-4）

① 被検者は背臥位．触察者は触察部位の外側方に位置する．

② 恥骨筋の内側縁：大腿部の前面で，大腿骨の近位1/3の部位と恥骨結節とを結ぶ線に指を置き，後方へ圧迫しながら指を外側方へ移動させる（図Ⅳ-124）．

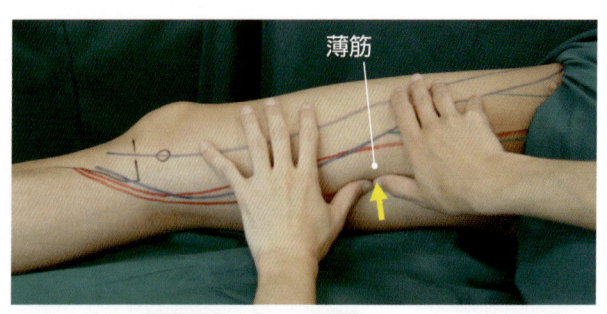

図 Ⅳ-121 薄筋の後縁の触察

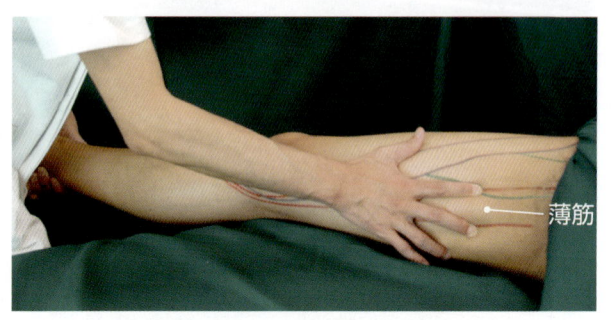

図 Ⅳ-122 伸張を用いた薄筋の触察
膝関節伸展位で股関節を他動的に最終可動域まで外転させている．

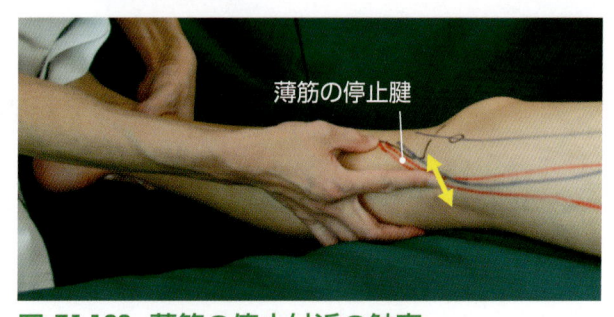

図 Ⅳ-123 薄筋の停止付近の触察
股関節を外転・外旋位に保持している．

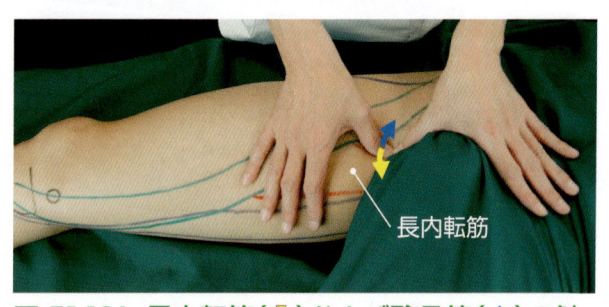

図 Ⅳ-124 長内転筋（↓）および恥骨筋（↑）の触察

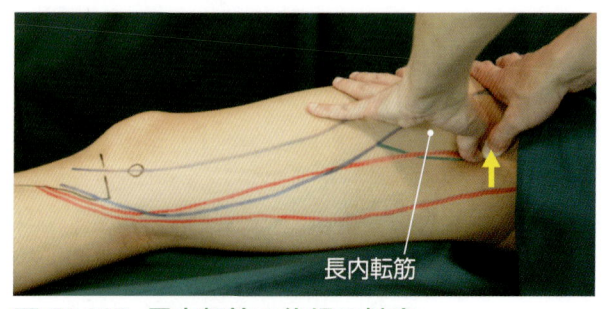

図 Ⅳ-125 長内転筋の後縁の触察

9. 恥骨筋，薄筋，長内転筋，短内転筋，大内転筋，小内転筋

※ 恥骨筋の内側縁は長内転筋の外側縁と隣接する（長内転筋の項参照．図Ⅳ-118B）．

③ 大腿部の前面で，上前腸骨棘と恥骨結節との中点と，大腿骨の近位1/6の部位とを結ぶ線に指を置き，後方へ圧迫しながら指を内側方へ移動させる．

※ この付近には，大腿動・静脈，大腿神経が存在するので注意する（図Ⅳ-118B）．

※ 恥骨筋の外側縁は腸骨筋の内側縁と隣接する（腸骨筋の項参照．図Ⅳ-118C）．

4. 大内転筋（図Ⅳ-112, 図Ⅳ-114, 図Ⅳ-115, 図Ⅳ-116, 図Ⅳ-117, 図Ⅳ-118）

① 被検者は触察する側の下肢を下にした側臥位．触察者は触察部位の前方に位置する．

② 大内転筋の停止腱：大腿骨の内側上顆から3横指近位方の部位に指を置き，外側方へ圧迫しながら指を前方⇔後方に移動させる（図Ⅳ-127）．

③ 大内転筋の前縁：大腿部の近位端付近で，内側方からみた大腿部の前後径の中央部と，②で確認した停止腱の前縁とを結ぶ線に指を置き，外側方へ圧迫しながら指を後方へ移動させる（図Ⅳ-128）．

※ 膝関節屈曲位で股関節を自動内転させると触知しやすい（図Ⅳ-129 A）．

④ 大内転筋の後縁：坐骨結節の下端と，②で確認した停止腱の後縁とを結ぶ線に指を置き，外側方へ圧迫しながら指を前方へ移動させる（図Ⅳ-130）．

※ 膝関節屈曲位で股関節を自動内転させると触知しやすい（図Ⅳ-129 B）．

※ 起始付近は大きな筋腹で，停止付近は細い腱で構成されるため，後縁は緩やかなS字状を呈する（図Ⅳ-116 B）．

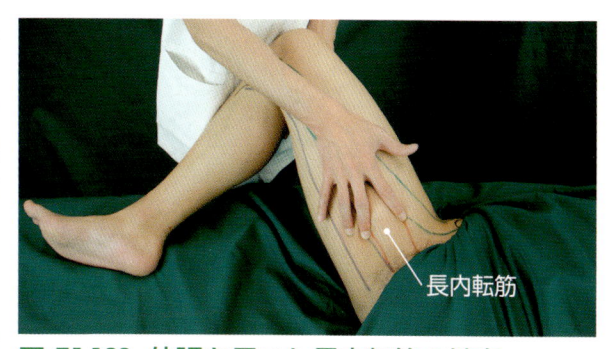

図 Ⅳ-126 伸張を用いた長内転筋の触察
股関節を屈曲・外転・外旋位に保持している．

図 Ⅳ-127 大内転筋の停止腱の触察

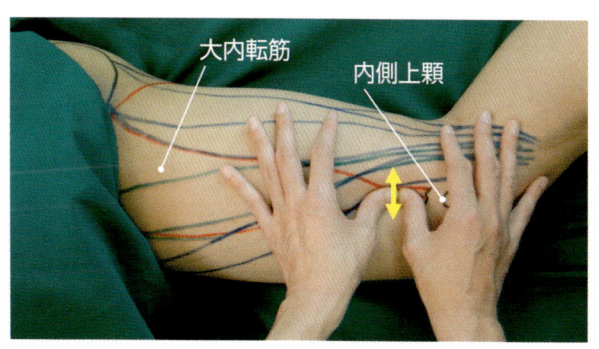

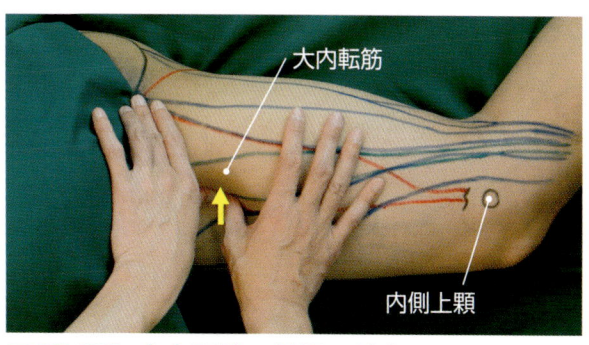

図 Ⅳ-128 大内転筋の前縁の触察

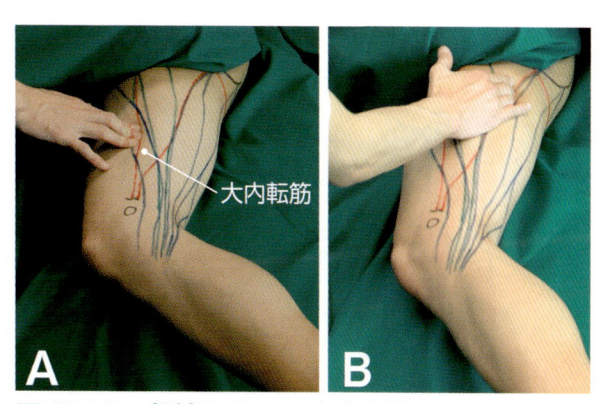

図 Ⅳ-129 収縮を用いた大内転筋の触察
膝関節屈曲位で股関節を自動内転させている．

骨格筋の形と触察法 | 347

第Ⅳ章　下肢の筋

5. 短内転筋（図Ⅳ-116, 図Ⅳ-118）

　大腿部の近位端付近で，2. で確認した長内転筋の後縁と，4. で確認した大内転筋の前縁との間に指を置き，外側方へ圧迫しながら指を前方⇔後方へ移動させると，短内転筋の内側縁付近の筋腹の一部を確認できる．

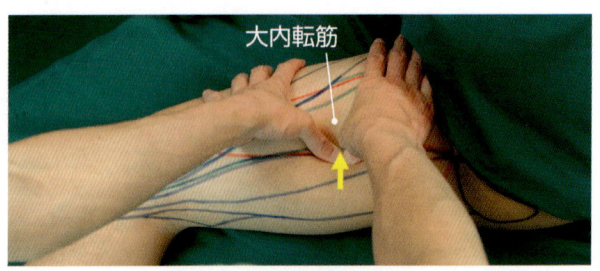

図Ⅳ-130　大内転筋の後縁の触察

学生のための触察ポイント

- 薄筋は，他動的な股関節の外転位（図Ⅳ-122 参照）で「1. 薄筋 ③薄筋の前縁 と ④薄筋の後縁」との一部を確認し，その間にある筋腹の膨隆を触察する．
- 長内転筋は，他動的な股関節の屈曲・外転・外旋位（図Ⅳ-126 参照）で「2. 長内転筋 ②長内転筋の外側縁 と ④長内転筋の後縁」との一部を確認し，その間にある筋腹の膨隆を触察する．
- 大内転筋は，主に収縮を用いた方法（図Ⅳ-129 参照）で「4. 大内転筋 ③大内転筋の前縁 と ④大内転筋の後縁」との一部を確認し，その間にある筋腹の膨隆を触察する．

10 前脛骨筋, 長趾伸筋, 第三腓骨筋, 長母趾伸筋

骨格筋の形と位置

筋　名	起　始	停　止	作　用	神　経
前脛骨筋 Tibialis anterior	脛骨の外側面の近位1/2の領域, 下腿骨間膜の前面の近位2/3の領域, 下腿筋膜.	内側楔状骨, 第1中足骨の底.	足関節*3の背屈, 足部の回外, 内転.	深腓骨神経 Deep peroneal nerve (L4〜S1)
長趾伸筋 Extensor digitorum longus	脛骨の外側面の近位部, 腓骨の前縁, 下腿骨間膜, 下腿筋膜.	第2〜5趾の中節骨, 末節骨.	第2〜5趾の伸展. 足関節*3の背屈, 足部の回内, 外転(足部の外がえし).	深腓骨神経 Deep peroneal nerve (L4〜S1)
第三腓骨筋 Fibularis tertius	腓骨の前縁の遠位部と前下腿筋間中隔の遠位部.	第5中足骨の底の背面(中足骨の体の背面). *1	足関節*3の背屈, 足部の回内, 外転(足部の外がえし).	深腓骨神経 Deep peroneal nerve (L4〜S1)
長母趾伸筋 Extensor hallucis longus	下腿骨間膜, 腓骨の骨間縁の中央部.	母趾の末節骨の底, 一部は基節骨の底. *2	母趾の伸展. 足関節*3の背屈, 足部の回外, 内転.	深腓骨神経 Deep peroneal nerve (L4〜S1)

* 1: 庄[10] によると, 第三腓骨筋が第5中足骨底の背面のみに終わるものは37.3%(112/300肢)で, 第5中足骨体や中足骨頭に広がりながら終わるものが51.7%(155/300肢), それ以外は第5中足骨頭や第4中足骨底に終わるものなどがある.
* 2: 一般的に, 長母趾伸筋の停止腱は基節骨の底に終わる副腱を持つといわれる. その割合は, 森本ら[11] が78.6%(733/932肢), 河合ら[12] が99.5%(203/204肢)と報告している.
* 3: 足関節は解剖学用語にはないが, ここでは便宜上距腿関節のことを示す.

構造の特徴

- 前脛骨筋, 長趾伸筋, 第三腓骨筋および長母趾伸筋は, 下腿部の前外側面に位置する(図IV-131, 図IV-132, 図IV-133, 図IV-134, 図IV-135).
- 前脛骨筋は, 脛骨の外側面に接して存在する三角錐状の筋であり, 下腿部の前外側面に位置する筋のうち, 最も大きい筋腹を持つ(図IV-134, 図IV-136).
- 前脛骨筋の筋腹の中央部には, 帯状の停止腱が存在する(図IV-136).
- 前脛骨筋の足関節付近の停止腱の裏には, 筋腹が存在する(図IV-135).
- 長母趾伸筋は, 下腿部の長軸長の遠位1/3の領域で前脛骨筋と長趾伸筋の間で観察できるが, 筋腹のほとんどが前脛骨筋と長趾伸筋の深層に位置する(図IV-135). なお, 筋腹の近位端は下腿長の近位1/4の部位にある(図IV-135➤).
- 長母趾伸筋の遠位部の領域は, 前内側縁に腱を持つ半羽状の筋である(図IV-135). また, 近位部の領域では紡錘状の筋腹を持つ. 停止腱の裏には, 足関節を越えて下伸筋支帯の高さまで筋腹が存在する(図IV-135).
- 長趾伸筋の筋腹は, 近位2/3の領域で前脛骨筋のすぐ後外側方に位置し, 遠位1/3の領域で長母趾伸筋の外側方に位置する(図IV-135). なお, 筋腹の幅は前脛骨筋に比べ狭い.
- 長趾伸筋の遠位部の領域は, 前内側縁に腱を持つ半羽状を呈する(図IV-135). また, 近位部の領域では紡錘状の筋腹を持つ(図IV-137).
- 第三腓骨筋の筋束は腓骨の遠位部の領域から始まり, 前内側縁に位置する腱に終わる(図IV-138). よって本筋の形状は半羽状を呈する.

骨格筋の形と触察法 | 349

- 第三腓骨筋と長趾伸筋の筋腹の境界は不明瞭であり，多くの場合分けることは難しい（図Ⅳ-138）．
- 第三腓骨筋の停止腱は，長趾伸筋の第5趾へ向かう停止腱と並走し，膜様に広がりながら第五中足骨の体に終わる場合が多い（図Ⅳ-139）．
- 第三腓骨筋は欠如する場合がある．その割合は松島[1]が8.4%（13/154肢），保志場[13]が6.8%（3/44肢）と報告している．多くの報告をまとめると欠損率は6.6%（344/5201肢）である[14]．

筋連結

- 前脛骨筋は，長趾伸筋（腱膜，図Ⅳ-137），長母趾伸筋（骨間膜）および後脛骨筋（骨間膜）と連結している．
- 長趾伸筋は，前脛骨筋（腱膜，図Ⅳ-137），長母趾伸筋（骨間膜），第三腓骨筋（筋間中隔，図Ⅳ-138），長腓骨筋（筋間中隔，図Ⅳ-137），短腓骨筋（筋間中隔），短趾伸筋（腱），長母趾屈筋（骨間膜）および後脛骨筋（骨間膜）と連結している．
- 第三腓骨筋は，長腓骨筋（筋間中隔，図Ⅳ-137），短腓骨筋（筋間中隔，図Ⅳ-137 B）および長趾伸筋（筋間中隔，図Ⅳ-138）と連結している．
- 長母趾伸筋は，前脛骨筋（骨間膜），長趾伸筋（骨間膜），長母趾屈筋（骨間膜），後脛骨筋（骨間膜）および短母趾伸筋（腱）と連結している．

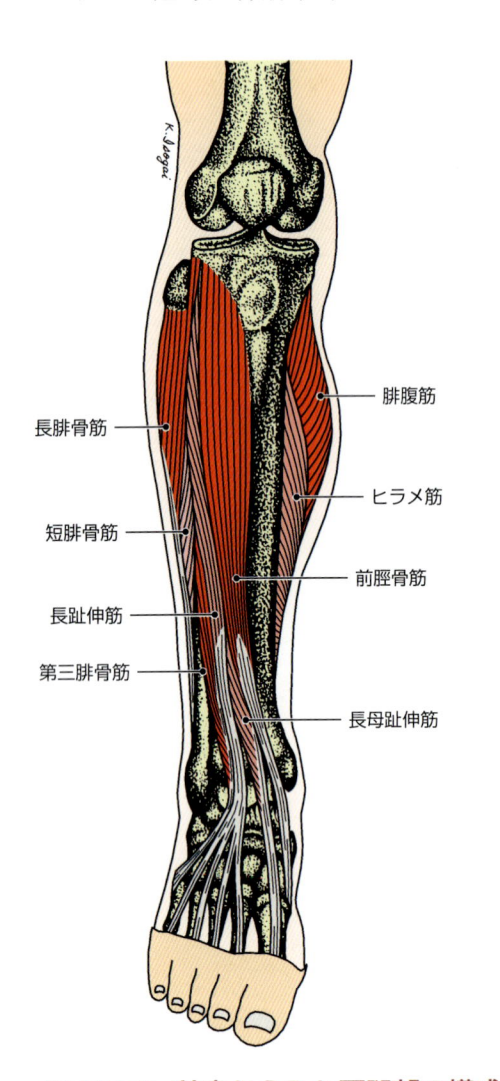

図 Ⅳ-131 前方からみた下腿部の模式図

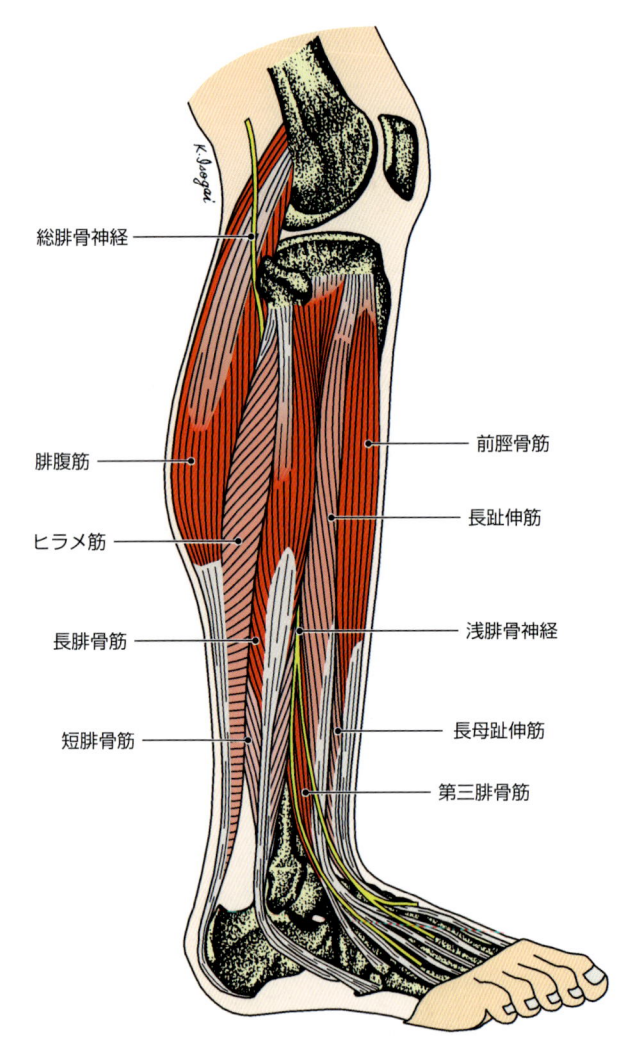

図 Ⅳ-132 外側方からみた下腿部の模式図
下腿部の外側面の中央部付近で，長趾伸筋の後方から浅腓骨神経が皮下に現れる．

10. 前脛骨筋, 長趾伸筋, 第三腓骨筋, 長母趾伸筋

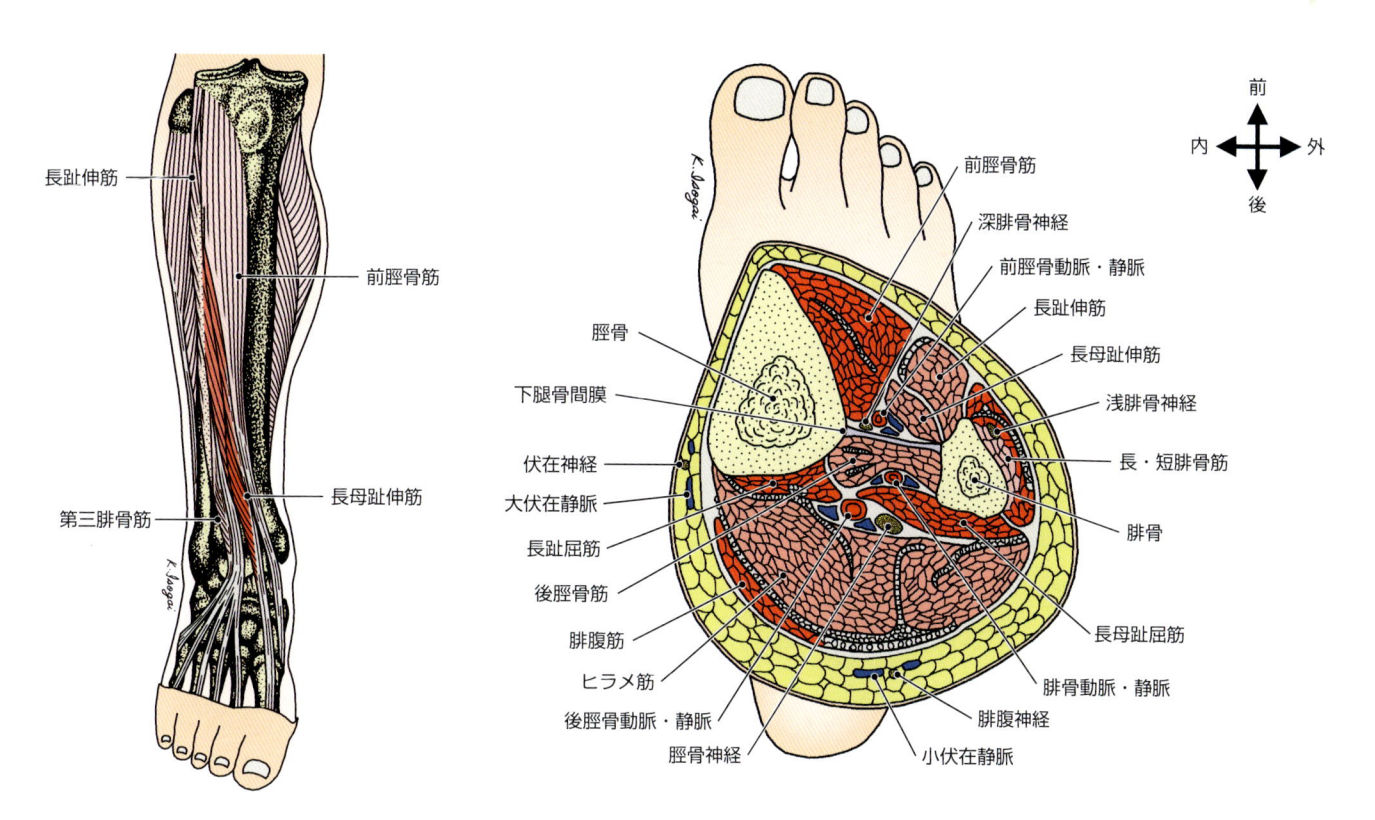

図 Ⅳ-133 前方からみた下腿部の模式図

前脛骨筋, 長趾伸筋および第三腓骨筋の一部は半透明に示してある.

図 Ⅳ-134 近位方からみた下腿部の中央部付近の横切断面の模式図

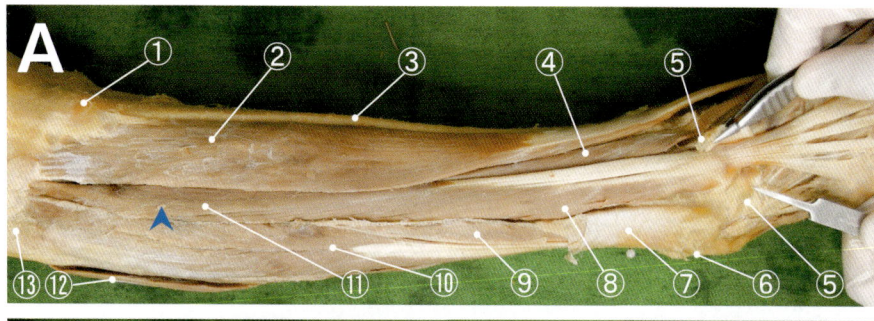

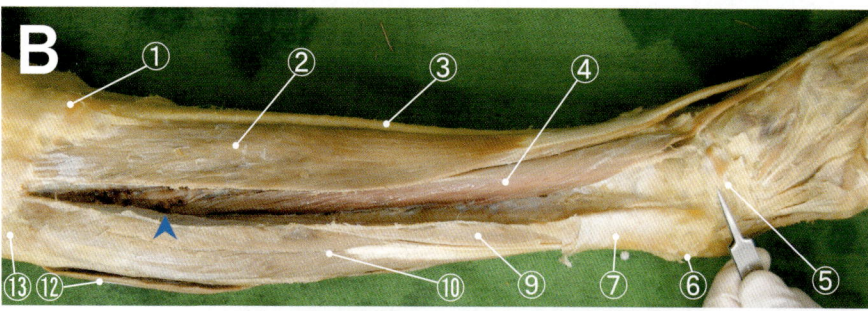

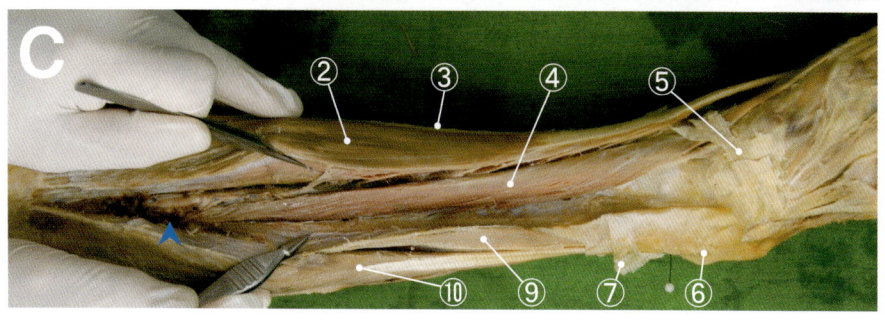

図 Ⅳ-135 右の下腿部を前外側方からみる

Aは下腿部を前外側方からみた写真である. 上伸筋支帯を外側方へ, 下伸筋支帯は縦切断し内・外側方へ反転してある. BはAの第三腓骨筋と, 長趾伸筋を切除してある. CはBの前脛骨筋を内側方へ, 長・短腓骨筋を外側方へ反転してある. A〜Cの▶は長母趾伸筋の筋腹の近位端を示す.

① 脛骨粗面　② 前脛骨筋
③ 脛骨の前縁　④ 長母趾伸筋
⑤ 下伸筋支帯　⑥ 腓骨の外果
⑦ 上伸筋支帯　⑧ 第三腓骨筋
⑨ 短腓骨筋　⑩ 長腓骨筋
⑪ 長趾伸筋　⑫ ヒラメ筋
⑬ 腓骨頭

骨格筋の形と触察法 | 351

第Ⅳ章　下肢の筋

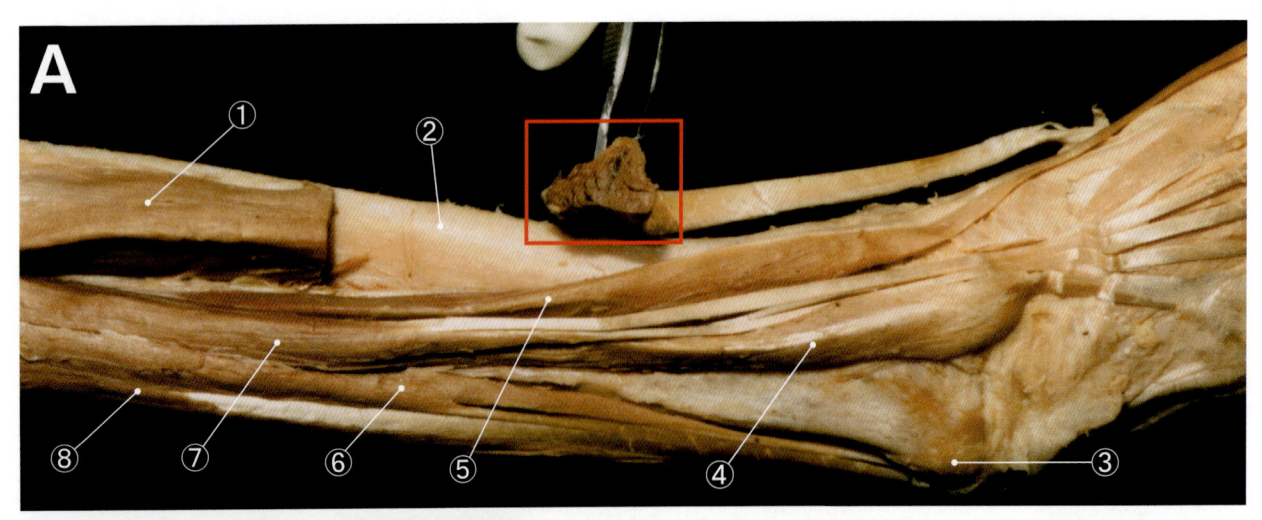

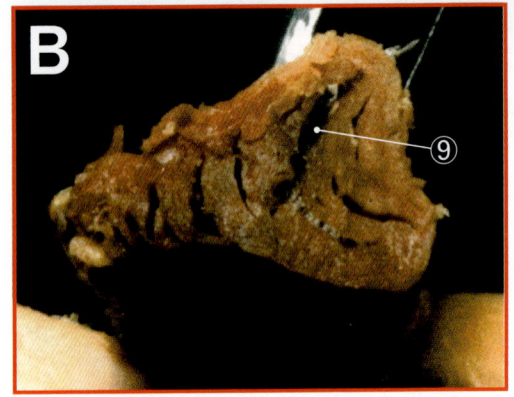

図 Ⅳ-136　前脛骨筋の筋腹と停止腱の位置関係をみる

Aは下腿部の遠位部を前外側方からみた写真である（写真の左が近位方）．前脛骨筋は，筋腹の中央部付近で切断し，切断面を正面へ向けてある．BはAの□を拡大してある．

① 前脛骨筋　② 脛骨　③ 腓骨の外果　④ 第三腓骨筋
⑤ 長母趾伸筋　⑥ 短腓骨筋　⑦ 長趾伸筋　⑧ 長腓骨筋
⑨ 前脛骨筋の停止腱

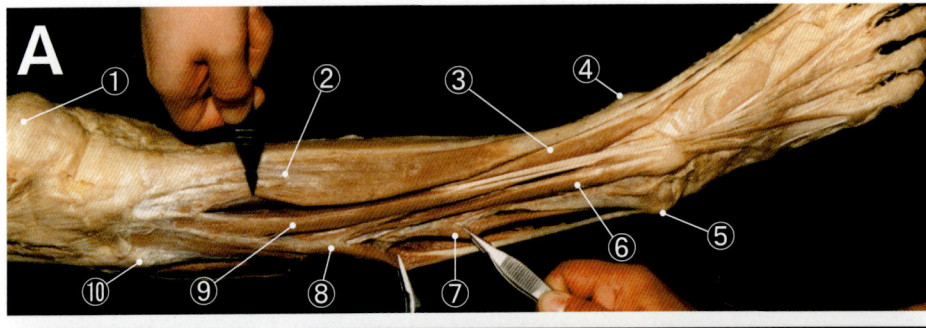

図 Ⅳ-137　下腿部の前外側面の筋の筋連結をみる

Aは下腿部を前外側方からみた写真である（写真の左が近位方）．前脛骨筋を前内側方へ，長腓骨筋と短腓骨筋を後方へ牽引してある．BはAの下腿部の近位1/2の領域を拡大してある．Bの↑は筋連結を示す．

① 膝蓋骨　② 前脛骨筋　③ 長母趾伸筋　④ 脛骨の内果　⑤ 腓骨の外果　⑥ 第三腓骨筋　⑦ 短腓骨筋
⑧ 長腓骨筋　⑨ 長趾伸筋　⑩ 腓骨頭

352 ｜ 骨格筋の形と触察法

10. 前脛骨筋, 長趾伸筋, 第三腓骨筋, 長母趾伸筋

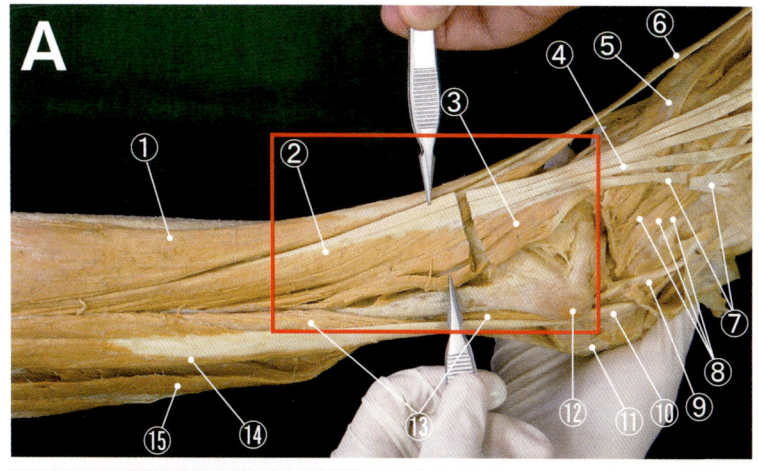

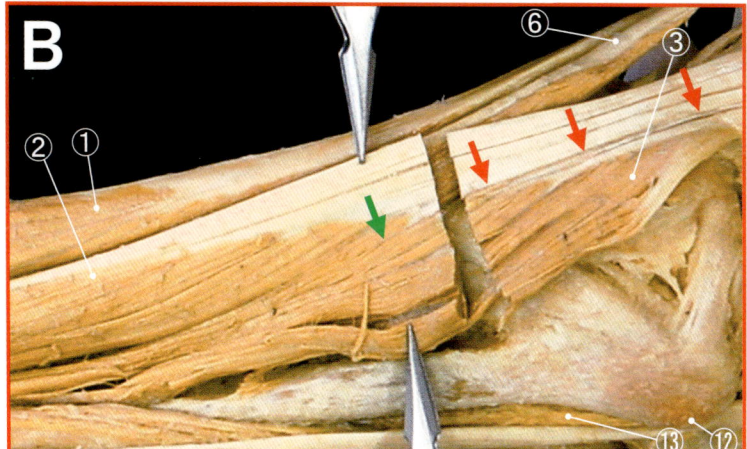

図 IV-138 長趾伸筋と第三腓骨筋の境界をみる

Aは足部を前外側方からみた写真である（写真の左が近位方）．長趾伸筋と第三腓骨筋は外果のやや近位方で切断してある．ピンセットで長趾伸筋の停止腱を内側方へ，第三腓骨筋の筋腹は外側方へ牽引してある．BはAの□を拡大してある．
🡑は，第三腓骨筋の停止腱と長趾伸筋との境界を示す．🡑は，長趾伸筋と第三腓骨筋の各停止腱に向かう筋束の境界と考えられる部位を示す．

① 前脛骨筋 ② 長趾伸筋 ③ 第三腓骨筋
④ 第5趾へ向かう長趾伸筋の停止腱
⑤ 短母趾伸筋 ⑥ 長母趾伸筋の停止腱
⑦ 第三腓骨筋の停止腱 ⑧ 短趾伸筋
⑨ 短腓骨筋の停止腱
⑩ 長腓骨筋の停止腱
⑪ 踵骨 ⑫ 腓骨の外果 ⑬ 短腓骨筋
⑭ 長腓骨筋 ⑮ ヒラメ筋

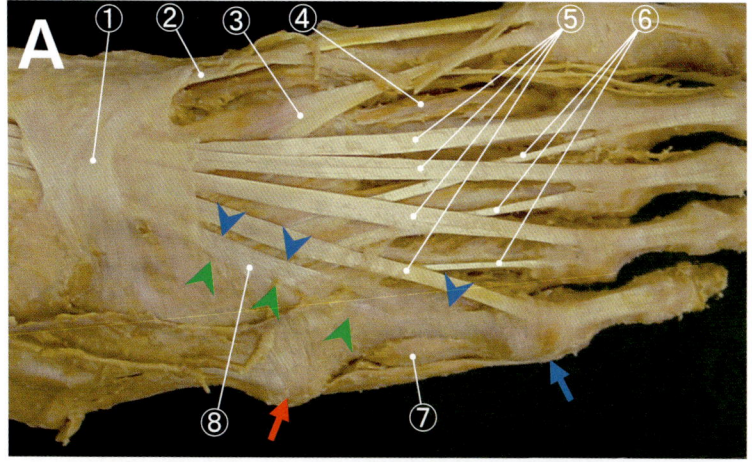

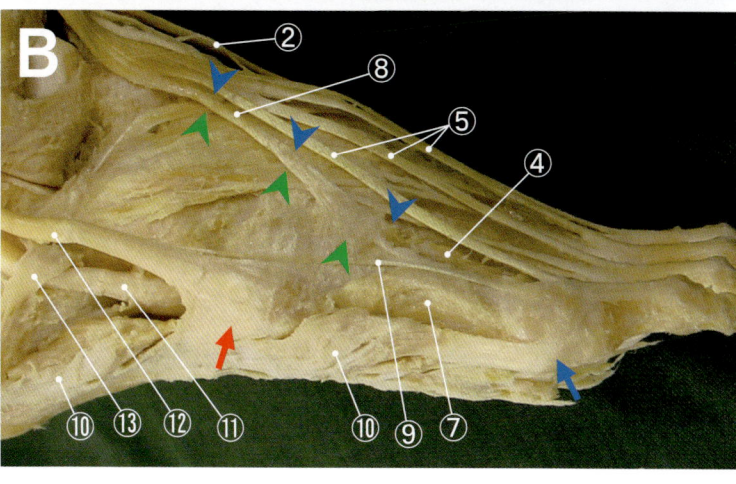

図 IV-139 第三腓骨筋の停止腱の位置をみる

Aは足部を背側方（やや外側方）から，Bは外側方からみた写真である．なお，AとBは別の個体の標本である．A，Bともに🡑は，第5中足骨の底の最も外側方へ突出した位置を示す．🡑は，第5中足骨の頭のうち，最も外側方へ突出した位置を示す．▲は，第三腓骨筋の停止腱の内側縁，▲は外側縁を示す．最も遠位の▲と▲は，肉眼的に確認できる停止腱の遠位端を示す．

① 下伸筋支帯 ② 長母趾伸筋の停止腱
③ 短母趾伸筋 ④ 背側骨間筋
⑤ 長趾伸筋の停止腱
⑥ 短趾伸筋の停止腱 ⑦ 小趾対立筋
⑧ 第三腓骨筋の停止腱
⑨ 短腓骨筋の副腱 ⑩ 小趾外転筋
⑪ 長腓骨筋の停止腱
⑫ 短腓骨筋の停止腱 ⑬ 下腓骨筋支帯

骨格筋の形と触察法 | 353

第Ⅳ章　下肢の筋

触察法

骨指標と筋の投影図

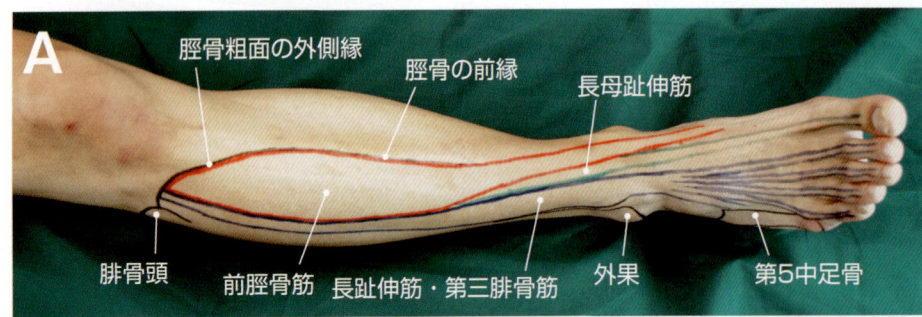

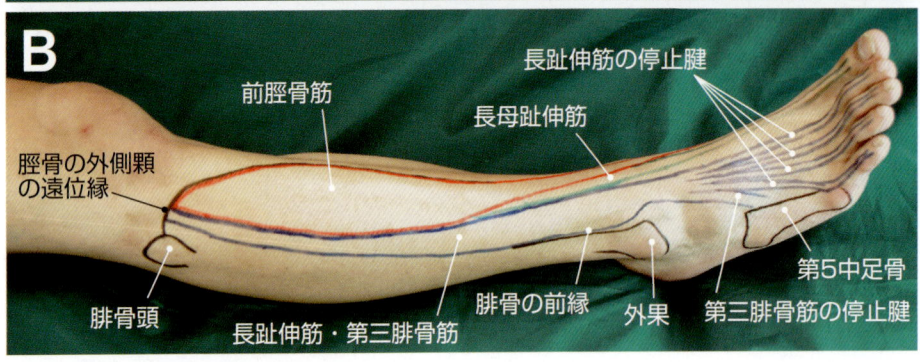

図 Ⅳ-140 骨指標と前脛骨筋，長母趾伸筋，長趾伸筋，第三腓骨筋の投影図

Aは下腿部を前方から，Bは前外側方からみた写真である．

A: 脛骨粗面の外側縁，脛骨の前縁，長母趾伸筋，腓骨頭，前脛骨筋，長趾伸筋・第三腓骨筋，外果，第5中足骨

B: 前脛骨筋，長趾伸筋の停止腱，長母趾伸筋，脛骨の外側顆の遠位縁，腓骨頭，長趾伸筋・第三腓骨筋，腓骨の前縁，外果，第三腓骨筋の停止腱，第5中足骨

骨指標の触察手順

骨指標の触察手順は，**V-10. ❷** 腓骨の外果，腓骨の前縁の遠位 1/3 の領域，**V-9. ❺** 腓骨の腓骨頭，**V-9. ❹** 脛骨の前縁の中央 1/3 の領域，脛骨の脛骨粗面の外側縁，脛骨の外側顆の遠位縁を参照．

筋の触察手順

1. 長母趾伸筋，前脛骨筋，長趾伸筋，第三腓骨筋の停止腱，2. 長趾伸筋と第三腓骨筋，3. 前脛骨筋，4. 長母趾伸筋の順に触察する．

1. 長母趾伸筋，前脛骨筋，長趾伸筋，第三腓骨筋の停止腱（図Ⅳ-131, 図Ⅳ-132, 図Ⅳ-135, 図Ⅳ-139, 図Ⅳ-199, 図Ⅳ-200）

① 触察者は触察部位の遠位方に位置する．

② 長母趾伸筋の停止腱：足関節部の前面で，前背側方からみた足関節部の幅の中央部と，母趾の背側面とを結ぶ線に指を置き，底側方へ圧迫しながら指を内側方⇔外側方に移動させる．

※ 母趾を自動伸展させると，観察および触知しやすい（図Ⅳ-141 の ➤）．

※ 足関節部の前面では，内側方から順に前脛骨筋，長母趾伸筋，長趾伸筋，第三腓骨筋の停止腱が通る．この部位では，前脛骨筋の停止腱と長母趾伸筋の停止腱とは接しているが，長母趾伸筋の停止腱と長趾伸筋の停止腱とは１横指ほど離れている（図Ⅳ-199 A）．また，4本の長趾伸筋の停止腱と第三腓骨筋の

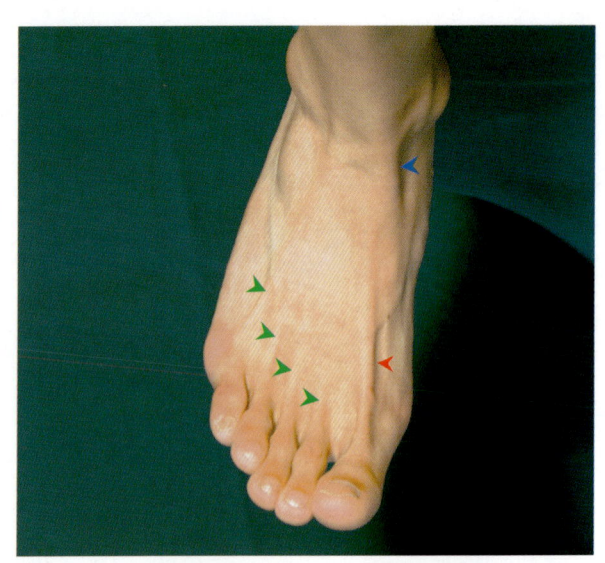

図 Ⅳ-141 長母趾伸筋（➤）と前脛骨筋（➤）と長趾伸筋（➤）の停止腱の観察

足関節を自動背屈，足趾を自動伸展させている．

354　骨格筋の形と触察法

停止腱は互いに接し，一束にまとまっている（図Ⅳ-138）．

③ 前脛骨筋の停止腱：足関節部の前面で，②で確認した長母趾伸筋の停止腱のすぐ内側方に接する太い腱を確認する．この腱を，足部の内側面で，内側方からみた足部の長軸長の中央部を指標にして（図Ⅳ-212），前内側底側方へたどる．

※ 足関節を自動背屈させると，観察および触知しやすい（図Ⅳ-141の▶）．

④ 長趾伸筋，第三腓骨筋の停止腱：足関節部の前面で，②で確認した長母趾伸筋の停止腱から約1横指外側方に位置する腱の束を確認する．この腱の束から分かれて，第2〜5趾へ向かう長趾伸筋の停止腱と，第5中足骨の頭または体へ向かう第三腓骨筋の停止腱を確認する．

※ 第2〜5趾を自動伸展させると，長趾伸筋の停止腱を観察および触知しやすい（図Ⅳ-141の▶）．

※ 足関節を自動背屈，足部を自動外転・回内させると，第三腓骨筋の停止腱を観察および触知しやすい（図Ⅳ-142）．

※ 第三腓骨筋の停止腱は，長趾伸筋の第5趾へ向かう停止腱のすぐ外側方を並走する場合が多い（図Ⅳ-139）．

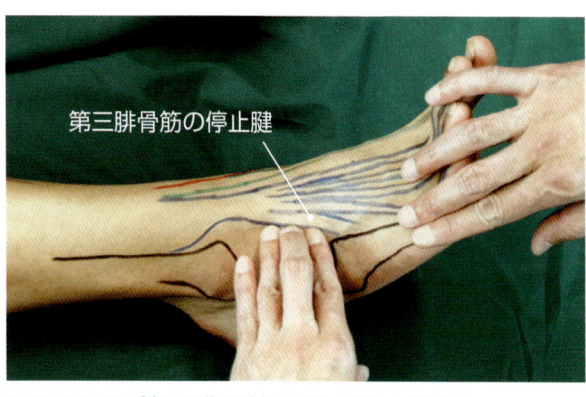

図 Ⅳ-142 第三腓骨筋の停止腱の触察

抵抗に対し足関節を自動背屈，足部を自動外転・回内させている．

2. 長趾伸筋と第三腓骨筋（図Ⅳ-131, 図Ⅳ-132, 図Ⅳ-135, 図Ⅳ-138, 図Ⅳ-199, 図Ⅳ-200）

① 触察者は触察部位の外側方に位置する．

② 第三腓骨筋と長趾伸筋の後外側縁：1.で確認した第三腓骨筋の停止腱の後外側縁を，外果の前端，腓骨の前縁の遠位1/3の領域，続いて腓骨頭の前縁から1横指前方の部位を指標にして近位方へたどる（図Ⅳ-143）．

※ 長趾伸筋と第三腓骨筋の後縁は長腓骨筋と短腓骨筋の前縁と接する．足関節を自動背屈させると長趾伸筋と第三腓骨筋が，自動底屈させると長腓骨筋と短腓骨筋が膨隆し，両者の境界を触知しやすくなる．

③ 長趾伸筋の前内側縁：1.で確認した長趾伸筋の停止腱の内側縁を，腓骨頭の前縁から2横指前方の部位を指標にして近位方へたどる（図Ⅳ-144）．

※ 長趾伸筋は，下腿部の近位1/2の領域では1横指ほどの幅の筋腹を触知できる（図Ⅳ-135 A）．

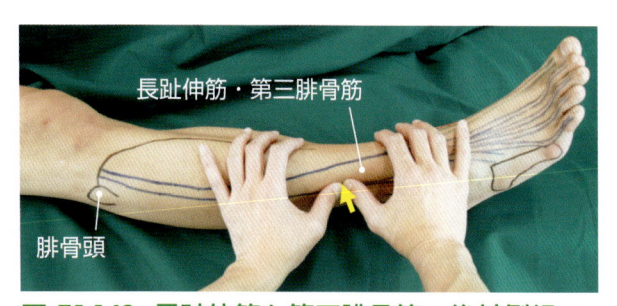

図 Ⅳ-143 長趾伸筋と第三腓骨筋の後外側縁の触察

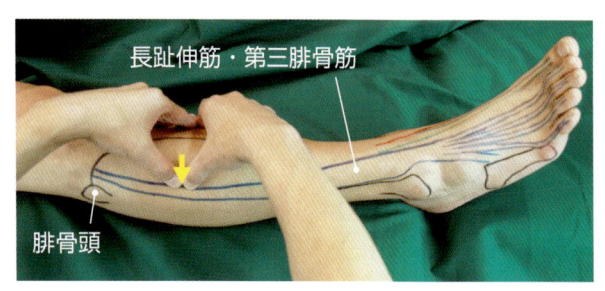

図 Ⅳ-144 長趾伸筋の前内側縁の触察

3. 前脛骨筋(図Ⅳ-131, 図Ⅳ-132, 図Ⅳ-135)

① 触察者は触察部位の外側方に位置する.
② 前脛骨筋の外側縁：1. で確認した前脛骨筋の停止腱の外側縁を，腓骨頭の前縁から2横指前方の部位を指標にして近位方へたどる（図Ⅳ-145）.
※ 前脛骨筋の外側縁は，下腿部の長軸長の遠位1/3の高さ付近で長趾伸筋の前内側縁と接する（図Ⅳ-135 A）.
③ 前脛骨筋の内側縁：1. で確認した前脛骨筋の停止腱の内側縁を，脛骨の前縁の中央1/3の領域，脛骨の脛骨粗面の外側縁，脛骨の外側顆の遠位縁を指標にして近位方へたどる（図Ⅳ-146）.

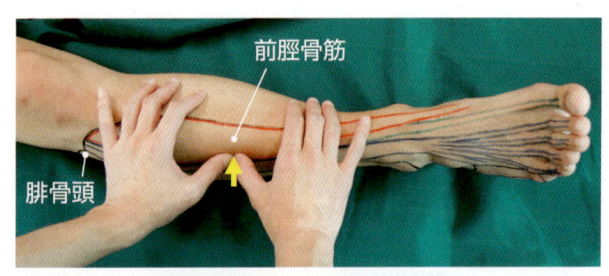

図Ⅳ-145 前脛骨筋の外側縁の触察

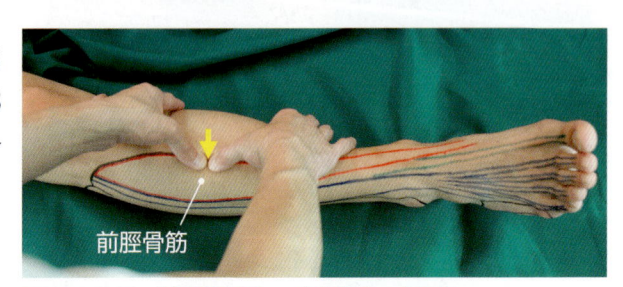

図Ⅳ-146 前脛骨筋の内側縁の触察

4. 長母趾伸筋(図Ⅳ-133, 図Ⅳ-135)

① 触察者は触察部位の外側方に位置する.
② 1. で確認した長母趾伸筋の停止腱を，2. で確認した長趾伸筋の内側縁と，3. で確認した前脛骨筋の外側縁との間の領域を指標にして近位方へたどる（図Ⅳ-147）.
※ 長母趾伸筋の筋腹は，下腿部の長軸長の遠位1/3の高さ付近で長趾伸筋と前脛骨筋の深層へ向かう．これより近位方の領域では，その筋腹の触知は困難である.

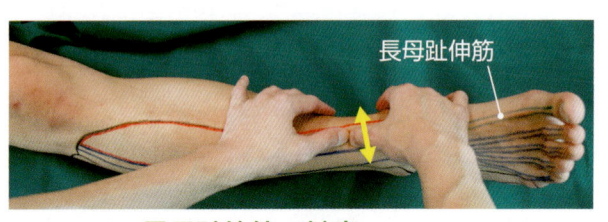

図Ⅳ-147 長母趾伸筋の触察

学生のための触察ポイント

- 前脛骨筋は，主に収縮を用いた方法（図Ⅳ-141参照）で「1. 前脛骨筋，長母趾伸筋，長趾伸筋，第三腓骨筋の停止腱 ③前脛骨筋の停止腱」の一部を触察する．また，「3. 前脛骨筋 ③前脛骨筋の内側縁」の一部を確認し，その外側方にある筋腹の膨隆を触察する.
- 長母趾伸筋は，主に収縮を用いた方法（図Ⅳ-141参照）で「1. 前脛骨筋，長母趾伸筋，長趾伸筋，第三腓骨筋の停止腱 ②長母趾伸筋の停止腱」の一部を触察する.
- 長趾伸筋および第三腓骨筋は，主に収縮を用いた方法（図Ⅳ-141参照）で「1. 前脛骨筋，長母趾伸筋，長趾伸筋，第三腓骨筋の停止腱 ④長趾伸筋，第三腓骨筋の停止腱」の一部を触察する.

11 長腓骨筋，短腓骨筋

骨格筋の形と位置

筋 名	起 始	停 止	作 用	神 経
長腓骨筋 Fibularis longus	脛骨の外側顆，脛腓関節包，腓骨の腓骨頭，腓骨の外側面の近位1/2の領域，前下腿筋間中隔，後下腿筋間中隔，下腿筋膜．	内側楔状骨，第1(2)中足骨の底．*1	足関節*3の底屈，足部の回内，外転．	浅腓骨神経 Superficial peroneal nerve（L4～S1）
短腓骨筋 Fibularis brevis	腓骨の外側面の遠位2/3の領域，前下腿筋間中隔，後下腿筋間中隔．	第5中足骨の第5中足骨粗面．*2	足関節*3の底屈，足部の回内，外転．	浅腓骨神経 Superficial peroneal nerve（L4～S1）

* 1：長腓骨筋の停止腱は第1中足骨底以外に，第1背側骨間筋に59.0%(177/300肢)，内側楔状骨に59.7%(179/300肢)，後脛骨筋腱に26.0%（78/300肢），母趾内転筋の斜頭に3.7%（11/300肢）終わると報告されている[10]．橋本[15]は，長腓骨筋の停止腱は第1中足骨底以外に，第1背側骨間筋に65.8%（100/152肢），内側楔状骨に48.7%（74/152肢），後脛骨筋腱に23.7%（36/152肢），母趾内転筋の斜頭に2.0%（3/152肢）終わると報告している．
* 2：短腓骨筋の停止腱には22%の頻度で副腱が存在する[16]．この副腱に筋腹を伴う場合を小趾腓骨筋と呼び（図Ⅳ-154），その出現頻度は，日本人で5.1%（23/450肢）[17]，または9.7%（29/300肢）[10]，白人で20.0%[10]，黒人で18.0%[10]と報告されている．
* 3：足関節は解剖学用語にはないが，ここでは便宜上距腿関節のことを示す．

構造の特徴

- 長腓骨筋と短腓骨筋は，下腿部の外側面で前後径の中央1/3の領域に位置する筋である（図Ⅳ-148，図Ⅳ-149, 図Ⅳ-150, 図Ⅳ-152, 図Ⅳ-166 A）．両筋は重なり合って，腓骨の外側面を前頭方から後尾方に螺旋状に走行する（図Ⅳ-151, 図Ⅳ-152, 図Ⅳ-166）．

- 長腓骨筋は下腿部の長軸長の近位1/3の領域では紡錘状の筋腹，中央1/3の領域では後方に筋束が存在する半羽状の筋腹，遠位1/3の領域ではひも状の停止腱のみで構成される（図Ⅳ-152, 図Ⅳ-166）．

- 長腓骨筋のひも状の腱は外果のすぐ遠位方から内側方へ向かい，足底部の厚い脂肪組織に覆われた小趾外転筋などの足底筋の深層へもぐりこみ，立方骨の長腓骨筋腱溝を通り第1中足骨底に向かう（図Ⅳ-153, 図Ⅳ-211）．この足底を通る停止腱は，厚い皮膚，他の筋や停止腱，長足底靱帯の深層に位置する．

- 短腓骨筋の筋腹は長腓骨筋の深層で，下腿部の遠位2/3の領域に存在する筋である（図Ⅳ-152）．しかし，下腿遠位部では，長腓骨筋の前方と後方とで長腓骨筋に覆われていない領域がある（図Ⅳ-152, 図Ⅳ-166）．なお，後方の筋腹の遠位端は，腓骨の外果の高さまで存在する（図Ⅳ-166 B, C）．

- 長腓骨筋と短腓骨筋との停止腱は，踵骨の腓骨筋腱溝までは並走するが，これを超えたあたりから2方に分かれ，短腓骨筋は前方へ，長腓骨筋は前内側遠位方へ向かう（図Ⅳ-153 B,C, 図Ⅳ-200）．

筋 連 結

- 長腓骨筋は，長趾伸筋（筋間中隔，図Ⅳ-137），第三腓骨筋（筋間中隔，図Ⅳ-137），短腓骨筋（筋間中隔，図Ⅳ-152），ヒラメ筋（筋間中隔）および長母趾屈筋（筋間中隔）と連結している．

- 短腓骨筋は，長母趾屈筋（筋間中隔），第三腓骨筋（筋間中隔，図Ⅳ-137），長趾伸筋（筋間中隔），長腓骨筋（筋間中隔，図Ⅳ-152）およびヒラメ筋（筋間中隔）と連結している．

第Ⅳ章　下肢の筋

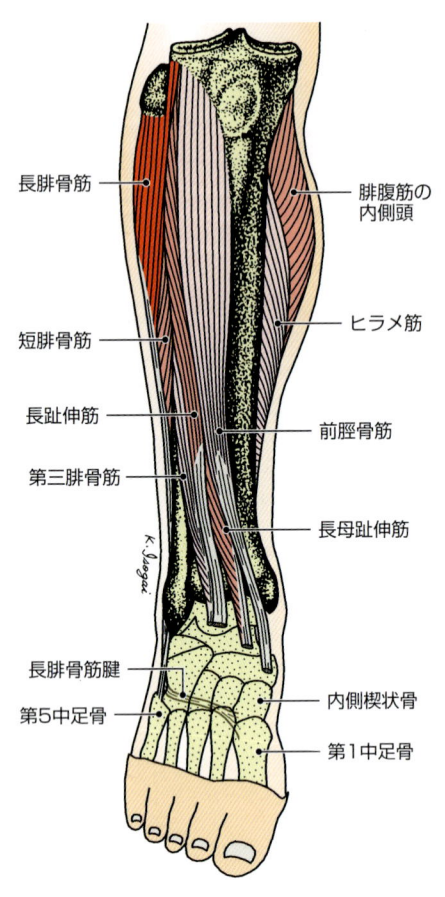

図 Ⅳ-148　前方からみた下腿部の模式図
足部の骨は半透明に示してある.

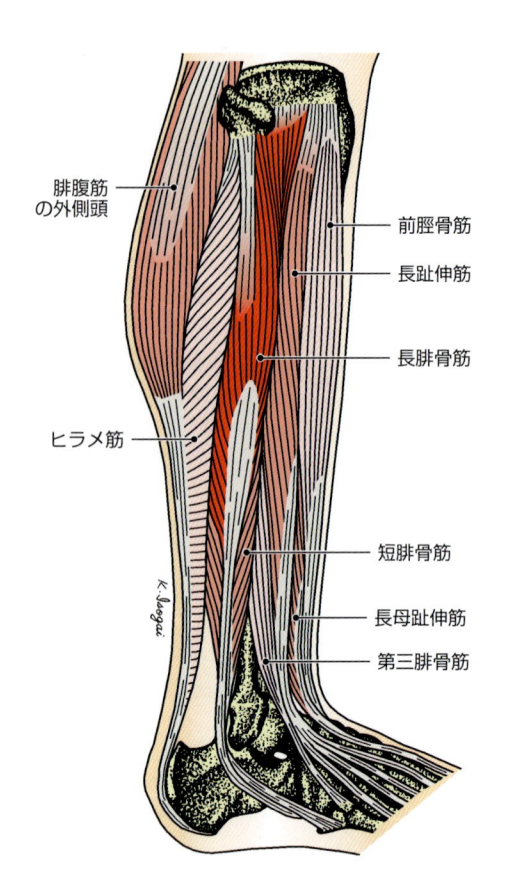

図 Ⅳ-149　外側方からみた下腿部の模式図

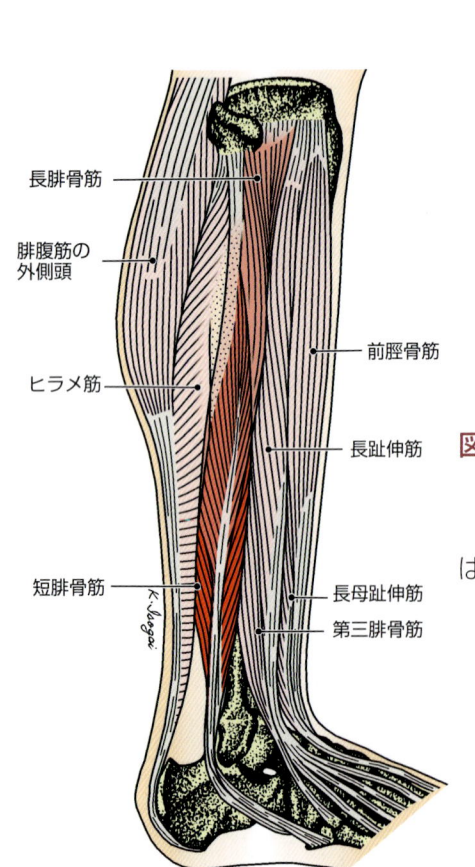

図 Ⅳ-150　外側方からみた下腿部の模式図
長腓骨筋とヒラメ筋の一部は半透明に示してある.

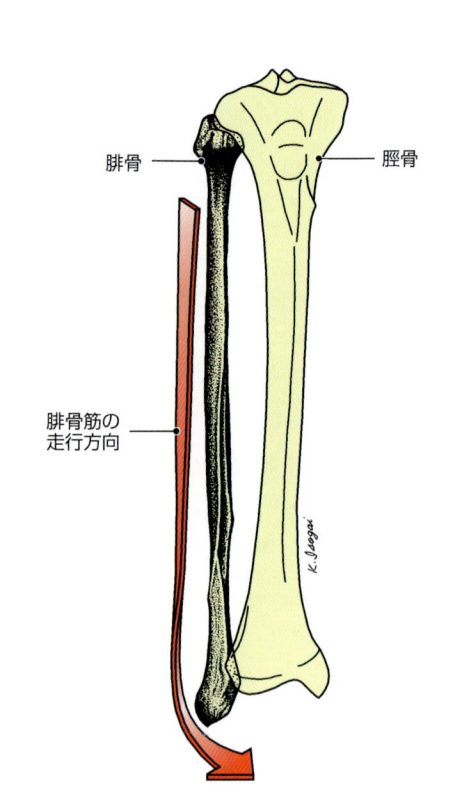

図 Ⅳ-151　前方からみた腓骨と脛骨の模式図
腓骨筋は，腓骨の形状に沿って，前頭方から後尾方に螺旋状に走行する．腓骨筋の走行方向を⬇で示してある.

358 | 骨格筋の形と触察法

11. 長腓骨筋，短腓骨筋

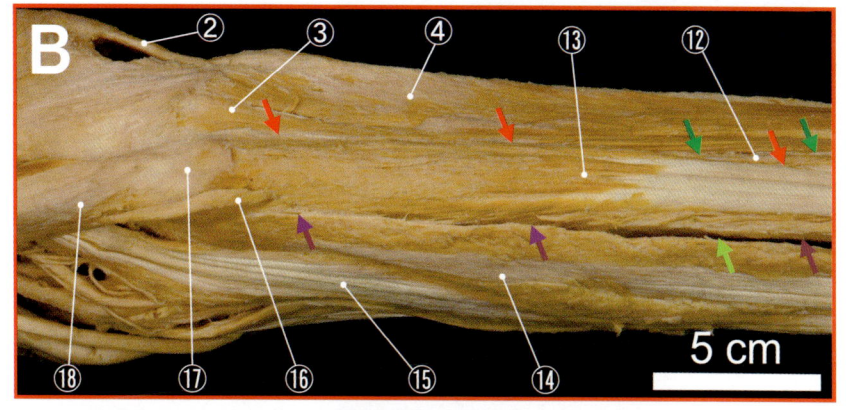

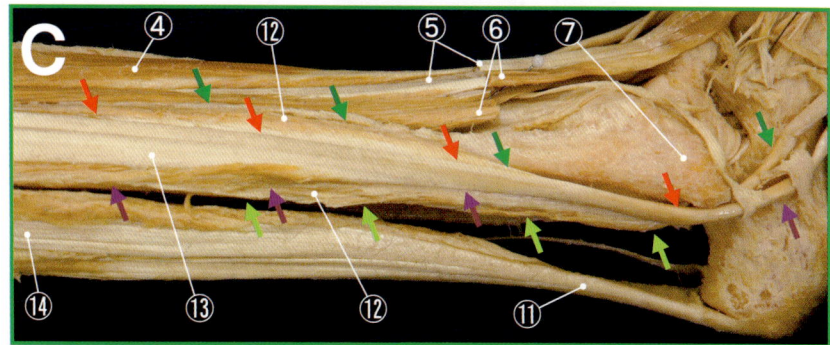

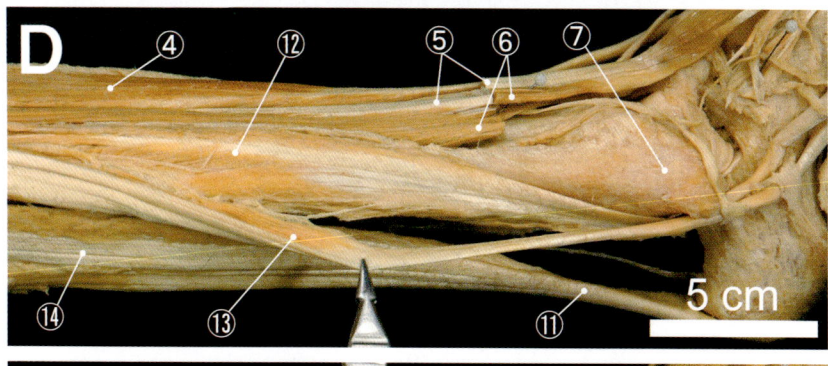

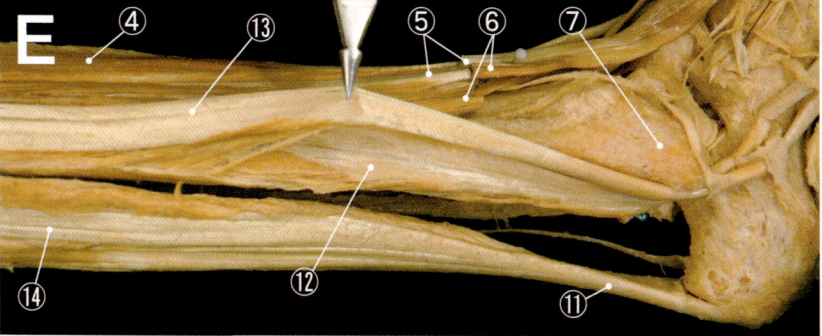

図 IV-152 長腓骨筋と短腓骨筋の位置と形をみる

Aは下腿部を外側方からみた写真である．長腓骨筋を赤に，短腓骨筋を黄緑に着色してある．BはAの□を拡大してある．CはAの□を拡大してある．DはCの長腓骨筋の停止腱を後方へ，Eは前方へ牽引してある．B，Cの⬆は長腓骨筋の前縁，⬆は長腓骨筋の後縁，⬆は短腓骨筋の前縁，⬆は短腓骨筋の後縁を示す．Dでは短腓骨筋のほぼ全容が観察できる．

① 膝蓋骨　② 膝蓋靱帯
③ 長趾伸筋　④ 前脛骨筋
⑤ 長趾伸筋の停止腱
⑥ 第三腓骨筋　⑦ 腓骨の外果
⑧ 短腓骨筋の停止腱
⑨ 長腓骨筋の停止腱　⑩ 踵骨
⑪ アキレス腱　⑫ 短腓骨筋
⑬ 長腓骨筋　⑭ ヒラメ筋
⑮ 腓腹筋の外側頭
⑯ 総腓骨神経　⑰ 腓骨頭
⑱ 大腿二頭筋の停止腱

骨格筋の形と触察法 | 359

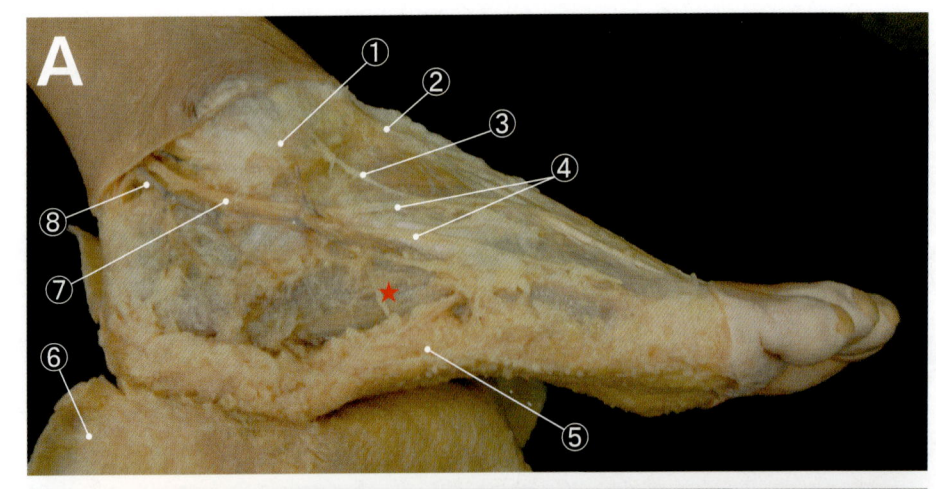

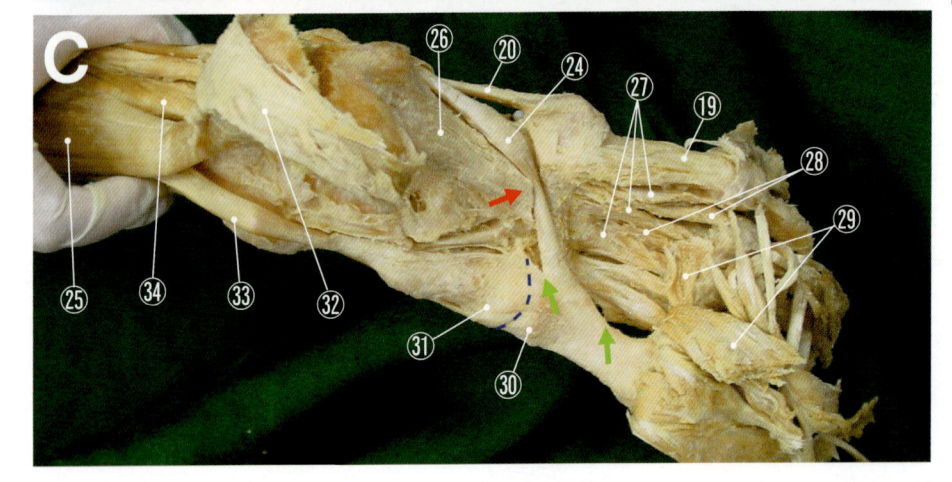

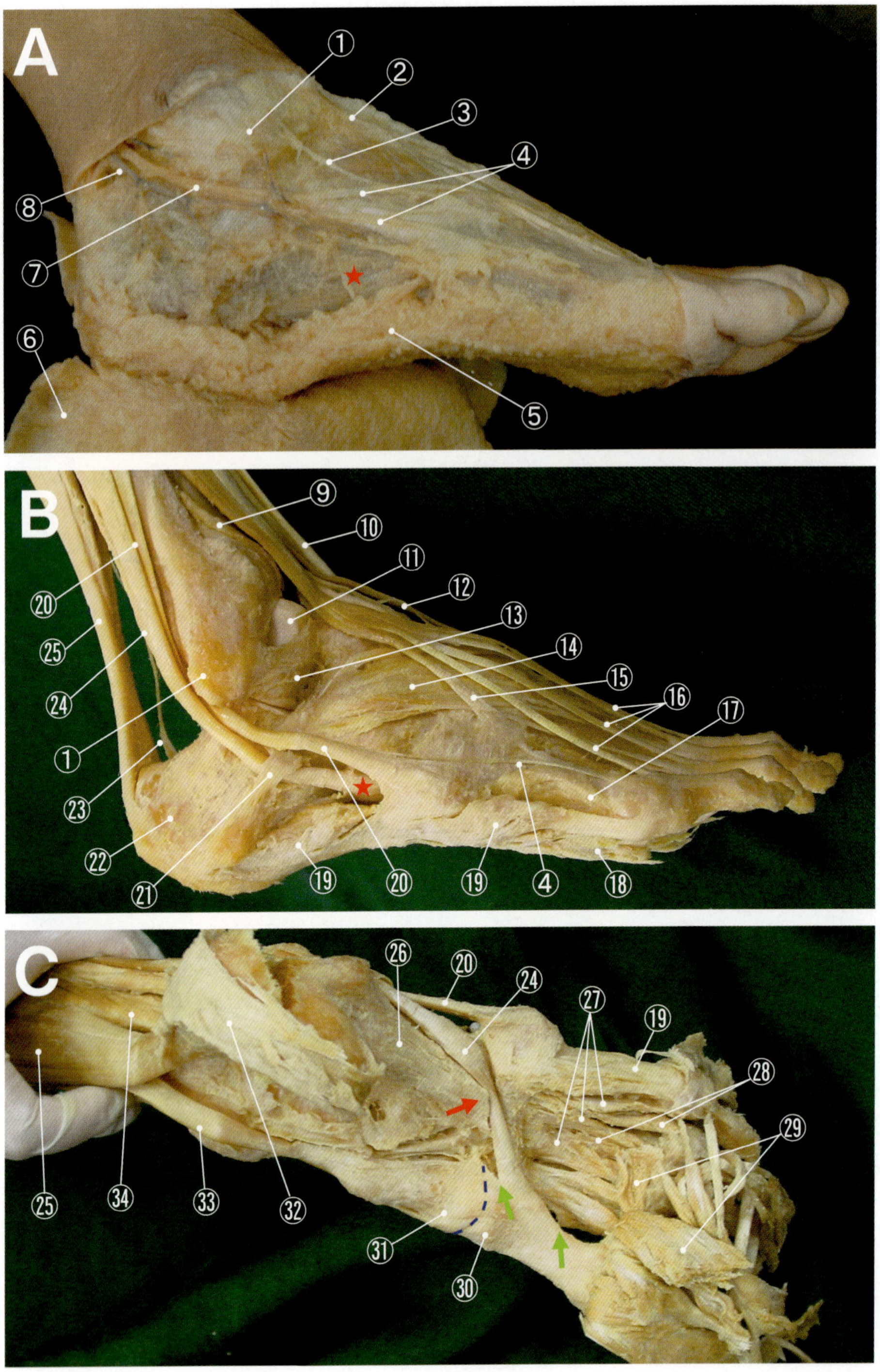

第Ⅳ章　下肢の筋

図 Ⅳ-153
長腓骨筋と短腓骨筋の停止腱の位置と走行をみる

Aは足部を外側方からみた写真である．足部周辺の皮膚は遠位方へ反転してある．足背部の筋膜や皮神経，足底部の厚い脂肪組織は切除していない．Bは別の個体の標本であり，皮膚や筋膜は切除してある．A, Bの★は，長腓骨筋の停止腱が内側方へ走行を変える部位を外側方からみた位置を示す．CはBを底側方からみている．長・短腓骨筋，後脛骨筋以外の筋や足底腱膜は反転してある．Cの⬆は立方骨粗面の前外側端の位置を示す．⬆は長腓骨筋の停止の前方端と後方端を示す．…は足根中足関節の位置を示す．

① 腓骨の外果　② 内側足背皮神経　③ 中間足背皮神経　④ 外側足背皮神経　⑤ 脂肪組織　⑥ 皮膚
⑦ 腓腹神経　⑧ 腓骨動脈　⑨ 腓骨動脈の貫通枝　⑩ 前脛骨筋の停止腱　⑪ 距骨　⑫ 長母趾伸筋の停止腱
⑬ 前距腓靱帯　⑭ 短趾伸筋　⑮ 第三腓骨筋の停止腱　⑯ 長趾伸筋の停止腱　⑰ 小趾対立筋
⑱ 短小趾屈筋　⑲ 小趾外転筋　⑳ 短腓骨筋の停止腱　㉑ 下腓骨筋支帯　㉒ 踵骨　㉓ 足底筋の停止腱
㉔ 長腓骨筋の停止腱　㉕ アキレス腱　㉖ 長足底靱帯　㉗ 底側骨間筋　㉘ 背側骨間筋　㉙ 母趾内転筋
㉚ 第一中足骨底　㉛ 内側楔状骨　㉜ 足底腱膜　㉝ 後脛骨筋の停止腱　㉞ 長母趾屈筋

360 ｜ 骨格筋の形と触察法

11. 長腓骨筋, 短腓骨筋

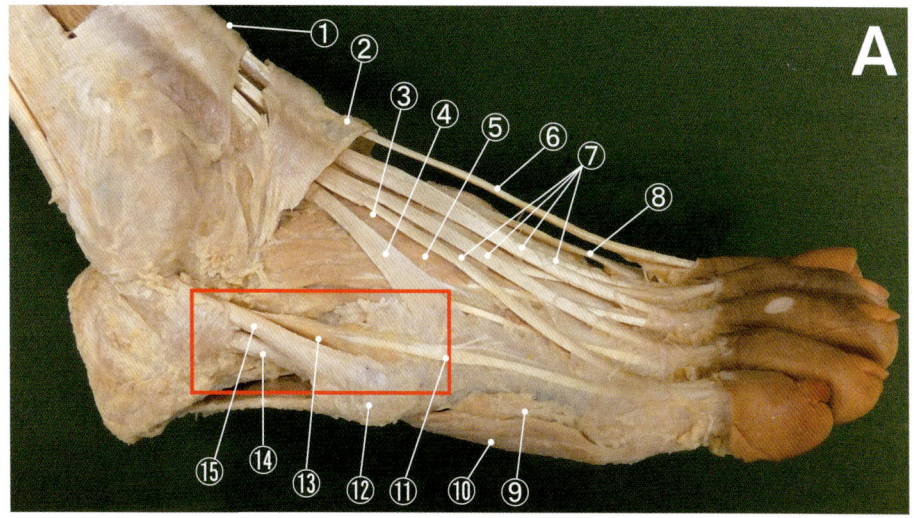

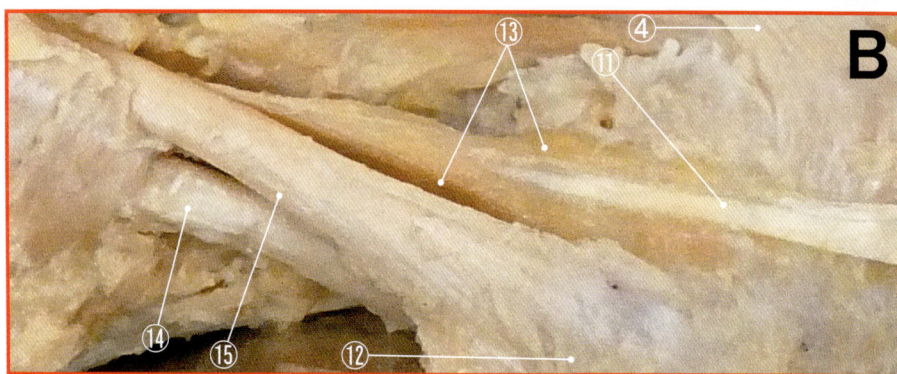

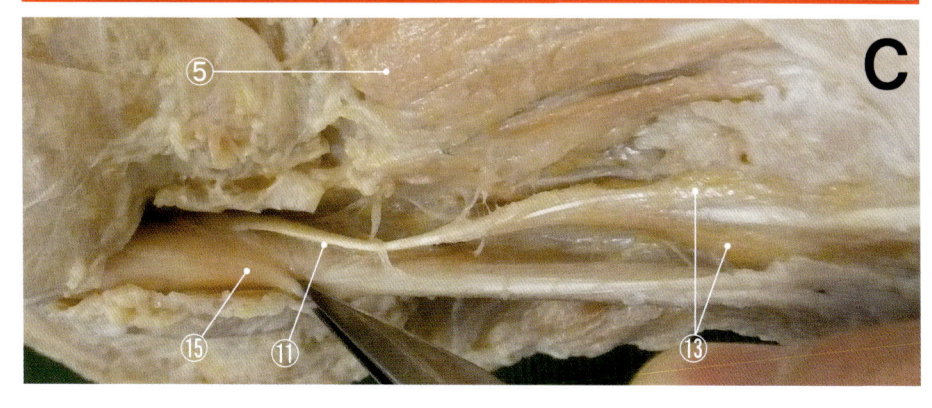

図 IV-154 短腓骨筋の破格をみる

Aは足部を外側方からみた写真である. BはAの☐を拡大した写真である. CはBを背側方からみている. 短腓骨筋の停止腱は外側方へ牽引してある. 本標本の短腓骨筋には, 第5趾へ向かう副腱がある. また, 本標本のように, 副腱に筋腹が存在する場合小趾腓骨筋と呼ぶ（提供：日本歯科大学新潟生命歯学部 解剖学第一講座 影山幾男教授, 江玉睦明先生）.

① 上伸筋支帯
② 下伸筋支帯
③ 短母趾伸筋
④ 第三腓骨筋の停止腱
⑤ 短趾伸筋
⑥ 長母趾伸筋
⑦ 長趾伸筋
⑧ 短母趾伸筋の停止腱
⑨ 小趾対立筋
⑩ 小趾外転筋
⑪ 短腓骨筋の副腱
⑫ 第5中足骨の底
⑬ 短腓骨筋の副腱から始まる小趾腓骨筋の筋腹
⑭ 長腓骨筋の停止腱
⑮ 短腓骨筋の停止腱

骨格筋の形と触察法 | 361

触察法

骨指標と筋の投影図

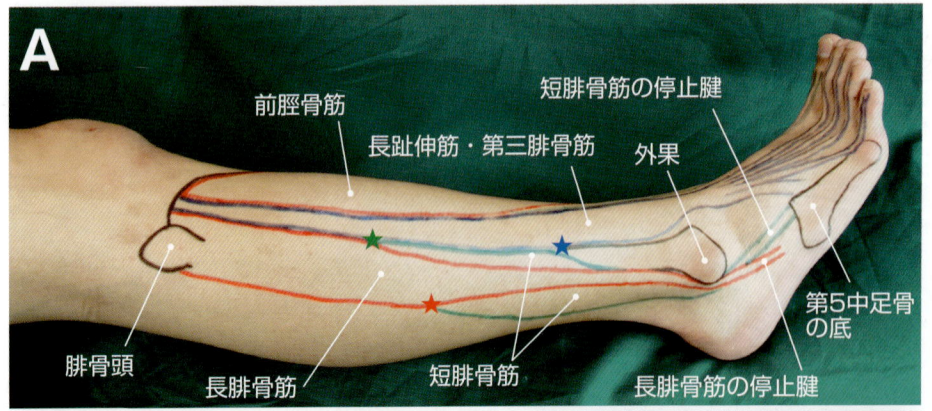

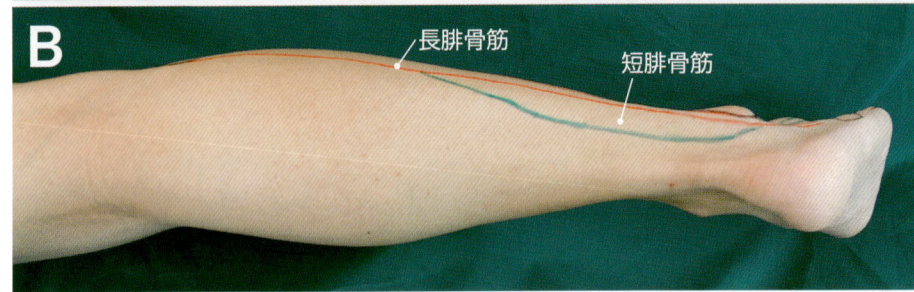

図 Ⅳ-155 骨指標と長腓骨筋，短腓骨筋などの投影図

Aは下腿部を外側方から，Bは後方からみた写真である．

- ★（青）：腓骨の前縁の遠位1/3の部位
- ★（緑）：長腓骨筋と短腓骨筋とを合わせた筋腹の前縁の近位1/3の部位
- ★（赤）：長腓骨筋と短腓骨筋とを合わせた筋腹の後縁の中央部

（図中ラベル）前脛骨筋，長趾伸筋・第三腓骨筋，短腓骨筋の停止腱，外果，第5中足骨の底，腓骨頭，長腓骨筋，短腓骨筋，長腓骨筋の停止腱

骨指標の触察手順

骨指標の触察手順は，V-10. **2** 腓骨の外果・腓骨の前縁の遠位1/3の領域，V-10. **4** 第5中足骨の底，V-9. **5** 腓骨の腓骨頭を参照．

筋の触察手順

1. 長腓骨筋，短腓骨筋の停止腱，2. 長腓骨筋と短腓骨筋とを合わせた筋腹の前縁，3. 長腓骨筋と短腓骨筋とを合わせた筋腹の後縁〜内側縁，4. 長腓骨筋の前縁，後縁の順に触察する．

1. 長腓骨筋，短腓骨筋の停止腱（図Ⅳ-149，図Ⅳ-152，図Ⅳ-153）

① 触察者は触察部位の後方に位置する．

② 長腓骨筋の停止腱：外果のすぐ後方に指を置き，前内側方へ圧迫しながら指を前外側方⇔後内側方に移動させる（図Ⅳ-156A）．ここで確認した腱を遠位方へ，外果の遠位端からは前底側方へたどる（図Ⅳ-156B）．

※ 足関節を自動底屈，足部を自動外転・回内させると，観察および触知しやすい．

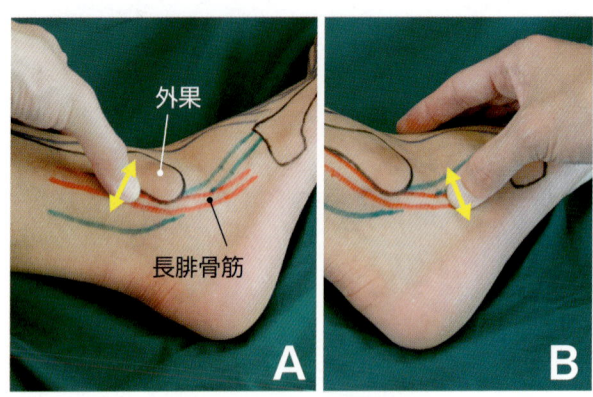

図 Ⅳ-156 長腓骨筋の停止腱の触察

362 ｜骨格筋の形と触察法

③ 短腓骨筋の停止腱：外果の遠位端と第5中足骨の底の背側端とを結ぶ線に指を置き，内側方へ圧迫しながら指を背側方⇔底側方に移動させる（図Ⅳ-157A）．また，外果の後方で，②で確認した長腓骨筋の停止腱のすぐ内側方に指を置き，前方へ圧迫しながら指を外側方⇔内側方に移動させる（図Ⅳ-157B）．

※ 足関節を自動底屈，足部を自動外転・回内させると，観察および触知しやすい．

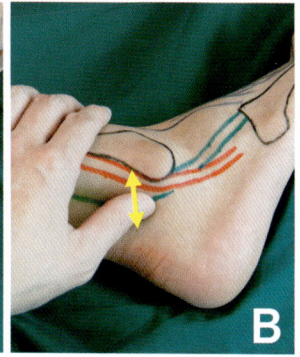

図Ⅳ-157 短腓骨筋の停止腱の触察

2. 長腓骨筋と短腓骨筋とを合わせた筋腹の前縁（図Ⅳ-148, 図Ⅳ-149, 図Ⅳ-152）

① 触察者は触察部位の後方に位置する．

② 外果の後縁と，腓骨の前縁の遠位1/3の部位（図Ⅳ-155Aの★）とを結ぶ線に指を置き，内側方へ圧迫しながら指を後方へ移動させる（図Ⅳ-158A）．

※ 外果付近では硬い腱（長腓骨筋）の前縁を，これより近位方の領域では薄い筋腹（短腓骨筋）の前縁を確認する．

※ 足関節を自動底屈，足部を自動外転・回内させると，観察および触知しやすい．

③ ★と，腓骨の腓骨頭の前縁から1横指前方の部位とを結ぶ線に指を置き，内側方へ圧迫しながら指を後方へ移動させる（図Ⅳ-158B）．

※ 長腓骨筋と短腓骨筋の前縁は，長趾伸筋と第三腓骨筋の後縁と接する．足関節を自動底屈すると長腓骨筋と短腓骨筋が，自動背屈すると長趾伸筋と第三腓骨筋が膨隆し，両者の境界を触知しやすくなる．

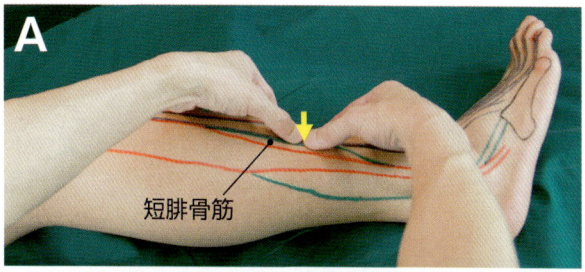

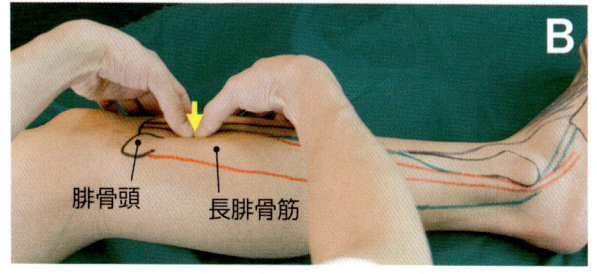

図Ⅳ-158 長腓骨筋と短腓骨筋とを合わせた筋腹の前縁の触察

3. 長腓骨筋と短腓骨筋とを合わせた筋腹の後縁〜内側縁（図Ⅳ-149, 図Ⅳ-152, 図Ⅳ-166）

① 触察者は触察部位の後方に位置する．

② 1. で確認した短腓骨筋の停止腱の内側縁を，腓骨頭の後縁を指標にして近位方へたどる（図Ⅳ-159）．

※ 長腓骨筋，短腓骨筋は腓骨の外側面から後面を螺旋状に覆っている（図Ⅳ-151）．よって，外果付近では後方から，腓骨の中央部付近では後外側方から，腓骨頭付近では外側方から圧迫して確認する．

※ 足関節を自動底屈，足部を自動外転・回内させると，観察および触知しやすい．

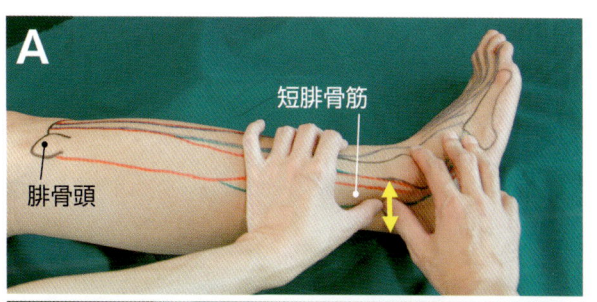

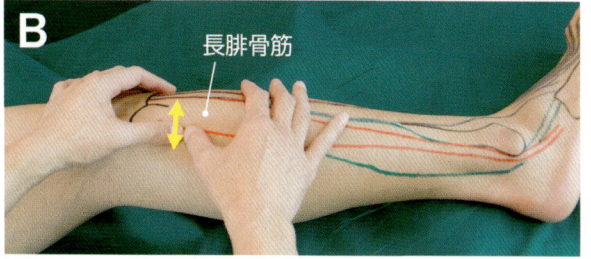

図Ⅳ-159 長腓骨筋と短腓骨筋とを合わせた筋腹の後縁〜内側縁の触察

第Ⅳ章　下肢の筋

4. 長腓骨筋の前縁，後縁（図Ⅳ-149，図Ⅳ-150，図Ⅳ-152，図Ⅳ-166A〜C）

① 触察者は触察部位の後方に位置する．
② 長腓骨筋の前縁：1．で確認した長腓骨筋の停止腱の前縁を，2．で確認した長腓骨筋と短腓骨筋とを合わせた筋腹の前縁の近位1/3の部位（図Ⅳ-155Aの★）を指標にして，近位方へたどる．
※ ★の付近では，触知が困難となる．
③ 長腓骨筋の後縁：1．で確認した長腓骨筋の停止腱の後縁を，3．で確認した長腓骨筋と短腓骨筋とを合わせた筋腹の後縁の中央部（図Ⅳ-155Aの★）を指標にして，近位方へたどる（図Ⅳ-160）．
※ ★の付近では，触知が困難となる．

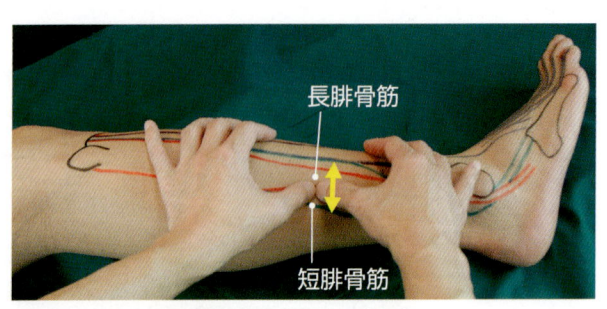

図 Ⅳ-160　長腓骨筋の後縁の触察

学生のための触察ポイント

- 長腓骨筋は，収縮（足関節の自動底屈，足部の自動外転・回内）を用いた方法で「1．長腓骨筋，短腓骨筋の停止腱 ②長腓骨筋の停止腱」の一部を触察する．なお，腓骨の外果の後方付近の停止腱が触知しやすい．また，「2．長腓骨筋と短腓骨筋とを合わせた筋腹の前縁 ③」の一部を確認し，その後方にある筋腹の膨隆を触察する．
- 短腓骨筋は，収縮（足関節の自動底屈，足部の自動外転・回内）を用いた方法で「1．長腓骨筋，短腓骨筋の停止腱 ③短腓骨筋の停止腱」の一部を触察する．

12 下腿三頭筋（腓腹筋, ヒラメ筋）, 足底筋, 膝窩筋

骨格筋の形と位置

筋 名	起 始	停 止	作 用	神 経
腓腹筋 Gastrocnemius	**内側頭**：大腿骨の内側顆の後上面. **外側頭**：外側顆の後上面.	踵骨の踵骨隆起の後面.	足関節＊1を底屈. 膝関節を屈曲.	脛骨神経 Tibial nerve（L4～S2）
ヒラメ筋 Soleus	脛骨の後面のヒラメ筋線と内側縁, 腓骨の腓骨頭, ヒラメ筋腱弓.	踵骨の踵骨隆起の後面.	足関節＊1を底屈.	脛骨神経 Tibial nerve（L4～S2）
足底筋 Plantaris	大腿骨の外側顆, 膝関節包.	踵骨の踵骨隆起の後内側面.	足関節＊1を底屈. 膝関節を屈曲.	脛骨神経 Tibial nerve（L4～S1）
膝窩筋 Popliteus	大腿骨の外側上顆, 膝関節包.	脛骨の後面でヒラメ筋線の近位方.	膝関節を屈曲, 内旋（膝関節を伸展. ＊2）	脛骨神経 Tibial nerve（L4～S1）

＊1：足関節は解剖学用語にはないが, ここでは便宜上距腿関節のことを示す.
＊2：膝窩筋の起始腱は, 膝関節の運動軸（大腿骨の外側上顆付近）よりも遠位部から始まる. よって, 膝窩筋が単独で収縮すると膝関節の伸展, 内旋が起こるはずである. 多くの解剖書では, 膝関節の屈曲と記載されているが, 唯一カパンジー[18]には膝関節の伸展との記載がある（図Ⅳ-173）.

構造の特徴

- 腓腹筋は, 下腿部の後面の近位約1/2の領域に位置する筋で, ヒラメ筋とともに下腿三頭筋を構成し, 下腿部の後面の膨らみを形成する（図Ⅳ-161, 図Ⅳ-162, 図Ⅳ-163, 図Ⅳ-165, 図Ⅳ-166）.

- 下腿三頭筋の筋腹は, 外側方からみて下腿部の前後径の後方約1/2の領域を（図Ⅳ-166 A）, 内側方からみて後方約3/4の領域を占める（図Ⅳ-162, 図Ⅳ-166 E）.

- 腓腹筋の起始付近の筋腹は, 半膜様筋と大腿二頭筋に覆われている（図Ⅳ-167）. また, 大腿骨の内側顆と外側顆の近位部付近から始まり, 骨の形状に沿って後遠位方へ走行する. なお, 内側頭の近位縁は, 外側頭に比べ近位方に位置する.

- 腓腹筋の内側頭の筋腹の幅は, 外側頭に比べて広い（図Ⅳ-166 B, D, 図Ⅳ-165）. また筋腹の遠位端は, 外側頭に比べ内側頭の方が遠位方に位置する場合が多く, その割合は84.2%（422/501体）と報告されている[19].

- 腓腹筋の筋腹の外面（皮膚側面）には起始腱膜が, 内面（骨側面）には停止腱膜があり, 筋束は後近位方から前遠位方へ走行する（図Ⅳ-165, 図Ⅳ-166, 図Ⅳ-168）.

- ヒラメ筋は, 腓腹筋の深層で下腿後面のほとんど全ての領域を占める（図Ⅳ-165）.

- 下腿部を外側方からみると, 腓腹筋と長・短腓骨筋の間でヒラメ筋が観察できる領域がある. その筋腹の近位端は, 腓骨頭の近位端の高さに位置する（図Ⅳ-166 B）.

- 下腿部を内側方からみると, 腓腹筋の前遠位方でヒラメ筋が腓腹筋に覆われていない領域がある. その筋腹の近位端は下腿部の長軸長の中央部に位置する（図Ⅳ-166 E, 図Ⅳ-168 A, B）.

- ヒラメ筋の筋腹のほぼ全領域の外面（皮膚側面）を, アキレス腱の延長である膜様の停止腱が覆う（図Ⅳ-169）. また, 内面（骨側面）には, アキレス腱から分岐した停止腱の枝が, 筋腹の近位端付近まで存在する. その停止腱の枝の外側方と内側方には, 起始腱が筋腹の遠位端付近まで存在する. よって, ヒラメ筋の内面を観察すると, 停止腱（アキレス腱の分枝）の内側方と外側方に羽状の筋腹が観

察できる．なお，前方からみた筋腹の遠位端の位置は個体により異なり，踵骨の近くまで存在する場合もある（図Ⅳ-170 E, F）．

・ヒラメ筋の内面に観察できる起始腱と停止腱の幅や形は，個体や左右で異なる（図Ⅳ-170 C, D）．

・ヒラメ筋の外側部と内側部の筋束は，筋腹の長軸方向に，ほぼ直交する方向に走行する（図Ⅳ-169 C, D）．

・足底筋は，膝関節の後方で腓腹筋の深層に位置する小さな筋である（図Ⅳ-163，図Ⅳ-165，図Ⅳ-171）．筋腹は，腓腹筋の外側頭の内側縁に沿って走行する．なお，筋腹の厚さや幅には個体差があり，腓腹筋の外側頭より内側方で，腓腹筋に覆われていない筋腹が観察できる場合もある（図Ⅳ-165）．

・足底筋の筋腹は起始付近のみに存在し，それより遠位方では細く長い停止腱で構成されている．この停止腱は，腓腹筋の内側頭の遠位端よりも遠位の領域でアキレス腱のすぐ内側方を走行し踵骨の内側近位端に終わる（図Ⅳ-165，図Ⅳ-166 C, D）．

・足底筋は欠如する場合がある．その割合は松島[1]が7.8％（12/154肢），小金井[2]が11.3％（34/300肢）と報告している．また，欧州人では7.1％（137/1920肢），黒人では5.3％（6/114肢）に欠如を認めたと報告されている[10]．

・膝窩筋は，下腿部の後面で下腿部の長軸長の近位1/4の領域に位置する三角形状の筋である（図Ⅳ-164，図Ⅳ-165）．

・膝窩筋の筋腹は腓腹筋の筋腹に覆われている．また，筋腹の外側遠位縁付近の筋腹は，ヒラメ筋にも覆われている（図Ⅳ-165，図Ⅳ-172）．

・膝窩筋の起始腱は太いひも状で，大腿骨の外側上顆の外側側副靱帯の深層付近から始まる（図Ⅳ-173 B, C）．また，関節包から始まる薄い膜状の起始腱を持つ場合もある．

・膝窩筋の筋腹は，後方からみると平らな薄い板状の筋にみえるが，筋腹の中央部付近では約1cmの厚さを持つ（図Ⅳ-173，図Ⅳ-188 C）．なお，膝の関節裂隙より近位方では筋腹は存在しない．

筋連結

・腓腹筋は，ヒラメ筋（腱，図Ⅳ-165 A, B），足底筋（腱）と連結している．

・ヒラメ筋は，膝窩筋（腱膜，図Ⅳ-172 E），腓腹筋（腱，図Ⅳ-165 A, B），長腓骨筋（筋間中隔），短腓骨筋（筋間中隔），長趾屈筋（腱膜），後脛骨筋（腱膜）および長母趾屈筋（筋間中隔）と連結している．

・足底筋は，腓腹筋（腱）と連結している．

・膝窩筋は，ヒラメ筋（腱膜，図Ⅳ-172 E），後脛骨筋（腱膜）および長趾屈筋（腱膜）と連結している．

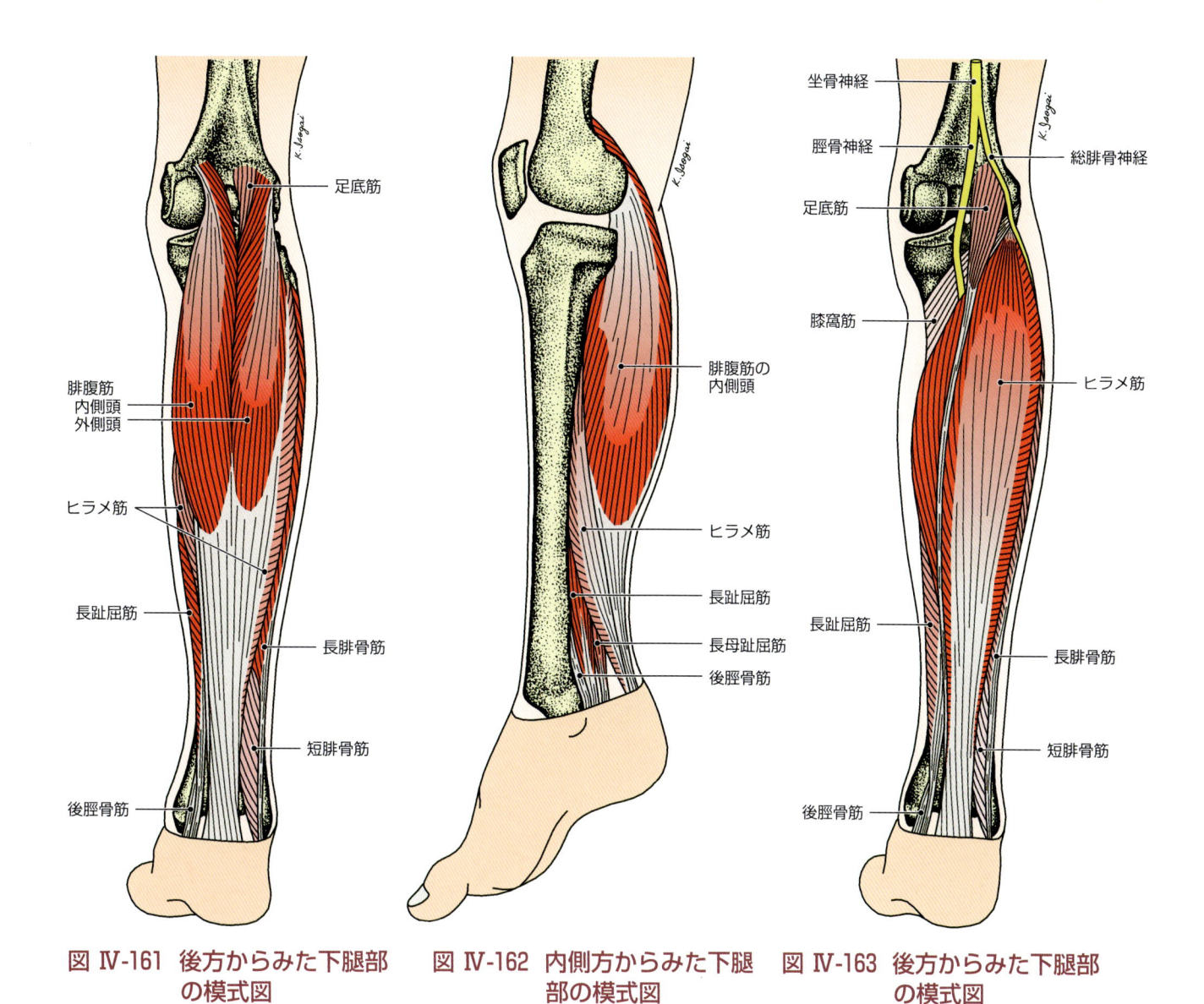

12. 下腿三頭筋（腓腹筋，ヒラメ筋），足底筋，膝窩筋

図 IV-161 後方からみた下腿部の模式図

図 IV-162 内側方からみた下腿部の模式図

図 IV-163 後方からみた下腿部の模式図

腓腹筋の深層を示してある．

図 IV-164 後方からみた膝部の模式図

足底筋は半透明に示してある．

骨格筋の形と触察法 | 367

第Ⅳ章　下肢の筋

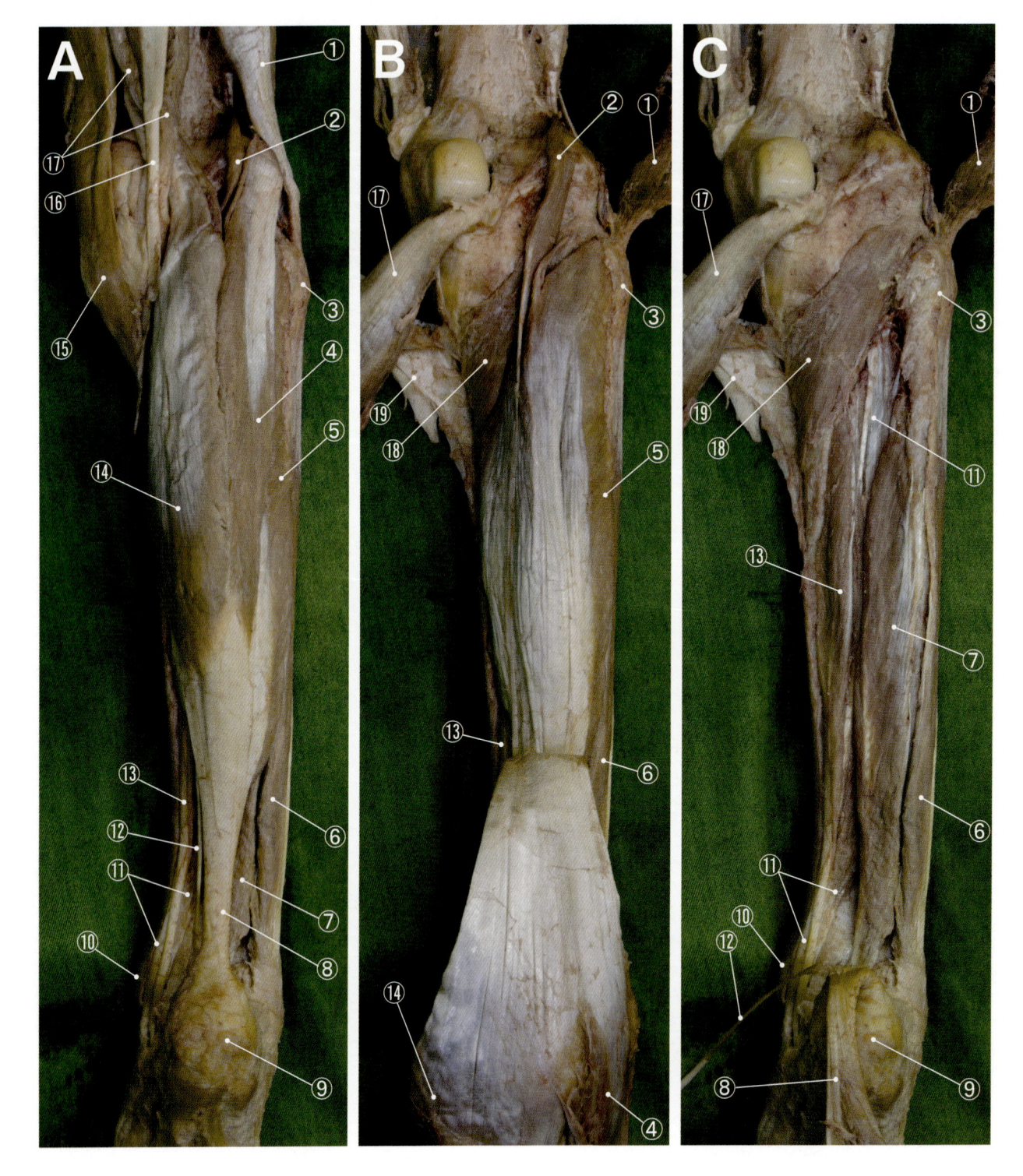

図 Ⅳ-165　下腿部後面の筋をみる

　Aは下腿後面を後方から見た写真である．BはAの腓腹筋を起始から剥離し，遠位方へ反転してある．膝窩筋以外の下腿部に停止を持つ筋は全て反転してある．CはBの足底筋とヒラメ筋とを起始から剥離し，遠位方へ反転してある．なお，Cより深層の構造は図Ⅳ-188に示す．

① 大腿二頭筋　② 足底筋　③ 腓骨頭　④ 腓腹筋の外側頭　⑤ ヒラメ筋　⑥ 短腓骨筋　⑦ 長母趾屈筋
⑧ アキレス腱　⑨ 踵骨　⑩ 脛骨の内果　⑪ 後脛骨筋　⑫ 足底筋の停止腱　⑬ 長趾屈筋
⑭ 腓腹筋の内側頭　⑮ 縫工筋　⑯ 半腱様筋の停止腱　⑰ 半膜様筋　⑱ 膝窩筋　⑲ 膝窩筋の筋膜

368　骨格筋の形と触察法

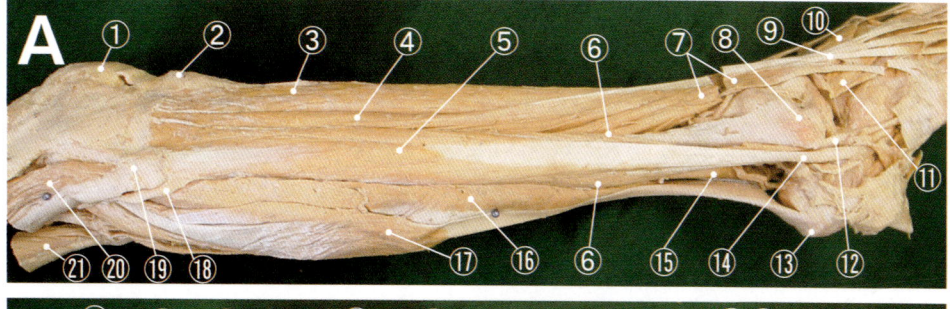

12. 下腿三頭筋（腓腹筋，ヒラメ筋），足底筋，膝窩筋

**図 IV-166
腓腹筋とヒラメ筋を多方向からみる**

Aは下腿部を外側方から，Bは後外側方から，Cは後方から，Dは後内側方から，Eは内側方からみた写真である．

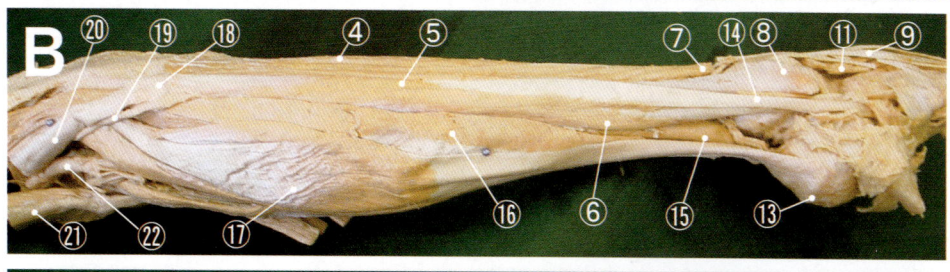

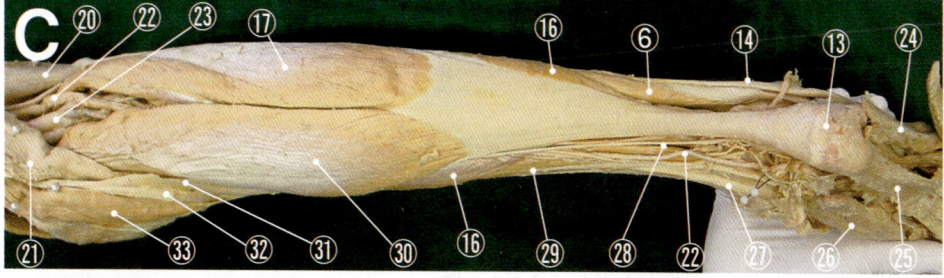

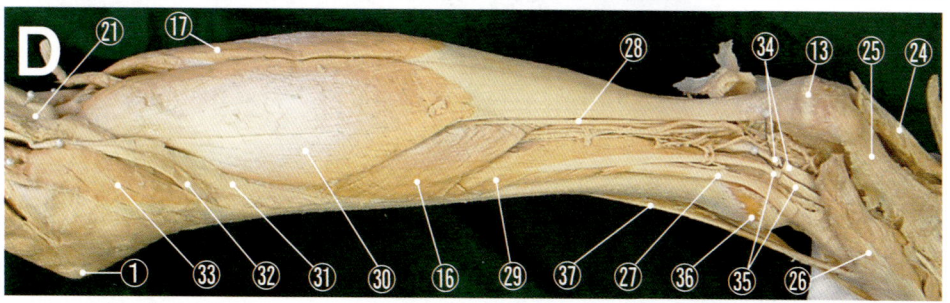

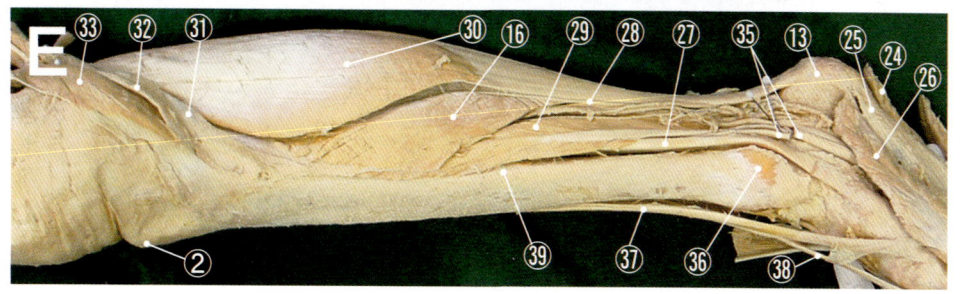

① 膝蓋骨　② 脛骨粗面　③ 前脛骨筋　④ 長趾伸筋　⑤ 長腓骨筋　⑥ 短腓骨筋　⑦ 第三腓骨筋
⑧ 腓骨の外果　⑨ 長趾伸筋の停止腱　⑩ 短母趾伸筋　⑪ 短趾伸筋　⑫ 短腓骨筋の停止腱
⑬ 踵骨　⑭ 長腓骨筋の停止腱　⑮ 長母趾屈筋　⑯ ヒラメ筋　⑰ 腓腹筋の外側頭　⑱ 総腓骨神経
⑲ 腓骨頭　⑳ 大腿二頭筋　㉑ 半膜様筋　㉒ 脛骨神経　㉓ 膝窩静脈　㉔ 小趾外転筋　㉕ 足底腱膜
㉖ 母趾外転筋　㉗ 後脛骨筋の停止腱　㉘ 足底筋の停止腱　㉙ 長趾屈筋　㉚ 腓腹筋の内側頭
㉛ 半腱様筋の停止腱　㉜ 薄筋の停止腱　㉝ 縫工筋　㉞ 長母趾屈筋の停止腱　㉟ 長趾屈筋の停止腱
㊱ 脛骨の内果　㊲ 前脛骨筋の停止腱　㊳ 長母趾伸筋の停止腱　㊴ 脛骨の後内側縁

骨格筋の形と触察法 | 369

第Ⅳ章　下肢の筋

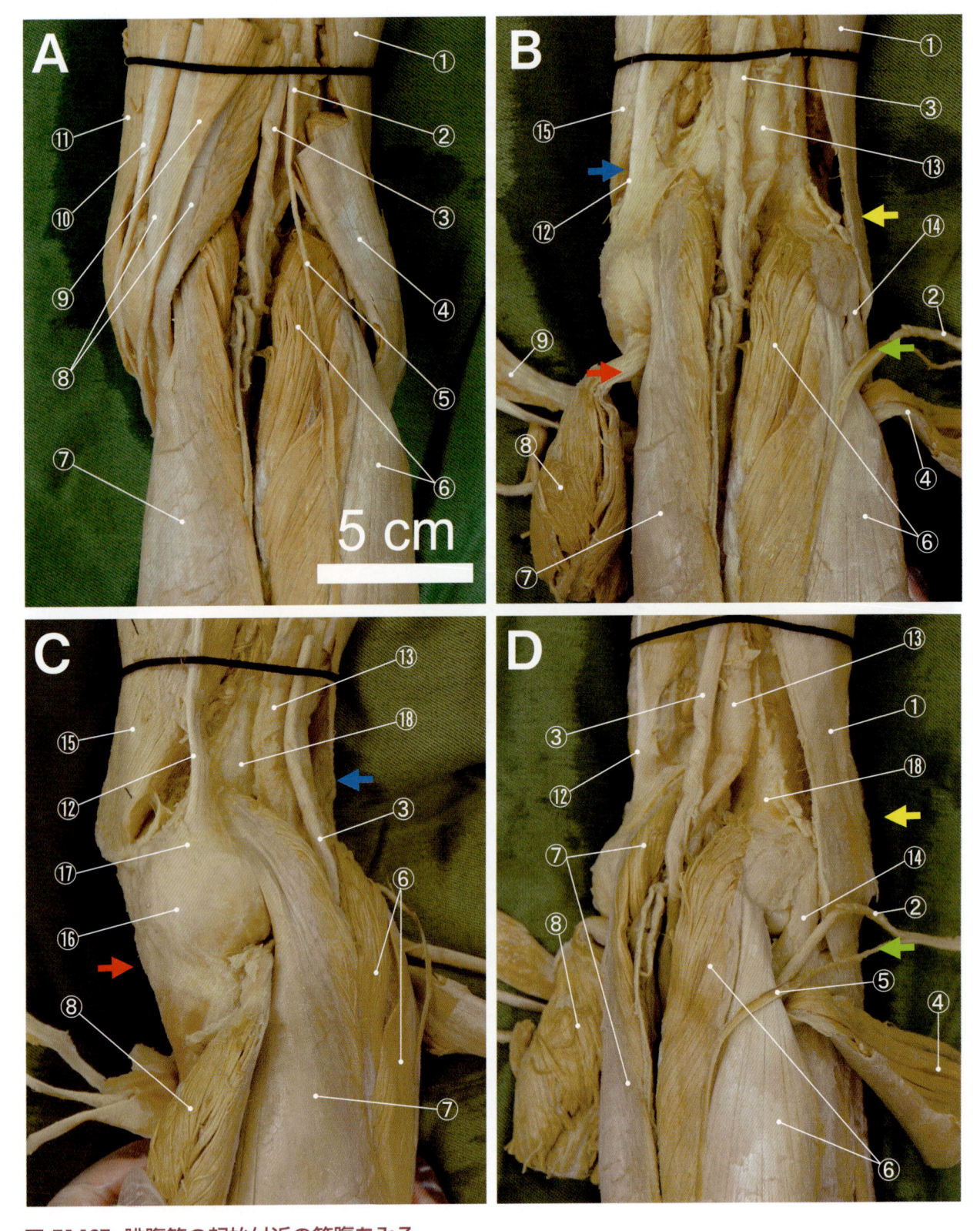

図 Ⅳ-167　腓腹筋の起始付近の筋腹をみる

Aは膝部を後方からみた写真である．BはAの大腿二頭筋，総腓骨神経，外側腓腹皮神経を外側方へ，半膜様筋，半腱様筋，縫工筋，薄筋を内側方へ反転してある．CはBを後内側方から，DはBを後外側方からみている．⬆は腓腹筋の内側頭の近位端の高さ，⬆は膝関節内側膝裂隙の高さ，⬆は腓腹筋の外側頭の近位端の高さ，⬆は膝関節外側膝裂隙の高さを示す．

① 腸脛靱帯　② 総腓骨神経　③ 脛骨神経　④ 大腿二頭筋　⑤ 外側腓腹皮神経　⑥ 腓腹筋の外側頭
⑦ 腓腹筋の内側頭　⑧ 半膜様筋の停止腱　⑨ 半腱様筋　⑩ 薄筋の停止腱　⑪ 縫工筋　⑫ 大内転筋の停止腱
⑬ 膝窩静脈　⑭ 外側側副靱帯　⑮ 内側広筋　⑯ 大腿骨の内側顆　⑰ 大腿骨の内転筋結節　⑱ 大腿骨

骨格筋の形と触察法

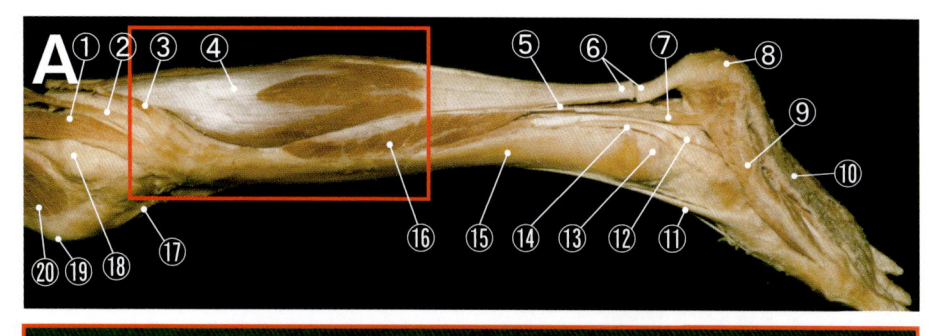

12. 下腿三頭筋（腓腹筋，ヒラメ筋），足底筋，膝窩筋

図 IV-168
腓腹筋の筋束の走行方向をみる

Aは下腿部を内側方からみた写真である．BはAの□を拡大してある．CはBの腓腹筋の内側頭を縦切断し，外側方の筋腹を後方へ牽引してある．DはCの□を拡大してある．Bの⬆は起始腱の表層から始まる筋腹（破格）を示す．C, Dの⬆は腓腹筋の内側頭の起始腱膜を，⬆は停止腱膜を示す．

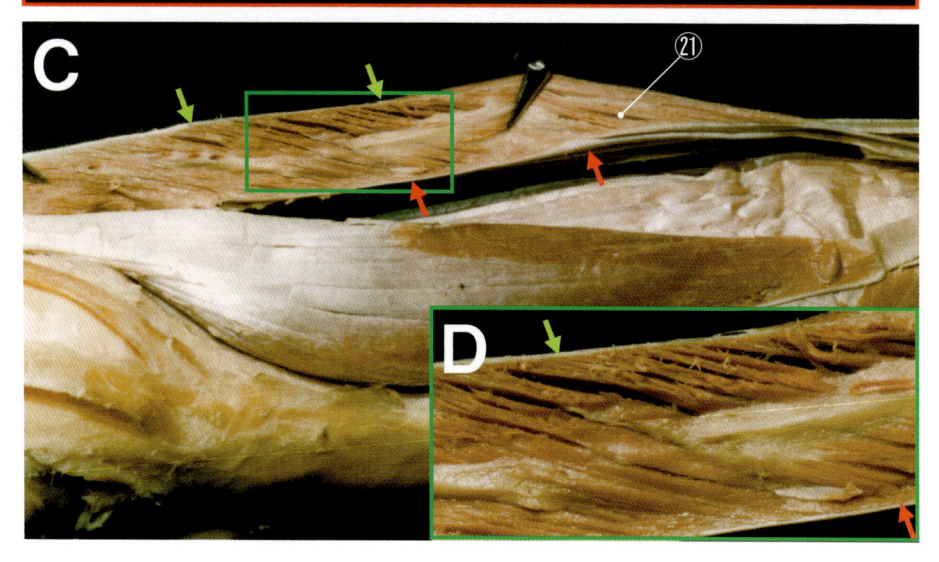

① 縫工筋　② 薄筋の停止腱　③ 半腱様筋の停止腱　④ 腓腹筋の内側頭　⑤ 足底筋の停止腱
⑥ アキレス腱　⑦ 長母趾屈筋の停止腱　⑧ 踵骨　⑨ 母趾外転筋　⑩ 足底腱膜　⑪ 前脛骨筋の停止腱
⑫ 長趾屈筋の停止腱　⑬ 脛骨の内果　⑭ 後脛骨筋の停止腱　⑮ 脛骨　⑯ ヒラメ筋　⑰ 膝蓋靱帯
⑱ 脛骨の内側上顆　⑲ 膝蓋骨　⑳ 内側広筋　㉑ 腓腹筋の内側頭の筋腹

骨格筋の形と触察法 | 371

第Ⅳ章　下肢の筋

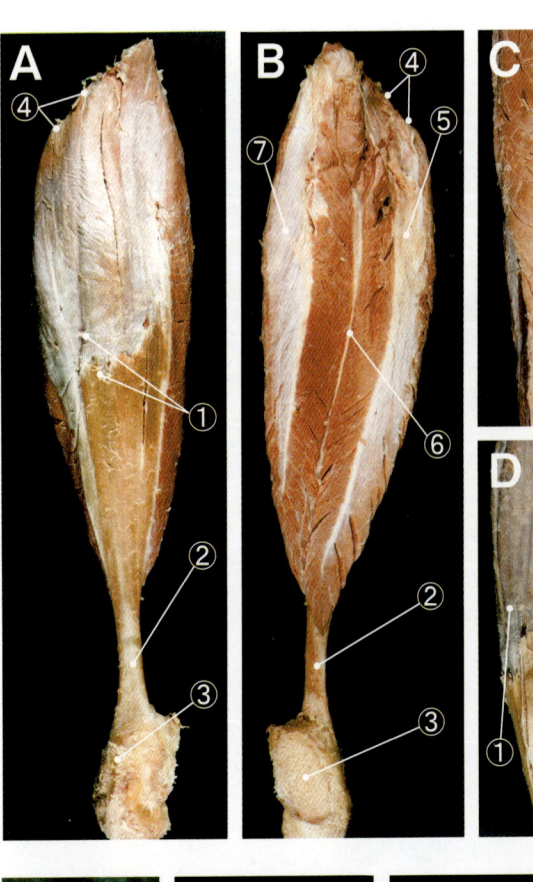

図 Ⅳ-169 ヒラメ筋の起始腱と停止腱の位置および筋束の走行方向をみる

　Aはヒラメ筋の外面（皮膚側面）をみた写真である．BはAを反転し内面（骨側面）をみている．CはAの筋腹の中央部を内側方からみている（写真の右が後方）．DはAの筋腹の中央部を外側方からみている（写真の左が後方）．

① アキレス腱の延長の停止腱　② アキレス腱
③ 踵骨　④ ヒラメ筋腱弓
⑤ ヒラメ筋の内側の起始腱
⑥ アキレス腱から分岐した停止腱
⑦ ヒラメ筋の外側の起始腱

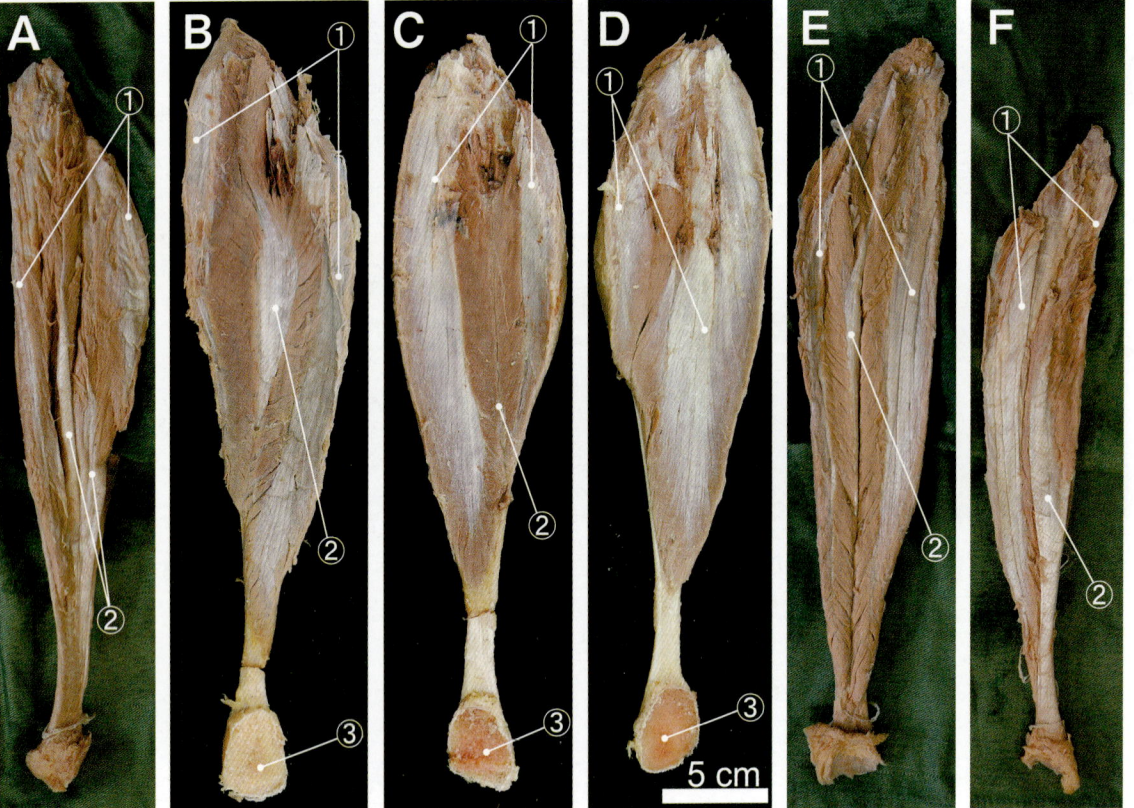

図 Ⅳ-170 ヒラメ筋の形状の個体や左右による違いをみる

　A〜Cは右のヒラメ筋，D〜Fは左のヒラメ筋を，下腿部から剥離し前方（骨側方）からみた写真である．なお，CとDは同一遺体から取り出した筋である．前方からみたヒラメ筋の羽状の筋腹の形，大きさ，数は個体によって異なる．また，同一個体でも左右で異なる（C，D）．

① ヒラメ筋の起始腱　② アキレス腱から分岐した停止腱　③ 踵骨

372 ｜ 骨格筋の形と触察法

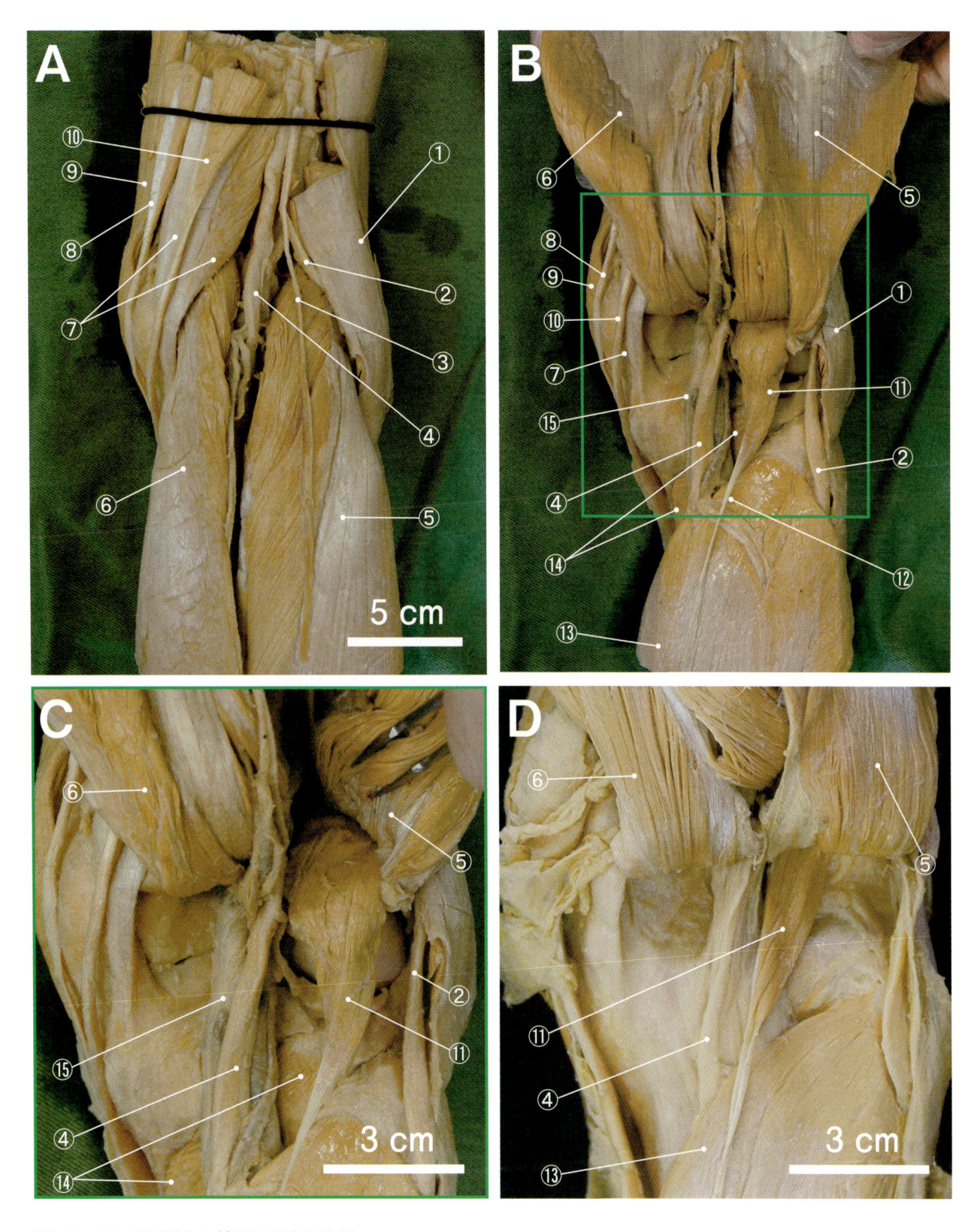

12. 下腿三頭筋（腓腹筋, ヒラメ筋）, 足底筋, 膝窩筋

図 Ⅳ-171 足底筋の位置と形をみる

Aは膝部を後方からみた写真である. BはAの腓腹筋を近位方へ反転してある. CはBの□を拡大してある. 腓腹筋の外側頭は, ピンセットで近位方へ牽引してある. DはA～Cとは異なる標本の右膝部を後方からみている. 腓腹筋は近位方へ反転してある.

① 大腿二頭筋　② 総腓骨神経　③ 外側腓腹皮神経　④ 脛骨神経　⑤ 腓腹筋の外側頭　⑥ 腓腹筋の内側頭
⑦ 半膜様筋　⑧ 薄筋の停止腱　⑨ 縫工筋　⑩ 半腱様筋　⑪ 足底筋　⑫ 足底筋の停止腱　⑬ ヒラメ筋
⑭ 膝窩筋　⑮ 膝窩動・静脈

骨格筋の形と触察法 | 373

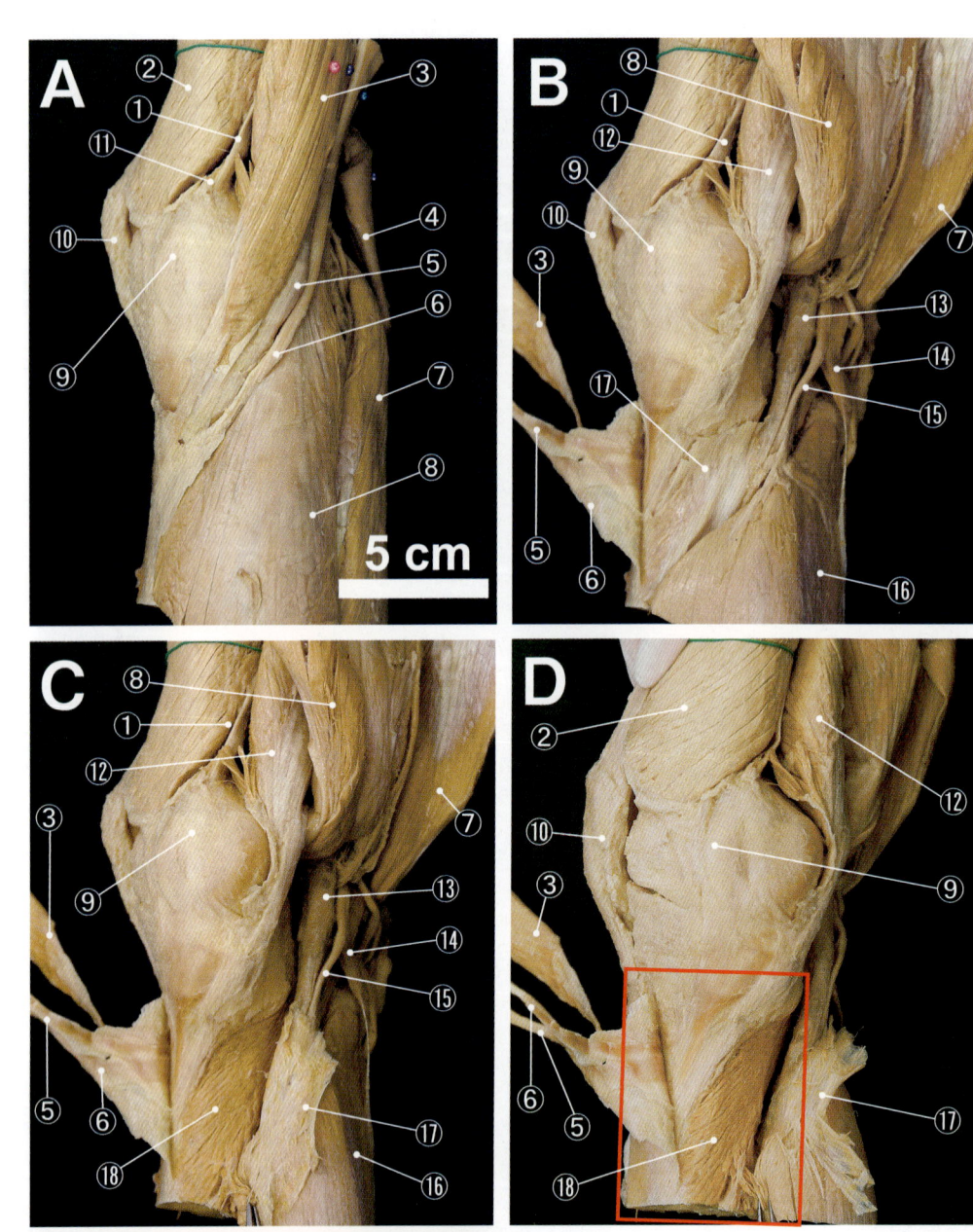

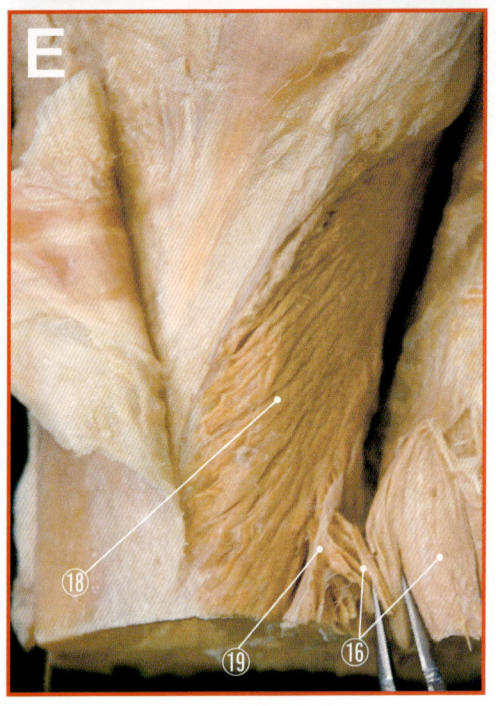

図 IV-172 膝窩筋を後内側方と内側方からみる

A～Cは膝部を後内側方からみた写真である．BはAの腓腹筋を近位方へ反転してある．また，縫工筋，薄筋，半腱様筋は前方へ反転してある．CはBの膝窩筋の表面を覆う膝窩筋の筋膜を後方へ反転してある．DはCを内側方からみている．EはDの□を拡大してある．C～Eのピンセットでつまんだ筋束は，ヒラメ筋の一部である．

① 大内転筋の停止腱　② 内側広筋　③ 縫工筋　④ 大腿二頭筋
⑤ 薄筋の停止腱　⑥ 半腱様筋の停止腱　⑦ 腓腹筋の外側頭
⑧ 腓腹筋の内側頭　⑨ 大腿骨の内側上顆　⑩ 膝蓋骨
⑪ 大腿骨の内転筋結節　⑫ 半膜様筋　⑬ 膝窩動・静脈
⑭ 足底筋　⑮ 脛骨神経　⑯ ヒラメ筋　⑰ 膝窩筋の筋膜
⑱ 膝窩筋　⑲ 膝窩筋とヒラメ筋の筋連結

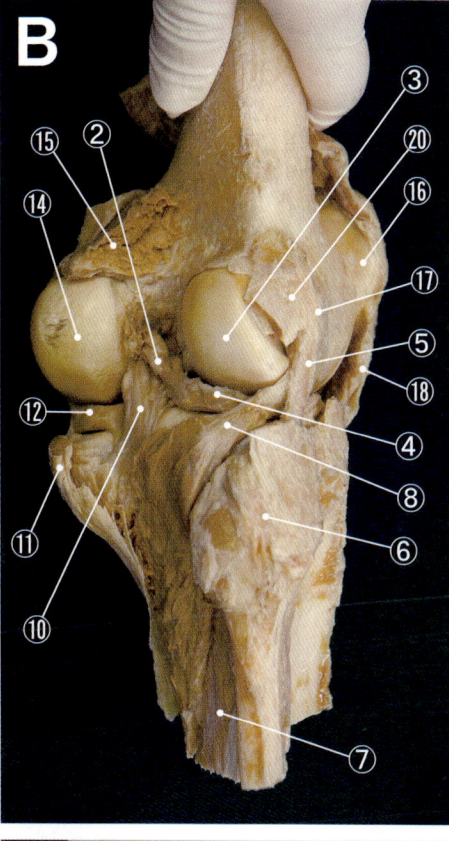

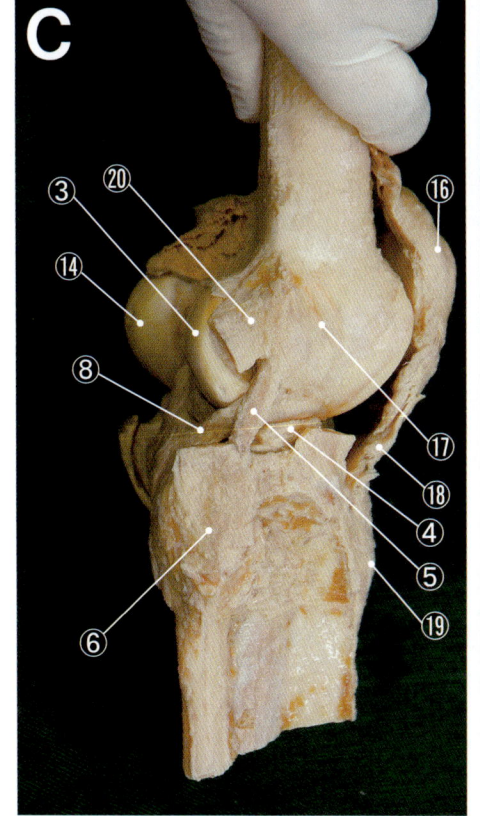

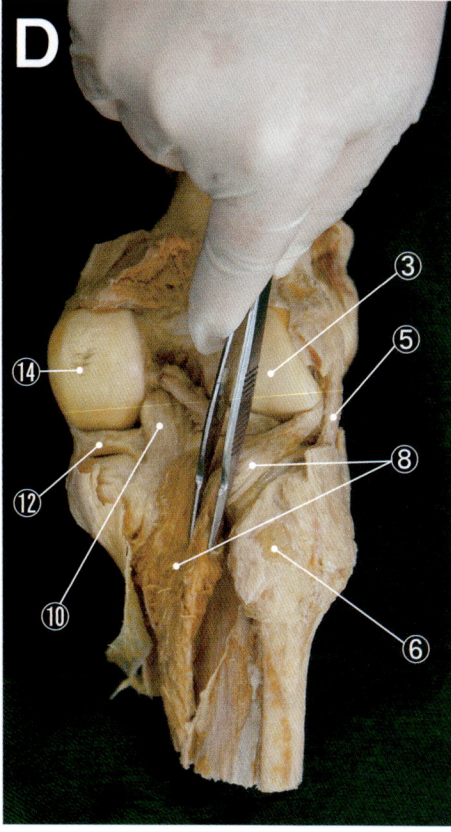

12. 下腿三頭筋（腓腹筋，ヒラメ筋），足底筋，膝窩筋

図 IV-173
膝窩筋の位置と厚さをみる

Aは膝部を後方からみた写真である．膝窩筋の筋膜は膝窩筋の表面から剥離し，内側方へ牽引してある．なお，膝窩筋の表層に位置する筋は，全て剥離してある．BはAの膝部を後外側方から，Cは外側方からみている．DはBの膝窩筋の筋腹の外側部を後方へ牽引してある．

① 大腿骨体
② 後半月大腿靱帯
③ 大腿骨の外側顆
④ 外側半月
⑤ 外側側副靱帯
⑥ 腓骨頭
⑦ 後脛骨筋
⑧ 膝窩筋
⑨ 膝窩筋の筋膜
⑩ 後十字靱帯
⑪ 半膜様筋の停止腱
⑫ 内側半月
⑬ 内側側副靱帯
⑭ 大腿骨の内側顆
⑮ 腓腹筋の内側頭
⑯ 膝蓋骨
⑰ 大腿骨の外側上顆
⑱ 膝蓋靱帯
⑲ 脛骨粗面
⑳ 腓腹筋の外側頭

骨格筋の形と触察法 | 375

第Ⅳ章　下肢の筋

触察法

骨指標と筋の投影図

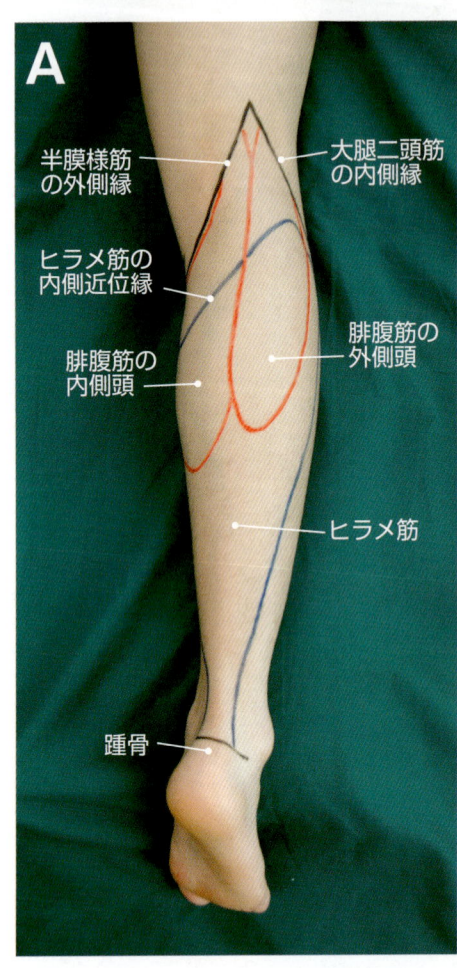

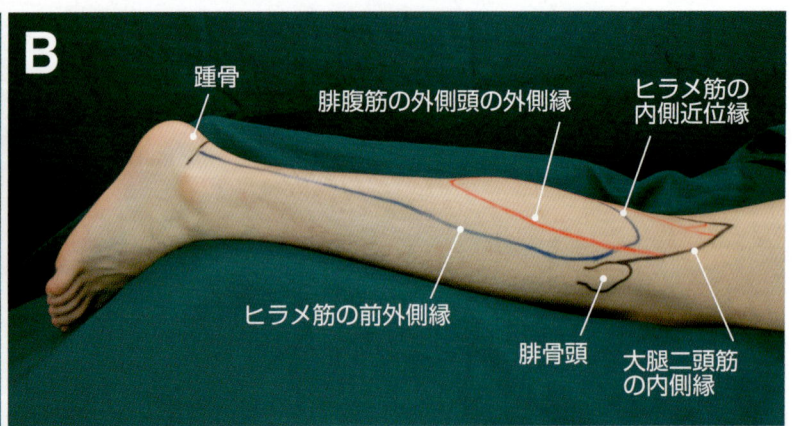

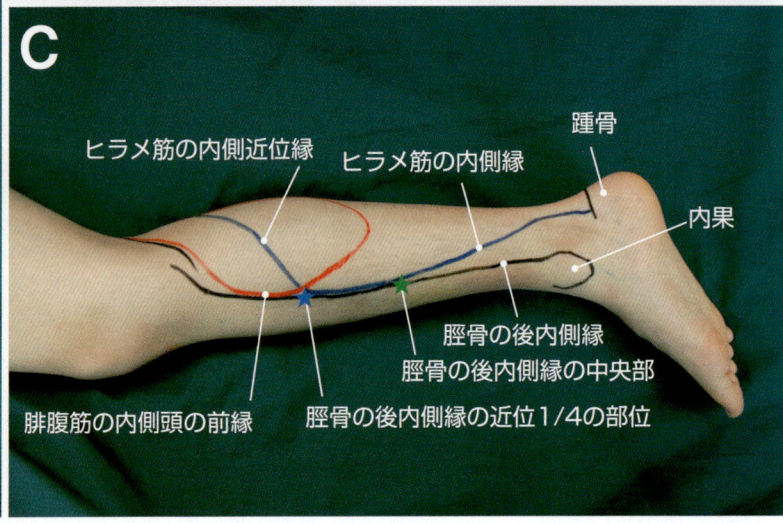

図 Ⅳ-174　骨指標と腓腹筋, ヒラメ筋の投影図

Aは下腿部を後方から, Bは外側方から, Cは内側方からみた写真である.

骨指標の触察手順

骨指標の触察手順は, **V-9.5** 腓骨の腓骨頭, **V-9.3** 脛骨の内側顆の後遠位縁, 脛骨の後内側縁, **V-9.1** 大腿骨の外側上顆を参照.

筋の触察手順

1. 腓腹筋の内側頭, 外側頭の遠位縁, 2. 腓腹筋の内側頭と外側頭との境界, 3. 腓腹筋の外側頭の外側縁, 4. 腓腹筋の内側頭の前縁, 5. ヒラメ筋, 6. 膝窩筋の想定位置の順に触察する.

※足底筋の触知は困難である.

1. 腓腹筋の内側頭, 外側頭の遠位縁(図Ⅳ-161, 図Ⅳ-165, 図Ⅳ-166)

① 被検者は腹臥位. 触察者は触察部位の遠位方に位置する.

② 内側頭の遠位縁：下腿部の後内側面の中央部に指を置き, 近位方⇔遠位方にさする (図Ⅳ-175).

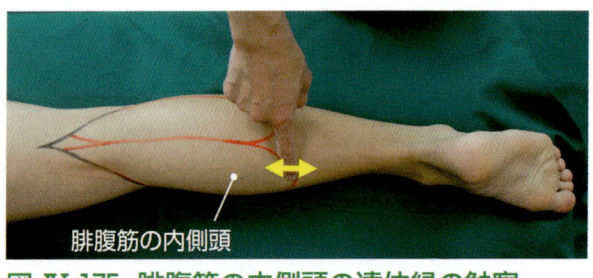

図 Ⅳ-175　腓腹筋の内側頭の遠位縁の触察

12. 下腿三頭筋（腓腹筋，ヒラメ筋），足底筋，膝窩筋

※ 下腿部の長軸長の中央部の高さに位置する場合が多い．
※ 抵抗に対し足関節を自動底屈させると，観察および触知しやすい（図Ⅳ-176 の▶）．

③ 外側頭の遠位縁：下腿部の後外側面の中央部に指を置き，近位方⇔遠位方にさする．

※ 下腿部の長軸長の中央部から1～2横指近位方の高さに位置する場合が多い．
※ 抵抗に対し足関節を自動底屈させると，観察および触知しやすい（図Ⅳ-176 の▶）．

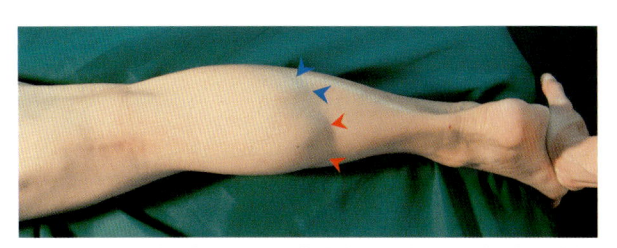

図 Ⅳ-176 収縮による腓腹筋の内側頭（▶）と外側頭（▶）の膨隆
抵抗に対し足関節を自動底屈させている．

2. 腓腹筋の内側頭と外側頭との境界（図Ⅳ-161，図Ⅳ-165，図Ⅳ-166，図Ⅳ-167）

① 被検者は腹臥位．触察者は触察部位の外側方に位置する．
② 下腿部の後面の近位1/2の領域で，後方からみた下腿部の幅の中央部に指を置き，前方へ圧迫しながら指を内側方⇔外側方に移動させる（図Ⅳ-177）．
※ 膝窩部で内側頭と外側頭は分かれ，それぞれ内側近位方・外側近位方へ向かう（図Ⅳ-178）．この部位は，膝関節を屈曲位に保持すると触知しやすい．

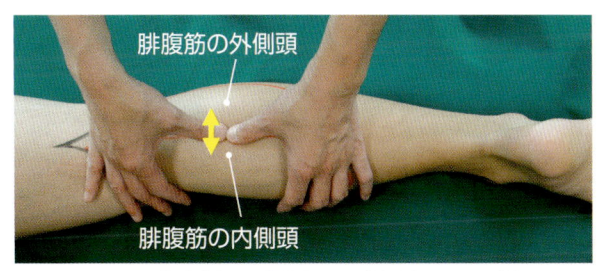

図 Ⅳ-177 腓腹筋の内側頭と外側頭との境界の触察

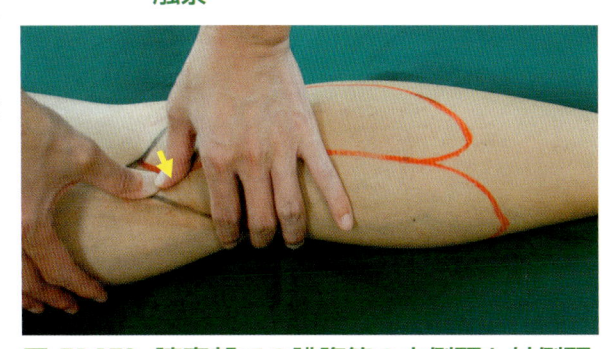

図 Ⅳ-178 膝窩部での腓腹筋の内側頭と外側頭の触察

3. 腓腹筋の外側頭の外側縁（図Ⅳ-132，図Ⅳ-166）

① 被検者は腹臥位．触察者は触察部位の外側方に位置する．
② 1. で確認した外側頭の遠位縁を，腓骨頭の後端を指標にして，外側近位方，続いて近位方へたどる（図Ⅳ-179）．
※ 抵抗に対し足関節を自動底屈させると，観察および触知しやすい（図Ⅳ-180 A の▶）．
※ 足関節を自動背屈させながら，抵抗に対し膝関節を自動屈曲させると，ヒラメ筋が弛緩した状態で腓腹筋が収縮し，両者の境界を触知しやすくなる．

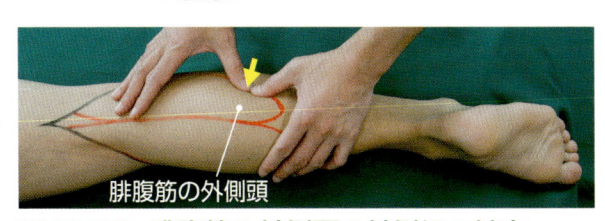

図 Ⅳ-179 腓腹筋の外側頭の外側縁の触察

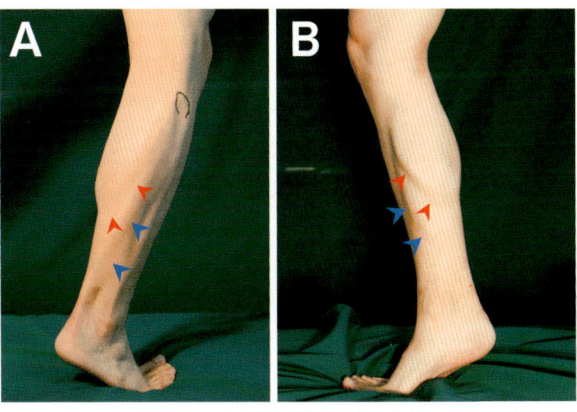

図 Ⅳ-180 収縮による腓腹筋（▶）とヒラメ筋（▶）の膨隆
膝関節軽度屈曲位で爪先立ちをさせている．

骨格筋の形と触察法 | 377

第Ⅳ章　下肢の筋

4. 腓腹筋の内側頭の前縁(図Ⅳ-162, 図Ⅳ-166)

① 被検者は触察する側の下肢を下にした側臥位．触察者は触察部位の前方に位置する．

② 1．で確認した内側頭の遠位縁を，脛骨の後内側縁の近位1/4の部位（図Ⅳ-174Cの★）を指標にして前近位方へたどる（図Ⅳ-181A）．続いて，膝窩部を指標にして，後近位方へたどる（図Ⅳ-181B）．

※ 抵抗に対し足関節を自動底屈させると，観察および触知しやすい（図Ⅳ-180Bの▶）．

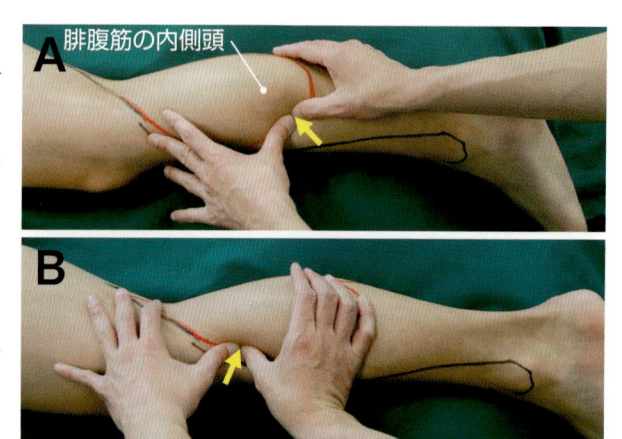

図Ⅳ-181　腓腹筋の内側頭の前縁の触察

5. ヒラメ筋(図Ⅳ-163, 図Ⅳ-165, 図Ⅳ-166)

① 被検者は腹臥位．触察者は触察部位の外側方に位置する．

② ヒラメ筋の前外側縁：踵骨のすぐ近位方で，外側方からアキレス腱の前縁を確認し（図Ⅳ-182A），これを腓骨頭の後端を指標にして前外側近位方へ（図Ⅳ-182B），続いて近位方へ（図Ⅳ-182C）たどる．

※ 抵抗に対し足関節を自動底屈させると，観察および触知しやすい（図Ⅳ-180Aの▶）．

※ 足関節を他動背屈させると触知しやすい．

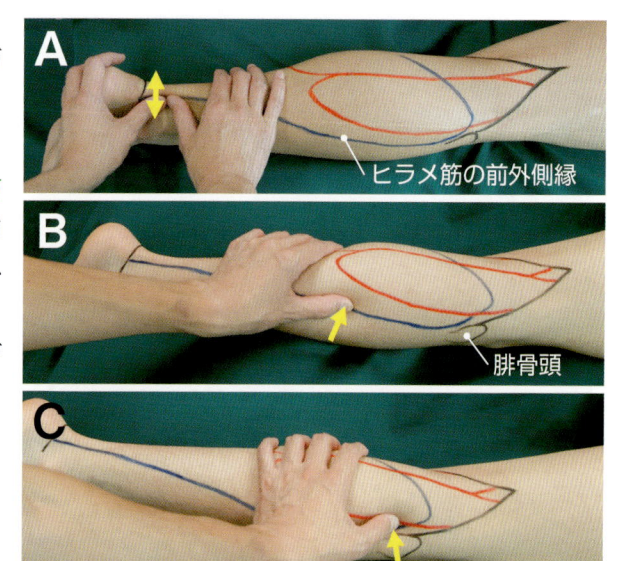

図Ⅳ-182　ヒラメ筋の前外側縁の触察

③ 被検者は触察する側の下肢を下にした側臥位．触察者は触察部位の前方に位置する．

④ ヒラメ筋の前内側縁：踵骨のすぐ近位方で，内側方からアキレス腱の前縁を確認し，これを脛骨の後内側縁の中央部（図Ⅳ-174Cの★）を指標にして前内側近位方へ（図Ⅳ-183A），続いて脛骨の後内側縁の近位1/4の部位（図Ⅳ-174Cの★）を指標にして近位方へ（図Ⅳ-183B）たどる．

※ 抵抗に対し足関節を自動底屈させると，観察および触知しやすい（図Ⅳ-180Bの▶）．

※ 足関節を他動背屈させると触知しやすい．

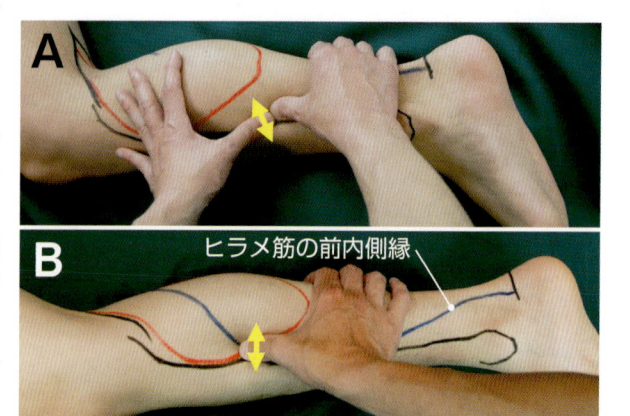

図Ⅳ-183　ヒラメ筋の前内側縁の触察

12. 下腿三頭筋（腓腹筋，ヒラメ筋），足底筋，膝窩筋

⑤ 被検者は腹臥位．触察者は触察部位の遠位方に位置する．

⑥ ヒラメ筋の内側近位縁：下腿部の後方から，脛骨の後内側縁の近位1/4の部位（図Ⅳ-174 C の★）と腓骨頭とを結ぶ線に指を置き，前方へ圧迫しながら指を外側遠位方へ移動させる（図Ⅳ-184）．

※ 膝関節を屈曲位に保持すると触知しやすい．また，この状態で足関節を自動底屈させると触知しやすい．

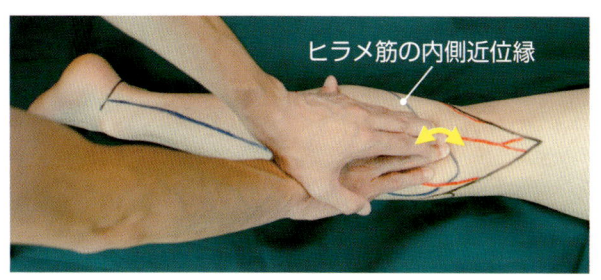

図 Ⅳ-184 ヒラメ筋の内側近位縁の触察

6. 膝窩筋の想定位置（図Ⅳ-164，図Ⅳ-165，図Ⅳ-173，図Ⅳ-172）

① 被検者は腹臥位．触察者は触察部位の外側方に位置する．

② 膝窩筋の遠位縁の想定位置：後方へ投影した脛骨の後内側縁の近位1/4の部位と（図Ⅳ-174 C の★）と腓骨頭とを結ぶ線を確認する（図Ⅳ-185 の ---）．

※ 遠位縁は，ヒラメ筋の内側近位縁よりも1横指尾方に位置する．

③ 膝窩筋の近位縁の想定位置：脛骨の内側顆の後遠位縁と大腿骨の外側上顆から1横指遠位方の部位とを結ぶ線を確認する（図Ⅳ-185 の ---）．

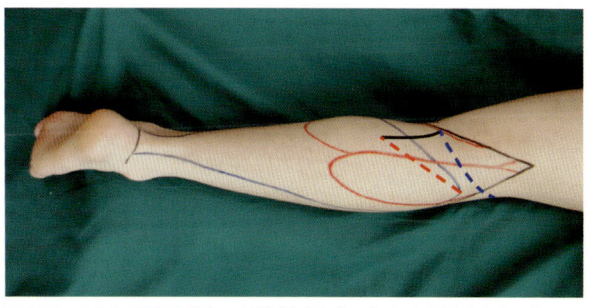

図 Ⅳ-185 膝窩筋の遠位縁（---）と近位縁（---）の想定位置

--- ：後方へ投影した脛骨の後内側縁の近位1/4の部位と腓骨頭とを結ぶ線
--- ：脛骨の内側顆の後遠位縁と大腿骨の外側上顆から1横指遠位方の部位とを結ぶ線

学生のための触察ポイント

- 腓腹筋は，主に収縮を用いた方法（図Ⅳ-180 参照）で「1. 腓腹筋の内側頭・外側頭の遠位縁」の一部を確認し，その近位方にある筋腹の膨隆を触察する．なお，外側頭は内側頭に比べて触知しにくい．
- ヒラメ筋は，「5. ヒラメ筋 ②ヒラメ筋の前外側縁 と ③ヒラメ筋の前内側縁」との一部を確認し，その間にある筋腹の膨隆を触察する．

骨格筋の形と触察法 | 379

第Ⅳ章　下肢の筋

13 長趾屈筋，長母趾屈筋，後脛骨筋

骨格筋の形と位置

筋　名	起　始	停　止	作　用	神　経
長趾屈筋 Flexor digitorum longus	脛骨の後面，下腿骨間膜．	第2～5趾の末節骨の底（第4，5趾の末節骨の底の場合が多い＊1）．	第2～5趾の屈曲．足関節＊2の底屈．	脛骨神経 Tibial nerve (L5～S2)
長母趾屈筋 Flexor hallucis longus	腓骨の後面の遠位3/4の領域，下腿骨間膜の後面の遠位部．	母趾の末節骨の底．第2，3趾の末節骨の底＊1．	母趾，第2，3趾の屈曲．足関節＊2の底屈．	脛骨神経 Tibial nerve (L5～S2)
後脛骨筋 Tibialis posterior	脛骨の後面，腓骨の内側面，下腿骨間膜の後面．	舟状骨の舟状骨粗面，内側・中間・外側楔状骨，立方骨，第2～4中足骨の底側面．	足関節＊2の底屈，足部の回外，内転（足部の内がえし）．	脛骨神経 Tibial nerve (L5～S2)

＊1：庄[10]は，長母趾屈筋が母趾のみに停止するものが0.3％（1/300肢）であり，母趾と第2趾に停止するものが7.7％（23/300肢），第1～3趾が62.3％（187/300肢），第1～4趾が27.0％（81/300肢），第1～5趾が2.7％（8/300肢）であると報告している．また川島ら[20]は，長母趾屈筋が母趾のみに停止することは無く，母趾と第2趾に停止する場合が21.8％（19/87肢），第1～3趾が49.4％（43/87肢），第1～4趾が26.4％（23/87肢），第1～5趾が2.3％（2/87肢）であると報告している（図Ⅳ-190）．

＊2：足関節は解剖学用語にはないが，ここでは便宜上距腿関節のことを示す．

構造の特徴

・長趾屈筋，長母趾屈筋，後脛骨筋は，腓腹筋およびヒラメ筋の深層に位置する筋である（図Ⅳ-186，図Ⅳ-187，図Ⅳ-188，図Ⅳ-165）．筋腹は内側方から外側方に向かって長趾屈筋，後脛骨筋，長母趾屈筋の順に位置する．なお，後脛骨筋は他の2筋より深層に位置する．

・長母趾屈筋は他の2筋に比べ遠位方まで筋腹を持つ（図Ⅳ-188，図Ⅳ-189）．

・長趾屈筋の筋腹，後脛骨筋の停止腱および長母趾屈筋の筋腹の一部は，アキレス腱と脛骨の間で観察できる（図Ⅳ189）．

・後脛骨筋の停止腱は，脛骨の内果の近位方で長趾屈筋の腱の深層を内側方へ横切る（図Ⅳ-188，図Ⅳ-189）．よって，内果の高さでは，内側方から外側方に向かって後脛骨筋，長趾屈筋，長母趾屈筋の順に位置する．なお，後脛骨筋と長趾屈筋の両停止腱は，内果の高さで接して走行する．

・第4，5趾に終わる長趾屈筋の停止腱の一部は膜様に分かれ，長母趾屈筋の第2，3趾へ向かう停止腱に移行する場合が多い（図Ⅳ-190）．

筋連結

・長趾屈筋は，長母趾屈筋（腱，図Ⅳ-190），膝窩筋（腱膜），後脛骨筋（腱膜），足底方形筋（腱，図Ⅳ-232 B, D），ヒラメ筋（腱膜）および虫様筋（腱，図Ⅳ-232 B, D）と連結している．

・長母趾屈筋は，長趾屈筋（腱，図Ⅳ-190），後脛骨筋（腱膜），短腓骨筋（筋間中隔），長腓骨筋（筋間中隔），長母趾伸筋（骨間膜），長趾伸筋（骨間膜），ヒラメ筋（筋間中隔），虫様筋（腱，図Ⅳ-232 B, D）および足底方形筋（腱，図Ⅳ-232 B, D）と連結している．

・後脛骨筋は，長母趾屈筋（腱膜），長趾屈筋（腱膜），ヒラメ筋（腱膜），前脛骨筋（骨間膜），長母趾伸筋（骨間膜），長趾伸筋（骨間膜）および膝窩筋（腱膜）と連結している．

13. 長趾屈筋，長母趾屈筋，後脛骨筋

図 IV-186 後方からみた下腿部の模式図

ヒラメ筋の深層を示してある．

(ラベル: 膝窩動脈，後脛骨動脈，長趾屈筋，前脛骨動脈，腓骨動脈，後脛骨筋，長母趾屈筋)

図 IV-187 後方からみた下腿部の模式図

ヒラメ筋の深層を示してある．長趾屈筋と長母趾屈筋は半透明に示してある．

(ラベル: 後脛骨筋，長趾屈筋，長母趾屈筋)

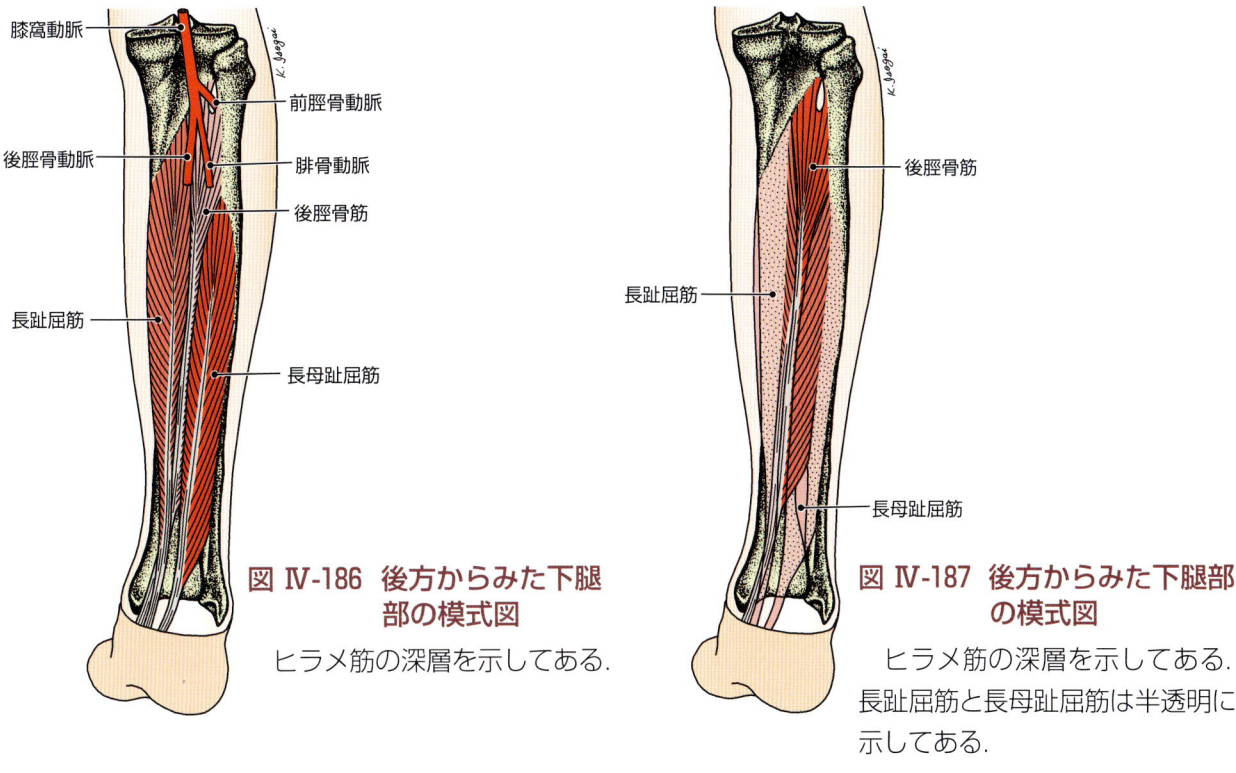

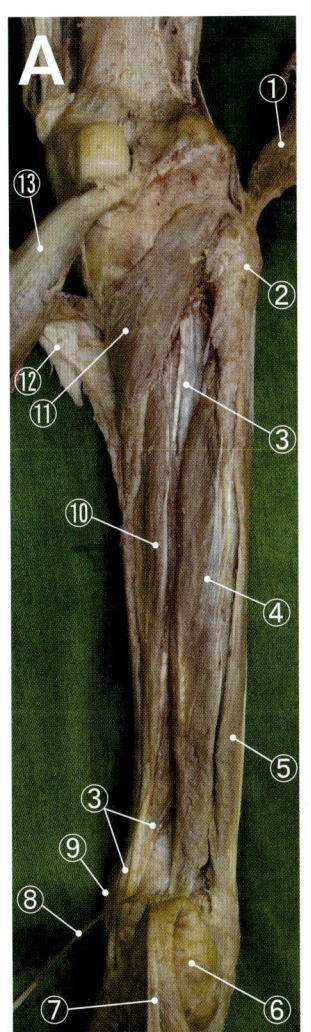

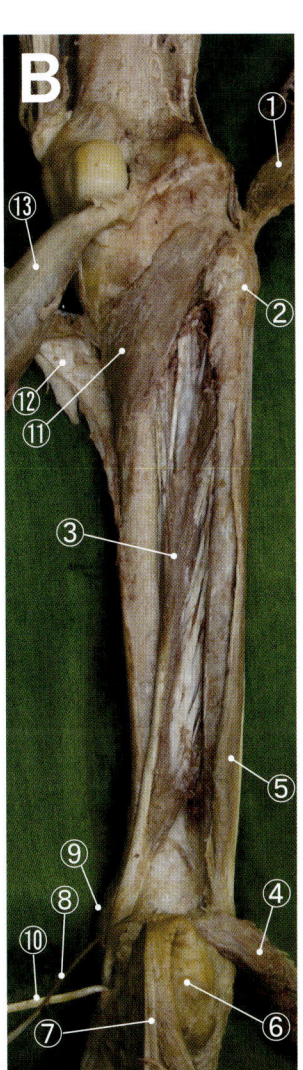

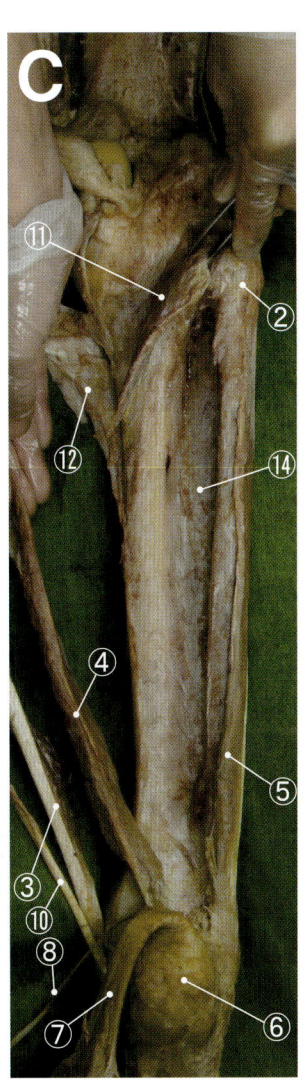

図 IV-188 下腿部後面深層の筋をみる

Aは下腿後面を後方から見た写真である．下腿三頭筋は起始から剥離し，遠位方へ反転してある．また，膝窩筋をのぞく下腿部に停止を持つ筋は全て反転してある．BはAの長母趾屈筋と長趾屈筋とを起始から剥離し，遠位方へ反転してある．CはBの膝窩筋と後脛骨筋とを剥離し反転してある．膝窩筋と長母趾屈筋とは，その厚さを観察する方向に反転してある．なお，Aより表層の構造は図IV-165に示す．

① 大腿二頭筋　② 腓骨頭
③ 後脛骨筋
④ 長母趾屈筋
⑤ 短腓骨筋　⑥ 踵骨
⑦ アキレス腱
⑧ 足底筋の停止腱
⑨ 脛骨の内果

⑩ 長趾屈筋　⑪ 膝窩筋　⑫ 膝窩筋の筋膜　⑬ 半膜様筋　⑭ 下腿骨間膜

骨格筋の形と触察法 | 381

第Ⅳ章　下肢の筋

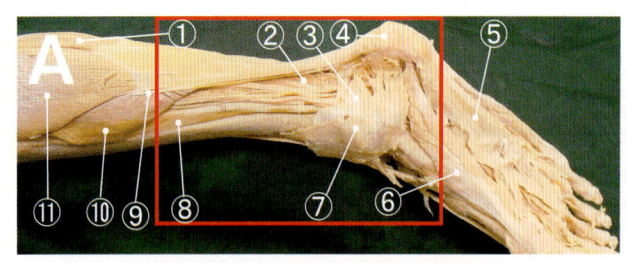

図 Ⅳ-189　足関節付近の長趾屈筋，長母趾屈筋，後脛骨筋を後内側方からみる

　Aは足部を後内側方からみた写真である．足部は底屈位である．BはAの□を拡大してある．屈筋支帯の一部および足底腱膜は外側方へ，起始から剥離した母趾外転筋は前方へ牽引してある．CはBの後脛骨動・静脈と脛骨神経を近位方へ反転してある．

① 腓腹筋の外側頭　② 長母趾屈筋　③ 屈筋支帯
④ 踵骨　⑤ 足底腱膜　⑥ 母趾外転筋
⑦ 脛骨の内果　⑧ 長趾屈筋　⑨ 足底筋の停止腱
⑩ ヒラメ筋　⑪ 腓腹筋の内側頭　⑫ 脛骨神経
⑬ 後脛骨静脈　⑭ 長足底靱帯　⑮ 足底方形筋
⑯ 後脛骨筋の停止腱　⑰ 後脛骨動脈

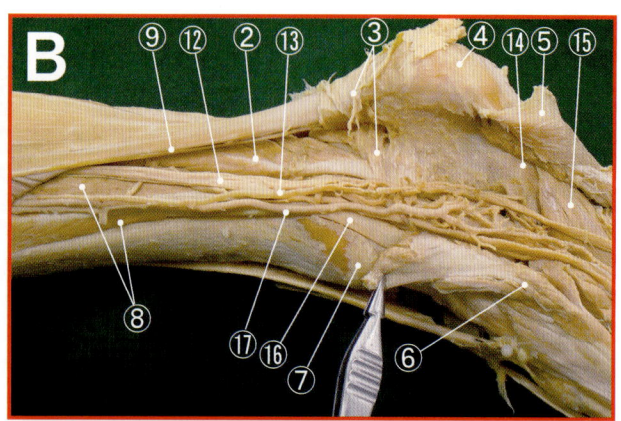

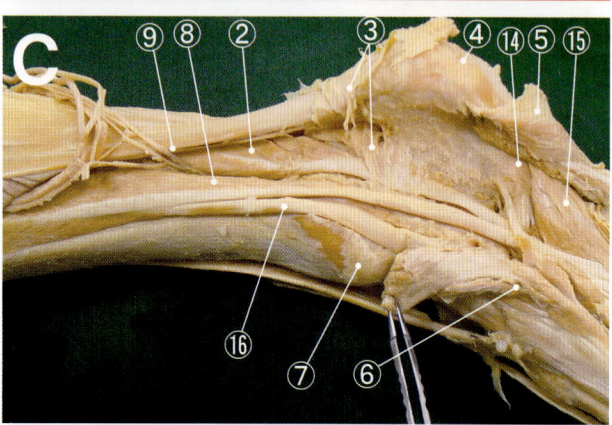

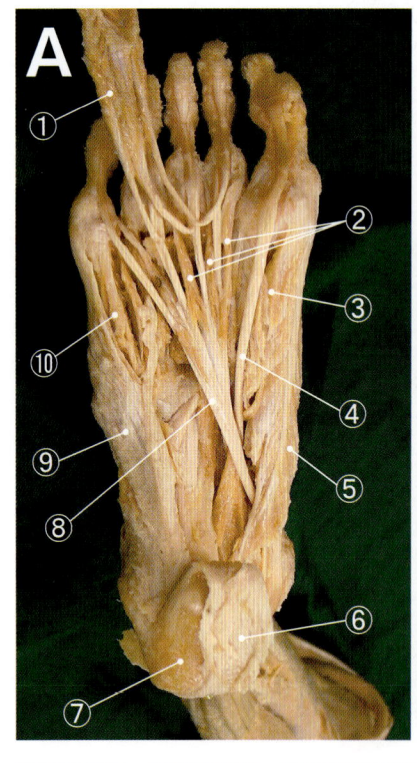

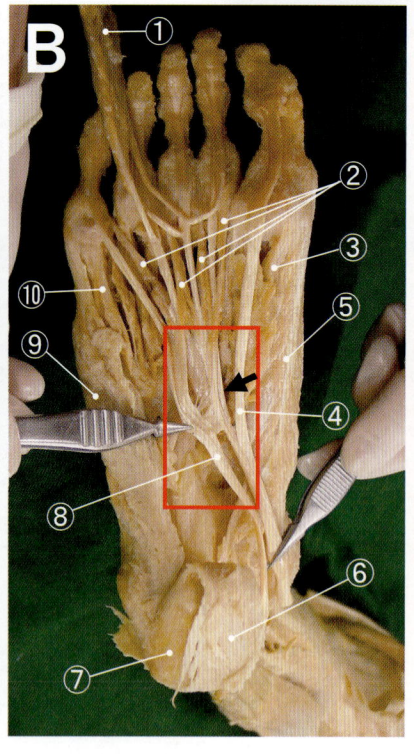

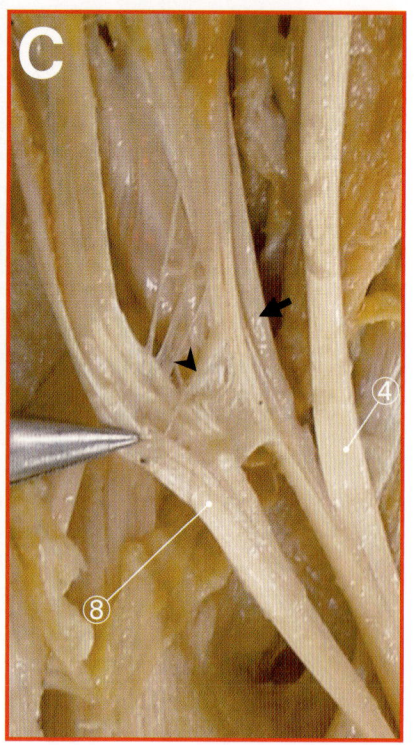

図 Ⅳ-190　長趾屈筋，長母趾屈筋の停止腱の位置と形をみる

　Aは足底部を底側方からみた写真である．短趾屈筋を起始から剥離し，反転してある．BはAの長趾屈筋の停止腱を外側方へ，長母趾屈筋の停止腱を内側方へ牽引してある．CはBの□を拡大してある．B，Cの◀は第2，3趾へ向かう長母趾屈筋の停止腱を示す．また，Cの▶は長母趾屈筋の停止腱に向かう薄い膜状の腱を示す．

① 短趾屈筋　② 虫様筋　③ 短母趾屈筋　④ 長母趾屈筋の停止腱　⑤ 母趾外転筋　⑥ 足底腱膜　⑦ 踵骨
⑧ 長趾屈筋の停止腱　⑨ 小趾外転筋　⑩ 短小趾屈筋

382 ｜骨格筋の形と触察法

触察法

骨指標と筋の投影図

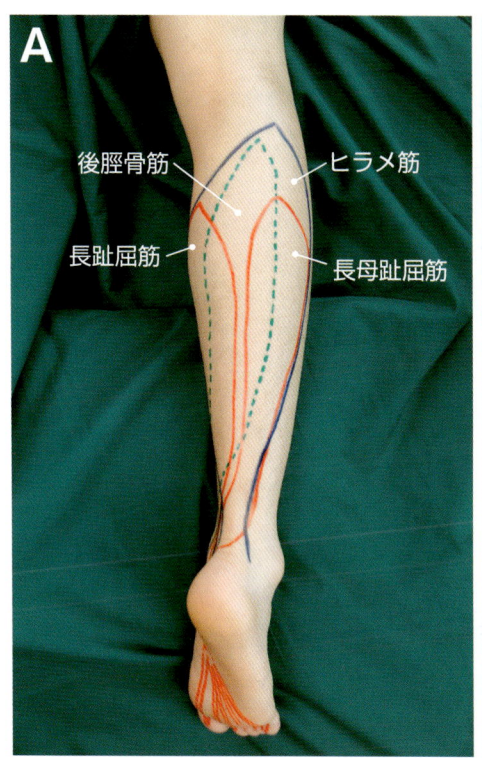

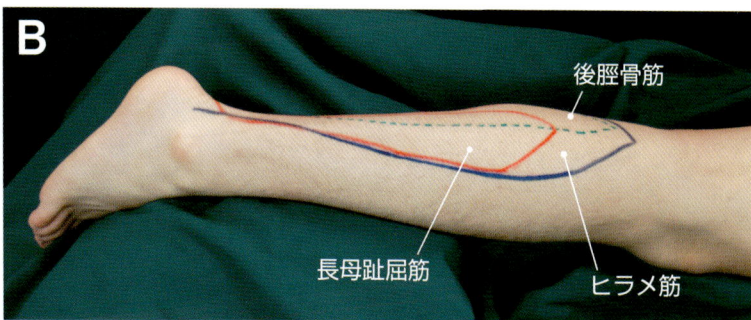

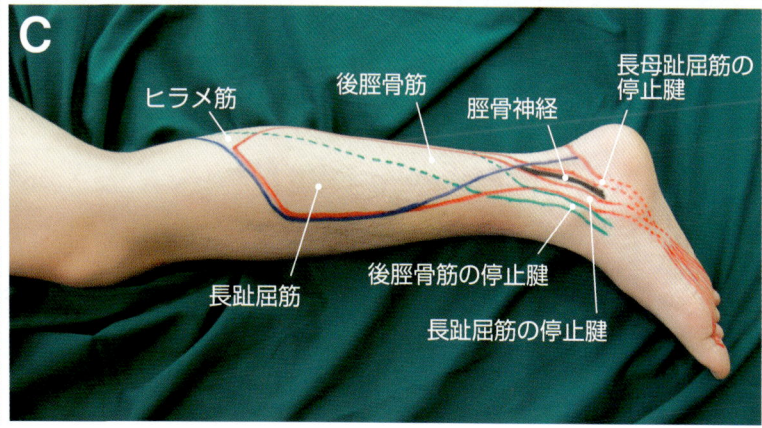

図 IV-191 長趾屈筋，長母趾屈筋，後脛骨筋などの投影図
Aは下腿部を後方から，Bは外側方から，Cは内側方からみた写真である．

骨指標の触察手順

骨指標の触察手順は，V-10. **1** 脛骨の内果，V-9. **5** 腓骨の腓骨頭を参照．

筋の触察手順

1. 後脛骨筋，長趾屈筋，長母趾屈筋の停止腱，2. 下腿三頭筋に覆われていない長趾屈筋，後脛骨筋，長母趾屈筋，3. 下腿三頭筋に覆われている長趾屈筋，長母趾屈筋，後脛骨筋の想定位置の順に触察する．

1. 後脛骨筋，長趾屈筋，長母趾屈筋の停止腱（図IV-162，図IV-189）

① 触察者は触察部位の内側方に位置する．
② 後脛骨筋の停止腱：脛骨の内果のすぐ後方に指を置き，前外側方へ圧迫しながら指を前内側方⇔後外側方に移動させる（図IV-192 B）．ここで確認した停止腱を前底側方へたどる．

※ 足関節を自動底屈，足部を自動内転・回外させると，観察および触知しやすい．

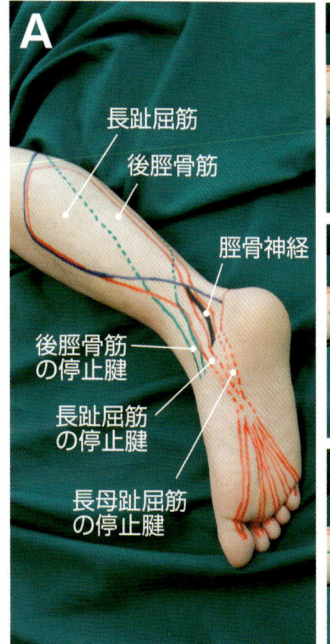

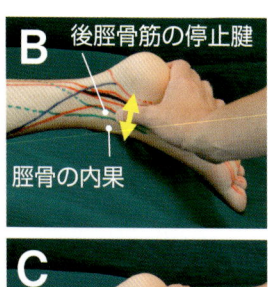

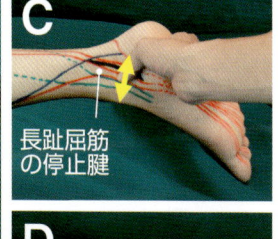

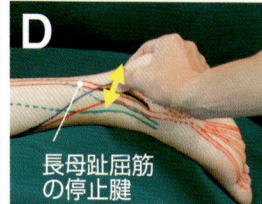

図 IV-192 後脛骨筋，長趾屈筋，長母趾屈筋の投影と触察
Bは後脛骨筋を，Cは長趾屈筋を，Dは長母趾屈筋を触察している．

※ 内果付近では長趾屈筋の停止腱と隣接しているため，この腱を含めて1本の後脛骨筋の停止腱であると判断しやすいので注意する（図Ⅳ-189 C）．

③ 長趾屈筋の停止腱：②で確認した後脛骨筋の停止腱のすぐ後外側方に指を置き，前方へ圧迫しながら指を外側方⇔内側方に移動させる（図Ⅳ-192 C）．ここで確認した腱を遠位方へたどる．

※ 同部位に指を押し込み，他方の手で第4，5趾を他動伸展させると，長趾屈筋の筋腹が遠位方に移動する様子を触知できる．

※ 内果の遠位端から約3横指遠位方の高さで足底部の筋の深層へ向かうため，触知が困難となる（図Ⅳ-211，図Ⅳ-213）．

④ 長母趾屈筋の停止腱：内側方からアキレス腱のすぐ前方に指を置き，前外側方へ圧迫しながら指を前内側方⇔後外側方に移動させる（図Ⅳ-192 D）．ここで確認した腱を遠位方へたどる．

※ 同部位に指を押し込み，他方の手で母趾を他動伸展させると，長母趾屈筋の筋腹が遠位方に移動する様子を触知できる．

※ 踵骨付近では触知が困難となる（図Ⅳ-211，図Ⅳ-213）．

※ 足部の底側面の前方1/2の領域では，抵抗に対し足趾を自動屈曲させることで，長母趾屈筋・長趾屈筋の停止腱を触知できる（図Ⅳ-190 A，図Ⅳ-193）．ただし，短趾屈筋との鑑別は困難である（図Ⅳ-211 B）．

※ 長趾屈筋の停止腱と長母趾屈筋の停止腱との間に脛骨神経が存在する．ここに指を置き，前外側方へ圧迫しながら指を前内側方⇔後外側方に移動させると，この神経を触知できる（図Ⅳ-189 B，図Ⅳ-194）．

2. 下腿三頭筋に覆われていない長趾屈筋，後脛骨筋，長母趾屈筋（図Ⅳ-186，図Ⅳ-187，図Ⅳ-188）

① 触察者は触察部位の内側方に位置する．

② 長趾屈筋：1.③で確認した長趾屈筋の停止腱の前内側縁を，脛骨の後内側縁に徐々に近づきながら近位方へたどる（図Ⅳ-195 A）．また，停止腱の後外側縁を，アキレス腱の前外側縁に徐々に近づきながら近位方へたどる．

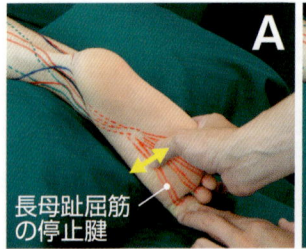

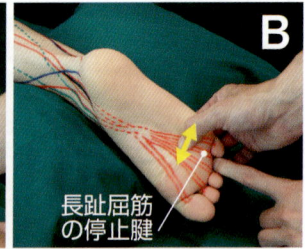

図 Ⅳ-193 長母趾屈筋の停止腱（A），長趾屈筋の停止腱（B）の触察

抵抗に対し足趾を自動屈曲させている．

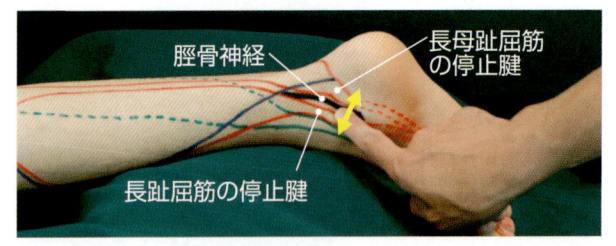

図 Ⅳ-194 脛骨神経の触察

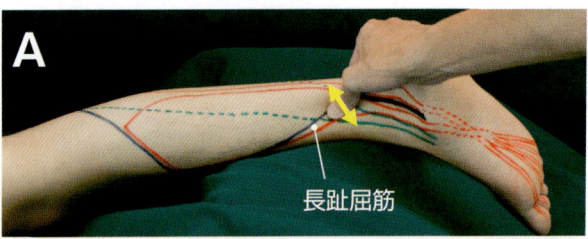

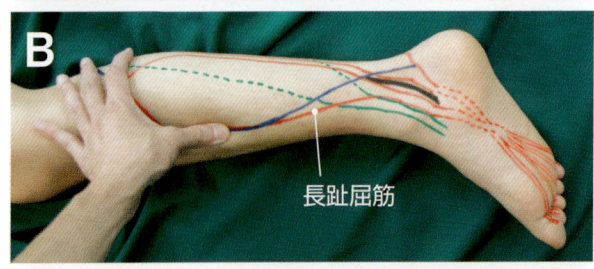

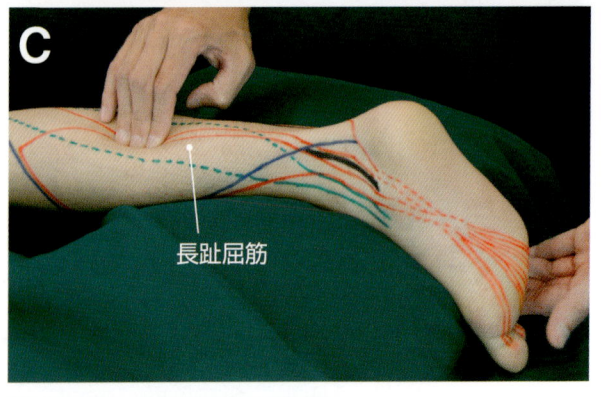

図 Ⅳ-195 長趾屈筋の触察

Cは足趾を他動伸展させている．

③ 後脛骨筋：1．②で確認した後脛骨筋の停止腱を，脛骨の後内側縁に沿って近位方へたどる（図IV-196）．

※ 脛骨の遠位1/4の高さ付近で長趾屈筋の深層へ向かうため，これより近位部の触知は困難である（図IV-189 C）．

④ 触察者は触察部位の外側方に位置する．

⑤ 長母趾屈筋：外側方からアキレス腱のすぐ前方に指を置き，前内側方へ圧迫しながら指を前外側方⇔後内側方に移動させる．

※ 腓骨の遠位1/4の高さ付近で下腿三頭筋の深層へ向かうため触知が困難である（図IV-166 B）．

3. 下腿三頭筋に覆われている長趾屈筋，長母趾屈筋，後脛骨筋の想定位置（図IV-186，図IV-187，図IV-188）

① 触察者は触察部位の内側方に位置する．

② 長趾屈筋：2．②で確認した長趾屈筋に続いて，脛骨の後内側縁（図IV-195 B），後方からみた下腿部の幅の中央部を通る線（脛骨の後外側縁付近に相当），脛骨の後内側縁の近位1/4の部位と腓骨頭とを結ぶ線（ヒラメ筋の内側近位縁）に囲まれた領域を確認する（図IV-191）．

※ 長趾屈筋の近位端は，脛骨の近位1/4の高さ付近に位置する（図IV-188 A）．

※ 長趾屈筋の想定位置を指で前方へ圧迫し，他方の手で第4～5趾を他動伸展させると，長趾屈筋の筋腹が緊張する様子を触知できる場合がある（図IV-195 C）．

③ 長母趾屈筋：2．⑤で確認した長母趾屈筋に続いて，腓骨の後縁（図IV-197 A）と，後方からみた下腿部の幅の中央部を通る線（脛骨の後外側縁付近に相当．図IV-197 B）との間の領域を確認する（図IV-191）．

※ 長母趾屈筋の近位端は，腓骨の近位1/4の高さ付近に位置する（図IV-188 A，図IV-197 C）．

※ 長母趾屈筋の想定位置を指で前方へ圧迫し，他方の手で母趾を他動伸展させると，長母趾屈筋の筋腹が緊張する様子を触知できる場合がある．

④ 後脛骨筋：2．③で確認した後脛骨筋に続いて，後方からみた下腿部の幅の中央1/3の領域を確認する（図IV-191）．

※ 後脛骨筋の近位端は，腓骨頭の高さ付近に位置する（図IV-188 B）．

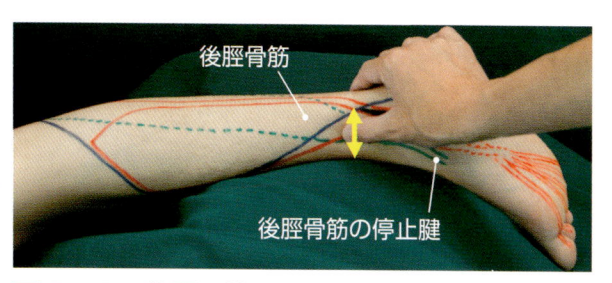

図 IV-196 後脛骨筋の触察

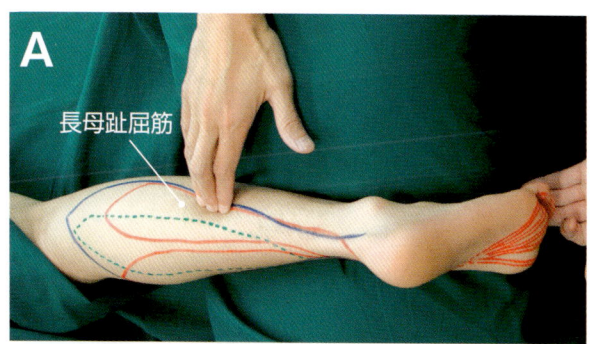

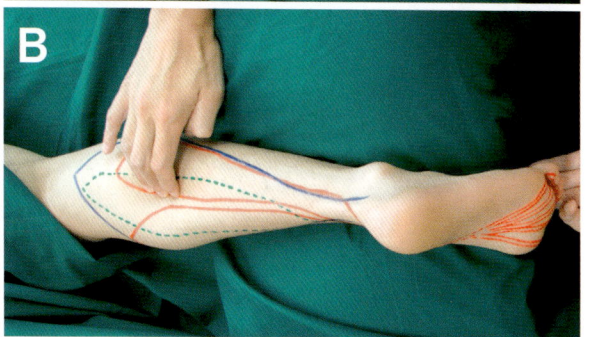

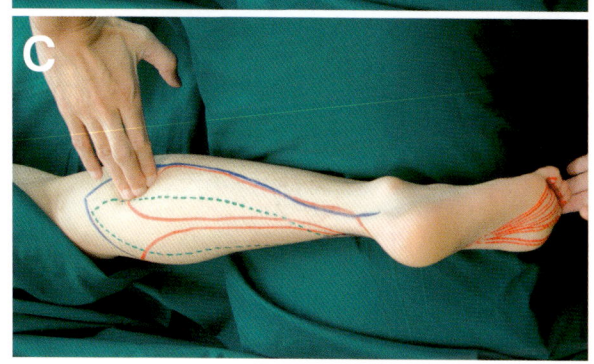

図 IV-197 長母趾屈筋の触察
A，B，Cともに足趾を他動伸展させている．

学生のための触察ポイント

- 後脛骨筋は，収縮（足関節の自動底屈，足部の自動内転・回外）を用いた方法で「1. 後脛骨筋，長趾屈筋，長母趾屈筋の停止腱　②後脛骨筋の停止腱」の一部を確認する．
- 長趾屈筋は，「1. 後脛骨筋，長趾屈筋，長母趾屈筋の停止腱　③長趾屈筋の停止腱」の一部を確認する．
- 長母趾屈筋は，「1. 後脛骨筋，長趾屈筋，長母趾屈筋の停止腱　④長母趾屈筋の停止腱」の一部を確認する．

第Ⅳ章　下肢の筋

14 短母趾伸筋，短趾伸筋，足の背側骨間筋

骨格筋の形と位置

筋名	起始	停止	作用	神経
短母趾伸筋 Extensor hallucis brevis	踵骨の踵骨体の背面.	母趾の基節骨の底.	母趾の伸展.母趾をやや外側方へ引く.	深腓骨神経 Deep peroneal nerve (L4〜S1)
短趾伸筋 Extensor digitorum brevis	踵骨の前部の背側面から外側面（一部は下伸筋支帯の内面）.	第2〜4趾の趾背腱膜に移行し中節骨や末節骨に付く.この趾背腱膜は，長趾伸筋の停止腱と癒合する.	第2〜4趾の伸展.各趾をやや外側方へ引く	深腓骨神経 Deep peroneal nerve (L4〜S1) *1
背側骨間筋 Dorsal interossei of foot	おのおの2頭をもって第1〜5中足骨の相対する面.	第2〜4趾の基節骨の底（第1背側骨間筋は第2趾の基節骨の底の内側面，第2〜4背側骨間筋は第2〜4趾の基節骨の底の外側面）.	第1背側骨間筋は第2趾を内側方へ引き，第2〜4背側骨間筋は第2〜4趾を外側方へ引く.	外側足底神経 Lateral plantar nerve (S1, S2) *2

＊1：深腓骨神経に加え，浅腓骨神経より支配を受ける場合が日本人の47.2％（17/36肢）にあると言われる[17].
＊2：第1背側骨間筋においては，ほとんどの例で深腓骨神経にも支配されている[21].

構造の特徴

- 短母趾伸筋，短趾伸筋は足背に位置する筋で，長母趾伸筋，長趾伸筋および第三腓骨筋の腱の深層に位置している（図Ⅳ-198，図Ⅳ-199，図Ⅳ-200）.
- 短母趾伸筋と短趾伸筋の筋腹は紡錘状で踵骨の前縁から中足骨の底までの領域に位置し，それより遠位部ではひも状の停止腱となる（図Ⅳ-199B，図Ⅳ-201B）.また外側方からみた短母趾伸筋，短趾伸筋の筋腹は，腓骨の外果の前底側方に位置する（図Ⅳ-200）.
- 短母趾伸筋，短趾伸筋の筋腹の厚さは約1cmである（図Ⅳ-200）.
- 短母趾伸筋と短趾伸筋との間には，過剰頭（副短趾伸筋）が出現する場合がある（図Ⅳ-199B）.その割合は，17.1％（77/450肢）と報告されている[17].この過剰頭の停止する場所は，第1趾または第2趾が51.9％（40肢），中足部が37.7％（29肢），長趾伸筋の第2趾腱が9.1％（7肢），長母趾伸筋腱が1.3％（1肢）と報告されている[17].
- 背側骨間筋は中足骨と中足骨との間を埋める筋である（図Ⅳ-199C）.筋腹の一部は底側方からも観察できる（図Ⅳ-210，図Ⅳ-211F）.

筋連結

- 短母趾伸筋は，長母趾伸筋（腱），短趾伸筋（腱膜）と連結している.
- 短趾伸筋は，長趾伸筋（腱），短母趾伸筋（腱膜）と連結している.
- 背側骨間筋は，底側骨間筋（趾背腱膜），虫様筋（趾背腱膜）と連結している.

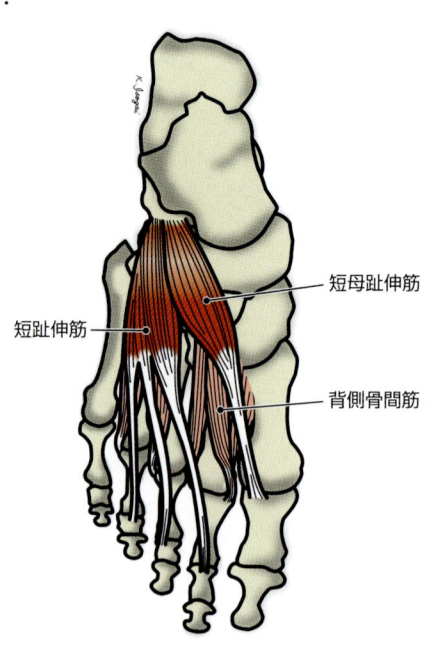

図Ⅳ-198
背側方からみた短母趾伸筋，短趾伸筋および背側骨間筋の模式図

14. 短母趾伸筋，短趾伸筋，足の背側骨間筋

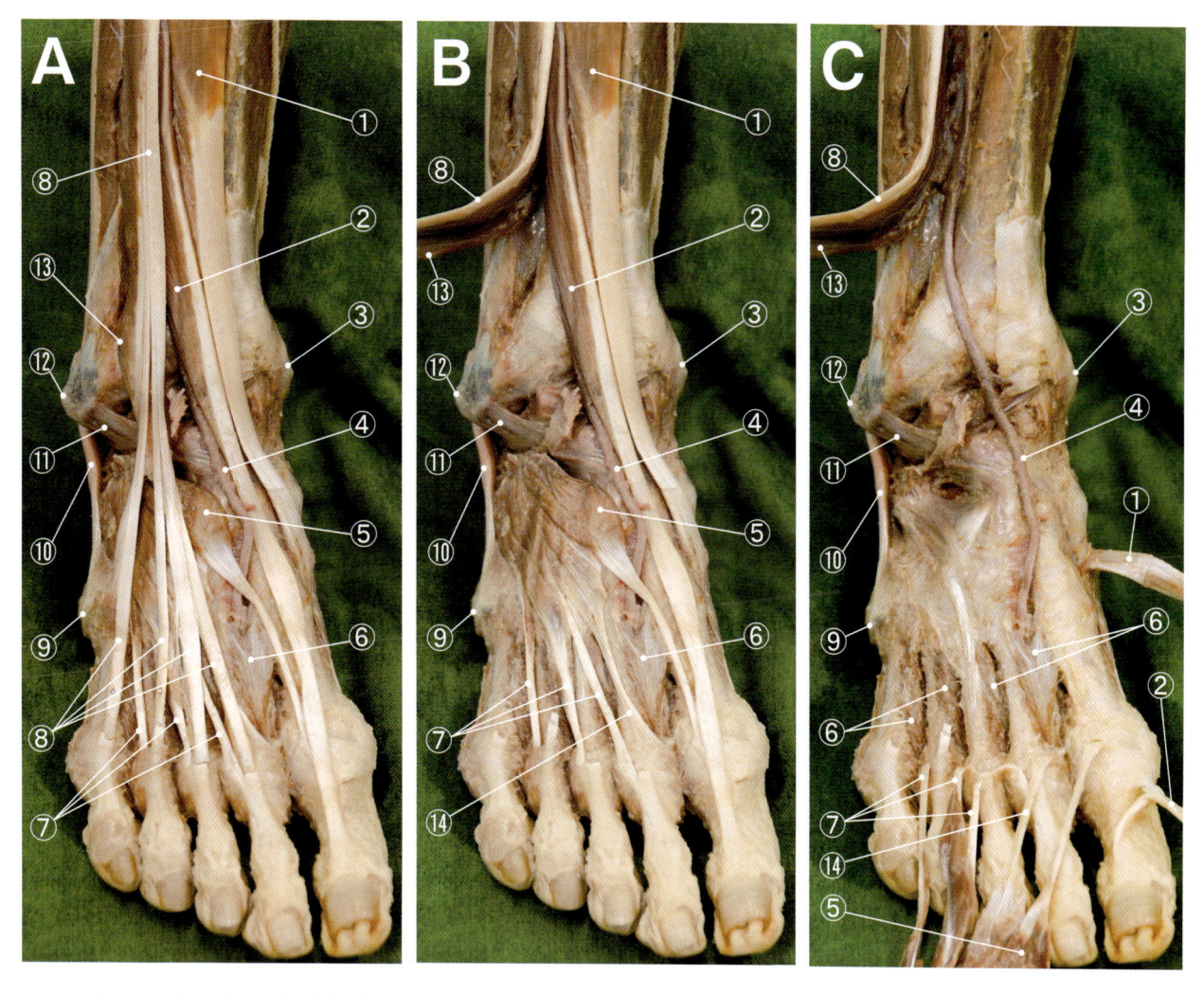

図 IV-199 足部の筋を前背側方からみる

　Aは足部を前背側方からみた写真である．BはAの長趾伸筋と第三腓骨筋の停止腱を切断し，外側背側方へ反転してある．CはBの前脛骨筋と長母趾伸筋を外側方へ，短母趾伸筋，短趾伸筋を前方へ反転してある．一般的に，短趾伸筋は短母趾伸筋の外側方で踵骨前部の背面から起こり，3腱に分かれて長趾伸筋の腱の深層を前内側方へ向かうが，本標本には4本確認できる(B，C)．

① 前脛骨筋　② 長母趾伸筋　③ 脛骨の内果　④ 足背動脈　⑤ 短母趾伸筋　⑥ 背側骨間筋
⑦ 短趾伸筋の停止腱　⑧ 長趾伸筋の停止腱　⑨ 第五中足骨粗面　⑩ 短腓骨筋の停止腱　⑪ 前距腓靱帯
⑫ 腓骨の外果　⑬ 第三腓骨筋　⑭ 副短趾伸筋の停止腱

骨格筋の形と触察法 | 387

第IV章　下肢の筋

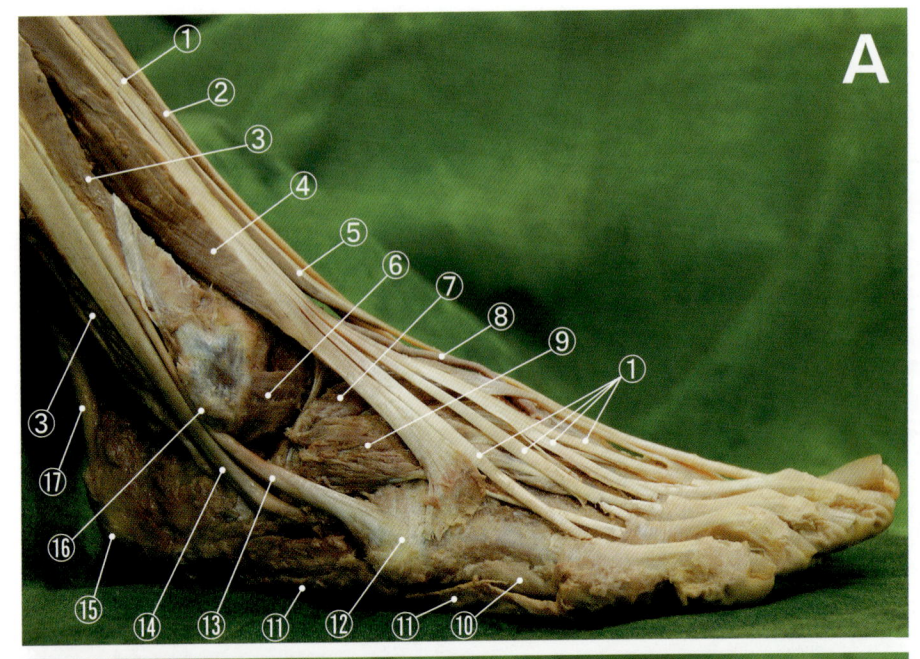

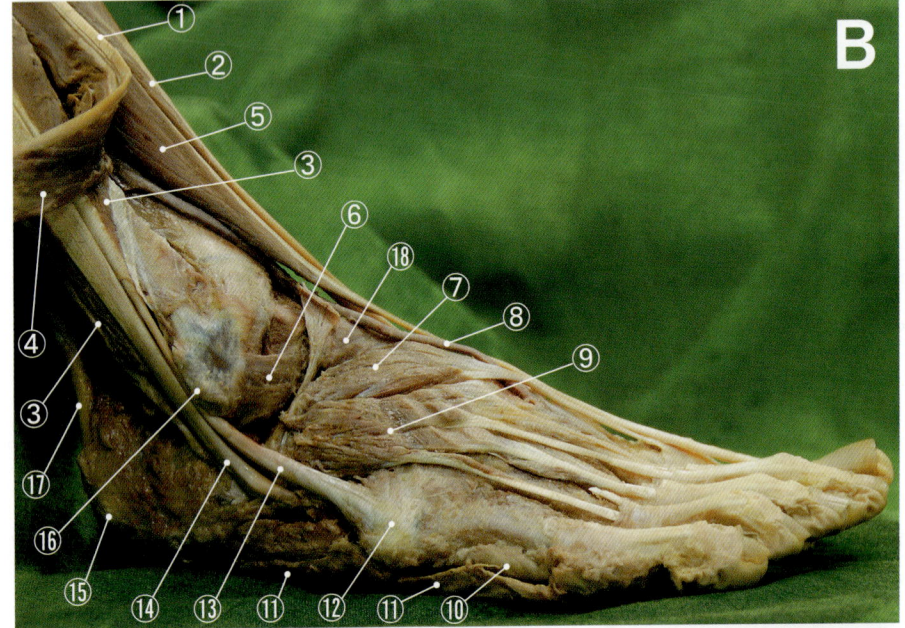

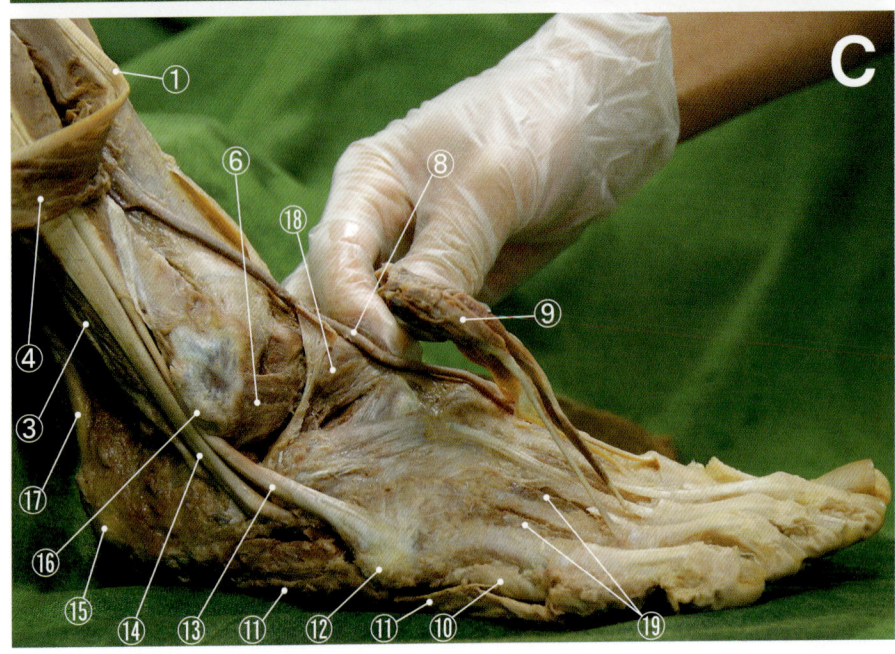

図 IV-200　足部の筋を外側方からみる

Aは足部を外側方からみた写真である．BはAの長趾伸筋と第三腓骨筋の停止腱を切断し，外側方へ反転してある．CはBの前脛骨筋，長母趾伸筋を剥離してある．短母趾伸筋と短趾伸筋を起始から剥離し，厚さを観察するために背側方へ牽引してある．

① 長趾伸筋の停止腱
② 前脛骨筋の停止腱
③ 短腓骨筋　④ 第三腓骨筋
⑤ 長母趾伸筋
⑥ 前距腓靱帯
⑦ 短母趾伸筋　⑧ 足背動脈
⑨ 短趾伸筋　⑩ 小趾対立筋
⑪ 小趾外転筋
⑫ 第五中足骨粗面
⑬ 短腓骨筋の停止腱
⑭ 長腓骨筋の停止腱
⑮ 踵骨　⑯ 腓骨の外果
⑰ アキレス腱　⑱ 距舟靱帯
⑲ 背側骨間筋

388 ｜ 骨格筋の形と触察法

14. 短母趾伸筋, 短趾伸筋, 足の背側骨間筋

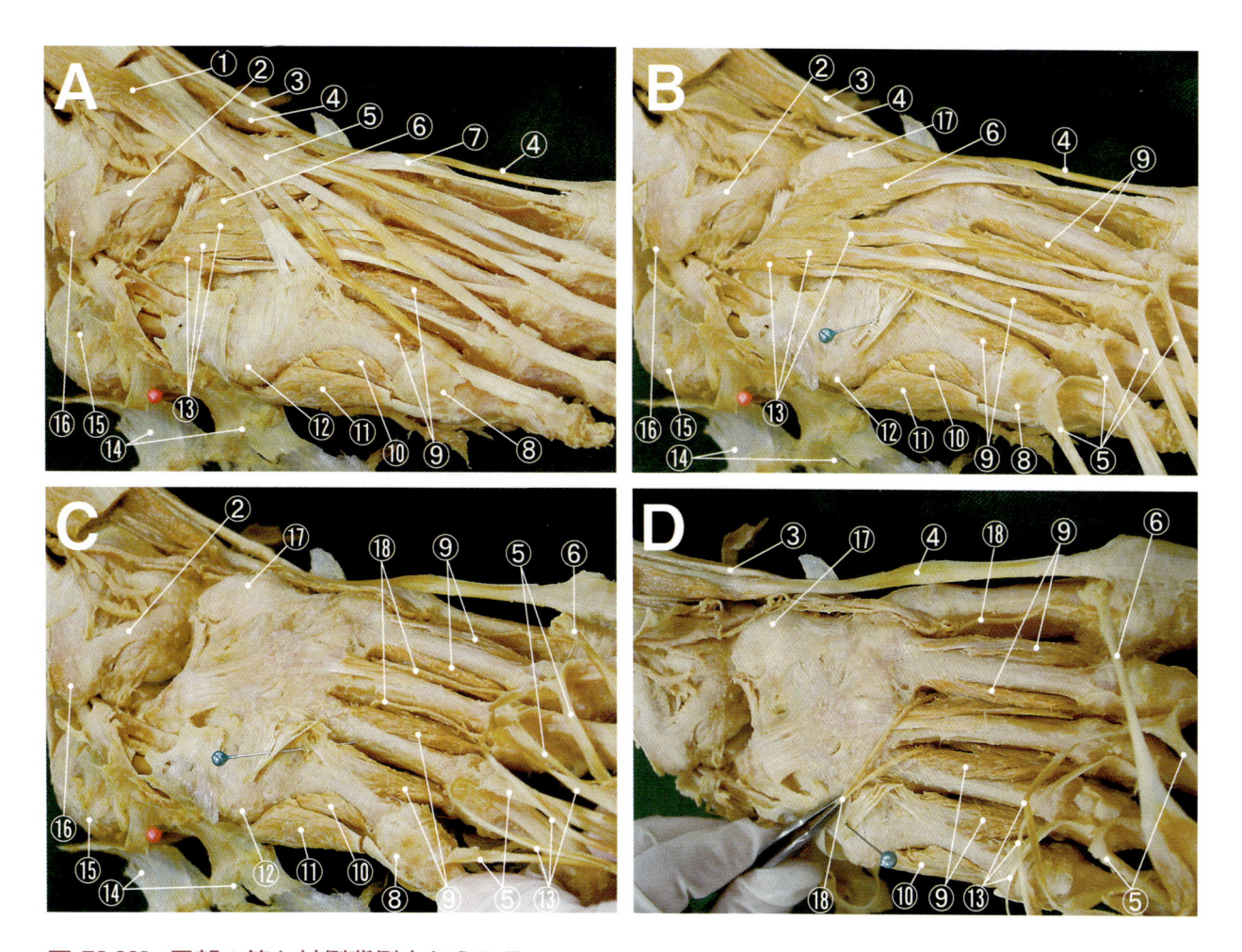

図 IV-201 足部の筋を外側背側方からみる

Aは足部を外側背側方からみた写真である．下伸筋支帯を剥離し，外側方へ反転してある．BはAの長趾伸筋と第三腓骨筋を前方へ反転してある．CはBの短母趾伸筋，短趾伸筋を前方へ反転してある．DはCを背側方からみている．背側中足動脈を反転し，後外側方へ牽引してある．

① 第三腓骨筋　② 前距腓靱帯　③ 前脛骨筋の停止腱　④ 長母趾伸筋の停止腱　⑤ 長趾伸筋の停止腱
⑥ 短母趾伸筋　⑦ 短母趾伸筋の停止腱　⑧ 第5趾の基節骨の底　⑨ 背側骨間筋　⑩ 小趾対立筋
⑪ 小趾外転筋　⑫ 第五中足骨粗面　⑬ 短趾伸筋　⑭ 下伸筋支帯　⑮ 踵骨　⑯ 腓骨の外果　⑰ 距舟靱帯
⑱ 背側中足動脈

骨格筋の形と触察法 | 389

触察法

骨指標と筋の投影図

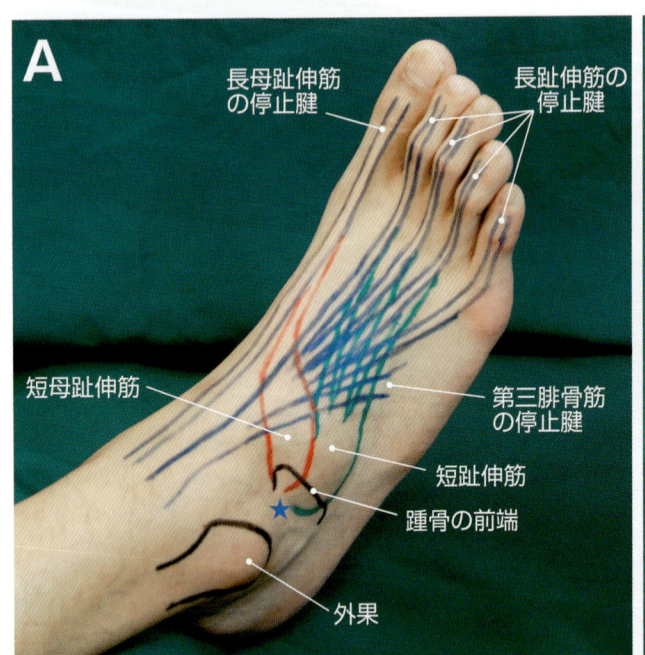

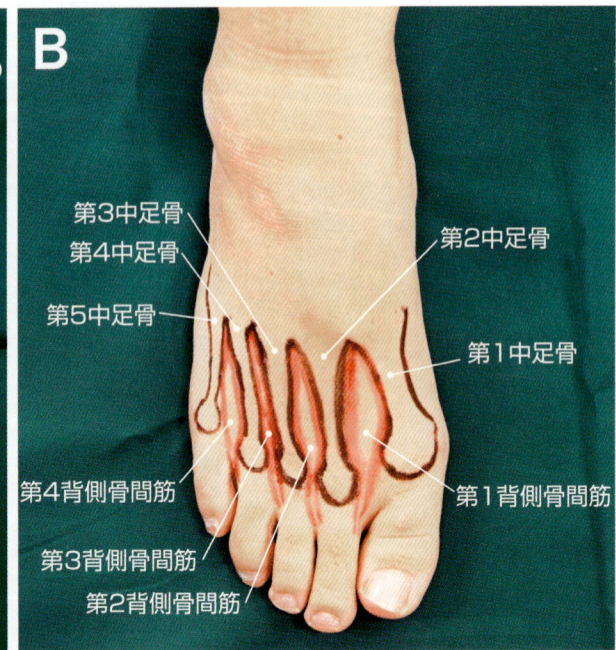

図 Ⅳ-202 骨指標と短母趾伸筋, 短趾伸筋, 足の背側骨間筋などの投影図
Aは足部を外側背側方から, Bは背側方からみた写真である.
★：足根洞の位置

骨指標の触察手順

骨指標の触察手順は, **V-10. 2 腓骨の外果, 腓骨の前縁の遠位 1/3 の領域** を参照.

筋の触察手順

1. 短母趾伸筋, 短趾伸筋の筋腹, 2. 短母趾伸筋, 短趾伸筋の停止腱, 3. 足の背側骨間筋の順に触察する.

1. 短母趾伸筋, 短趾伸筋の筋腹（図Ⅳ-198, 図Ⅳ-199, 図Ⅳ-200, 図Ⅳ-201）

① 触察者は触察部位の外側方に位置する.
② 腓骨の外果のすぐ前遠位方に指を押し込み, 腓骨と踵骨との間のくぼみ（足根洞）を確認する（図Ⅳ-202 A の★）.
③ 短母趾伸筋の後内側縁：★のすぐ前内側方に指を置き, 底側方へ圧迫しながら指を前外側方へ移動させる（図Ⅳ-203 A）.
④ 短趾伸筋の外側底側縁：★のすぐ前底側方に指を置き, 内側底側方へ圧迫しながら指を内側背側方へ移動させる（図Ⅳ-203 B）.
※ 多くの場合, 足趾を自動伸展させると筋腹の膨隆を観察できる（図Ⅳ-204 A の▶, ▷）. また, これをつまむと筋腹の幅を確認しやすい（図Ⅳ-204 B）.

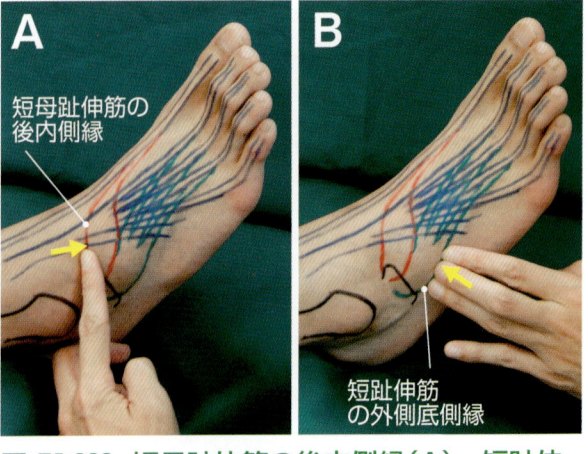

図 Ⅳ-203 短母趾伸筋の後内側縁（A）, 短趾伸筋の外側底側縁（B）の触察

14. 短母趾伸筋, 短趾伸筋, 足の背側骨間筋

⑤ 短母趾伸筋と短趾伸筋との境界：③で確認した短母趾伸筋の後内側縁から④で確認した短趾伸筋の外側底側縁までの幅の中央部に指を置き, 内側底側方へ圧迫しながら指を内側背側方⇔外側底側方に移動させる（図Ⅳ-205 A）.

2. 短母趾伸筋, 短趾伸筋の停止腱（図Ⅳ-198, 図Ⅳ-199, 図Ⅳ-200, 図Ⅳ-201）

① 触察者は触察部位の外側方に位置する.

② 短母趾伸筋の停止腱：長母趾伸筋の停止腱のすぐ外側方に指を置き, 底側方へ圧迫しながら指を外側方⇔内側方に移動させる（図Ⅳ-205 B）.

※ 長母趾伸筋の停止腱は母趾を自動伸展させることで容易に観察できる（長母趾伸筋の項参照）. このとき, 短母趾伸筋の停止腱を観察できる場合がある.

③ 短趾伸筋の停止腱：第2〜4趾へ向かう長趾伸筋の停止腱のすぐ外側方に指を置き, 底側方へ圧迫しながら指を外側方⇔内側方に移動させる（図Ⅳ-205 C）.

※ 長趾伸筋の停止腱は第2〜5趾を自動伸展させることで容易に観察できる（長趾伸筋の項参照）. このとき, 短趾伸筋の停止腱を観察できる場合がある.

3. 足の背側骨間筋（図Ⅳ-198, 図Ⅳ-199, 図Ⅳ-200, 図Ⅳ-201）

① 触察者は触察部位の外側方に位置する.

② 第1〜5中足骨で形成される各中足骨間隙に指を押し込み, これらを埋める筋腹を確認する（図Ⅳ-206）.

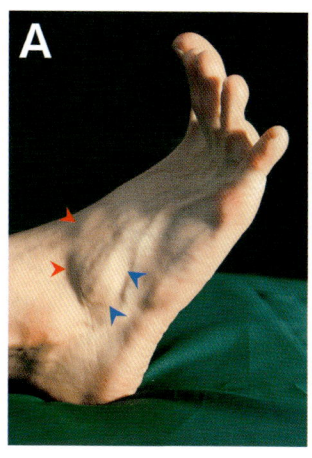

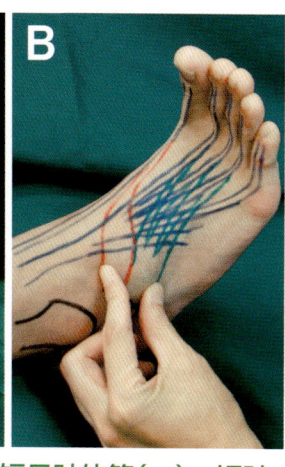

図Ⅳ-204 収縮を用いた短母趾伸筋（➤）, 短趾伸筋（➤）の膨隆

Aは足趾を自動伸展させている. Bは短母趾伸筋と短趾伸筋の筋腹をつまんでいる.

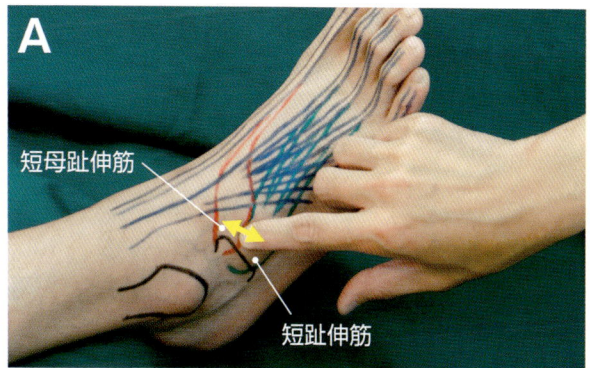

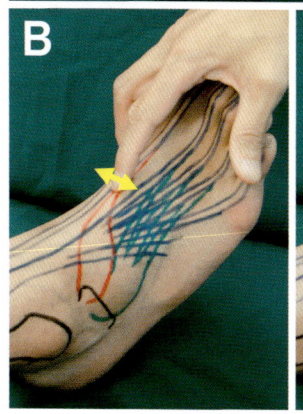

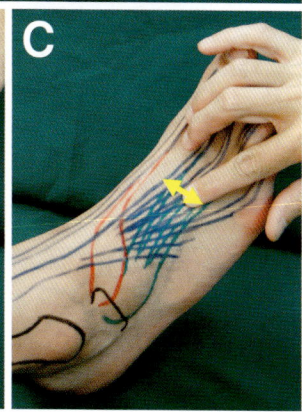

図Ⅳ-205 短母趾伸筋と短趾伸筋との境界(A), 短母趾伸筋の停止腱(B), 短趾伸筋の停止腱(C)の触察

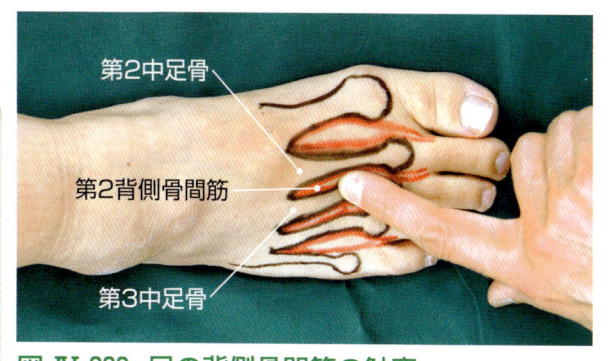

図Ⅳ-206 足の背側骨間筋の触察

学生のための触察ポイント

● 短母趾伸筋は,「1. 短母趾伸筋, 短趾伸筋の筋腹 ③短母趾伸筋の後内側縁」の一部を確認し, その前外側方にある筋腹の膨隆を触察する.

● 短趾伸筋は,「1. 短母趾伸筋, 短趾伸筋の筋腹 ④短趾伸筋の外側底側縁」の一部を確認し, その内側背側方にある筋腹の膨隆を触察する.

● 足の背側骨間筋は,「3. 足の背側骨間筋」を参考に, その筋腹の一部を触察する.

15 母趾外転筋, 短母趾屈筋, 母趾内転筋（骨格筋の形と位置）

骨格筋の形と位置

筋　名	起　始	停　止	作　用	神　経
母趾外転筋 Abductor hallucis	踵骨の踵骨隆起の内側部，（足の）屈筋支帯，足底腱膜，舟状骨の舟状骨粗面．	第1中足骨の頭の底側方にある種子骨を含む腱を介して母趾の基節骨の底の内側部．	母趾の外転（第2趾から離す）．母趾の中足趾節関節の屈曲（副次的作用）．	内側足底神経 Medial plantar nerve (L5, S1)
短母趾屈筋 Flexor hallucis brevis	内側（中間・外側）楔状骨，長足底靱帯．	内側腹：第1中足骨の頭の種子骨を含む腱を介して母趾の基節骨の底の内側部． 外側腹：第1中足骨の頭の種子骨を含む腱を介して母趾の基節骨の底の外側部．	母趾の中足趾節関節の屈曲．	内側足底神経 Medial plantar nerve (L5〜S2) *1
母趾内転筋 Adductor hallucis	斜頭：立方骨，外側楔状骨，長足底靱帯および第2〜4中足骨． 横頭：第3〜5中足趾節関節包および第3〜5中足骨の頭．	（短母趾屈筋とともに）第1中足骨の頭の種子骨を含む腱を介して母趾の基節骨の底の内側部．	母趾の内転（第2趾に近づける）．母趾の中足趾節関節の屈曲（副次的作用）．	外側足底神経 Lateral plantar nerve (S1, S2)

*1：内側足底神経だけに支配を受ける場合は 37.8％（28/74 例）であり，62.2％（46/74 肢）で外側足底神経深枝（S1, S2）の支配を受けるという報告がある [22]．

構造の特徴

- 母趾外転筋，短母趾屈筋，母趾内転筋の3筋を合わせて母趾球筋と呼ぶ（図Ⅳ-207，図Ⅳ-208，図Ⅳ-209，図Ⅳ-210，図Ⅳ-211）．これらの筋は，足底部の厚い皮膚および皮下組織に覆われている（図Ⅳ-212 D, E）．
- 母趾外転筋の筋腹は，主に踵骨隆起から第1中足骨の頭までの底側面・内側面に位置する（図Ⅳ-212，図Ⅳ-213）．
- 母趾外転筋を内側方からみると，背側方へ凸の弧状を呈し，中央部付近の筋腹は足部の厚さの中央部付近に位置する（図Ⅳ-212）．
- 短母趾屈筋の筋腹は，主に足部の長軸長の中央部付近と基節骨底との間で，第1中足骨底の底側方に位置する（図Ⅳ-210，図Ⅳ-211）．
- 短母趾屈筋の内側腹は，母趾外転筋の底側面を覆っている（図Ⅳ-213）．
- 短母趾屈筋の外側腹は，足底腱膜の深層で，かつ長母趾屈筋の停止腱の深層に位置する（図Ⅳ-211）．
- 母趾内転筋は，斜頭と横頭の2頭を持つ．これらの筋腹は，足底腱膜，短趾屈筋，長趾屈筋の深層に位置する（図Ⅳ-210，図Ⅳ-211）．

筋連結

- 母趾外転筋は，短趾屈筋（腱，図Ⅳ-231 B〜D），短母趾屈筋（腱，図Ⅳ-213 B, C）と連結している．
- 短母趾屈筋は，母趾外転筋（腱），母趾内転筋（腱）と連結している．
- 母趾内転筋は，短母趾屈筋（腱）と連結している．

15. 母趾外転筋，短母趾屈筋，母趾内転筋（骨格筋の形と位置）

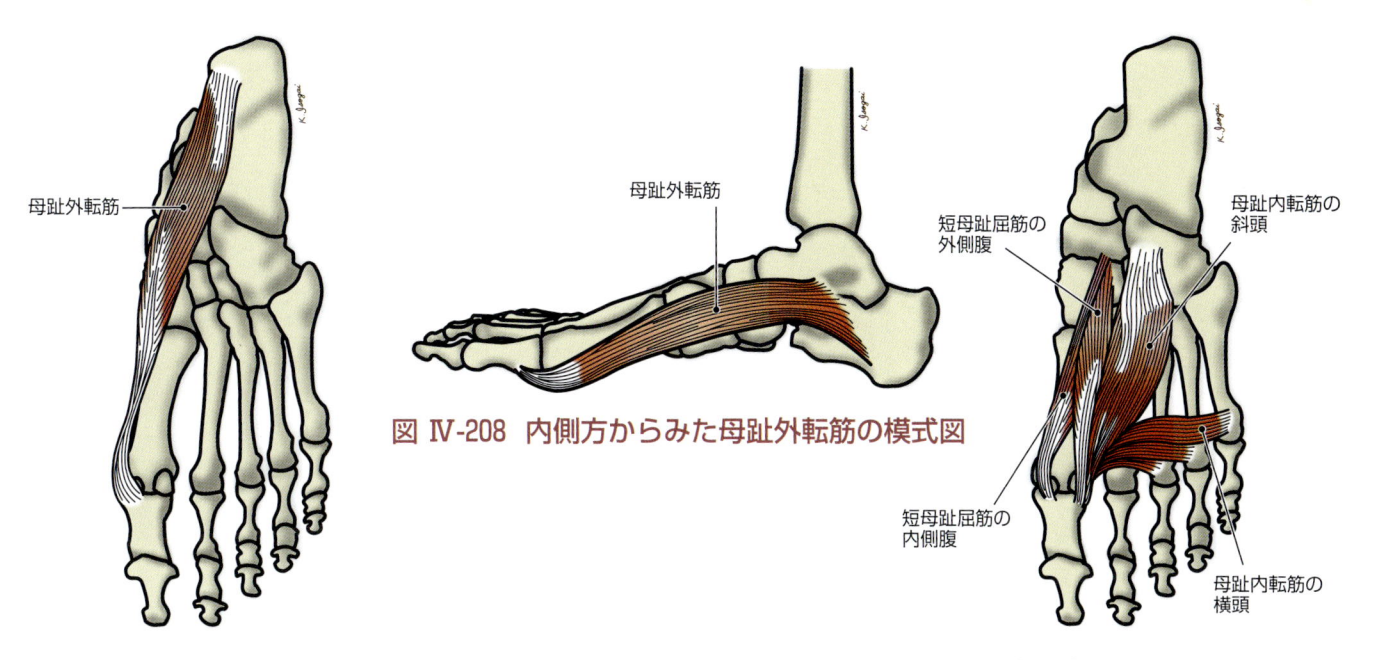

図 Ⅳ-207 底側方からみた母趾外転筋の模式図

図 Ⅳ-208 内側方からみた母趾外転筋の模式図

図 Ⅳ-209 底側方からみた短母趾屈筋，母趾内転筋の模式図

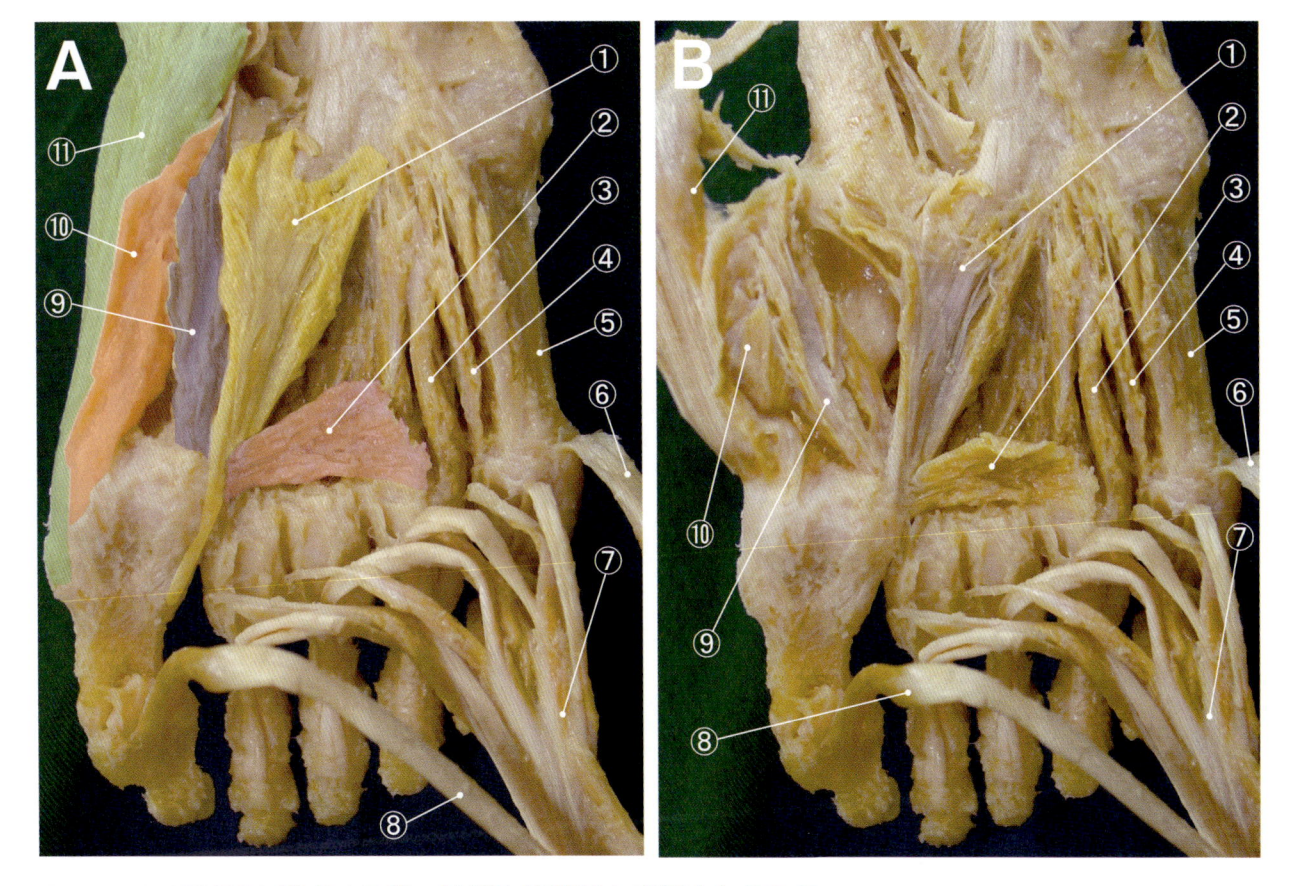

図 Ⅳ-210 母趾球を構成する筋の位置と筋連結を底側方からみる

Aは足部を底側方からみた写真である．短母趾屈筋の外側腹を紫に，短母趾屈筋の内側腹をオレンジに，母趾外転筋を黄緑に，母趾内転筋の斜頭を黄に，母趾内転筋の横頭を赤に着色してある．長母趾屈筋，長趾屈筋よりも表層の筋を起始から剥離し反転してある．BはAの短母趾屈筋の外側腹，内側腹，母趾外転筋を内側方へ牽引してある．

① 母趾内転筋の斜頭　② 母趾内転筋の横頭　③ 背側骨間筋　④ 底側骨間筋　⑤ 短小趾屈筋
⑥ 小趾外転筋　⑦ 長趾屈筋の停止腱　⑧ 長母趾屈筋の停止腱　⑨ 短母趾屈筋の外側腹
⑩ 短母趾屈筋の内側腹　⑪ 母趾外転筋

骨格筋の形と触察法 | 393

第Ⅳ章　下肢の筋

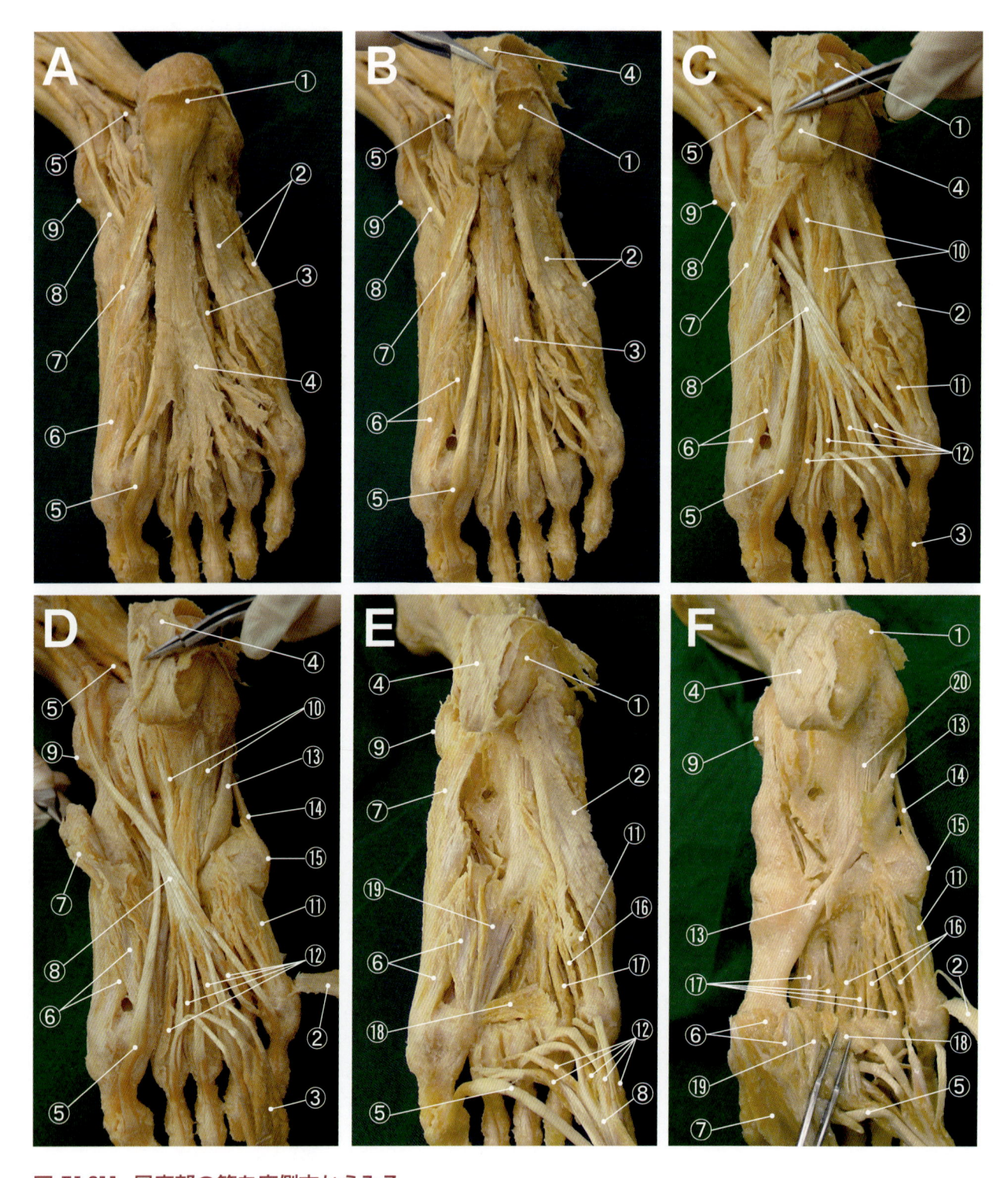

図 Ⅳ-211　足底部の筋を底側方からみる

　Aは足部を底側方からみた写真である．BはAの足底腱膜を後方へ反転してある．CはBの短趾屈筋を前外側方へ反転してある．DはCの母趾外転筋を内側方へ，小趾外転筋を外側方へ反転してある．EはCの足底方形筋を剥離し，長母趾屈筋，長趾屈筋，虫様筋を前外側方へ反転してある．FはEの短母趾屈筋，母趾外転筋，母趾内転筋を前方へ反転してある．

① 踵骨　② 小趾外転筋　③ 短趾屈筋　④ 足底腱膜　⑤ 長母趾屈筋の停止腱　⑥ 短母趾屈筋
⑦ 母趾外転筋　⑧ 長趾屈筋の停止腱　⑨ 脛骨の内果　⑩ 足底方形筋　⑪ 短小趾屈筋　⑫ 虫様筋
⑬ 長腓骨筋の停止腱　⑭ 短腓骨筋の停止腱　⑮ 第五中足骨粗面　⑯ 底側骨間筋　⑰ 背側骨間筋
⑱ 母趾内転筋の横頭　⑲ 母趾内転筋の斜頭　⑳ 長足底靱帯

15. 母趾外転筋，短母趾屈筋，母趾内転筋（骨格筋の形と位置）

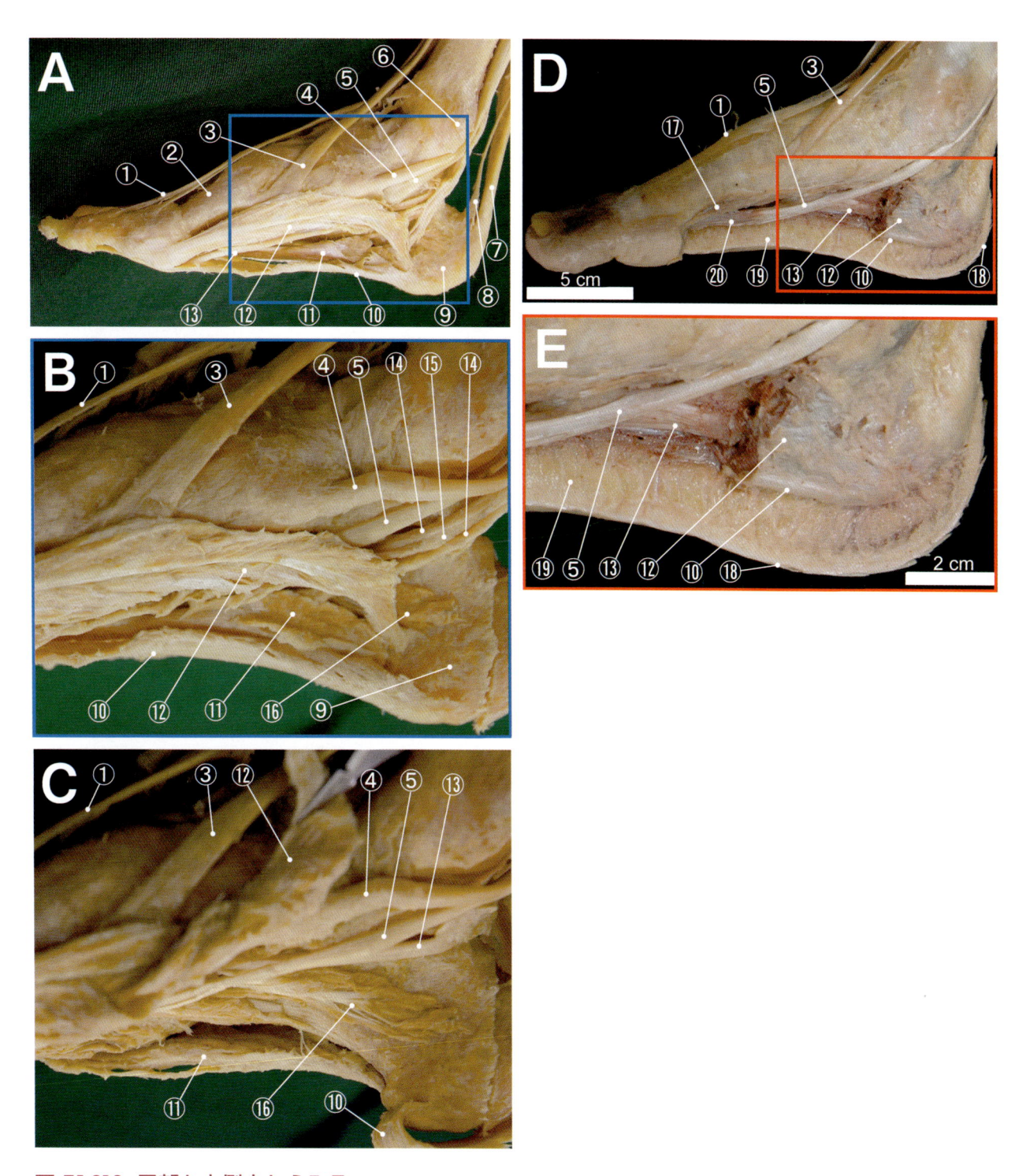

図 Ⅳ-212 足部を内側方からみる

Aは足部を内側方からみた写真である．BはAの□を拡大してある．後脛骨動・静脈の枝の一部（外側足底動静脈）は切除してある．CはBの母趾外転筋を背側方へ，足底腱膜を後方へ反転してある．Dは足底部の内側縁から約3 cmのところで足底の表皮，真皮および皮下組織を矢状断し，内側部を剥離してある．足底腱膜，母趾外転筋は踵骨の踵骨隆起内側突起付近で横切断し，その遠位部を剥離してある．EはDの□を拡大してある．

① 長母趾伸筋の停止腱　② 第1中足骨　③ 前脛骨筋の停止腱　④ 後脛骨筋の停止腱　⑤ 長趾屈筋の停止腱
⑥ 脛骨の内果　⑦ アキレス腱　⑧ 足底筋の停止腱　⑨ 踵骨　⑩ 足底腱膜　⑪ 短趾屈筋　⑫ 母趾外転筋
⑬ 長母趾屈筋の停止腱　⑭ 後脛骨静脈　⑮ 後脛骨動脈　⑯ 足底方形筋　⑰ 短母趾屈筋　⑱ 表皮および真皮
⑲ 皮下組織　⑳ 虫様筋

骨格筋の形と触察法 | 395

第Ⅳ章 下肢の筋

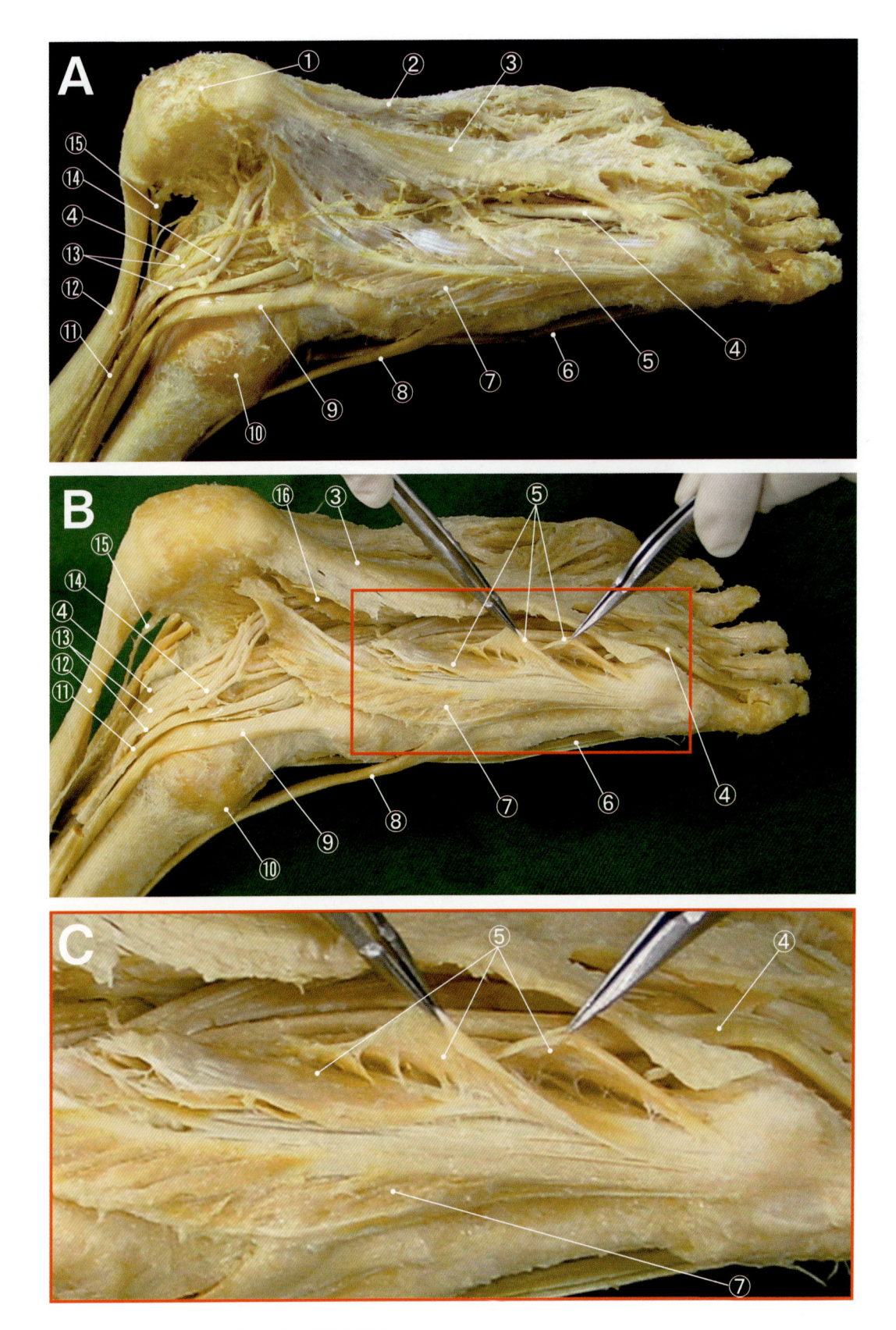

図 Ⅳ-213 母趾外転筋と短母趾屈筋の筋連結をみる

Aは足部を内側底側方からみた写真である．BはAの短母趾屈筋の内側腹を底側方へ牽引してある．CはBの□を拡大してある．

① 踵骨　② 小趾外転筋　③ 足底腱膜　④ 長母趾屈筋の停止腱　⑤ 短母趾屈筋　⑥ 長母趾伸筋の停止腱
⑦ 母趾外転筋　⑧ 前脛骨筋の停止腱　⑨ 後脛骨筋の停止腱　⑩ 脛骨の内果　⑪ 長趾屈筋の停止腱
⑫ アキレス腱　⑬ 後脛骨静脈　⑭ 後脛骨動脈　⑮ 足底筋の停止腱　⑯ 短趾屈筋

396 | 骨格筋の形と触察法

15. 母趾外転筋, 短母趾屈筋, 母趾内転筋（骨格筋の形と位置）

触察法

※母趾内転筋の触察法はIV-17. 短趾屈筋, 足の虫様筋, 足底方形筋, 底側骨間筋, 母趾内転筋（触察法）.

骨指標と筋の投影図

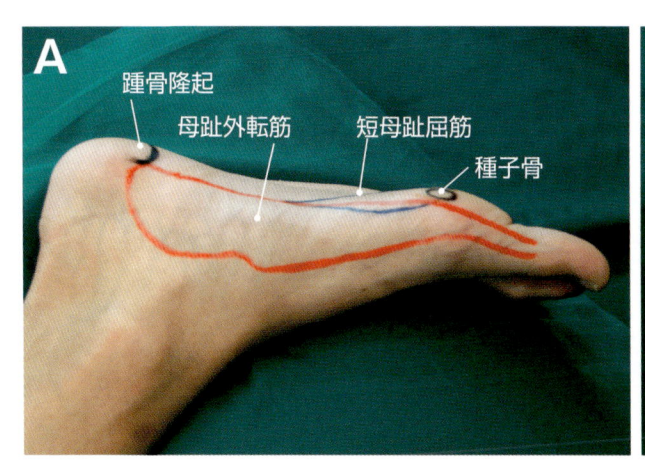

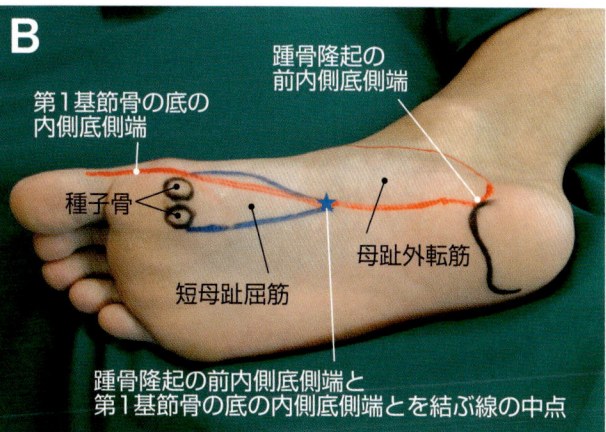

図 IV-214 骨指標と母趾外転筋, 短母趾屈筋の投影図
Aは足部を内側方から, Bは底側方からみた写真である.

骨指標の触察手順

骨指標の触察手順は, **V-10. 5 第1中足骨の種子骨**を参照.

筋の触察手順

1. 母趾外転筋, 2. 短母趾屈筋の内側縁の順に触察する.

1. 母趾外転筋（図IV-207, 図IV-208, 図IV-211, 図IV-212, 図IV-213）

① 触察者は触察部位の背側方または底側方に位置する.

② 背側縁：足部の内側面に並ぶ骨の隆起に指を置き, 底側方へ移動させ, これらのすぐ底側方に接する筋腹を確認する（図IV-215）.

※ 踵骨, 距骨, 舟状骨, 内側楔状骨, 第1中足骨, 母趾の基節骨との境界を触察することになる.

※ 母趾を自動外転させると触知しやすい（図IV-216）.

③ 外側底側縁：踵骨隆起の前内側底側端と第1基節骨の底の内側底側端とを結ぶ線に指を置き, 外側背側方へ圧迫しながら指を内側背側方へ移動させる（図IV-217）.

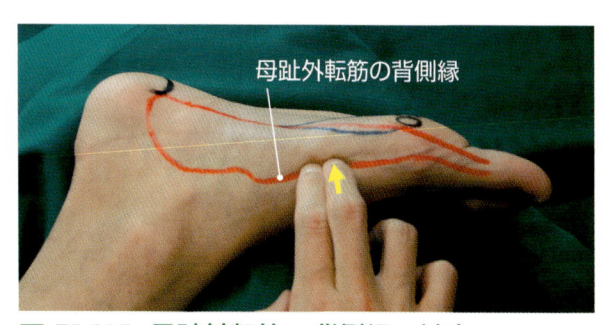

図 IV-215 母趾外転筋の背側縁の触察

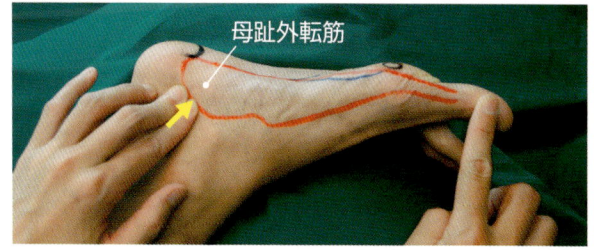

図 IV-216 収縮を用いた母趾外転筋の背側縁の触察
抵抗に対し母趾を自動外転させている.

骨格筋の形と触察法 | 397

第IV章　下肢の筋

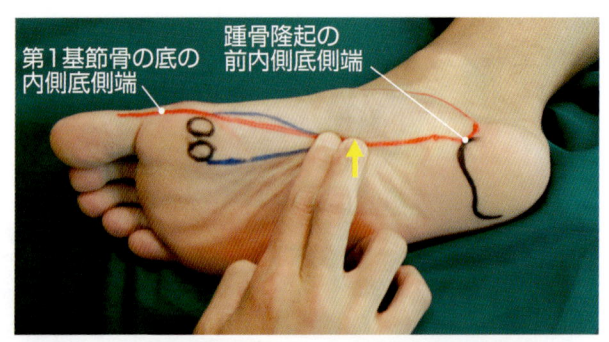

図 IV-217　母趾外転筋の外側底側縁の触察

2. 短母趾屈筋（図IV-209, 図IV-210, 図IV-211, 図IV-213）

① 触察者は触察部位の底側方に位置する．

② 踵骨隆起の前内側底側端と第1基節骨の底の内側底側端とを結ぶ線の中点（図IV-214の★）を確認する．

③ 外側縁：第1中足骨の種子骨（2つの種子骨のうち外側方に位置する種子骨）の外側端と，★とを結ぶ線に指を置き，背側方へ圧迫しながら指を内側方へ移動させる（図IV-218）．

※ 母趾を自動屈曲させると触知しやすい．

④ 内側縁：第1中足骨の種子骨（2つの種子骨のうち内側方に位置する種子骨）の内側端と，★とを結ぶ線に指を置き，背側方へ圧迫しながら指を外側方へ移動させる．

※ 母趾を自動屈曲させると触知しやすい．

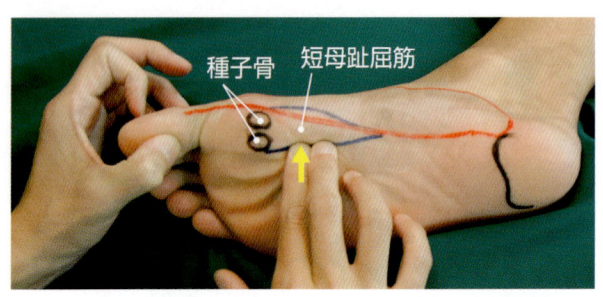

図 IV-218　収縮を用いた短母趾屈筋の外側縁の触察

抵抗に対し母趾を自動屈曲させている．

学生のための触察ポイント

● 母趾外転筋は，主に収縮を用いた方法（図IV-216参照）で「1. 母趾外転筋　②背側縁」の一部を確認し，その底側方にある筋腹の膨隆を確認する．

● 短母趾屈筋は，主に収縮を用いた方法（図IV-218参照）で「2. 短母趾屈筋　③外側縁」の一部を確認し，その内側方にある筋腹の膨隆を確認する．

16 小趾外転筋, 短小趾屈筋, 小趾対立筋

骨格筋の形と位置

筋 名	起 始	停 止	作 用	神 経
小趾外転筋 Abductor digiti minimi of foot	踵骨の踵骨隆起の外側部, 足底腱膜.	小趾の基節骨の底, 第5中足骨の第五中足骨粗面.	小趾の外転（第4趾から離す）. 小趾の中足趾節関節の屈曲.	外側足底神経 Lateral plantar nerve (S1, S2)
短小趾屈筋 Flexor digiti minimi brevis of foot	長足底靱帯および第5中足骨の底.	小趾の基節骨の底.	小趾の中足趾節関節の屈曲.	外側足底神経 Lateral plantar nerve (S1, S2)
小趾対立筋 Opponens digiti minimi of foot	長足底靱帯および第5中足骨の底.	第5中足骨の外側面.	第5足根中足関節の屈曲, 内転.	外側足底神経 Lateral plantar nerve (S1, S2)

構造の特徴

- 小趾外転筋, 短小趾屈筋, 小趾対立筋の3筋を合わせて小趾球筋と呼ぶ（図Ⅳ-219, 図Ⅳ-220, 図Ⅳ-211, 図Ⅳ-221）.
- 小趾外転筋には, 第5中足骨の底と基節骨の底に向かう2つの筋腹がある. 両筋腹の背側縁は背側方へ凸の弧状を呈する（図Ⅳ-221 A）.
- 短小趾屈筋, 小趾対立筋は小趾外転筋の深層に位置するが, 筋腹の一部は小趾外転筋の底側方（短小趾屈筋）と背側方（小趾対立筋）で観察できる（図Ⅳ-221 A, B）.
- 短小趾屈筋と小趾対立筋は, 小趾外転筋の深層で一体となり, 中足骨の外側面と底側面を覆う. 両筋腹を区別することは難しい（図Ⅳ-221 D, E）.

筋 連 結

- 小趾外転筋は, 短小趾屈筋（腱）, 小趾対立筋（腱）, 短趾屈筋（腱）および足底方形筋（腱膜）と連結している.
- 短小趾屈筋は, 小趾外転筋（腱）, 小趾対立筋（腱）と連結している.
- 小趾対立筋は, 小趾外転筋（腱）, 短小趾屈筋（腱）と連結している.

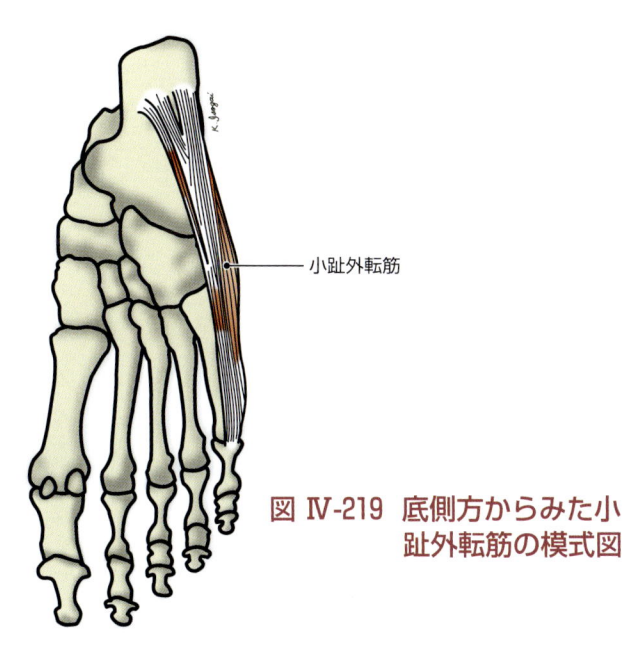

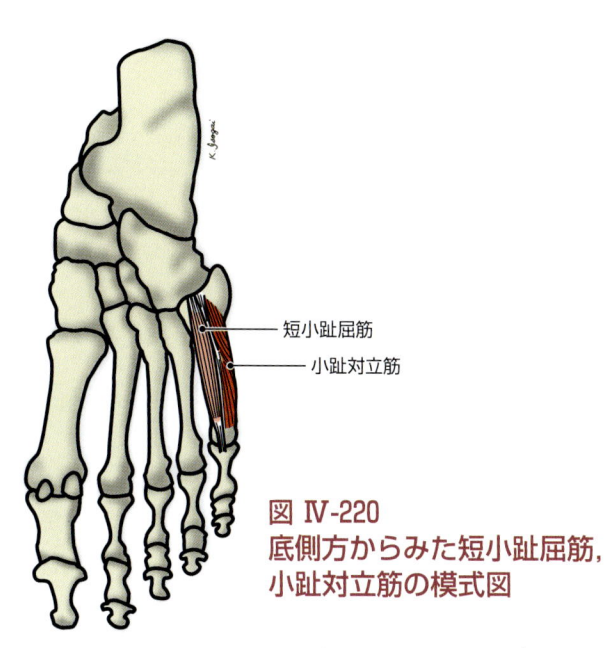

図 Ⅳ-219 底側方からみた小趾外転筋の模式図

図 Ⅳ-220 底側方からみた短小趾屈筋, 小趾対立筋の模式図

第Ⅳ章　下肢の筋

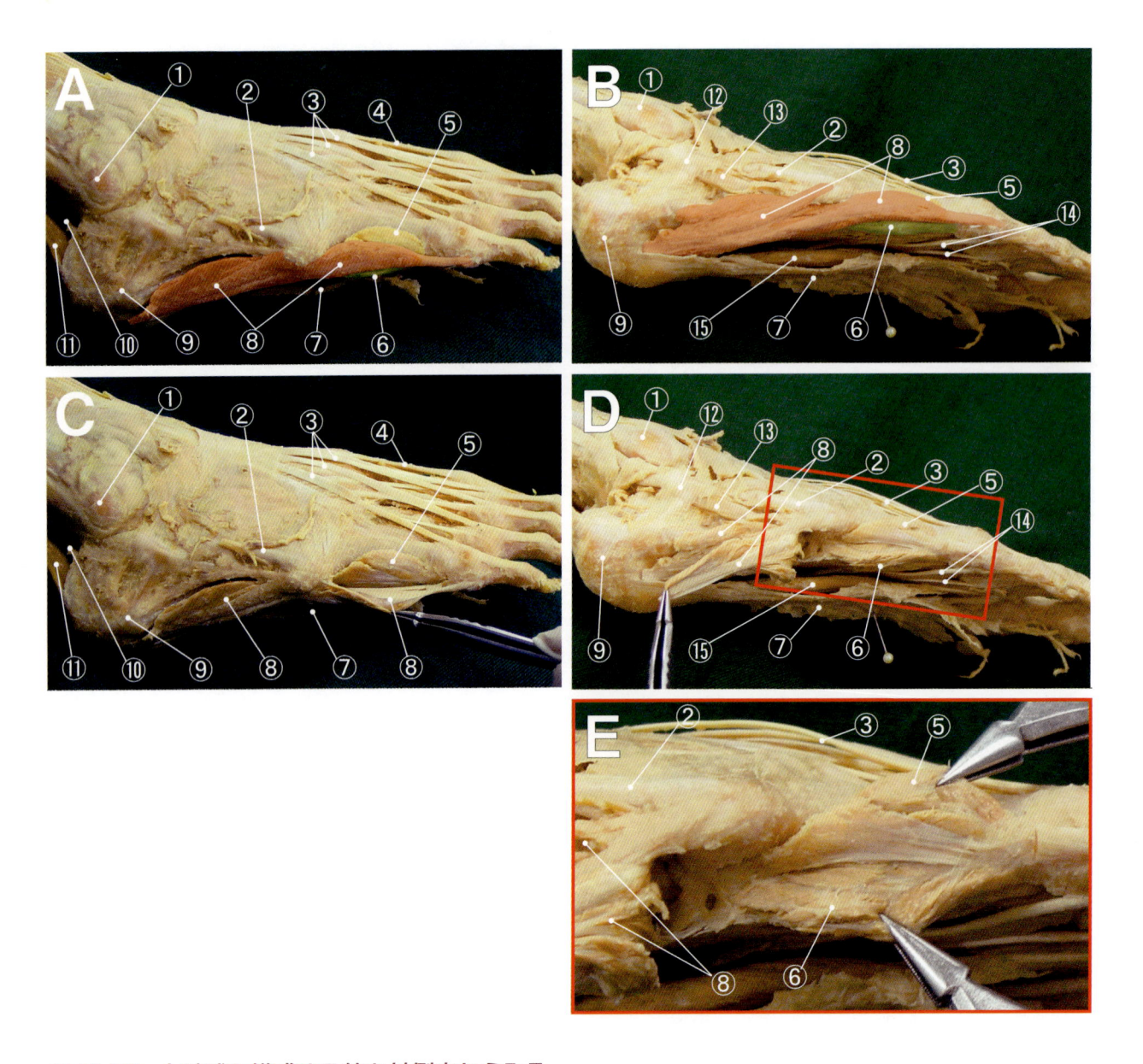

図 Ⅳ-221　小趾球を構成する筋を外側方からみる

Aは足部を外側方から，Bは外側底側方からみた写真である．短小趾屈筋は黄緑に，小趾対立筋は黄に，小趾外転筋はオレンジに着色してある．CはAの小趾外転筋の筋腹の一部を外側底側方へ反転してある．DはBの小趾外転筋を後方へ反転してある．EはDの□を拡大してある．短小趾屈筋の筋腹を底側方へ，小趾対立筋の筋腹を背側方へ牽引してある．

① 腓骨の外果　② 短腓骨筋の停止腱　③ 長趾伸筋の停止腱　④ 長母趾伸筋の停止腱　⑤ 小趾対立筋
⑥ 短小趾屈筋　⑦ 足底腱膜　⑧ 小趾外転筋　⑨ 踵骨　⑩ 足底筋の停止腱　⑪ アキレス腱　⑫ 下伸筋支帯
⑬ 長腓骨筋の停止腱　⑭ 長趾屈筋の停止腱　⑮ 短趾屈筋

400　骨格筋の形と触察法

触察法

骨指標と筋の投影図

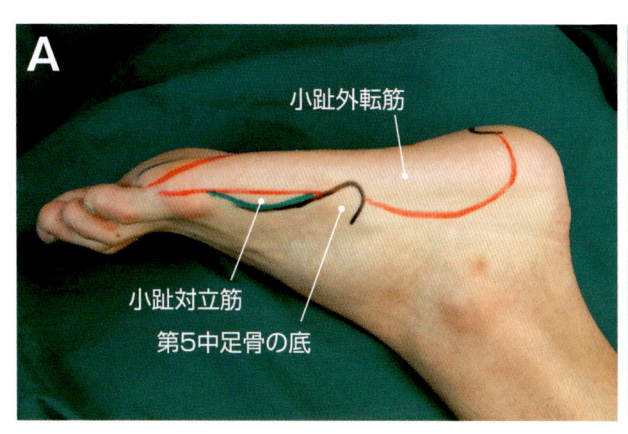

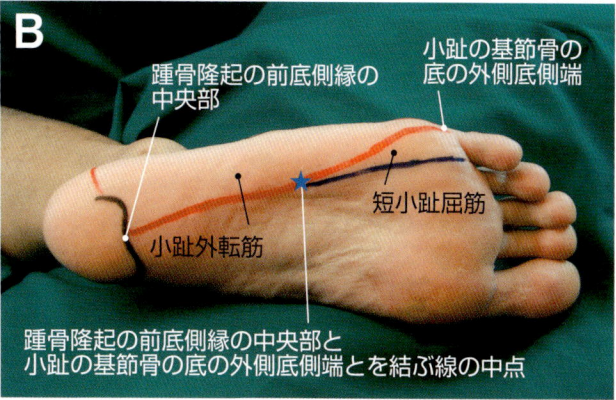

図 IV-222 骨指標と小趾外転筋，短小趾屈筋，小趾対立筋の投影図
Aは足部を外側方から，Bは底側方からみた写真である．

筋の触察手順

1. 小趾外転筋と小趾対立筋の外側背側縁，2. 小趾外転筋の内側縁，3. 短小趾屈筋の内側縁の順に触察する．

※ 小趾対立筋の内側縁・短小趾屈筋の外側縁の触知は困難である．

1. 小趾外転筋と小趾対立筋の外側背側縁（図 IV-220，図 IV-211，図 IV-221）

① 触察者は触察部位の背側方に位置する．
② 足部の外側面に並ぶ骨の隆起に指を置き，底側方へ移動させ，これらのすぐ底側方に接する筋腹を確認する（図 IV-223，図 IV-224）．

※ 踵骨，立方骨，第5中足骨，小趾の基節骨との境界を触察することになる．
※ 第5中足骨付近では，小趾対立筋の外側背側縁を，他の領域では小趾外転筋の外側背側縁を触察することになる（図 IV-221 A）．
※ 第5中足骨付近の小趾外転筋の外側背側縁は，小趾対立筋の外側背側縁のすぐ底側方に位置する（図 IV-221 A）．
※ 小趾外転筋の外側背側縁は，小趾を自動外転させると触知しやすい（図 IV-225）．

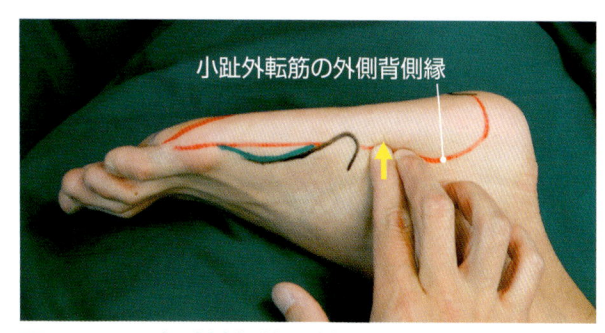

図 IV-223 小趾外転筋の外側背側縁の触察

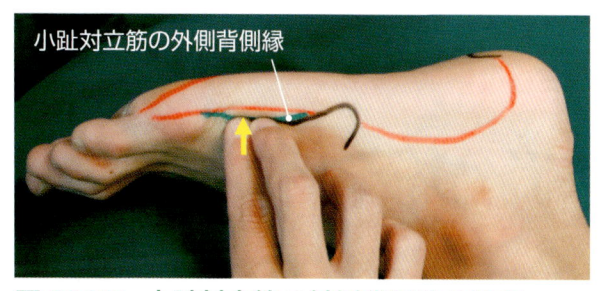

図 IV-224 小趾対立筋の外側背側縁の触察

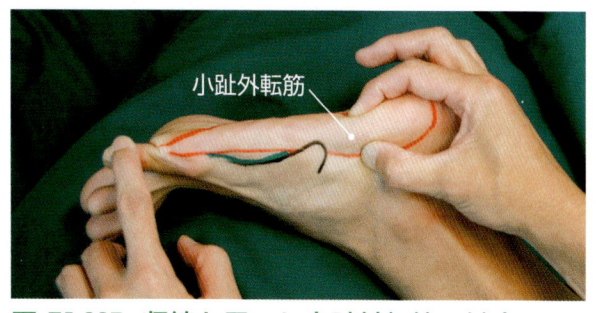

図 IV-225 収縮を用いた小趾外転筋の触察
抵抗に対し小趾を自動外転させている．

2. 小趾外転筋の内側縁（図Ⅳ-219, 図Ⅳ-232）

① 触察者は触察部位の底側方に位置する．

② 踵骨隆起の前底側縁の中央部と，小趾の基節骨の底の外側底側端とを結ぶ線に指を置き，背側方へ圧迫しながら指を外側方へ移動させる（図Ⅳ-226）．

※ 小趾を自動外転させると触知しやすい（図Ⅳ-226）．

3. 短小趾屈筋の内側縁（図Ⅳ-220, 図Ⅳ-211）

① 触察者は触察部位の底側方に位置する．

② 踵骨隆起の前底側縁の中央部と，小趾の基節骨の底の外側底側端とを結ぶ線の中点（図Ⅳ-222の★）を確認する．

③ 第5趾の基部と第4趾の基部との間の部位と，★とを結ぶ線に指を置き，背側方へ圧迫しながら指を外側方へ移動させる（図Ⅳ-227）．

※ 小趾を自動屈曲させると触知しやすい．

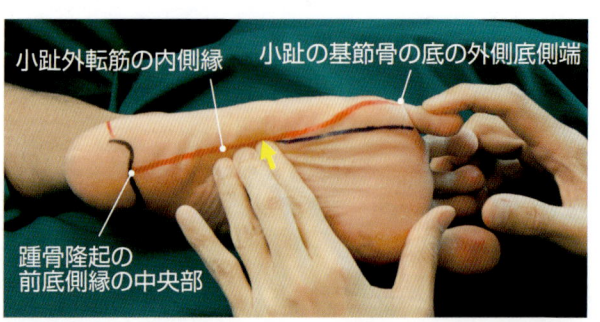

図 Ⅳ-226 収縮を用いた小趾外転筋の内側縁の触察
抵抗に対し小趾を自動外転させている．

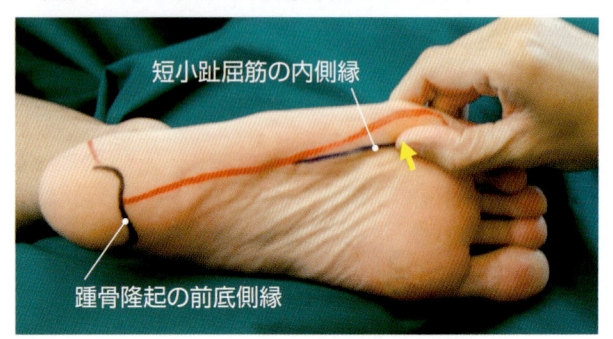

図 Ⅳ-227 短小趾屈筋の内側縁の触察

学生のための触察ポイント

● 小趾外転筋は，主に収縮を用いた方法（図Ⅳ-225 参照）で「1．小趾外転筋 ②外側背側縁」の一部を確認し，その底側方にある筋腹の膨隆を確認する．

17 短趾屈筋, 足の虫様筋, 足底方形筋, 底側骨間筋, 母趾内転筋(触察法)

骨格筋の形と位置

※母趾内転筋の形と位置はⅣ-15. 母趾外転筋, 短母趾屈筋, 母趾内転筋, (骨格筋の形と位置) に記載する.

筋 名	起 始	停 止	作 用	神 経
短趾屈筋 Flexor digitorum brevis	踵骨の踵骨隆起内側突起およびそれより前方の底面, 足底腱膜.	第2～5趾の中節骨の底. *1	第2～5趾の中足趾節関節の屈曲.	内側足底神経 Medial plantar nerve (L5, S1)
足の虫様筋 Lumbricals of foot	長趾屈筋の停止腱(第1虫様筋は長趾屈筋腱の内側面, 第2～4虫様筋は隣接する停止腱の対向する両方の面).	第2～5趾の趾背腱膜, 基節骨の内側面. *2	第2～5趾の中足趾節関節の屈曲, 近位趾節間関節, 遠位趾節間関節の伸展.	第1虫様筋は内側足底神経 Medial plantar nerve (L5, S1) 第2～4虫様筋は外側足底神経 Lateral plantar nerve (S1, S2) *4
足底方形筋 Quadratus plantae	内側頭:踵骨の踵骨隆起内側突起および内側面. 外側頭:踵骨の踵骨隆起外側突起.	長趾屈筋の腱の外側縁.	長趾屈筋の作用を助け, 第2～5趾の中足趾節関節, 近位趾節間関節, 遠位趾節間関節の屈曲.	外側足底神経 Lateral plantar nerve (S1, S2)
底側骨間筋 Plantar interossei	第3～5中足骨の内側面.	第3～5趾の基節骨の底の内側面. 趾背腱膜, 中足趾節関節の関節包. *3	第3～5趾を内側方へ引く. (背側骨間筋とともに働くと第3～5趾の中足趾節関節の屈曲).	外側足底神経 Lateral plantar nerve (S1, S2)

*1: 短趾屈筋の第5趾に向かう停止腱は24.4% (161/659肢)[23], 26.1% (58/222肢)[24], 32.9% (96/292肢)[2] で欠損しているという報告がある.

*2: 停止腱の多くは趾背腱膜に終わるが, 基節骨底にも停止する場合が12% (12/100肢) あるという報告がある[25].

*3: 底側骨間筋の64.0% (48/75肢) が, 趾背腱膜や中足趾節関節の関節包に停止すると報告されている[25].

*4: 第2虫様筋においては, 75.6% (56/74肢) が外側足底神経のみに支配されており, 20.2% (15/74肢) が外側足底神経と内側足底神経の二重神経支配を受け, 残りの4.1% (3/74肢) が内側足底神経のみに支配されているという報告がある[22].

構造の特徴

・短趾屈筋, 虫様筋, 足底方形筋, 底側骨間筋は足部の中央部(母趾球と小趾球の間)を縦走する筋である(図Ⅳ-228, 図Ⅳ-229, 図Ⅳ-230, 図Ⅳ-211).

・短趾屈筋は, 足底部の厚い皮膚, 皮下組織および足底腱膜に覆われている(図Ⅳ-231).

・短趾屈筋の筋腹は, 起始付近で厚く停止に向かうほど薄くなる(図Ⅳ-231). 足部の長軸長の前方1/3の領域では腱のみで構成されている(図Ⅳ-211 B).

・足の虫様筋や足底方形筋は, 足底腱膜や短趾屈筋の深層に位置する(図Ⅳ-211).

・足底方形筋の起始や筋腹の形は個体により異なることが多い(図Ⅳ-232). 例えば, 外側頭と内側頭との間で幅や長さが大きく異なる例, どちらかの頭が欠損する例, 長足底靱帯から始まる中間頭を持つ例などが報告されている[22].

筋 連 結

- 短趾屈筋は，母趾外転筋（腱，図Ⅳ-231 B～D），小趾外転筋（腱）と連結している．
- 虫様筋は，長母趾屈筋（腱，図Ⅳ-232 B, D），長趾屈筋（腱，図Ⅳ-232 B, D），背側骨間筋（趾背腱膜）および底側骨間筋（趾背腱膜）と連結している．
- 足底方形筋は，長母趾屈筋（腱），長趾屈筋（腱，図Ⅳ-232 B, D）および小趾外転筋（腱膜）と連結している．
- 底側骨間筋は，背側骨間筋（趾背腱膜），虫様筋（趾背腱膜）と連結している．

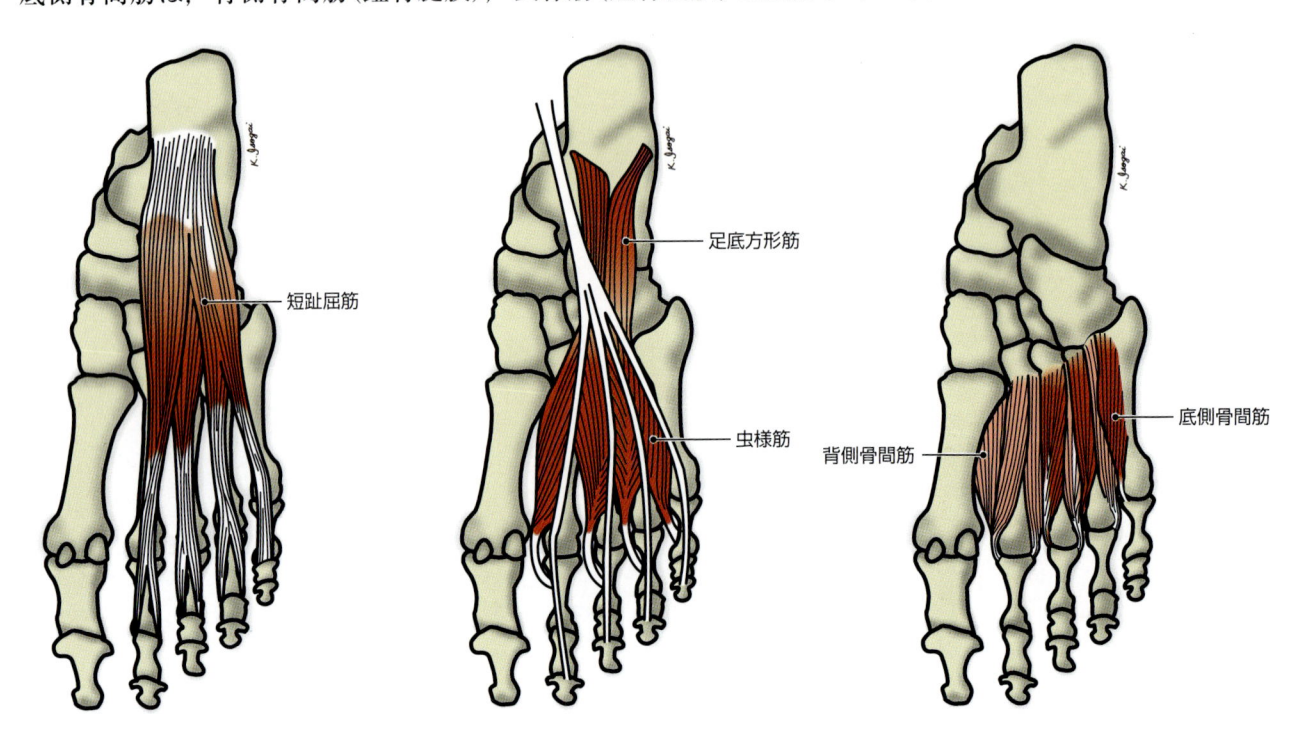

図 Ⅳ-228 底側方からみた短趾屈筋の模式図

図 Ⅳ-229 底側方からみた足底方形筋，虫様筋の模式図

図 Ⅳ-230 底側方からみた底側骨間筋，背側骨間筋の模式図

17. 短趾屈筋，足の虫様筋，足底方形筋，底側骨間筋，母趾内転筋（触察法）

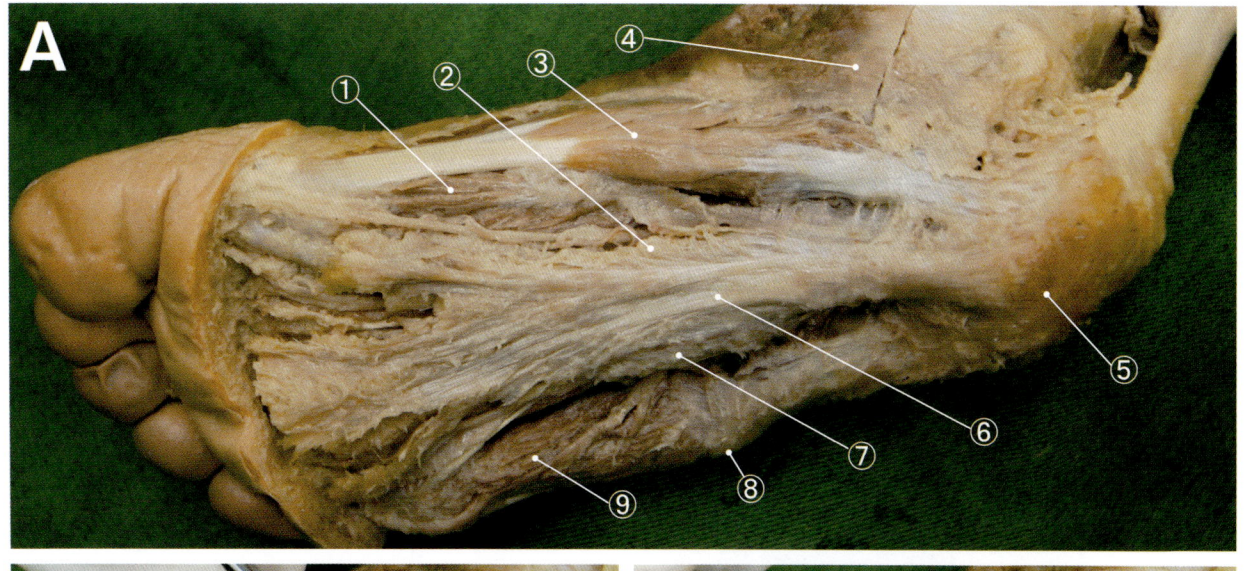

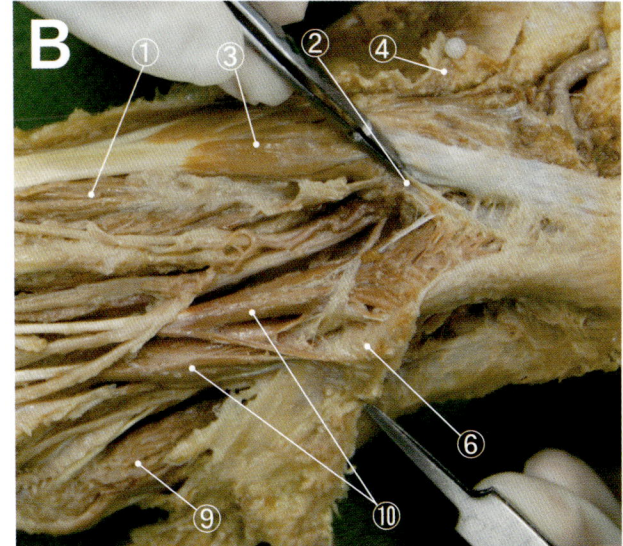

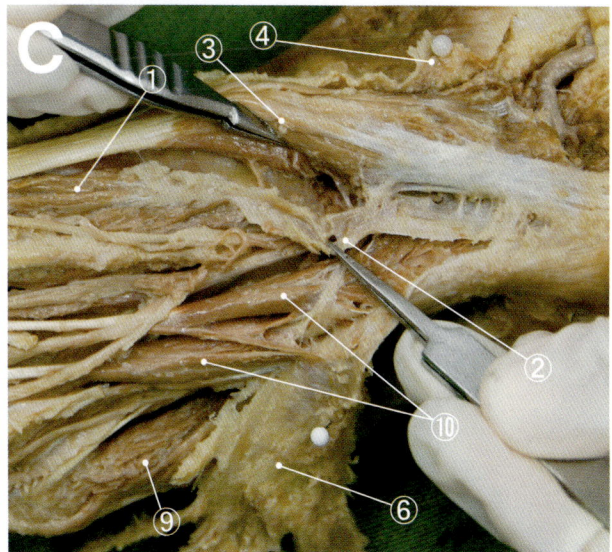

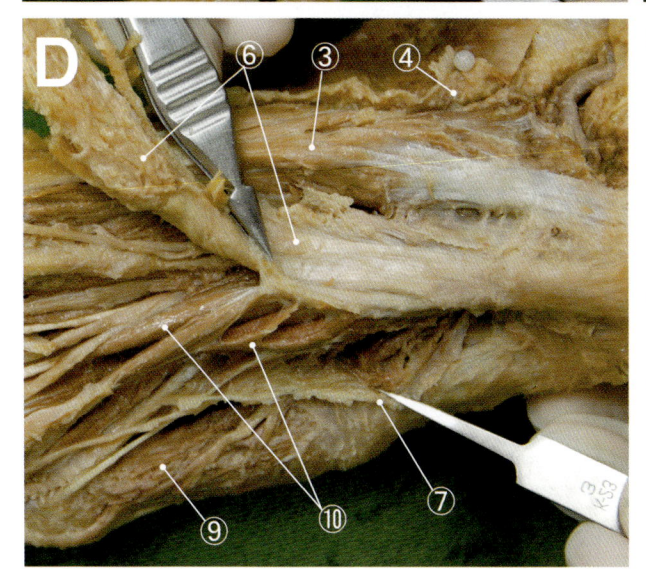

図 Ⅳ-231　足底部の筋の足底腱膜を介した連結をみる

　Aは足部を内側底側方からみた写真である．足底腱膜は，短趾屈筋の内側面，底側面，外側面を覆っている．BはAの足底腱膜のうち，短趾屈筋の内側面を覆う部分と底側面を覆う部分の移行部で縦切断し，内側面を覆う部分を内側方へ，底側面を覆う部分を外側方へ牽引してある．CはBの母趾外転筋を内側方へ，足底腱膜のうち短趾屈筋の内側面を覆う部分を外側方へ牽引してある．DはAの足底腱膜のうち短趾屈筋の底側面を覆う部分と外側面を覆う部分の移行部で縦切断し，底側面を覆う部分を内側方へ，外側面を覆う部分を外側方へ牽引してある．

① 短母趾屈筋　② 足底腱膜のうち短趾屈筋の内側面を覆う部分　③ 母趾外転筋　④ 屈筋支帯　⑤ 踵骨
⑥ 足底腱膜のうち短趾屈筋の底側面を覆う部分　⑦ 足底腱膜のうち短趾屈筋の外側面を覆う部分
⑧ 第五中足骨粗面　⑨ 短小趾屈筋　⑩ 短趾屈筋

骨格筋の形と触察法 | 405

第Ⅳ章　下肢の筋

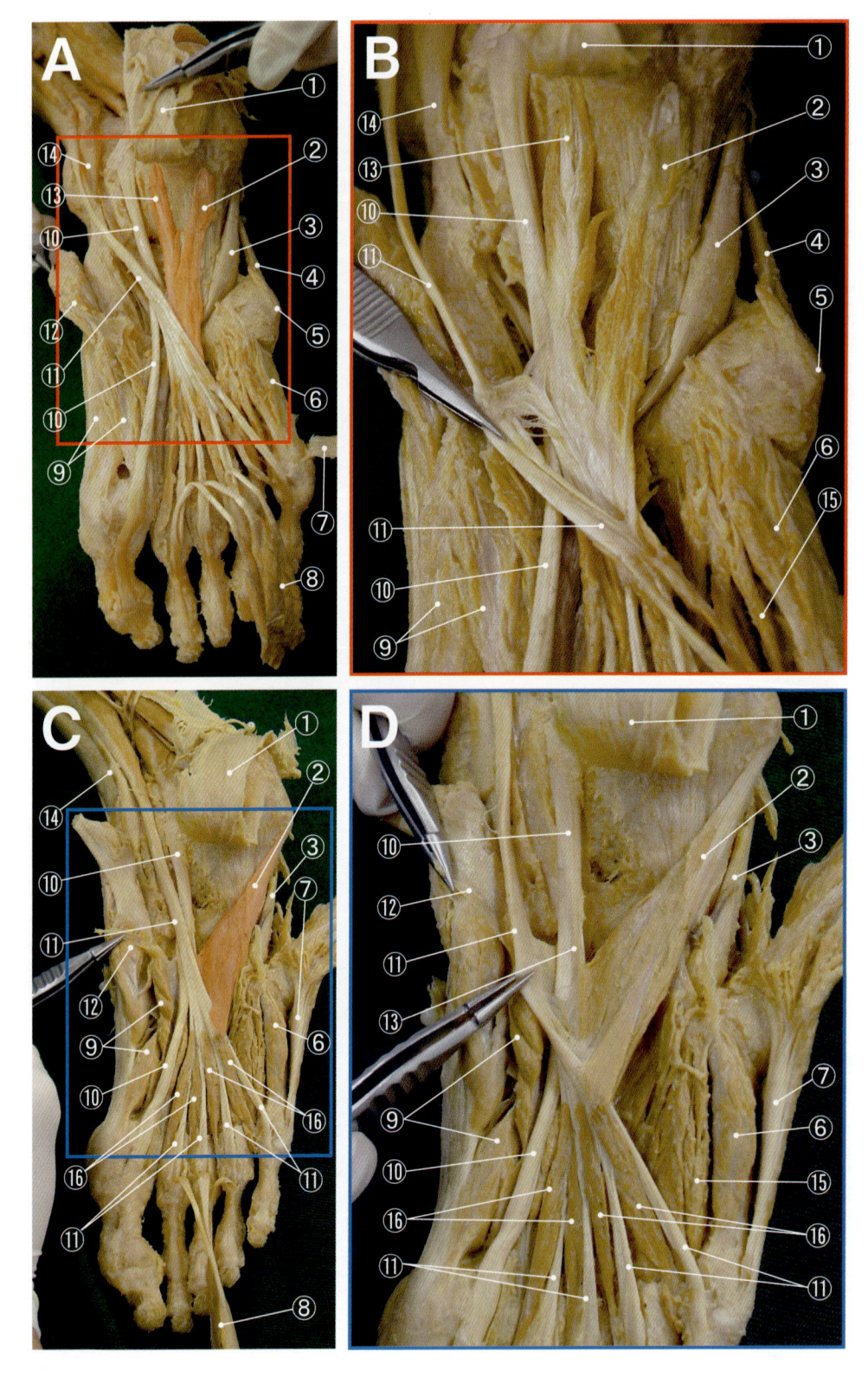

図 Ⅳ-232　足底方形筋の個体による違いをみる

　Aは足部を底側方からみた写真である．母趾外転筋は内側方へ，小趾外転筋は外側方へ，短趾屈筋は前方へ，足底腱膜は後方へ反転してある．BはAの□を拡大してある．長趾屈筋の停止腱は内側方に牽引してある．Cは別の標本の足部を底側方からみている．DはCの□を拡大してある．長趾屈筋は内側方へ牽引してある．A，Cでは足底方形筋を赤に着色してある．

① 足底腱膜　② 足底方形筋の外側頭　③ 長腓骨筋の停止腱　④ 短腓骨筋の停止腱　⑤ 第五中足骨粗面
⑥ 短小趾屈筋　⑦ 小趾外転筋　⑧ 短趾屈筋　⑨ 短母趾屈筋　⑩ 長母趾屈筋の停止腱　⑪ 長趾屈筋の停止腱
⑫ 母趾外転筋　⑬ 足底方形筋の内側頭　⑭ 後脛骨筋の停止腱　⑮ 底側骨間筋　⑯ 虫様筋

17. 短趾屈筋, 足の虫様筋, 足底方形筋, 底側骨間筋, 母趾内転筋 (触察法)

触察法

骨指標と筋の投影図

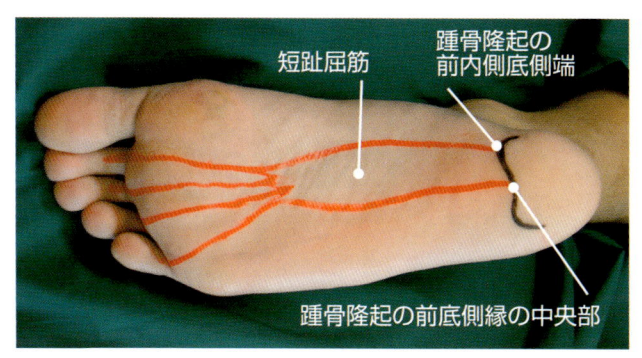

図 IV-233　骨指標と短趾屈筋の投影図
足部を底側方からみた写真である．

筋の触察手順

1. 短趾屈筋, 2. 足の虫様筋, 足底方形筋, 底側骨間筋, 母趾内転筋の想定位置の順に触察する．

1. 短趾屈筋 (図IV-228, 図IV-211)

① 触察者は触察部位の底側方に位置する．

② 内側縁：母趾の基部と第2趾の基部との間の部位と，踵骨隆起の前内側底側端とを結ぶ線に指を置き，背側方へ圧迫しながら指を外側方へ移動させる（図IV-234A）．

③ 外側縁：第5趾の基部と第4趾の基部との間の部位と，踵骨隆起の前底側縁の中央部とを結ぶ線に指を置き，背側方へ圧迫しながら指を内側方へ移動させる（図IV-234B）．

※ 第2～5趾を自動屈曲させると触知しやすい（図IV-235A）．

※ 筋腹は足部の長軸長の前方1/3の部位付近まで存在する（図IV-235B）．これより前方の領域では，短趾屈筋の停止腱と長母趾屈筋・長趾屈筋の停止腱との鑑別は困難である．

図 IV-234　短趾屈筋の触察

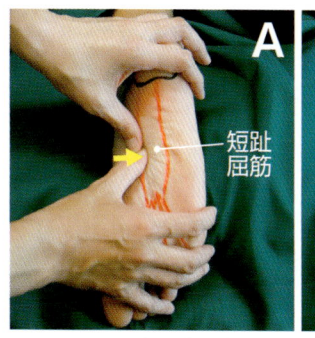

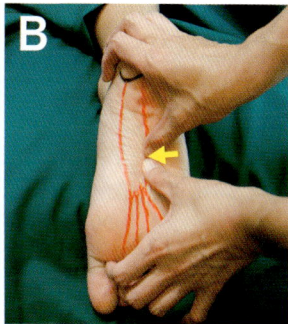

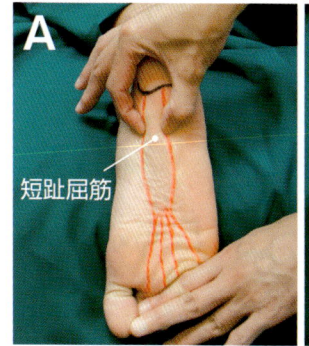

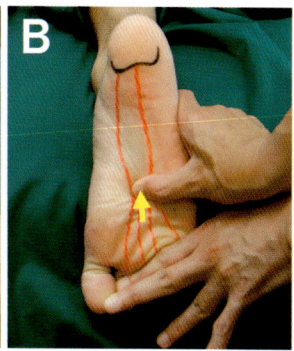

図 IV-235　収縮を用いた短趾屈筋の触察
抵抗に対し足趾を自動屈曲させている．

骨格筋の形と触察法 | 407

2. 足の虫様筋，足底方形筋，底側骨間筋，母趾内転筋の想定位置(図Ⅳ-229，図Ⅳ-230，図Ⅳ-232，図Ⅳ-211)

① 触察者は触察部位の底側方に位置する．

② 内側縁：母趾の基部と第2趾の基部との間の部位と，踵骨隆起の前内側底側端とを結ぶ線を確認する（図Ⅳ-236）．

③ 外側縁：第5趾の基部と第4趾の基部との間の部位と，踵骨隆起の前底側縁の中央部とを結ぶ線を確認する（図Ⅳ-236）．

※ ②で確認した内側縁の想定位置と，③で確認した外側縁の想定位置とに挟まれる領域のうちの，前方1/2の領域が足の虫様筋，底側骨間筋，母趾内転筋の，後方1/2の領域が足底方形筋の想定位置となる．

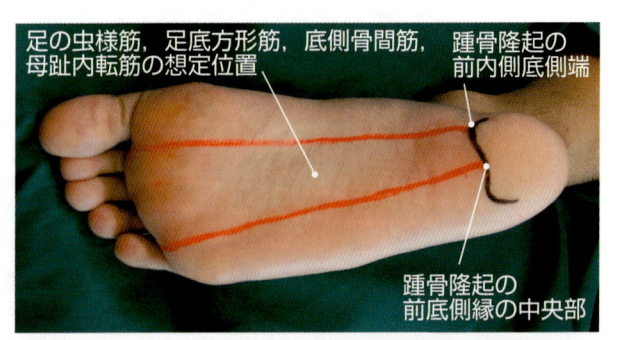

図 Ⅳ-236 足の虫様筋，足底方形筋，底側骨間筋，母趾内転筋の想定位置

学生のための触察ポイント

● 短趾屈筋は，主に収縮を用いた方法で（図Ⅳ-235 参照），「1. 短趾屈筋　②内側縁 と ③外側縁」との一部を確認し，その間にある筋腹の膨隆を触察する．

文 献

1) 松島伯一（1927）筋ノ破格例ノ追加．実地医家と臨床．4: 749-751
2) 小金井良精，新井春次郎，敷波重次郎（1903）筋の破格の統計．東京医学会雑誌．17: 127-131
3) Morimoto I, Hirata K, Yosida S (1993) Incidence of absence of psoas minor muscle in Japanese. St Marianna Med J. 21: 12-16
4) 河上敬介，磯貝香（1998）骨格筋の形と触察法．大峰閣．熊本
5) 河野通成（1929）梨子状筋ニ就テ．解剖学雑誌．2: 1017-1021
6) 福元登（1935）福岡医科大学雑誌．28: 756-763
7) 三浦義儀（1932）一卵性双胎児殿部筋ノ比較研究．其一．外寛骨筋ノ比較研究．解剖誌．5: 266-289
8) Weinstabl R, Scharf W, Firbas W (1989) The extensor apparatus of the knee joint and its peripheral anatomic vasti: investigation and clinical relevance Sug Radiol Anat. 11: 17-22
9) 森於菟，小川鼎三，大内弘 他（1982）筋学．分担解剖学．第1巻．金原出版．東京
10) 庄康嗣（1959）日本人の下腿及び足筋の停止腱の形態について．東京慈恵会医科大学雑誌．20: 1-24
11) 森本岩太郎，羽鳥和雄，羽鳥尚寛（1989）日本人の筋変異—（2）足の長母指伸筋副腱の頻度—．聖マリアンナ医科大学雑誌．17: 288-291
12) 河合松尾（1935）日本人長母趾伸筋抵止腱ノ副腱束ニ就テ．解剖学雑誌．8: 261-269
13) 保志場守一（1938）第三腓骨筋ノ破格ニ就テ．金沢医科大学解剖学教室業績．29: 119-121
14) 木村邦彦，高橋裕（1985）第三腓骨筋．防衛医科大学校雑誌．10: 129-137
15) 橋本重夫（1940）日本人長腓骨筋終腱ノ抵止ニ就テ．成医会誌 60: 94-105
16) 佐藤達夫，秋田恵一（2000）日本人のからだ—解剖学的変異の考察—．東京大学出版会．東京
17) 吉田行夫（1987）ヒトの足背筋および小指腓骨筋について．解剖学雑誌．62: 215-231
18) Kapandji AI（2010）カラー版 カパンジー 機能解剖学 Ⅱ．下肢 原著第6版．塩田悦仁（訳）．医歯薬出版．東京
19) 鈴木誠（1953）日本人脚部の人類学的観察．信州大學紀要．4: 115-120
20) 川島帝都夫，北川正，後藤裕（1960）足の指の屈筋腱の構成．日大医誌．19: 2545-2557
21) Akita K, Niiro N, Murakami G, et ale. (1999) First dorsal interosseous muscle of the foot and its innervation. Clin Anat. 12: 12-15
22) 小成徳三郎（1960）いわゆる二重神経司配の足筋に関する研究．日大医誌．19: 1411-1430
23) Adachi B (1909/1910) Beiträge zur Anatomie der Japaner. Ⅻ. Die Statistik der Muskelvarietäten. Zeieschrift für Morphologie und Anthropologie 12: 261-312
24) 竹重順夫，末安種行，麻生孝人 他（1959）九州日本人の短指屈筋について．久留米医会誌．22: 2896-2902
25) Oukouchi H, Murakami T, Kikuta A (1992) Insertions of the lumbrical and interosseous muscles in the human foot. Okajimas Folia Anat Jpn 69: 77-84

第Ⅴ章
骨指標の触察法

第V章　骨指標の触察法

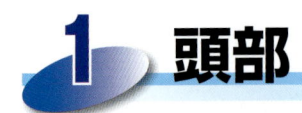

1 頭部

1 後頭骨の外後頭隆起、後頭骨の上項線

外後頭隆起は、後頭骨のうち最も後尾方へ突出する隆起である（図V-1 A, B）

耳孔の高さを通る水平面と後正中線とが交わる部位付近に指を置き、その付近で最も後尾方へ突出する隆起を確認する（図V-1 C）。

上項線は、外後頭隆起から外側方へ向かう線状の隆起である（図V-1 B）

外後頭隆起に指を置き、線状の隆起を乳様突起の下端（1-2 乳様突起の項参照）から3横指頭方の部位を指標にして、指を頭方⇔尾方に移動させながら外側方へたどる（図V-1 D）。

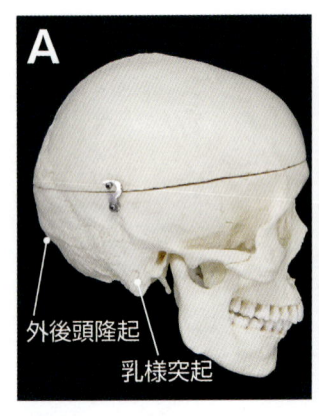

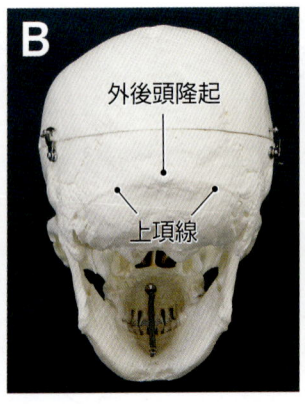

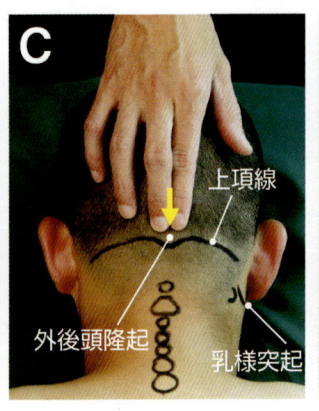

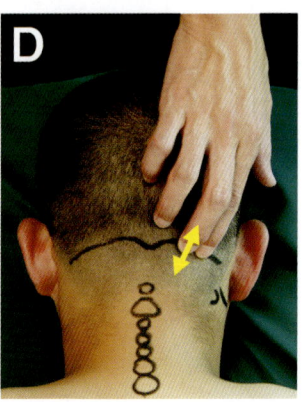

図V-1　外後頭隆起、上項線とその触察
　Aは頭蓋骨を外側方から、Bは頭蓋骨を後方から、C、Dは頭部を後方からみた写真である。Cは外後頭隆起を、Dは上項線を触察している。

2 側頭骨の乳様突起

乳様突起は、側頭骨の下部から前尾方へ突出する母指頭大の隆起である（図V-2 A）

耳介の基部の後方に指を置き、前方⇔後方に移動させて、母指頭大の隆起を確認する（図V-2 B）。その下端を触察するためにはこの隆起を前尾方へたどる。

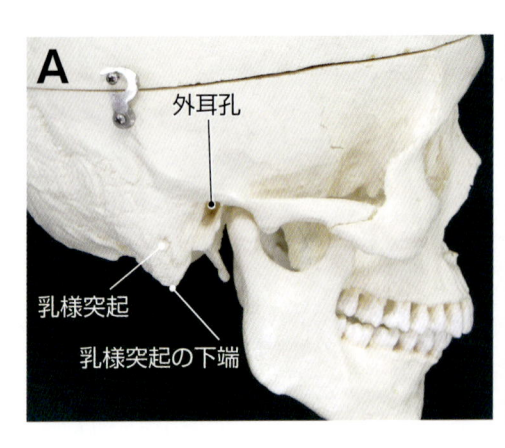

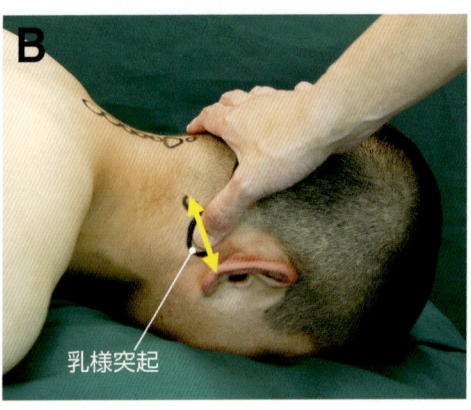

図V-2　乳様突起とその触察
　Aは頭蓋骨を外側方から、Bは頭頚部を外側方からみた写真である。

3 下顎骨

下顎骨は，前方に位置する下顎体と後方に位置する下顎枝から構成される（図V-3 A, B）

下顎体の下縁は，尾方からみると馬蹄形を呈する（図V-3 B）

前正中線上で，オトガイ部を頭方へ圧迫して下顎体の下縁の前端を確認する．ここから，頭方へ圧迫しながら，下顎体の下縁を後外側方へたどる．

下顎角は，下顎体の下縁と下顎枝の後縁とで形成される角の部分である（図V-3 A）

耳垂の下端から3横指尾方の部位に指を置き，前頭方へ圧迫して，最も後尾方へ突出する骨の角を確認する（図V-3 C）．

下顎枝の後縁は，外耳孔のすぐ前方に位置する

下顎角から頭方に続く骨の後縁を，外耳孔のすぐ前方の部位を指標にして，前方へ圧迫しながら頭方へたどる．

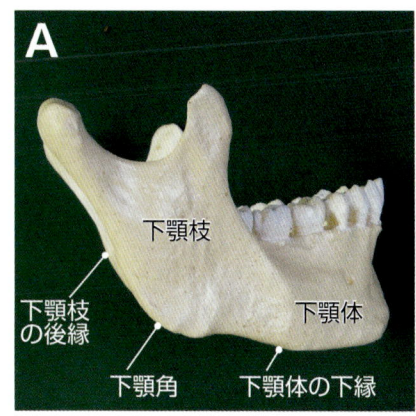

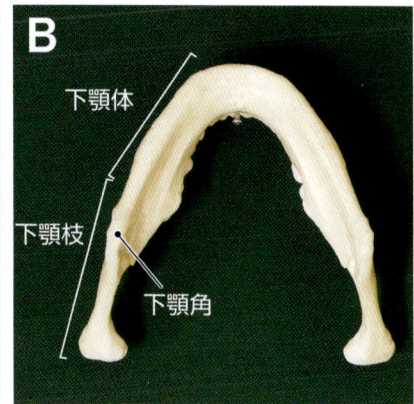

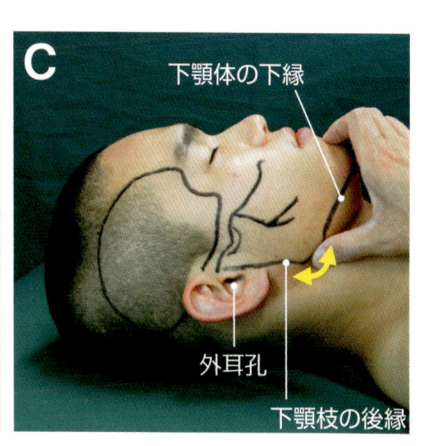

図 V-3 下顎骨とその触察

Aは下顎骨を外側方から，Bは下顎骨を尾方から，Cは頭部を外側方からみた写真である．Cは下顎角を触察している．

4 頬骨弓, 頬骨の前頭突起, 前頭骨の頬骨突起, 側頭線, 下側頭線, 頬骨の前外側下端

頬骨弓は, 外耳孔のやや頭方の部位から前方へ向かう4横指ほどの長さの棒状の隆起である(図V-4A)

外耳孔から1横指頭方の部位に指を置き, 頭方⇔尾方に移動させながら, 棒状の隆起を前方へたどる (図V-4C). なお, 頬骨弓の上縁を4横指ほどたどったところで頬骨の前頭突起に続く.

頬骨の前頭突起は, 頬骨弓の前端付近から頭方へ向かう2横指ほどの長さの突起である(図V-4A)

頬骨弓の上縁の前端に指を置き, 前方⇔後方に移動させながら, 骨の隆起を頭方へたどる. なお, 2横指ほどたどったところで前頭骨の頬骨突起に続く.

前頭骨の頬骨突起は, 頬骨の前頭突起と相対している(図V-4A)

頬骨の前頭突起に続いて, 指を前尾方⇔後頭方に移動させながら, 骨の隆起を前頭方へたどる (図V-4D). なお, この突起の後縁は, 側頭線および下側頭線に続く.

側頭線および下側頭線は, 側頭部を輪状に廻る線状の隆起である(図V-4A)

前頭骨の頬骨突起の後縁に続いて, 指を前方⇔後方, 頭方⇔尾方, 再び前方⇔後方, 頭方⇔尾方に移動させながら側頭部を1周し, 頬骨弓の上縁に至るまでの線状の隆起を確認する(図V-4E).

頬骨の前外側下端は, 頬骨で最も前外側尾方へ突出する部位である(図V-4A)

頬骨弓の下縁を前方へたどり, 外眼角の3横指尾方の部位付近で最も前外側尾方へ突出する部位を確認する (図V-4F).

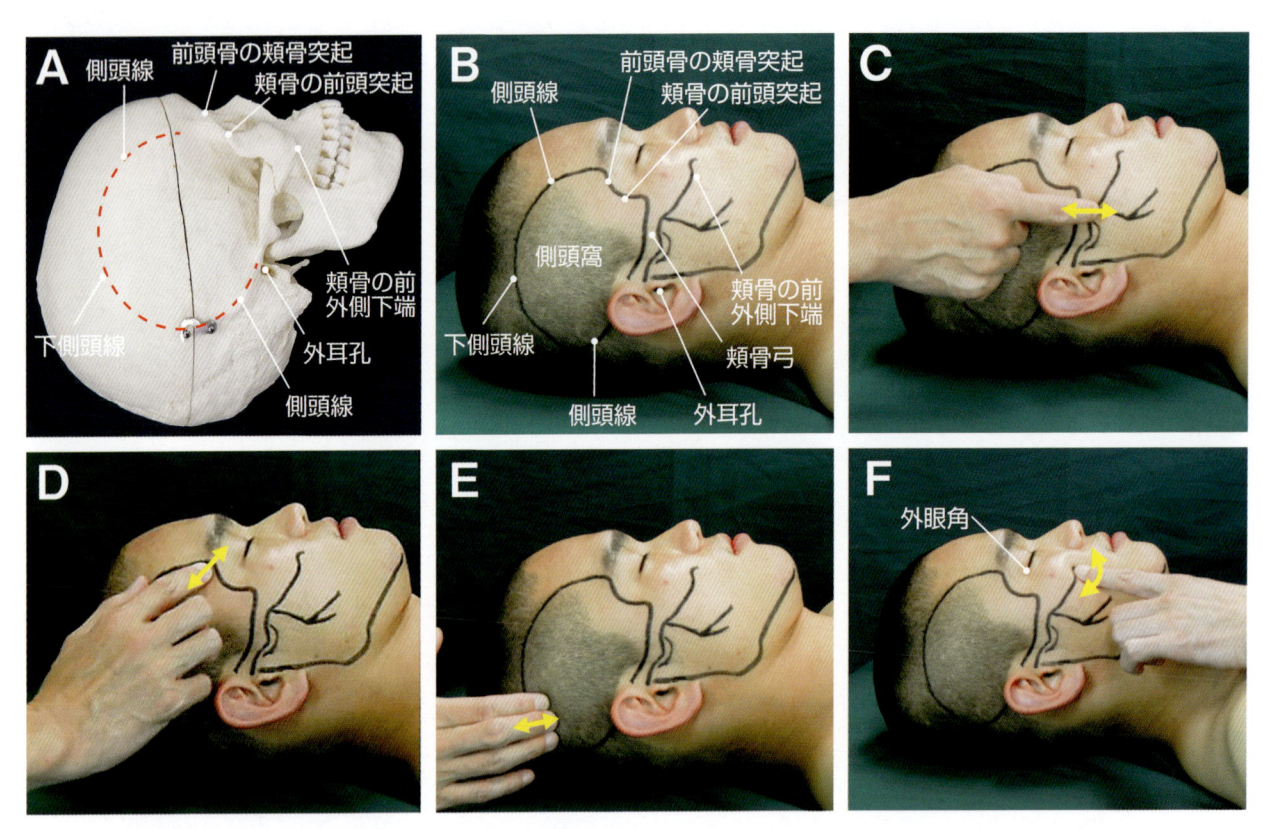

図V-4 頬骨弓, 頬骨の前頭突起, 前頭骨の頬骨突起, 側頭線, 下側頭線, 頬骨の前外側下端とその触察

Aは頭蓋骨を外側方から, B〜Fは頭部を外側方からみた写真である. Cは頬骨弓を, Dは頬骨突起を, Eは下側頭線を, Fは頬骨の前外側下端を触察している.

2 前頚部

1 舌骨, 甲状軟骨, 輪状軟骨

舌骨は, 体, 小角, 大角からなる, 馬蹄形の骨である (図 V-5 A, B)

前正中線上で, 頚部の上端に指を置き, 後頭方へ圧迫して舌骨の前端部を確認する (図 V-5 C). ここで確認した骨の外面を, 後外側方へたどる. 左右からつまんで確認してもよいが, 馬蹄形を呈する細い骨なので, 過度な力を加えないよう注意する.

甲状軟骨は, 右板と左板とからなる扁平な軟骨で, その前縁は突出し皮下に喉頭隆起として観察できる (図 V-5 A)

頚部の長軸長の頭方1/3の高さ付近で, 最も前方へ突出する隆起 (喉頭隆起) を確認する. その約1横指頭方で上縁を, 約1横指尾方で下縁を, 約2横指後外側方で後外側縁を確認できる. 女性の場合, 喉頭隆起は触知しにくい.

輪状軟骨は, 指輪状を呈する軟骨で, その上縁は後方に向かうほど高くなる (図 V-5 A)

前正中線上で, 頚部の長軸長の中央部に指を置き, 頭方⇔尾方に移動させる. ここで確認した骨の外面を, 後外側方へたどる. 前正中線上では, 甲状軟骨との間の明瞭なくぼみを触知できる場合が多い.

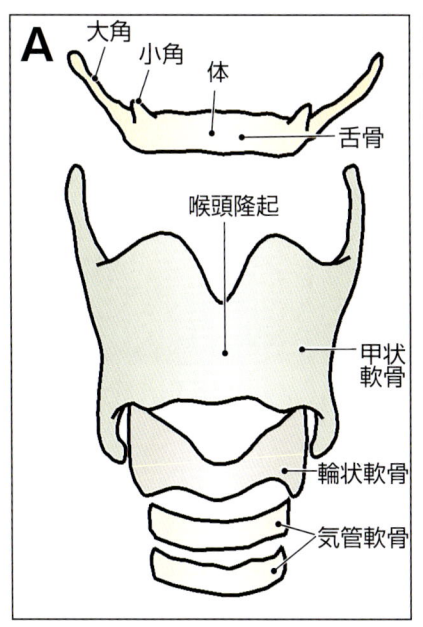

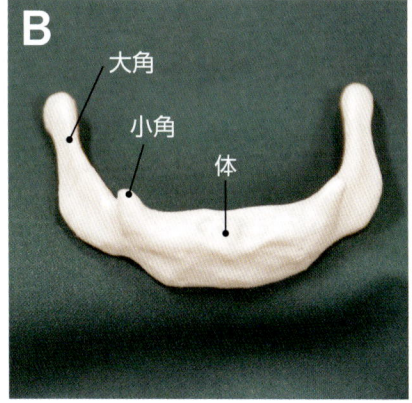

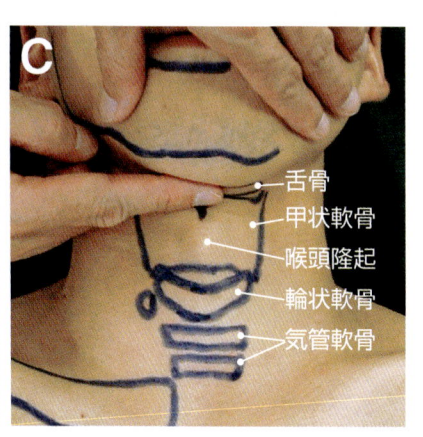

図 V-5 舌骨, 甲状軟骨, 輪状軟骨とその触察

Aは前方からみた舌骨, 甲状軟骨, 輪状軟骨, 気管軟骨の模式図である. Bは舌骨を前頭方から, Cは頚部を前方からみた写真である. Cは舌骨を触察している.

3 頚部，背部，腰部

1 第1頚椎の後結節，頚椎の棘突起，胸椎の棘突起，腰椎の棘突起

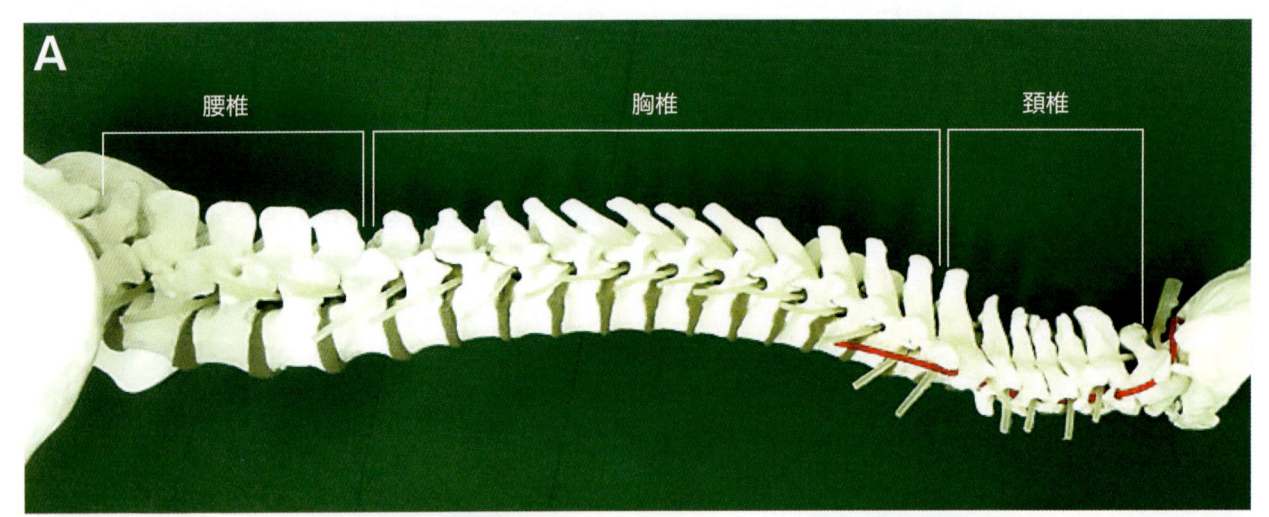

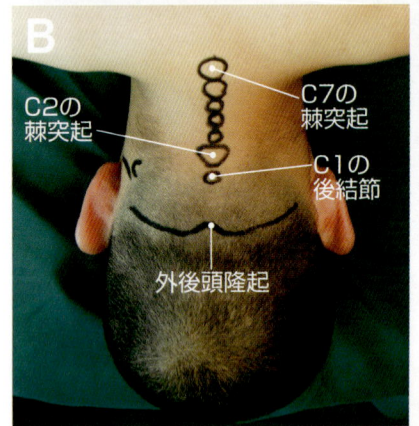

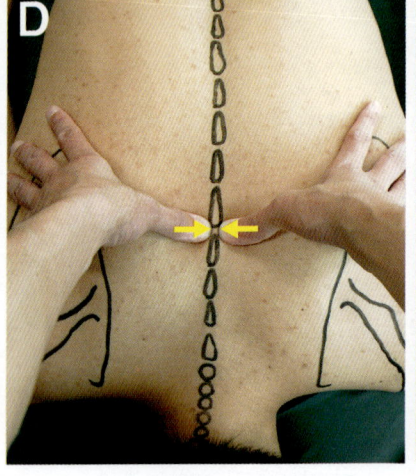

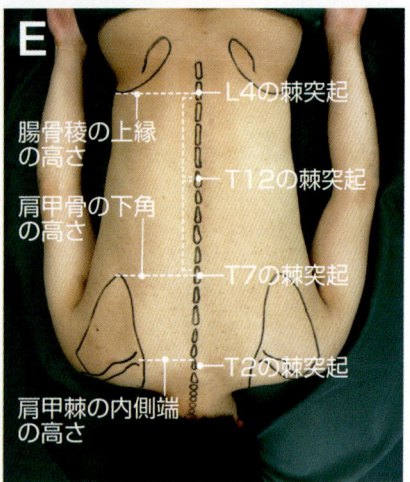

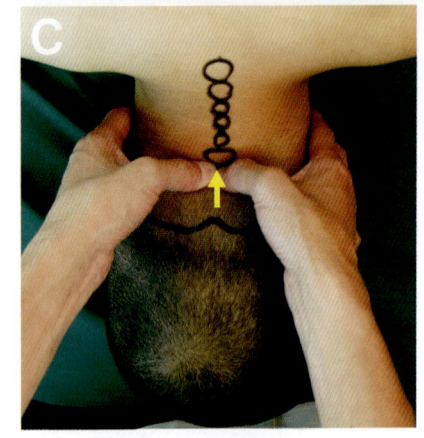

図V-6 第1頚椎の後結節，第2頚椎から第7頚椎の棘突起，胸椎の棘突起，腰椎の棘突起とその触察

Aは脊柱を外側方から，B，Cは頚部を後方から，D，Eは背部を後方からみた写真である．Cは第1頚椎の後結節を，Dは胸椎の上下の棘突起間の隙間を触察している．

第1頚椎の後結節は小さく，これに対して第2頚椎の棘突起は大きく長い（図V-6A）

後正中線上を後頭部から尾方へたどると，第2頚椎の棘突起が母指頭大の隆起（図V-6B）として触知できる．この隆起と後頭骨との間に指尖を深く押し込み，第1頚椎の後結節を確認する（図V-6C）．

第3頚椎，第4頚椎，第5頚椎の棘突起は，第2頚椎の棘突起に比べ短い（図V-6A）

第2頚椎の棘突起のすぐ尾方の部位に指尖を押し込み，ここから尾方に連なる小さな隆起を3つ確認する．

3. 頚部，背部，腰部

第7頚椎の棘突起は，頚椎の中で最も長く，第6頚椎の棘突起はこれよりやや短い(図 V-6 A)

頚部を屈曲させたときに最も後頭方へ突出する第7頚椎の棘突起を確認する．第6頚椎の棘突起は第7頚椎の棘突起のすぐ頭方で，これよりやや短い突起を確認する．なお，第6頚椎の棘突起の方が第7頚椎の棘突起より突出する隆起として触知できる場合もある．

胸椎の並びは後弯を形成し，かつ棘突起は細長いため，各棘突起間は広い．腰椎の並びは前弯を形成し，かつ棘突起は大きいため，各棘突起間は狭い(図 V-6 A)

後正中線上に指を置き，頭方⇔尾方に移動させて，後方へ突出する隆起ならびに各隆起間のくぼみを確認する．このとき，胸椎の棘突起は棘上靱帯が硬いため，また腰椎の棘突起は各棘突起間が狭いため，各隆起間のくぼみが触知しにくいことがある．この場合，棘突起を左右から挟むように圧迫すると，硬い骨が存在する部分とその間の隙間とを触知しやすい(図 V-6 D)．また，腹部とベッドの間にクッションなどを入れ，腰部を屈曲させると，腰椎の各棘突起間を触知しやすい．

腹臥位では，第2胸椎の棘突起が肩甲棘の内側端の高さに，第7胸椎の棘突起が肩甲骨の下角(肩甲骨の下角，肩甲骨の内側縁，肩甲骨の上角，肩甲骨の外側縁の項参照)の高さに，第4腰椎の棘突起が腸骨稜の上縁(腸骨の腸骨稜の項参照)の高さに位置する場合が多い(図 V-6 E)．また，第12胸椎の棘突起は，第7胸椎の棘突起の高さと第4腰椎の棘突起の高さとの中央の高さに位置する場合が多い．

2 頚椎の横突起

頚椎の横突起は，頚椎のうち最も外側方へ突出する部位であり，全体として前弯しながら頭尾方向に整然と並ぶ(図 V-6 A)

頚部の長軸長の中央部の高さで，外側方からみた頚部の前後径の中央部に指を置き，内側方へ圧迫しながら，指を前方⇔後方に移動させる(図 V-7)．ここから頭方および尾方へたどり，頭尾方向に連なる骨の隆起を確認する．ただし，個々の横突起の高位を同定することは困難である．第1頚椎の横突起は，側頭骨の乳様突起の下端と下顎角との間に位置すること(側頭骨の乳様突起と下顎骨の項参照)，また，第3頚椎は舌骨の，第4頚椎，第5頚椎は甲状軟骨の，第6頚椎は輪状軟骨の高さとほぼ一致すること(舌骨，甲状軟骨，輪状軟骨の項参照)を参考にするとよい．

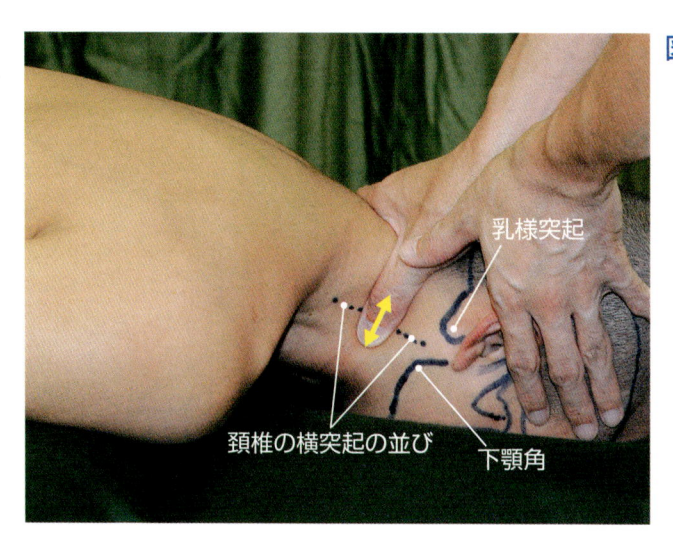

図 V-7 頚椎の横突起の触察
頚部を外側方からみた写真である．

4 胸部，腹部

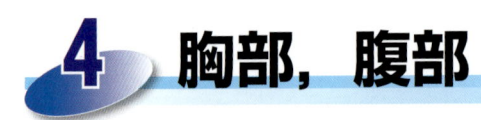

1 胸骨柄の上縁（頸切痕），胸骨角，胸骨体の下端

胸骨は，胸骨柄と胸骨体とからなる扁平な骨で（図 V-8 A），両者の結合部は前方にやや隆起し胸骨角をつくる（図 V-8 B）

　胸部の前上縁の中央部に観察できる小さなくぼみ（頸窩）に指を置き，尾方へ移動させて胸骨柄の上縁を確認する（図 V-8 C）．胸骨柄の上縁から3横指尾方の部位に指を置き，頭方⇔尾方に移動させて，前方に隆起する胸骨角を確認する（図 V-8 D）．このとき，胸骨柄と胸骨体との間の隙間を確認できることがある．胸骨角の高さに第2肋軟骨が付着するのを確認するとよい．胸骨角から前正中線上を6横指ほど尾方へたどると，胸骨体の下端を触知できる（図 V-8 E）．この部位は，男性では乳頭の高さより2〜3横指尾方の高さに位置する場合が多い．

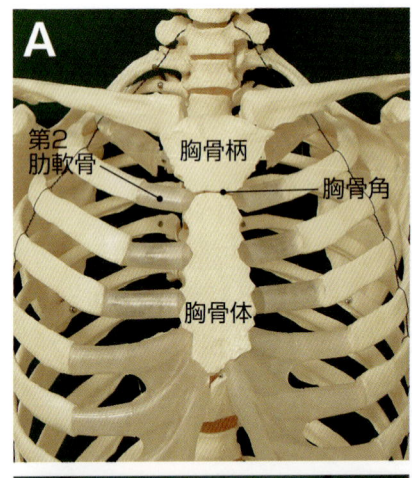

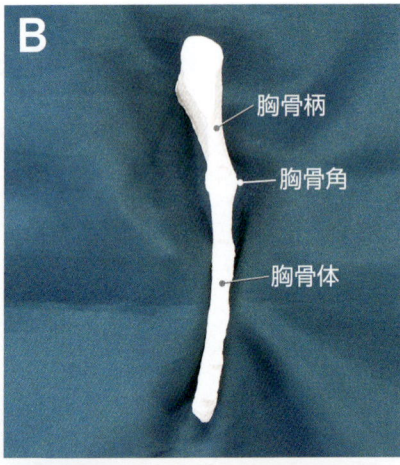

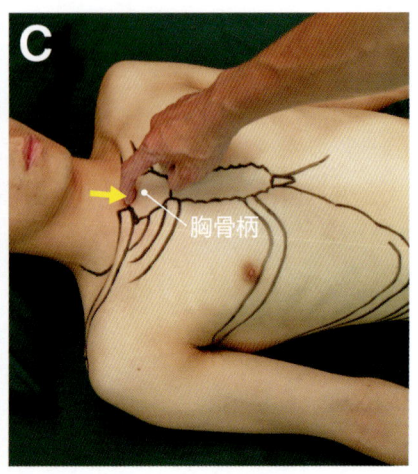

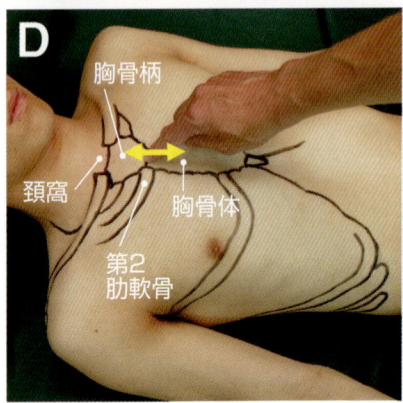

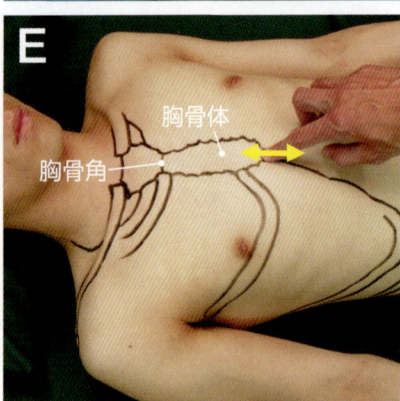

図 V-8 胸骨とその触察

　Aは胸骨を前方から，Bは胸骨を外側方から，C〜Eは胸部を前外側方からみた写真である．Cは胸骨柄の上縁を，Dは胸骨角を，Eは胸骨体の下端を触察している．

4. 胸部, 腹部

2 肋骨, 肋骨弓

第1肋骨は, 鎖骨のすぐ後尾方に位置する短い肋骨である (図V-9 A, B)

鎖骨の内側端のやや外側方のすぐ尾方に指を置き (鎖骨の項参照), 後方へ圧迫しながら指を頭方⇔尾方に移動させて, 第1肋骨の肋軟骨を確認する (図V-9 D). また, 鎖骨の長軸長の中央部のすぐ後方に指を置き, 尾方へ圧迫しながら指を内側方へ移動させて, 第1肋骨の外側縁を確認する (図V-9 E). ここで確認した骨の外側縁を後内側頭方へたどる.

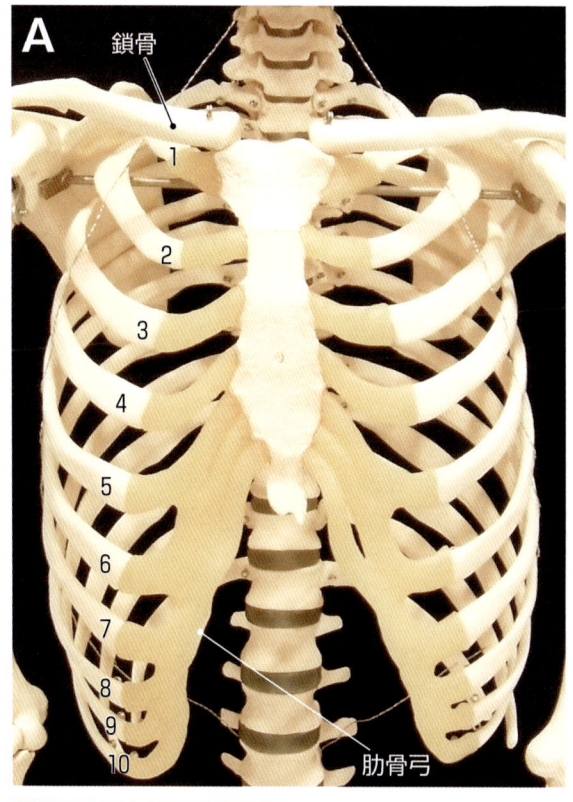

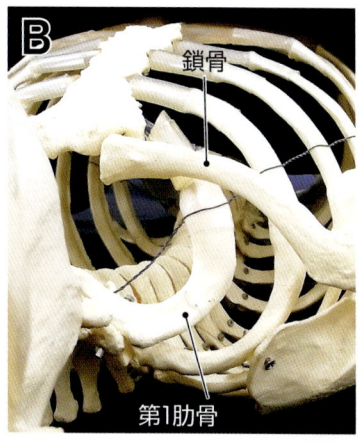

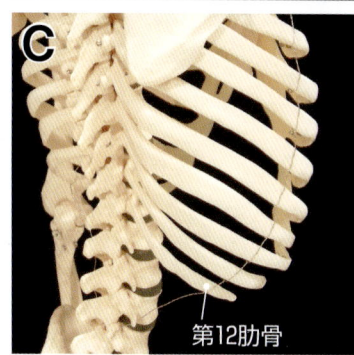

図V-9 肋骨および肋骨弓とその触察

Aは胸郭を前方から, Bは前外側頭方から, Cは後外側方からみた写真である. D, Eは胸部を前頭方から, F〜Iは前外側方から, J, Kは後外側方からみた写真である. Dは第1肋骨の肋軟骨の下縁を, Eは第1肋骨の外側縁を, Fは第2肋骨を, Gは第5肋骨の肋軟骨を, Hは第9肋骨を, Iは肋骨弓を, Jは第11肋骨を, Kは第12肋骨を触察している. H, Iのモデルは, 第10肋骨の肋軟骨が第9肋骨の肋軟骨に付着していない.

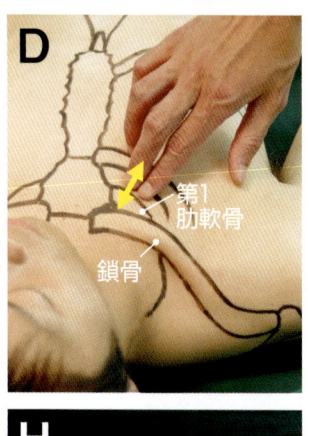

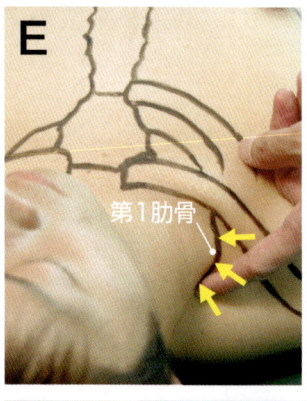

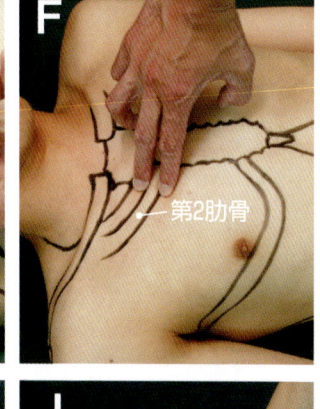

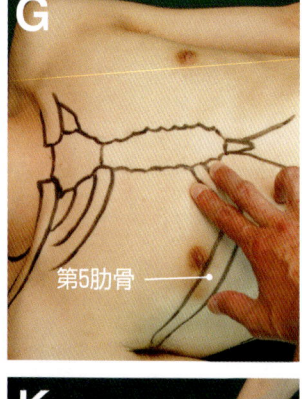

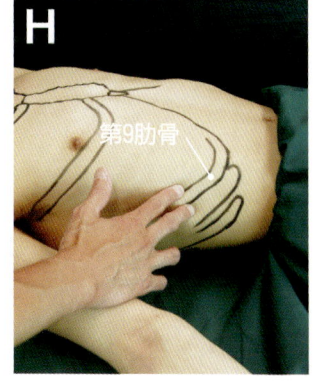

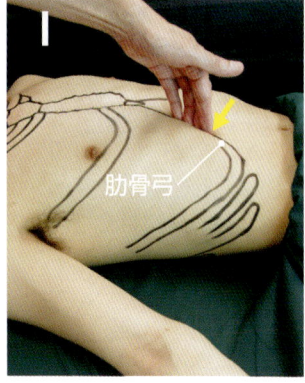

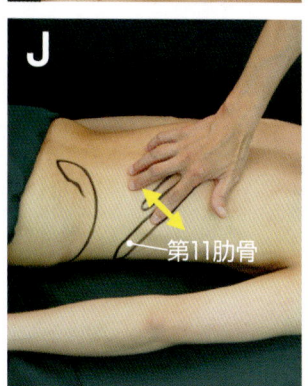

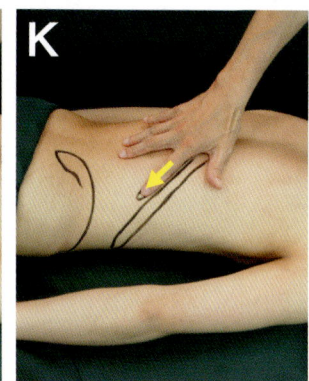

骨格筋の形と触察法 | 419

第2肋骨から第7肋骨は，肋軟骨を介して直接胸骨に付着する（図V-9 A）

胸部の前面で，内外側方向に走行する棒状の骨を頭方から順に数えながら確認する．このとき，各肋骨の頭方と尾方に位置する肋間隙にそれぞれ指を押し込み，2本の指で挟んで確認するとよい（図V-9 F, G）．なお，第2肋骨を内側方へたどると水平方向を保ったまま胸骨角の高さで胸骨に至り（胸骨角の項参照），外側方へたどると外側頭方へ向かい鎖骨の中央部に至る（図V-9 F）．また，第5肋骨を内側方へたどると内側頭方へ向かい胸骨体の下端から2横指頭方の高さで胸骨に至り（胸骨体の下端の項参照），外側方へたどると外側頭方へ向かい，乳頭のすぐ尾方を通り腋窩の中央部に至る場合が多い（図V-9 G）．

第10肋骨から第8肋骨の肋軟骨は，1つ上位の肋骨の肋軟骨に付着しながら第7肋骨の肋軟骨に続き，肋骨弓を形成する（図V-9 A）

胸部の前外側面で，後外側頭方から前内側尾方に走行する棒状の骨を，第7肋骨に続いて頭方から順に数えながら確認する（図V-9 H）．第10肋骨の下縁を前内側尾方へたどり，下端に至ったのち，続いて内側頭方へたどり，肋骨弓を確認する（図V-9 I）．ただし，第10肋骨の肋軟骨が第9肋骨の肋軟骨に付着していない場合がある（図V-9 H, I）．

第12肋骨の先端は胸部の後外側面で，第11肋骨の先端は胸部の前外側面で浮遊して終わる（図V-9 C）

胸部の後外側面で，後内側頭方から前外側尾方に走行する棒状の骨を，第10肋骨に続いて頭方から順に数えながら確認する（図V-9 J, K）．第12肋骨が胸郭の最も尾方に位置すること，先端が胸部の後外側面で終わっていること（図V-9 K），第11肋骨と平行となる方向（後正中線から45度外側方に開いた方向）に走行していることを確認する．

3 恥骨の恥骨結節

恥骨結節は，恥骨のうち最も前方へ突出する，幅2横指（両側で4横指）ほどの隆起である（図V-10A，図V-11A, B）

腹部の前面で，前正中線上を後方へ圧迫しながら尾方へたどり，はじめて触知できる骨の隆起を確認する（図V-10 B）．続いて2横指ほど外側方へたどり，その外側端を確認する．

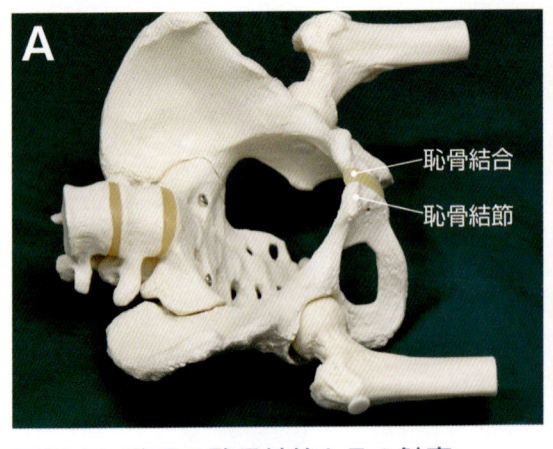

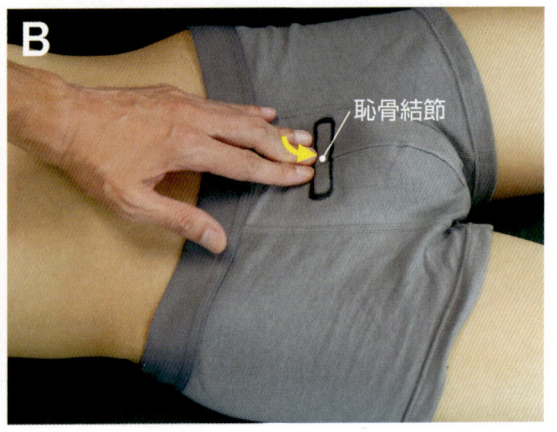

図V-10 恥骨の恥骨結節とその触察

Aは寛骨を前外側方から，Bは腹部を前外側方からみた写真である．

5 殿部

1 腸骨の上前腸骨棘, 腸骨の下前腸骨棘

上前腸骨棘は, 腸骨のうち最も前方へ突出する隆起である（図V-11 A, B）

骨盤部の前外側面に指または手掌を置き, 後方へ圧迫して最も前方に突出する隆起を確認する. または, 腸骨稜を前方へたどり（腸骨稜の項参照）, 腸骨のうち最も前方へ突出する隆起を確認する. その隆起のすぐ尾方に指を置き, 後方へ圧迫しながら頭方へ移動させると, 上前腸骨棘の前下端を明瞭に触知できる（図V-11 D）. また, つまむことでその幅を確認できる（図V-11 E）.

下前腸骨棘は, 上前腸骨棘の後内側尾方で前方へ突出する隆起である（図V-11 A, B）

上前腸骨棘から3横指尾方かつ2横指内側方の部位に指を置き, 後方へ圧迫して前方へ突出する隆起を確認する. その隆起を後内側頭方へ圧迫しながら指を外側頭方⇔内側尾方に移動させると触知しやすい（図V-11 F）. また, 股関節を他動的に屈曲位に保つと触知しやすくなる.

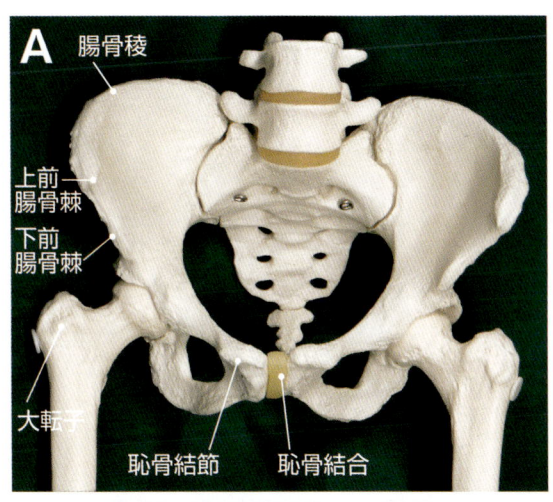

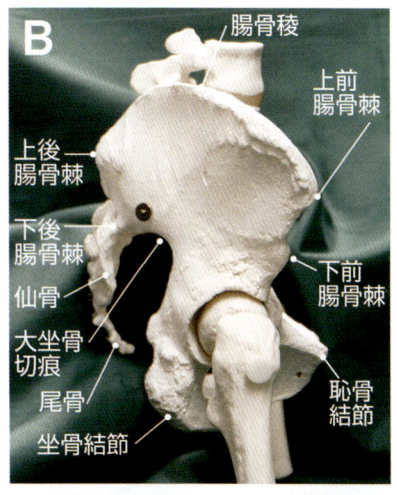

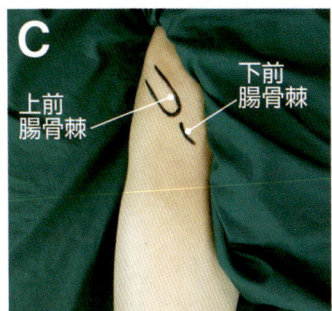

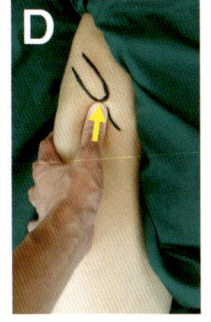

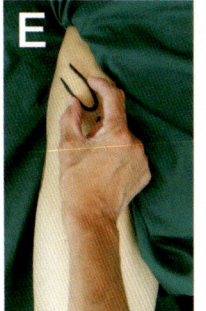

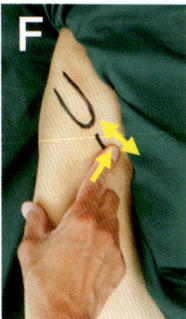

図V-11 腸骨の上前腸骨棘, 腸骨の下前腸骨棘とその触察

Aは寛骨を前方から, Bは寛骨を外側方から, C〜Fは鼠径部を前方からみた写真である. Dは上前腸骨棘の前下端を触察している. Eは上前腸骨棘をつまんでいる. Fは下前腸骨棘を触察している.

2 腸骨の上後腸骨棘，腸骨の下後腸骨棘

上後腸骨棘は，腸骨のうち最も後方へ突出する隆起である（図 V-11 B，図 V-12 A）

腰部と殿部との境界の高さで，後正中線から3〜4横指外側方の部位に存在する母指頭大のわずかなくぼみ（解剖学用語にはないが，腰小窩とも呼ぶ）を確認する（図 V-13 C）．このくぼみの2横指尾方の部位付近で，最も後方へ突出する隆起を確認する（図 V-12 B）．または，腸骨稜を後方へたどり（腸骨稜の項参照），腸骨のうち最も後方に突出する隆起を確認する．

下後腸骨棘は，上後腸骨棘の外側尾方にある骨の角である（図 V-11 B，図 V-12 A）

下後腸骨棘は仙骨と密着しているため明瞭な突出部としては触知できない．よって，まず上後腸骨棘から3横指尾方かつ1横指外側方の部位（大坐骨孔の位置）に指を置き，前方へ圧迫しながら指を頭方へ移動させ，腸骨の大坐骨切痕の上部を確認する．次に，同部位（大坐骨孔の位置）に指を置き，前方へ圧迫しながら指を内側方へ移動させ，仙骨の外側縁を確認する．そして，大坐骨切痕の上部を内側方へ，仙骨の外側縁を頭方へたどり，両部位が接する部位を確認したのち，あらためてその部位を圧迫して骨の角を確認する（図 V-12 C）．

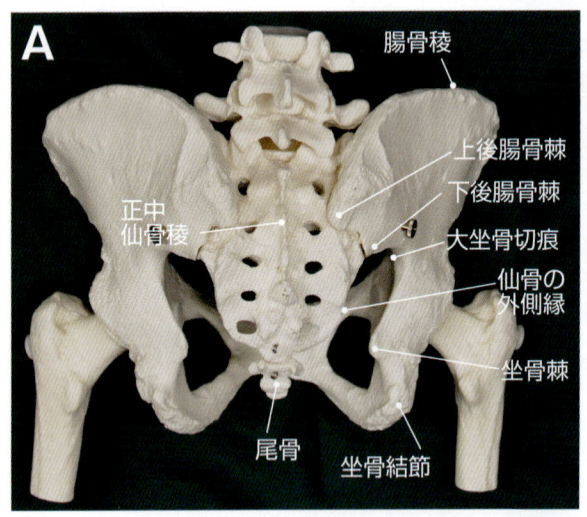

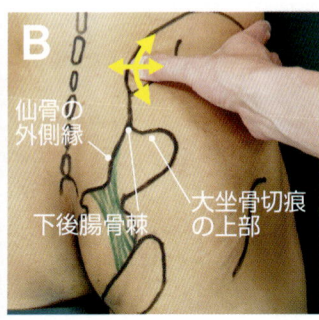

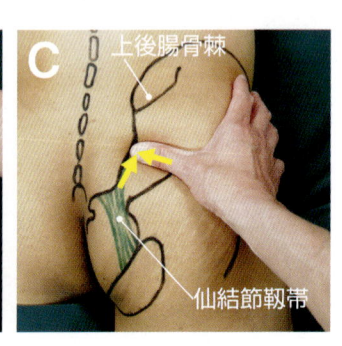

図 V-12 腸骨の上後腸骨棘，腸骨の下後腸骨棘とその触察

Aは寛骨を後方から，B，Cは殿部を後方からみた写真である．Bは腸骨の上後腸骨棘を，Cは腸骨の下後腸骨棘を触察している．

3 腸骨の腸骨稜

腸骨稜は,頭方凸の弧状を呈する腸骨の上縁を形成する骨稜である(図 V-11 A,B, 図 V-12 A)

手掌を尾方へ向けた手を腰部の後外側面にあて,前内側方へ強く圧迫しながら(図 V-13 A)手を尾方へ移動させ(図 V-13 B),腸骨稜のうち最も高い部位を確認する.この場合,腹部の皮膚,皮下組織,筋を挟むことになるため,腸骨稜の高さを正確に確認するためには,あらためて後外側方から指を押しあてて確認する(図 V-13 C).ここから,上前腸骨棘まで前尾方へたどる(上前腸骨棘の項参照).また,上後腸骨棘まで後内側尾方へたどる(上後腸骨棘の項参照).

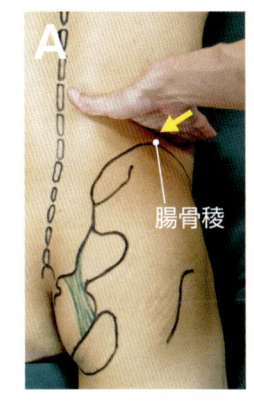

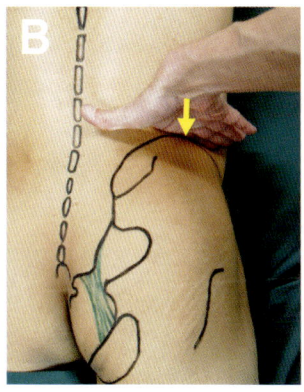

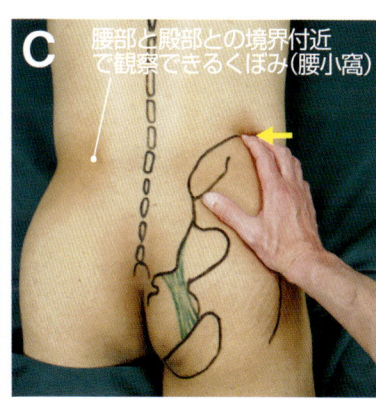

図 V-13 腸骨の腸骨稜の触察

A～Cは殿部を後方からみた写真である.A,B,Cともに,腸骨の腸骨稜の上縁を触察している.

4 坐骨の坐骨結節,尾骨

坐骨結節は,坐骨の後下部に位置する大きな隆起であり,後方からみると内側尾方⇔外側頭方を向いている(図 V-11 B, 図 V-12 A).

殿部の膨隆の下縁(殿溝という皺を観察できる場合がある)のうち,正中面から男性では3横指外側方の部位,女性では4横指外側方の部位に指を置く.そして前方へ強く圧迫しながら頭方へ圧迫し,坐骨結節の下端を確認する(図 V-14 A).ここから,指を外側方⇔内側方に移動させてその幅を確認しながら後外側頭方へたどり,最も後方へ隆起した部分を確認する.続いて,前外側頭方へたどり,前方へ落ち込む上端の段差を確認する(図 V-14 B).また,坐骨結節の下端部に示指,中指,薬指の掌側部の遠位部を,その外側頭方の部位に示指,中指,薬指の掌側部全体または手掌を置き,前方へ圧迫しながら前腕を回内・回外,手関節を掌屈・背屈させると坐骨結節全体の大まかな位置や形を確認しやすい.

尾骨は,脊柱の最も尾方に位置する小さな骨で,その下端は前尾方を向く(図 V-11 B, 図 V-12 A)

後正中線上を殿部から尾方へ,続いて前尾方へたどり,骨の下端を確認する(図 V-14 C).

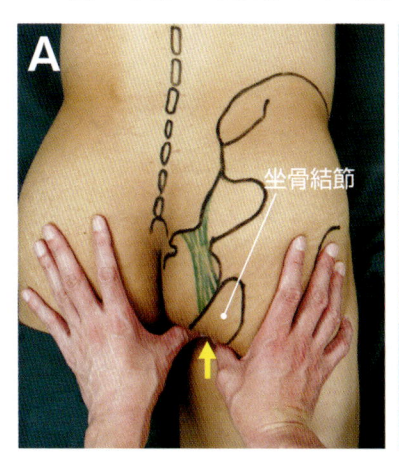

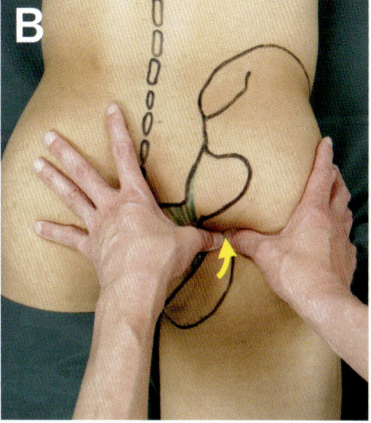

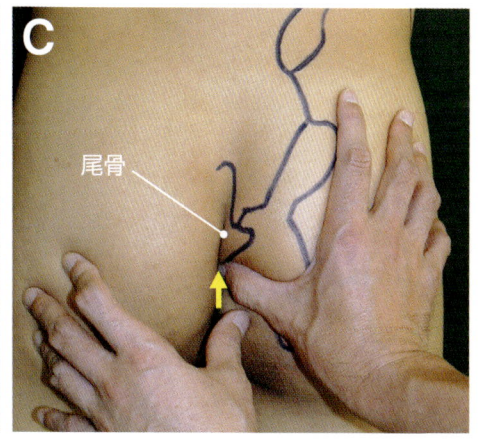

図 V-14 坐骨の坐骨結節,尾骨の触察

A～Cは殿部を後方からみた写真である.Aは坐骨結節の下端を,Bは坐骨結節の上端を,Cは尾骨を触察している.

骨格筋の形と触察法 | 423

5 大腿骨の大転子，大腿骨の転子間稜

大転子は，大腿骨の近位端付近で外側方へ突出する四角形の隆起である（図 V-15 A）

殿部の外側面（上前腸骨棘から 6 横指後尾方の部位．図 V-15 D の◀┄┄┄▶）に手掌を置き，内側方へ圧迫して大きな隆起を確認したのち，前後から 2 本の指で挟んでその前縁と後縁を（図 V-15D），近位方へ移動させて上縁を確認する（図 V-15 E）．なお，同部位に手掌を置き，他動的に股関節を外旋⇔内旋させると，皮下で大転子が移動するのを触知できる．

転子間稜は，大転子の後上端から内側尾方へ向かい，小転子に至る線状の隆起である（図 V-15 B）．

大転子の後縁の上端付近を後外側方から前内側方へ圧迫し，内側方⇔外側方に移動させて，大転子の後方への隆起を確認する（図 V-15 F）．この隆起を後内側尾方へ 6 横指ほどたどる（図 V-15 G）．

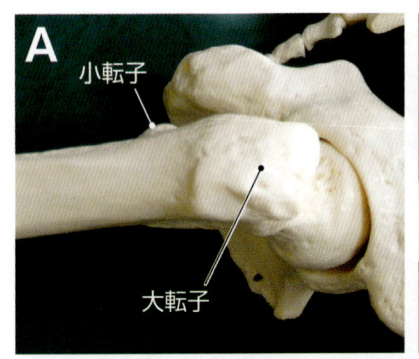

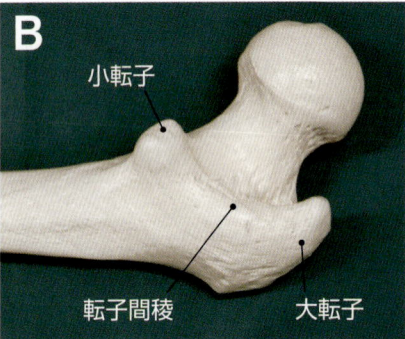

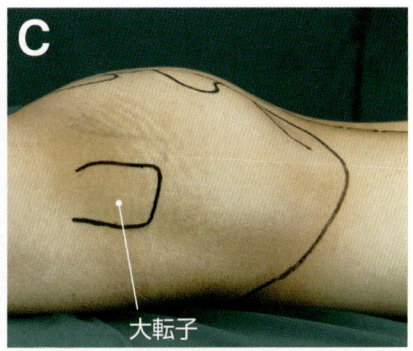

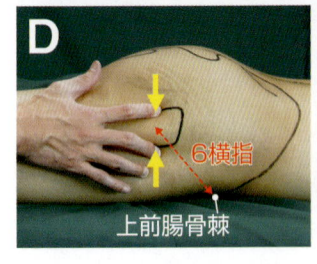

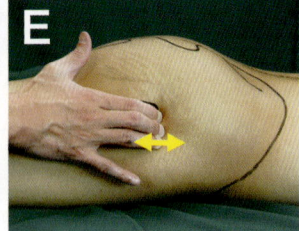

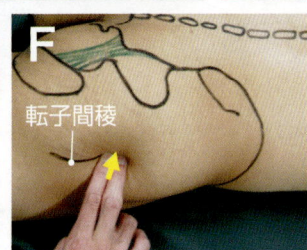

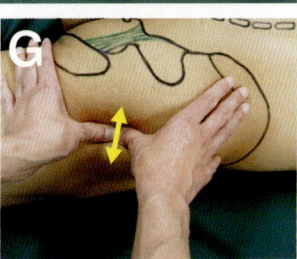

図 V-15 大腿骨の大転子，大腿骨の転子間稜とその触察

A は大腿骨を外側方から，B は後方からみた写真である．C〜E は殿部を外側方から，F，G は後外側方からみた写真である．C〜E は大転子を外側方へ，F，G は転子間稜を後外側方へ投影してある．D は大転子の前縁と後縁を，E は大転子の上縁を触察している．F，G は転子間稜を触察している．

6 肩部

1 鎖骨

鎖骨の内側部は前方凸の弧を，外側部は後方凸の弧を描き，全体としてS字状を呈する（図 V-16 A）

鎖骨の中央部のすぐ頭方には体表上から観察できる大きなくぼみ（大鎖骨上窩）が（図 V-16 B），内側端のすぐ内側方には小さなくぼみ（頚窩）が存在する（図 V-16 C）．よって，まず大鎖骨上窩の部分で鎖骨の中央部を指でつまみ，前方凸の形状に留意しながら前内側方へたどる（図 V-16 B）．鎖骨の内側端は，頚窩に指を置き，外側方へ圧迫して確認する（図 V-16 C）．また，大鎖骨上窩の部分から後方凸の形状に留意しながら後外側方へたどる．このとき，鎖骨の外側端付近は，中央部付近より幅が広いことに留意する．なお，鎖骨の外側端は肩峰と接し，肩鎖関節を構成する（肩鎖関節の項参照）．

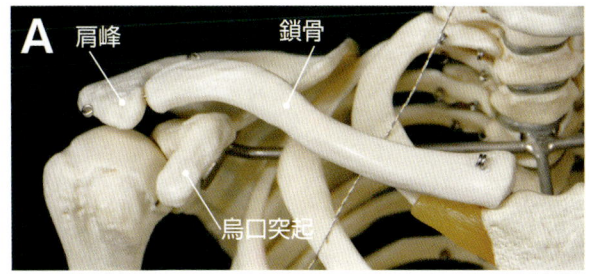

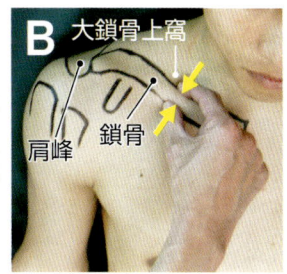

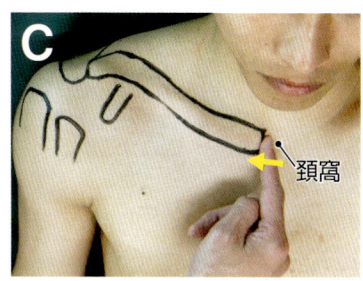

図 V-16 鎖骨とその触察

Aは鎖骨を前頭方から，B，Cは肩部を前頭方からみた写真である．Bは鎖骨の上縁と下縁を，Cは鎖骨の内側端を触察している．

2 胸鎖関節

胸鎖関節で胸骨柄に接するのは鎖骨の内側下端のみであり，その内側頭方と外側尾方には明瞭な隙間が存在する（図 V-17 A）

前方から鎖骨の内側下端を挟むように2本の指を押しあて，外側頭方⇔内側尾方に移動させて，鎖骨と胸骨柄との間の隙間を確認する（図 V-17 B）．

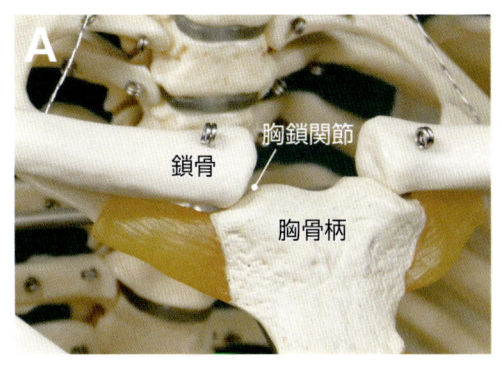

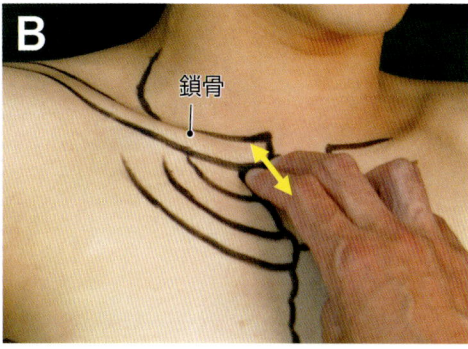

図 V-17 胸鎖関節とその触察

Aは鎖骨と胸骨の胸鎖関節部を前方から，Bは胸部を前方からみた写真である．

骨格筋の形と触察法 | 425

3 肩鎖関節

肩鎖関節は，肩峰の外側端から約1.5横指内側方の部位に位置し，その前端は肩峰と鎖骨の前縁に，後端は肩峰の内側縁と鎖骨の後縁に続く（図V-18 A）

肩峰の前縁を内側方へ（肩峰の項参照），また鎖骨の前縁を外側方へたどり（鎖骨の項参照），両者が接する部位を後方へ圧迫して肩鎖関節の前端の隙間を確認する（図V-18 B）．次に，肩峰の内側縁を前方へ，また鎖骨の後縁を外側方へたどり，両者が接する部位を前外側方へ圧迫して肩鎖関節の後端の隙間を確認する（図V-18 C）．続いて，肩鎖関節の前端と後端とを結ぶ線上に頭方から指を置き，内側方⇔外側方に移動させて僅かな隙間を確認する（図V-18 D）．

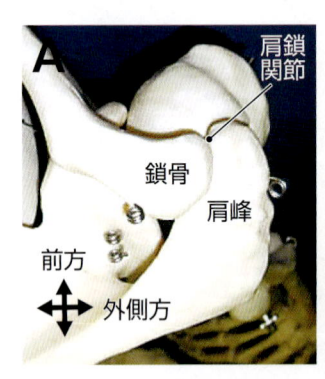

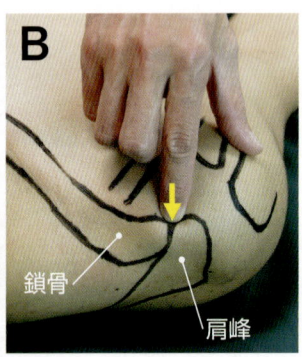

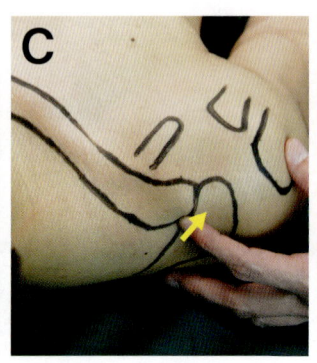

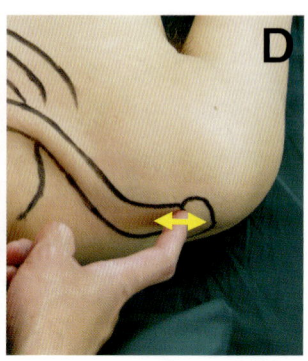

図V-18 肩鎖関節とその触察

Aは鎖骨と肩鎖関節部を頭方から，B～Dは肩部を頭方からみた写真である．Bは肩鎖関節の前端を，Cは肩鎖関節の後端を，Dは肩鎖関節の隙間を触察している．

4 肩甲骨の肩甲棘, 肩甲骨の肩峰角, 肩甲骨の肩峰

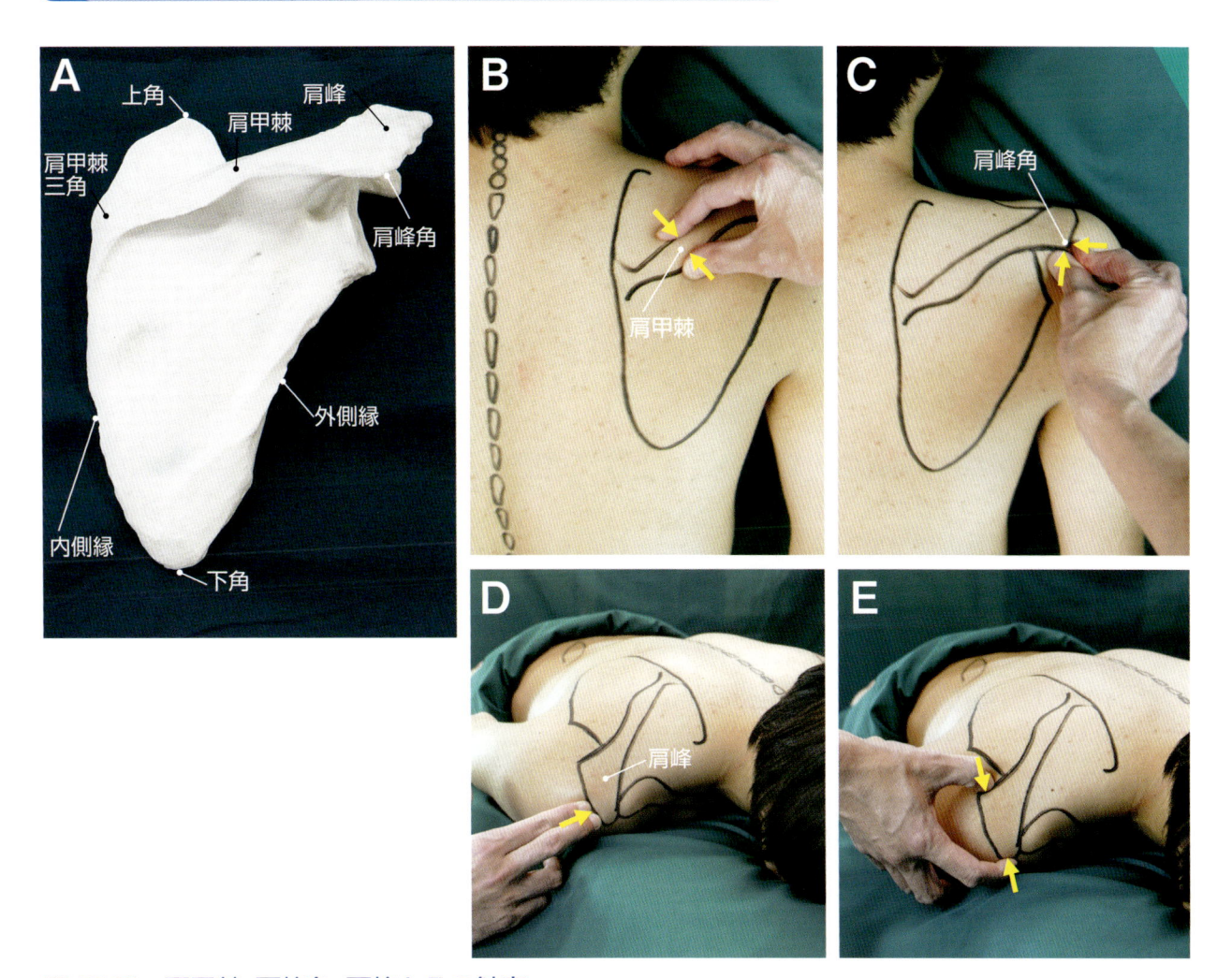

図 V-19 肩甲棘, 肩峰角, 肩峰とその触察

Aは肩甲骨を後方から, B, Cは肩甲部を後方から, D, Eは肩甲部を外側頭方からみた写真である. Bは肩甲棘を, Cは肩峰角を, D, Eは肩峰を触察している.

肩甲棘は, 肩甲骨の後面でその上方約1/4の部位を横走する長い突起である（図 V-19 A）

肩甲部に手掌を置き, 頭方⇔尾方に移動させて, 横走する長い突起の大まかな位置を確認する. 続いて, その突起の中央部付近を頭方と尾方から指でつまみ, その上縁と下縁を確認する（図 V-19 B）. ここから, 肩甲棘の上縁は直線状を, 下縁はM字状を呈していること, またその内側端は幅広く三角形状を呈していることに留意して, その上縁と下縁を内側方および外側方へたどる.

肩峰角は, 肩甲棘の後外側端にある骨の角である（図 V-19A）

肩甲棘の下縁を外側方へたどり, その外側端で急激に前方へ向きを変えるところを確認する. 2本の指で後方と外側方からつまむと触知しやすい（図 V-19 C）.

肩峰は, 肩甲棘の外側端に位置し, その前後長は約4横指, 横幅は約1.5横指である（図 V-18 A, 図 V-19 A）

肩峰角から前方へ向かう骨の外側縁を, 外側方から指を押しあてながら前方へたどる（図 V-19 D）. 前方へ向かうほど上腕骨との境界が触知しにくくなるため, 肩峰から指が外れないよう注意する. 肩峰を前後から挟むと, 4横指ほどの長さがあることが分かる（図 V-19 E）. 肩峰の内側縁は肩甲棘の上縁を外側方へ, 続いて前外側方へたどり, 鎖骨の後縁に指があたるまで確認する.

5 肩甲骨の下角, 肩甲骨の内側縁, 肩甲骨の上角, 肩甲骨の外側縁

肩甲骨はヒトの手ほどの大きさを有し, 下角はその最下端に位置する（図 V-19 A）

後方から手根部を背部の上縁の高さに合わせて手掌をあて, 指尖が置かれた位置付近で後方へ膨隆する骨を触知したのち, 尾方へたどりその下端を確認する（図 V-20 A）. 同部位を, つまみながら頭方へ押し上げて確認してもよい（図 V-20 B）. なお, 体表上から下角の膨隆を観察できる場合がある.

肩甲骨の内側縁は, 頭方の領域ほど厚い筋腹に覆われる

比較的触知しやすい下角付近に指をあて, 外側方⇔内側方に移動させながら頭方へたどる（図 V-20 C）. 肩甲棘より頭方の領域では, やや強く圧迫し, 内側縁から指が外れないよう注意しながら前頭方へたどる.

肩甲骨の上角は, 肩甲骨の内側縁の最も上端に位置し, その先端は前頭方を向く（図 V-19 A）

肩甲骨の内側縁を前頭方へたどり, その上端で外側方へ向きを変えるところを確認する. 同部位に前頭方から指を押しあてて確認してもよい. このとき, 尾方から下角を圧迫し, 肩甲骨を頭方へ移動させると触知しやすい（図 V-20 D）.

肩甲骨の外側縁のうち頭方の領域は厚い筋腹に覆われる

比較的触知しやすい下角付近に指を置き, 前内側頭方へ圧迫しながら外側頭方へたどる（図 V-20 E）. 頭方の領域は厚い筋腹に覆われるため, やや強く圧迫し, 大まかな位置を確認する.

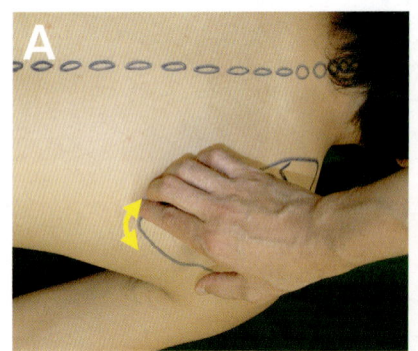

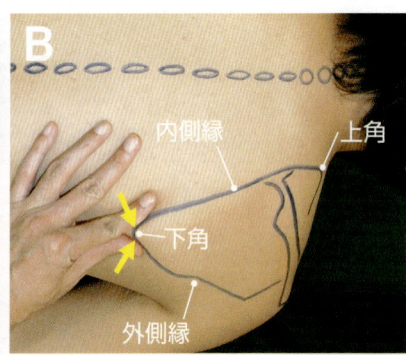

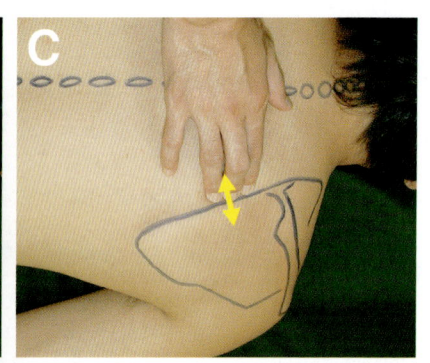

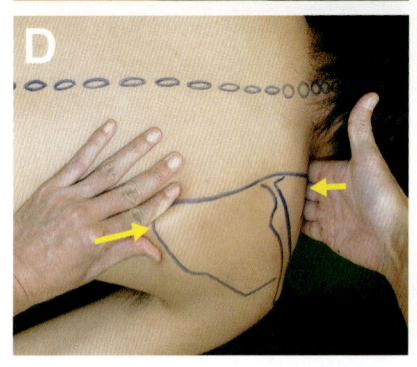

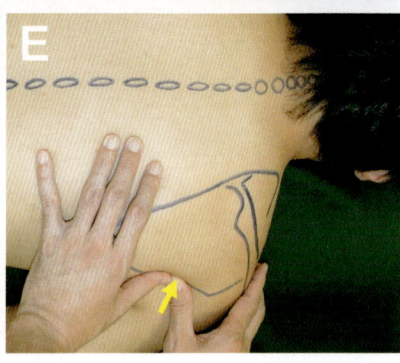

図 V-20 肩甲骨の下角, 肩甲骨の内側縁, 肩甲骨の上角, 肩甲骨の外側縁の触察
A〜Eは肩甲部を後方からみた写真である.
AとBは下角を, Cは内側縁を, Dは上角を, Eは外側縁を触察している.

6. 肩甲骨の烏口突起，上腕骨の大結節，上腕骨の小結節

烏口突起は，鎖骨の尾方から皮下に現れる，前外側尾方を向く細長い突起である（図 V-16 A）

鎖骨の外側1/3の部位のすぐ尾方，または三角筋胸筋三角のすぐ外側方で，前方へ突出する膨隆を確認する．この膨隆を挟むように2本の指を押しあてると，前外側尾方を向く細長い骨を触知しやすい（図 V-21 C）．また，その先端は，2本の指を合わせ，後内側頭方へ圧迫すると触知しやすい（図 V-21 D）．

大結節は，上腕骨の近位端付近で外側方へ膨隆する2横指ほどの幅の隆起である（図 V-21 A, B）

上腕骨の外側面に指を置き，内側方へ圧迫しながら近位方へたどり，その近位端を確認したのち（図 V-21 E），そのすぐ遠位方に位置する膨隆を確認する．前方と後方から2横指ほどの幅の隆起を挟んで確認するとよい（図 V-21 F）．

小結節は，上腕骨の近位端付近で前方へ突出する1横指ほどの幅の隆起である（図 V-21 A, B）

上腕骨の前面に指を置き，後方へ圧迫しながら近位方へたどり，その近位端付近で最も前方に突出する1横指ほどの幅の隆起を確認する．このとき，指を内側方⇔外側方に移動させると，三角筋の筋腹と取り間違えやすい．よって，指を近位方⇔遠位方に移動させて確認するとよい（図 V-21 G）．なお，烏口突起の先端部分に指を置くと，そのすぐ外側方に小結節の内側縁を触れることができる（図 V-21 D）．

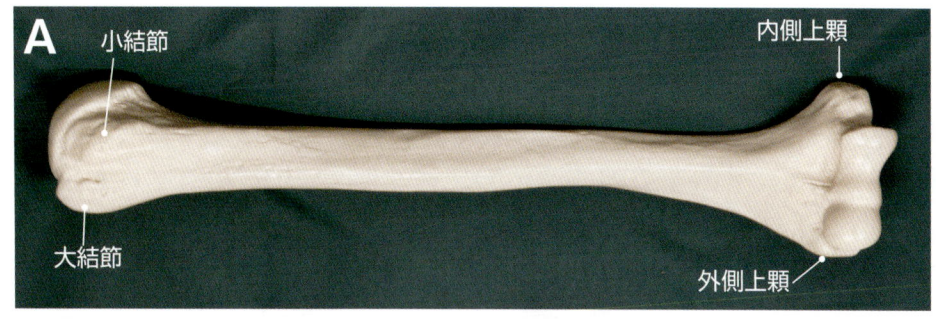

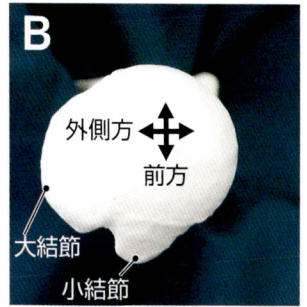

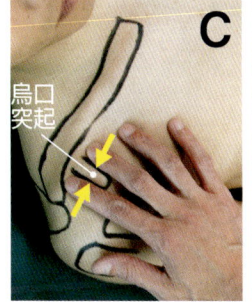

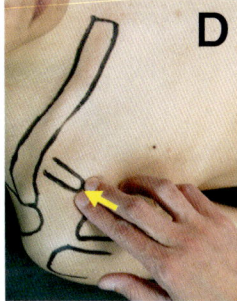

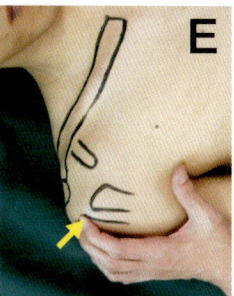

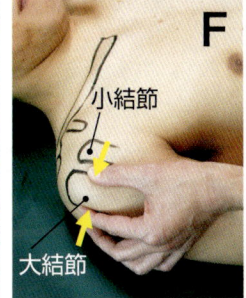

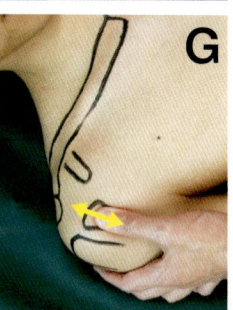

図 V-21 肩甲骨の烏口突起，上腕骨の大結節，上腕骨の小結節とその触察

Aは上腕骨を前方から，Bは上腕骨頭を近位方から，C〜Gは肩部を前方からみた写真である．C, Dは烏口突起を，E, Fは大結節を，Gは小結節を触察している．

7 肘部

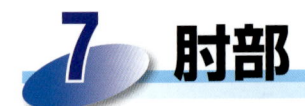

1 上腕骨の内側上顆

内側上顆は，上腕骨の遠位端付近で内側方へ明瞭に突出する隆起の内側端である（図Ⅴ-21A, V-22 A）

肘部の内側面に指を置き，遠位方⇔近位方また前方⇔後方に移動させて，最も内側方へ突出する部位を確認する（図 V-22 C）．

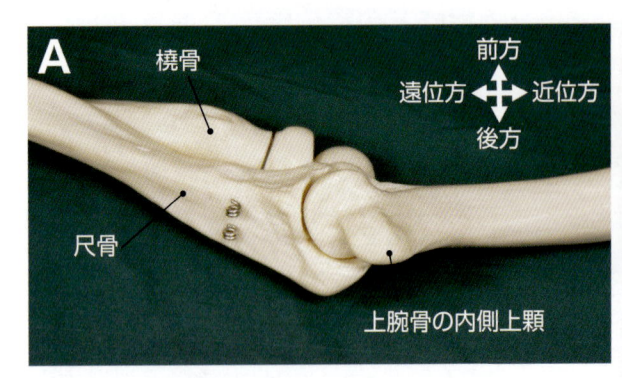

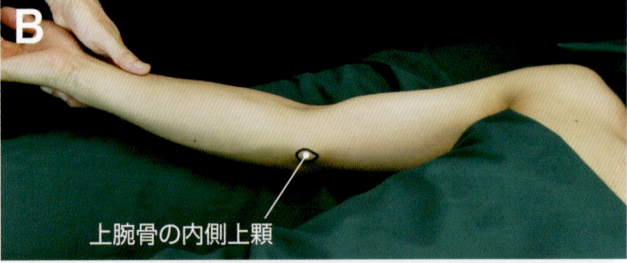

図 V-22 上腕骨の内側上顆とその触察
Aは上腕骨を内側方から，B，Cは肘部を前内側方からみた写真である．

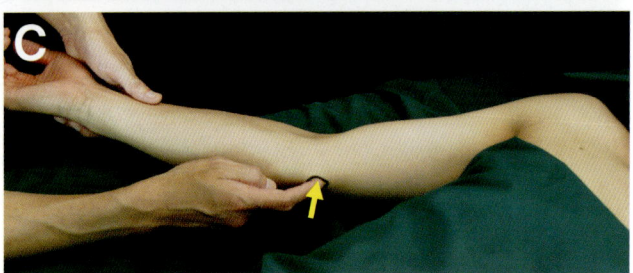

2 上腕骨の外側上顆

外側上顆は，上腕骨の遠位端付近で上腕骨の外側縁に続いて外側方へゆるやかに膨隆する隆起の外側端である（図Ⅴ-21 A）．**そのすぐ内側遠位方には上腕骨小頭が**（図Ⅴ-23 A），**すぐ遠位方には橈骨頭が位置する**（図Ⅴ-23 A）

肘部の外側面に指を置き，遠位方⇔近位方また前方⇔後方に移動させて，最も外側方へ突出する部位を確認する（図 V-23 C）．しかし，外側上顆は近くに位置する上腕骨小頭や橈骨頭と取り間違えやすい．よって，外側上顆が上腕骨の内側上顆とほぼ同じ高さに位置すること，後近位方にある鋭利な上腕骨の外側縁から続いていることを念頭に確認するとよい．

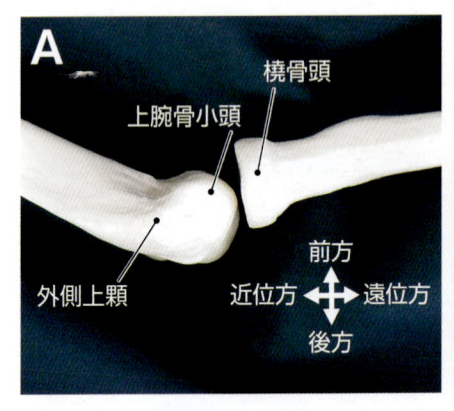

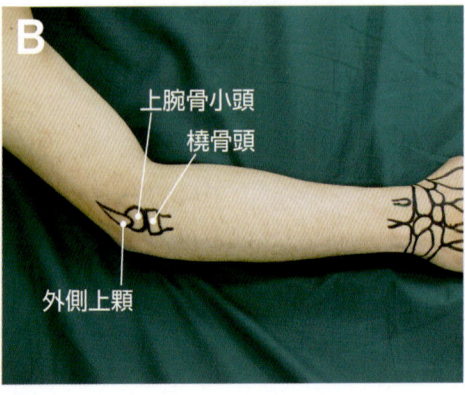

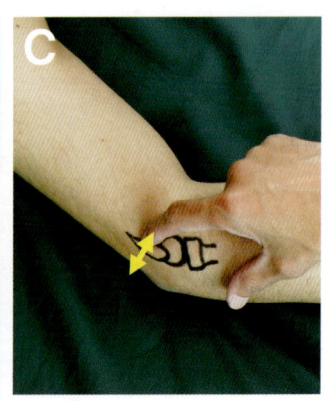

図 V-23 上腕骨の外側上顆とその触察
A は上腕骨と橈骨の肘関節部を外側方から，B，Cは肘部を外側方からみた写真である．

3 尺骨の肘頭, 尺骨の後縁

肘頭は, 尺骨の近位端付近で後方に膨隆する隆起である. その後面付近の幅は遠位方に向かって狭くなり, 尺骨の後縁に続く（図Ⅴ-24 A）

肘部の後面の中央部を前方へ圧迫し, 後方へ膨隆する隆起を確認する. その後面付近を橈側方と尺側方からつまみ, その幅を確認しながら遠位方へたどると, 尺骨の近位 1/4 付近で稜線状となり尺骨の後縁に続くのを確認できる（図Ⅴ-24 B）. この尺骨の後縁を前方へ圧迫しながら, 遠位端までたどる（図Ⅴ-24 C）. なお, 肘頭の尺側縁から尺骨の後縁の中央部までの領域は橈側方へ凸のゆるやかな弧を描く.

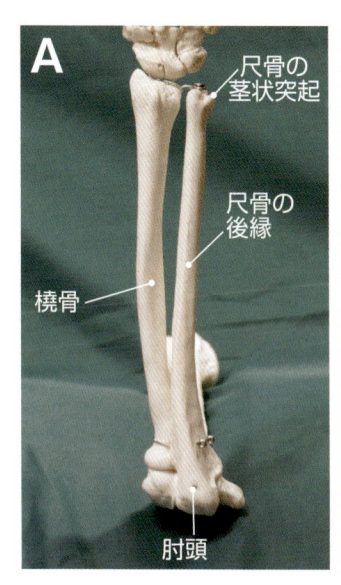

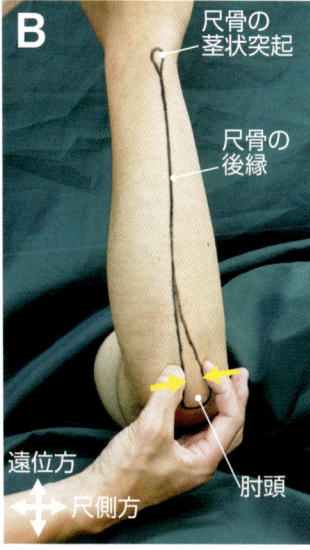

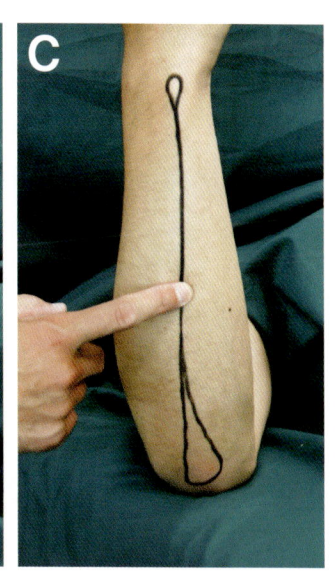

図Ⅴ-24　尺骨の肘頭, 尺骨の後縁とその触察

Aは回外位にある尺骨, 橈骨, 上腕骨の肘関節部を後方から, B, Cは回外位にある前腕部を後方からみた写真である. Bは肘頭を, Cは尺骨の後縁を触察している.

8 手部

> 1　橈骨の背側結節(解剖学用語にはないが,リスター結節とも呼ぶ),橈側結節(解剖学用語にはないが,本書では橈骨の遠位骨端部の橈側縁に位置する小隆起を橈側結節とする),掌側結節(解剖学用語にはないが,本書では橈骨の遠位骨端部の前橈側縁に位置する小隆起を掌側結節とする)

背側結節は,橈骨の遠位部の後面で,後方へ突出する小隆起である(図Ⅴ-25A, B, C)

前腕部の遠位部の後面で,その幅の橈側方約2/3の領域を占める橈骨を確認し(図Ⅴ-25 D),その幅の中央部に指を置き,前方へ圧迫しながら橈側方⇔尺側方に移動させて後方へ突出する隆起を確認する(図Ⅴ-25 E).

橈側結節は,橈骨の遠位部の橈側面で,橈側方へ膨隆する小隆起である(図Ⅴ-25 A, B, C)

前腕部の遠位部の橈側面で,その前後長の中央部かつ背側結節より僅かに近位方の部位に指を置き,最も橈側方に膨隆する隆起を確認する(図Ⅴ-25 F).

掌側結節は,橈骨の遠位部の前橈側面で,前方へ隆起する骨稜である(図Ⅴ-25 B, C)

前腕部の遠位部の前面で,背側結節と同じ高さの前橈側端に指を置き,最も前方に隆起する骨稜を確認する(図Ⅴ-25 G).

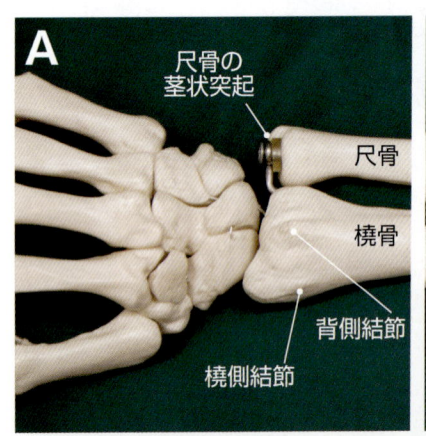

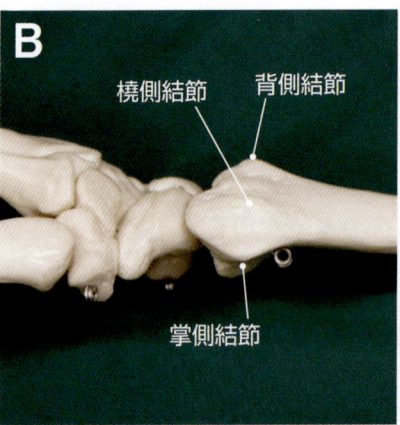

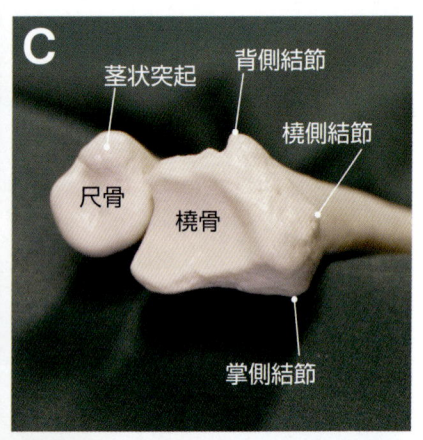

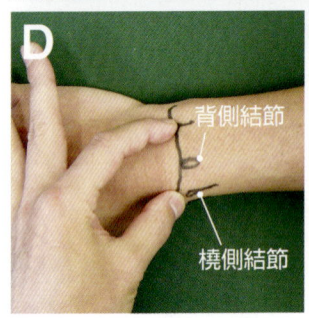

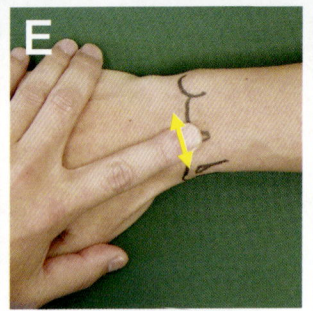

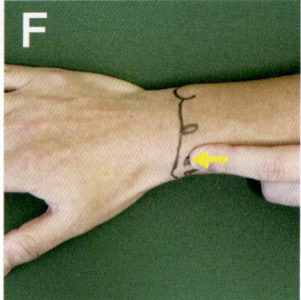

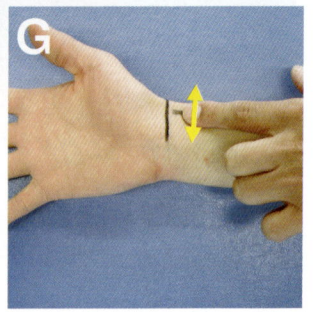

図Ⅴ-25　橈骨の背側結節,橈側結節,掌側結節とその触察

Aは橈骨と尺骨の遠位部を後方から,Bは橈側方から,Cは遠位方からみた写真である.D〜Fは手根部を後方から,Gは前方からみた写真である.A,D〜Fは前腕回内位,Bは前腕回内・回外中間位,C,Gは前腕回外位にある.Dは橈骨の幅を,Eは背側結節を,Fは橈側結節を,Gは掌側結節を触察している.

2 尺骨の尺骨頭, 尺骨の茎状突起

尺骨頭は, 尺骨の遠位部付近にある膨隆部である（図Ⅴ-26 A）

尺骨の遠位部で, 前腕回内・回外中間位では後方から（図Ⅴ-26 C）, 前腕回外位では尺側方から, 前腕回内位では後方から指をあて, 尺骨の遠位部の膨隆を確認する.

茎状突起は, 尺骨頭の後部から遠位方へ突出する小突起である（図Ⅴ-26 A）

尺骨の後遠位端で, 前腕回内位・回外位に関わらず後方から指をあて, 尺骨頭より僅かに遠位方に伸びる小さな突起を確認する（図Ⅴ-26 D）.

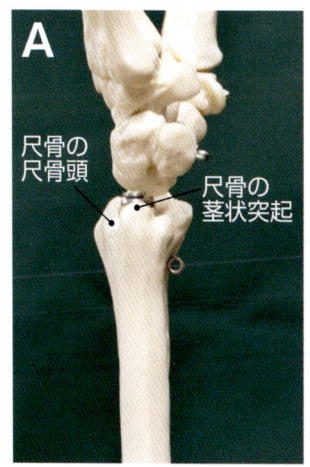

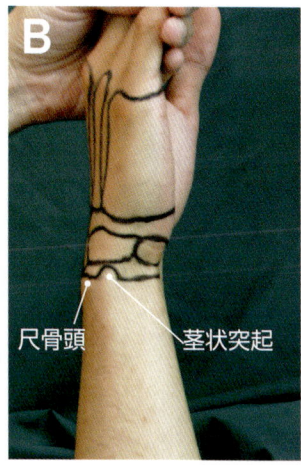

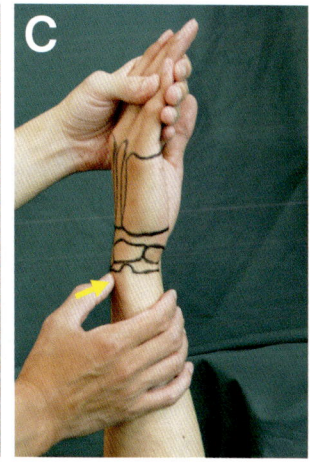

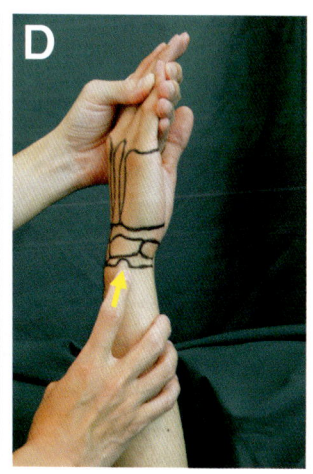

図Ⅴ-26　尺骨の尺骨頭, 尺骨の茎状突起とその触察

Aは尺骨と橈骨の遠位部を尺側方から, B～Dは手根部を尺側方からみた写真である. A～Dは前腕回内・回外中間位にある. Cは尺骨頭を, Dは尺骨の茎状突起を触察している.

3 豆状骨

豆状骨は, 手根部の内側掌側部に位置する小指頭大の骨である（図Ⅴ-27 A）

手根部の掌側内側部（手根部の前面で観察できる深い皺の内側端）に指を置き, 外側背側方へ圧迫して小指頭大の隆起を確認する（図Ⅴ-27 B）. この隆起を掌側外側方へたどり, 掌側方から豆状骨の外側端を確認する. また, 手根部の内側面で, その前後長の中央部に置き, 掌側方⇔背側方に移動させて豆状骨と三角骨との境界を確認する（図Ⅴ-27 C）.

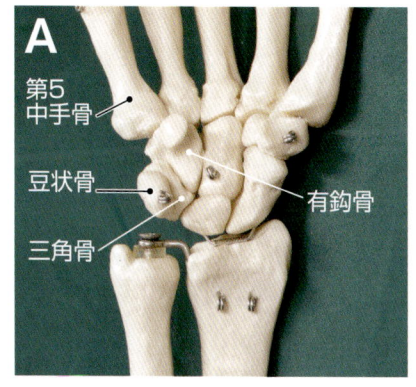

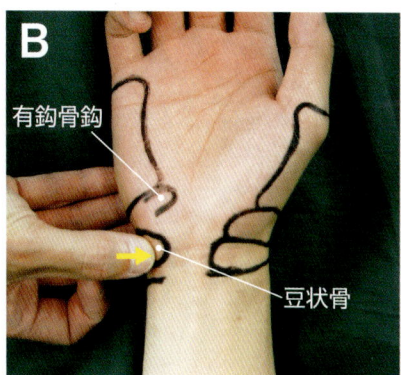

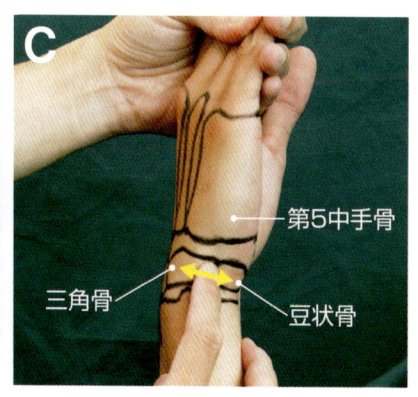

図Ⅴ-27　豆状骨とその触察

Aは豆状骨を掌側方から, Bは手根部を掌側方から, Cは手根部を内側方からみた写真である. Bは豆状骨を掌側方から, Cは豆状骨と三角骨との境界を内側方から触察している.

4 第1中手骨の種子骨

第1中手骨の種子骨は，第1中手骨の頭の内側掌側面と外側掌側面に接する小骨である（図 V-28 A）

第1中手指節関節部の掌側面（母指の指腹面）に指を置き，そのすぐ外側方と内側方に触れる小さな骨を確認する（図 V-28 B）．なお，第1中手指節関節を屈曲⇔伸展させ，その屈曲方向（掌側方）を確認する．

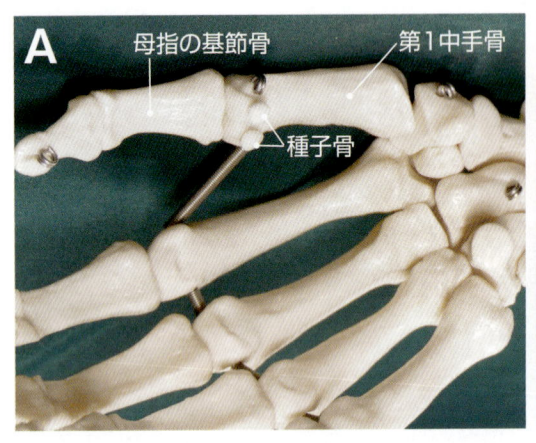

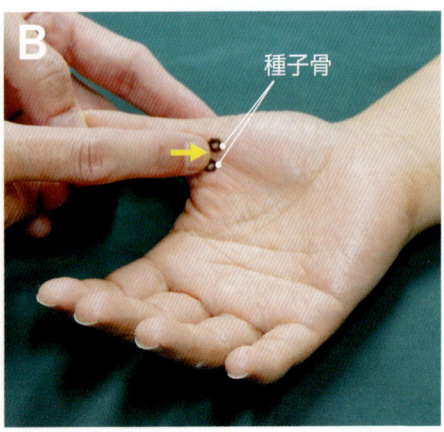

図 V-28 第1中手骨の種子骨とその触察
Aは第1中手骨の種子骨を掌側方から，Bは母指を内側掌側方からみた写真である．

5 第2中手骨の底，第3中手骨の底，第5中手骨の底

中手骨の底は，中手骨の近位端付近で主に内外側方向へ膨隆する部分である（図 V-29 A）

手部の背側面で各中手骨の体を近位方へたどり，その近位端付近の膨隆を確認する．第2中手骨の底は外側方から，第5中手骨の底は内側方から（図 V-29 B）指をあてると触知しやすい．なお，第3中手骨の底は背側方から指をあて，僅かな膨隆を確認する（図 V-29 C）．

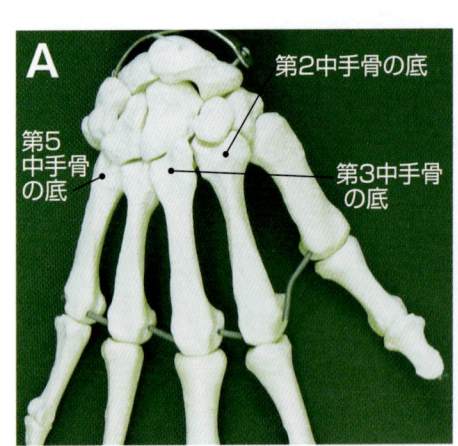

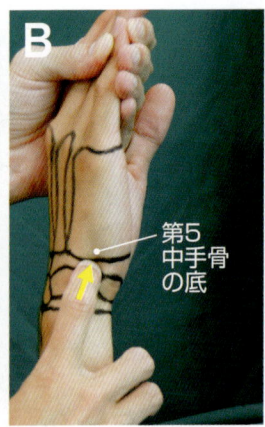

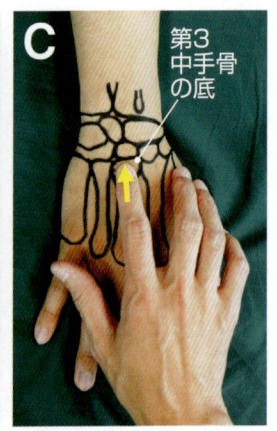

図 V-29 第2中手骨の底，第3中手骨の底，第5中手骨の底とその触察
Aは中手骨を背側方から，Bは手部を内側方から，Cは手部を背側方からみた写真である．Bは第5中手骨の底を，Cは第3中手骨の底を触察している．

9 膝部

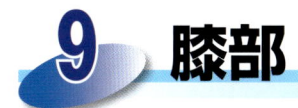

1 大腿骨の内側上顆, 大腿骨の外側上顆

内側上顆は, 内側顆のうち最も内側方に隆起する部位である（図 V-30 A）

膝部の内側面で, 大腿骨の内側顆の頭尾長の中央部かつ前後長の後方1/3の部位に指を置き, その付近で最も内側方へ隆起する部位を確認する（図 V-30 C）. なお, 膝関節伸展位では, 内側上顆は膝蓋骨の中央部の高さ付近に位置する（膝蓋骨の項参照）.

外側上顆は, 外側顆のうち最も外側方に隆起する部位である（図 V-30 D）

膝部の外側面で, 大腿骨の外側顆の頭尾長の中央部かつ前後長の後方1/3の部位に指を置き, その付近で最も外側方へ隆起する部位を確認する（図 V-30 F）. なお, 膝関節伸展位では, 外側上顆は膝蓋骨の中央部の高さ付近に位置する（膝蓋骨の項参照）.

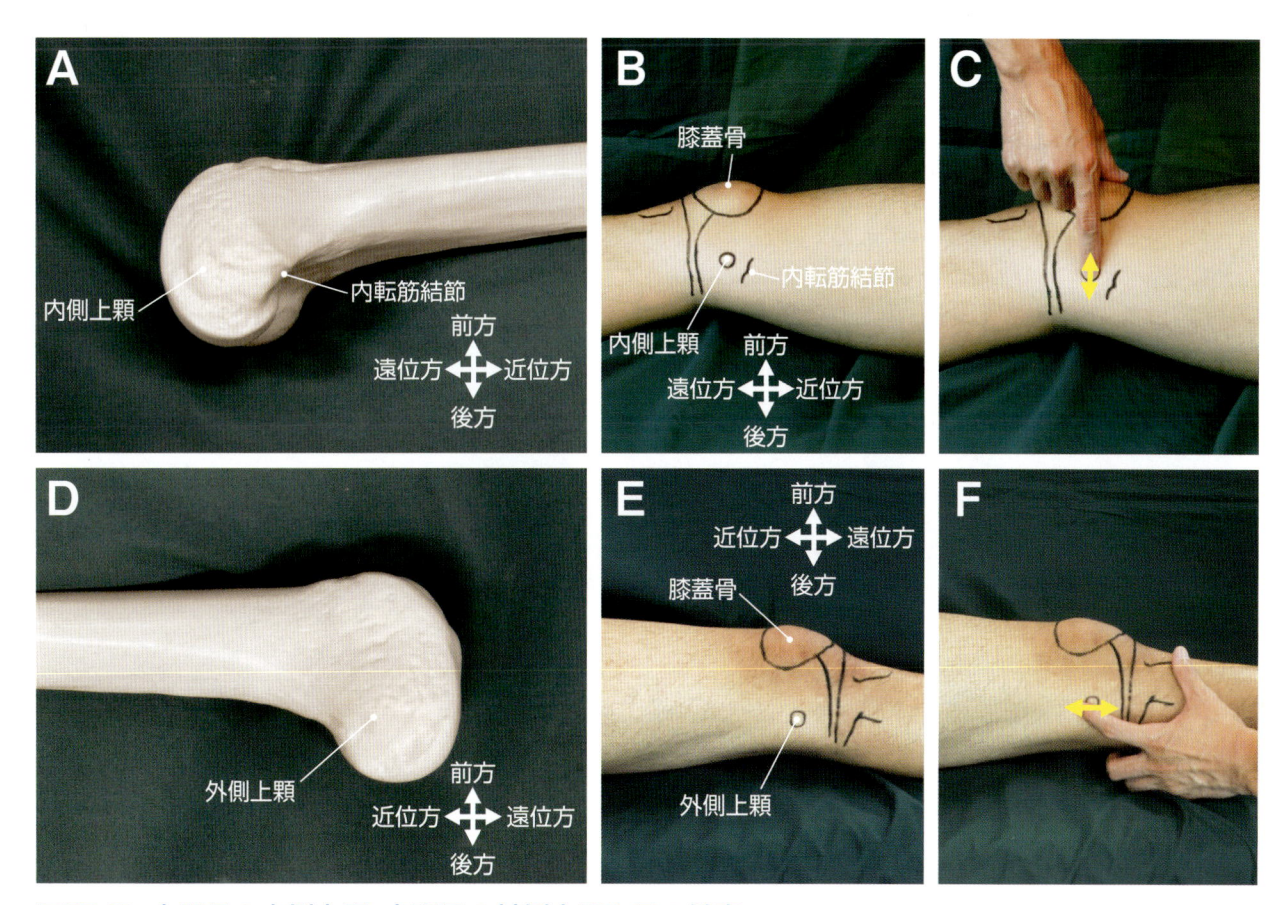

図 V-30 大腿骨の内側上顆, 大腿骨の外側上顆とその触察

Aは大腿骨の遠位部を内側方から, B, Cは膝部を内側方から, Dは大腿骨の遠位部を外側方から, E, Fは膝部を外側方からみた写真である. Cは内側上顆を, Fは外側上顆を触察している.

2 膝蓋骨, 脛骨の脛骨粗面

膝蓋骨は, 大腿骨の遠位部の前方に位置する円盤状の骨である(図V-31 A)

膝部の前面の中央部で, 円盤状の骨の輪郭を確認する. 近位縁は平坦な形状として, 遠位端はやや尖った形状として触知できる (図V-31 B). 膝蓋骨全体を2本の指で挟んで確認してもよい (図V-31 C).

脛骨粗面は, 脛骨の前近位端で前方へ膨隆する母指頭大の隆起である(図V-31 A).

膝部の前面で, 膝蓋骨の遠位端から3横指遠位方かつやや外側方の部位に指を置き, 前方へ膨隆する母指頭大の隆起を確認する (図V-31 D). 内側方と外側方からつまんで確認してもよい (図V-31 E).

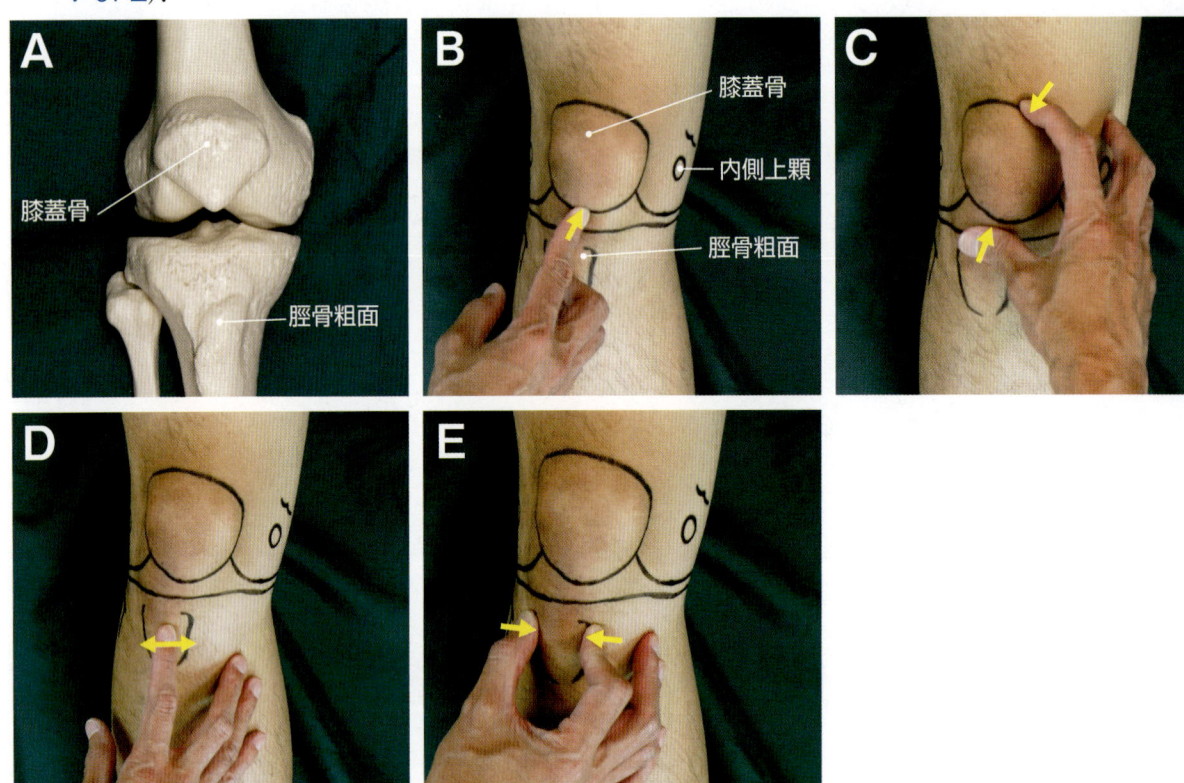

図V-31 膝蓋骨, 脛骨の脛骨粗面とその触察

Aは膝蓋骨および脛骨の近位部を前方から, B～Eは膝部を前方からみた写真である. B, Cは膝蓋骨を, D, Eは脛骨粗面を触察している.

3 脛骨の後内側縁，脛骨の内側顆の後遠位縁

脛骨体は三角柱状を呈し，その後内側縁は脛骨の内側顆の後遠位縁に続く（図 V-32 A）

下腿部の内側面で，その前縁から2横指後方の部位に指を置き，外側方へ圧迫しながら指を前方⇔後方に移動させて脛骨の後内側縁を確認する（図 V-32 C）．これを近位方へ，続いて後近位方へたどり，脛骨の内側顆の後遠位縁を確認する（図 V-32 D）．

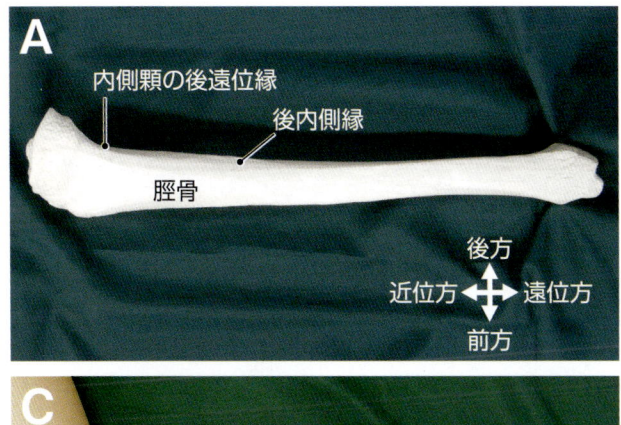

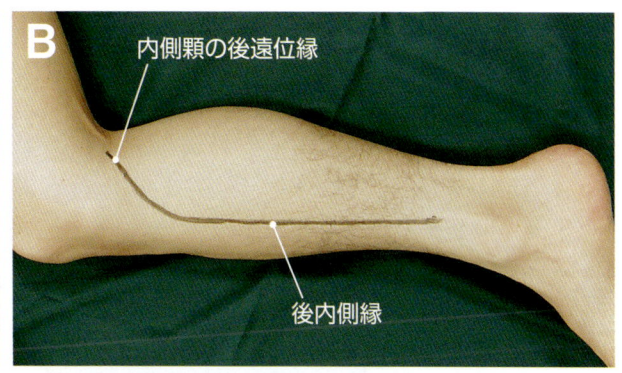

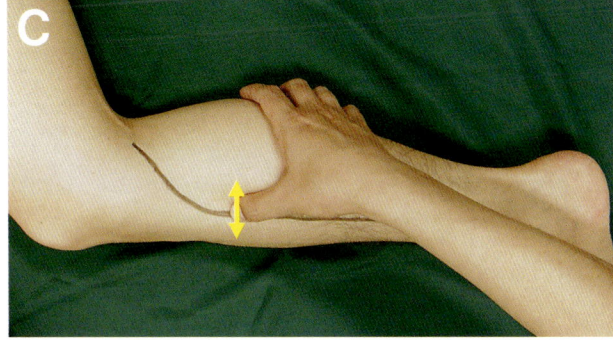

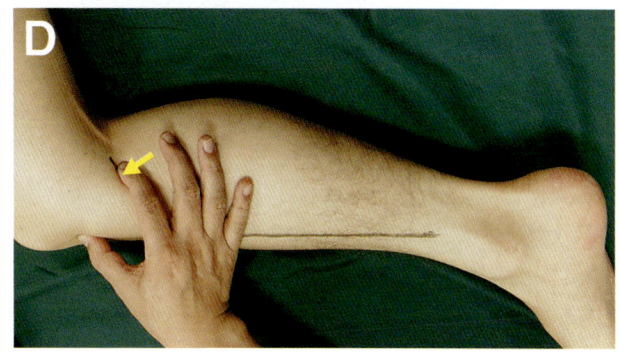

図 V-32 脛骨の後内側縁，脛骨の内側顆の後遠位縁とその触察

Aは脛骨を内側方から，B～Dは下腿部を内側方からみた写真である．Cは脛骨の後内側縁を，Dは脛骨の内側顆の後遠位縁を触察している．

第Ⅴ章　骨指標の触察法

4 脛骨の前縁の中央1/3の領域，脛骨の脛骨粗面の外側縁，脛骨の外側顆の遠位縁

脛骨体は三角柱状を呈し，その前縁は脛骨粗面の外側縁，脛骨の外側顆の遠位縁に続く
（図V-33 A）

下腿部の前縁の中央部に指を置き，後方へ圧迫しながら指を外側方⇔内側方に移動させて，最も前方へ突出する骨稜を確認する．これを下腿部の長軸長の中央1/3の領域で確認したのち，その上端から外側近位方へたどり脛骨粗面の外側縁を（図V-33 B），続いて後方へたどり脛骨の外側顆の遠位縁を確認する（図V-33 C）．

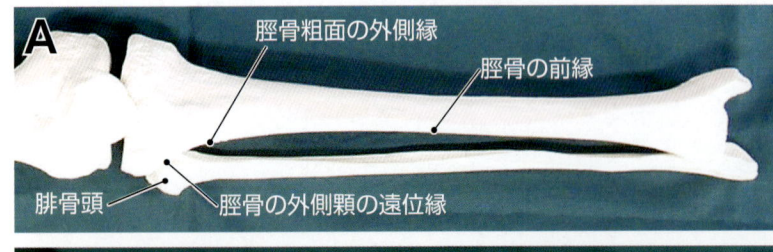

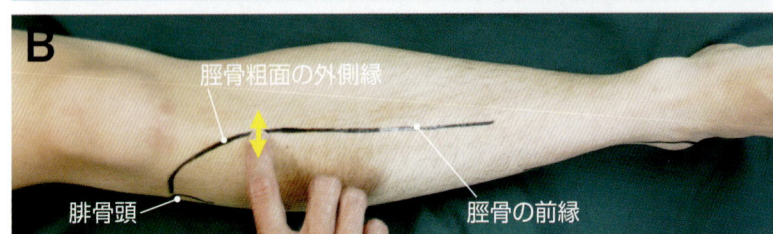

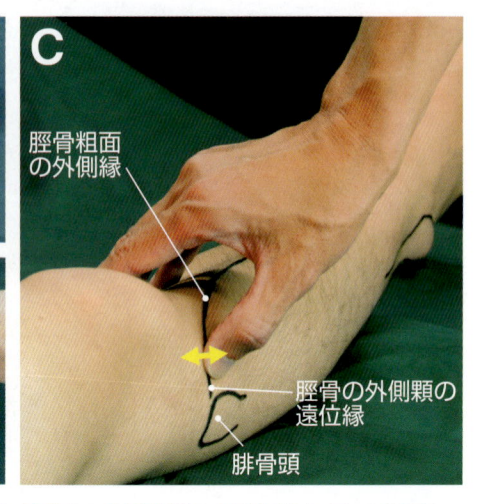

図 V-33　脛骨の前縁の中央1/3の領域，脛骨の脛骨粗面の外側縁，脛骨の外側顆の遠位縁とその触察

Aは脛骨を前方から，Bは下腿部を前方から，Cは下腿部を前外側近位方からみた写真である．Bは脛骨の前縁を，Cは外側顆の遠位縁を触察している．

5 腓骨の腓骨頭

腓骨頭は，腓骨の近位端付近にある母指頭大の膨隆部である（図V-34 A）

下腿部の近位縁で，外側方からみた前後長の中央部に指を置き，その付近で最も外側方へ隆起する母指頭大の膨隆部を確認する（図V-34 B）．前後からつまむとその前縁と後縁を触知しやすい（図V-34 C）．なお，腓骨頭は脛骨の外側顆より後方に位置するため（図V-34 A），後外側方から指をあてると脛骨の外側顆と取り間違えにくい．

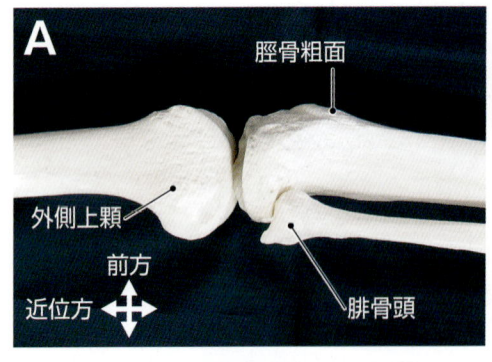

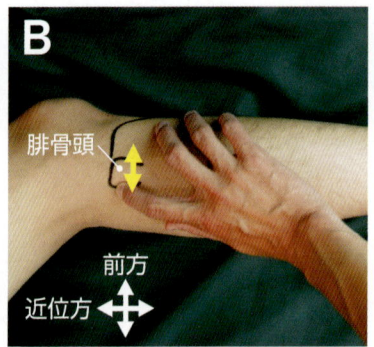

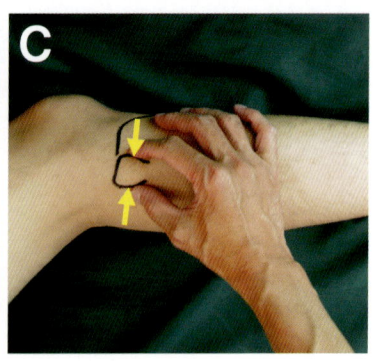

図 V-34　腓骨の腓骨頭とその触察

Aは腓骨の近位部を外側方から，B，Cは下腿部を外側方からみた写真である．

10 足部

1 脛骨の内果

内果は，脛骨の遠位端付近にある明瞭な膨隆部である（図 V-35 A）

下腿部の遠位縁で，内側方からみた前後長の中央部のやや前方の部位に指を置き，その付近で最も内側方に隆起する膨隆部の輪郭を確認する（図 V-35 B）．内果の後縁に接して後脛骨筋の停止腱が存在するため（図 IV-189），これを内果の後縁と間違えないように注意する（図 V-35 C）．

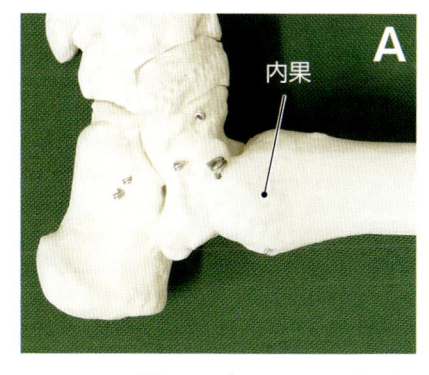

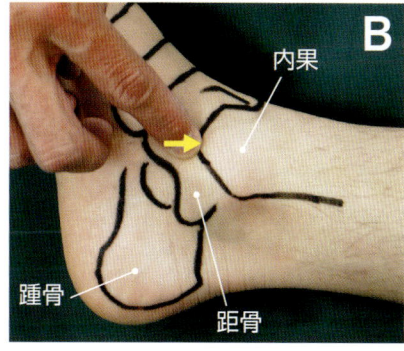

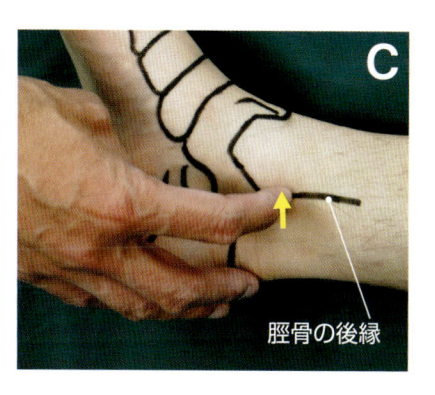

図 V-35 脛骨の内果とその触察

Aは脛骨の遠位部を内側方から，B，Cは足関節部を内側方からみた写真である．

2 腓骨の外果，腓骨の前縁の遠位1/3の領域

外果は，腓骨の遠位端付近にある明瞭な膨隆部である（図 V-36 A）

下腿部の遠位縁で，外側方からみた前後長の中央部のやや後方の部位に指を置き，その付近で最も外側方に隆起する膨隆部の輪郭を確認する（図 V-36 B）．外果の後縁に接して長腓骨筋の停止腱が存在するため（図 IV-200），これを外果の後縁と間違えないように注意する．外果の前縁から続く腓骨の前縁の遠位1/3の領域を，腓骨頭の前縁を指標にして近位方へたどる．

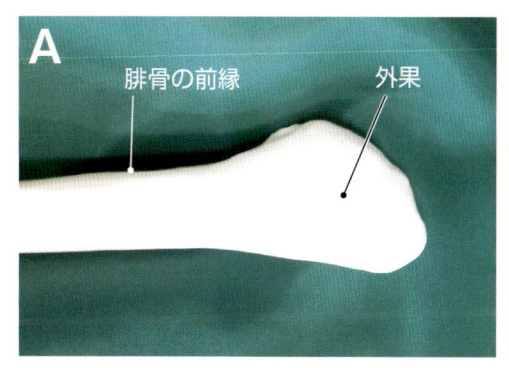

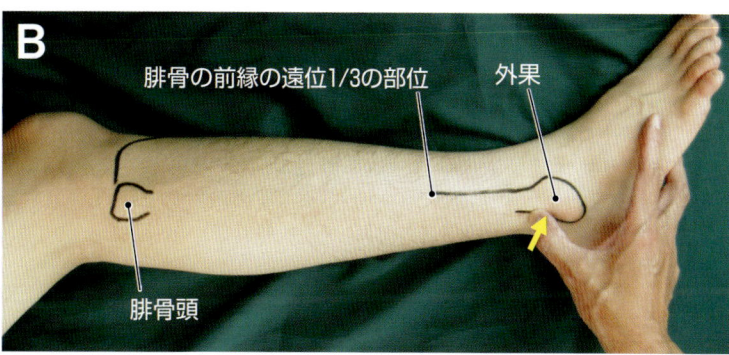

図 V-36 腓骨の外果，腓骨の前縁の遠位1/3の領域とその触察

Aは腓骨の遠位部を外側方から，Bは下腿部を外側方からみた写真である．

骨格筋の形と触察法 | 439

3 第5中足骨の底

第5中足骨の底は,第5中足骨の近位端付近にある膨隆部である(図V-37 A)

足部の外側縁の中央部に指を置き,内側方へ圧迫しながら指を前方⇔後方に移動させて,最も外側方へ突出する隆起を確認する(図V-37 B).続いて,ここから前内側方へ続く膨隆を確認する.

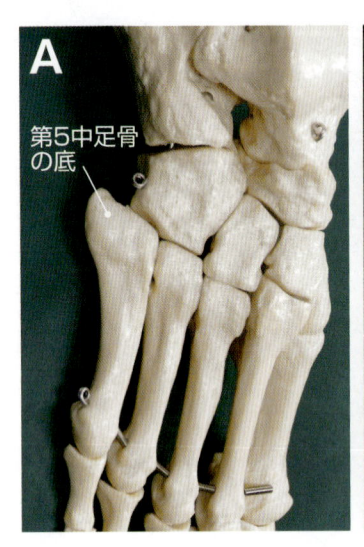

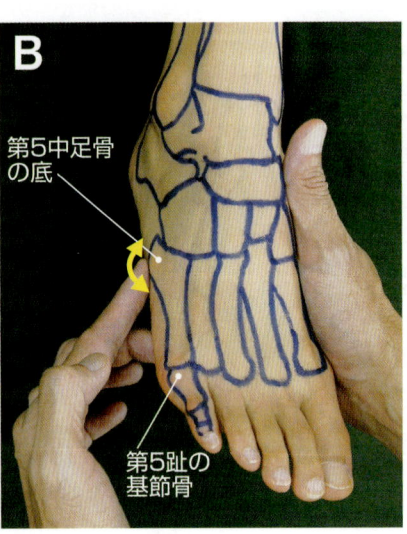

図V-37 第5中足骨の底とその触察

Aは第5中足骨を背側方から,Bは足部を背側方からみた写真である.

4 第1中足骨の種子骨

第1中足骨の種子骨は,第1中足骨の頭の内側底側面と外側底側面に接する小骨である(図V-38 A)

第1中足趾節関節部の底側面のすぐ後方に指を置き,そのすぐ外側方と内側方に触れる小さな骨を確認する(図V-38 B).

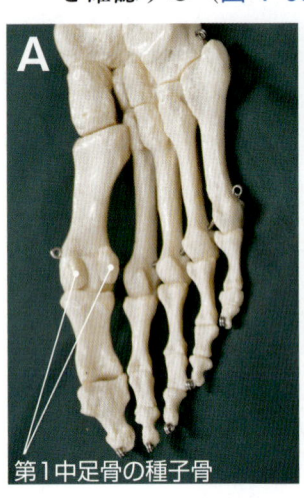

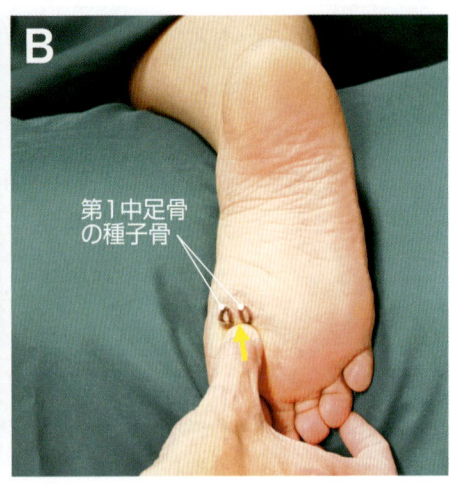

図V-38 第1中足骨の種子骨とその触察

Aは第1中足骨の種子骨を底側方から,Bは足部を底側方からみた写真である.

索 引

あ

アキレス腱 ………………………… 365, 368, 371, 372
足の虫様筋 ………………… 382, 394, **403**, 404, 406
足の虫様筋の触察法 …………………………… 407
圧迫 …………………………………………………… 9

い

陰部大腿神経 ……………………………………… 143

う

烏口突起
 肩甲骨の—— …………………………… **429**
烏口腕筋 ………… 118, **178**, 179, 180, 183, 184, 191
烏口腕筋の触察法 ……………………………… 185

え

腋窩 ………………………………………… 4, 5, 41, 42
腋窩神経 …………………………………… 156, 168
腋窩線 ……………………………………………… 5, 7
遠位 …………………………………………………… 6
 前腕の—— 1/3の部位 …………………… 7
遠位方 ……………………………………………… 6, 7
円回内筋 ………………… 181, **205**, 206, 207, 215
 ——の尺骨頭 ………………………… **205**, 207
 ——の上腕頭 ………………………… **205**, 207
円回内筋の触察法 ……………………………… 210

お

横隔膜 ……………………………………………… 281
横行部 ………………………………… 22, 23, 24, 30
横指 ………………………………………………… 8
横頭
 母指内転筋の—— ………… **252**, 253, 254, 256
 母趾内転筋の—— ……………… **392**, 393, 394
横突起
 頚椎の—— ……………………………… **417**
オトガイ横筋 …………………………………… 89
オトガイ舌骨筋 ………………… 85, **100**, 101, 102
オトガイ舌骨筋の触察法 ……………………… 103

か

窩 …………………………………………………… 12

外 …………………………………………………… 6
外果
 腓骨の—— ……………………………… **439**
回外筋 …………… 181, 208, 215, **241**, 242, 243, 247
回外筋の触察法 ………………………………… 244
外頚動脈 ………………………………………… 92, 107
外後頭隆起
 後頭骨の—— …………………………… **412**
回旋筋 ……………………………… **58**, 59, 60, 62, 67
外側 …………………………………………………… 6
外側顆
 腓骨の——の遠位端 …………………… **438**
 大腿骨の—— …………………………… **435**
外側胸筋神経 …………………………………… 116, 122
外側頚三角部 ………………………… 22, 25, 91
外側広筋 286, **316**, 317, 318, 319, 320, 321, 323, 343
 ——の斜頭 ………………………… 316, 319
外側広筋の触察法 ……………………………… 326
外側上顆
 上腕骨の—— …………………………… **430**
 大腿骨の—— …………………………… **435**
外側上腕筋間中隔 …………………………… 159, 221
外側前腕皮神経 ………………………… 181, 207, 208
外側足底神経 ………………… 386, 392, 399, 403
外側側副靱帯 …………………………… 319, 375
外側大腿筋間中隔 ……………………………… 333
外側頭
 上腕三頭筋の—— ………… **195**, 196, 197, 198, 199
 足底方形筋の—— ……………………… **403**, 406
 腓腹筋の—— ………… **365**, 367, 368, 369, 370
外側頭直筋 ……………………………………… 112, 113
外側半月 ………………………………… 318, 319, 375
外側腓腹皮神経 ………………………………… 370
外側腹
 短母趾屈筋の—— ……………………… **392**, 393
外側方 ……………………………………………… 6, 7
外側翼突筋 ……………………………… **81**, 82, 83, 84
 ——の下部 ………………………… **81**, 82, 83, 84
 ——の上部 ………………………… **81**, 82, 83, 84
外側肋横突靱帯 ………………………………… 68
外腹斜筋 ………………… 130, **143**, 144, 145, 146, 147
外腹斜筋の触察法 ……………………………… 148

骨格筋の形と触察法 | 441

索引

外閉鎖筋 …… **296**, 297, 298, 300, 301
解剖学的姿勢 …… 4, 5
外面 …… 7
外肋間筋 …… 54, 68, **134**, 135, 137
外肋間筋の触察法 …… 138
下外側上腕皮神経 …… 179, 190
下角
　肩甲骨の── …… **428**
下顎角
　下顎骨の── …… 413
下顎骨 …… **413**
　──の下顎角 …… 83, 413
　──の下顎枝 …… 413
　──の下顎体 …… 413
下顎枝
　下顎骨の── …… 413
　──の後縁 …… 413
下顎神経 …… 81, 100
下顎体
　下顎骨の── …… 413
　──の下縁 …… 413
顎下腺 …… 92, 102
顎舌骨筋 …… 84, 85, **100**, 101, 102
顎舌骨筋の触察法 …… 103
顎二腹筋 …… 84, 85, 92, **100**, 101, 102
　──の後腹 …… 84, **100**, 101, 102
　──の前腹 …… 85, 92, **100**, 101, 102
顎二腹筋の触察法 …… 103
下後鋸筋 …… **47**, 48, 49, 66
下後鋸筋の触察法 …… 50
下後腸骨棘
　腸骨の── …… **422**
下行部
　僧帽筋の── …… **22**, 23, 24, 31, 32
下肢 …… 4
下歯槽神経 …… 83
下斜部
　頚長筋の── …… 112
過剰頭 …… 178, 386
下唇下制筋 …… 89
下伸筋支帯 …… 351, 353, 361
下前腸骨棘
　腸骨の── …… **421**
下双子筋 …… 290, **296**, 298, 299
下双子筋の触察法 …… 302

下側頭線
　頭頂骨の── …… **414**
下大静脈 …… 281
下腿部 …… 4, 5
下腿三頭筋 …… **365**
下腿三頭筋の触察法 …… 376
舌下神経 …… 85, 100, 102
下殿神経 …… 284
下頭斜筋 …… 53, **76**, 77, 78
下頭斜筋の触察法 …… 79
下腓骨筋支帯 …… 353, 360
下部
　外側翼突筋の── …… 81, 82, 83
　棘下筋の── …… **168**, 169, 170
下腹
　肩甲舌骨筋の── …… 32, **105**, 107, 108
眼角筋 …… 89
眼窩部
　眼輪筋の── …… 89
眼瞼部
　眼輪筋の── …… 89
顔面神経 …… 88, 100
眼輪筋
　──の眼窩部 …… 89
　──の眼瞼部 …… 89

き

起始 …… 13
胸横筋 …… **134**, 136
胸棘筋 …… **58**, 60, 61, 63, 64, 68, 69
胸骨角 …… 135, **418**
頬骨弓 …… **414**
胸骨筋 …… 116, 117
胸骨甲状筋 …… 97, **105**, 106, 107, 108
胸骨甲状筋の触察法 …… 109
胸骨舌骨筋 …… 97, **105**, 106, 107, 108
胸骨舌骨筋の触察法 …… 109
胸骨体 …… 135
　──の下端 …… **418**
胸骨頭
　胸鎖乳突筋の── …… 91, 92, 97, 107
頬骨突起
　前頭骨の── …… **414**
頬骨
　──の前外側下端 …… **414**

442 | 骨格筋の形と触察法

――の前頭突起 ････････････････････････････ **414**
胸骨柄 ･････････････････････････････････ 91, 135
　　――の頚切痕 ･････････････････････ **418**, 108
　　――の上縁 ･･･････････････････････････ **418**
胸最長筋 ･･･････････････････････ **58**, 64, 66, 67
胸鎖関節 ･････････････････････････････････ **425**
胸鎖乳突筋 ･･･････････････ **91**, 92, 97, 102, 107
　　――の胸骨頭 ･････････････････ **91**, 92, 97, 107
　　――の鎖骨頭 ･････････････････ **91**, 92, 97, 107
胸鎖乳突筋の触察法 ･････････････････････････ 93
胸腸肋筋 ･･･････････････････････ 49, 54, **58**, 64, 67
胸椎
　　――の棘突起 ･･･････････････････････････ **416**
胸背神経 ･･･････････････････････････････････ 41
胸部 ･････････････････････････････････････ 4, 5
胸腰筋膜 ･････････････････････ 42, 49, 66, 147, 298
胸肋部
　　大胸筋の―― ･･･････････ **116**, 117, 118, 123, 130
棘下筋 ･････････････････････ 38, **168**, 169, 170, 197
　　――の下部 ･･･････････････ 38, **168**, 169, 170, 197
　　――の上部 ･･･････････････ 38, **168**, 169, 170, 197
　　――の中部 ･･･････････････ 38, **168**, 169, 170, 197
棘下筋の触察法 ･･････････････････････････････ 171
棘筋 ･･････････････････ **58**, 59, 61, 62, 63, 64, 67, 68, 69
棘筋の触察法 ････････････････････････････････ 70
棘上筋 ･･･････････ 30, 31, 32, 108, **164**, 165, 169, 170
棘上筋の触察法 ･････････････････････････････ 166
棘突起
　　胸椎の―― ･･････････････････････････････ **416**
　　頚椎の―― ･･････････････････････････････ **416**
　　腰椎の―― ･･････････････････････････････ **416**
距舟靱帯 ･･･････････････････････････････ 388, 389
近位 ･･･････････････････････････････････････ 6
　　前腕の――1/3の領域 ･･････････････････････ 7
近位方 ･･･････････････････････････････････ 6, 7
筋皮神経 ･･･････････････････････ 178, 184, 189, 191
筋マッピング ････････････････････････････････ 3
筋マップ ･･････････････････････････････････ 3
筋連結 ･･････････････････････････････ 14, 15, 16, 17

く

屈筋支帯
　　足の―― ･････････････････････････････ 382, 405
　　手の―･････････････････････････ 209, 254, 269

け

頚窩 ････････････････････････････････････ 91, 93
脛骨神経 ･･･････････ 331, 332, 343, 351, 367, 369, 370, 373
　　　　　　　　　　　　　　　　　　380, 382
脛骨粗面
　　脛骨の―― ･･････････････････････････ **436**, 438
　　脛骨の――の外側縁 ･･･････････････････････ 438
脛骨
　　――の外側顆の遠位縁 ･･･････････････････････ 438
　　――の脛骨粗面 ･･･････････････････････････ 436
　　――の脛骨粗面の外側縁 ･･･････････････････ 438
　　――の後内側縁 ･･･････････････････････････ 437
　　――の前縁の中央1/3の領域 ･･･････････････ 438
　　――の内果 ････････････････････････････････ 439
　　――の内側顆の後遠位縁 ･･････････････････ 437
頚最長筋 ･･･････････････ 53, 54, **58**, 64, 65, 67
茎状突起
　　尺骨の―― ･･････････････････････････････ **433**
頚神経叢 ･････････････････････････ 22, 29, 31, 91
頚神経ワナ ･･･････････････････････････････ 105
頚切痕
　　胸骨柄の―― ････････････････････････････ **418**
頚長筋 ･･･････････････････････････ **112**, 113, 114
　　――の下斜部 ････････････････････････････ 112
　　――の上斜部 ････････････････････････････ 112
　　――の垂直部 ････････････････････････････ 112
頚腸肋筋 ･･･････････････････････ 54, **58**, 65, 67
頚椎
　　――の横突起 ････････････････････････････ **417**
　　――の棘突起 ････････････････････････････ **416**
茎突舌筋 ･････････････････････････ 84, 92, **100**
茎突舌骨筋 ･････････････ 33, 84, 85, 92, **100**, 101, 102
頚板状筋 ･･･････････ 31, 33, **51**, 52, 53, 54, 63, 65, 92
頚板状筋の触察法 ･･･････････････････････････ 55
頚部 ･･････････････････････････････････････ 4, 5
腱画
　　腹直筋の―― ････････････････････ 135, 139, 140
　　半腱様筋の―― ･･････････････････････ 331, 335
腱間結合 ････････････････ 235, 236, 238, 248, 251
腱鏡 ･･･････････････････････････ 24, 28, 30, 31
肩甲下筋 ･･･････････････････････ 42, 43, 123, **176**
肩甲下筋の触察法 ･･････････････････････････ 177
肩甲下神経 ････････････････････････････ 173, 176
肩甲挙筋 ･･･ **29**, 30, 31, 32, 33, 34, 53, 54, 107, 108

索引

――の背側迷束 ………………………………… 29
――の腹側迷束 ………………………… 29, 34, 107
肩甲挙筋の触察法 ……………………………… 35
肩甲棘
　肩甲骨の―― ………………………………… 427
肩甲棘部 ………………… **156**, 157, 158, 159, 170
肩甲骨
　――の肩峰角 ……………………………… 427
　――の烏口突起 …………………………… 429
　――の外側縁 ……………………………… 428
　――の下角 ………………………………… 428
　――の肩甲棘 ……………………………… 427
　――の肩峰 ………………………………… 427
　――の上角 ………………………………… 428
　――の内側縁 ……………………………… 428
肩甲上神経 …………………………… 107, 164, 168
肩甲舌骨筋 ……………… 32, 97, **105**, 106, 107, 108
　――の下腹 ……………………… 32, **105**, 107, 108
　――の上腹 ……………………… 97, **105**, 107, 108
肩甲舌骨筋の触察法 ………………………… 109
肩甲背神経 …………………………………… 29, 37
肩甲部 ………………………………………… 4, 5
肩鎖関節 ……………………………………… 426
腱中心 ………………………………………… 281
肩部 …………………………………………… 5
肩峰
　肩甲骨の―― ………………………………… 427
肩峰角
　肩甲骨の―― ………………………………… 427
肩峰部 …………………… **156**, 157, 158, 159, 170, 179

こ

後 ……………………………………………… 6
口角下制筋 ………………………………… 89
咬筋 ………………………………… **81**, 82, 83, 84, 85
　――の深部 ……………………………… **81**, 83, 84
　――の浅部 ……………………………… **81**, 83, 84
咬筋の触察法 ………………………………… 86
広筋内転筋板 ……………………………… 324, 344
広頚筋 ………………………………………… **88**, 89
広頚筋の触察法 ……………………………… 90
後脛骨筋 …… 351, 360, 367, 368, 369, 371, **380**, 381
　　　　　　　　　　　　　　　　　382, 396, 406
後脛骨筋の触察法 ………………………… 383
後脛骨静脈 ……………………………… 382, 395, 396

後脛骨動脈 ……………………………… 351, 382, 395, 396
後頚三角 ………………………………………… 22, 25, 91
後結節
　頚椎の―― ………………………………… **416**
胸骨上窩 ………………………………………… 91
後斜角筋 ……………………………………… 95, 96, 97
後斜角筋の触察法 ……………………………… 98
後十字靱帯 …………………………………… 375
甲状舌骨筋 …………………… 92, 97, **105**, 106, 107, 108
甲状舌骨筋の触察法 ……………………………… 109
甲状腺右葉 ……………………………………… 97, 107
甲状軟骨 ……………………………………… **415**
後上腕皮神経 ………………………………… 179
後正中線 ……………………………………… 5
後前腕皮神経 ………………………………… 179, 181
後頭下三角 …………………………………… 77, 78
後頭下神経 …………………………………… 76, 77
後頭骨
　――の外後頭隆起 ……………………… **412**
　――の上項線 …………………………… **412**
喉頭隆起 ……………………………………… 102, 107
広背筋 …… 24, 38, **41**, 42, 43, 49, 66, 74, 130, 146, 196
広背筋の触察法 ……………………………… 44
後半月大腿靱帯 ……………………………… 375
後部
　三角筋の―― ……………………………… 156
　中殿筋の―― ……………………… 289, 290, 291
後腹
　顎二腹筋の―― ………………… 84, **100**, 101, 102
後方 …………………………………………… 6, 7
後葉
　腹直筋鞘の―― ………………… 136, 144, 281
口輪筋 ………………………………………… 89
骨指標 ………………………………………… 18, 19

さ

最小斜角筋 …………………………………… 95, 108
最長筋 ……………………… **58**, 61, 62, 63, 64, 67, 69
　頭最長筋 ………………… 33, 53, 54, **58**, 65, 67
　頚最長筋 ………………………… 53, 54, **58**, 64, 65, 67
　胸最長筋 ……………………… 49, **58**, 64, 66, 67
最長筋の触察法 ……………………………… 70
最内肋間筋 …………………………………… 134, 137
鎖骨 ………………………………………… **425**
鎖骨下窩 ……………………………………… 123, 157

444 | 骨格筋の形と触察法

鎖骨下筋	**122**, 123, 124
鎖骨下筋の触察法	125
鎖骨下筋神経	122
鎖骨下静脈	96
鎖骨下動脈	96, 97, 107, 114
坐骨結節	
坐骨の——	423
鎖骨中線	6, 7, 128
鎖骨頭	
胸鎖乳突筋の——	**91**, 92, 97, 107
坐骨	
——の坐骨結節	423
鎖骨部	
大胸筋の——	**116**, 117, 118, 123
三角筋の——	**156**, 157, 158, 159
さすり	11
作用	13
三角	12
三角筋	**156**, 157, 158, 159, 170
——の肩甲棘部	**156**, 157, 158, 159, 170
——の肩峰部	**156**, 157, 158, 159
——の鎖骨部	**156**, 157, 158, 159
三角筋の触察法	160
三角筋胸筋三角	116, 123, 157
三角筋部	4, 5
三叉神経	81

し

耳下腺	33
示指伸筋	199, 200, 222, 236, 242, **246**, 247, 248
示指伸筋の触察法	249
矢状面	5, 7
膝蓋骨	**436**
膝蓋上包	325
膝蓋靱帯	318, 319, 375
膝窩筋	**365**, 367, 368, 373, 374, 375, 381
膝窩筋の触察法	376
膝窩静脈	285, 332, 343, 370, 373, 374
膝窩動脈	373, 374, 381
膝関節筋	316, 318, 325
膝部	4, 5
指背腱膜	215
指標	12
尺側	6
尺側手根屈筋	180, **205**, 206, 207, 208, 209
——の尺骨頭	**205**
——の上腕頭	**205**
尺側手根屈筋の触察法	210
尺側手根伸筋	199, 200, 222, **235**, 236, 242, 247
尺側手根伸筋の触察法	237
尺側方	6, 7
尺骨	
——の茎状突起	433
——の尺骨頭	433
尺骨神経	179, 181, 184, 191, 196, 205, 208, 209, 213, 214, 215, 248, 252, 260, 261, 262, 267
——の手背枝	209, 248
——の掌枝	208
——の深枝	209
——の浅枝	181, 209, 262
尺骨頭	
尺骨の——	433
尺骨動脈	208, 209, 215, 261
尺骨	
——の後縁	431
——の肘頭	431
斜頭	
外側広筋の——	316, 319
母指内転筋の——	**252**, 253, 254, 256
母趾内転筋の——	**392**, 393, 394
手根部	4, 5
種子骨	
第1中手骨の——	434
第1中足骨の——	440
手掌	4, 5
手掌腱膜	208, 209, 261
手背	4, 5
手部	4, 5
小円筋	158, **168**, 169, 170, 197
小円筋の触察法	171
上角	
肩甲骨の——	428
小胸筋	**122**, 123, 124, 130
小胸筋の触察法	125
小頬骨筋	89
笑筋	89
小結節	
上腕骨の——	429
上後鋸筋	32, 33, 38, **47**, 48, 53, 54, 65
上後鋸筋の触察法	50

索引

上項線
　後頭骨の―― ……………………………………… **412**
上後腸骨棘
　腸骨の―― ………………………………………… **422**
上喉頭神経 ……………………………………………… 105
小後頭直筋 ……………………………… 53, **76**, 77, 78
小後頭直筋の触察法 ……………………………………… 79
上行部
　僧帽筋の―― ……………………… **22**, 23, 24, 25
小鎖骨上窩 …………………………………… 91, 93, 94
上肢 ………………………………………………………… 4
小指外転筋 …… 236, 254, **260**, 261, 262, 263, 269, 270
小指外転筋の触察法 ……………………………………… 264
小趾外転筋 360, 361, 382, 388, 389, 394, **399**, 400, 406
小趾外転筋の触察法 ……………………………………… 401
小指球筋 …………………………………………………… 260
小趾球筋 …………………………………………………… 399
小指伸筋 199, 200, 222, **235**, 236, 242, 247, 248, 270
小指伸筋の触察法 ………………………………………… 237
小指対立筋 …………………… 236, **260**, 261, 262, 263, 269
小指対立筋の触察法 ……………………………………… 264
小趾対立筋 ……… 353, 360, 361, 388, 389, **399**, 400
小趾対立筋の触察法 ……………………………………… 401
上斜部
　頚長筋の―― ……………………………………… 112
上伸筋支帯 …………………………………… 351, 361
上唇鼻翼挙筋 ……………………………………………… 89
上前腸骨棘
　腸骨の―― ………………………………………… **421**
上双子筋 ……………………… 290, **296**, 298, 299, 300
上双子筋の触察法 ………………………………………… 302
掌側 ………………………………………………………… 6
掌側結節
　橈骨の―― ………………………………………… **432**
掌側骨間筋 ……………………… 254, **267**, 268, 269
掌側骨間筋の触察法 ……………………………………… 271
掌側方 ……………………………………………………… 6
小殿筋 ……………………… 277, **289**, 290, 291, 292, 298
小殿筋の触察法 …………………………………………… 293
上殿神経 ……………………………………… 289, 305
上頭斜筋 …………………………… 33, 53, 65, **76**, 77, 78
上頭斜筋の触察法 ………………………………………… 79
小内転筋 ……………………… 332, 335, **339**, 340, 343, 344
上部
　外側翼突筋の―― ……………………… **81**, 82, 83

　棘下筋の―― ……………………… 38, **168**, 169, 170, 197
上腹 ……………………………………… 97, **105**, 107, 108
小伏在静脈 ………………………………………………… 351
小腰筋 ……………………………… **276**, 277, 278, 279, 280
小菱形筋 ………………………… 30, 31, 32, 34, **37**, 38, 54
小菱形筋の触察法 ………………………………………… 39
上腕筋 …… 130, 159, 179, 180, 181, 183, **189**, 190, 191,
　　　　　　　196, 208, 216, 222, 228, 243
上腕筋の触察法 …………………………………………… 192
上腕骨
　――の外側上顆 …………………………………… **430**
　――の小結節 ……………………………………… **429**
　――の大結節 ……………………………………… **429**
　――の内側上顆 …………………………………… **430**
上腕三頭筋 ……………………… **195**, 196, 197, 198, 199
　――の外側頭 ……………………… **195**, 196, 197, 198, 199
　――の長頭 ……………………………… **195**, 196, 197, 198
　――の内側頭 ……………………… **195**, 196, 198, 199
　――の分束 ………………………………………… 195
上腕三頭筋の触察法 ……………………………………… 201
上腕尺骨頭
　浅指屈筋の―― …………………………………… 208, **213**
上腕頭
　円回内筋の―― …………………………………… **205**, 207
　尺側手根屈筋の―― ……………………………… **205**
上腕動脈 179, 181, 184, 189, 190, 207, 208, 222, 243
上腕二頭筋 …… 43, 118, 123, **178**, 179, 180, 181, 182,
　　　　　　　　183, 184, 190, 191, 196, 208, 216, 243
　――の短頭 ……………………… 118, **178**, 179, 180, 183, 184
　――の長頭 118, 123, **178**, 179, 180, 182, 183, 190, 196
上腕二頭筋の触察法 ……………………………………… 185
上腕二頭筋腱膜 ……………………… 179, 180, 181, 222, 243
上腕部 ……………………………………………………… 4, 5
触察 ………………………………………………………… 3
触察手順 …………………………………………………… 18
触診 ………………………………………………………… 3
触知 ………………………………………………………… 18
食道 ………………………………………………………… 281
深 …………………………………………………………… 6
伸筋支帯 ……………………… 200, 236, 248, 270
神経支配 …………………………………………………… 13
深指屈筋 …… 208, 209, **213**, 214, 215, 254, 268, 269
深指屈筋の触察法 ………………………………………… 217
深層 ………………………………………………………… 7
深頭

短母指屈筋の―― ……………… **252**, 254, 256, 269
　　大腰筋の―― ……………………………… **276**
深腓骨神経 ……………………………… 349, 351, 386
深部
　　咬筋の―― ……………………………… **81**, 83, 84

す

錐体筋 …………………………………………… **139**, 140
錐体筋の触察法 ……………………………………… 141
垂直部
　　頸長筋の―― ……………………………………… **112**
水平面 …………………………………………………… 5, 7
スカルパ三角 ………………………………………… 344

せ

精索 ……………………………………………………… 140
正中神経　189, 191, 205, 213, 214, 215, 252, 261, 267
正中面 …………………………………………………… 5, 7
脊柱起立筋 ……………………………………………… 59
舌下神経 ………………………………… 85, 100, 102, 105
舌骨 …………………………………………………… **415**
舌神経 …………………………………………………… 83
浅 ………………………………………………………… 6
線 ……………………………………………………… 12
前鋸筋 …… 32, 34, 107, 108, **128**, 129, 130, 131, 146
前鋸筋の触察法 ……………………………………… 132
仙棘靱帯 ………………………………………… 299, 300
前距腓靱帯 ……………………………… 360, 387, 388, 389
前脛骨筋 ………… **349**, 350, 351, 352, 353, 387, 395
前脛骨筋の触察法 …………………………………… 354
前脛骨静脈 …………………………………………… 351
前脛骨動脈 …………………………………………… 351, 381
浅頸動脈 ………………………………………………… 92
仙結節靱帯 ………………………… 286, 291, 298, 300, 332
前骨間動脈 ……………………… 181, 208, 215, 216, 223
仙骨神経叢 ……………………………………… 296, 299
浅指屈筋 …… 181, 206, 207, 208, 209, **213**, 214, 215
　　　　　　　　　　　　　　　　　　243, 254, 269
　　――の上腕尺骨頭 ………………………… 208, **213**
　　――の橈骨頭 ……………………………… 208, **213**
浅指屈筋の触察法 …………………………………… 217
前斜角筋 ………… 91, 92, **95**, 96, 97, 107, 108, 114
前斜角筋の触察法 ……………………………………… 98
前正中線 ……………………………………………… 5, 7
浅層 ……………………………………………………… 7

浅頭
　　大腰筋の―― ……………………………………… **276**
　　短母指屈筋の―― ……………… **252**, 254, 256, 269
前頭筋 ………………………………………………… 89
前頭骨
　　――の頬骨突起 ………………………………… 414
前頭直筋 ……………………………………… **112**, 113
前頭突起
　　頬骨の―― ……………………………………… 414
前頭面 ………………………………………………… 5, 7
浅腓骨神経 ……………………………… 350, 351, 357, 386
浅部
　　咬筋の―― ……………………………… **81**, 82, 83, 84
前部
　　三角筋の―― ……………………………………… 156
　　中殿筋の―― ……………………………… 289, 290, 291
前腹
　　顎二腹筋の―― ………………… 85, 92, **100**, 101, 102
前方 …………………………………………………… 6, 7
前葉
　　腹直筋鞘の―― ……………………… 130, 140, 144, 145
前腕筋膜 ……………………………………… 180, 199
前腕骨間膜 …………………………………… 181, 216, 223
前腕部 ………………………………………………… 4, 5

そ

総頸動脈 ……………… 84, 92, 97, 107, 108, 113, 114
総指伸筋 …… 199, 200, 215, 221, 222, **235**, 236, 242
　　　　　　　　　　　　　　　　　　247, 270
総指伸筋の触察法 …………………………………… 237
想定位置 ……………………………………………… 18
想定線 ………………………………………………… 18
総腓骨神経 …… 331, 332, 333, 343, 350, 359, 367, 369
　　　　　　　　　　　　　　　　　　370, 373
僧帽筋 ………………………… **22**, 23, 24, 25, 30, 31, 32
　　――の横行部 ……………………………… 23, 24, 30
　　――の下行部 ……………………………… 23, 24, 31, 32
　　――の上行部 ……………………………… 23, 24, 25
僧帽筋の触察法 ……………………………………… 26
足関節部 ……………………………………………… 5
足底 …………………………………………………… 4
足底筋 ………………………… **365**, 367, 368, 369, 371, 373
足底腱膜 ……………………………………… 394, 395, 396, 405
足底方形筋 ……………………………… 394, 395, **403**, 404, 406
　　――の外側頭 ……………………………… **403**, 406

骨格筋の形と触察法 | 447

——の内側頭 ……………………… **403**, 406
足底方形筋の触察法 ……………………… 407
側頭筋 ……………………… **81**, 82, 83, 84
側頭筋の触察法 ……………………… 86
側頭骨
　　——の茎状突起 ……………………… 102
　　——の乳様突起 ……………………… 412
側頭線
　　前頭骨の—— ……………………… 414
　　側頭骨の—— ……………………… 414
足背 ……………………… 4
足背動脈 ……………………… 387, 388
足部 ……………………… 4, 5
側腹部 ……………………… 4, 5
鼠径靱帯 ……………………… 144, 277
鼠径部 ……………………… 4, 5

た

第1頸椎
　　——の後結節 ……………………… 416
第1中手骨
　　——の種子骨 ……………………… 434
第2中手骨
　　——の底 ……………………… 434
第3中手骨
　　——の底 ……………………… 434
第5中手骨
　　——の底 ……………………… 434
第5中足骨
　　——の底 ……………………… 440
第1中足骨
　　——の種子骨 ……………………… 440
大円筋 ……………………… 38, 42, 43, 170, **173**, 197
大円筋の触察法 ……………………… 174
体幹 ……………………… 4
大胸筋 ……………………… **116**, 117, 118, 123, 124, 130, 184
　　——の胸肋部 ……………………… **116**, 117, 118, 123, 130
　　——の鎖骨部 ……………………… **116**, 117, 118, 123
　　——の腹部 ……………………… **116**, 117, 123, 130, 146
大胸筋の触察法 ……………………… 119
大頬骨筋 ……………………… 89
大結節
　　上腕骨の—— ……………………… 429
大後頭神経 ……………………… 77
大後頭直筋 ……………………… 53, **76**, 77, 78

大後頭直筋の触察法 ……………………… 79
第五中足骨粗面 ……………………… 388, 389, 406
大鎖骨上窩 ……………………… 91, 93, 94, 98
第三腓骨筋 ‥ **349**, 350, 351, 352, 353, 360, 361, 388, 389
第三腓骨筋の触察法 ……………………… 354
大腿筋膜 ……………………… 285, 306, 307, 312
大腿筋膜張筋 ……………………… **305**, 306, 307, 308
大腿筋膜張筋の触察法 ……………………… 309
大腿骨
　　——の外側上顆 ……………………… **435**
　　——の大転子 ……………………… **424**
　　——の転子間稜 ……………………… **424**
　　——の内側上顆 ……………………… **435**
大腿三角 ……………………… 314, 344
大腿四頭筋 ……………………… 286, **316**, 317, 319, 320, 321, 323, 325
大腿四頭筋の触察法 ……………………… 326
大腿静脈 ……………………… 278, 306, 324, 341, 342, 344
大腿神経 ……………………… 276, 277, 278, 279, 311, 316, 323, 339
大腿直筋 ……………………… 306, **316**, 317, 318, 319, 320, 321, 322, 323, 324
大腿直筋の触察法 ……………………… 326
大腿動脈 278, 279, 306, 312, 323, 324, 341, 342, 344
大腿二頭筋 ……………………… 285, 318, **331**, 332, 333, 334, 335, 343
　　——の短頭 ……………………… 318, **331**, 332, 333, 334, 343
　　——の長頭 ……………………… **331**, 332, 333, 334, 335, 343
大腿二頭筋の触察法 ……………………… 336
大腿部 ……………………… 4, 5
大腿方形筋 ‥ 286, 290, **296**, 298, 299, 300, 319, 333, 334
大腿方形筋の触察法 ……………………… 302
大殿筋 ……………………… 66, 74, **284**, 285, 286, 291, 298, 300, 307
大殿筋の触察法 ……………………… 287
大転子
　　大腿骨の—— ……………………… **424**
大内転筋 ……………………… 312, 318, 324, 332, **339**, 340, 341, 342, 343, 344, 374
大内転筋の触察法 ……………………… 345
大伏在静脈 ……………………… 318, 351
大腰筋 ……………………… 62, **276**, 277, 278, 279, 280, 281, 299, 300
大腰筋の触察法 ……………………… 282
大菱形筋 ……………………… 24, 31, 34, **37**, 38, 131
大菱形筋の触察法 ……………………… 39
多裂筋 ……………………… **58**, 59, 60, 62, 63, 66, 67, 68, 69, 74, 277
多裂筋の触察法 ……………………… 70
短回旋筋 ……………………… 59, 62
短趾屈筋 ……………………… 394, 395, 400, **403**, 404, 405

448 ｜ 骨格筋の形と触察法

短趾屈筋の触察法	407
短趾伸筋	**386**, 387, 388, 389
短趾伸筋の触察法	390
短掌筋	208, 209, **260**, 261
短掌筋の触察法	264
短小指屈筋	254, **260**, 261, 262, 263, 269
短小指屈筋の触察法	264
短小趾屈筋	393, 394, **399**, 400, 406
短小趾屈筋の触察法	401

短頭
　　上腕二頭筋の── 118, **178**, 179, 180, 183, 184
　　大腿二頭筋の── 318, **331**, 332, 333, 334, 343
短橈側手根伸筋 200, 215, 222, **227**, 228, 229, 230, 236, 242, 248
短橈側手根伸筋の触察法 231
短内転筋 **339**, 340, 342, 344, 348
短内転筋の触察法 345
短腓骨筋 351, 352, **357**, 358, 359, 360, 361, 368, 369, 381, 388
　　──の副腱 357, 361
短腓骨筋の触察法 362
短母指外転筋 209, **252**, 253, 254, 255, 256, 269
短母指外転筋の触察法 257
短母指屈筋 209, **252**, 253, 254, 255, 256, 269
　　──の深頭 **252**, 254, 256, 269
　　──の浅頭 **252**, 254, 256, 269
短母指屈筋の触察法 257
短母趾屈筋 **392**, 393, 394, 396, 405, 406
　　──の外側腹 **392**, 393
　　──の内側腹 **392**, 393, 396
短母趾屈筋の触察法 397
短母指伸筋 **246**, 247, 248, 255
短母指伸筋の触察法 249
短母趾伸筋 **386**, 387, 388, 389
短母趾伸筋の触察法 390
短肋骨挙筋 59, 62, 68

ち

恥骨筋 278, 279, 301, 323, **339**, 341, 344
恥骨筋の触察法 345
恥骨結節
　　恥骨の── **420**
恥骨
　　──の恥骨結節 **420**
中腋窩線 5

肘窩	185, 217
中間広筋	**316**, 317, 318, 320, 321, 323, 325
中間広筋の触察法	326
肘筋	**195**, 196, 199, 200, 222, **235**, 242, 247
肘筋の触察法	237
中斜角筋	91, 92, **95**, 96, 97, 107, 108, 114
中斜角筋の触察法	98
中殿筋	74, 277, 280, 285, **289**, 290, 291, 292, 300, 308, 323
──の後部	289, 290, 291
──の前部	289, 290, 291
中殿筋の触察法	293

肘頭
　　尺骨の── **431**
中部
　　棘下筋の── 38, **168**, 169, 170, 197
　　三角筋の── 156
肘部 4, 5
虫様筋
　　足の── 382, 394, **403**, 404, 406
　　手の── 254, 256, **267**, 268, 269
虫様筋の触察法
　　足の虫様筋の触察法 407
　　手の虫様筋の触察法 271
長回旋筋 59, 62
長胸神経 128
腸脛靭帯 284, 305, 306, 307
腸骨
　　──の上前腸骨棘 **421**
　　──の下後腸骨棘 **422**
　　──の下前腸骨棘 **421**
　　──の上後腸骨棘 **422**
　　──の腸骨稜 **423**
腸骨下腹神経 139, 143
腸骨筋 **276**, 277, 278, 279, 280, 291, 301, 308, 319
腸骨筋の触察法 282
腸骨鼡径神経 143
腸骨稜
　　腸骨の── **423**
長趾屈筋 351, 368, 369, 371, **380**, 381, 382, 394, 395, 396, 404, 406
長趾屈筋の触察法 383
長趾伸筋 **349**, 350, 351, 352, 353, 358, 387, 388, 389
長趾伸筋の触察法 354
長掌筋 **205**, 206, 207, 208, 209, 215, 261

骨格筋の形と触察法 | 449

索引

長掌筋の触察法 ·· 210
聴診三角 ································· 22, 24, 38
長足底靱帯 ····························· 360, 394
長頭
 上腕三頭筋の—— ············ **195**, 196, 197, 198
 上腕二頭筋の—— ·· 118, 123, **178**, 179, 180, 183, 184
 大腿二頭筋の—— ····· **331**, 332, 333, 334, 335, 343
長橈側手根伸筋 ····· 179, 189, 190, 196, 200, 207, 208
  221, 222, 223, **227**, 228, 229, 230, 236, 248, 270
長橈側手根伸筋の触察法 ·························· 231
長内転筋 ····· 279, 301, 312, 323, 324, **339**, 340, 341
  342, 344
長内転筋の触察法 ·································· 345
長腓骨筋 ····· 350, 351, 352, **357**, 358, 359, 360, 361
  369, 380, 388, 394, 406
長腓骨筋の触察法 ·································· 362
長母指外転筋 ························ **246**, 247, 248, 255
長母指外転筋の触察法 ···························· 249
長母指屈筋 ················ 208, **213**, 214, 215, 256, 269
 ——の副頭 ···································· 208, 213
長母指屈筋の触察法 ································ 217
長母趾屈筋 ························ 368, **380**, 381, 382, 406
長母趾屈筋の触察法 ································ 383
長母指伸筋 ······················ **246**, 247, 248, 255, 270
長母指伸筋の触察法 ································ 249
長母趾伸筋 ······························ **349**, 350, 351, 387
長母趾伸筋の触察法 ································ 354
腸肋筋 ············ 49, 54, **58**, 59, 63, 64, 65, 66, 67, 69
 胸腸肋筋 ·················· 49, 54, **58**, 63, 64, 66, 67
 頚腸肋筋 ······························· 54, **58**, 65, 67
 腰腸肋筋 ······························· 49, **58**, 64, 67
腸肋筋の触察法 ······································ 70
長肋骨挙筋 ·· 59, 62, 68

つ

椎骨動脈 ··· 77
つまみ ·· 10

て

底
 第2中手骨の—— ······························· **434**
 第3中手骨の—— ······························· **434**
 第5中手骨の—— ······························· **434**
 第5中足骨の—— ······························· **440**
停止 ··· 13

底側 ··· 6
底側骨間筋 ···························· 393, 394, **403**, 404
底側骨間筋の触察法 ································ 407
底側方 ·· 6
手の虫様筋 ······················· 254, 256, **267**, 268, 269
手の虫様筋の触察法 ································ 271
点 ·· 8
殿筋膜 ···················· 74, 147, 285, 290, 306, 307, 308
転子間稜
 大腿骨の—— ···································· **424**
殿部 ·· 4, 5

と

頭 ·· 6
投影図 ··· 18
橈骨神経 ··· 159, 181, 189, 195, 196, 198, 199, 208, 215
  216, 221, 222, 227, 230, 235, 241, 242, 243
  246, 247, 248
橈骨頭
 浅指屈筋の—— ······························· 208, **213**
橈骨動脈 ············ 181, 208, 215, 222, 230, 243, 261
橈骨
 ——の掌側結節 ···································· **432**
 ——の橈骨頭 ······································ **430**
 ——の橈側結節 ···································· **432**
 ——の背側結節 ···································· **432**
 ——のリスター結節 ································ **432**
頭最長筋 ·························· 33, 53, 54, **58**, 65, 67
豆状骨 ··· **433**
橈側 ··· 6
橈側結節
 橈骨の—— ······································· **432**
橈側手根屈筋 ····· 181, **205**, 206, 207, 208, 215, 222, 230
  255, 261
橈側手根屈筋の触察法 ······························ 210
橈側皮静脈 ·································· 25, 89, 146
橈側方 ·· 6, 7
頭長筋 ······························· 97, **112**, 113, 114
頭板状筋 ····· 30, 31, 33, **51**, 52, 53, 54, 63, 65, 78, 92, 102
頭板状筋の触察法 ··································· 55
頭部 ··· 4, 5
頭方 ·· 6, 7

な

内 ·· 6

内果
　脛骨の── ……………………………………… 439
内胸静脈 …………………………………………… 136
内胸動脈 …………………………………………… 136
内頚静脈 ………………………………… 33, 107, 108, 113
内頚動脈 ………………………………… 92, 102, 107, 113
内側 ………………………………………………… 6
内側顆
　脛骨の──の後遠位縁 ……………………… 437
内側胸筋神経 ………………………………… 116, 122
内側広筋　279, 286, 312, 313, **316**, 317, 318, 319, 320
　　　　　　321, 322, 323, 324, 325, 342, 344
内側広筋の触察法 ……………………………… 326
内側膝蓋支帯 …………………………………… 312, 319
内側上顆
　上腕骨の── ……………………………… 430
　大腿骨の── ……………………………… 435
内側上腕筋間中隔 ………… 183, 191, 196, 208, 216
内側足底神経 …………………………………… 392, 403
内側側副靱帯 ……………………………………… 319, 375
内側頭
　上腕三頭筋の── ……………… **195**, 196, 198, 199
　足底方形筋の── ……………………… **403**, 406
　腓腹筋の── ……**365**, 367, 368, 369, 370, 371, 373
内側半月 ………………………………………… 375
内側腹
　短母趾屈筋の── ……………………… **392**, 393, 396
内側方 ……………………………………………… 6, 7
内側翼突筋 …………………………… **81**, 82, 83, 84, 85
内側翼突筋の触察法 ……………………………… 86
内腹斜筋 ……66, 74, 140, **143**, 144, 145, 146, 147, 277
内腹斜筋の触察法 ……………………………… 148
内閉鎖筋 ………… 290, **296**, 298, 299, 300, 301, 340
内閉鎖筋の触察法 ……………………………… 302
内面 ………………………………………………… 7
内肋間筋 ……………………………… 123, **134**, 135, 136, 137
内肋間筋の触察法 ……………………………… 138

に

乳頭線 ……………………………………………… 6
乳様突起
　側頭骨の── ……………………………… 412

は

背側迷束

　肩甲挙筋の── ……………………………… 29
背側 ………………………………………………… 6
背側結節
　橈骨の── ……………………………… 432
背側骨間筋
　手の── ……… 215, 236, 256, **267**, 268, 269, 270
　足の── ……… 386, 387, 388, 389, 393, 394, 404
（手の）背側骨間筋の触察法 …………………… 271
背側中足動脈 …………………………………… 389
背側方 ……………………………………………… 6
背部 ………………………………………………… 4, 5
白線 …………………………………… 130, 135, 139, 144
薄筋 …… 306, 312, 318, 324, 332, **339**, 340, 342, 343
　　　　　　344, 374
薄筋の触察法 …………………………………… 345
半棘筋 ……33, 52, 53, 54, **58**, 59, 60, 61, 62, 64, 65, 67
　　　　　　68, 78
半棘筋の触察法 ………………………………… 70
半膜様筋　312, 318, **331**, 332, 334, 335, 340, 342, 343
半膜様筋の触察法 ……………………………… 336
半腱様筋 …… 312, 318, **331**, 332, 334, 335, 340, 343
　──の腱画 ……………………………… 331, 335
半腱様筋の触察法 ……………………………… 336

ひ

尾 ………………………………………………… 6
腓骨頭
　腓骨の── ……………………………… 438
尾骨 ……………………………………………… 423
腓骨動脈 ………………………………… 351, 360, 381
腓骨
　──の外果 ……………………………… 439
　──の前縁の遠位1/3の領域 ………………… 439
　──の内果 ……………………………… 439
　──の腓骨頭 ……………………………… 438
腓腹筋 …… 350, 351, 359, **365**, 367, 368, 369, 370, 371
　　　　　　373
　──の外側頭 ……………… **365**, 367, 368, 369, 370
　──の内側頭 …… **365**, 367, 368, 369, 370, 371, 373
腓腹筋の触察法 ………………………………… 376
腓腹神経 ………………………………………… 351, 360
尾方 ……………………………………………… 6, 7
ヒラメ筋　350, 351, 359, **365**, 367, 368, 369, 371, 372
ヒラメ筋の触察法 ……………………………… 376

索引

ふ

部位 ……………………………………………… 8
腹横筋 ‥ 136, 140, **143**, 144, 145, 146, 147, 277, 281
腹横筋の触察法 ……………………………… 148
副腱
　短腓骨筋の── ……………………… 357, 361
伏在神経 ……………………………………… 318, 351
副神経 …………………………………………… 22, 91
腹側迷束
　肩甲挙筋の── ……………………… 29, 34, 107
腹大動脈 ……………………………… 278, 279, 281
副短趾伸筋 …………………………………… 386, 387
腹直筋 …………… 135, **139**, 140, 144, 145, 146, 277
　──の腱画 ………………………… 135, 139, 140
腹直筋の触察法 ………………………………… 141
腹直筋鞘
　──の後葉 …………………… 136, 143, 144, 281
　──の前葉 …………………… 130, 140, 144, 145
副頭 …………………………………… 208, 213, 214
腹部 ……………………………………………… 4, 5
　大胸筋の── ……………… **116**, 117, 123, 130, 146

へ

閉鎖神経 ……………………………… 296, 299, 339

ほ

方形回内筋 ………… 181, 208, **213**, 215, 216, 223, 254
　　　　　　　　　　　　　　　　　　　255, 261
方形回内筋の触察法 …………………………… 217
縫工筋 …… 278, 279, 301, 305, 306, **311**, 312, 313, 318
　　　　　　　　　　　324, 340, 342, 344, 368
縫工筋の触察法 ………………………………… 314
縫線 …………………………………………… 100, 102
母趾外転筋 …… 382, **392**, 393, 394, 395, 396, 405, 406
母趾外転筋の触察法 …………………………… 397
母指球筋 ………………………………………… 252
母趾球筋 ………………………………………… 392
母指対立筋 …………… **252**, 253, 254, 255, 256, 269
母指対立筋の触察法 …………………………… 257
母指内転筋 ……………………… **252**, 253, 254, 256
　──の横頭 …………………… **252**, 253, 254, 256
　──の斜頭 …………………… **252**, 253, 254, 256
母指内転筋の触察法 …………………………… 257
母趾内転筋 …………………………… **392**, 393, 394
　──の横頭 …………………… **392**, 393, 394
　──の斜頭 …………………… **392**, 393, 394
母趾内転筋の触察法 …………………………… 408

ま

前 ………………………………………………… 6

も

モーレンハイム三角 ………………… 116, 156, 161

ゆ

指の線維鞘 …………………………… 215, 254

よ

腰小窩 …………………………………… 422, 423
腰神経叢 ………………………………… 73, 276
腰仙骨神経幹 …………………………………… 299
腰腸肋筋 ………………………… 49, **58**, 64, 66, 67
腰椎
　──の棘突起 …………………………… **416**
腰部 ……………………………………………… 4, 5
腰方形筋 ………………… 49, 66, **73**, 74, 147, 277, 281
腰方形筋の触察法 ……………………………… 75

り

梨状筋 ………… 290, **296**, 298, 299, 300, 333, 340
梨状筋の触察法 ………………………………… 302
リスター結節
　橈骨の── ……………………………… 432
領域 ……………………………………………… 8
輪状甲状筋 ……………………… **105**, 106, 107, 108
輪状甲状筋の触察法 …………………………… 109
輪状軟骨 ………………………………………… 415

ろ

肋骨挙筋 ………………………… 58, 59, 60, 62, 68
肋下筋 …………………………………… **134**, 137
肋間神経 …………………… 47, 134, 136, 137, 139, 143
肋骨 ……………………………………………… **419**
肋骨弓 …………………………………………… **419**

わ

腕神経叢 ………………… 91, 92, 96, 97, 107, 108, 114
腕橈骨筋 179, 181, 190, 191, 196, 200, 206, 207, 208
　　　　215, **221**, 222, 223, 228, 229, 230, 242, 243, 247

腕橈骨筋の触察法 ･･････････････････････････････ **224**

A

Abductor digiti minimi of foot	399
Abductor digiti minimi of hand	260
Abductor hallucis	392
Abductor pollicis brevis	252
Abductor pollicis longus	246
Accessory nerve	22, 91
Adductor brevis	339
Adductor hallucis	392
Adductor longus	339
Adductor magnus	339
Adductor minimus	339
Adductor pollicis	252
Anconeus	195
Ansa cervicalis	105
Articularis genus	316
Axillary nerve	156, 168

B

Biceps brachii	178
Biceps femoris	331
Brachialis	189
Brachioradialis	221

C

Cervical nerve	51, 76, 95, 112
Cervical plexus	22, 29, 91
Common peroneal nerve	331
Coracobrachialis	178
Cricothyroid	105

D

Deep peroneal nerve	349, 386
Deltoid	156
Digastricus	100
Dorsal interossei of foot	386
Dorsal interossei of hand	267
Dorsal scapular nerve	29, 37

E

Extensor carpi radialis brevis	227
Extensor carpi radialis longus	227
Extensor carpi ulnaris	235
Extensor digiti minimi	235
Extensor digitorum	235
Extensor digitorum brevis	386
Extensor digitorum longus	349
Extensor hallucis brevis	386
Extensor hallucis longus	349
Extensor indicis	246
Extensor pollicis brevis	246
Extensor pollicis longus	246
External intercostal muscle	134
External oblique	143

F

Facial nerve	100
Femoral nerve	276, 311, 316, 339
Fibularis brevis	357
Fibularis longus	357
Fibularis tertius	349
Flexor carpi radialis	205
Flexor carpi ulnaris	205
Flexor digiti minimi brevis of foot	399
Flexor digiti minimi brevis of hand	260
Flexor digitorum brevis	403
Flexor digitorum longus	380
Flexor digitorum profundus	213
Flexor digitorum superficialis	213
Flexor hallucis brevis	392
Flexor hallucis longus	380
Flexor pollicis brevis	252
Flexor pollicis longus	213

G

Gastrocnemius	365
Gemellus inferior	296
Gemellus superior	296
Geniohyoid	100
Genitofemoral nerve	143
Gluteus maximus	284
Gluteus medius	289
Gluteus minimus	289
Gracilis	339
Greater occipital nerve	76

H

Hypoglossal nerve	100, 105

骨格筋の形と触察法 | 453

I

Iliacus	276
Iliocostales	58
Iliohypogastric nerve	139, 143
Ilio-inguinal nerve	143
Inferior gluteal nerve	284
Infraspinatus	168
Innermost intercostal muscle	134
Intercostal nerve	47, 134, 139, 143
Internal intercostal muscle	134
Internal oblique	143

L

Lateral pectoral nerve	116
Lateral plantar nerve	386, 392, 399, 403
Lateral pterygoid	81
Latissimus dorsi	41
Levatores costarum	59
Levator scapulae	29
Longissimus	58
Long thoracic nerve	128
Longus capitis	112
Longus colli	112
Lumbar plexus	73, 276
Lumbricals of foot	403
Lumbricals of hand	267

M

Mandibular nerve	81, 100
Masseter	81
Medial pectoral nerve	116, 122
Medial plantar nerve	392, 403
Medial pterygoid	81
Median nerve	205, 213, 252, 267
Multifidus	59
Musculocutaneous nerve	178, 189
Mylohyoid	100

O

Obliquus capitis inferior	76
Obliquus capitis superior	76
Obturator externus	296
Obturator internus	296
Obturator nerve	296, 339
Omohyoid	105
Opponens digiti minimi of foot	399
Opponens digiti minimi of hand	260
Opponens pollicis	252

P

Palmar interossei	267
Palmaris brevis	260
Palmaris longus	205
Pectineus	339
Pectoralis major	116
Pectoralis minor	122
Piriformis	296
Plantar interossei	403
Plantaris	365
Platysma	88
Popliteus	365
Pronator quadratus	213
Pronator teres	205
Psoas major	276
Psoas minor	276
Pyramidalis	139

Q

Quadratus femoris	296
Quadratus lumborum	73
Quadratus plantae	403

R

Radial nerve	189, 195, 221, 227, 235, 241, 246
Rectus abdominis	139
Rectus capitis anterior	112
Rectus capitis lateralis	112
Rectus capitis posterior major	76
Rectus capitis posterior minor	76
Rectus femoris	316
Rhomboid major	37
Rhomboid minor	37
Rotatores	59

S

Sacral plexus	296
Sartorius	311
Scalenus anterior	95
Scalenus medius	95

Scalenus posterior 95
Semimembranosus 331
Semispinales 59
Semitendinosus 331
Serratus anterior 128
Serratus posterior inferior 47
Serratus posterior superior 47
Soleus 365
Spinales 58
Spinal nerve 58
Splenius capitis 51
Splenius cervicis 51
Sternocleidomastoid 91
Sternohyoid 105
Sternothyroid 105
Stylohyoid 100
Subclavian nerve 122
Subclavius 122
Subcostales 134
Suboccipital nerve 76
Subscapularis 176
Subscapular nerves 173, 176
Superficial peroneal nerve 357
Superior gluteal nerve 289, 305
Superior laryngeal nerve 105
Supinator 241
Suprascapular nerve 164, 168
Supraspinatus 164

T

Temporalis 81
Tensor fasciae latae 305
Teres major 173
Teres minor 168
Thoracodorsal nerve 41
Thyrohyoid 105
Tibialis anterior 349
Tibialis posterior 380
Tibial nerve 331, 365, 380
Transversus abdominis 143
Transversus thoracis 134
Trapezius 22
Triceps brachii 195
Trigeminal nerve 81

U

Ulnar nerve 205, 213, 252, 260, 267

V

Vastus intermedius 316
Vastus lateralis 316
Vastus medialis 316

| 改訂第2版　骨格筋の形と触察法 | 定価　本体 12,000円　+税 |

1998年10月　1日　第1版　1刷発行
2011年　9月19日　第1版15刷発行
2013年　3月　6日　第2版　1刷発行
2024年　2月14日　第2版　8刷発行

編集者：河上敬介，磯貝　香
著　者：河上敬介，磯貝　香　他
発　行：株式会社 大峰閣
　　　　TEL/FAX 0120-085-852
　　　　URL http://daihokaku.com/
印　刷：株式会社 城野印刷所

Ⓒ Keisuke Kawakami　　　　　　　　　　　　　　　　　　　　Printed in Japan
ISBN978-4-9980686-2-4
書籍JANコード　9784998068624　1923047120007
落丁，乱丁はお取り替えいたします．
本書の一部または全部を著作権法で定められている範囲を超え，大峰閣に無断で複写，複製，転載およびデータファイル化することを禁じます．